现代妇产科与儿科疾病基础与临床

主　编　李　辉　马　丁　温蒙科　李　芬
　　　　龙聪颖　毕秀萍　王健华　梁　静

中国海洋大学出版社
·青岛·

图书在版编目(CIP)数据

现代妇产科与儿科疾病基础与临床 / 李辉等主编. —
青岛:中国海洋大学出版社,2023.5
ISBN 978-7-5670-3505-8

Ⅰ.①现… Ⅱ.①李… Ⅲ.①妇产科病-诊疗②小儿
疾病-诊疗 Ⅳ.①R71②R72

中国国家版本馆 CIP 数据核字(2023)第 088096 号

出版发行	中国海洋大学出版社		
社　　址	青岛市香港东路 23 号	邮政编码	266071
出 版 人	刘文菁		
网　　址	http://pub.ouc.edu.cn		
电子信箱	369839221@qq.com		
订购电话	0532-82032573(传真)		
责任编辑	韩玉堂	电　　话	0532-85902349
印　　制	蓬莱利华印刷有限公司		
版　　次	2023 年 5 月第 1 版		
印　　次	2023 年 5 月第 1 次印刷		
成品尺寸	185 mm×260 mm		
印　　张	31.25		
字　　数	722 千		
印　　数	1~1000		
定　　价	168.00 元		

发现印装质量问题,请致电 0535-5651533,由印刷厂负责调换。

前　言

随着医学模式的转变和传统医学观念的更新,妇产科学与儿科学的许多诊疗技术都取得了长足的进步,二者的临床联系也越发紧密。为此我们总结了自身多年的临床工作经验,并参阅了大量的国内外文献资料,编写了《现代妇产科与儿科疾病基础与临床》。

本书系统介绍了妇产科与儿科学的临床常见病、多发病的诊断方法和治疗措施。妇科内容涵盖常见妇科疾病,如妇科炎症、女性生殖内分泌疾病、妇科肿瘤等疾病的临床诊断与治疗;产科内容则包含病理妊娠、妊娠期并发症等产科常见疾病;儿科内容包括新生儿疾病,呼吸系统、消化系统、泌尿系统等儿科常见疾病。本书理论联系实际,基础联系临床。内容实用,重点突出,简明扼要。可作为妇产科与儿科临床工作者的参考用书。

本书编写设置:主编李辉编写了前言、第十八章第四节至第五节、第十八章第十九节至第二十一节、第十八章第二十六节至第二十七节,共 40.18 千字;主编马丁编写了第十八章第二节至第三节、第十八章第十六节至第十八节、第十八章第二十二节至第二十三节,共 30.15 千字;主编温蒙科编写了第八章第二节、第八章第四节、第八章第十一节,共 20.35 千字;主编李芬编写了第四章第二节至第三节、第八章第七节、第八章第九节,共 20.31 千字;主编龙聪颖编写了第十六章、第十八章第三十节至第三十七节,共 201.34 千字;主编毕秀萍编写了第一章第九节至第十节、第一章第十六节、第三章、第七章第三节,共 20.18 千字;主编王健华编写了第十四章,共 20.16 千字;主编梁静编写了第一章第一节至第四节、第一章第十五节、第五章第二节、第七章第一节至第二节,共 20.13 千字;副主编张秀平编写了第二章、第八章第一节、第八章第三节、第八章第五节至第六节、第八章第八节、第八章第十节,共

101.24 千字；副主编张志磊编写了第一章第十一节至第十二节、第五章第一节、第七章第四节，共 10.25 千字；副主编杨泗红编写了第一章第十三节至第十四节，共 10.21 千字；副主编林杰编写了第十八章第二十八节，共 3.25 千字；副主编汪彩编写了第十八章第二十九节，共 3.21 千字；副主编李晓安编写了第十八章第七节至第十五节，共 30.18 千字；副主编汪红梅编写了第四章第一节、第六章第二节、第九章第三节，共 10.18 千字；副主编韩齐齐编写了第十二章，共 10.17 千字；副主编王雅娟编写了第十七章，共 50.21 千字；副主编刘雪丽编写了第九章第五节，共 6.27 千字；副主编逯彩虹编写了第一章第十九节，共 10.15 千字；副主编徐晓春编写了第一章第五节至第八节、第一章第十七节、第六章第一节、第六章第三节至第四节、第九章第二节、第十章、第十一章、第十五章第一节至第二节，共 54.59 千字；副主编牧其尔编写了第八章第十二节，共 5.21 千字；副主编强金萍编写了第九章第一节，共 5.15 千字；副主编张秋兰编写了第十三章，共 5.12 千字；副主编王宁编写了第十八章第六节、第十八章第二十五节，共 12.44 千字；副主编杨萱编写了第十五章第二节，共 5.13 千字；编委刘晓莲编写了第九章第四节，共 3.25 千字；编委吕品编写了第一章第十八节，共 3.15千字；编委王兰芳编写了第十八章第一节，共 2.17 千字；编委田茂强编写了第十八章第二十四节，共 3.15 千字；编委崔海静编写了第十八章第三十八节，共 2.11 千字。

　　本书编写过程中虽经反复讨论、修改和审阅，但由于我们的水平和能力有限，书中不足之处在所难免，敬请广大读者批评指正。

编者

2023 年 4 月

目 录

第一章 女性生殖系统炎症

第一节 单纯性外阴炎

单纯性外阴炎,炎症多发生于小阴唇内、外侧或大阴唇,严重时可波及整个外阴部,急性期表现为外阴部发红、肿胀、灼热、疼痛,亦可发生外阴糜烂、表皮溃疡或湿疹样改变。由于病变的程度不同,而有不同的表现,如毛囊炎、疖肿、汗腺炎、外阴皮肤的脓疱病等。如病情严重,可形成外阴部蜂窝织炎、外阴脓肿、腹股沟淋巴结肿大。慢性外阴炎患者多主诉外阴部瘙痒,可见局部皮肤纹路膜增厚、粗糙及皲裂等。

一、诊断要点

根据病史及临床表现即能诊断。可行外阴部分泌物涂片查淋菌,悬滴法查找真菌或滴虫。另外,可行细菌培养及细菌对药物的敏感试验。此外,尚需检查尿糖、肛周蛲虫。

二、治疗

单纯性外阴炎的治疗,针对病因采取药物治疗和物理治疗相结合的手段取得了比较好的疗效,新的治疗进展主要与新的皮肤炎症物理治疗手段的出现有关。

1.保持外阴部的清洁、干燥

进行病因治疗,急性期应卧床休息,避免性生活,不穿化纤内裤,停用刺激外阴部的药物,用 1:5 000 的高锰酸钾液坐浴,每日 2~3 次,擦干后用 1% 复方新霉素软膏或金霉素软膏等抗生素软膏涂于患处。

2.治疗原发病

阴道炎及宫颈炎引起的外阴炎,应针对阴道炎及宫颈炎进行治疗。由糖尿病的尿液刺激引起的外阴炎,在保持外阴清洁的同时,应首先治疗糖尿病。由粪瘘、尿瘘引起的外阴炎,应及时进行修补术。

3.理疗

(1)紫外线疗法:用紫外线照射局部,首次剂量用超红斑量(10~20 个生物剂量),如炎症控制不满意,每日再增加 4~8 个生物剂量。急性期控制后可隔日照射 1 次,直至痊愈。

(2)超短波治疗:超短波可用单极法,距离 4~6 cm,无热量,每次 5~6 min,每日 1 次,炎症逐渐控制后可改用微热量,每日 1 次,每次 5~8 min。

(3)微波治疗:用圆形电极,距离 10 cm,功率 30~60 W,每次 5~10 min,每日或隔日1 次。

4.重症

加用口服或肌内注射抗生素。

(梁 静)

第二节　外阴毛囊炎

一、概述

外阴毛囊炎是细菌侵犯毛囊及其所属皮脂腺引起的一种感染性炎症,病原体主要为金黄色葡萄球菌,其次为白色葡萄球菌。当全身抵抗力下降,外阴局部不洁,或因肥胖摩擦表皮受损可诱发此病。临床表现为阴阜、大阴唇外侧阴毛分布部位最初出现一个红、肿、痛的小结节,周围有红晕,逐渐增大,呈锥状隆起,迅速变为脓疱,中心常有毛发贯穿,脓疱如粟粒大小,不相融合。壁薄破溃后有少量脓性分泌物,自觉瘙痒及微痛,数日后干燥结痂而愈,不留瘢痕,但常反复发作。

二、诊断要点

根据病史及临床表现即能诊断。可行外阴部分泌物涂片检查淋菌,悬滴法查找真菌或滴虫。另外,可行细菌培养及细菌对药物的敏感试验。此外,尚需检查尿糖、肛周蛲虫。

三、治疗方案

1. 保持外阴清洁

勤换内裤,勤洗外阴。避免进食辛辣食物或饮酒。积极治疗糖尿病。

2. 全身治疗

丘疹广泛时可适当口服头孢类、大环内酯类抗生素。

3. 中医治疗

原则为清热、解毒、利湿。方剂:金银花 15 g、连翘 15 g、大青叶 10 g、蒲公英 10 g、茯苓 10 g、薏仁 15 g、防己 10 g、车前草 10 g、白鲜皮 15 g、防风 10 g、甘草 10 g。也可服用连翘败毒丸。

4. 局部治疗

原则为杀菌、消炎、干燥。可外用 2.5％碘酊、5％氯化氨基汞、鱼石脂软膏或 1％新霉素软膏。已有脓疱者,可用消毒针刺破,并局部涂上 1％新霉素软膏或 2％莫匹罗星软膏。

（梁　静）

第三节　外阴疖病

一、概述

外阴疖病由金黄色葡萄球菌或白色葡萄球菌引起。临床表现:开始时毛囊口周围皮肤轻度肿胀、疼痛,逐渐形成高于周围皮肤的紫红色硬结,硬结边缘不清,皮肤表面紧张、有压痛,常伴腹股沟淋巴结肿大。以后疖肿中央变软,表面皮肤变薄,并有波动感,继而中央顶端出现黄白点,不久破溃后脓液排出,疼痛减轻,红肿消失,逐渐愈合。

二、诊断要点

根据病史及临床表现排除其他疾病即能诊断。糖尿病患者易于反复发作此病,因此血糖检查很有必要。

三、治疗

本病与一般体表炎症相比较无特殊之处,一般采取局部用药,必要时手术切开排脓。

1. 保持外阴清洁

勤换内裤,勤洗外阴。避免进食辛辣食物或饮酒。

2. 局部治疗

早期用1∶5 000高锰酸钾温热水坐浴后涂敷抗生素软膏,亦可用红外线照射以促使疖肿软化。当疖肿变软、有波动感时,应切开引流。切口要适当大,以便脓液和坏死组织能顺利排出。

3. 全身用药

有明显炎症或发热者应口服抗生素。

（梁　静）

第四节　前庭大腺炎

一、概述

前庭大腺炎是前庭大腺的炎症。多见于育龄妇女,常发生于一侧前庭大腺。前庭大腺位于两侧大阴唇后1/3深部,腺管开口于前庭后方小阴唇内侧近处女膜处。在不洁性交、分娩等情况污染外阴时,病原体易侵入前庭大腺主腺管而引起炎症,腺管口因炎症肿胀阻塞而在急性期形成脓肿,常反复发作。病原体多为金黄色葡萄球菌、大肠埃希菌或淋球菌等。急性期临床表现为前庭大腺区域疼痛、红肿,常伴发热,个别可有寒战,若已形成前庭大腺脓肿,则疼痛剧烈,坐卧不宁,甚至发生排尿痛,步行困难。检查时可发现大阴唇后1/3处红肿硬块,触痛明显,小阴唇展平,阴道口被挤向健侧。若形成脓肿,多呈鸡蛋大小的红肿块,发热,皮肤变薄,触痛甚为明显,有波动感,周围组织肿胀,同侧腹股沟淋巴结可能肿大。脓肿继续增大,表面皮肤变薄,可自行破溃,排脓后自觉症状消失;但破口闭塞,可再形成脓肿而再次复发。

二、诊断要点

依上述症状、体征特点,不难诊断。因剧痛阴道窥器检查多已不可能,如无特殊必要,可暂不检查。但应在前庭大腺口、尿道口、尿道旁腺口各段取分泌物作涂片或培养查找病原体,并做药敏试验,供治疗时选用有效抗生素。

三、治疗方案

1. 保守治疗

急性期应卧床休息,保持局部清洁,硼酸溶液冷湿敷。全身应用有效抗生素,如青霉素、头孢类、喹诺酮类(如环丙沙星、司帕沙星)等药物,最好是依细菌培养的药敏结果,使用最有效的抗生素,直至炎症消退,疼痛消失痊愈为止。

2.手术治疗

待脓肿成熟有波动感时,在局麻下行切开引流术。消毒外阴,在脓肿表面皮肤最薄处作一半弧形切口,切口宜选在小阴唇内侧、近前庭大腺开口处,切口不宜过小,其下端应达脓腔的底部,便于脓液充分引流排出。

冲洗脓腔后,脓肿切口边缘可用可吸收缝合线连续锁边缝合止血,也可不缝合,一定不能缝合关闭脓腔。术后应置纱条于脓腔内引流,防止切口过早闭合。术后 1:5 000 高锰酸钾溶液坐浴,同时全身继续使用抗生素控制感染,直至炎症完全消退。

(梁　静)

第五节　前庭大腺囊肿

一、概述

前庭大腺囊肿系前庭大腺导管因非特异性炎症阻塞,分泌物积聚而形成。在急性炎症消退后,如腺管堵塞,分泌物不能排出,脓液逐渐转为清液而形成囊肿,有时腺腔内的黏液浓稠或先天性腺管狭窄排液不畅,也可形成囊肿,如有继发感染则形成脓肿反复发作。临床上前庭大腺囊肿多为单侧,其大小不等,可持续数年不增大。如囊肿小,无感染,患者无自觉症状,往往于妇科常规检查时方被发现,可见大阴唇下方有囊性肿物,椭圆形,肿物大小不等。若囊肿大,则患者感到外阴有胀坠感或有性交不适。

二、诊断要点

根据病史及临床表现即能诊断。可行外阴部分泌物涂片查淋菌、悬滴法查找真菌或滴虫。另外,可行细菌培养及细菌对药物的敏感试验。此外,尚需查尿糖等。

三、治疗方案

1.较小的囊肿

不必作手术治疗,可暂观察,定期随诊。

2.前庭大腺囊肿造口术

现多行前庭大腺囊肿造口术取代以前的囊肿剥出术,因造口术方法简单,损伤少,术后还能恢复腺体功能。

近年采用 CO_2 激光作囊肿造口术效果良好,手术无出血,无须缝合,术后不用抗生素,局部无瘢痕形成并可保留腺体功能。

(徐晓春)

第六节　外阴湿疹

一、概述

外阴湿疹是由多种内外因素引起的一种具有明显渗出倾向的外阴皮肤炎症反应。本病多发生于肥胖、阴道分泌物多、出汗、漏尿以及好穿不透气的化纤内裤的妇女。病变在大、小阴唇处、会阴部、大腿内侧及腹股沟等处多见。临床上湿疹呈多样性,累及大小阴唇及其附近皮肤。患处浸润肥厚,境界清楚,因奇痒而经常搔抓,可见糜烂抓痕。月经及分泌物的刺激可使病程迁延难愈。慢性期则局限而有浸润和肥厚,瘙痒剧烈,易复发。

二、诊断要点

根据病史及临床表现即能诊断。

三、治疗方案

(1)局部清洁,保持干燥,不穿化纤内裤。

(2)1∶5 000 高锰酸钾溶液坐浴,早、晚各 1 次,擦干后扑以粉剂,以保持干燥。

(3)物理治疗。如用电灯照射外阴,每日 2～3 次,每次 10～15 min。

(4)去除病因。如阴道分泌物增多时,可治疗阴道炎、宫颈炎;如有漏尿,应针对病因进行治疗。

(徐晓春)

第七节　外阴接触性皮炎

一、概述

外阴接触性皮炎是由于外阴皮肤或黏膜直接接触某些刺激性或过敏性物质,如较强的酸碱类消毒剂、阴道冲洗剂、染色内裤、卫生巾、肥皂、外用药物等引起的炎性表皮反应。刺激物一般没有过敏期,首次或反复接触后均可导致皮炎,但与刺激物的刺激性、浓度和接触时间长短等因素有关。接触部位灼热、疼痛、充血、肿胀,出现皮疹、水疱、红斑;严重时,可发生坏死、溃疡。急性接触性皮炎临床表现为起病较急,当接触外来刺激物、致敏物后,外阴有瘙痒甚至灼痛,局部发红,出现界线较清楚的丘疹、丘疱疹,严重者红肿明显,有水疱和大水疱。如接触物刺激性不强或浓度较低时则表现为慢性接触性皮炎,局部皮肤轻度增厚,角化过度,可能出现表皮脱落和鳞屑形成。

二、诊断要点

主要依靠病史中有外来刺激物接触史和上述临床表现,但应除外念珠菌性阴道炎、外阴炎、脂溢性皮炎和鳞状上皮细胞增生等其他原因引起的皮炎。

三、治疗方案

1.尽快去除病因

首先最主要的是去除或停用致病物,绝大多数患者在单纯停止使用致病物后即可迅速好转,如不能确定致病原,应停用既往使用的局部用药,仅每日用清水清洁外阴以观疗效。

2.局部治疗

当外阴部仅见红斑和丘疹而无渗出液时,采用炉甘石洗剂涂搽局部效果最佳,急性期炎性渗出物多时可用生理盐水或3%硼酸溶液冷敷。病损处干燥可用氢化可的松软膏等皮质激素局部涂搽。继发感染者涂搽金霉素软膏或1%新霉素软膏。

3.全身治疗

对接触性皮炎严重者可应用肾上腺糖皮质激素类药物全身用药。对严重的炎症患者可加用地塞米松。

(徐晓春)

第八节　外阴阴道假丝酵母菌病

一、概述

外阴阴道假丝酵母菌病(vulvovaginal candidiasis,VVC)是由假丝酵母菌引起的常见外阴阴道炎症。国外资料显示,约有75%的妇女一生中至少患过1次外阴阴道假丝酵母菌病,45%的妇女经历过2次或2次以上的发作。

80%~90%VVC病原体为白假丝酵母菌,10%~20%为光滑假丝酵母菌、近平滑假丝酵母菌、热带假丝酵母菌等。白假丝酵母菌为双相菌,有酵母相及菌丝相,酵母相为芽生孢子,在无症状寄居及传播中起作用;菌丝相为芽生孢子伸长成假菌丝,侵袭组织能力加强。白假丝酵母菌为条件致病菌,广泛分布于土壤、医院环境,可经尘埃污染用品传播。也可寄生于人体,正常人群主要部位带菌率:肠道50%、阴道20%~30%,并可互相自身传染,10%~20%非孕妇女及30%孕妇阴道中有此菌寄生,但菌量极少,呈酵母相,并不引起症状。只有在全身及阴道局部细胞免疫能力下降,假丝酵母菌大量繁殖,并转变为菌丝相,才出现症状。酸性环境适宜假丝酵母菌的生长,有假丝酵母菌感染的阴道 pH 多为 4.0~4.7,通常<4.5。假丝酵母菌对热的抵抗力不强,加热至 60 ℃ 1 h 即死亡;但对干燥、日光、紫外线及化学制剂等抵抗力较强。

常见发病诱因:应用广谱抗生素、妊娠、糖尿病、大量应用免疫抑制剂。长期应用抗生素,抑制乳酸杆菌生长,从而利于假丝酵母菌繁殖。妊娠及糖尿病时机体免疫力下降,阴道组织内糖原增加、酸度增高,有利于假丝酵母菌生长。大量应用免疫抑制剂或免疫缺陷综合征,机体抵抗力降低。其他诱因有胃肠道假丝酵母菌、应用含高剂量雌激素的避孕药、穿紧身化纤内裤及肥胖等,后者可使会阴局部温度及湿度增加,假丝酵母菌易于繁殖引起感染。

其传染途径主要为内源性传染,假丝酵母菌除作为条件致病菌寄生于阴道外,也可寄生于人的口腔、肠道,一旦条件适宜可引起感染。这3个部位的假丝酵母菌可互相传染。少部分患者可通过性交直接传染。极少通过接触感染的衣物间接传染。

二、诊断要点

外阴及阴道瘙痒,白带增多,是主要症状。外阴唇肿胀,伴有烧灼感,尿痛、排尿困难,约有10%～15%的患者没有自觉症状。妇科检查时可见外阴抓痕,表皮剥脱,外阴肿胀潮红,阴道黏膜红肿、小阴唇内侧及阴道黏膜上附有白色块状物,擦除后露出红肿黏膜面,急性期还可能见到糜烂及浅表溃疡。分泌物由脱落上皮细胞和菌丝体、酵母菌和假菌丝组成,其特征为白色稠厚呈凝乳或豆腐渣样。根据其流行情况、临床表现、微生物学、宿主情况,治疗效果分为单纯性外阴阴道假丝酵母菌病(uncomplicated VVC)和复杂性外阴阴道假丝酵母菌病(complicated VVC),单纯性 VVC 多见于免疫功能正常患者,由白色假丝酵母菌引起,散发或非经常发作,症状轻到中度。复杂性 VVC 多见于免疫力低下或应用免疫抑制剂或糖尿病、妊娠患者,由非白色假丝酵母菌引起,往往复发或经常发作,症状较重。1 年内 VVC 发作 4 次或以上称为复发性外阴阴道假丝酵母菌病(recurrent vulvovaginal candidiasis,RVVC)。

对有阴道炎症状或体征的妇女,若在阴道分泌物中找到假丝酵母菌的芽孢或菌丝即可确诊。可用生理盐水湿片法或 10%氢氧化钾(KOH)湿片法或革兰染色检查分泌物中的芽孢和菌丝。若有症状而多次湿片检查为阴性,或为顽固病例,可采用培养法确诊是否为非白假丝酵母菌感染。

三、诊断

外阴阴道假丝酵母菌病以往误称为霉菌性阴道炎。VVC 的病原体并不是霉菌,而是以白假丝酵母菌为主的酵母菌。自然界中真菌至少有 10 万种以上,按菌落形态可分为:霉菌(mold)、酵母菌(yeast)和双相菌。霉菌为多细胞结构,有菌丝和孢子,可表现为各种颜色、质地和形态的毛样菌落;酵母菌为单细胞结构,只有孢子子囊,发芽时形成假菌丝。

VVC 的发生可以是由于假丝酵母菌的数量增多或毒性加强所致,也可以是由于阴道防御机制的降低,平衡被破坏,假丝酵母菌在局部生长、繁殖,从酵母相转化成菌丝相,导致感染。发病时菌体首先通过表面糖蛋白与宿主细胞的糖蛋白受体结合,使菌体黏附于宿主细胞,之后菌体出芽,形成芽管及假菌丝。菌丝的生长是假丝酵母菌有效获取营养的方式,它沿皮肤黏膜的沟隙生长,借机械力穿过表皮或上皮细胞,再行繁殖。白假丝酵母菌能分泌多种蛋白溶解酶,如碱性磷酸酶、磷脂酶、门冬酰蛋白酶等。该酶类有辅助孢子黏附以及芽管穿透上皮细胞和组织损伤作用。另外,白假丝酵母菌还可通过激活补体旁路途径,产生补体趋化因子与过敏毒素,使局部血管扩张、肿胀和炎性细胞浸润。

四、治疗方案

消除诱因,规范化应用抗真菌药,根据患者情况选择局部或全身应用抗真菌药物。

1.消除诱因

若有糖尿病应给予积极治疗;及时停用广谱抗生素、雌激素及皮质类固醇激素;提高机体免疫力,忌酒及辛辣或过敏食物,服用含乳酸菌制剂(如酸奶、乳酶生、双歧因子),使肠道及阴道菌群恢复正常比例;保持良好卫生习惯,勤换内裤,穿宽松、透气好的内裤,用过的内裤、盆及毛巾均应用开水烫洗。

2.抗真菌药的分类

抗真菌药包括以下几类。①多烯类:两性霉素、制霉菌素;②丙烯胺类:特比奈芬;③核苷-

肽类:氟胞嘧啶;④唑类:克霉唑、益康唑、咪康唑、酮康唑、氟康唑、伊曲康唑。其中唑类抗真菌药物是临床应用最广泛的抗真菌制剂。

3.单纯 VVC 的治疗

可局部用药也可全身用药,以局部短疗程抗真菌药物为首选。局部用药安全、全身吸收低(1.4%)、孕期可用、对肝功无影响。全身用药与局部用药的疗效相似,治愈率为 80%～90%;唑类药物的疗效高于制霉菌素。

(1)局部用药。可选用下列药物放于阴道内:①咪康唑栓剂,每晚 1 粒(200 mg),连用7 d;或每晚 1 粒(400 mg),连用 3 d;或 1 200 mg,单次用药。②克霉唑栓剂,每晚 1 粒(150 mg),塞入阴道深部,连用 7 d;或每日早、晚各 1 粒(150 mg),连用 3 d;或 1 粒(500 mg),单次用药。③制霉菌素栓剂,每晚 1 粒(10 万 U),连用 10～14 d;④益康唑栓剂,每晚 1 粒(100 mg),连用 7 d。

阴道药物使用注意事项:①以晚间用药为宜,取仰卧位姿势操作最佳;②药栓应放入阴道深处;③如有较多乳酪样分泌物,可进行局部冲洗。

(2)全身用药:对不能耐受局部用药者。②伊曲康唑,每次 200 mg,每日 1 次,连用 3～5 d;或采用 1 日疗法,每日口服 400 mg,分 2 次服用。抗菌谱广,对非白假丝酵母菌也有效。③酮康唑,200～400 mg,每日 1 次,连用 5 d。不良反应重,肝炎患者禁用,主要对白假丝酵母菌有效。

(3)其他治疗:外阴瘙痒、红肿可外用以下药物。①低浓度糖皮质激素软膏、2%苯海拉明软膏外搽;②唑类霜:达克宁霜、克霉唑霜外搽;③1∶5 000 高锰酸钾液坐浴或复方明矾散外洗;④症状严重者可口服苯海拉明 25 mg。

(4)性伴侣治疗:无需对性伴侣进行常规治疗,对有症状男性应进行假丝酵母菌检查及治疗,预防女性重复感染。

(5)治愈标准:治疗结束后 7～14 d 和下次月经后进行随访,症状好转、两次真菌学检查阴性。

4.复杂性 VVC 的治疗

(1)严重 VVC:无论是局部用药还是口服药物,均应延长治疗时间,若为局部用药,延长至7～14 d;若为口服氟康唑 150 mg,则 72 h 后加服 1 次。

(2)RVVC 的治疗:抗真菌治疗分为初始治疗及维持治疗。初始治疗若为局部治疗,延长治疗时间至 7～14 d;若口服氟康唑 150 mg,则 72 h 后加服 1 次。常用的维持治疗:氟康唑150 mg,每周 1 次,共 6 个月;或克霉唑栓剂 500 mg,每周 1 次,连用 6 个月;伊曲康唑400 mg,每月 1 次,连用 6 个月。在治疗前应作真菌培养确诊,治疗期间定期复查监测疗效及药物不良反应,一旦发现不良反应,立即停药。RVVC 应同时治疗性伴侣,并寻找诱因,积极处理。用广谱抗生素期间,适当预防性用抗真菌药。

(3)妊娠合并 VVC 的治疗:以局部用药为宜,禁用口服抗真菌药。可选用:①咪康唑栓剂,每晚 1 粒(200 mg),连用 7 d;或每晚 1 粒(400 mg),连用 3 d。②克霉唑栓剂,1 粒(500 mg),单次用药。③制霉菌素栓剂,每晚 1 粒(10 万 U),连用 7 d。

(徐晓春)

第九节　滴虫性阴道炎

一、概述

滴虫性阴道炎由阴道毛滴虫引起,是常见阴道炎。

二、病因

滴虫性阴道炎由阴道毛滴虫引起。阴道毛滴虫适宜在温度 25 ℃～40 ℃、pH 5.2～6.6 的潮湿环境中生长,在 pH 5 以下或 7.5 以上的环境中则不生长。滴虫的生活史简单,只有滋养体而无包囊期,滋养体生命力较强,能在 3 ℃～5 ℃生存 21 d,在 46 ℃生存 20～60 min,在半干燥环境中约生存 10 h;在普通肥皂水中也能生存 45～120 min。月经前、后阴道 pH 发生变化,经后接近中性,故隐藏在腺体及阴道皱襞中的滴虫于月经前、后常得以繁殖,引起炎症发作。滴虫能消耗或吞噬阴道上皮细胞内的糖原,阻碍乳酸生成,使阴道 pH 升高。滴虫阴道炎患者的阴道 pH 5～6.5。滴虫不仅寄生于阴道,还常侵入尿道或尿道旁腺,甚至膀胱、肾盂以及男方的包皮皱褶、尿道或前列腺中。主要通过性交直接传播和间接传播两种方式。由于男性感染滴虫后常无症状,易成为传染源;公共浴池、浴盆、浴巾、游泳池、坐式便器、衣物、污染的器械及敷料等也是重要的传染源。

三、诊断要点

主要症状是阴道分泌物增多及外阴瘙痒,间或有灼热、疼痛、性交痛等,若合并尿道感染,可有尿频、尿痛,有时可见血尿。阴道毛滴虫能吞噬精子,并能阻碍乳酸生成,影响精子在阴道内存活,可致不孕。潜伏期为 4～28 d。25%～50% 的患者感染初期无症状。检查见阴道黏膜充血,严重者有散在出血点,甚至宫颈有出血斑点,形成"草莓样"宫颈,后穹隆有多量白带,呈灰黄色、黄白色稀薄液体或黄绿色脓性分泌物,常呈泡沫状。带虫者阴道黏膜无异常改变。

最简便的检查方法是生理盐水湿片法。在阴道侧壁取典型分泌物混于生理盐水中,立即在低倍光镜下寻找滴虫,若在阴道分泌物中找到滴虫即可确诊。显微镜下可见到呈波状运动的滴虫及增多的白细胞被推移。该方法的敏感性为 60%～70%。对可疑患者,若多次悬滴法未能发现滴虫时,可送培养,准确性达 98% 左右。取分泌物前 24～48 h 避免性交、阴道灌洗或局部用药,取分泌物时窥器不涂润滑剂,分泌物取出后应及时送检并注意保暖,否则滴虫活动力减弱,造成辨认困难。

四、治疗方案

因滴虫性阴道炎可同时有尿道、尿道旁腺、前庭大腺滴虫感染,治愈此病,需全身用药,主要治疗药物为甲硝唑及替硝唑。

1. 全身用药

初次治疗可选择甲硝唑 2 g,单次口服;或替硝唑 2 g,单次口服;或甲硝唑 400 mg,每日 2 次,连服 7 d。口服药物的治愈率为 90%～95%。服药后偶见胃肠道反应,如食欲减退、恶心、呕吐。此外,偶见头痛、皮疹、白细胞减少等,一旦发现应停药。甲硝唑用药期间及停药 24 h 内,替硝唑用药期间及停药 72 h 内,禁止饮酒。哺乳期用药不宜哺乳。

2.性伴侣的治疗

滴虫性阴道炎主要由性行为传播,性伴侣应同时进行治疗,治疗期间禁止性交。

3.随访

治疗后无症状者无须随访。对甲硝唑 2 g,单次口服治疗失败并且排除再次感染者,增加甲硝唑疗程及剂量仍有效。若为初次治疗失败,可重复应用甲硝唑 400 mg,每日 2 次,连服 7 d;或替硝唑 2 g,单次口服。若治疗仍失败,给予甲硝唑 2 g,每日 1 次,连服 5 d 或替硝唑 2 g,每日 1 次,连服 5 d。

4.注意事项

有复发症状的病例多数为重复感染。为避免重复感染,内裤及洗涤用的毛巾,应煮沸 5～10 min 以消灭病原体,并应对其性伴侣进行治疗。因滴虫性阴道炎可合并其他性传播疾病,应注意有无其他性传播疾病。

(毕秀萍)

第十节　细菌性阴道病

一、概述

细菌性阴道病(bacterial vaginosis,BV)为阴道内正常菌群失调所致的一种混合感染,但临床及病理特征无炎症改变。正常阴道内以产生过氧化氢的乳杆杆菌占优势。细菌性阴道病时,阴道内产生过氧化氢的乳酸杆菌减少而其他细菌大量繁殖,主要有加德纳菌、厌氧菌(动弯杆菌、普雷沃菌、紫单胞菌、类杆菌、消化链球菌等)以及人型支原体,其中以厌氧菌居多,厌氧菌数量可增加 100～1 000 倍。促使阴道菌群发生变化的原因仍不清楚,推测可能与频繁性交、多个性伴侣或阴道灌洗使阴道碱化有关。

二、诊断要点

主要表现为阴道分泌物增多,有鱼腥臭味,尤其是性交后加重,可伴有轻度外阴瘙痒或烧灼感。10％～50％患者无临床症状。本病常与宫颈炎、盆腔炎同时发生,也常与滴虫性阴道炎同时发生,有报道滴虫培养阳性妇女中有 86％的妇女合并本病。检查见阴道黏膜无充血的炎症表现,分泌物特点为灰白色,均匀一致,稀薄,常黏附于阴道壁,但黏度很低,容易将分泌物从阴道壁拭去。细菌性阴道病的诊断,下列 4 项中有 3 项阳性即可诊断。

(1)匀质、稀薄、白色阴道分泌物,常黏附于阴道壁。

(2)线索细胞阳性:取少许分泌物放在玻片上,加一滴生理盐水混合,高倍显微镜下寻找线索细胞,在严重病例,线索细胞可达 20％以上,但几乎无白细胞。线索细胞即阴道脱落的表层细胞,于细胞边缘贴附颗粒状物即各种厌氧菌,尤其是加德纳菌,细胞边缘不清。

(3)阴道分泌物 pH>4.5。

(4)胺臭味试验(whiff test)阳性:取阴道分泌物少许放在玻片上,加入 10％氢氧化钾 1～2 滴,产生一种烂鱼肉样腥臭气味,这是由于胺遇碱释放氨所致。

细菌性阴道病为正常菌群失调,细菌培养在诊断中意义不大。

三、诊断

细菌性阴道病多发生于生育年龄的妇女,与性经历有关。1955 年 Gaaardner 及 Dukeis 首先从细菌性阴道病中分离出阴道嗜血杆菌,提出该菌为细菌性阴道病的病原体,并命名为阴道嗜血杆菌性阴道炎,但以后又发现所谓阴道嗜血杆菌有许多理化特征与真正嗜血杆菌不同。Gardner 以后又发现 BV 与多种病原体有关,他用定量培养及色谱分析的方法在 BV 患者的阴道分泌物中找到类杆菌的消化链球菌分别占 70% 和 36%,明显高于正常妇女。他还用遗传探针或单克隆抗体免疫荧光检测等方法测得 Mobiluncus 细菌感染,约占 16%,此菌为新杆菌属,兼性厌氧,形态弯曲,能作螺旋样运动。此外,尚有支原体。因此 BV 实际上是一种以加德纳菌、各种厌氧菌、Mobiluncus 菌及支原体引起的混合感染。因本病与一般淋菌、滴虫、真菌引起的阴道炎不同,局部炎症不明显而且有 10%~50% 的患者无任何症状与体征,命名为炎症不妥当。1984 年在瑞典召开了专题的国际会议,将其命名为细菌性阴道病。

四、治疗方案

治疗原则为选用抗厌氧菌药物,主要有甲硝唑、克林霉素。甲硝唑抑制厌氧菌生长,而不影响乳酸杆菌生长,是较理想的治疗药物,但对支原体效果差。

1. 口服药物

(1)甲硝唑:首选,400 mg,每日 2 次,口服,共 7 d。

(2)克林霉素:300 mg,每日 2 次,连服 7 d。

(3)氨苄西林:500 mg,每 6 h 1 次,连服 7 d。

(4)匹氨西林:700 mg,每日 2 次,连服 7 d。

2. 局部药物治疗

局部用药与口服药物疗效相似,治愈率 80% 左右。

(1)甲硝唑阴道泡腾片:200 mg,每晚 1 次,连用 7~10 d。

(2)2% 克林霉素软膏:阴道涂布,每次 5 g,每晚 1 次,连用 7 d。

3. 性伴侣的治疗

本病虽与多个性伴侣有关,但对性伴侣给予治疗并未改善治疗效果及降低其复发,因此,性伴侣不需常规治疗。

4. 妊娠期细菌性阴道病的治疗

本病与不良妊娠结局如羊膜绒毛膜炎、胎膜早破、早产有关,任何有症状的细菌性阴道病孕妇及无症状的高危孕妇(有胎膜早破、早产史)均需治疗。多选择口服用药,甲硝唑 200 mg,每日 3 次,连服 7 d;或克林霉素 300 mg,每日 2 次,连服 7 d。

5. 随访

治疗后无症状无须随诊。对症状持续或症状复现者,应复诊、接受治疗,可选择与初次治疗不同的药物。

(毕秀萍)

第十一节　老年性阴道炎

一、概述

老年性阴道炎见于自然绝经前后及卵巢去势后妇女,因卵巢功能衰退,雌激素水平降低,阴道黏膜失去雌激素的支持与保护作用,逐渐萎缩变薄,皱襞消失、弹性减退,阴道上皮内糖原含量减少,致使乳酸杆菌产生乳酸的能力下降,阴道内的 pH 由育龄期的 4 升至 6~7,这种偏碱性的环境,反而有利于阴道内其他细菌的生长繁殖,从而导致阴道感染。此外,不注意外阴的清洁卫生,性生活频繁,营养不良,尤以 B 族维生素缺乏等也易患此病。

二、诊断要点

主要症状为阴道分泌物增多及外阴瘙痒、灼热感。分泌物常呈水样,由于感染的病原菌不同,而可呈泡沫状,或呈脓性,也可带有血性。由于阴道黏膜萎缩,可伴有性交痛。还可侵犯尿道而有尿频、排尿痛等泌尿系统的症状。检查见阴道呈老年性改变,上皮皱襞消失、萎缩、菲薄。阴道分泌物稀薄,呈淡黄色,感染严重者呈脓血性白带。阴道黏膜充血,有散在小出血点或点状出血斑,严重者也可形成浅表溃疡,如不及早治疗,溃疡部可有瘢痕收缩致使阴道狭窄或部分阴道闭锁导致分泌物引流不畅,形成阴道积脓。

根据绝经、卵巢手术史或盆腔放射治疗史及临床表现,诊断一般不难,但应排除其他疾病才能诊断。应取阴道分泌物检查,显微镜下见大量基底层细胞及白细胞而无滴虫及假丝酵母菌。对有血性白带者,应与子宫恶性肿瘤鉴别,需常规做宫颈刮片,必要时行分段诊刮术。对阴道壁肉芽组织及溃疡需与阴道癌相鉴别,可行局部活组织检查。

三、诊断

老年性阴道炎在绝经后妇女中很常见,它严重影响妇女的生活质量。阴道干涩、瘙痒可通过一般的止痒剂给药和阴道润滑剂给药。

对于反复发作的阴道炎,上述疗效多不能持久。许多研究证明激素替代(HRT)疗效明显优于对症治疗或安慰剂治疗,同时辅以广谱抗生素,兼顾针对厌氧菌的抗生素,才能取得比较好的疗效。

长期单用雌激素治疗可使子宫内膜增生,甚至可能发展为子宫内膜癌,同时增加患乳腺癌的危险性。雌激素联合用药还可引起突破性出血或周期性阴道出血,还会引起恶心、呕吐、头晕、乳房胀痛、情绪改变、体重增加等不良反应。这使全身给药受到限制。一项荟萃分析文章总结了不同给药途径对于老年性阴道炎症状的疗效,发现与口服给药相比,经阴道给药患者症状改善明显,细胞学检查也有很大的提高。阴道对于雌激素的吸收效果很好,药物吸收后可经生殖道血液循环到达泌尿道。经阴道低剂量激素治疗更适用于有雌激素依赖性肿瘤或全身HRT 产生不良反应的妇女。当口服雌激素作为唯一治疗以消除老年性阴道炎症状为目的时,使用低剂量雌激素阴道给药是最佳选择。此方法可有效治疗泌尿生殖道萎缩症状而又不增加子宫内膜增生的危险。

目前,阴道给药的形式和剂量很多,包括雌酮(E_1)、雌二醇(E_2)、雌三醇(E_3)及混合雌激素,而给药形式可以是栓剂、软膏、棉塞或经硅胶环缓慢释放微量雌激素。对不同种类雌激素引起的疗效进行比较发现，E_2 对减轻这些症状最有效。对于给药剂量，低剂量 E_2 阴道给药最有效。

近年来欧美国家广泛使用的 E_2 阴道环，被证实为一种能够释放低剂量 E_2，对泌尿生殖道组织安全有效的方法。阴道环仅引起极小量的全身吸收，而这一剂量不会引起子宫内膜增生。当放入 E_2 阴道环后，开始几天血浆 E_2 浓度有一个高峰，之后血浆浓度稳定在绝经后妇女水平（<50 pmol/L），每一个环可持续使用 12 周。这种阴道环安全有效，可接受性好，对于生殖道萎缩症状疗效显著。有 45% 以上的妇女在治疗 9 个月后老年性阴道炎症状完全消失，患者阴道细胞成熟指数均有改善，阴道 pH 降低。

低剂量雌激素阴道给药与全身雌激素治疗相比有优点和不足之处，它不会造成子宫内膜增生，无需加用孕激素对抗，也不会产生周期性阴道出血。对绝经后以生殖道感染症状为主的患者或有雌激素依赖性肿瘤或使用全身 HRT 产生不良反应的妇女，应作为首选最佳治疗方案。但低剂量雌激素阴道给药不像全身雌激素那样可预防骨质疏松和心血管疾病的发生。因此应综合考虑患者的症状及治疗目的以决定雌激素治疗方案，从而达到最佳治疗效果。

四、治疗方案

治疗原则是提高机体及阴道的抵抗力，抑制细菌的生长。

1. 冲洗阴道

为增强阴道的酸度，可用 1% 乳酸或 0.5% 醋酸或 1∶5 000 的高锰酸钾液冲洗阴道，每日 1 次以抑制细菌的生长繁殖。

2. 局部用药

冲洗阴道后，局部给甲硝唑或 200 mg 栓剂，或诺氟沙星 100 mg，放于阴道深部，每日 1 次，7～10 d 为 1 疗程。

3. 增加阴道抵抗力

针对病因给予雌激素制剂，可局部给药，也可全身给药。

(1)己烯雌酚：0.125～0.25 mg，每晚放入阴道深部，7 d 为 1 疗程。

(2)0.5% 己烯雌酚软膏或妊马雌酮软膏局部涂抹，每日 2 次。

(3)口服尼尔雌醇：首次 4 mg，以后每 2～4 周 1 次，每次 2 mg，维持 2～3 个月。

(4)口服己烯雌酚：0.125～0.25 mg，每晚 1 次，10 次为 1 疗程，此药不可过多服用，以防阴道出血。

(5)若同时需要性激素替代治疗的患者，可给予妊马雌酮 0.625 mg 和甲羟孕酮 0.625 mg，也可选用其他雌激素制剂。

需注意在全身给药前须检查乳腺及子宫内膜，如有乳腺增生或癌，子宫内膜增生或癌者禁用。

4. 注意营养

给高蛋白食物，并给 B 族维生素及维生素 A，有助于阴道炎的消退。

（张志磊）

第十二节　婴幼儿外阴阴道炎

一、概述

婴幼儿阴道炎常见于 5 岁以下幼女,多与外阴炎并存。由于婴幼儿的解剖、生理特点,容易发生外阴阴道炎症:①婴幼儿解剖特点为外阴发育差,不能遮盖尿道口及阴道前庭,细菌容易侵入;②婴幼儿的阴道环境与成人不同,新生儿出生后 2～3 周,母体来源的雌激素水平下降,雌激素水平低,阴道上皮薄,糖原少,pH 上升至 6～8,乳酸杆菌为非优势菌,抵抗力低,易受其他细菌感染;③婴幼儿卫生习惯不良,外阴不洁、大便污染、外阴损伤或蛲虫感染等,均可引起炎症;④阴道误放异物,婴幼儿好奇,在阴道内放置橡皮、铅笔头等异物,造成继发感染。常见病原体有大肠埃希菌及葡萄球菌、链球菌等。目前,淋病奈瑟菌、滴虫、白假丝酵母菌也成为常见病原体。病原体常通过患病母亲或保育员的手、衣物、毛巾、浴盆等间接传播。

二、诊断要点

主要症状为阴道分泌物增多,呈脓性。临床上多由母亲发现婴幼儿内裤上有脓性分泌物而就诊。由于大量分泌物刺激引起外阴痛痒,患儿哭闹、烦躁不安或用手搔抓外阴。部分患儿伴有泌尿系统感染,出现尿急、尿频、尿痛。若有小阴唇粘连,排尿时尿流变细、分道或尿不成线。检查可见外阴、阴蒂、尿道口、阴道口黏膜充血、肿胀,有时可见脓性分泌物自阴道口流出。病变严重者,外阴可见溃疡,小阴唇可发生粘连,粘连的小阴唇有时遮盖阴道口及尿道口,粘连的上、下方可各有一裂隙,尿自裂隙排出。在检查时还应做肛门指诊排除阴道异物及肿瘤。对有小阴唇粘连者,应注意与外生殖器畸形鉴别。

婴幼儿语言表达能力差,采集病史常需详细询问女孩母亲,同时询问母亲有无阴道炎病史,结合症状及查体所见,通常可做出初步诊断。用细棉拭子或吸管取阴道分泌物找滴虫、白假丝酵母菌或涂片行革兰染色作病原学检查,以明确病原体,必要时做细菌培养。

三、治疗

传统的治疗方法仅仅是消炎止痒,没有改善阴道的环境,增强自身的抵抗力。因此,往往是治疗时症状缓解,停药后很快复发。近年来研究指出,在消炎止痒的同时使用雌激素软膏或者口服小量雌激素治疗效果好,己烯雌酚能使阴道上皮角化,含糖原量增加,使阴道的 pH 降低,增强自身抵抗力以抵御细菌的感染,极小剂量的雌激素不至于引起患儿生殖器官其他改变。同时门诊专科护理人员外阴阴道药物冲洗加涂药是缩短幼女淋菌性阴道炎治愈时间的又一措施,冲洗用具简单,操作易行,较彻底清除阴道内脓性分泌物和病菌,缩短治疗时间。当然,针对不同病因进行不同的治疗也是治疗取得成功的关键。中医方面,由于本病多由湿热蕴结和忽视卫生感染虫淫所致,故治疗上以清热利湿,解毒杀虫为主。由于中药剂型的问题和根据婴幼儿的特点,治疗上以外用中药熏洗为主;对于稍大的幼儿可鼓励服用补益脏腑,清热解毒的中药,以利于婴幼儿阴道炎快速治愈。

治疗原则为:①保持外阴清洁、干燥,减少摩擦,用 1∶5 000 高锰酸钾液坐浴。每日 2～3 次。坐浴后用布擦干外阴部,涂搽抗炎可的松软膏或 40% 紫草油.②针对病原体选择相应口服抗生素治疗,或用吸管将抗生素溶液滴入阴道,对于杆菌感染的,用 1∶5 000 的高锰酸钾溶液坐浴,每日 2 次,连用 7 d,症状较重的给予口服喹诺酮类药物;真菌性阴道炎用 4% 的碳酸氢钠溶液外洗或者阴道冲洗,外阴及阴道口搽克霉唑软膏;滴虫性阴道炎,用 1∶5 000 的高锰酸钾溶液坐浴或阴道冲洗,口服甲硝唑片;淋菌性阴道炎,用 1∶5 000 的高锰酸钾溶液坐浴,静脉滴注青霉素,疗程 7 d。③对症处理:有蛲虫者,给予驱虫治疗;若阴道有异物,应及时取出;小阴唇粘连者外涂雌激素软膏后,多可松解,严重者应分离粘连,并涂以抗生素软膏。④小阴唇已发生粘连者可用手指向下、向外轻轻分离,也可用小弯钳沿着上边或下边小孔轻轻插入予以分离,分离后的创面每日涂搽 40% 紫草油或鱼肝油防止再次粘连;外阴浅表溃疡处可涂莫匹罗星软膏,每天上药 1 次,连用 5～7 d 为 1 疗程.⑤局部使用雌激素软膏,可促进炎症消退,应用含 0.1 mg 己烯雌酚软膏,以小棉棒涂于阴道深处,每天 1 次,共 2 周,以后每3～4 d一次,共治疗 4～6 周。口服己烯雌酚疗效也好,0.1 mg 己烯雌酚,每日 1 次,两周后改为每周 2 次,可连续用 4～6 周。用药时间过久,可引起第二性征发育。⑥婴幼儿蛲虫性阴道炎的治疗,可用恩波吡维铵,剂量按每千克 5 mg,晚上 1 次服用;如有复发,可隔 2～3 周再服1 次。⑦无月经幼女治疗 1 个疗程,有月经幼女下次月经来潮后再治疗 2～3 个疗程。疗程结束后随访2 次。

(张志磊)

第十三节　子宫颈炎

宫颈上皮是由表面呈鲜红色的宫颈管内单层柱状上皮和宫颈阴道部表面呈桃红色的复合鳞状上皮,以及妇女成长期宫颈由柱状上皮向鳞状上皮过渡、表面呈鲜红色的化生上皮共同组成。最初的柱状上皮与鳞状上皮交界为原始鳞柱交界。柱状上皮化生后,原始鳞柱交界变成了鳞化交界,此时化生上皮与其上方的柱状上皮交界为新鳞柱交界,原始鳞柱交界与新鳞柱交界之间的区域称为宫颈转化区或移行带。宫颈炎包括宫颈阴道部及宫颈管黏膜炎症。因宫颈阴道部鳞状上皮与阴道鳞状上皮相延续,阴道炎症均可引起宫颈阴道部炎症,如滴虫、酵母菌和单纯疱疹病毒可以感染宫颈阴道部。而临床多见的宫颈炎是宫颈管黏膜炎,常见的病原体是淋球菌和沙眼衣原体。

一、概述

宫颈炎症以往分为急性宫颈炎症和慢性宫颈炎症,慢性宫颈炎症中的主要病理类型为宫颈糜烂、宫颈肥大、宫颈腺囊肿、宫颈息肉。这些病理类型有些命名不准确,有些无临床诊断及治疗意义,国外教科书极少有慢性宫颈炎的分类。目前对以往慢性宫颈炎有了重新认识。

(一)宫颈肥大

以往认为,由于慢性炎症的长期刺激,宫颈组织充血、肿胀,腺体和间质增生,还可能在腺体深部有黏液潴留形成囊肿,使宫颈呈不同程度肥大、硬度增加,但表面多光滑,有时可见到宫颈腺囊肿突起。宫颈肥大无具体的诊断标准,并且无治疗意义。

(二)宫颈腺囊肿

宫颈转化区中,鳞状上皮取代柱状上皮过程中,新生的鳞状上皮覆盖宫颈腺管口或伸入腺管,将腺管口阻塞,导致腺体分泌物引流受阻、潴留形成囊肿。镜下见囊壁被覆单层扁平宫颈黏膜上皮。检查时见宫颈表面突出多个青白色小囊泡,内含无色黏液。宫颈腺囊肿是宫颈转化区生理改变的结果,而非炎症,其意义在于提示此处曾为原始鳞柱交接的起始处,无临床治疗意义。

(三)宫颈息肉

宫颈息肉发生机制目前尚不明确,过去认为是由于慢性炎症刺激导致宫颈黏膜增生形成的局部突起病灶。但50%的宫颈息肉发生在绝经后,绝经后的宫颈炎症较生育年龄妇女少见。国外教科书多将其归在宫颈良性增生病变。

二、诊断要点

病史结合临床表现尤其是妇科检查,辅助检查主要为宫颈刮片和宫颈活检,需要与其他宫颈癌前病变和早期宫颈癌相鉴别。

三、治疗

以往我国曾长期采用腐蚀剂如重铬酸钾、硝酸银等局部涂搽进行治疗,因疗效不佳,现早已弃用。目前,全国各地宣传推广的各种局部消炎杀菌栓剂,其疗效也并不理想,很难达到促进宫颈单层柱状上皮向鳞状上皮转化的治疗目的。迄今为止,物理疗法仍是当前最有效的治疗宫颈炎的措施。目前,临床常用的物理治疗有电熨、激光、冷冻、微波、红外线治疗以及宫颈环形电切术等。

(一)物理治疗

1.电熨法

电熨法方法简单,适于基层。它利用高温使病变组织形成凝固性坏死,1~2周焦痂脱落出现血性分泌物或少量出血,第3周新鲜肉芽创面逐渐由鳞状上皮细胞生长覆盖,6周后创面基本愈合。文献报道,该法适于未育者,治疗后无瘢痕形成,但单纯电熨对感染及潜伏病原无效。

2.冷冻治疗

冷冻治疗是通过液氮形成的$-196\ ^\circ\text{C}$低温,在治疗过程中宫颈黏膜接触探头处产生$-45\ ^\circ\text{C}$左右的低温,使病变细胞脱水,病变组织微血管内血细胞凝集阻塞,冷冻处发生变性、坏死,经4~6周坏死组织脱落而肉芽创面逐渐由鳞状上皮细胞覆盖、修复。

3.激光治疗

CO_2激光治疗宫颈柱状上皮移位的疗效已被国内外学者肯定。国外文献报道,CO_2激光治疗对宫颈结构无损伤,不影响宫颈腺体分泌,为原发不孕患者治疗宫颈柱状上皮移位提供了一种可行方法。该法的治疗机制主要是通过热效应,使组织在几毫秒时间内迅速升温,或使组织中温度达到$45\ ^\circ\text{C}\sim50\ ^\circ\text{C}$,并持续约1 min,从而引起蛋白质变性凝固、细胞受损、组织坏死。该法对较表浅的糜烂效果佳,一次性治愈率为70%~80%。当糜烂面深,组织增生明显时,由于CO_2激光波长为10 600 nm,易被病变组织中较多水分吸收或被治疗出血时的血液吸收,或CO_2激光在组织表面形成焦痂,影响热能向深部渗入,且不能深入宫颈管内切除病变,仅能治疗宫颈外口病变,因此疗效常不满意。而且CO_2激光仅能封闭直径小于1 mm的小血管。宫颈区域血管丰富,特别是重度宫颈柱状上皮移位的宫颈,常伴有粗大扩张的毛细血管网,术中宫颈创面的活跃出血,是 CO_2 激光治疗的难点。

4.微波治疗

微波频率介于高频与激光之间,是以生物组织本身作为热源的内部加热。生物组织在微波场的作用下,组织内水分子随微波频率高速运动,使之相互摩擦产生热量,病变组织在瞬间产生小范围的高温,使蛋白质凝固,组织变性坏死,从而达到治疗目的。该法治疗宫颈柱状上皮移位的一次治愈率可达 70%～100%,且微波组织凝固可止血。该法可对直径为 2～3 mm 的小血管起到良好的封闭、止血作用。其缺点为术后阴道分泌物增多,甚至有大量排液,且孕妇不宜应用。

5.红外线治疗

利用红外光辐射宫颈表面,使病变组织温度升高变性、凝固、坏死脱落,同时可使局部血运加速,组织代谢增加,粒细胞吞噬作用加强,病变产物吸收加快,从而促使组织再生与修复,达到止血消炎的目的。波姆灯光疗仪就是利用红外光治疗宫颈柱状上皮移位的。物理治疗与药物治疗相比,可导致术中或术后出血、阴道排液、宫颈口狭窄甚至闭锁,所以应注意适应证的选择。

上述各种传统的治疗慢性宫颈炎的方法均不能深入宫颈管内,难以完全清除病原体,故临床治愈率为 49%～90%,复发率较高。

6.聚焦超声

聚焦超声治疗宫颈炎是近年开展的一种全新的物理治疗方法,它是一种非侵入性局部治疗新技术。其治疗原理是利用超声波良好的组织穿透性、定位性和能量沉积性,使之透过表层组织聚焦于特定深度的靶区组织,产生的机械效应、热效应,以及空化效应等,可瞬间致病变组织损伤,在不损伤超声所经组织和邻近脏器的前提下达到治疗目的。该法操作中没有烟雾和浓重气味,没有辐射,是一种环保的治疗方式,无其他物理治疗的结痂脱落,因此组织恢复快,宫颈无瘢痕,质地柔软,保持了宫颈上皮的完整性,适用于未生育妇女。

(二)手术疗法

手术疗法常用于重度宫颈柱状上皮移位、糜烂面较深及无法随访或上述方法治疗无效而且累及宫颈管者。

1. Leep 刀

利普(Leep)刀是治疗宫颈炎的又一新方法,并且被认为是目前治疗不典型增生的最好方法。该法特别适用于要求保留生育功能的宫颈上皮内瘤变(CIN)患者。Leep 刀由法国学者 Cartier 于 1981 年首创,是一种超高频电刀,通过 Loop 金属丝传导高频交流电,在接触组织时,因组织本身的阻抗吸收电波产生热量后快速切割组织,不影响切出组织及其切口边缘的组织特征,切除的组织完全可用于病理学检查,是一种新型的切除大块组织的电切疗法。其切除病变的范围大,能够达到一定的深度,适用于切除糜烂面积大,且深及肥大者。该法取代了传统的锥切术,具有不需麻醉、出血少、出血时间短、创伤小、治疗效果好等优点,并且 Leep 刀切取的组织范围大,能够给病理专家提供充分的病理组织检查。因此,它治疗慢性宫颈炎优于电凝、激光、冷冻及微波,后者仅能摧毁病变,不能切除病变,仍有再发生病变的可能。

据报道,Leep 治疗慢性宫颈炎的不良反应较物理治疗多。这些不良反应包括术后宫口狭窄(3.3%),肉芽增生(16.7%),而物理治疗无此并发症,并且物理治疗中度宫颈柱状上皮移位的疗效与轻度比较,差异无显著意义。因此,Leep 只适于重度柱状上皮移位的治疗。对于未生育的患者,切割深度不宜过深,尤其是颈管组织,因为有学者经长期随访后发现,部分患者术后可发生宫颈管狭窄。虽然发生率很低,也应引起重视。另有文献报道,Leep 术后早产的危险性增加,如切除深度不足 15 mm 及直径不足 18 mm 对妊娠结局无影响。

2.宫腔镜下宫颈电切术

宫腔镜下宫颈电切术是近年来治疗宫颈病变的另一种新型方法,适用于治疗 CIN 及宫颈管内的良性病变。

宫腔镜电切术是一种微创手术,利用高频电刀在直视下切割病变组织。术中常用的高频电流类型,主要为切割电流和凝固电流。电极通过切割电流作用于宫颈组织时,将在局部组织产生极高的电流,使局部组织迅速升温,致使细胞内物质汽化,细胞破裂,产生切割效应。切割电流不能直接使血管凝固。因此,切割的同时,辅助一定的凝固电流,可有效地凝固切割部分下方的血管,达到止血的目的。切割组织可全部送检,虽然在组织边缘可见热效应痕迹,但不影响对病理结果的判断,使诊断和治疗同时完成,能及时发现病灶、及时诊断,起到诊断、治疗双重效果。该法还可对宫颈裂伤,颈管外翻、肥大等同时进行整形,达到美观、治疗的效果。研究表明,该法对宫颈柱状上皮移位的一次性治愈率达 98%,明显高于传统的治疗方法,尤其对宫颈管内良性病变(宫颈管黏膜炎性增生、宫颈管内息肉、宫颈管内肌瘤等)更佳。镜下病变范围定位准确,多可完整切除病变组织,不致切除过多的正常宫颈组织影响宫颈功能,对病变过硬、局部增生明显者,可反复多次切割,彻底切除病灶,且切割、止血可同时进行,减少了出血量。该手术切除范围及深度容易把握,避免了盲切,加上降温、冲洗,手术视野更清晰,操作安全,复发率低。由于该法同时切除宫颈移行带,有减少宫颈癌发生的可能。

(三)根据宫颈炎的不同表现采取不同的治疗方法

1.具有性传播疾病高危因素的患者

尤其是年轻女性,未获得病原体检测结果即可给予治疗,方案为阿奇霉素 1 g 单次顿服;或多西环素 100 mg,每日 2 次,连服 7 d。对于获得病原体者,针对病原体选择抗生素。

2.单纯急性淋病奈瑟菌性宫颈炎

主张大剂量、单次给药,常用的药物有第三代头孢菌素,如头孢曲松钠 250 mg,单次肌内注射;或头孢克肟 400 mg,单次口服;氨基糖苷类如大观霉素 4 g,单次肌内注射;喹诺酮类如环丙沙星 500 mg,单次口服,或氧氟沙星 400 mg,单次口服。2002 年,美国 CDC 建议对于亚洲来源的淋病奈瑟菌,因发现有耐喹诺酮类的菌株,不推荐应用喹诺酮类抗生素。

3.沙眼衣原体感染所致宫颈炎

主要治疗药物有四环素类,如多西环素 100 mg,每日 2 次,连服 7 d;红霉素类如阿奇霉素 1 g 单次顿服,或红霉素 500 mg,每日 4 次,连服 7 d;喹诺酮类如氧氟沙星 300 mg,每日 2 次,连服 7 d;左氧氟沙星 500 mg,每日 1 次,连服 7 d。由于淋病奈瑟菌感染常伴有衣原体感染,因此,若为淋菌性宫颈炎,治疗时除选用抗淋病奈瑟菌的药物外,同时应用抗衣原体感染药物。

4.合并细菌性阴道病者

同时治疗细菌性阴道病,否则将导致宫颈炎的持续存在。

5.宫颈柱状上皮的治疗

有人认为宫颈内膜外移(以往称为宫颈糜烂)是宫颈癌的前期,因而导致不必要的治疗,特别是物理治疗。实际上,内膜外移并未增加宫颈癌的发病率,而只是肉眼观察时,早期宫颈癌与宫颈内膜外移难以区分而已。另外,在医疗条件欠发达的地区,又常将宫颈早期浸润癌误认为是慢性宫颈炎而进行物理治疗,从而导致癌组织经血流扩散,最终导致患者死亡。为了避免上述过度治疗和盲目诊治的两种错误倾向,定期以及在对宫颈进行物理治疗前常规行宫颈涂片检查是不可或缺的。

有宫颈管息肉者应将切除后的息肉送病理学检查,残端根部行电烧灼,可止血并可防止复发。宫颈腺囊肿和宫颈肥大多无临床症状,且绝经后随宫颈萎缩变小,囊肿消失,故除腺囊肿过大或出现下腹和腰骶部疼痛等不适外,一般不需治疗。宫颈管内膜外移是一种生理现象,且随着年龄的增长,外移的内膜逐渐鳞状上皮化,绝经后鳞柱交界均退缩至宫颈管内,故当患者无分泌物增多或接触性出血等症状时,一般定期随访即可,无须治疗。外移的柱状上皮或化生上皮合并感染是较常见的,此时宫颈阴道部外观呈颗粒状或乳头状,表面有大量乳白色较黏稠分泌物甚至淡黄色脓性分泌物积聚,有些妇女还可能因分泌物阻碍精子进入宫腔而导致不孕。在上述情况下,采取相应的治疗措施十分必要。以往我国曾长期采用腐蚀剂如重铬酸钾、硝酸银等局部涂搽进行治疗,因疗效不佳,现早已弃用。目前,全国各地宣传推广的各种局部消炎杀菌栓剂,其疗效也并不理想,很难达到促进宫颈单层柱状上皮化生为鳞状上皮的治疗目的。迄今为止,物理疗法仍是当前最有效的治疗宫颈炎的措施。其原理是采用物理方法破坏宫颈阴道部的单层柱状上皮和化生上皮,待其坏死脱落后,逐渐被新生的鳞状上皮所覆盖,治疗后被破坏的创面有大量血性分泌物溢出,甚至有活动性出血,需4～8周方能愈合。目前,临床常用的物理治疗有电熨、激光、冷冻、微波、红外线治疗以及宫颈环形电切术等。在上述各种治疗方法中,我国多年采用的是电熨、激光和微波治疗,国外有关冷冻治疗的报道较多。上述各种疗法对慢性宫颈炎的治愈率均在90％左右。宫颈环形电切术是近年兴起的一种新技术。其操作简单,花费低廉,具有手术时间短,患者疼痛极轻,术后出血少等优点。除治疗慢性宫颈炎外,宫颈环形电切术还是治疗宫颈上皮内瘤样病变和宫颈早期浸润癌的主要手段,其切除标本可供病理学检查,因而受到医师和患者的欢迎。聚焦超声治疗慢性宫颈炎是继宫颈环形电切术后的又一新疗法,与传统的物理治疗方法不同,它是利用聚焦超声良好的组织穿透性和定位性,将声波聚焦在宫颈病变深部,而不是直接破坏表面黏膜层,通过超声波在焦点处产生的热效应、空化效应和机械效应,破坏深部病变组织后,由深及浅,促进健康组织的再生和表皮的重建。虽然,聚焦超声治疗慢性宫颈炎的疗效与其他物理疗法相同,但因其辐照部位无急性组织坏死和结痂、脱落现象,故具有术后排液和出血少、局部感染机会少、恢复较快的优点。但聚焦超声用于治疗宫颈不典型增生的疗效,需进一步研究证实。

(杨泗红)

第十四节 盆腔炎

一、概述

盆腔炎是妇女常见疾病,包括子宫内膜炎、附件炎、盆腔腹膜炎、盆腔结缔组织炎、女性生殖器结核等。美国疾病控制和预防中心(Centers for Disease Control and Prevention,CDC)已将这一临床综合征定义为盆腔炎性疾病(pelvic inflammatory disease,PID)。既往PID多因产后、剖宫产后、流产后以及妇科手术后细菌进入创面感染而致病,近年来则多由下生殖道的性传播疾病及细菌性阴道病上行感染造成。发病可局限于一个部位、几个部位或整个盆腔脏器。

PID 在一些性生活紊乱及性病泛滥的国家中是最常见的疾病。在工业化国家中,生育年龄组妇女每年 PID 的发生率可达 1%～2%,估计美国每年有高达 100 万人患此病,其中需住院治疗者约 20 万人。我国 PID 发病率亦有升高的趋势,但尚无此方面确切的统计数字。

二、病原体

通过对上生殖道细菌培养的研究,明确证明 PID 的发生为多重微生物感染所致,且许多细菌为存在于下生殖道的正常菌群。常见的致病菌有以下几种。

1.需氧菌

(1)葡萄球菌:属革兰阳性球菌,其中以金黄色葡萄球菌致病力最强,多于产后、剖宫产后、流产后或妇科手术后细菌通过宫颈上行感染至子宫、输卵管黏膜。葡萄球菌对一般常用的抗生素可产生耐药,根据药物敏感试验用药较为理想,耐青霉素的金黄色葡萄球菌对头孢唑林钠、万古霉素、克林霉素及第三代头孢菌素敏感。

(2)链球菌:也属革兰阳性球菌,其中以乙型链球菌致病力最强,能产生溶血素及多种酶,使感染扩散。本菌对青霉素敏感,患病后只要及时、足量、足疗程治疗基本无死亡。此菌可在成年女性阴道长期寄居,有报道妊娠后期此类菌在阴道的携带率约为 5%～29%。

(3)大肠埃希菌:为肠道的寄生菌,一般不致病,但在机体抵抗力下降,或因外伤等侵入肠道外组织或器官时可引起严重的感染,甚至产生内毒素休克,常与其他致病菌混合感染。本菌对卡那霉素、庆大霉素、头孢唑林钠、羧苄西林敏感,但易产生耐药菌株,可在药敏试验指导下用药。

此外,尚有肠球菌、克雷伯杆菌属、奈瑟淋病双球菌、阴道嗜血杆菌等。

2.厌氧菌

是盆腔感染的主要菌种。厌氧菌主要来源于结肠、直肠、阴道及口腔黏膜,肠腔中厌氧菌与需氧菌的数量比为 100∶1,阴道内两者的比例为 10∶1。女性生殖道内常见的厌氧菌有以下几种。

(1)消化链球菌:属革兰阳性菌,易滋生于产后子宫内坏死的蜕膜碎片或残留的胎盘中,其内毒素毒力低于大肠埃希菌,但能破坏青霉素的 β-内酰胺酶,对青霉素有抗药性,还可产生肝素酶,溶解肝素。促进凝血,导致血栓性静脉炎。

(2)脆弱类杆菌:系革兰阴性菌,为严重盆腔感染中的主要厌氧菌,这种感染易造成盆腔脓肿,恢复期长,伴有恶臭。本菌对甲硝唑、克林霉素、头孢菌素、多西环素敏感,对青霉素易产生耐药。

(3)产气荚膜梭状芽孢杆菌:系革兰阴性菌,多见于创伤组织感染及非法堕胎等的感染,分泌物恶臭,组织内有气体,易产生中毒性休克、弥漫性血管内凝血及肾衰。对克林霉素、甲硝唑及三代头孢菌素敏感。

除上述三种常见的厌氧菌外,二路拟杆菌和二向拟杆菌也是常见的致病菌,对青霉素耐药,对抗厌氧菌抗生素敏感。

3.性传播的病原体

性传播的病原体如淋球菌、沙眼衣原体、支原体等,是工业化国家中导致 PID 的主要病原体,占 60%~70%。性传播病原体与多种微生物感染导致的 PID 常可混合存在,且在感染过程中可相互作用。淋球菌、衣原体所造成的宫颈炎、子宫内膜炎为阴道内的细菌上行感染创造了条件,也有人认为在细菌性阴道病时,淋球菌及衣原体更易进入上生殖道。

三、感染途径

PID 主要由病原体经阴道、宫颈的上行感染引起。其他途径如下。

1.经淋巴系统蔓延

细菌经外阴、阴道、宫颈裂伤、宫体创伤处的淋巴管侵入内生殖器及盆腔腹膜、盆腔结缔组织等部分,可形成产后感染、流产后感染或手术后感染。

2.直接蔓延

盆腔中其他脏器感染后,直接蔓延至内生殖器。如阑尾炎可直接蔓延到右侧输卵管,发生右侧输卵管炎。盆腔手术损伤后的继发感染亦可引起严重的盆腔炎。

3.经血液循环传播

病原体先侵入人体的其他系统,再经过血液循环达内生殖器,如结核菌感染,由肺或其他器官的结核灶可经血液循环而传至内生殖器,菌血症也可导致盆腔炎症。

四、临床表现

可因炎症轻重及范围大小而有不同的临床表现,轻者无症状或症状轻微。常见症状为下腹痛、发热、阴道分泌物增多。腹痛为持续性、活动或性交后加重。若病情严重可出现发热甚至高热、寒战、头痛、食欲缺乏。月经期发病可出现经量增多、经期延长。若有腹膜炎,则出现消化系统症状,如恶心、呕吐、腹胀、腹泻等。伴有泌尿系统感染可有尿急、尿频、尿痛等症状。若有脓肿形成,可有下腹包块及局部压迫刺激症状。包块位于子宫前方可出现膀胱刺激症状,如排尿困难、尿频,若引起膀胱炎,还可有尿痛等,包块位于子宫后方可有直肠刺激症状,出现腹泻、里急后重感和排便困难。若有输卵管炎的症状及体征并同时有右上腹疼痛者,应怀疑有肝周围炎。患者体征差异较大,轻者无明显异常发现或妇科检查仅发现宫颈举痛或宫体压痛或附件区压痛。严重病例呈急性病容,体温升高,心率加快,下腹部有压痛、反跳痛及肌紧张,甚至出现腹胀、肠鸣音减弱或消失。盆腔检查:阴道可见脓性臭味分泌物;宫颈充血、水肿,可见脓性分泌物,穹隆触痛明显,宫颈举痛;宫体稍大,有压痛,活动受限;子宫两侧压痛明显。若为输卵管积脓或输卵管卵巢脓肿,则可触及包块且压痛明显,不活动。宫旁结缔组织炎时,可扣及宫旁一侧或两侧片状增厚,或两侧宫骶韧带高度水肿、增粗,压痛明显。三合诊常能协助进一步了解盆腔情况。

五、诊断

根据病史、症状和体征可做出初步临床诊断。但盆腔炎性疾病的临床表现差异较大,临床诊断准确性不高。

六、治疗

盆腔炎主要以抗生素药物治疗为主,必要时手术治疗。抗生素治疗可清除病原体,改善症状及体征,减少后遗症。经恰当的抗生素积极治疗,大多数盆腔炎性疾病能彻底治愈。抗生素的治疗原则:经验性、广谱、及时及个体化。根据药敏试验选用抗生素较为合理,但通常需在获得实验室结果前即给予抗生素治疗,因此,初始治疗往往根据经验以及根据病史、临床症状及体征推断病原体选择抗生素。

由于盆腔炎性疾病的病原体多为需氧菌、厌氧菌及衣原体、淋病奈瑟菌的混合感染,需氧菌及厌氧菌又有革兰阴性及革兰阳性之分,故抗生素的选择应涵盖以上病原体,选择广谱抗生素以及联合用药。在 PID 诊断 48 h 内及时用药将明显降低后遗症的发生率。具体选用的方案根据医院的条件、病人的接受程度以及药物有效性等综合考虑。

(杨泗红)

第十五节　生殖器结核

结核分枝杆菌引起的女性生殖器炎症称为生殖器结核,又称结核性盆腔炎。多见于 20～40 岁女性,也可见于绝经后的老年妇女。近年来,生殖器结核的发病率有升高趋势。

一、传染途径

生殖器结核是全身结核的一个表现,常继发于身体其他部位结核,如肺结核、肠结核、腹膜结核、肠系膜淋巴结的结核病灶,也可继发于淋巴结核、骨结核或泌尿系统结核,约 10% 的肺结核患者伴有生殖器结核。生殖器结核潜伏期很长,可达 1～10 年,大多数患者在日后发现生殖器结核时,其原发病灶已愈。常见的传染途径如下。

1. 血行传播

血行传播为最主要的传播途径。青春期时正值生殖器发育,血供丰富,结核菌易借血行传播。结核杆菌感染肺部后,大约一年内可感染内生殖器,由于输卵管黏膜有利于结核菌的潜伏感染,结核杆菌首先侵犯输卵管,然后依次扩散到子宫内膜、卵巢,侵犯宫颈、阴道、外阴者较少。

2. 直接传播

腹膜结核、肠结核可直接蔓延到内生殖器。

3. 淋巴传播

淋巴传播较少见。消化道结核可通过淋巴管传播感染内生殖器。

4. 性交传播

性交传播极为罕见。男性患泌尿系结核,通过性交传播,上行感染。

二、临床表现

1. 不孕

由于输卵管黏膜破坏与粘连,常使管腔阻塞;或因输卵管周围粘连,有时管腔尚保持部分通畅,但黏膜纤毛被破坏,输卵管僵硬、蠕动受限,丧失其运输功能;子宫内膜受到结核病灶的破坏也可致不孕。在原发性不孕患者中生殖器结核常为主要原因之一。

2. 月经失调

早期因子宫内膜充血及溃疡,有时经量过多;大多数患者就诊时患病已久,子宫内膜已遭受不同程度破坏,而表现为月经稀少或闭经。

3. 下腹坠痛

由于盆腔炎症和粘连,可有不同程度的下腹坠痛,经期加重。

4. 全身症状

若为活动期,可有结核病的一般症状,如发热、盗汗、乏力、食欲不振、体重减轻等。轻者全身症状不明显,有时仅有经期发热。经期发热是生殖器结核典型临床表现之一,症状重者可有高热等全身中毒症状。

5. 全身及妇科检查

由于病变程度与范围不同而有较大差异,较多患者因不孕行诊断性刮宫、子宫输卵管碘油造影及腹腔镜检查时,发现患有盆腔结核,而无明显体征和其他自觉症状。较严重患者若有腹膜结核,检查时腹部有柔韧感或腹腔积液征,形成包裹性积液时,可触及囊性肿块,边界不清,不活动,表面因有肠管粘连,叩诊空响。子宫活动受限。若附件受累,在子宫两侧可触及大小不等及形状不规则的肿块,质硬、表面不平、呈结节或乳头状突起,或可触及钙化结节。宫颈结核可见乳头状增生及小溃疡。

三、诊断

大多数患者缺乏明显症状,阳性体征不多,故诊断时易被忽略。为提高确诊率,应详细询问病史,尤其当患者有原发不孕、月经稀少或闭经时;未婚女青年有低热、盗汗、盆腔炎或腹腔积液时;慢性盆腔炎久治不愈时;既往有结核病接触史或本人曾患肺结核、胸膜炎、肠结核时,均应考虑有生殖器结核的可能。

1. 子宫内膜病理检查

子宫内膜病理检查是诊断子宫内膜结核最可靠的依据。由于经前子宫内膜较厚,若有结核分枝杆菌,此时阳性率高,故应选择在经前 1 周或月经来潮 6 h 内行刮宫术。术前 3 d 及术后 4 d 应每日肌内注射链霉素 0.75 g 及口服异烟肼 0.3 g,以预防刮宫引起结核病灶扩散。

由于子宫内膜结核多由输卵管蔓延而来,故刮宫时应注意刮取子宫角部内膜,并将刮出物送病理检查,在病理切片上找到典型结核结节,诊断即可成立,但阴性结果并不能排除结核的可能。

2. X 线检查

(1)胸部 X 线片:必要时行消化道或泌尿系统 X 线检查,以便发现原发病灶。

(2)盆腔 X 线片:发现孤立钙化点,提示曾有盆腔淋巴结结核病灶。

(3)子宫输卵管碘油造影,可能见到下列征象。①宫腔呈不同形态和不同程度狭窄或变形,边缘呈锯齿状;②输卵管管腔有多个狭窄部分,呈典型串珠状或显示管腔细小而僵直;③在相当于盆腔淋巴结输卵管、卵巢部位有钙化灶;④若碘油进入子宫一侧或两侧静脉丛,应考虑有子宫内膜结核的可能。

3. 腹腔镜检查

腹腔镜检查能直接观察子宫、输卵管浆膜面有无粟粒结节,并可取腹腔液行结核分枝杆菌培养,或在病变处做活组织检查。

4. 结核分枝杆菌检查

取月经血或宫腔刮出物或腹腔液做结核分枝杆菌检查,常用方法:①涂片抗酸染色查找结核分枝杆菌;②结核分枝杆菌培养;③分子生物学方法,如 PCR 技术;④动物接种。

5.结核菌素试验

结核菌素试验阳性说明体内曾有结核分枝杆菌感染,若为强阳性说明目前仍有活动性结核病灶,但不能说明病灶部位,若为阴性一般情况下说明未有过结核分枝杆菌感染。

6.其他

血白细胞计数不高,淋巴细胞增多;活动期红细胞沉降率增快,但正常不能排除结核病变,这些化验检查均为非特异性,只能作为诊断参考。

四、鉴别诊断

1.非特异性慢性盆腔炎

慢性盆腔炎多有分娩、流产、急性盆腔炎病史,经量一般较多,闭经极少见;而生殖器结核多为不孕,经量减少甚至闭经,盆腔检查时有时可触及结节。

2.子宫内膜异位症

子宫内膜异位症与生殖器结核的临床表现多有相似之处。如低热、痛经,盆腔有粘连增厚及结节等。但子宫内膜异位症痛经为继发性并进行性加重,经量较多,经诊断性刮宫、子宫输卵管碘油造影及腹腔镜检查多能确诊。

3.结核性包裹性积液

应与卵巢囊肿相鉴别,根据发病过程、有无结核病史、B超检查鉴别;结核性炎性附件包块表面不平,有结节感或乳头状突起,应与卵巢癌相鉴别。诊断困难时,可作剖腹探查或腹腔镜检查,以确诊。

4.宫颈结核

可有乳头状增生或表浅溃疡,与宫颈癌有时不易鉴别,应作宫颈细胞学检查及宫颈活组织检查。

五、治疗

采用抗结核药物治疗为主,休息营养为辅的治疗原则。

1.支持疗法

急性患者至少应休息3个月。慢性患者可从事部分工作和学习,但要注意劳逸结合,加强营养,适当参加体育锻炼,增强体质。

2.抗结核药物治疗

抗结核药物治疗对女性生殖器结核90%有效。应遵循早期联合、规律、适量、全程的原则。既往多采用1.5~2年的长疗程治疗,近年来多采用异烟肼、利福平、乙胺丁醇、链霉素及吡嗪酰胺等抗结核药物联合治疗,将疗程缩短为6~9个月,取得良好疗效。常用的抗结核药物如下。

(1)利福平:对结核杆菌有明显杀灭作用。其作用似异烟肼,较链霉素、乙胺丁醇强,与其他抗结核药物间无交叉耐药,常与异烟肼、乙胺丁醇联合使用,可加强作用并延迟耐药的产生。每日为450~600 mg,早饭前顿服,便于吸收,间歇疗法为每周2~3次,每次600~900 mg。早饭前顿服,便于吸收。不良反应极轻,主要对肝损害,出现短暂性肝功能损害、转氨酶升高等,多发生于原有肝脏疾病的患者。利福平对孕妇有引起胎儿畸形的潜在可能性。故早孕孕妇禁用。利福定的作用、效果及不良反应与利福平相似,剂量每日为150~200 mg,早饭前顿服,与利福平有交叉耐药性,是我国临床首选应用的新型半合成利福平类抗生素。孕妇同样慎用。

（2）异烟肼：对结核杆菌杀菌力强，用量较小，口服不良反应小，价廉，为广泛应用的抗结核药。与其他抗结核药物合用可减少耐药性的产生，并有协同作用，提高疗效。每次 300 mg，每日 1 次顿服，或每周 2～3 次，每次 600～800 mg。

（3）链霉素：链霉素每日肌内注射 0.75 g。链霉素单独使用易产生耐药性，多与其他抗结核药物联合使用。长期用药须注意其不良反应（眩晕、口麻、四肢麻木感、耳鸣，重者可致耳聋），老年妇女慎用。

（4）乙胺丁醇：对结核杆菌有较强抑制作用，与其他抗结核药无交叉耐药性，联合使用可增强疗效并延缓耐药性的产生。每日口服 0.75～1 g，也可开始每日 25 mg/kg，8 周后改为 15 mg/kg。间歇疗法为每周 2～3 次，每次 1.5～2 g。主要不良反应为视神经炎，发生率为 0.8%，大剂量时易于发生，早日停药多能恢复。

（5）吡嗪酰胺：剂量为每日 1.5～2 g，分 3 次口服。不良反应以肝损害常见，还可有高尿酸血症、关节痛和胃肠道反应。毒性大，易产生耐药，抑菌作用不如链霉素。但对于细胞内缓慢生长的结核菌有效，与其他抗结核菌药物联合，可以缩短疗程。

3. 手术治疗

手术前后需应用抗结核药物治疗。手术范围应综合患者的年龄、生育要求、病变情况等因素而定，一般以全子宫及双侧附件切除术为宜。

手术指征：①盆腔结核包块经药物治疗后缩小，但不能完全消退；②盆腔结核包块治疗后反复发作者，或难以与盆腹腔恶性肿瘤鉴别者；③盆腔结核形成较大的包块或包裹性积液者；④子宫内膜破坏广泛，药物治疗无效者。

病变局限于输卵管，而又迫切希望生育者，可行双侧输卵管切除术。对年轻妇女应尽量保留卵巢。生殖器结核所致的粘连多广泛而致密，术前需口服肠道消毒药物与清洁灌肠；术时尽可能避免损伤卵巢。

（梁　静）

第十六节　子宫内膜炎

子宫内膜炎是妇科常见的疾病，多与子宫体部的炎症并发，有急性子宫内膜炎及慢性子宫内膜炎两种。

一、急性子宫内膜炎

1. 概述

急性子宫内膜炎多发生于产后、剖宫产后、流产后以及宫腔内的手术后。一些妇女在月经期、身体抵抗力虚弱时性交，或医务人员在不适当的情况下（如宫腔或其他部位的脏器已有感染）进行刮宫术，宫颈糜烂的电熨术，输卵管通液或造影术等均可导致急性子宫内膜炎。感染的细菌最常见者为链球菌、葡萄球菌、大肠埃希菌、淋球菌、衣原体及支原体、厌氧菌等，细菌可突破子宫颈的防御功能侵入子宫内膜发生急性炎症。

(1)病理表现：子宫内膜炎时子宫内膜充血、肿胀，有炎性渗出物，可混有血，也可为脓性渗出物；重症子宫内膜炎内膜坏死，呈灰绿色，分泌物可有恶臭。镜下见子宫内膜有大量多核白细胞浸润，细胞间隙内充满液体，毛细血管扩张，严重者细胞间隙内可见大量细菌，内膜坏死脱落形成溃疡。如果宫颈开放，引流通畅，宫腔分泌物清除可自愈；但也有炎症向深部侵入导致子宫肌炎、输卵管炎；如宫颈肿胀，引流不畅则形成子宫腔积脓。

(2)临床表现：急性子宫内膜炎患者可见白带增多，下腹痛，白带呈水样、黄白色、脓性，或混有血，如系厌氧菌感染，则分泌物带有恶臭。下腹痛可向双侧大腿放射，疼痛程度根据病情而异。发生在产后、剖宫产后或流产后者则有恶露长时间不净，如炎症未治疗，可扩散至子宫肌层及输卵管、卵巢、盆腔结缔组织，症状可加重，高热可达 39 ℃～40 ℃，下腹痛加剧，白带增多。体检子宫可增大，有压痛，全身体质衰弱。

2.诊断要点

主要根据病史和临床表现来诊断。

3.治疗方案

需采用全身治疗及局部治疗。

(1)全身治疗：本病全身治疗较重要，需卧床休息，给以高蛋白流食或半流食，在避免感冒情况下，开窗通风，体位以头高脚低位为宜，以利于宫腔分泌物引流。

(2)抗生素治疗：在药物敏感试验无结果前给以广谱抗生素，如青霉素，氨基糖苷类抗生素如庆大霉素、卡那霉素等对需氧菌有效，而甲硝唑对厌氧菌有效。细菌培养药物敏感试验结果得出后，可更换敏感药物。

1)庆大霉素：80 mg 肌内注射，每 8 h 1 次。

2)头孢菌素：可用第三代产品如头孢唑林钠或头孢噻肟，对革兰阳性、阴性菌，球菌及杆菌均有效，急救情况下，可将此药 1 g 溶于 0.9% 盐水 100 mL 中同时加入地塞米松 5～10 mg，静脉点滴，每日 1～2 次，经 3 d 治疗后体温下降病情好转时，可改服头孢克肟钠 0.25 g 每日 4 次，皮质激素也应逐渐减量至急性症状消失。如对青霉素过敏，可换用林可霉素 300～600 mg，静脉滴注，每日 3 次，体温平稳后，可改口服用药，每日 1.5～2 g，分 4 次给药，持续 1 周，病情稳定后停药。

3)诺氟沙星片：对变形杆菌、铜绿假单胞菌具有强大的抗菌作用，可抑制细菌 DNA 合成，服药后可广泛分布于全身，对急性子宫内膜炎有良好的治疗作用。每次 0.2 g，每日 3 次，连服 10～14 d，或氧氟沙星 200 mg 静脉滴注，每日 2～3 次，对喹诺酮类药物过敏者最好不用。

4)有条件者可对急性子宫内膜炎患者进行住院治疗，以解除症状及保持输卵管的功能。可选择抗生素方案：①头孢西丁 2 g 静脉注射，每 6 h 1 次，或头孢替坦 2 g 静脉注射，每 12 h 1 次，加强力霉素 100 mg 每 12 h 1 次口服或静脉注射，共 4 d，症状改善后 48 h，继续使用多西环素 100 mg，每日 2 次，共 10～14 d。此方案对淋球菌及衣原体感染均有效。②克林霉素 900 mg 静脉注射，每 8 h 1 次，庆大霉素 2 mg/kg 静脉或肌内注射，此后约 1.5 mg/kg，每 8 h 1 次，共 4 d，用药 48 h 后，如症状改善，继续用多西环素 100 mg，每日 2 次口服，共给药 10～14 d，此方案对厌氧菌及兼厌氧性革兰阴性菌有效。使用上述方案治疗后，体温下降或症状消失 4 h 后患者可出院，继续服用多西环素 100 mg，每 12 h 1 次，共 10～14 d，对淋球菌及衣原体感染均有效。

(3)手术治疗：一般急性子宫内膜炎不作手术治疗，以免引起炎症扩散，但如宫腔内有残留物、宫颈引流不畅,宫腔内积留分泌物,或老年妇女宫腔积脓时,需在给大量抗生素、病情稳定后清除宫腔残留物及取出宫内避孕器,或扩张宫颈使宫腔分泌物引流通畅,尽量不做刮宫。

二、慢性子宫内膜炎

1. 概述

慢性子宫内膜炎常因宫腔内分泌物通过子宫口流出体外,症状不甚明显,仅有少部分患者因防御机制受损,或病原体作用时间过长,对急性炎症治疗不彻底而形成。其病因如下。

(1)分娩、产后、剖宫产术后:有少量胎膜或胎盘残留于子宫腔,子宫复旧不全,引起慢性子宫内膜炎。

(2)宫内避孕器:宫内避孕器的刺激常可引起慢性子宫内膜炎。

(3)更年期或绝经期:体内雌激素水平降低,子宫内膜菲薄,易受细菌感染,发生慢性子宫内膜炎。

(4)宫腔内有黏膜下肌瘤、息肉、子宫内膜腺癌:子宫内膜易受细菌感染发生炎症。

(5)子宫内膜下基底层炎症:常可感染子宫内膜功能层而发生炎症。

(6)老年性子宫内膜炎:常可与老年性阴道炎同时发生。

(7)细菌性阴道病:病原体上行感染至子宫内膜所致。

2. 病理表现

其内膜间质常见有大量浆细胞及淋巴细胞,内膜充血、肿胀,有时尚可见到肉芽组织及纤维性变。

3. 临床表现

慢性子宫内膜炎患者常诉有不规则阴道流血或月经不规则,有时有轻度下腹痛及白带增多。妇科检查子宫可增大,有触痛。少数子宫内膜炎可导致不孕。

4. 诊断要点

主要依据患者病史和临床表现来诊断。

5. 治疗方案

慢性子宫内膜炎在治疗上应去除原因,如在产后、剖宫产后、人工流产后疑有胎膜、胎盘残留者,如无急性出血,可给抗生素 3～5 d 后做刮宫术;如因宫内避孕器而致病者,可取出宫内避孕器;如有黏膜下息肉、肌瘤或内膜腺癌者,可做相应的处理;如合并有输卵管炎、卵巢炎等则应做相应的处理;同时存在细菌性阴道病者,抗生素中应加用抗厌氧菌药物。

(毕秀萍)

第十七节　附件炎、盆腔腹膜炎

一、概述

附件炎和盆腔腹膜炎,目前本病仍为多发病,国外以淋球菌及沙眼衣原体感染为最多,占 $60\%\sim80\%$,其他为厌氧菌及需氧菌多种微生物的混合感染。国内以后者感染为主,但由性传播疾病引起者亦有增加趋势。主要原因如下。

1.产后、剖宫产后及流产后感染

内在及外来的细菌上行通过剥离面或残留的胎盘、胎膜、子宫切口等至肌层、输卵管、卵巢及盆腔腹膜发生炎症,也可经破损的黏膜、胎盘剥离面通过淋巴、血行播散到盆腔。通过对上生殖道细菌培养的研究,明确证明盆腔炎性疾病(PID)是多重微生物感染,包括阴道的需氧菌、厌氧菌、阴道加德纳菌、流感嗜血杆菌等,其中厌氧菌占70%~80%。厌氧菌中以各类杆菌及脆弱类杆菌最常见。

2.月经期性交

月经期宫颈口开放,子宫内膜剥脱面有扩张的血窦及凝血块,均为细菌的上行及滋生提供了良好的环境。如在月经期性交或使用不洁的月经垫,可使细菌侵入发生炎症。

3.妇科手术操作

任何通过宫颈黏液屏障的手术操作导致的盆腔感染,都称医源性PID,如放置宫内避孕器、人工流产、输卵管通液、造影等。其他妇科手术如宫颈糜烂电熨术、腹腔镜绝育术、人工流产子宫穿孔,盆腔手术误伤肠管等均可导致急性炎症。

4.邻近器官炎症的蔓延

邻近器官的炎症最常见者为急性阑尾炎、憩室炎、腹膜炎等。

5.PID再次急性发作

PID所造成的盆腔粘连、输卵管积水、扭曲等后遗症,易造成PID的再次急性发作,尤其是在患者免疫力低下、有不洁性交史等情况下。

6.全身性疾病

如败血症、菌血症等,细菌也可波及输卵管及卵巢发生急性PID。

7.淋球菌及沙眼衣原体

多为上行性急性感染,病原体多来自尿道炎、前庭大腺炎、宫颈炎等。

二、病理表现

1.附件炎

当多重微生物造成产后、剖宫产后、流产后的急性输卵管炎、卵巢炎、输卵管卵巢脓肿时,病变可通过子宫颈的淋巴播散至子宫颈旁的结缔组织,首先侵及输卵管浆膜层再达肌层,输卵管内膜受侵较轻,或可不受累。病变是以输卵管间质炎为主,由于输卵管管壁增粗,可压迫管腔变窄,轻者管壁充血、肿胀,重者输卵管肿胀明显,且弯曲,并有纤维素性渗出物,引起周围组织粘连。炎症如经子宫内膜向上蔓延,首先引起输卵管内膜炎,使输卵管内膜肿胀、间质充血、水肿及大量中性多形白细胞浸润,重者输卵管内膜上皮可有退行性变或成片脱落,引起输卵管管腔粘连闭塞或伞端闭锁,如有渗出物或脓液积聚,可形成输卵管积脓,与卵巢粘连形成炎性包块。卵巢表面有一层白膜包被,很少单独发炎,卵巢多与输卵管伞端粘连,发生卵巢周围炎,进一步形成卵巢脓肿,如脓肿壁与输卵管粘连贯通则形成输卵管卵巢脓肿。脓肿可发生于初次感染之后,但往往是在反复发作之后形成。脓肿多位于子宫后方、阔韧带后叶及肠管间,可向阴道、直肠间贯通,也可破入腹腔,发生急性弥漫性腹膜炎。

2.盆腔腹膜炎

病变腹膜充血、肿胀,伴有含纤维素的渗出液,可形成盆腔脏器粘连,渗出物聚集在粘连的间隙内,形成多个小脓肿,或聚集在子宫直肠窝形成盆腔脓肿,脓肿破入直肠,症状可减轻;如破入腹腔则可引起弥漫性腹膜炎,使病情加重。

三、临床表现

视病情及病变范围大小,表现的症状不同,轻者可以症状轻微或无症状。重者可有发热及下腹痛,发热前可先有寒战、头痛,体温可高达 39 ℃～40 ℃,下腹痛多为双侧下腹部剧痛或病变部剧痛,可与发热同时发生。如疼痛发生在月经期则可有月经的变化,如经量增多、月经期延长;在非月经期发作则可有不规则阴道出血,白带增多,性交痛等。由于炎症的刺激,少数患者也可有膀胱及直肠刺激症状,如尿频、尿急、腹胀、腹泻等。体格检查:患者呈急性病容,脉速、唇干。妇科检查见阴道充血,宫颈充血有分泌物,呈黄白色或黏液脓性,有时带恶臭,阴道穹隆有触痛,宫颈有举痛,子宫增大、压痛、活动受限,双侧附件有增厚,或触及包块,压痛明显。下腹部剧痛常拒按,或一侧压痛,摆动宫颈时更明显,炎症波及腹膜时呈现腹膜刺激症状。如已发展为盆腔腹膜炎,则整个下腹部有压痛及反跳痛。

四、诊断要点

重症及典型的 PID 病例根据病史、临床及实验室检查所见,诊断不难,但此部分患者只占 PID 的 4% 左右。临床上绝大多数 PID 为轻到中度及亚临床感染者。这部分患者可无明确病史,临床症状轻微,或仅表现有下腹部轻微疼痛,白带稍多,给临床诊断带来困难。有研究显示因感染造成的输卵管性不孕患者中,30%～75% 无 PID 病史,急性 PID 有发热者仅占 30%,有下腹痛、白带多、宫颈举痛者仅占 20%。有鉴于此,美国疾病控制与预防中心提出了以下新的 PID 诊断标准。①至少必须具备下列 3 项主要标准:下腹痛、宫颈举痛、附件区压痛;②此外,下列标准中具备一项或一项以上时,增加诊断的特异性:体温＞38 ℃、异常的宫颈或阴道排液、沙眼衣原体或淋病双球菌的实验室证据、红细胞沉降率加快或 C-反应蛋白升高;③对一些有选择的病例必须有下列的确定标准:阴道超声或其他影像诊断技术的阳性发现如输卵管增粗、伴或不伴管腔积液、输卵管卵巢脓肿或腹腔游离液体、子宫内膜活检阳性、腹腔镜下有与 PID 一致的阳性所见。

PID 中有 10%～20% 伴有肝周围炎或局部腹膜炎,又称菲-休-科综合征(Fitz-Hugh-Curtis syndrome,FHCS),多在腹腔镜检查时发现,被认为是感染性腹腔液体直接或经淋巴引流到膈下区域造成,以沙眼衣原体引起者最多见,偶见有淋球菌及厌氧菌引起者。腹腔镜下见肝周充血,炎性渗出以及肝膈面与上腹、横膈形成束状、膜状粘连带。此种肝周炎很少侵犯肝实质,肝功能多正常。诊断 PID 较有价值的辅助检查方法有下列几种。

1.阴道分泌物涂片检查

此方法简便、经济、实用。阴道分泌物涂片检查中每个阴道上皮细胞中多于 1 个以上的多形核白细胞就会出现白带增多,每高倍视野有 3 个以上白细胞诊断 PID 的敏感性达 87%,其敏感性高于红细胞沉降率(血沉)、C-反应蛋白以及经过内膜活检或腹腔镜证实的有症状的 PID 所呈现出来的外周血的白细胞计数值。

2.子宫内膜活检

可得到子宫内膜炎的组织病理学诊断,被认为是一种比腹腔镜创伤小而又能证实 PID 的方法,因子宫内膜炎常合并有急性输卵管炎。子宫内膜活检与腹腔镜检查在诊断 PID 上有 90% 的相关性。

子宫内膜活检的诊断敏感性达 92%,特异性为 87%,并可同时取材做细菌培养,但有被阴道细菌污染的机会。

3.超声等影像学检查

在各类影像学检查方法中,B超是最简便、实用和经济的方法,且与腹腔镜检查有很好的相关性。在急性、严重的PID时,经阴道超声可见输卵管增粗、管腔积液或盆腔有游离液体。B超还可用于监测临床病情的发展,出现盆腔脓肿时,B超可显示附件区肿块,伴不均匀回声。CT、MRI有时也可显示出较清晰的盆腔器官影像,但由于其价值昂贵而不能普遍用于临床。对于早期、轻度的PID,B超敏感性差。

4.腹腔镜检查

目前被认为是诊断PID的金标准,因可在直视下观察盆腔器官的病变情况,并可同时取材行细菌鉴定及培养而无阴道污染之虑。腹腔镜下诊断PID的最低标准为输卵管表面可见充血、输卵管壁肿胀及输卵管表面与伞端有渗出物,也可显示肝包膜渗出、粘连。

5.其他实验室检查

其他实验室检查包括白细胞增多、红细胞沉降率(血沉)增快、C-反应蛋白升高、血清CA125升高等,虽对临床诊断有所帮助,但均缺乏敏感性与特异性。

五、治疗方案

PID治疗目的是缓解症状、消除当前感染及降低远期后遗症的危险。

1.全身治疗

重症者应卧床休息,给予高蛋白流食或半流食,体位以头高脚低位为宜,以利于宫腔内及宫颈分泌物排出体外,盆腔内的渗出物聚集在子宫直肠窝内而使炎症局限。补充液体,纠正电解质紊乱及酸碱平衡,高热时给以物理降温,并应适当给予止痛药,避免无保护性交。

2.抗生素治疗

近年来由于新的抗生素不断问世,细菌培养技术的提高以及药物敏感试验的配合,使临床上得以合理使用抗生素,对急性炎症可达到微生物学的治愈(治愈率84%~98%),一般在药物敏感试验做出以前,先使用需氧菌、厌氧菌以及淋球菌、沙眼衣原体兼顾的广谱抗生素,待药敏试验做出后再更换,一般是根据病因以及发病后已用过何种抗生素作为参考来选择用药。急性附件炎、盆腔腹膜炎常用的抗生素如下。

(1)青霉素或红霉素与氨基糖苷类药物及甲硝唑联合:青霉素G每日240万~1 000万单位,静脉滴注,病情好转后改为每日120万~240万单位,每4~6 h 1次,分次给药或连续静脉滴注;或红霉素每日0.9~1.25 g静脉滴注,链霉素0.75 g肌内注射,每日1次,庆大霉素每日16万~32万单位,分2~3次静脉滴注或肌内注射,一般疗程不超过10 d;甲硝唑500 mg静脉滴注,每8 h 1次,病情好转后改口服400 mg,每8 h 1次。

(2)第1代头孢菌素与甲硝唑合用:对第1代头孢菌素敏感的细菌有β溶血性链球菌、葡萄球菌、大肠埃希菌等。头孢噻吩每日2 g,分4次肌内注射;头孢唑林钠每次0.5~1 g,每日2~4次,静脉滴注;头孢拉定,静脉滴注每日量为100~150 mg/kg,分次给予,口服每日2~4 g,分4次空腹服用。

(3)克林霉素与氨基糖苷类药物联合:克林霉素每次600 mg,每6 h 1次,静脉滴注,体温降至正常后24~48 h改口服,每次300 mg,每6 h 1次。克林霉素对多数革兰阳性和厌氧菌(如类杆菌、消化链球菌等)及沙眼衣原体有效。与氨基糖苷类药物合用有良好的效果。但此类药物与红霉素有拮抗作用,不可与其联合。

(4)林可霉素:其作用与克林霉素相同,用量每次 300~600 mg,每日 3 次,肌内注射或静脉滴注。

(5)第 2 代头孢菌素:对革兰阴性菌的作用较为优越,抗酶性能强,抗菌谱广。临床用于革兰阴性菌。如头孢呋辛,每次 0.75~0.5 g,每日 3 次肌内注射或静脉滴注;头孢孟多,轻度感染每次 0.5~1 g,每日 4 次静脉滴注,较重的感染每日 6 次,每次 1 g;头孢西丁对革兰阳性及阴性需氧菌与厌氧菌包括脆弱类杆菌均有效,每次 1~2 g,每 6~8 h 1 次静脉注射或静脉滴注,可单独使用。

(6)第 3 代头孢菌素:对革兰阴性菌的作用较第 2 代头孢菌素更强,抗菌谱广,耐酶性能强,对第 1、2 代头孢菌素耐药的一些革兰阴性菌株常可有效。头孢噻肟对革兰阴性菌有较强的抗菌效能,但对脆弱杆菌较不敏感。一般感染每日 2 g,分 2 次肌内注射或静脉注射,中度或重度感染每日 3~6 g,分 3 次肌内注射或静脉注射。头孢曲松钠 1~2 g,每日 2 次静脉注射。

(7)哌拉西林:又称氧哌嗪青霉素,对多数需氧菌及厌氧菌均有效,每日 4~12 g,分 3~4 次静脉注射或静脉滴注,严重感染每日可用 16~24 g。

(8)喹诺酮类药物:如诺氟沙星、氧氟沙星、环丙沙星等,其抗菌谱广,对革兰阳性、阴性菌均有抗菌作用,且具有较好的组织渗透性,口服量每日 0.2~0.6 g,分 2~3 次服用。其中氟罗沙星由于其半衰期长,每日 1 次服 0.2~0.4 g 即可。

3.中药治疗

主要为活血化瘀、清热解毒,如用银翘解毒汤、清营汤、安宫牛黄丸、紫雪丹等。

4.手术治疗

(1)经药物治疗 48~72 h,体温持续不降,肿块增大,出现肠梗阻、脓肿破裂或中毒症状时,应及时行手术处理。年轻妇女要考虑保留卵巢功能,对体质衰弱的患者,手术范围需根据具体情况决定。如为盆腔脓肿,可在 B 超、CT 等影像检查引导下经腹部或阴道切开排脓,也可在腹腔镜下行盆腔脓肿切开引流,同时注入抗生素。

(2)输卵管脓肿、卵巢脓肿,经保守治疗病情好转,肿物局限,也可行手术切除肿物。

(3)脓肿破裂,患者出现腹部剧痛,伴高热、寒战、恶心、呕吐,腹胀拒按等情况时应立即剖腹探查。

（徐晓春）

第十八节 盆腔结缔组织炎

一、急性盆腔结缔组织炎

1.概述

盆腔结缔组织是腹膜外的组织,位于盆腔腹膜的后方,子宫两侧及膀胱前间隙处,这些部位的结缔组织间并无明显的界限。急性盆腔结缔组织炎是指盆腔结缔组织初发的炎症,不是继发于输卵管、卵巢的炎症,是初发于子宫旁的结缔组织,然后再扩展至其他部位。

本病多由于分娩或剖宫产时宫颈或阴道上端的撕裂,困难的宫颈扩张术时宫颈裂伤,经阴道的子宫全切除术时阴道残端周围的血肿以及人工流产术中误伤子宫及宫颈侧壁等情况时细菌侵入发生感染。

本病的常见病原体多为链球菌、葡萄球菌、大肠埃希菌、厌氧菌、淋球菌、衣原体、支原体等。

2.病理表现

发生急性盆腔结缔组织炎后,局部组织出现肿胀、充血,并有多量白细胞及浆细胞浸润。炎症初起时多位于生殖器官受到损伤的部位,如自子宫颈部的损伤浸润至子宫颈一侧盆腔结缔组织,逐渐可蔓延至盆腔对侧的结缔组织及盆腔的前半部分。病变部分易化脓,形成大小不等的脓肿,如未能及时控制,炎症可通过淋巴向输卵管、卵巢或髂窝处扩散,由于盆腔结缔组织与盆腔内血管接近,可引起盆腔血栓性静脉炎。如阔韧带内已形成脓肿未及时切开引流,脓肿可向阴道、膀胱、直肠破溃,高位的脓肿也可向腹腔破溃引起弥漫性腹膜炎,脓毒血症使病情急剧恶化,但引流通畅后,炎症可逐渐消失。如排脓不畅,也可发生长期不愈的窦道。

3.临床表现

炎症初期患者可有高热,下腹痛,体温可达 39 ℃~40 ℃,下腹痛多与急性输卵管卵巢炎相似。如病史中在发病前曾有全子宫切除术、剖宫产术时有单侧壁或双侧壁损伤,诊断更易。如已形成脓肿,除发热、下腹痛外,常见有直肠、膀胱压迫症状,如便意频数、排便痛、恶心、呕吐、尿频、尿痛等症状。

妇科检查:在发病初期,子宫一侧或双侧有明显的压痛与边界不明显的增厚感,增厚可达盆壁,子宫略大,活动差,压痛,一侧阴道或双侧阴道穹隆可触及包块,包块上界常与子宫底平行,触痛明显。如已形成脓肿则因脓液向下流入子宫后方,阴道后穹隆常可触及较软的包块,且触痛明显。

4.诊断要点

根据病史、临床症状及妇科检查所见诊断不难,但需作好鉴别诊断。

(1)输卵管妊娠破裂:有停经史、下腹痛突然发生,面色苍白,急性病容,腹部有腹膜刺激症状,阴道出血少量,尿 hCG(+)、后穹隆穿刺为血液。

(2)卵巢囊肿蒂扭转:有突发的一侧性下腹痛,有或无肿瘤史,有单侧腹膜刺激症状,触痛明显,妇科检查子宫一侧触及肿物及触痛,无停经史。

(3)急性阑尾炎:疼痛缓慢发生,麦氏点有触痛,妇科检查无阳性所见。

5.治疗方案

与急性输卵管卵巢炎同。

(1)抗生素治疗:可用广谱抗生素如青霉素、头孢菌素、氨基糖苷类抗生素、林可霉素、克林霉素、多西环素及甲硝唑等。待细菌药物敏感试验出结果后,改用敏感的抗生素。

(2)手术治疗:急性盆腔结缔组织炎,轻症者一般不作手术治疗,以免炎症扩散或出血,但有些情况需手术处理。

1)宫腔内残留组织伴阴道出血:首先应积极抗炎,如无效或出血较多时,在用药物控制感染的同时,用卵圆钳清除宫腔内容物,而避免做刮宫术。

2)子宫穿孔:如无肠管损伤及内出血,可不必剖腹修补。

3)宫腔积脓:应扩张宫口使脓液引流通畅。

4)已形成脓肿者：根据脓肿的部位采取切开排脓手术，如系接近腹股沟韧带的脓肿，应等待脓肿扩大后再作切开；如脓肿位于阴道一侧则应自阴道作切开，尽量靠近中线，以免损伤输尿管或子宫动脉。

二、慢性盆腔结缔组织炎

1.概述

慢性盆腔结缔组织炎多由于急性盆腔结缔组织炎治疗不彻底，或患者体质较差，炎症迁延而成慢性。由于宫颈的淋巴管直接与盆腔结缔组织相通，故也可因慢性宫颈炎发展至盆腔结缔组织炎。

2.病理表现

本病的病理变化多为盆腔结缔组织由充血、肿胀，增厚、变硬的瘢痕组织转为纤维，与盆壁相连，子宫被固定不能活动，或活动受限，子宫常偏于患侧的盆腔结缔组织。

3.临床表现

轻度慢性盆腔结缔组织炎，一般多无症状，偶尔于身体劳累时有腰痛，下腹坠痛；重度者可有较严重的下腹坠痛，腰酸痛及性交痛。妇科检查，子宫多呈后倾后屈位，三合诊时触及宫骶韧带增粗呈索条状、有触痛，双侧宫旁组织肥厚、有触痛；如为一侧性者可触及子宫变位，屈向于患侧，如已形成冰冻骨盆，则子宫的活动完全受到限制。

4.诊断要点

根据有急性盆腔结缔组织炎史、临床症状与妇科检查，诊断不难，但需与子宫内膜异位症、结核性盆腔炎、卵巢癌以及陈旧性异位妊娠等鉴别。

(1)子宫内膜异位症：多有痛经史，且进行性加重。妇科检查可能触及子宫骶韧带处有触痛结节，或子宫两侧有包块，B超及腹腔镜检查有助于诊断。

(2)结核性盆腔炎：多有其他脏器结核史，腹痛常为持续性，腹胀，偶有腹部包块，有时有闭经史，可同时伴子宫内膜结核，X线检查下腹部可见钙化灶，包块位置较慢性盆腔结缔组织炎高。

(3)卵巢癌：包块多为实质性，较硬，表面不规则，常有腹腔积液，患者一般情况差，晚期患者有下腹痛。诊断有困难时，B超、腹腔镜检查、肿瘤标记物及病理活组织检查有助于诊断。

(4)陈旧性异位妊娠：多有闭经史及阴道出血，下腹痛偏于患侧，妇科检查子宫旁有境界不清的包块，触痛。B超及腹腔镜检查有助于诊断。

5.治疗方案

需积极治疗慢性宫颈炎及急性盆腔结缔组织炎。慢性宫颈炎的治疗包括物理治疗，如超短波、激光、微波、中波、直流电离子透入紫外线等。对慢性盆腔结缔组织炎可用物理治疗，以减轻疼痛。

对急性盆腔结缔组织炎需积极彻底治疗，不使病原体潜伏于体内。应用抗生素治疗可取得一定的疗效，与物理治疗合用效果较好。慢性盆腔结缔组织炎经治疗后症状可减轻，但易复发，如在月经期后、性交后以及过度体力劳动后易复发。

（吕　品）

第十九节　输卵管炎性粘连与梗阻

一、概述

盆腔炎性疾病(pelvic inflammatory disease，PID)是女性上生殖道的一组感染性疾病，常常为外源性病原体及内源性病原体的混合感染，主要由淋病奈瑟菌、沙眼衣原体、需氧菌及厌氧菌等混合感染，主要包括子宫内膜炎(endometritis)、输卵管炎(salpingitis)、输卵管卵巢脓肿(tubo-ovarian abscess，TOA)、盆腔腹膜炎(peritonitis)。盆腔炎性疾病若未能得到及时彻底的治疗，可能会发生盆腔炎性后遗症，其主要的病理变化是组织广泛破坏、粘连、增生及瘢痕形成，主要表现为输卵管增粗、梗阻、输卵管伞端积水、输卵管卵巢囊肿、盆腔广泛粘连，使输卵管、子宫、卵巢及盆腔器官组织粘连包裹，子宫固定，导致不孕、输卵管妊娠、慢性盆腔痛，炎症反复发作而引起严重生殖健康问题。

有盆腔感染性疾病史的患者应高度怀疑存在输卵管损伤或盆腔粘连。据研究表明，患有1次、2次或3次盆腔感染性疾病史的妇女发生输卵管性不孕的概率分别为12％、23％和54％。但是没有盆腔感染性疾病史并不能被排除，因为接近一半的输卵管损伤的患者并无明确的PID病史。输卵管疾病性不孕不育的预后取决于疾病的严重程度及诊治时间。宫腹腔镜联合检查可以早期发现病变并进行疾病评估，为科学选择治疗方案提供依据。Le等研究发现宫腹腔镜手术时可以根据术中输卵管伞端是否开放、壶腹部黏膜皱襞是否完整及输卵管管壁肌层是否纤维化将输卵管损伤分为Ⅰ、Ⅱ、Ⅲ、Ⅳ期。根据大量的循证医学研究发现，Ⅰ、Ⅱ、Ⅲ、Ⅳ期的宫内妊娠率分别为57％、38.7％、13.5％和1.1％，由此可见输卵管手术受益的是那些轻中度输卵管损伤的患者，Saleh Dlugi和Audebert等报道腹腔镜术后妊娠率为50％～60％，远远高于IVF的平均妊娠率。

二、治疗方法和选择

目前输卵管不孕症有效的治疗方法是微创手术及体外受精，中西医结合治疗是一种有效补充。如何选择治疗方法，尤其对于输卵管积水，是一件困难的事情，它涉及医学、社会学、心理学和经济等多种因素。但必须认同的是体外受精(IVF)和输卵管微创手术是两种互补的而非相互冲突的技术，均可以提高生育力。手术或IVF取决于患者的年龄、男女双方的生育力、输卵管病损的程度及经济因素等，有学者认为对于35岁以下的年轻女性、卵巢功能好、子宫功能正常、输卵管病变轻者，首选输卵管微创手术治疗。如果夫妇生育能力低下、患者年龄大于38岁、有中重度输卵管疾病及术后12个月以上仍未妊娠者，应建议体外受精治疗。但手术前要对卵巢的储备功能进行评估，同时还要排除其他不孕因素，比如男性不育尤其是梗阻性无精子症患者、排卵障碍、黄体功能不全、盆腔子宫内膜异位症、子宫性不孕尤其是生殖道结核因素等，对于卵巢储备功能低下患者，要充分考虑手术对卵巢的副损伤，建议行体外受精治疗，如果合并输卵管积水的患者，可以先攒够胚胎，再手术处理积水后行冻融胚胎移植，输卵管积水对胚胎有毒害作用，不利于胚胎生长发育，积水、反流宫腔可降低子宫内膜容受性，引起胚胎停育或流产。积水处理方式根据卵巢储备功能和输卵管的损伤程度选择：对于年轻、卵巢储备好、排除其他不孕因素，根据输卵管病损部位及程度选择输卵管插管术、输卵管整形术或输卵管造口术；卵巢储备功能低下者，病损重可选择经阴道B超抽吸术、输卵管近断离断远端造口术、输卵管切除术,术中注意卵巢功能的保护;对于严重的输卵管损伤的患者不管是开腹显微外科手术还是腹腔镜手术,术后妊娠率仍低而异位妊娠率高,这类患者选择辅助生殖技术更有利。

三、手术适应证

(1)原发与继发性不孕症患者。

(2)输卵管评估检查一侧或双侧输卵管不显影。

(3)已排除其他因素不孕。

(4)无明显原因反复着床失败 3 次以上。

(5)年龄＜40 岁且卵巢储备功能正常。

(6)无急性阴道炎和盆腔炎。

(7)无全身手术禁忌证。

四、手术禁忌证

(1)盆腔重度粘连,盆腔结核,输卵管损伤严重且无输卵管积水。

(2)梗阻性无精子症(相对禁忌证)。

(3)男女双方无配子,需要供胚的患者。

(4)患者年龄在 45 岁以上,卵巢功能低下。

(5)未婚或暂无生育要求。

(6)妊娠禁忌证。

(7)发热,体温在 37.5 ℃以上。

五、术前评估

(一)精子功能的评估

精液常规、形态学、精子顶体酶及顶体反应、精子 DNA 断裂指数检查,排除精子异常,如严重少弱畸精子症、精子顶体酶缺乏症、严重精子 DNA 损伤及需行 PGD 的患者。

(二)女性卵巢储备功能评估

年龄、抗苗勒管激素或基础血清性激素 $FSH/LH/E_2$、窦卵泡、卵巢体积及间质血流。卵巢储备功能降低的预测指标如下所示。

(1)年龄大于等于 38 岁。

(2)$FSH \geqslant 12$ mIU/ mL。

(3)AFC＜5 个。

(4)血清 AMH 小于 1.1 ng/ mL。

(5)基础血清雌激素升高。

(6)卵巢反复手术史。

(7)卵巢促排卵中有不良的反应史。对于年龄大于 43 岁、FSH 大于 15 mIU/mL 或 AMH 小于 1.1 ng/mL 或 AFC 小于 5~7,均应谨慎选择手术。

(三)术前生育力保护预处理措施

1.药物预处理

口服避孕药、GnRH-a 预处理,抑制卵泡及子宫内膜生长,保护卵巢功能,减少术中出血及副损伤。

2.手术时机

早卵泡期或 GnRH-a 预处理后。

3.手术器械

双极电凝、冷刀尽可能减少电损伤及热损伤。

(四)术中生殖功能的评估

宫腹腔手术中对卵巢的大小、形状、质地、表面血管及其与周围组织的关系进行全面评估；对输卵管的长度、形状、输卵管走行、输卵管伞部结构、肌层有无纤维化及纤维化程度、输卵管黏膜皱襞及输卵管与卵巢的关系,子宫及子宫内膜及盆腔腹膜有无子宫内膜异位灶等均应逐一进行评估,以确定输卵管的手术方式。

六、手术操作难点及技巧

(一)输卵管伞端造口术及整形手术

1.适应证

(1)轻中度输卵管积水。

(2)男性精子功能正常。

(3)卵巢储备功能正常。

(4)中重度输卵管积水(非结核性)患者坚决要求保留输卵管。

2.禁忌证

(1)重度输卵管积水及盆腔粘连。

(2)盆腔及输卵管结核。

(3)输卵管黏膜损伤严重。

(4)输卵管卵巢囊肿,卵巢表面超过一半的广泛粘连。

(5)前次输卵管手术后再次粘连。

(6)输卵管长度小于 4 cm 或壶腹部少于一半。

(7)急性盆腔炎。

(8)不宜手术的全身性疾病。

3.术前准备

(1)肠道准备:禁食、禁水、灌肠、肠道抗生素。

(2)阴道准备:阴道上药及灌洗。

(3)心理准备:医患沟通达成一致意见。

(4)宫颈管分泌物培养加药敏:选择敏感抗生素。

4.手术技巧及生育力保护措施

(1)采取头低脚高的截石位,使用 3 个或 4 个套管置入腹腔镜及手术器械,按 Le 的方法评估输卵管损伤程度并进行分期,确定手术方式。

(2)生理盐水冲洗腹腔,并留置盆腔冲洗液体于盆腔,尽可能让浮力浮起输卵管,避免用钳子钳夹输卵管。

(3)充分分离输卵管及卵巢周围粘连带,游离输卵管,恢复输卵管的正常解剖结构,注意电凝时远离输卵管及卵巢组织,尽可能采用双极电凝或剪刀分离粘连带及止血,输卵管伞端的膜状粘连可以剪刀剪断,较粗的粘连电凝时距离伞端 1 cm 以上,避免电凝时传导致输卵管伞引起输卵管收缩,注意输卵管伞与卵巢间的粘连,其间的游离度如果小于 1 cm,则要分离粘连达输卵管系膜处即可。

(4)腹腔镜下输卵管加压通液术,亚甲蓝液充盈输卵管,如果有输卵管积水或粘连,用针状电钩或分离钳分开闭锁的输卵管伞,分离修剪周围的粘连带,游离输卵管伞,双极电凝止血或外翻缝合固定输卵管伞瓣,避免损伤黏膜面。

(5)外翻输卵管浆膜面,有两种方法,一种方法用电凝浆膜面使其外翻;另一种方法是人工造伞,用 5-0 的可吸收线外翻缝合固定在输卵管的浆膜面,缝合时避免损伤输卵管黏膜面。

(6)再次行腹腔镜下输卵管通液术,观察双侧输卵管的通畅程度。

(7)冷生理盐水冲洗手术创面,充分止血与降温,术毕使用止血纱布置入输卵管与卵巢间,覆盖卵巢表面,再放入透明质酸钠,防止输卵管再粘连。

(8)术后使用 3~5 d 敏感抗生素或 GnRH-a 预防感染及粘连。

5.术后助孕策略及指导

(1)术后中药灌肠及经皮穴位理疗下腹部。

(2)根据病情在月经期行抗炎治疗 1~3 个月经周期。

(3)第 1 个月经周期干净 3~7 d 建议行输卵管通液术,判断手术效果及输卵管的通畅度。

(4)如输卵管通畅,根据配偶情况分别给予指导同房、人工授精及体外受精-胚胎移植助孕。

(二)输卵管切除术

1.适应证

(1)重度输卵管积水及厚壁输卵管积水。

(2)重度盆腔粘连,输卵管结构不可辨认。

(3)卵巢储备功能正常。

(4)输卵管结核。

(5)输卵管破裂出血,其结构破坏严重。

2.禁忌证

(1)卵巢早衰。

(2)腹茧症。

(3)男方梗阻无精子症。

(4)不宜手术的全身性疾病。

(5)未婚或暂无生育要求。

(6)妊娠禁忌证。

(7)体温在 37.5 ℃以上。

(8)全身重要器官功能衰竭不能耐受手术。

3.术前准备

(1)肠道准备:禁食、禁水、灌肠、肠道抗生素。

(2)阴道准备:阴道上药及灌洗。

(3)心理准备:医患沟通达成一致意见。

(4)宫颈管分泌物培养加药敏:选择敏感抗生素。

4.手术技巧及生育力保护措施

(1)采取头低脚高的截石位,使用3个或4个套管置入腹腔镜及手术器械。

(2)无损伤组织钳牵拉盆腔器官,充分评估输卵管的损伤程度,准确分期及积水分度,探查盆腔腹膜、陶氏腔、子宫、卵巢、膀胱、输尿管及肠管,准确评估及诊断。

(3)分离输卵管及卵巢周围粘连带,游离输卵管,分离时注意保护子宫动脉卵巢支血管,该血管是卵巢血液的主要供应者,而子宫动脉卵巢支和卵巢动脉吻合的动脉弓通行于输卵管-卵巢系膜中,切除输卵管可能会破坏此动脉弓,进而影响卵巢血供,注意电凝时远离卵巢组织及该血管,尽可能采用双极电凝及剪刀完成输卵管手术切除,致密粘连时可以采用抽芯切除输卵管,同时尽可能减少输卵管卵巢系膜切除。

(4)盆腔肠管与卵巢致密粘连时,在不损伤肠管的情况下分离肠管与卵巢,避免取卵手术时由于肠管粘连而损伤肠管,注意保护卵巢血供及避免卵巢损伤。

(5)冷生理盐水冲洗手术创面,充分止血与降温,术毕使用止血纱布置入卵巢表面并放入透明质酸钠,防止卵巢与盆腔器官再粘连。

(6)术后使用5 d敏感抗生素。

5.术后助孕策略及指导

(1)术后中药灌肠及穴位理疗下腹部。

(2)根据病情在月经期行抗炎治疗1～3个月经周期。

(3)建议体外受精胚胎移植助孕。

(三)腹腔镜监测下宫腔镜插管疏通术

1.适应证

(1)原发或继发性不孕症。

(2)子宫输卵管造影(HSG)提示输卵管一侧或双侧不显影(非结核性)。

(3)男性精子功能正常。

(4)卵巢储备功能正常。

(5)患者不接受IVF治疗。

2.禁忌证

(1)重度盆腔粘连。

(2)盆腔及输卵管结核。

(3)输卵管黏膜损伤严重。

(4)非盆腔炎性疾病引起的输卵管近端梗阻(内膜异位症、息肉及肌瘤)。

(5)多次输卵管通液及手术史。

(6)输卵管长度小于4 cm或壶腹部少于一半。

(7)急性生殖道炎。

(8)不宜手术的全身性疾病。

3.术前准备

(1)肠道准备:禁食、禁水、灌肠、肠道抗生素。

(2)阴道准备:阴道上药及灌洗。

(3)宫腔准备:术前口服避孕药或GnRH-a,使子宫内膜尽可能表现为薄型子宫内膜,易于暴露输卵管近端开口。

(4)心理准备:医患沟通达成一致意见。

(5)宫颈管分泌物培养加药敏:选择敏感抗生素。

4.手术技巧及生育力保护措施

(1)采取截石位,按宫腹腔镜联合手术铺巾,使用3个套管置入腹腔镜及手术器械,探查子宫、输卵管、卵巢及盆腔腹膜,明确有无子宫内膜异位症、子宫肌瘤、腺肌瘤及卵巢囊肿等病变,特别是盆腔子宫内膜异位症。

(2)腹腔镜下输卵管加压通液术,再次确诊输卵管近端梗阻,排除盆腔结核、子宫内膜异位症、重度盆腔粘连及子宫腺肌症。

(3)置入宫腔镜,排除宫腔内膜息肉、肌瘤、粘连、结核及子宫内膜异位结节,暴露双侧输卵管开口,首先放入COOK导丝外套管,确定已插入宫腔后取出金属内芯,沿外套管指示的方向缓慢置入内套管及导丝,台上手术者在腹腔镜下将插入侧输卵管拉直,使导管与输卵管近端走行呈一条直线,防止输卵管穿孔。

(4)导丝顺利通过输卵管峡部时,从内套管注入美兰液,腹腔镜下可见输卵管被美兰液充盈并从输卵管伞端流出,证明插管成功。

(5)导丝插入遇到阻力,或者在输卵管间质部见到蓝色隆起的区域,说明间质部有梗阻物质或已经发生了宫角部的纤维化,应放弃手术,如果双侧输卵管近端均发生上述情形,可以考虑IVF助孕。

(6)如果梗阻发生在输卵管峡部,可以打开输卵管系膜,找到病变区域,切除病变输卵管管腔,再次行腹腔镜下输卵管通液术,观察双侧输卵管的通畅程度,确定输卵管近端与远端均通畅后行输卵管吻合术。

(7)冷生理盐水冲洗手术创面,术毕使用透明质酸钠,防止盆腔粘连。

(8)术后使用3~5 d敏感抗生素和激素或GnRH-a抗炎治疗,防治输卵管子宫腔的炎性损伤及粘连。

5.术后助孕策略及指导

(1)术后中药灌肠及经皮穴位理疗下腹部。

(2)根据病情在月经期行抗炎治疗1~3个月经周期。

(3)第1个月经周期干净3~7 d建议行输卵管通液术,判断手术效果及输卵管的通畅度。

(4)如输卵管通畅,根据配偶情况分别给予指导同房、人工授精,如输卵管再次梗阻建议行体外受精-胚胎移植助孕。

(四)保留卵巢功能的输卵管姑息手术

1.手术方式

(1)输卵管近端阻断术。

(2)宫腔镜下输卵管栓塞术。

(3)输卵管近端结扎远端造口术。

(4)超声引导下输卵管积水抽吸法。

2.适应证

(1)高龄或卵巢储备功能低下的原发或继发性不孕症患者。

(2)输卵管评估提示输卵管一侧或双侧积水,盆腔致密广泛粘连。

(3)冷冻有至少6个以上的胚胎。

(4)男性精子功能正常。

(5)患者接受 IVF 治疗。

3.禁忌证

(1)卵巢早衰。

(2)盆腔及输卵管结核。

(3)非盆腔炎性疾病引起的输卵管梗阻(内膜异位症、息肉及肌瘤)。

(4)多次腹盆腔手术史。

(5)急性生殖道炎症。

(6)不宜手术的全身性疾病。

4.术前准备

(1)肠道准备:禁食、禁水、灌肠、肠道抗生素。

(2)阴道准备:阴道上药及灌洗。

(3)宫腔准备:术前口服避孕药或 GnRH-a,使子宫内膜尽可能表现为薄型子宫内膜,易于暴露输卵管近端开口。

(4)心理准备:医患沟通达成一致意见。

(5)宫颈管分泌物培养加药敏:选择敏感抗生素。

5.手术技巧及生育力保护措施

(1)采取截石位,按宫腹腔镜联合手术铺巾,使用 3 个套管置入腹腔镜及手术器械,探查子宫、输卵管、卵巢及盆腔腹膜,明确诊断盆腔广泛致密粘连或卵巢体积小且输卵管有积水,无子宫内膜异位症、子宫肌瘤、腺肌瘤及卵巢囊肿等病变,特别是盆腔子宫内膜异位症。

(2)腹腔镜下诊断盆腔广泛致密粘连,难于分辨输卵管解剖结构,行输卵管近端阻断术,双极电凝钳钳夹离断输卵管间质部。

(3)腹腔镜下诊断盆腔广泛粘连并输卵管伞端积水,行输卵管近端离断伞端造口术或行超声引导下输卵管积水抽吸疗法,B 超引导穿刺,用 COOK17G 双枪取卵针穿刺输卵管积水处,吸尽输卵管积水,生理盐水及甲硝唑反复冲洗后吸尽,注入适量的敏感的抗生素。

(4)患者不接受或因疾病不能施行腹腔镜手术,可行宫腔镜下输卵管封堵术。

(5)冷生理盐水及甲硝唑冲洗手术创面,术毕使用透明质酸钠,防止盆腔粘连。

(6)术后使用 3～5 d 敏感抗生素和激素或 GnRH-a 抗炎治疗,防治输卵管宫腔的炎性损伤及粘连。

6.术后助孕策略及指导

(1)术后中药灌肠及理疗下腹部。

(2)根据病情在月经期行抗炎治疗 1～2 个月经周期。

(逯彩虹)

第二章　女性生殖内分泌疾病

第一节　性早熟

性发育开始的年龄受地域、种族和遗传等因素的影响。男孩 10 岁前、女孩 8 岁前出现第二性征为性早熟。由于下丘脑-垂体-性腺轴功能提前活动,引起第二性征提前出现者称为促性腺激素释放激素(GnRH)依赖性性早熟,又称为中枢性或真性性早熟。

由于某些原因引起第二性征过早出现而无性腺成熟者称为非 GnRH 依赖性性早熟,又称为外周性或假性性早熟。根据患者性早熟的表现与其性别是否一致,还可分为同性性早熟和异性性早熟。同性性早熟是指女性患者出现女性性早熟的表现或男性患者出现男性性早熟的表现。异性性早熟是指男性患者出现女性化或女性患者出现男性化表现。

一、病因和发病机制

GnRH 依赖性性早熟有下丘脑-垂体-性腺轴的整体发动,最终发育完善至具有生育能力;其病因可以是中枢神经系统肿瘤或其他器质性病变。若未发现中枢器质性病变则称之为特发性中枢性早熟。非 GnRH 依赖性性早熟可见于性腺或肾上腺肿瘤以及摄入外源性性激素,还见于性腺自主性病变,包括性激素分泌细胞促性腺激素受体变异使受体自主性激活所致家族性男性性早熟,多发性骨纤维营养不良(McCune-Albfight 综合征,女孩多见,常伴甲状腺、肾上腺及垂体病变)等。

二、临床表现

(一)真性性早熟

特发性性早熟多见于 4~8 岁的女孩。首先出现乳腺发育,继而外生殖器发育、阴道分泌物增多、阴毛生长,随后月经来潮。男孩则首先出现睾丸和阴茎增大,阴茎勃起和排精,并出现阴毛、痤疮和变声。患儿骨骼生长加速,骨骺提前融合,故暂时高于同龄儿童,但成年后则矮于正常人。颅内肿瘤所致性早熟多见于男孩,先出现性早熟表现,待病情发展到一定阶段才出现中枢占位症状。

(二)假性性早熟

临床表现与真性性早熟相似,但乳晕及小阴唇往往有明显色素沉着。先天性肾上腺皮质增生可引起男孩假性性早熟,但睾丸并不增大。McCune-Albfight 综合征多见于女性患儿,除性早熟外患者还伴有单侧或双侧多发性骨纤维结构不良,同侧肢体皮肤有片状棕褐色色素沉着(牛奶咖啡斑)。若色素沉着边缘整齐,则单一骨受累。若色素沉着边缘不整齐,则多块骨受累。患儿常伴有多种内分泌腺功能异常,如结节性甲状腺肿伴甲亢、结节性肾上腺皮质增生伴皮质醇增多症、生长激素分泌过多和高泌乳素血症等。性早熟是由卵巢黄体化的滤泡囊肿自主性产生过多的雌激素所致。

三、实验室和辅助检查

(一)血清性腺激素测定

血清性腺激素测定包括 E_2、睾酮、FSH、LH 和 HCG 等。对于 LH 和 FSH 升高同时伴有睾酮(在男性)和 E_2(在女性)高于正常者要考虑真性性早熟,促性腺激素升高是由于下丘脑-垂体-性腺轴的提前活动所致,也可由产生促性腺激素的中枢神经系统肿瘤所致。前者促性腺激素水平高于正常,后者则非常显著高于正常。对于只有睾酮或 E_2 升高而无促性腺激素升高者要多注意睾丸和卵巢的检查。

(二)肾上腺功能测定

血尿皮质醇、24 h 尿 17-羟和 17-酮皮质类固醇的检查对肾上腺皮质增生所致的性早熟有重要的价值。

(三)性腺功能试验

GnRH 激发试验,以 GnRH 3 μg/kg 皮下或静脉注射,于注射前和注射后 30 min、60 min、90 min、120 min 分别抽血测定 LH 和 FSH,如 LH 峰值≥13 mU/mL(女孩)或 16 mU/mL(男孩),提示为 GnRH 依赖性性早熟,LH/FSH>1 更有意义。LH 不升高或显著低水平则提示为非 GnRH 依赖性。在发育早期,GnRH 激发可呈假阴性,应予注意。

(四)特殊检查

X 线片测骨龄,股骨和其他部位的 X 线片可除外多囊纤维异样增殖症。颅脑 CT、MRI 用于高度怀疑颅脑肿瘤者。女孩盆腔超声检查,卵巢增大,容积>1 mL,提示卵巢发育,若发现多个直径≥4 mm 的卵泡则意义更大,提示卵巢处于功能活动状态。孤立性、直径>9 mm 的卵泡常为卵巢囊肿。疑有肾上腺或卵巢肿瘤者,可行相应部位的 B 超、CT 或 MRI 检查。

(五)其他检查

性染色体检查对于鉴别先天性肾上腺皮质增生和两性畸形有一定意义。阴道涂片有明显雌激素影响者多提示真性性早熟。原发性甲状腺功能减退症患儿可发生性早熟,伴生长迟缓的 GnRH 依赖性性早熟应检查 T_3、T_4 和 TSH 以助鉴别。

四、诊断和鉴别诊断

(一)诊断

性早熟的诊断并不太困难。若需确定性早熟的病因,则需要详细地询问病史,以区分是真性或假性性早熟,如有无使用雄激素、绒毛膜促性腺激素、误服避孕药史,有无神经系统症状如头痛、视力障碍和行为改变等,有无性早熟家族史。

男性有遗精史,女性有周期性阴道出血者多提示真性性早熟。对于出生时就有性早熟表现者,应追问患儿母亲妊娠期的服药史,特别是使用激素类药物的历史,然后进行相应检查,查找病因。

(二)鉴别诊断

1.良性乳腺发育过早

良性乳腺发育过早见于 6 个月到 3 岁女孩,仅出现单侧或双侧乳腺组织增生,无阴道出血和生长速率加快等青春期症候,也无雌激素过多的证据,必须排除服用或涂抹含雌激素制剂的历史。患儿应每 6～12 个月复诊追踪检查,以确定乳腺发育过早不是由于性早熟所致。该病预后良好。

2.肾上腺早熟

男女两性均可见,女性多见。虽有阴毛生长,但无乳腺发育,其他周身检查均正常。本症预后良好。

五、治疗

主要治疗目的是改善成年期身高,防治月经初潮早期(女孩)和防止因性征早现所导致心理及社会问题。治疗措施包括抑制性激素分泌,阻抑骨龄进展,防止骨骺过早愈合,使成年后身材不至于过矮。

(一)药物治疗

1.GnRH 类似物(GnRH-a)

GnRH-a 是目前治疗真性性早熟的最有效药物。GnRH-a 保留了 GnRH 的生物活性,对垂体前叶 GnRH 受体有更强的亲和力且不易被降解,半衰期较长,因此优于天然 GnRH。GnRH类似物持续作用于受体,从而产生 GnRH 受体的降调节,使垂体 LH 分泌细胞对GnRH敏感性减弱,阻断受体后负反馈机制激活通路使 LH 分泌受抑,性激素水平显著下降。这一作用可逆,停药后下丘脑-垂体性腺轴功能可恢复正常。

现多采用 GnRH-a 的缓释剂型,如亮丙瑞林或达菲瑞林,二者用法相同。每次 $50\sim60$ μg/kg皮下注射,首次剂量较大,2 周后加强注射 1 次(尤其出现初潮者),以后每 4 周 1 次,间歇期不长于 5 周。

2.酮康唑

大剂量可抑制激素合成过程中 17、20-碳链裂解酶活性,抑制睾酮合成,用于治疗非 Gn-RH 依赖性性早熟。建议剂量为每天 $4\sim8$ mg/kg,分 2 次服用。本品对肝有毒性,停药后可逆转。

3.其他药物

睾内酯能抑制性激素合成而抑制发育进程,但治疗后 $1\sim3$ 年会发生药效脱逸。螺内酯有雄激素受体拮抗作用,对高睾酮血症的性征有控制作用。

(二)手术治疗

肿瘤确诊后应尽早手术治疗。下丘脑、垂体、松果体部位肿瘤可采用 γ 刀治疗,经照射治疗后瘤体显著缩小,性早熟征明显消退,患儿预后大为改观。卵巢囊肿部分会自发消退,可随访观察后再决定手术与否。

(张秀平)

第二节　痛　经

妇女在月经前后或经期出现下腹部疼痛,或伴腰骶部疼痛及其他症状,严重者可出现呕吐、面色苍白、手足厥冷等症状,影响工作及生活,称为痛经。痛经为妇科最常见症状,70%的妇女均有痛经,其中 10%～20% 痛经严重。

一、病因及分类

(一)病因

引起痛经的因素很多,常见的有以下几种。

1.子宫的过度收缩及不正常收缩

虽然痛经患者子宫收缩压力与正常妇女基本相同(正常者压力约为 4.9 kPa),但子宫收缩持续时间较长,且往往不易完全放松,故发生因子宫过度收缩所致的痛经;痛经患者常有子宫不正常收缩,因此往往导致子宫平滑肌缺血,子宫肌肉的缺血又可引起子宫肌肉的痉挛性收缩,从而产生疼痛而出现痛经。

2.子宫因素

(1)子宫发育不佳容易合并血液供应异常,造成子宫缺血、缺氧而引起痛经。

(2)若妇女子宫位置极度后屈或前屈,可影响经血通畅而致痛经。

(3)子宫颈管狭窄使月经外流受阻,引起痛经。

3.妇科病

如子宫内膜异位症、盆腔炎、子宫腺肌病、子宫肌瘤等。子宫内放置节育器(俗称节育环)也易引起痛经。

4.遗传因素

女儿发生痛经与母亲痛经有一定的关系。

5.内分泌因素

月经期腹痛与黄体期孕酮升高有关。

6.子宫内膜以及月经血中前列腺素(PG)含量升高

前列腺素 E_2(PGE$_2$)作用于子宫肌纤维使之收缩引起痛经。患者子宫内膜组织中前列腺素含量较正常妇女明显升高。

7.其他因素

(1)部分妇女对疼痛过分敏感。

(2)少女初潮,心理压力大、久坐导致气血循环变差、经血运行不畅、爱吃冷饮等造成痛经。

(3)经期剧烈运动、受风寒湿冷侵袭等,均易引发痛经。

(4)空气不好受某些工业或化学性质气味刺激,比如汽油、香蕉水等造成痛经。

(二)分类

痛经可分为原发性和继发性两类。原发性痛经常发生在初潮或初潮后不久,生殖器官无器质性病变;继发性痛经为盆腔器质性病变引起的痛经,如子宫内膜异位症、子宫腺肌病、盆腔炎等。

二、诊断要点

(一)痛经史

1.原发性痛经

多发生于无生育史的妇女中,有生育史的妇女发生的痛经多为继发性痛经。

2.继发性痛经

继发性痛经有子宫肌瘤、子宫内膜异位症和慢性盆腔炎病史。子宫肌瘤和子宫内膜异位症在保守性手术后容易复发,可反复出现痛经。盆腔粘连导致的痛经多发生于手术以后。

(二)临床表现

原因不同,症状也不同。

1.经期下腹痛

原发性痛经大多数发生于年轻的妇女中,因月经初潮两年以内往往无排卵,所以刚来月经时少有痛经。待到排卵型月经建立后才开始有痛经。痛经多在月经来潮前的 $1\sim2$ d 开始,持续 $2\sim3$ d,一般在月经的第 $1\sim2$ d 最痛。疼痛的部位位于下腹部,多为痉挛性疼痛。轻者仅表现为下腹坠胀不适,重者可伴有呕吐,影响工作和生活。原发性痛经一般在有怀孕经历后缓解。继发性痛经患者的发病年龄较大,子宫肌瘤、盆腔粘连和盆腔静脉淤血引起的痛经的症状较轻,而子宫内膜异位症引起的痛经症状往往较重,且呈进行性加重的趋势。

2.性交痛

部分患者除了腹痛还伴有性交痛。

3.其他症状

原发痛经可有恶心、呕吐、面色苍白等伴随症状;继发性痛经的伴随症状与原发疾病有关,如子宫肌瘤可有月经增多、白带增多等症状,如盆腔子宫内膜异位症病灶累及直肠可有便秘等症状。慢性盆腔炎的特点是下腹部隐痛,经期症状加剧,部分患者可伴有低热。

(三)妇科检查

原发性痛经患者的妇科检查往往无异常发现。继发性痛经患者的检查结果与引起痛经的原发病有关。

三、鉴别要点

根据经期腹痛的特点,妇科检查无阳性体征,临床即可诊断,但必须除外下列疾病。

(一)子宫内膜异位症

本病表现为继发性痛经,多发生在人工流产术后或上宫内节育器后,疼痛剧烈,妇科检查可触及子宫直肠陷凹内触痛结节或卵巢囊肿,腹腔镜检查是最有价值的辅助检查方法。

(二)子宫腺肌病

本病多发生在 $30\sim50$ 岁经产妇,痛经进行性加重,可伴有经量增多及经期延长。一般妇科检查时子宫均匀增大或有局限性突起,质硬有压痛。B超可见腺肌症或腺肌瘤的典型回声。

(三)盆腔炎

本病在非经期也有下腹痛,经期可加重,疼痛呈持续性。妇科检查有附件区增厚或包块,压痛明显。抗生素治疗有效。

(四)异位妊娠

除破裂或流产,本病无痛经史,有停经、少量阴道出血及突发下腹痛等症状。妇科检查可触及一侧附件区的小包块,有压痛,有时伴贫血或内出血体征。尿和血 β-HCG 阳性,B超检查常发现宫腔外妊娠囊和盆腔游离液。

四、规范化治疗

(一)心理指导

对原发性痛经者,尤其是青春期少女应解说月经的生理变化、痛经的发病机制,解除紧张心理。针对患者的心理状况给予适当的安慰,并指导一般性的处理方法,如休息、热敷下腹部等。对继发性痛经者应告知先查明疾病再对症处理。

(二)前列腺素合成酶抑制剂

因原发性痛经的发病机制中前列腺素起着重要的作用,因此,抑制前列腺素的合成有明显的镇痛作用,故前列腺素合成酶抑制剂常为原发性痛经的首选药物。应予强调的是若在月经前一日应用,更能充分发挥药物的作用,且应持续应用 48~72 h,亦可按以往痛经的规律决定用药时间。

(三)口服避孕片

雌、孕激素组合成的短效口服避孕片抑制排卵后,降低前列腺素、血管加压素及缩宫素水平,抑制子宫活动,效果显著。适用于需要采取避孕措施的痛经患者。

(四)β-肾上腺素受体激动剂

β-肾上腺素受体激动剂使平滑肌收缩的频率和幅度下降,缓解疼痛,但有心动过速、血压降低等不良反应。

(五)中药治疗

中医认为痛经主要由于气血运行不畅所致,可对证施治,选用不同方剂。气滞血瘀型用血府逐瘀汤加减,寒湿凝滞型用温经汤加减,气血两虚型用圣愈汤和胶艾四物汤加减,肝肾亏损型用调肝汤加减。

(六)扩张宫颈管

对已婚妇女行宫颈管扩张,可用 6~8 号扩张器,使经血通畅。

五、预后评估

对原发性痛经者,尤其是青春期少女应解说月经的生理变化、痛经的发病机制,解除紧张心理。针对患者的心理状况给予适当的安慰,并指导一般性的处理方法后可明显减轻。对继发性痛经者查明疾病对症处理,预后良好。

(张秀平)

第三节　闭　经

闭经是常见的妇科症状,表现为无月经或月经停止。根据既往有无月经来潮,分为原发性闭经和继发性闭经两类。原发性闭经指年龄超过 16 岁、女性第二性征已发育但月经未来潮,或年龄超过 14 岁仍无女性第二性征发育者。继发性闭经指正常月经周期建立后,月经停止6 个月,或按自身原来月经周期计算停经 3 个周期以上者。青春期前、妊娠期、哺乳期及绝经后期月经不来潮是生理现象,本节不予讨论。

一、病因

(一)原发性闭经

原发性闭经较少见,往往由遗传学原因或先天性发育缺陷引起。根据第二性征发育情况,分为第二性征存在和第二性征缺乏两类。

1. 第二性征存在的原发性闭经

(1)米勒管(苗勒管)发育不全综合征:由副中肾管发育障碍引起的先天畸形,和半乳糖代谢异常有关,染色体核型正常。主要表现为始基子宫或无子宫、无阴道。

(2)雄激素不敏感综合征:为男性假两性畸形,性腺为睾丸,表型为女性。青春期乳房隆起丰满,但乳头发育不良,乳晕苍白,阴毛、腋毛稀少,阴道为盲端,子宫及输卵管阙如。

(3)对抗性卵巢综合征:卵巢对外源性促性腺激素不敏感,表现为原发性闭经,女性第二性征存在。

(4)生殖道闭锁或粘连:生殖道闭锁多为先天性,如阴道横隔、无孔处女膜等。

2. 第二性征缺乏的原发性闭经

(1)低促性腺激素性腺功能减退:多因下丘脑分泌 GnRH 不足或垂体分泌促性腺激素不足而导致的原发性闭经。最常见为体质性青春发育延迟,其次为嗅觉缺失综合征。临床表现为原发性闭经,女性第二性征阙如,嗅觉减退或缺失,但女性内生殖器分化正常。

(2)高促性腺激素性腺功能减退:原发性性腺发育欠佳所致的性激素分泌减少,反馈性引起 LH 和 FSH 升高。如特纳综合征,除先天性性腺发育不全外,尚有体格发育不全特征。46XY 单纯型生殖腺发育不全(Swyer综合征),主要表现为条索状性腺及原发性闭经,具有女性生殖系统,无青春期第二性征发育。

(二)继发性闭经

继发性闭经多见。以下丘脑性闭经最常见,其次为垂体、卵巢及子宫性闭经。

1. 下丘脑性闭经

下丘脑性闭经最常见,以功能性原因为主。

(1)精神应激性:突然或长期的精神抑郁、紧张、忧虑、过度疲劳、情感变化、寒冷、环境改变、创伤等均可能引起神经内分泌障碍而导致闭经。

(2)体重下降:如神经性厌食。中枢神经对体重急剧下降极为敏感,1 年内体重下降 10% 左右即使体重仍在正常范围也可出现闭经。

(3)运动性闭经:初潮发生和月经的维持有赖于一定比例(17%～22%)的机体脂肪,若肌肉/脂肪比例增加或总体脂肪减少可使月经异常,甚至闭经。

(4)药物性闭经:长期应用甾体类避孕药或某些精神类药物,如吩噻嗪衍生物(奋乃静、氯丙嗪)、利血平等,可引起继发性闭经。一般停药后 3～6 个月内可恢复月经。

(5)颅咽管瘤:较为罕见。瘤体增大可压迫下丘脑和垂体柄引起闭经。

2. 垂体性闭经

腺垂体器质性病变或功能失调,影响促性腺激素的分泌,而引起闭经。

(1)垂体梗死:如希恩综合征。

(2)垂体肿瘤:如催乳激素腺瘤、生长激素腺瘤、促甲状腺激素腺瘤等。

(3)空蝶鞍综合征:表现为闭经和高催乳激素血症。

3. 卵巢性闭经

闭经的原因在卵巢,因不能使子宫内膜发生周期性变化而导致闭经。

(1)卵巢早衰:女性 40 岁前因卵巢内卵泡耗竭或医源性损伤而发生的卵巢功能衰竭,称卵巢早衰。以低雌激素及高促性腺激素为特征,表现为继发性闭经,常伴有绝经过渡期症状。

(2)卵巢功能性肿瘤:如卵巢支持-间质细胞瘤,卵巢颗粒-卵泡膜细胞瘤等。

(3)多囊卵巢综合征:表现为闭经、不孕、多毛和肥胖。

4. 子宫性闭经

因子宫内膜受破坏,或对卵巢激素不能产生正常反应而出现的闭经。

(1)Asherman 综合征:为子宫性闭经最常见的原因。多因过度刮宫损伤子宫内膜,导致宫腔粘连而闭经。宫颈上皮内瘤变行各种宫颈椎切术所致的宫颈管粘连、狭窄也可致闭经。

(2)子宫切除或子宫内膜破坏:如宫腔内放疗后,子宫内膜热球治疗术后。

5. 其他内分泌功能异常

甲状腺、肾上腺、胰腺等功能紊乱也可引起闭经。

二、诊断

闭经是症状,诊断时应先找原因,确定病变部位,然后再明确是何种疾病所引起。

(一)病史

详细询问月经史,包括初潮年龄、月经周期、经期、经量等。发病前有无任何导致闭经的诱因,如精神因素、环境改变、各种疾病及用药情况等。了解生长发育史,有无先天缺陷或家族史。已婚妇女需注意婚育史及产后并发症等。

(二)体格检查

注意全身发育状况,精神状态,营养健康及智力情况,身高,体重,四肢躯干比例,有无畸形等。妇科检查应注意内外生殖器的发育,有无缺陷、畸形等,女性第二性征是否正常,乳房有无乳汁分泌等。缺乏第二性征提示该患者从未受过雌激素的刺激。

(三)实验室辅助检查

1. 功能试验

(1)药物撤退试验:孕激素试验,肌内注射黄体酮 20 mg/d 或口服醋酸甲羟孕酮 10 mg/d,连用 5 d。停药后 3~7 d 有撤药性出血为阳性反应,提示子宫内膜已受一定水平雌激素的影响,子宫内膜功能正常。停药后无撤药性出血为阴性反应,应进一步行雌激素、孕激素序贯试验。

(2)雌激素、孕激素序贯试验:口服己烯雌酚 1 mg/d,连续 21 d,最后 10 d 加服醋酸甲羟孕酮 10 mg/d,停药后 3~7 d 发生撤药性出血者为阳性,提示子宫内膜功能正常,引起闭经的原因是患者体内雌激素水平低下,应进一步寻找原因。无撤药性出血者为阴性,应重复 1 次试验,若仍无出血,提示子宫内膜有缺陷或被破坏,可诊断为子宫性闭经。

(3)垂体兴奋试验:又称 GnRH 刺激试验。通过静脉注射 GnRH 后测定 LH 和 FSH,以了解垂体对 GnRH 的反应性。若注射后 15~60 min LH 高峰值较注射前升高 2~4 倍,为阳性,说明垂体功能正常,病变在下丘脑。反之为阴性,说明病变在垂体。

2. 激素测定

(1)血甾体激素测定:血孕酮水平升高,提示排卵;雌激素水平低,提示卵巢功能不正常;睾酮水平高,提示有多囊卵巢综合征或卵巢支持间质细胞肿瘤等可能。

(2)催乳素及垂体促性腺激素测定:PRL 大于 25 μg/L 时称高催乳激素血症。PRL 升高者测 TSH,TSH 升高为甲状腺功能减退;TSH 正常,而 PRL 小于 100 μg/L 时行头颅 MRI 或 CT 检查,以排除垂体肿瘤。PRL 正常应测垂体促性腺激素,若两次 FSH 大于 25~40 U/L,

提示卵巢功能衰竭;LH 大于 25 U/L 或 LH/FSH 比例大于 3,高度怀疑多囊卵巢综合征;若 FSH、LH 均小于 5 U/L,提示垂体功能减退,病变可能在垂体或下丘脑。

3.影像学检查

(1)盆腔 B 超:了解盆腔内子宫及卵巢情况。

(2)子宫输卵管造影:了解有无宫腔病变和宫腔粘连。

(3)CT 或磁共振显像(MRI):用于盆腔及头部蝶鞍区检查,了解盆腔肿块性质,诊断垂体微腺瘤、空蝶鞍等。

4.宫腔镜检查

宫腔镜检查能明确诊断宫腔粘连,了解子宫腔及内膜情况,同时可取内膜送病理。

5.腹腔镜检查

腹腔镜检查能直视下观察子宫、附件情况,并做活组织检查。

6.染色体检查

染色体检查对鉴别性腺发育不全病因及指导临床处理有重要意义。

7.其他检查

其他检查主要为靶器官反应性检查,包括基础体温测定、宫颈黏液评分、阴道脱落细胞检查、子宫内膜活检或诊断性刮宫。对疑为 PCOS 患者尚须测胰岛素、雄激素等。

(四)处理

1.全身治疗

全身治疗包括调整饮食,加强营养,增强机体体质,改善全身健康状况等。

2.病因治疗

生殖道畸形者(如处女膜闭锁、阴道横隔或闭锁)、卵巢肿瘤等手术治疗。宫腔粘连者,于宫腔镜下分离粘连,放置宫内节育器。垂体肿瘤确诊后手术或药物治疗。

3.激素治疗

(1)性激素替代治疗:①维持女性全身健康及生殖健康,包括心血管系统、骨骼及骨代谢、神经系统等;②促进和维持第二性征和月经。

雌激素替代治疗:适用于无子宫者。结合雌激素 0.625 mg/d,连用 21 d,停药 1 周重复给药。

雌激素、孕激素序贯疗法:适用于有子宫者。上述雌激素连服 21 d,最后 10 d 同时给予醋酸甲羟孕酮 6~10 mg/d。

孕激素疗法:适用于体内有一定内源性雌激素水平的闭经患者。于月经周期后半期口服醋酸甲羟孕酮 6~10 mg/d,共 10 d。

(2)诱发排卵。适用于有生育要求的患者。

氯米芬:50~100 mg/d,于月经第 5 d 始服用,连用 5 d。适用于有一定内源性雌激素水平的无排卵者。

促性腺激素:如卵泡刺激素,适用于低促性腺激素闭经及氯米芬促排卵失败者。

促性腺激素释放激素(GnRH):适用于下丘脑性闭经。

(3)溴隐亭:治疗闭经溢乳综合征。初始量 1.25 mg/d,分 2 次服,如无明显反应可逐渐加量,最大剂量小于 10 mg/d。

(张秀平)

第四节 功能失调性子宫出血

功能失调性子宫出血(DUB)简称功血,是由调节生殖的神经内分泌机制失常引起的异常子宫出血,而全身及内外生殖器官无器质性病变存在。功血是一种妇科常见病,可发生于月经初潮至绝经期间的任何年龄,多见于围绝经期,其次是青春期和性成熟期。功血可分为排卵性和无排卵性两类,无排卵性功血占功血病例的85%。

一、无排卵性功能失调性子宫出血

(一)病因

由于机体内部和外界诸多因素,如精神紧张、恐惧、忧伤、环境和气候骤变、过度劳累、营养不良以及全身性疾病,通过大脑皮质和中枢神经系统影响下丘脑-垂体-卵巢轴的相互调节,使卵巢功能失调,导致月经周期紊乱。

(二)病理生理

在青春期,下丘脑和垂体的调节功能未完全成熟,它们和卵巢间尚未建立稳定的周期性调节,尤其对雌激素的正反馈作用存在缺陷。此时期垂体分泌促卵泡激素(FSH)呈持续低水平,黄体生成素(LH)无高峰形成。因此,虽有成批的卵泡生长,却无排卵,卵泡发育到一定程度即发生退行性变。围绝经期妇女,由于卵巢功能衰退、雌激素分泌量锐减,对垂体的负反馈变弱,造成排卵障碍,终致发生无排卵性功血。

正常月经的发生是基于排卵后黄体萎缩,雌、孕激素水平下降,使子宫内膜皱缩坏死而脱落出血。无排卵性功血是由于单一雌激素刺激而无孕酮对抗引起的雌激素撤退出血或雌激素突破出血。在单一雌激素的持久刺激下,子宫内膜增生过长,若有一批卵泡闭锁,雌激素水平可突然下降,内膜因失去雌激素支持而剥脱出血。低水平雌激素可发生间断性少量出血,内膜修复慢使出血时间延长;高水平雌激素且维持在有效浓度,则引起长时间闭经,易发生急性突破出血,功血量汹涌。

(三)子宫内膜的病理变化

功血的病理学改变可见于诊刮或切除的子宫内膜,根据血内雌激素水平的高低和作用时间长短以及子宫内膜对雌激素反应的敏感性,子宫内膜可表现出不同程度的增生性变化,少数呈萎缩性改变。

1.子宫内膜增生过长

(1)简单型增生过长:即腺囊型增生过长。指腺体增生有轻度至中度的结构异常。子宫内膜呈息肉样增生,局部或全部增厚。镜下特点是腺体数目增多,不规则散在于子宫内膜,大小不一,腺腔囊性扩大,犹如瑞士干酪样外观,又称为瑞士干酪样增生过长。腺上皮细胞呈高柱状,可增生形成假复层,间质常出现水肿、坏死,伴少量出血和白细胞浸润。

(2)复杂型增生过长:即腺瘤型增生过长。子宫内膜腺体高度增生,形成子腺体或突向腺腔,腺体数目明显增多,出现背靠背现象,致使间质明显减少。腺上皮呈复层或假复层排列,细胞核大、深染,有核分裂象,易误诊为癌。

(3)不典型增生过长:即癌前期病变,与早期癌不易区别。指腺上皮出现异型性改变,表现为腺上皮细胞增生,排列不规则,细胞核大、深染,有异型性。只要腺上皮细胞出现不典型增生改变,都应归类于不典型增生过长。10%～15%可转化为子宫内膜癌。

2.增生期子宫内膜

此类最多见。子宫内膜所见与正常增生期内膜无区别,只是在月经周期后半期甚至月经期,仍为增生期形态,内膜出血者多无腺体坏死。

3.萎缩型子宫内膜

子宫内膜很少,上皮平坦,呈低柱状或立方形,腺体少而小,腺管狭而直,间质少而密、纤维化,血管很少。

(四)临床表现

(1)子宫不规则出血特点是月经周期紊乱,经期长短不一,有时出血呈点滴状,有时表现大量出血;有时先有数周或数月停经,然后发生阴道不规则流血,血量较多,持续2～3周或更多时间,不易自止;有时一开始就发生阴道不规则流血,也可表现为类似正常月经的周期性出血。

(2)出血多时或时间长者常伴贫血,贫血引起凝血功能失常,加重子宫出血。

(3)妇科检查子宫正常大小,部分病例出血时子宫略大微软。

(五)诊断

1.仔细询问病史

应注意患者年龄、月经史、婚育史、避孕措施及一般健康状况,全身是否有慢性病史,如肝病、血液病,有无精神紧张,情绪受打击等影响正常月经的因素,了解流血时间、目前流血量、持续时间、流血性质,流血前有无停经史、流产史及以往治疗经过。

2.全面体格检查

全面体格检查包括全身检查、妇科检查,除外全身性疾病及器质性病变。

3.辅助检查

(1)诊断性刮宫:对围绝经期患者进行全面刮宫,搔刮整个宫腔,必要时行分段诊断性刮宫,以排除子宫内膜病变和达到止血的目的。为确定排卵或黄体功能,应在月经前期或月经来潮6 h内刮宫,不规则流血者可随时进行刮宫,刮出组织送病理检查。子宫内膜病理检查可见增生期变化或增生过长,无分泌期改变。

(2)宫腔镜检查:宫腔镜下应注意内膜表面是否充血、有无突起,选择病变区进行活检,可提高诊断率,尤可提高早期宫腔病变如子宫黏膜下肌瘤、子宫内膜癌的诊断率。

(3)基础体温测定:利用孕激素对体温中枢的致热作用来检测排卵。基础体温呈双相型,提示卵巢有排卵;基础体温呈单相型,提示无排卵。

(4)宫颈黏液结晶检查:若经前出现羊齿植物叶状结晶提示无排卵。出现椭圆体提示有排卵。

(5)阴道脱落细胞涂片检查:阴道脱落细胞在月经周期后半期动态检查,涂片一般为中、高雌激素影响而无周期性变化。

(6)孕激素测定:为测定有无排卵,可检测尿中孕二醇或血清孕酮。

(六)鉴别诊断

诊断功血必须排除生殖道局部病变或全身性疾病所导致的生殖道出血,如血液病、肝损害、甲状腺功能亢进或低下等。

1.与妊娠有关的疾病

育龄妇女应排除与妊娠有关疾病,如流产、异位妊娠、滋养细胞疾病、子宫复旧不良、胎盘残留等。

2.生殖系统炎症

急性子宫内膜炎、慢性子宫内膜炎、子宫肌炎等。

3.生殖系统肿瘤

如子宫肌瘤、子宫内膜癌、子宫颈癌、卵巢肿瘤等。

(七)治疗

1.一般治疗

消除患者顾虑,出血期间避免过度疲劳和剧烈运动。患者体质较差、贫血貌者应加强营养,改善全身状况,可补充蛋白质、维生素 C 和铁剂,贫血严重者需输血;流血时间长者给予抗生素预防感染,必要时应用凝血药物以减少出血量。

2.药物治疗

针对不同年龄患者制定合理的治疗方案。青春期少女以止血调整月经周期、促使卵巢排卵为主进行治疗;围绝经期妇女以止血、调整月经周期、减少经量为原则。

(1)止血:对大量出血患者使用性激素,要求治疗 6 h 内见效、24~48 h 内出血基本停止,若 96 h 以上阴道流血仍不停止,考虑有器质性病变存在。

刮宫:对围绝经期患者进行全面刮宫,搔刮整个宫腔,必要时行分段诊断性刮宫,迅速达到止血的目的。刮出物送病理检查以明确子宫内膜病变。

性激素止血:①孕激素,适用于体内有一定雌激素的患者。无排卵性功血患者给予孕激素治疗,可使处于增生期或增生过长的子宫内膜转化为分泌期,停药后 3~7 d 内膜失去激素的维持而脱落,出现撤药性出血。因此种内膜脱落较彻底,故又称"药物性刮宫"。常用的合成孕激素有 17-羟孕酮(甲地孕酮、甲羟孕酮)和 19-去甲基睾酮衍生物(双醋炔诺醇、炔诺酮)。可选择炔诺酮 5~7.5 mg 口服,每日 4 次,用药 4 次后出血量明显减少或停止,改为每日 3 次,再逐渐减量,每 3 d 递减 1/4~1/3 量,直至维持量 5 mg,持续至血止后 20 d 左右停药,停药后 3~7 d 发生撤药性出血。如血量不减少,可调整剂量,每日最高剂量可达 15~20 mg。②雌激素,适用于青春期功血、内源性激素不足者。应用大剂量雌激素,促使子宫内膜生长,短期内修复创面而止血。如己烯雌酚 1~2 mg,每 6~8 h 1 次,血止后每 3 d 递减 1/3 量,维持量每日 1 mg,用至血止后 20 d。胃肠道反应重者可用苯甲酸雌二醇 1~2 mg 肌内注射,每日 2~3 次,以达到快速止血;也可用妊马雌酮 1.25~2.5 mg,每日 4 次,血止后每 3 d 递减 1/3 量直至维持量 1.25 mg/d,用至血止后 20 d。无论何种雌激素,血止后 2 周开始加用孕激素。如甲地孕酮,使内膜转化为分泌期,雌、孕激素同时撤退,有利于内膜同步脱落,停药后 3~7 d 内出现撤药性出血。③雄激素:雄激素有拮抗雌激素作用,可减少盆腔充血而减少出血。适用于围绝经期功血。常用丙酸睾酮 25~50 mg 肌内注射,每日 1 次,连续使用 3~5 d,以后改为甲睾酮 5 mg,每日 1~2 次,共用 20 d。每月总量不超过 30 mg。但大出血时,雄激素不能立即改变内膜脱落过程使内膜迅速修复,故常与其他性激素联合用药。④联合用药:性激素联合用药的止血效果优于单一用药,因此,青春期功血用孕激素止血时,同时用小剂量雌激素,可减少孕激素的用量,防止突破性出血。如口服避孕药 1 片,每日 4 次,血止以后递减至维持量 1 mg,共 20 d停药;围绝经期功血则在孕激素止血的基础上配合使用雌激素、雄激素,常用三合激素(黄体酮 12.5 mg、雌二醇 1.25 mg、丙酸睾酮 25 mg)2 mL 肌内注射,每日 2 次,血止以后递减至每 3 d 1 次,共 20 d 停药。抗前列腺素药物:出血期间服用前列腺素合成酶抑制剂,可使子宫内膜剥脱时出血减少。

常用氟芬那酸 200 mg,每日 3 次。还有吲哚美辛、布洛芬等。

其他止血药:可使用卡巴克络(安络血)和酚磺乙胺(止血敏)减少血管通透性,也可用氨基己酸、氨甲苯酸(止血芳酸)抑制纤溶酶,有减少出血的辅助作用,可适当选用。

(2)调整月经周期:用性激素止血后继续用药可以控制周期,使无血期延长至 20 d 左右,一般连用 3 个周期。

雌、孕激素序贯疗法:即人工周期。为模拟自然月经周期中卵巢激素的周期性变化,将雌、孕激素序贯应用,使内膜发生相应变化,引起周期性脱落。用于青春期功血或育龄期功血内源性雌激素水平较低者。可用己烯雌酚 1 mg(妊马雌酮 0.625 mg)于出血第 5 d 起,每晚 1 次,连服 20 d,服药第 11 d 起,每日加用黄体酮注射液 10 mg,肌内注射,停药后 3～7 d 内出现撤药性出血。于出血第 5 d 重复用药,用药 2～3 个周期后常可自发排卵。

雌、孕激素合并使用:雌激素使内膜再生修复,孕激素可限制雌激素引起的内膜增生程度,用于育龄期功血内源性雌激素水平较高者。可于出血第 5 d 起,服用复方炔诺酮片 1 片,每日 1 次,连续使用 20 d,停药后 3～7 d 内出现撤药性出血,血量较少。可连用 3 个周期。

后半周期疗法:适用于围绝经期功血。于月经周期后半期服用甲地孕酮 8～10 mg/d,连服 10 d 以调整月经周期,3 个周期为 1 个疗程。疗效不佳者,可与雌、雄激素合用。

(3)促进排卵:适用于青春期功血和育龄期功血(尤其不孕者)。

氯米芬(CC):为甾体化合物,有微弱雌激素作用,可抑制内源性雌激素的负反馈,诱发排卵。适用于体内有一定水平雌激素的功血患者,尤其有生育要求者。方法:于出血第 5 d 起,每晚口服 50 mg,连续 5 d,并监测排卵。若排卵失败,可重复用药,剂量逐渐增至 100～200 mg/d,连用 3 个月,排卵率为 80%。

绒促性素(HCG):有类似 LH 作用而诱发排卵。适用于体内 FSH 有一定水平、雌激素中等水平者。B 超监测卵泡发育接近成熟时,肌内注射 HCG 5 000～10 000 U 可以诱发排卵。

尿促性素(HMG):每支含有 FSH 及 LH 各 75 U,出血干净后每日肌内注射 HMG 1～2 支,直至卵泡发育成熟,停用 HMG,加用 HCG 5 000～10 000 U,肌内注射,以提高排卵率。适用于对氯米芬效果不佳,有生育要求者。促性腺激素释放激素激动剂(GnRH-a):先用 GnRH-a 做预治疗,再给予 GnRH-a 脉冲治疗,排卵率可达 90%。

3.中药治疗

功血在祖国医学上属崩漏范围。经血暴下称为崩,淋漓不断称为漏。以血热、气虚多见,可辨证施治。

4.手术治疗

手术治疗以刮宫术最常用。对围绝经期患者常规刮宫,最好在宫腔镜下行分段诊断性刮宫,既可明确诊断,又可达到止血目的。

对青春期功血刮宫应慎重。对年龄超过 40 岁,病理诊断为子宫内膜复杂型增生过长,甚至发展为子宫内膜不典型增生时,可行子宫切除术。对年龄超过 40 岁的顽固性功血,或有子宫切除术禁忌证者,可通过电凝或激光行子宫内膜去除术。

二、排卵性月经失调

排卵性月经失调多发生于生育年龄妇女,表现为患者虽有排卵功能,但黄体功能异常。

(一)黄体功能不足

1.病因

由于神经内分泌功能紊乱或某些生理因素,如初潮、分娩后及绝经前,LH/FSH 比率异常造成性腺轴功能紊乱,使月经周期中有卵泡发育及排卵,但黄体期孕激素分泌不足,导致内膜分泌反应不良,有时黄体分泌功能正常,但维持时间短。

2.临床表现

临床表现为月经周期缩短,月经频发。有时月经周期正常,经期延长可达 9~10 d,出血多。由于黄体期短,患者不易受孕或孕早期易流产。

3.诊断

患者月经周期缩短,不孕或早期流产;妇科检查生殖器官无异常;基础体温双相型,但体温升高幅度偏低,高温相维持时间 9~10 d 即下降,子宫内膜显示分泌不良。

4.处理

(1)促进卵泡发育:首选氯米芬,适用于黄体功能不足、增生期过长者;溴隐亭适用于黄体功能不足、催乳激素水平升高者。

(2)黄体功能刺激疗法:选用绒促性素促进和维持黄体功能。于基础体温上升后开始,隔日肌内注射绒促性素 2 000~3 000 U,共 5 次。

(3)黄体功能替代疗法:选用天然黄体酮制剂,自排卵后开始每日肌内注射黄体酮 10 mg,共 10~14 d,可使月经周期正常,血量减少。

(二)子宫内膜不规则脱落

1.病因

由于下丘脑-垂体-卵巢轴调节功能紊乱,引起黄体发育良好,但萎缩不全,内膜持续受孕激素影响,导致内膜不规则脱落。

2.临床表现

月经周期正常,但经期延长,长达 9~10 d,经量增多。

3.诊断

病史和临床表现如上所述;基础体温双相型,但是下降缓慢,历时较长;在月经期第 5~6 d 行子宫内膜诊断性刮宫,见到分泌期子宫内膜,与出血、坏死组织混杂共存。

4.处理

(1)孕激素:自下次月经前 10~14 d 开始,每日口服甲羟孕酮 10 mg。有生育要求者,肌内注射黄体酮或口服天然微粒化孕酮,使子宫内膜均转变成为分泌期后同步脱落。

(2)绒促性素:可促进黄体功能,用法同黄体功能不足。

(张秀平)

第五节　高催乳素血症

高催乳素血症(Hp)是一种下丘脑-垂体-性腺轴功能失调的疾病,以血液中催乳素升高为其主要表现,可以由多种原因而引起,部分是病理性的,另一部分则为可逆的功能失调。

一、机制

过高催乳素抑制因子直接作用于乳腺细胞催乳素抑制因子受体,刺激乳汁生成及分泌。

同时过多的催乳素抑制因子经反馈作用于下丘脑相应受体,增加多巴胺等的分泌,抑制垂体促性腺激素分泌,从而导致不排卵和闭经。因此,也常称为"闭经泌乳综合征"。15%～25%的继发性闭经及部分原发性闭经患者中有高催乳素血症;闭经合并异常泌乳者80%有高催乳素血症。但高催乳激素血症患者中约5%仍有正常月经周期。

高催乳激素血症患者,多数情形下均能找到明显病因。某些生理情况下也可导致血清催乳激素水平升高,如夜间睡眠时(凌晨1～6点)、卵泡晚期和黄体期、妊娠期、哺乳期、产褥期、低血糖、运动和应激刺激、性交等。

二、病因

1.下丘脑疾病

颅咽管瘤、神经胶质瘤等可压迫第三脑室,阻断催乳素抑制因子对催乳激素分泌的抑制作用,促使催乳激素大量分泌;下丘脑炎症或头部放疗等可影响催乳素抑制因子的分泌或运送,也可导致血催乳激素升高。

2.垂体疾病

蝶鞍内的腺垂体各种腺细胞可发生催乳激素腺瘤、生长激素腺瘤、促甲状腺激素腺瘤\促肾上腺皮质激素腺瘤等,其中以催乳激素腺瘤最常见,占40%～70%。约1/3以上的高催乳激素血症患者存在垂体微腺瘤,约75%的女性垂体瘤患者存在高催乳激素血症。空蝶鞍综合征也可使血催乳激素增高。

3.特发性高催乳激素血症

特发性高催乳激素血症是指血清催乳激素水平明显升高,但未发现确定的垂体或中枢神经系统疾病,也无任何增加血清催乳激素水平的其他病因。可能系下丘脑垂体功能紊乱,引起催乳激素分泌细胞弥散性增生及过度分泌所致。诊断前应排除器质性疾患,该类患者血催乳激素多为$2.73\sim4.55\ \mu mol/L(60\sim100\ g/L)$,部分患者数年后发现存在垂体微腺瘤。

4.药物性原因

吩噻嗪类镇静药如氯丙嗪、奋乃静、舒必利等,及止吐药如甲氧氯普胺(灭吐灵),可直接与多巴胺受体结合,消耗多巴胺受体,阻断多巴胺的作用、促使催乳激素分泌及释放。利血平、甲基多巴等抗高血压药物,可促进去甲肾上腺素合成及释放,耗竭多巴胺、造成催乳激素升高。

长期服用口服避孕药可影响下丘脑垂体催乳激素细胞增生与分泌,而引起高催乳激素血症。鸦片类药物可抑制多巴胺转换,促进催乳激素释放。组织胺H_2受体拮抗剂西咪替丁(甲氰咪胍),可促进催乳激素分泌。

5.其他原因

其他原因如原发性甲状腺功能低下、肾功能不全、异位催乳激素分泌、胸壁疾病或乳腺慢性刺激等。

三、临床表现

1.溢乳

高PRL促使催乳细胞分泌亢进,在非妊娠与哺乳期出现溢乳,或断奶数月仍有乳汁分泌。

轻者须挤压乳房才有乳液溢出,重者自觉内衣有乳渍,分泌的乳汁可以似清水状,初乳样微黄或呈乳白色液体,其性状与正常乳汁相仿。

2.闭经

垂体催乳细胞分泌亢进,随着旁分泌作用常表现为垂体促性腺分泌功能减退,所以卵巢合成类固醇激素的功能也减少,出现低促性腺与低性腺功能的闭经。高催乳素血症患者可以表现为月经稀发,随后闭经,常经检查时才发现有乳汁溢出。但有一些患者仅有闭经而无溢乳,血中 PRL 是升高的,可能这种 PRL 的分子结构不属于小 PRL 型,故不出现促使乳汁分泌功能。

3.头痛、头胀

部分高催乳素血症患者是由于垂体催乳细胞肿瘤而引起,当肿瘤直径小于 10 mm 时称微腺瘤,一般无明显头痛、头胀症状,如催乳细胞瘤的直径大于 10 mm(巨腺瘤)时,能表现头痛与头胀。

4.视野缺损

肿瘤压迫视交叉神经,可以出现视野缺损的症状。

5.不孕

轻度高 PRL 者仍可以排卵,基础体温显示卵泡期延长,黄体期缩短,孕酮(黄体酮)水平低下,导致黄体功能不全的表现,因此不容易怀孕,即使受精也不容易着床,常出现临床前流产或化学妊娠。

四、诊断

1.病史

重点了解月经史、婚育史、闭经和溢乳出现的始因、诱因、全身疾病及引起高催乳激素血症相关药物治疗史。凡有月经紊乱及不育、溢乳、头痛、眼花及视觉障碍、性功能改变者,应考虑高催乳激素血症的可能。

2.体格检查

注意有无肢端肥大、黏液性水肿等征象;检查乳房大小和形态、有无肿块和炎症、溢乳(双手轻挤压乳房),注意溢出物性状和量;妇科检查了解性器官和性征有无萎缩和器质性病变。

3.辅助检查

(1)血中 PRL 值测定:是最主要的诊断方法,取血应在空腹及安静状态下,上午 9:00～11:00 时。因受脉冲波动及应激影响,必要时应复查 PRL 以确定有无高 PRL。放射免疫法测定血中 PRL 值超过 30 μg/L(30 ng/mL)时才能诊断本病。垂体腺瘤时 PRL 值较高。

(2)血清促甲状腺素(TSH)及 T_3、T_4 的测定:排除甲状腺功能低下。

(3)CT 或 MRI 的蝶鞍摄影:血中 PRL 值>60 μg/L(60 ng/mL)或伴头痛视力障碍、偏盲等疑有垂体病变时应建议患者做 CT 或 MRI 的蝶鞍摄影。

(4)眼科检查:包括视力、视野、眼压、眼底检查,以确定有无颅内肿瘤压迫征象。

五、治疗

治疗前应全面、详细地分析各种情况,以确定患者是否需要治疗,并选择合适的治疗方法,垂体微腺瘤无症状者可不急于治疗,治疗的指征为:①出现不孕、排卵障碍及溢乳等典型症状;②垂体病变;③出现视野缺损或其他颅神经受损的体征。垂体 PRL 瘤治疗的目的是纠正高

PRL 引起的症状,缩小瘤体解除压迫,保护垂体功能。

1.病因

治疗甲状腺功能低下导致的高 PRL 血症,可给予甲状腺素治疗,药物引起的可停用引起 PRL 升高的药物,对垂体肿瘤患者可采用药物治疗,辅以手术或放射治疗。

2.药物治疗

(1)溴隐亭:是目前国内外治疗 HP 首选方案。是第一代半合成的麦角胺碱衍生物,可兴奋多巴胺 D_1、D_2 受体,与多巴胺受体亲和力强,在细胞膜上模拟多巴胺作用,有效地抑制 PRL 的合成分泌。服药 2.5 mg 抑制 PRL 分泌效果可达 12 h。70%～80%PRL 患者经治疗血 PRL 可达正常水平,80%～90%的闭经患者可恢复月经并排卵,80%患者溢乳消失,妊娠率高达 80%。即使血 PRL 未达正常,卵巢功能也可能恢复。给药宜从小剂量开始,一般开始药量为 1.25 mg/d,逐渐增加至 2.5 mg,2 次/d,到 7.5 mg/d,并定期测定 PRL 值,找到一个能维持 PRL 正常水平的量,并持续服用。经如此治疗 3 个月如仍无排卵可追加使用克罗米芬(氯米芬)或应用 HMG-HCG 治疗法。溴隐亭的不良反应主要是胃肠道反应,剂量较大时可有眩晕、体位性低血压、头痛嗜睡与便秘等,一般在用药几天后自行消失。但是,约 12%的患者因不良反应而不能耐受有效治疗量。对这部分患者可阴道给药。溴隐亭从阴道能 100%吸收,且可避免肝脏首过效应,半衰期可延长,故使用剂量小,每晚置入阴道 1 片(2.5 mg)即可,且对精子活动无影响。

(2)卡麦角林和培高利特:是新开发的麦角制剂,而不良反应明显减少,喹高利特(诺果宁)是非麦角衍生物的多巴胺激动剂,作为二线用药用于溴隐亭耐药或不耐受者。

3.手术治疗

手术治疗主要针对 PRL 大腺瘤、生长迅速、药物控制不满意、出现压迫症状者。手术方式多采用经蝶窦途径。手术成功率决定于肿瘤的大小、手术者的经验和技巧。手术复发率高约 20%左右,仍需辅以药物治疗。对垂体功能的影响:大腺瘤术前功能正常者 20%术后功能减低,术前功能不正常者术后 1/3 功能改善,1/3 恶化。术后病率为 0.4%～3%,有视力障碍、下丘脑损伤、脑脊液溢漏等。

4.放射治疗

放射治疗催乳素瘤有垂体功能减退的不良反应,发生率达 93%,因此目前只作为对手术反应不佳的患者的辅助治疗。三维定位的 γ 刀或直线加速器放疗定位更精确,疗效提高,并发症减少。

(张秀平)

第六节　经前期综合征

经前期综合征(premenstrual syndrome,PMS)是指月经前周期性发生的影响妇女日常生活和工作、涉及躯体精神及行为的症候群,月经来潮后可自然消失。伴有严重情绪不稳定者称为经前焦虑障碍(PM-DD)。本病多见于 25～45 岁妇女。正常妇女在月经前有精神和躯体不适的并不少见,据统计只有 3%～10%的妇女在经前无不适;而 50%～70%有轻度不适,

20％～30％有中重度不适,2％～10％症状严重以致影响患者正常的生活和工作。

一、病因

经前期综合征的各种症状发生在排卵周期的特定时间即晚黄体期。严重的 PMS 都有明显的精神症状。

近来,有关 PMS 病因和病理生理的研究涉及环境、激素、脑神经递质系统之间的相互作用,如卵巢激素学说、脑神经递质学说及精神社会因素、前列腺素作用和维生素 B_6 的缺陷等,并发展了这几种有关 PMS 病因的医学推测。

二、诊断

经前期综合征既没有能供诊断的特定症状,也没有特殊的实验室诊断指标。诊断的基本要素是确定经前出现症状的严重性及月经来潮后缓解的情况,不在经前发生的症状不属于经前期综合征。严重经前期综合征的识别是根据对患者工作、社交和日常活动等方面能力受损的程度。

1.症状

与月经的关系,典型的经前期综合征症状常在经前 7～10 d 开始,逐渐加重,至月经前最后 2～3 d 最为严重,经潮开始后 4 d 内症状消失。另有一种不常见的情况,即月经周期中存在两个不相连接的严重症状期,一是在排卵前后,然后经历一段无症状期,于月经前 1 周再出现症状,为 PMS 的特殊类型。

2.精神症状

(1)焦虑:精神紧张,情绪波动、易怒,急躁、失去耐心,微细琐事就可引起感情冲动乃至争吵、哭闹,不能自制。

(2)抑郁:没精打采,抑郁不乐,情绪淡漠,爱孤居独处,不愿与人交往和参加社会活动;失眠,注意力不集中,健忘,判断力减弱;害怕、失控,有时精神错乱、偏执、妄想,产生自杀念头。

3.躯体症状

躯体症状包括水钠潴留、疼痛和低血糖症状。

(1)水潴留:常见症状是手足与眼睑水肿,有的感乳房胀痛及腹部胀满,少数患者有体质量增加。

(2)疼痛:可有头痛、乳房胀痛、盆腔痛、肠痉挛等全身各处疼痛症状。

1)经前头痛:为较常见的主诉,多为双侧性,但亦可单侧头痛;疼痛部位不固定,一般位于颞部或枕部。头痛症状于经前数日即出现,伴有恶心甚至呕吐,呈持续性或时发时愈,可能与间歇性颅内水肿有关。

2)乳房胀痛:经前感乳房饱满、肿胀及疼痛。以乳房外侧边缘及乳头部位为重;严重者疼痛可放射至腋窝及肩部,可影响睡眠。扪诊时乳头敏感、触痛,有弥散的坚实增厚感,但无局限性肿块感觉,经后症状完全消失。

3)盆腔痛:经前发生盆腔坠胀和腰骶部疼痛,持续至月经来潮后缓解,与前列腺素作用及盆腔组织水肿充血有关。

4)肠痉挛痛:偶有肠痉挛性疼痛,可有恶心、呕吐,临近经期可出现腹泻。

(3)低血糖症状:疲乏,食欲增加,喜甜食。头痛也可能与低血糖有关。

三、鉴别诊断

经前期综合征的症状主要为主观感觉,只有除外全身的或局部的器质性病变方可诊断。经前期综合征的精神症状易与精神障碍混淆,有时需精神科医生协助才能明确诊断。

四、治疗

1.心理疏导

给予安慰和精神支持,帮助患者正确认识疾病的性质及建立自信心。这种精神安慰治疗对一部分患者能产生良好的效果。

2.运动与饮食建议

患者多参加运动;指导合理膳食,增加饮食中糖类的比例,限制盐和红色肉类;控制烟酒、咖啡;补充维生素 E、维生素 B_6 和微量元素镁。

3.药物治疗

(1)口服避孕药:为首选药物,因为排卵抑制后,各种症状几乎均可得到完全缓解。

(2)氟西汀:又称百忧解,具有抗抑郁和抗焦虑的药理作用,对情绪不稳定者有效,是治疗 PMS 的一线药物。从 LH 峰值出现后 2 d 开始用药,20 mg/d,连用 12 d。

(3)阿普唑仑:具有抗焦虑、抗抑郁和镇静作用,适用于重症患者。起始剂量为 0.25 mg,2 ~3 次/天,逐渐增量,最大剂量为 4 mg/d,一直用到月经来潮的第 2 ~3 天。

(4)溴隐亭:仅适用于有乳胀痛者,从小剂量开始,逐步增大剂量至 2.5 mg,2 次/天。

(5)螺内酯:25 mg 口服,2~3 次/天。对水肿及一些精神症状治疗有效。

(6)促性腺激素释放激素类似剂(GnRH-a):能彻底抑制下丘脑-垂体-卵巢轴的功能,使各种症状得到完全缓解,效果明显,适用于重症患者。缺点是价格昂贵;且长期使用可引起骨质疏松,需补充雌孕激素。补充激素时注意有无症状再现。

(7)达那唑:2 mg/d,能缓解乳房疼痛,对焦虑也有一定的疗效,但有雄激素特性和肝损害作用。只在其他治疗无效,且症状严重时使用。

(8)雌二醇:雌二醇贴片,每周期用 7 d,对头痛有效。

五、预后评估

轻、中度经期综合征经药物治疗,饮食调节,适当的体育锻炼,预后较好。重度患者在与精神异常、炎症、痛经等病症鉴别后积极、综合地治疗,也有较好的疗效。

(张秀平)

第七节　围绝经期综合征

围绝经期又称更年期,围绝经期综合征是指妇女在绝经前后由于雌激素水平波动或下降所导致的以自主神经功能紊乱为主,同时伴有神经心理变化的一组综合征。据报道,约有 90% 的妇女有轻重程度不等的围绝经期综合征症状,其中 10% ~15% 妇女因症状严重而就医,大多数妇女症状较轻或无明显的症状。

一、病因

(一)生理性绝经

即自然绝经,是指妇女进入绝经期后,卵泡明显减少,卵巢功能衰退,排卵停止,同时合成雌、孕激素减少,引起月经紊乱至停经和自主神经功能失调等症状。

(二)病理性绝经

由于先天或后天性下丘脑-垂体-卵巢轴病变(卵巢发育不全、肿瘤、炎症、损伤、辐射、药物等)和全身疾病(甲状腺、肾上腺疾病、糖尿病、贫血、结核及营养不良等)波及此轴所致。

(三)人工性绝经

人工性绝经是基于某些疾病治疗需要,而人为地抑制下丘脑-垂体-卵巢轴功能而诱发绝经者。如乳腺癌卵巢去势,围绝经期子宫内膜异位症及假孕等。

二、诊断要点

围绝经期症状比较复杂,原因也不单一。症状可轻可重,有的患者无明显不适,而有的患者症状却十分严重,甚至影响正常的工作和生活。

(一)临床表现

1.月经紊乱

月经改变情况多有不同,有的月经量变少,时间缩短,经期间隔变长直至完全绝经,亦有经量增多,经期延长或不规则流血最后绝经,少数直接出现绝经。

2.阵发性潮热

阵发性潮热是最早出现和最具特征性的症状。情绪激动时更易出现,每次潮热常是突然发生,开始于面部,然后扩展至颈、胸并伴皮肤红色斑块状及出汗。热的感觉可持续数秒至数十分钟,甚至达 1 h,通常为 1～2 min。可伴有皮肤表面温度升高,因此患者感到难以忍受的不舒服和烦躁,同时可感到轻微的头痛、眩晕、心悸、恶心等,还有额部微汗,手心湿润,因此急于解开衣襟,开窗通风,这种现象夜间明显,称之为"夜汗",可影响睡眠。潮热多发生在绝经前后数年内,这是雌激素缺乏时热调节机制失调的一种表现。

3.心血管系统的症状

围绝经期血管舒缩功能不稳定,血压则以收缩压升高且波动明显并伴有潮热为特点。同时动脉粥样硬化和冠心病的发生率增高,患者常诉心悸不适,并有阵发性心动过速或心动过缓等。

4.生殖系统的表现

绝经期妇女外生殖器开始萎缩,外阴及阴道皱褶消失,阴道变短,黏膜变薄,酸性降低,阴道分泌物减少,易合并感染发生老年性阴道炎,出现外阴瘙痒、性交痛及阴道出血。子宫及输卵管及卵巢组织也逐渐萎缩,乳房扁平、下垂;尿道及膀胱三角区与外阴阴道共同起源于尿生殖窦,受雌激素影响,绝经后因雌激素减少而萎缩,出现尿频、尿急、尿失禁甚至耻骨上区疼痛等症状。

5.精神及心理性症状

妇女进入绝经期后,由于家庭及社会环境的影响,易产生心情不愉快,易激动、失眠、多虑、多疑和抑郁等,有时甚至喜怒无常,状似精神异常。

6.骨质疏松

绝经后随着年龄增长,骨质疏松逐渐明显,一旦不慎跌跤或受伤,极易发生骨折,如股骨颈、腕骨骨折等,椎骨压缩性骨折可自发产生或于轻微活动后出现,患者可感到背痛,脊椎变形身体变矮或驼背。

7.其他

皮肤干燥,弹性消失,少数唇毛及下颏毛增多,声音低沉,水肿,体质量增加,与雄激素相对增多等内分泌失调有关。

(二)除外其他疾病

具有上述症状的绝经期妇女,经全身和妇科检查,排除心血管、精神神经及内分泌腺等器质性病变,即可拟诊为围绝经期综合征。

(三)实验室检查

血尿的雌激素及泌乳素减少,FSH 及 LH 增高为诊断依据。FSH 平均分泌量为生育年龄的 13~14 倍,而 LH 约为 3 倍。阴道涂片可见角化细胞减少,多数为基底层或中层以下的细胞、胞质嗜酸性细胞和白细胞较多。对于不规则阴道出血者,可做诊断性刮宫及妇科 B 超检查,以除外器质性病变。

三、鉴别要点

妇女在围绝经期容易发生高血压、冠心病、肿瘤等,因此必须除外心血管疾病、泌尿生殖器官的器质性病变,要与神经衰弱、甲状腺功能亢进等鉴别。

(一)甲状腺功能亢进

此症可发生于任何年龄,而年龄大者发病时,症状常不典型,如甲状腺不肿大、食欲不亢进、心率不快、不呈兴奋状态而表现抑郁、淡漠、多疑、焦虑等。测定甲状腺功能指标,如 TSH 低于正常、T_4 升高、T_3 升高或显著升高时,即应诊断甲状腺功能亢进。

(二)冠状动脉粥样硬化性心脏病

当患者以心悸、心律不齐及胸闷症状为主时,首先考虑冠心病。鉴别方法是仔细的体格检查及心电图检查,鉴别困难时,可用雌激素试验治疗或请心内科医师会诊。

(三)高血压病或嗜铬细胞瘤

当头痛、血压波动幅度大或持续高血压时应考虑。鉴别方法是反复测量血压并进行嗜铬细胞瘤的有关检查,如腹部有无包块,挤压包块时血压是否升高,有无头痛、心慌、出汗等症状,测定血儿茶酚胺。与绝经有联系的血压变化常是轻度的。

(四)神经衰弱

以失眠为主要表现者,可能因神经衰弱引起,鉴别方法主要根据病史,即失眠发生时间与月经改变有无相关,对难以鉴别的患者也可用雌激素进行试验治疗或请神经科医师会诊。

(五)精神病

以精神症状为主要表现时,需进行鉴别诊断。

(六)其他疾病

以阴道炎症为主要表现时,要排除真菌、滴虫或细菌阴道感染,进行病原菌检查即可确定。以尿频、尿急及尿痛为主要表现时,需排除泌尿系感染。

四、规范化治疗

有 2/3 的围绝经期妇女出现综合征,但由于精神状态、生活环境各不相同,其轻重差异很大,有些妇女无须任何治疗,有些只需一般性治疗,就能使症状消失,少数妇女需要激素替代治疗才能控制症状。

(一)精神心理治疗

心理治疗是围绝经期治疗的重要组成部分,围绝经期妇女应了解围绝经期是自然的生理过程,应以积极的心态适应这一变化。

1. 辅助药物治疗

可辅助使用自主神经功能调节药物,如谷维素 20 mg,每日 3 次,口服;地西泮 5 mg,睡前服用,有助于调节自主神经功能。此外,还可以服用 B 族维生素、复合维生素 B、维生素 E 及维生素 A 等。

2. 一般治疗

医生应与患者进行交谈,给患者以精神鼓励,解释科学道理,帮助患者解除疑虑,建立信心,促使健康的恢复,并建议患者采取以下措施延缓心理衰老。

(1)科学安排生活:保持生活规律化,坚持力所能及的体育锻炼,少食动物脂肪,多吃蔬菜水果,避免饮食无节,忌烟酒。为预防骨质疏松,围绝经期和绝经后妇女应坚持体育锻炼,增加日晒时间。摄入足量蛋白质和含钙食物。

(2)坚持力所能及的体力劳动和脑力劳动:坚持劳动可以防止肌肉组织、关节发生“废用性萎缩”现象。不间断地学习和思考,学习科学文化新知识,使心胸开阔,防止大脑发生“废用性萎缩”。

(3)充实生活内容:如旅游、烹饪、种花、编织、跳舞等,以获得集体生活的友爱,精神上有所寄托。

(4)注意性格的陶冶:围绝经期易出现急躁、焦虑、忧郁、易激动等情绪,这些消极情绪有害于身心健康,要善于克制,并培养开朗、乐观的性格,善用宽容和忍耐对待不称心的人和事,以保持心情舒畅及心理、精神上的平静状态,有利于顺利渡过围绝经期。

(二)激素替代疗法(HRT)

围绝经期综合征主要是因为卵巢功能衰退,雌激素减少引起。HRT 是为解决这一问题而采取的临床医疗措施。应用时严格掌握适应证,科学、合理、规范地用药并定期监测,HRT 的有益作用将超过其潜在的害处。

1. 连续序贯法

以 28 d 为一个疗程周期,雌激素不间断应用,孕激素于周期第 15～28 d 应用,周期之间不间断。本方案适用于绝经 3～5 年内的妇女。

2. 周期序贯法

以 28 d 为一个治疗周期,第 1～21 d 每日给予雌激素,第 11～21 d 内给予孕激素,第 22～28 d 停药。孕激素用药结束后,可发生撤药性出血。本方案适用于围绝经期及卵巢早衰的妇女。

3. 连续联合治疗

雌激素和孕激素均每日给予,发生撤药性出血的概率低。适用于绝经多年的妇女。

4. 单一雌激素治疗

单一雌激素治疗适用于子宫切除术后或先天性无子宫的卵巢功能低下妇女。

5. 单一孕激素治疗

单一孕激素治疗适用于绝经过渡期或绝经后围绝经期症状严重且有雌激素禁忌证的妇女。

6. 加用雄激素治疗

HRT 中加入少量雄激素，可以起到改善情绪和性欲的作用。用药时间有以下两种。①短期用药：持续 HRT 5 年以内，称为短期用药。HRT 短期用药的主要目的是缓解围绝经期症状，通常 1 个月内起效，4 个月达到稳定缓解。②长期用药：用于防治骨质疏松，至少持续 5 年及其以上。

（三）非激素类药物

对于围绝经期和绝经后妇女，防治骨质疏松可选用以下非激素类药物。

1. 钙剂

只有轻微的骨吸收抑制作用，通常作为各种药物治疗的辅助或基础用药。

2. 维生素 D

适用于围绝经期妇女缺少户外活动者。每日口服 400～500 U，与钙剂合用有利于钙的完全吸收。

3. 降钙素

降钙素是作用很强的骨吸收抑制剂，用于骨质疏松症。有效制剂为鲑降钙素。100 U 肌内或皮下注射，每日或隔日 1 次，2 周后改为 50 U，皮下注射，每月 2～3 次。

4. 双膦酸盐类

双膦酸盐类可抑制破骨细胞，有较强的抗骨吸收作用，用于骨质疏松症。常用氨基双膦酸盐，每日口服 10 mg，必须空腹用白开水送服，服药后至少 30 min 再进食。

五、预后评估

围绝经期综合征一般无不良反应，经过几年或十几年后可自愈。

（张秀平）

第八节　绝经综合征

绝经（menopause）指月经完全停止 1 年以上。绝经标志妇女月经的终结，是每一个妇女生命过程中必经的阶段。绝经提示卵巢功能衰退，生殖能力终止。这是一个渐进的过程，称之为绝经过渡期，即指从接近绝经出现与绝经有关的内分泌、生物学和临床特征起至绝经 1 年内的时间。绝经过渡期多逐渐发生，表现出不同程度的内分泌、躯体和心理方面的变化。有一部分妇女可出现一系列性激素减少所致的躯体及心理症状，称为绝经综合征。

一、围绝经期的变化

在绝经过渡期，会发生相互关联的几个变化，主要是卵巢的改变及内分泌的变化，并由此引发的靶组织如泌尿生殖道的改变,由上述变化引起的临床症状和心理问题,为此寻求医疗帮助。绝经过渡期的最早变化是卵巢功能衰退,然后才表现为下丘脑和垂体功能退化。此时卵巢逐渐停止排卵,雌激素分泌减少,而促性腺激素分泌增多。

(一)卵巢的变化

作为卵巢的基本结构和功能单位的卵泡不可逆地减少是绝经发生的原因。当卵泡减少时,卵巢形态有相应的老化改变。卵巢体积逐渐缩小。组织切片会发现未见或少见原始基卵泡,以间质组织为主,内部为多纤维结构。卵巢的生殖功能随之大大降低。在生育力下降的同时,月经周期也变得不规律。卵巢的内分泌功能也衰退,表现为孕激素不足,合成和分泌雌激素的能力也降低。

(二)内分泌改变

1.性激素

围绝经期由于卵巢功能衰退,雌激素分泌减少,孕激素分泌停止。卵巢间质虽然能分泌雄激素,但由于卵巢内缺乏芳香化酶,不能在卵巢内转化为雌激素,因此绝经后妇女体内只有低水平的雌激素。其中雌酮均值高于雌二醇均值,即 $E_1/E_2 > 1$,这是与育龄期妇女不同的特征性变化。

2.促性腺激素

绝经后由于雌激素水平下降,反馈性引起垂体释放 FSH 和 LH 增加。其中以 FSH 升高更加显著。

3.催乳素

绝经后雌激素降低,对下丘脑的抑制功能降低,下丘脑分泌催乳素抑制因子增加,使催乳素浓度降低。

4.促性腺激素释放激素

绝经后 GnRH 的分泌增加与 LH 相平行,说明下丘脑与垂体之间仍保持较好的功能。

5.抑制素

最近研究指出抑制素与卵巢功能开始衰退有密切联系。抑制素抑制 FSH 分泌。当卵巢开始老化时,血 E_2 还未降低,抑制素就已经开始下降,使 FSH 升高。因此,抑制素比 E_2 更能反映卵巢的功能。绝经后抑制素很低,难以测得。

二、临床表现

(一)月经紊乱

绝经前 50% 以上妇女出现月经紊乱,多为月经周期不规则,持续时间长及月经量增加,为无排卵性月经。多数妇女经历不同类型和时期的月经改变后,逐渐进入闭经,少数妇女可能突然闭经。闭经超过 1 年即为绝经。

(二)全身症状

1.潮热

这是绝经过渡期最常见的症状。面部和颈部皮肤阵阵发红,伴有阵热、出汗。持续数秒至30 min。因常发生在夜间而影响睡眠,由此引起疲乏、注意力不集中、记忆力下降等症状。

轻者数日发作 1 次,重者每日发作数次至数十次。这是血管舒缩功能不稳定造成的,雌激素降低是其重要原因。

2.精神神经症状

围绝经期妇女多易怒,焦虑不安或情绪低落,多疑,自信心降低,注意力不集中,抑郁寡欢,不能自制。但是个体之间的差异较大,可能与雌激素降低的速度及量、个体对身体变化的耐受性和衰老的心理影响及对生活改变的情绪反应均有关系。

3.泌尿生殖系统症状

盆腔松弛;乳房萎缩、下垂;尿道与膀胱黏膜变薄,括约肌松弛,常有尿失禁,易发生泌尿系炎症。

4.心血管系统的症状

心血管系统的症状表现为血压升高或血压波动,心悸或心律失常,这些症状均与雌激素下降有关,在补充雌激素后能有所改善。绝经后妇女还易发生动脉粥样硬化、心肌缺血、心肌梗死、高血压和脑卒中,因绝经后雌激素水平下降,使血胆固醇水平升高,各种脂蛋白增加,而高密度脂蛋白/低密度脂蛋白比率降低。

5.骨质疏松

绝经后妇女骨质吸收速度快于骨质生成,促使骨质丢失变得疏松,围绝经期过程中约25％妇女患有骨质疏松症,其发生与雌激素下降有关。雌激素可促进甲状腺分泌降钙素,降钙素是一种强有力的骨质吸收抑制物,对骨骼有保护作用,因此,雌激素不足使骨质吸收增加。

此外,甲状旁腺激素是刺激骨质吸收的主要激素,绝经后由于甲状旁腺功能亢进,或由于雌激素不足使骨骼对甲状旁腺激素的敏感性增强,导致骨质吸收增加。骨质疏松可造成脊柱骨骼压缩使身高变矮,严重者易发生股骨颈或桡骨远端骨折。骨质疏松是一种无法逆转的变化,因此预防的意义远大于治疗,且应于 30 岁后就开始。

6.皮肤和毛发的变化

皮肤和毛囊都是雌激素的靶器官。雌激素不足使皮肤胶原纤维丧失,皮肤皱纹增多;皮肤变薄、干燥甚至皲裂;皮肤色素沉着,出现斑点;皮肤营养障碍易发生围绝经期皮炎、瘙痒、多汗、水肿;暴露区皮肤经常受日光刺激易得皮肤癌。绝经后全身骨骼肌肉疼痛与皮肤、肌肉及骨骼的胶原降低有关。

绝经后妇女大多数出现毛发分布改变形成轻度胡须,腋毛、阴毛有不同程度丧失;躯体和四肢毛发增多或减少,偶有轻度脱发。

三、诊断

典型的潮热症状是绝经过渡期的特征性症状是诊断的重要根据。如果伴有月经改变,症状发生在 40 岁左右,诊断较为容易。但需要注意并发的疾病。如果没有典型的潮热的症状,诊断必须慎重,一般应先排除器质性病变,或确定是否并发器质性疾病,如甲状腺疾病、神经精神疾病等。

四、治疗

(一)一般治疗

绝经过渡期有神经精神症状者要给予心理治疗,必要时可选用适量的镇静药促进睡眠。谷维素有助于调节自主神经功能,口服 20 mg,3 次/天。为预防骨质疏松,要坚持体格锻炼,增加日晒时间,摄入足量蛋白质及含钙丰富食物,并适当补充钙剂。

（二）月经紊乱的处理

1. 月经频发的处理

如果单纯的月经频发，不影响健康，可不处理。但如果出血时间延长，或出血量多，用一般止血药无效，子宫内膜明显增厚时，可采用孕激素治疗以控制出血周期。如甲羟孕酮，6～10 mg/d，或妇康片，每天 8～10 片（每片 0.625 mg），于月经周期第 5 d 开始，连用 20 d。

2. 月经稀少

月经周期延长并常伴有经血量少，是停经前常见的月经变化，如能排除病理变化，为绝经过渡期无排卵引起，定期加用孕激素，使增生的子宫内膜转化为分泌期，撤退后内膜随月经血排出即可。

3. 不规则子宫出血

在出血期间应进行诊断性刮宫术，以排除器质性病变，并且确定子宫出血的原因，并针对病因进行治疗。

（三）激素替代治疗（HRT）

主要是补充雌激素，但此期间体内雌激素也在波动，补充雌激素的剂量和时间要因人而异，而且要取得患者的良好配合。原则上选用天然雌激素，并且要使用对患者有效的最小剂量。

1. 常用的药物

国产的尼尔雌醇，为长效雌三醇衍生物。每 15 d 至 1 个月口服 1 次，每次 1～2 mg，服用 3～6 个月时应给予黄体酮撤退出血，或者可以采用皮贴剂，每日释放 25 μg 雌二醇，还有阴道给药、皮下埋植等途径，可有效控制潮热、多汗、阴道干燥和尿道感染。但是有子宫的妇女，长期服用雌激素增加子宫内膜癌的危险，必须定期服用孕激素。

2. 用药时间

(1) 短期给药：用药的目的是解除围绝经期症状，待症状消失后即可停药。

(2) 长期用药：用于防治骨质疏松，必须持续 5 年以上，甚至终身。但是一定要定期复查，防止长期应用性激素引起其他疾病，如子宫内膜癌、乳腺癌等。

3. 用药方法

一般应雌、孕激素联合使用，防止子宫内膜增生过长或子宫内膜癌。即模拟自然周期，产生撤退性出血。

于月经周期的第 1～25 d 用雌激素，第 16～25 d 用孕激素，每周期停药，等月经来潮再开始下一周期的治疗。现在有很多这方面的制药可供选择。

4. 不良反应和危险性

雌激素受体广泛存在于身体各个部位，因此雌激素对身体许多部位都会产生影响。长期应用（一般指超过 5 年）雌激素可能产生不良后果，尤其是在 HRT 治疗初期，单一使用雌激素有使子宫内膜癌、乳腺癌增加的危险，日后在使用安全剂量的孕激素拮抗雌激素对子宫内膜的持续增殖作用后，使癌变的发生率大大减少。因此，对 HRT 治疗的总评价是益处占绝大部分。然而，近年又有人对 HRT 提出质疑，认为 HRT 治疗有增加心血管发病率的危险。

国内权威专家认为，增加心血管病危险的因素在于孕激素拮抗的比例过高所致。总之，对此问题，应持慎重态度，除对骨质疏松症患者的续用时间宜较长以外，其他情况者应采用适当的药物剂量和时间。

(四)其他药物治疗

1.钙剂和维生素 D

有许多钙剂可以选择,应注意其能否被顺利地吸收,同时注意补充维生素 D,帮助钙的沉积,使钙吸收完全。

2.降钙素

降钙素是作用很强的骨吸收抑制药,可缓解骨痛,稳定和增加骨量。

3.双膦酸盐类

双膦酸盐类可抑制破骨细胞,有较强的抗骨吸收的作用,从而提高骨密度。

(张秀平)

第九节　多囊卵巢综合征

多囊卵巢综合征(PCOS)是最常见的妇女内分泌紊乱的疾病之一。其特征为无排卵与肥胖,并对生殖有很大影响。1935 年首次由 Stein-Leventhal 报告。经典的描述为高雄激素血症、闭经、不孕、多毛和肥胖。双侧卵巢增大呈多囊改变,目前明确本征系指一种多系统的生殖代谢的失调。具有多病因和高度异质性,临床表现多样化。患者可具备以上典型症状,也可以只有部分症状。但因排卵障碍而致不孕则是多囊卵巢综合征的主要临床表现。

一、发病率

本病占育龄妇女的 4%～12%,世界范围内发病率为 1∶15。不孕症中约 1/3 为无排卵,其中 90% 为 PCOS。

二、定义

1990 年美国国立卫生研究院的标准是持续性无排卵伴有临床症状或高雄激素血症。2003 年鹿特丹会议标准为持续性无排卵,临床和生化检查有高雄激素血症和卵巢多囊性变。

三、病理生理

PCOS 的病理生理改变十分复杂,涉及面很广,但至今仍有许多未能阐明的问题,是当前研究的热门课题之一。基本的病理生理改变为雄激素分泌过多和胰岛素抵抗(IR)。

(一)下丘脑-垂体轴功能异常

1.LH 分泌异常

下丘脑-垂体(H-P)功能异常主要表现为患者 LH 分泌过多,其分泌的脉冲频率和幅度均增加,24 h 的平均血浓度及对 GnRH 的反应增加。LH 释放增加的原因可能与 GnRH 的脉冲分泌异常和垂体对其刺激敏感有关。GnRH 兴奋试验发现 LH 和 17-羟孕酮(17-OHP)均增加,说明 H-P 轴的功能下降。无论是否肥胖均有此现象,但非肥胖患者 LH 分泌的频率和幅度更大。高频率的 GnRH 的分泌可刺激卵泡抑制素分泌,从而降低 FSH 的分泌,形成 PCOS 激素测定时的 LH/FSH 的比例倒置,一般大于 2∶1。此外,促肾上腺激素释放激素(ACTHRH)可兴奋垂体,使 ACTH 和皮质醇(cortisol)分泌增加。以上可以说明 PCOS 患者

GnRH 的异常改变与卵巢和肾上腺中甾体激素释放异常有关。

2.雄激素分泌异常

目前对 PCOS 的发病机制尚无明确的解释,但越来越多的证据显示,雄激素产生过多可能在疾病的发展中起关键性的作用。长期雄激素的刺激可出现多囊卵巢的改变,即卵巢体积增大、皮质增厚、窦前和窦卵泡增多。此变化与 21-羟化酶缺陷所致的高雄激素血症的卵巢改变一致。在 PCOS 患者中雄激素增高者占 60%~80%,25%去氢表雄酮硫酸盐(DHEA-S)升高,提示甾体合成异常是本征的初始病变。体外实验雄激素可增强 GnRH 脉冲分泌发生器的活性。最近研究提示过量的雄激素对 PCOS 妇女 LH 脉冲频率产生一种深远的影响。卵巢静脉插管研究显示 PCOS 患者卵巢静脉血睾酮(T)浓度比外周血高 4 倍,比正常妇女高 10~15 倍。

由于 PCOS 患者卵泡膜细胞增生雄激素分泌增多,并对 LH 的刺激反应增强,体外培养也发现经 LH 或 HCG 刺激后血清雄激素水平升高,表明过多的雄激素系来自卵巢。此外 LH 还可刺激卵巢间质细胞分泌雄激素。PCOS 患者 P450 c17-α 酶功能亢进,从而促进 17-α 羟化酶和 17,20-碳链裂解酶功能,使细胞间信息传递途径异常,从而使雄烯二酮(A2)和去氢表雄酮(DHEA)分泌增加。由此可以认为雄激素产生过多是 PCOS 的核心作用,由此而发生高雄激素血症。而卵泡膜细胞是高雄激素血症的最初来源。在高雄激素血症特别是肥胖的患者血中甾体激素结合蛋白(SHBG)含量降低,游离雄激素水平升高,雄激素的作用增强。50%的 PCOS患者肾上腺来源的雄激素增加,这与 21-羟化酶缺陷妇女的临床表现一致。

(二)胰岛素抵抗(IR)及高胰岛素血症

胰岛素抵抗及高胰岛素血症在多囊卵巢综合征的病理生理学改变及发病过程中起重要作用。胰岛素抵抗与高胰岛素血症是多囊卵巢综合征常见的表现,占 PCOS 的 35%~40%,胰岛素抵抗是指外周组织对胰岛素的敏感性降低,使胰岛素的生物效能低于正常,从而对糖代谢的调节作用减弱,即胰岛素介导的糖代谢降低,血中葡萄糖不能被充分利用,导致空腹和餐后血糖升高,胰岛素的代偿性分泌增加,形成高胰岛素血症,进而可发展为 Ⅱ 型糖尿病。肥胖者的 PCOS 糖耐量异常占 40%,非肥胖者较低。

胰岛素抵抗的原因与其受体数目的减少、亲和力下降、受体形成自身抗体阻断了生理作用或受体降解加速,使其作用减弱;受体本身磷酸化缺陷,不能形成成熟的 α、β 亚单位,失去细胞内效应,以及受体后信息的传导系统异常等有关。多囊卵巢综合征患者无论肥胖与否,即使月经周期正常也可伴有高雄激素血症,但是单从这些现象仍不能对多囊卵巢综合征的病因下结论,因为胰岛素抵抗与高胰岛素血症患者的内源性阿片肽可通过胰高血糖素参与 PCOS 的胰岛素抵抗和高胰岛素血症的形成,阿片肽受体拮抗剂可使胰岛素下降。

胰岛素抵抗和高胰岛素血症可引起雄激素分泌过多,且两者呈正相关。胰岛素抵抗产生高雄激素的理由可能是胰岛素增加了 LH 对卵巢间质细胞的刺激,因而分泌大量雄激素。体外培养显示胰岛素样生长因子可增进卵巢间质细胞产生雄激素。卵巢组织上含有胰岛素受体。也有学者认为胰岛素的作用是通过胰岛素样生长因子-1(IGF-1)受体的作用来实现的,高浓度胰岛素可与 IGF-1 受体结合。多囊卵巢综合征患者卵巢间质组织中的 IGF-1 受体数比正常卵巢间质组织中的 IGF-1 受体数更高。胰岛素还可刺激颗粒细胞使之分泌孕酮,进而使颗粒细胞黄素化,诱导颗粒细胞上 LH 受体,同时改变肾上腺细胞对 ACTH 的敏感性。胰岛素抵抗导致高雄激素血症,进而引起 Gn 分泌异常的途径大致有以下几点。

(1)高胰岛素使循环中 SHBG 浓度降低→游离睾酮升高,并可刺激肾上腺及卵巢合成雄激素升高→Gn 分泌异常。

(2)胰岛素直接影响下丘脑-垂体轴对 Gn 的调节,PCOS 所致的生育障碍与胰岛素抵抗有密切的关系,PCOS 患者胰岛素抵抗的特征表现为组织选择性胰岛素敏感性,如横纹肌对胰岛素高度抵抗,而肾上腺和卵巢对胰岛素抵抗敏感。

(三)IGF 与 PCOS

正常情况下,IGF 不影响卵泡的募集,但可使卵泡生长速率及优势卵泡数目增加,原位杂交研究发现窦前卵泡中没有 IGF-1 mRNA 表达,而在早期窦卵泡中有表达,推测 IGF-1 是早期窦状卵泡继续发育的因素之一。IGF-1 和 FSH 一样可使颗粒细胞合成激素能力增加。

PCOS 卵泡的募集和发育成小窦状卵泡的过程正常,但优势卵泡的选择障碍,导致大量小窦状卵泡聚积。PCOS 患者血清和卵泡液中 IGF-1 和 IGFBP 浓度升高,后者更降低 IGF-1 的生物活性。此外,IGF-1 可增强芳香化酶活性,使雌激素分泌增加 IGFBP 水平的升高,使 IGF-1 的作用降低。影响的颗粒细胞的生物活性,阻碍了优势卵泡的发育并导致雄激素浓度升高。

(四)肾上腺功能异常

最近研究认为,部分多囊卵巢综合征患者雄激素升高可能是肾上腺皮质细胞 P450 c17-α 酶的合成失调,使甾体激素在生物合成过程中从 17-羟孕酮至雌酮所需酶的缺乏有关。肾上腺分泌的脱氢表雄酮(DHEA)与硫酸脱氢表雄酮(DHEAS)和胰岛素之间的关系呈负相关。胰岛素可使高雄激素妇女的 DHEA 下降。当多囊卵巢综合征患者合并胰岛素抵抗时,DHEA 的水平不被抑制,而出现高雄激素血症。在多囊卵巢综合征中肾上腺的重要作用还在于可通过肾上腺、卵巢之间的相互作用,使卵巢分泌雄激素增多。因为血清 DHEAS 作为合成甾体激素的前身物,可增加卵泡中雄激素的产生。而 DHEAS 主要来自肾上腺,这可解释多囊卵巢综合征患者经地塞米松治疗也可降低雄激素。

四、临床表现

(一)症状与体征

PCOS 是生育年龄最常见的内分泌疾病,是高雄激素血症和不排卵的常见病因,可导致精神、社会及经济问题。近年来,由于对 PCOS 妇女与代谢综合征的密切关系,在人群和医疗界受到越来越多的关注。其临床表现多样化,牵涉到内科、妇科和精神科。以下几点为其主要表现。

1.月经失调

月经稀发以至闭经,绝大多数是继发闭经,闭经前常有月经稀发或月经量过少,也有患者月经规律而无排卵。部分患者则表现为无排卵性功能性子宫出血。青春期患者初潮年龄一般正常,症状常在初潮前后,亦即下丘脑-垂体-卵巢轴功能发育完善之前出现。

2.无排卵及不孕

多为排卵障碍而引起的原发性不孕,占无排卵不孕患者的 30% 左右。

3.高雄激素血症

高雄激素血症为 PCOS 最常见且比较恒定的诊断根据,但临床测定值与种族、体重、年龄等有关。一般依靠体征如皮肤改变,年轻患者有多毛(占 60%),亚洲妇女较少见,毛发呈男性型分布;其次为痤疮,年龄较大者可有脱发秃顶等辅助诊断。

4.肥胖

约半数患者有此表现,多在青春期前后出现。BMI≥24 为超重,≥26 者为肥胖。肥胖程度与临床表现有密切关系。高雄激素血症、胰岛素抵抗和不排卵的发病率高于体重正常者。亚洲妇女肥胖程度较欧美妇女轻而少。据统计,美国 40%PCOS 患者 BMI 的水平为 24~30。

5.卵巢增大和多囊性变

多囊卵巢综合征卵巢的特征性改变为双侧卵巢增大,在双合诊检查时一般不容易发现,通过 B 超或腹腔镜检查可确定卵巢的体积,有的卵巢可增大 2~3 倍。卵巢皮质增厚,并可见多个小卵泡在卵巢皮质下呈车轮状排列。值得注意的是多囊卵巢综合征患者并不都具有以上典型体征。24%~40%患者的卵巢大小正常,有的患者只是在 B 超下见到多囊卵巢改变,但没有任何症状和体征。

6.黑棘皮症

黑棘皮症是重度胰岛素抵抗的体征,典型表现为颈后、腋下、外阴、腹股沟皮肤角化过度,有时呈细小疣状改变,皮肤色素增加。

(二)激素变化

1.雄激素过多

雄激素过多是多囊卵巢综合征的基本特征。患者血清中各种雄激素水平均可升高包括睾酮、游离睾酮、雄烯二酮、去氢表雄酮等。其中游离睾酮活性最强。20%~30%患者血清雄激素并不升高。

2.高雌酮血症

PCOS 患者卵泡分泌的雌二醇相当于正常卵泡早、中期的水平。但由于高雄激素血症,使腺体外雄激素向雌酮的转化增加,导致高雌酮血症。影响对 H-P 轴的正常反馈作用,造成排卵障碍。

3.LH/FSH 的比例失调

患者 LH/FSH 失调,可≥2~3 倍以上,且无周期性分泌。其原因已在上面说明。

4.高胰岛素血症

高胰岛素血症是本综合征的特征之一,肥胖者约占 75%、非肥胖者占 25%。

五、诊断

由于本综合征的高度异质性,其诊断标准一直存在着分歧。过去诊断主要根据 Stein-Lev-enthal 描述的典型临床表现如肥胖、多毛、闭经、不孕及卵巢增大等。随着对本征的深入认识,目前认为这些只代表部分严重的多囊卵巢综合征患者。2003 年鹿特丹会议订立的诊断标准为具备以下三项中两项。①排卵障碍:无排卵或稀发排卵,注意有规则的无排卵月经也是本征的表现之一。②高雄激素血症:临床或生化检查以总睾酮为代表。雄激素增高的临床表现有种族的差异,如多毛、秃顶等则以西方妇女多见。③卵巢的改变:B 超或组织学诊断,高分辨率 B 超的使用可清楚检查卵巢的形态大小及内部结构。B 超改变作为诊断多囊卵巢综合征基本标准之一已得到普遍承认,而且是诊断多囊卵巢综合征的必备标准。多囊卵巢综合征在 B 超声像下表现为每侧卵巢内有 10~12 个直径 2~9 mm 的小卵泡,在卵巢包膜下呈车轮状排列,双侧卵巢体积≥10 mL。其敏感性为 82%,特异性为 100%。部分患者卵巢的大小也可以正常。

关于 LH/FSH 的比值问题,现已明确不作为 PCOS 的主要诊断依据(鹿特丹会议)。高胰岛素血症可作为参考,对肥胖者应注意排除代谢综合征。有报道用电子计算机超声图像分析计算卵巢间质面积,发现间质面积与血中雄烯二酮和 17-羟孕酮浓度有关。这将成为对诊断多囊卵巢综合征有价值的方法之一。发现卵巢多囊改变的妇女并不一定表现出多囊卵巢综合征的表现,故根据超声检查表现诊断多囊卵巢综合征时应明确两个概念:①多囊卵巢(PCO),指卵巢仅具有上述典型的超声表现;②多囊卵巢综合征,指 B 超有多囊卵巢改变的患者伴有月经稀发或闭经、高雄激素表现(如多毛、痤疮)。

六、治疗

由于多囊卵巢综合征的异质性,且其病因尚未完全阐明,因此目前尚无一种有效的根治方法。随着对病因和发病机制的进一步了解,治疗方法从原有的药物和楔形切除发展到腹腔镜下卵巢打孔和试管婴儿等助孕技术。药物治疗也有很大的发展,特别是胰岛素增敏剂的应用,大大提高了治疗效果。

(一)恢复正常激素分泌,调整月经周期

目前常用的疗效较好的有以下两种口服避孕药:①醋酸环丙孕酮,商品名为达英-35(CPA或 Diane35);②地索高诺酮,商品名为妈富隆。两者是具有抗雄激素及抗促性腺激素作用的合成孕激素,与炔雌醇合用,可有效地减少睾酮受体,降低雄激素的活性,改善多囊卵巢综合征患者异常的内分泌环境。通过作用于雄激素受体,同时抑制 LH 及雄激素分泌,降低 5α 还原酶活性,增加睾酮代谢清除率和血中 SHBG 浓度等环节降低雄激素的活性,从而可治疗痤疮、多毛等雄激素过多症状。不仅能缓解症状,调节月经周期,并可阻止病情发展,有利于不孕症的治疗。达英-35 抗雄激素作用较妈富隆强,对雄激素作用较强的患者,以使用达英-35 为宜。但长期应用要选择雄激素作用较低的孕激素制剂。用法是在月经来潮的第 $1\sim5$ d 开始,闭经者可先用孕激素撤退出血。然后按一般口服避孕药的用法。有报道用药 $12\sim24$ 个月效果最好,毛发过多者一般至少需用药 24 个月。治疗后卵巢体积可缩小,小卵泡数减少。

(二)肥胖和胰岛素抵抗的治疗

1. 合理的生活方式

降低体重是治疗多囊卵巢综合征的基本原则。一般体重下降 $2\%\sim5\%$ 则可大大改善症状,76%肥胖无排卵者可恢复排卵,减轻高雄激素症状如多毛、痤疮等。同时有利于不孕症的治疗。因降低体重可增加胰岛素的敏感性,降低血中胰岛素浓度,增加性激素结合球蛋白和 IGFBP-1 浓度,使卵巢雄激素分泌减少及血中游离睾酮含量下降。对生殖而言可提高妊娠率,降低流产率。同时,维持正常体重尚可预防多囊卵巢综合征的远期并发症,如糖尿病、高血压、心血管疾病和高脂血症。降低体重应以饮食控制及运动为主。

2. 胰岛素增敏剂

胰岛素增敏剂的应用可解决和打破 PCOS 发病的关键环节,胰岛素敏感性提高后,血中胰岛素水平下降,从而减轻高雄激素状态,有利于恢复排卵和月经周期。此外,还可纠正与胰岛素抵抗相关的一些代谢紊乱。常用的药物有以下几种。

(1)二甲双胍:可抑制肝糖原异生和肝内葡萄糖的输出;提高外周靶组织对胰岛素的敏感性,促进外周组织对葡萄糖的吸收和利用;抑制卵泡膜细胞生成雄激素。FDA 批准其为诱发排卵药物,对胎儿无毒性亦无致畸作用。排卵率约为 46%,与氯米芬相近。有报道氯米芬单

一用药活产率高于二甲双胍,分别为 22.5％和 7.2％(P≤0.01)。与氯米芬合用的效果并不优于单一使用氯米芬,累积妊娠率分别为 40％和 46％。

(2)噻唑烷二酮类(TZD):为胰岛素受体前增敏剂,常用的有曲格列酮和罗格列酮(商品名为文迪雅)。用法 4 mg/d,一般用药 3 个月。排卵率/周期为 50％。肝功能不良、酸中毒和心功能不良者不宜应用。胰岛素增敏剂虽有良好治疗效果,但仍需进行大样本多中心的研究,特别对其安全性、适应证及疗效进行研究。

(张秀平)

第十节　卵巢功能不全

卵巢功能不全(POI)是指女性在 40 岁以前出现卵巢功能减退的现象。POI 的发病率占成年女性的 1‰～3‰,原发性闭经患者中发病率为 10％～28％。

一、病因

(1)染色体异常:Turner 综合征。

(2)先天发育缺陷:卵巢不发育或先天缺陷。

(3)自身免疫性疾病:卵巢产生自身免疫性抗体,常常与另一种自身免疫病同时存在,如风湿性关节炎\甲状腺炎、重症肌无力等。有人用 ELISA 法测定,发现 POI 者均可测到卵巢与卵子的特殊抗体,其中抗卵巢抗体占 47％,抗卵子抗体占 47％,抗二者的抗体有 69％。经免疫治疗后,二例妊娠,其卵巢抗体也下降。

(4)基因突变:动物实验表明,LHβ 单位基因突变也是导致 POI 的可能因素,现已发现的可能与 POI 有关的基因还有 *FSNR*、*LH*、*LHR*、*GHF-QB*、*DiADHZ* 等。

(5)卵巢物理性损害:如感染(幼儿患腮腺炎);抗癌治疗中的放疗、化疗。

(6)卵巢切除:由于癌或其它原因行手术切除。

(7)其它:已明原因的卵巢供血障碍导致 POI。也有人将 POI 误为无反应性卵巢,自身免疫病和原因不明的无卵泡三类。

多囊卵巢综合征:临床上有月经异常、不孕、多毛、肥胖等症状,诊断要结合临床的综合表现,如长期不排卵、雄性激素过高等,诊断要做激素水平(卵泡刺激素、黄体生成素)检查和超声波检查,并排除其他疾病。

子宫内膜异位症:妇科专家指出,患者通常有痛经、性交痛、慢性下腹部疼痛等,易导致长期不排卵黄体功能不全,从而出现不孕或早期流产。

盆腔炎:会有阴道不正常分泌物与下腹部疼痛,严重的还会有卵巢输卵管脓肿及盆腔粘连。此外,某些肿瘤也会分泌雄性激素,破坏女性体内的内分泌平衡。

高龄:女性的年龄超过 35 岁。卵巢功能不全,排卵障碍,引起女性不孕。

二、临床表现

1.月经的改变

闭经是 POI 的主要临床表现。POI 发生在青春期前表现为原发闭经,且没有第二性征发育;发生在青春期后则表现为继发闭经,40岁以前月经终止,往往有第二性征发育。POI前月经改变的形式很不一致,约有50%患者会有月经稀发或不规则子宫出血;25%患者突然出现闭经。

有染色体缺陷的POI患者多有先天性卵巢发育不全,卵巢储备极差,POI发生更早,甚至未能达到青春发育期,因而表现为原发闭经。多数POI患者卵巢功能衰退发生的过程是突然的且不可逆的,少数患者这一过程会持续一段时间,相当于自然绝经的过渡期。临床上偶有已诊断为POI后又出现所谓一过性的卵巢功能恢复,表现为恢复正常月经,甚至有POI患者妊娠的报道,但随着POI确诊后时间的延长,卵巢功能恢复的机会也就越小。

2.雌激素缺乏表现

由于卵巢功能衰退,POI患者除不育外,也会像绝经妇女那样出现一组雌激素低下症候群,如潮热、出汗等血管舒缩症状,抑郁、焦虑、失眠、记忆力减退等神经精神症状,以及外阴瘙痒、阴道烧灼感、阴道干涩、性交痛和尿痛、尿急、尿频、排尿困难等泌尿生殖道症状。这些症状在原发闭经的POI患者中相对少见。

三、实验室检查

1.性激素水平测定

血清激素水平测定显示FSH水平升高,雌激素水平下降是POI患者的最主要特征和诊断依据,一般FSH>40 U/L,雌二醇<73.4 pmol/L(20 pg/mL)。其中最敏感的是血清FSH水平升高,FSH升高是POI的早期指标。偶尔POI患者会有暂时的卵巢功能恢复,经连续测定血清性激素发现,几乎半数POI妇女表现有间断性卵巢功能恢复,即血清雌二醇水平在183 pmol/L以上,甚至有近20%妇女可出现间断排卵,即血清孕酮水平超过9.5 μmol/L。

这种现象的病理生理特点与绝经过渡期相似,此期间卵巢内残存的卵泡仍有间断活动,导致性激素水平的波动性和不稳定性。因此,仅一次测定显示FSH水平升高不能断定卵巢功能一定完全衰竭,有时需重复测定,FSH持续升高提示POI可能。应该注意的是,血清FSH水平并不能够一定反应卵巢中原始卵泡的数目,FSH升高只是窦状卵泡在发育过程中缺乏雌激素和抑制素的负反馈时的表现。

2.超声检查

多数POI患者盆腔超声显示卵巢和子宫缩小,卵巢中无卵泡。但染色体核型正常的POI患者有1/3以上盆腔超声检查可有卵泡存在,有报道在确诊卵巢早衰6年以后,超声仍可发现卵巢中有卵泡存在,但多数妇女这些卵泡不具有正常功能,卵泡直径与血清雌二醇水平之间也无相关性。对这种现象有两种解释,一种可能是卵巢中确有残存的卵泡,另一种可能是所谓"卵巢不敏感综合征",即卵巢中有卵泡,但对FSH反应不敏感,因而卵泡不能发育。可能与卵巢中FSH受体缺陷有关,确切病因尚不清楚。临床上很难与POI鉴别,卵巢活检发现较多的原始卵泡方能诊断。超声检查还可发现有无生殖道解剖学结构的异常,如生殖道畸形、阙如等。

3.骨密度测定

POI患者可有低骨量和骨质疏松症表现,其原因是低峰值骨量和骨丢失率增加。年轻妇女如果在骨峰值形成以前出现POI,其雌激素缺乏状态要比正常绝经妇女长得多,且雌激素过早缺乏引起骨吸收速度加快,骨丢失增加,因此更容易引起骨质疏松症。文献报道,染色体正常的自发性 POI 妇女中有 2/3 骨密度低于同龄正常妇女均值 1 SD，骨密度的改变会使髋部骨折危险性增加 216 倍。

4.自身免疫指标和内分泌指标测定

自身免疫性疾病的检测包括血钙、磷、空腹血糖、清晨皮质醇、游离 T_4、TSH、甲状腺抗体、全血计数、红细胞沉降率（血沉）、总蛋白、白蛋白/球蛋白比例、风湿因子、抗核抗体等。

检测抗卵巢抗体的临床意义目前尚不肯定。抗卵巢抗体与卵巢炎的严重程度并无相关性，而且并不能预示是否会发生以及何时会发生卵巢功能衰退。

用市售试剂盒检测可有 1/3 正常妇女会有抗核抗体阳性。有研究显示肾上腺功能衰竭妇女类固醇细胞抗体阳性者可能会发生 POI。对可疑自身免疫性疾病患者应检查自身抗体、红细胞沉降率（血沉）、免疫球蛋白、类风湿因子等。有临床指征时,可进行甲状腺功能（血甲状腺激素、促甲状腺素）、肾上腺功能（血及尿皮质醇、血电解质）、甲状旁腺功能（甲状旁腺素）及血糖指标的测定。

5.其他检查

目前还没有非侵入性的检查来确定卵泡数目及功能,通过卵巢活检诊断卵巢炎或判断是否有卵泡存在对 POI 诊断的意义目前尚未肯定,因为卵巢活检对确认 POI 的分型没有帮助,而且有报道卵巢活检发现卵巢中缺乏卵泡者也有妊娠可能,故建议不常规进行。

目前可通过 GnRH 类似物进行刺激试验和用氯米芬促排卵试验来判断卵巢功能。孕激素撤退试验意义并不大,因为有些 POI 前驱患者有时可以产生足够的雌激素而使孕激素撤退试验阳性。对一些继发闭经未生育者及所有原发闭经患者应进行染色体核型检查,对有 Y 染色体的患者应尽早行双侧性腺切除以预防性腺肿瘤的发生。

四、诊断

公认的卵巢早衰的诊断标准是 40 岁以前出现至少 4 个月以上闭经,并有 2 次或以上血清 FSH>40 U/L（两次检查间隔 1 个月以上）,雌二醇水平<73.2 pmol/L。病史、体格检查及其他辅助实验室检查可有助于相关病因疾病的诊断。

1.病史

对患者进行详细的病史采集,包括初潮年龄、闭经前月经情况、闭经期限,有无闭经的诱因（精神刺激、环境毒物等因素）,有无使用药物史,有无癌症化疗史、放疗史,卵巢手术史,盆腔感染史、结核病史以及妊娠和生育史。自觉症状,如潮热、多汗、失眠、易怒、急躁、阴道干燥、尿痛等。既往和目前有无流行性腮腺炎和艾滋病（AIDS）病毒感染,因为有罕见的继发于感染的卵巢功能衰退。了解患者及其家人中既往和目前是否患有自身免疫性疾病,如 Addison 病、甲状腺疾病、糖尿病、SLE、类风湿性关节炎、白斑、克隆病和干燥综合征等。少数流行病学研究显示卵巢早衰有家族倾向,也有研究显示促性腺激素受体遗传性突变可导致卵巢早衰,故应仔细询问其家族史,包括母亲、姊妹及女性二级亲属的月经、生育情况和男性亲属的生育情况。

2.体格检查

进行全身检查时,注意全身发育、智力及营养状况,对乳腺和阴毛发育情况进行检查,并根据 Tanner 分级标准分级。盆腔检查注意有无雌激素缺乏引起的萎缩性阴道炎。自身免疫性 POI 患者（淋巴细胞性卵巢炎）有时可通过盆腔检查发现增大的卵巢。应重点检查有无上述自身免疫性疾病的有关体征。

3.实验室检查

除血清性激素水平测定外,当有临床指征时,还应注意酌情进行相关疾病的检查,如血、尿常规分析,红细胞沉降率(血沉)、抗核抗体、免疫球蛋白和类风湿因子检测。可通过磁共振检查和通过促甲状腺激素释放激素刺激产生完整 FSH、α 和 β 亚单位的情况来鉴别有无垂体肿瘤。

怀疑有低骨量和骨质疏松症者应进行骨密度测定。

进行盆腔超声检查了解有无解剖结构异常以及有无卵泡存在。但对染色体核型正常的自发 POI 患者,盆腔超声检查并不能改变临床诊断,因为即使发现有卵泡存在,目前尚未证实经过治疗能够使卵巢功能恢复。

五、治疗

1.绝经激素治疗(MHT)

患 POI 者除闭经外,只有少数人出现类似更年期症状,故常不被重视,也不接受治疗,但长期处于低雌激素状态下,年轻妇女会发生子宫萎缩,阴道分泌物减少,性交痛,甚至长期缺钙以致骨质疏松。所以应及时补充雌激素。对于有可能恢复卵巢功能且期望生育者也可加用促排卵药物。

2.免疫治疗

查明有抗体因素存在者可行免疫治疗。注射免疫疫苗已经成为一种较可靠的治疗手段。

3.手术治疗

(1)对于因卵巢血管因素导致卵巢营养缺失而发生的 POI 者应早诊断,早治疗,在卵巢功能丧失殆尽前尽早行血管搭桥手术,如将卵巢动脉与肠系膜下动脉或肾动脉等吻合,恢复卵巢血管供应,使卵巢再现生机。

(2)对于已处于 POI 晚期或由于各种原因导致卵巢阙如者,卵巢移植已成为很成功的一种治疗手段,借助她人的一小部分卵巢即可来完成女性生理功能。

4.促排卵疗法

针对因内分泌失调导致排卵障碍、月经不调而引起的女性不孕,专家运用传统医学之精华使之与高科技的现代西医技术融会贯通,经过潜心研究与临床实践,采用中药三期促卵疗法效果显著,该疗法是根据女性“月经”这一特殊的生理现象,将治疗周期分为月经前期、月经中期、月经后期,针对月经周期各个不同阶段的生理变化而制定相应的治疗方案达到促卵、排卵、受孕的目的。在具体实践中,根据月经周期、子宫内膜、卵巢的不同变化又分为卵泡期、排卵期、黄体期、月经期,根据各期的生理变化分阶段用药,将中医的辨证和西医的辨病相结合,以中药治疗为主进行个体化治疗。

(张秀平)

第三章 子宫内膜异位症及子宫腺肌病

第一节 子宫内膜异位症

子宫内膜异位症是指具有生长功能的子宫内膜组织〔腺体和(或)间质〕,在子宫腔被覆内膜和宫体肌层以外的部位生长、浸润,并反复周期性出血,继而引发疼痛、不孕及包块等症状的一种常见妇科病。近年文献报道其临床发病率为10%～15%,且有逐年增高的趋势。

本病多见于30岁左右的育龄妇女,生育少、生育晚的女性发病率高于多生育者。不孕症妇女中罹患此病的概率为正常妇女的7～10倍,发病率高达20%～40%。本病偶见于青春期发病,多与梗阻性生殖道畸形有关。而青春期前如婴儿、儿童或青少年极少发生。绝经后,子宫内膜异位病灶将随卵巢功能衰退而萎缩退化,再发病者极少,一旦发生多与雌激素替代有关,提示病变的发生及发展与卵巢功能密切相关。

子宫内膜异位症在组织学上是一种良性疾病,但具有增生、浸润、种植、复发、恶变等恶性生物学潜能。90%的子宫内膜异位病灶位于盆腔,特别是卵巢、子宫直肠陷凹、宫骶韧带等部位最为常见,也可以出现在阴道直肠隔、阴道、宫颈、直肠、膀胱、会阴切口部位、剖宫产切口部位、输卵管、阑尾、结肠、腹股沟管及腹膜后淋巴结等处,甚至在远离子宫的鼻腔、胸腔、脑膜、乳腺及四肢也偶有发生。子宫内膜异位症病灶分布如此之广,在良性疾病中极其罕见。

一、病因与发病机制

1860年Rokitansky首次描述了子宫内膜异位症,虽然关于子宫内膜异位症发病机制的研究近年来已取得不少进展,但至今尚未完全阐明,主要有经血逆流与种植学说、体腔上皮化生学说、淋巴及血行转移学说、免疫学说、遗传学说、干细胞学说。上述前三种学说仅能解释不同部位的子宫内膜组织的由来,但能否发展为子宫内膜异位症,可能主要取决于机体的免疫功能,尤其是细胞免疫功能、性激素及遗传基因决定个体易感性。

二、临床特点

1. 症状

子宫内膜异位症的临床表现根据其病变部位和程度而有不同。临床上最常见的症状是慢性盆腔痛、不孕和盆腔包块,其中最典型的临床症状是盆腔疼痛,70%～80%的患者有不同程度的盆腔疼痛,典型的三联征是痛经、性交痛和排便困难。约25%的患者无症状。

(1)痛经:60%～70%的患者有痛经,常为继发性痛经伴进行性加剧。患者多于月经前1～2天开始出现下腹和(或)腰骶部胀痛,经期第1～2天症状加重,月经净后疼痛逐渐缓解。病灶位于宫骶韧带及阴道直肠隔者,疼痛可向臀部、会阴及大腿内侧放射。病变较广泛及严重者,还可出现经常性的盆腔痛。一般痛经程度较重,常需服止痛药,甚至必须卧床休息。通常疼痛的程度与病灶深度有关,宫骶韧带和阴道直肠隔等深部浸润性病灶,即使病灶较小,亦可出现明显的痛经;卵巢内膜样囊肿,尤其是囊肿较大者,疼痛也可较轻,甚至毫无痛感。

　　(2)性交痛:病灶位于宫骶韧带、子宫直肠陷凹及直肠阴道隔的患者,因性交时触碰这些部位,可出现盆腔深部疼痛,国外报道性交痛的发生率为30%~40%。月经前,病灶充血水肿,性交痛更明显。因子宫内膜异位症所致的严重盆腔粘连,亦常引发性交痛。

　　(3)排便困难:当病变累及宫骶韧带、子宫直肠陷凹及直肠阴道隔时,由于月经前或月经期异位内膜的肿胀,粪便通过宫骶韧带之间时,可能出现典型的排便困难和便秘。

　　(4)不孕:是子宫内膜异位症的主要症状。据统计子宫内膜异位症中40%~60%有不孕,不孕症中25%~40%为子宫内膜异位症,可见两者关系密切。

　　(5)月经失调:部分患者可因黄体功能不健全或无排卵而出现月经期前后阴道少量出血、经期延长或周期紊乱。有的患者因合并子宫肌瘤或子宫腺肌病,也可出现经量增多。

　　(6)急性腹痛:较大的卵巢内膜样囊肿,可因囊内压力骤增而破裂,囊内容物流入腹腔刺激腹膜,产生剧烈腹痛;常伴有恶心、呕吐及肠胀气,疼痛严重者甚至可出现休克。临床上需与输卵管妊娠破裂、卵巢囊肿蒂扭转等急腹症鉴别。通常,卵巢内膜样囊肿破裂多发生在月经期或月经前后。阴道后穹隆穿刺若抽出咖啡色或巧克力色液体可诊断本病。

　　(7)直肠、膀胱刺激症状:病灶位于阴道直肠隔、直肠或乙状结肠者,可出现与月经有关的周期性排便痛、肛门及(或)会阴部坠胀及排便次数增多。若病灶压迫肠腔,可致排便困难。少数病变累及直肠黏膜时,可出现月经期便血。

　　病灶位于膀胱和输尿管者,可出现尿频、尿急和周期性血尿。若病灶压迫输尿管,则可并发肾盂积水和反复发作的肾盂肾炎。

　　2.体征

　　子宫内膜异位症的典型体征为妇科检查发现宫骶韧带及(或)子宫颈后上方、子宫直肠陷凹等处有1个或数个质地较硬的小结节,多为绿豆至黄豆大小,常有压痛。子宫大小正常,多数因与直肠前壁粘连而呈后位,活动受限。有的因合并子宫肌瘤或子宫腺肌病,其子宫亦可增大。于一侧或双侧附件区可扪及囊性包块,囊壁较厚,常与子宫、阔韧带后叶及盆底粘连而固定,亦可有轻压痛。

　　深部浸润性子宫内膜异位病灶多位于后穹隆。检查时见后穹隆黏膜呈息肉样或乳头状突起,扪时呈瘢痕样硬性结节,单个或数个,有的结节融合并向骶韧带或阴道直肠隔内发展,形成包块,常有压痛。月经期,病灶表面可见暗红色的出血点。

　　腹壁及会阴手术瘢痕的子宫内膜异位症,可于局部扪及硬结节或包块,边界欠清楚,常有压痛。病变较表浅或病程较长者,表面皮肤可呈紫铜色或褐黄色。月经期,患者除感局部疼痛外,包块常增大,压痛更明显。

三、诊断要点

　　1.诊断

　　子宫内膜异位症是妇科的常见病,典型病例根据病史和体征不难诊断,但有些患者的症状与体征可不相称,如有明显痛经者,妇科检查并无异常发现,而盆腔有明显包块者,却可以毫无症状,因而造成诊断困难。

　　诊断子宫内膜异位症应行盆腔三合诊检查,特别注意宫骶韧带及子宫直肠陷凹有无触痛性结节或小包块,必要时可在月经周期的中期和月经期的第2天,各做一次妇科检查,如发现月经期结节增大且压痛更明显,或盆腔出现新的结节,可诊断为子宫内膜异位症。当临床诊断困难时,可采取以下方法协助诊断。

(1)B超检查:妇科检查发现或怀疑有盆腔包块时,可行B超检查。卵巢内膜样囊肿的图像特征多为单房囊肿,位于子宫的一侧或双侧,囊壁较厚,囊内为均匀分布的细小弱光点。若囊肿新近有出血或出血量较多时囊内可出现液性暗区;陈旧血块机化后,可见液性暗区间有小片状增强回声区。有的囊肿可有分隔或多房,囊内回声可不一致。但B超对于一些较小的囊肿、浅表子宫内膜异位症以及深部浸润性子宫内膜异位症的检出率不高。

(2)磁共振成像(MRI):为多方位成像,组织对比度较好,分辨率高。卵巢内膜样囊肿,由于囊肿反复出血,使其MRI信号呈多样性的特征,囊内形成分层状结构,囊肿边缘锐利,有人报道,根据:①T_1加权像显示高信号;②T_2加权像部分或全部显示高低混杂信号,可以诊断为内膜样囊肿。MRI对发现深部浸润性子宫内膜异位症亦有较高的敏感性和特异性。

(3)血清CA125检测:子宫内膜异位症患者血清CA125值常增高,但多数在100 U/mL以下。由于CA125的升高并无特异性,而且病变较轻者CA125值往往正常($<$35 U/mL)。因此,一般认为CA125检测用于诊断子宫内膜异位症的价值不大。

(4)腹腔镜检查:目前认为腹腔镜检查是诊断子宫内膜异位症的金标准。腹腔镜检查可以发现影像学不能诊断的腹膜病灶。

2.鉴别诊断

(1)卵巢恶性肿瘤:患者除下腹或盆腔可扪及包块外,子宫直肠陷凹内常可扪及肿瘤结节,但与子宫内膜异位症不同的是包块较大,多为实质性或囊实性,常伴有腹腔积液,癌结节较大且无压痛。患者病程较短,一般情况较差,多数血清CA125升高更为明显,彩色多普勒超声显示肿块内部血供丰富(PI和RI指数较低),必要时抽取腹腔积液行细胞学检查,有条件可行MRI或腹腔镜检查加以确诊。

(2)盆腔炎性包块:急性盆腔感染,若未及时和彻底治疗,可转为慢性炎症,在子宫双侧或一侧形成粘连性包块。患者常感腰骶部胀痛或痛经及不孕。但其痛经程度较轻,也不呈进行性加剧。多数有急慢性盆腔感染病史,用抗生素治疗有效。包块位置较低者,可经阴道后穹隆穿刺包块,若抽出巧克力色黏稠液体,可诊断为卵巢内膜样囊肿。

结核性盆腔炎也可在子宫旁形成包块及有压痛的盆腔结节。患者除不孕外,有的可出现经量减少或闭经,若患者有结核病史,或胸部X线检查发现有陈旧性肺结核,对诊断生殖道结核有重要参考价值。进一步检查可行诊断性刮宫、子宫输卵管碘油造影以协助诊断。

(3)直肠癌:发生在阴道直肠隔的子宫内膜异位症,有时需与直肠癌鉴别。直肠癌病变最初位于直肠黏膜,患者较早出现便血和肛门坠胀,且便血与月经无关。肿瘤向肠壁及阴道直肠隔浸润而形成包块。三合诊检查包块较硬,表面高低不平,直肠黏膜不光滑,肛检指套有血染。子宫内膜异位症较少侵犯直肠黏膜,患者常有痛经、经期肛门坠胀或大便次数增多;病变累及黏膜者可出现经期便血。病程较长,患者一般情况较好。直肠镜检查并活检行组织学检查即可明确诊断。

(4)子宫腺肌病:痛经症状与子宫内膜异位症相似,但通常更为严重和难以缓解。妇科检查时子宫多呈均匀性增大、球形、质硬,经期检查触痛明显。本病常与子宫内膜异位症合并存在。

四、治疗原则

迄今为止,尚无一种理想的根治方法。无论是药物治疗或是保守性手术治疗,术后的复发率仍相当高。而根治则须以切除全子宫双附件为代价。因此,应根据患者年龄、生育要求、症状轻重、病变部位和范围,以及有无并发症等全面考虑,给予个体化治疗。

1. 一般原则

(1)要求生育者,尤其合并不孕的患者,多建议积极进行腹腔镜检查,依据术后的生育指数(EFI)评分,进行生育的指导。

1)即使是无症状或症状轻微的微型和轻度子宫内膜异位症患者,现多建议行腹腔镜检查,而不主张期待疗法。由于子宫内膜异位症是一种进行性发展的疾病,早期治疗可防止病情进展及减少复发。因此,如果是行腹腔镜诊断者,应同时将病灶消除。术后无排卵者可给予控制性促排卵,年龄>35 岁者可考虑积极的辅助生育技术,以提高妊娠率。

2)有症状的轻度和中度子宫内膜异位症患者:建议积极的腹腔镜检查,大量文献证明腹腔镜检查提高轻中度患者的术后妊娠率。术后予促排卵治疗,以提高妊娠率。

3)重度子宫内膜异位症或有较大的卵巢内膜样囊肿(直径≥5 cm)者,或囊肿直径 2～4 cm 连续 2～3 个月经周期者,建议腹腔镜检查及手术治疗,手术效果也优于期待治疗。

(2)无生育要求者

1)无症状者,若盆腔肿块直径<2 cm,且无临床证据提示肿块为恶性肿瘤(包括 CA125 正常水平,多普勒超声显示肿块血供不丰富,阻力指数>0.5),可定期随访或给予药物治疗。若盆腔肿块在短期内明显增大或肿块直径已达 5 cm 以上,或 CA125 显著升高,无法排除恶性肿瘤可能,则需行手术治疗。

2)有痛经的轻、中度子宫内膜异位症患者,可用止痛药对症治疗。症状较重或伴经常性盆腔痛者,宜口服避孕药,或先用假孕疗法或假绝经疗法 3～4 个月,然后再口服避孕药维持治疗。

3)症状严重且盆腔包块>5 cm,或药物治疗无效者,需手术治疗。根据患者年龄和病情,选择根治性手术或仅保留卵巢的手术。若保留卵巢或部分卵巢,术后宜药物治疗 2～3 个月,以减少复发。

(3)卵巢内膜样囊肿破裂者:需急诊手术,行囊肿剥除或一侧附件切除术,对侧卵巢若有病灶一并剔除,保留正常卵巢组织。术后予以药物治疗。

2. 治疗方法

(1)药物治疗

1)假孕疗法:早在 1958 年 Kistner 模拟妊娠期体内性激素水平逐渐增高的变化,采用雌、孕激素联合治疗子宫内膜异位症取得成功,并将此种治疗方法称为假孕疗法。治疗期间患者出现闭经及恶心、呕吐、嗜睡和体重增加等不良反应。最初,由于激素剂量过大,患者多难以坚持治疗,随后将剂量减小,每日服炔诺酮 5 mg,炔雌醇 0.075 mg,其疗效相当而不良反应明显减轻。假孕疗法疗程长,需连续治疗 6～12 个月,症状缓解率可达 80% 左右,但妊娠率仅为20%～30%,停药后复发率较高。目前对要求生育者,一般不再单独选择此种方法治疗。

2)孕激素类药物:单纯高效孕激素治疗可抑制子宫内膜增生,使异位的子宫内膜萎缩,患者出现停经。一般采用甲羟孕酮、18-甲基炔诺酮等。治疗期间如出现突破性阴道出血,可加少量雌激素,如炔雌醇 0.03 mg/d 或结合雌激素(倍美力)0.625 mg/d。治疗后的妊娠率与假孕疗法相当,但不良反应较轻,患者多能坚持治疗。

3)假绝经疗法

A.达那唑:是一种人工合成的17a-乙炔睾酮的衍生物,具有轻度雄激素活性。它通过抑制垂体促性腺激素的合成与分泌,以抑制卵泡的发育,使血浆雌激素水平降低;同时,它还可能与雌激素受体结合,导致在位和异位的子宫内膜萎缩,患者出现闭经,因而又称此种治疗为假绝经疗法。体外实验证明达那唑可抑制淋巴细胞增生和自身抗体的产生,具有免疫抑制作用。推测达那唑还可能通过净化盆腔内环境,减少自身抗体的产生等而提高受孕能力。常用剂量为400～600 mg/d,分2～3次口服,于月经期第1天开始服药,连续6个月。症状缓解率达90％～100％,停药1～2个月内可恢复排卵。治疗后的妊娠率为30％～50％。若1年内未妊娠,其复发率为23％～30％。

B.孕三烯酮:为19-去甲睾酮的衍生物,作用机制与达那唑相似,但雄激素作用较弱。由于它在体内的半衰期较长,故不必每日服药。通常从月经期第1天开始服药,每次服2.5 mg,每周服2次。治疗后的妊娠率与达那唑相近,但不良反应较轻,较少出现肝脏损害,停药后的复发率亦较高。有人报道停药1年的复发率为25％。

C.促性腺激素释放激素动剂(GnRH-a):是人工合成的10肽类化合物,其作用与垂体促性腺激素释放激素(GnRH)相同,但其活性比GnRH强50～100倍。持续给予GnRH-a后,垂体的GnRH受体将被耗尽而呈现降调作用,使促性腺激素分泌减少,卵巢功能明显受抑制而闭经。体内雌激素水平极低,故一般称为"药物性卵巢切除"。

GnRH-a治疗的不良反应为低雌激素血症引起的潮热、出汗、外阴及阴道干涩、性欲减退和骨质丢失,长期用药可致骨质疏松。为预防低雌激素血症和骨质疏松,可采用反加疗法,即在GnRH-a治疗期间,加小量雌激素或植物类雌激素,如黑升麻提取物(莉芙敏)。有报道血浆 E_2 水平控制在110.1～183.5pmol/L(30～50 ng/L)范围内,既可防止骨质疏松,又不致影响GnRH-a的疗效。

GnRH-a的疗效优于达那唑,但无男性化和肝脏损害,故更安全。

(2)手术治疗。目的:①明确诊断及进行临床分期;②清除异位内膜病灶及囊肿;③分解盆腔粘连及恢复盆腔正常解剖结构;④治疗不孕;⑤缓解和治疗疼痛等症状。

手术方式有经腹和经腹腔镜手术,由于后者创伤小,恢复快,术后较少形成粘连,现已成为治疗子宫内膜异位症的最佳处理方式。目前认为,以腹腔镜确诊,手术+药物治疗为子宫内膜异位症治疗的金标准。

1)保留生育功能的手术:对要求生育的年轻患者,应尽可能行保留生育功能的手术,即在保留子宫、输卵管和正常卵巢组织的前提下,尽可能清除卵巢及盆、腹膜的子宫内膜异位病灶,分离输卵管周围粘连等。术后疼痛缓解率达80％以上。妊娠率为40％～60％。若术后1年不孕,复发率较高。

2)半根治手术:对症状较重且伴有子宫腺肌症又无生育要求的患者,宜切除子宫及盆腔病灶,保留正常的卵巢或部分卵巢。由于保留了卵巢功能,患者术后仍可复发,但复发率明显低于行保守手术者。

3)根治性手术:即行全子宫及双侧附件切除术。由于双侧卵巢均已切除,残留病灶将随之萎缩退化,术后不再需要药物治疗,也不会复发。但病变广泛且粘连严重者,术中可能残留部分卵巢组织。为预防卵巢残余综合征的发生,术后药物治疗2～3个月不无裨益。

4)缓解疼痛的手术:对部分经多次药物治疗无效的顽固性痛经患者还可试采取以下两种手术方案缓解疼痛:①宫骶神经切除术(laparoscopic uterine nerve ablation,LUNA),即切断多数子宫神经穿过的宫骶韧带,将宫骶韧带与宫颈相接处 1.5～2.0 cm 的相邻区域切除或激光破坏;②骶前神经切除术(presacral neurectomy,PSN),在下腹神经丛水平切断子宫的交感神经支配。近期疼痛缓解率较好,但远期复发率高达 50%。

(毕秀萍)

第二节　子宫腺肌病

　　子宫腺肌病是由子宫内膜的腺体和间质侵入子宫肌层生长所引起的一种良性疾病。它可分为弥漫型与局限型两种类型,弥漫型的子宫多呈均匀性增大,球形,一般不超过 12 周妊娠子宫大小。少数病灶呈局限性生长形成结节或团块,类似肌壁间肌瘤,称为子宫腺肌瘤。

　　经量增多、经期延长和逐渐加重的进行性痛经为其主要临床症状。治疗上应根据患者年龄、有无生育要求及痛经严重程度可选择药物、手术或其他综合治疗。

一、诊断要点

　　凡中年妇女出现进行性加剧的痛经伴经量增多,盆腔检查发现子宫增大且质地较硬,双侧附件无明显异常时,应首先考虑子宫腺肌病。超声和 MRI 检查对诊断子宫腺肌病有一定帮助,但确诊需组织病理学依据。

　　需与子宫肌瘤、子宫内膜异位症等鉴别。由于一些患者可无痛经或症状轻微,临床上常误诊为子宫肌瘤。但子宫腺肌病的血清 CA125 水平往往升高,而子宫肌瘤者多为正常,检测血清 CA125 对两者的鉴别可有一定帮助。

二、治疗原则

　　应根据患者年龄、有无生育要求及痛经严重程度采取不同的处理方法。

　　1.期待治疗

　　用于无症状、无生育要求者。

　　2.药物治疗

　　(1)症状较轻者,可口服非甾体抗炎药或口服避孕药等缓解症状。

　　(2)年轻、有生育要求和近绝经期患者,可试用达那唑、孕三烯酮或 GnRH-a 治疗。这些药物可通过抑制卵巢功能,使子宫内膜萎缩,造成人工绝经,症状缓解。但停药后症状亦复现。

　　(3)左炔诺孕酮宫内缓释系统(LNG-IUS)对缓解痛经、减少经量有较好疗效,但 5 年需更换。

　　3.手术治疗

　　(1)年轻、有生育要求的局限性腺肌瘤患者可试行病灶挖除术。

　　(2)对症状严重、无生育要求或药物治疗无效的患者可采用全子宫切除术,卵巢是否保留取决于卵巢有无病变和患者年龄。

(毕秀萍)

第四章 妊娠滋养细胞疾病

妊娠滋养细胞疾病(gestational trophoblastic disease,GTD)是一组来源于胎盘滋养细胞的疾病。根据 WHO 女性生殖器官肿瘤分类(2014 年版)及 2015 国际妇产科联盟(FIGO)妇科肿瘤委员会癌症报告,GTD 在组织学上分为良性的部分性葡萄胎和完全性葡萄胎、侵蚀性葡萄胎、恶性的绒毛膜癌(简称绒癌)、胎盘部位滋养细胞肿瘤(PSTT)和上皮样滋养细胞肿瘤(ETT)。2014 年 WHO 女性生殖器官肿瘤分类(GTN)只包括绒癌、PSTT 和 ETT;侵蚀性葡萄胎虽未列入 GTN,但因其侵袭和转移等恶性肿瘤特征,处理上与绒癌相同。

第一节 葡萄胎

葡萄胎因妊娠后胎盘绒毛滋养细胞增生、间质水肿,而形成大小不一的水疱,水疱间以蒂相连成串,形如葡萄而命名之,也称水疱状胎块(hydatidifor mmole,HM)。葡萄胎包括良性葡萄胎和侵蚀性葡萄胎;良性葡萄胎又分完全性葡萄胎(CHM)和部分性葡萄胎(PHM)两类。

一、病因及相关因素

流行病学调查显示葡萄胎的发生率有地区差异。亚洲和拉丁美洲国家的葡萄胎的发生率较高,韩国和印度尼西亚约 400 次妊娠中有 1 次葡萄胎,而北美和欧洲国家葡萄胎的发生率较低,美国约 1500 次妊娠中仅有 1 次葡萄胎。

年龄和前次不良妊娠史是葡萄胎发病的高危因素,大于 40 岁和小于 20 岁的女性葡萄胎发生率显著升高,可能与该两个年龄段容易发生异常受精有关。前次妊娠有葡萄胎史也是高危因素。细胞遗传学研究表明,完全性葡萄胎的染色体核型为二倍体。根据基因来源可分为两组染色体 90% 系孤雄来源,染色体核型为 46,XX,另有 10% 核型为 46,XY,认为系由一个空卵分别和两个单倍体精子(23,X 和 23,Y)同时受精而成。部分性葡萄胎其核型 90% 以上为三倍体,如果胎儿同时存在,其核型一般也为三倍体。最常见的核型是 69,XXY,其余为 69,XXX 或 69,XYY。

二、病理特点

1.完全性葡萄胎

大体检查水疱状物形如串串葡萄,大小自直径数毫米至数厘米不等,水疱状物占满整个宫腔。镜下见:①胚胎或胎儿组织缺失;②绒毛水肿;③弥漫性滋养细胞增生;④种植部位滋养细胞呈弥漫和显著的异型性。

2.部分性葡萄胎

仅部分绒毛变为水疱,常合并胚胎或胎儿组织,胎儿多已死亡。镜下可见:①有胚胎或胎儿组织存在;②局限性滋养细胞增生;③绒毛大小及水肿程度明显不一;④绒毛呈显著的扇贝样轮廓、间质内可见滋养细胞包涵体;⑤种植部位滋养细胞呈局限和轻度的异型性。

三、临床表现

1.完全性葡萄胎

由于患者就诊早,超声诊断和血 HCG 检测广泛开展,完全性葡萄胎的典型的临床表现已很少见。停经后阴道流血仍然是最常见的临床表现,90％的患者可有阴道流血。

而其他症状如子宫异常增大、妊娠剧吐、子痫前期、甲状腺功能亢进、呼吸困难等少见,但若出现,支持诊断。完全性葡萄胎的典型症状如下。

(1)停经后阴道流血:为最常见的症状。停经 8～12 周开始有不规则阴道流血,量多少不定。

(2)子宫异常增大、变软:约有半数以上葡萄胎患者的子宫大于停经月份,质地变软,并伴有血清 HCG 水平异常升高。

(3)腹痛:因葡萄胎增长迅速和子宫过度快速扩张所致,可表现为阵发性下腹痛,一般不剧烈,常发生于阴道流血之前。若发生卵巢黄素囊肿扭转或破裂,可出现急腹痛。

(4)妊娠呕吐:多发生于子宫异常增大和 HCG 水平异常升高者,出现时间一般较正常妊娠早,症状严重,且持续时间长。

(5)妊娠期高血压疾病征象:已少见,多发生于子宫异常增大者,可在妊娠 24 周前出现高血压、水肿和蛋白尿,而且症状严重,容易发展为子痫前期,但子痫罕见。

(6)卵巢黄素化囊肿:由于大量 HCG 刺激卵巢,卵泡内膜细胞发生黄素化而形成囊肿,称卵巢黄素化囊肿。常为双侧性,囊肿表面光滑,活动度好,切面为多房,囊肿壁薄。黄素化囊肿一般无症状。超声检查即可诊断。黄素化囊肿常在水泡状胎块清除后 2～4 个月自行消退。

(7)甲状腺功能亢进征象:约 7％的患者可出现轻度甲状腺功能亢进表现,如心动过速、皮肤潮湿和震颤,但突眼少见。

2.部分性葡萄胎

可有完全性葡萄胎的大多数症状,但一般程度较轻。子宫大小与停经月份多数相符或小于停经月份,一般无腹痛,妊娠呕吐也较轻,常无妊娠期高血压疾病征象,一般不伴卵巢黄素化囊肿。有时部分性葡萄胎在临床上表现不全流产或过期流产,仅在对流产组织进行病理检查时才发现。有时部分性葡萄胎也和完全性葡萄胎较难鉴别,需刮宫后经组织学、遗传学检查和P57KIP2 免疫组化染色方能确诊。

四、诊断要点

1.症状

停经后不规则阴道流血是较早出现的症状,要考虑葡萄胎可能。若有子宫大于停经月份、严重妊娠呕吐、子痫前期,双侧卵巢囊肿及甲亢征象等,则支持诊断。

2.超声检查

超声检查是诊断葡萄胎常用的辅助检查方法。完全性葡萄胎的典型超声影像学表现为子宫明显大于相应孕周,无妊娠囊或胎心搏动,宫腔内充满不均质密集状或短条状回声,呈“落雪状”或“蜂窝状”。

常可测到两侧或一侧卵巢囊肿,多房,囊壁薄,内见部分纤细分隔。彩色多普勒超声检查可见子宫动脉血流丰富,但子宫肌层内无血流或仅稀疏“星点状”血流信号。部分性葡萄胎宫腔内可见由水泡状胎块所引起的超声图像改变及胎儿或羊膜腔,胎儿常合并畸形。

3. 血清人绒毛膜促性腺激素（HCG）测定

葡萄胎时,滋养细胞高度增生,产生大量 HCG,血清中 HCG 滴度通常高于相应孕周的正常妊娠值,而且在停经 8～10 周以后,随着子宫增大仍继续持续上升。但也有少数葡萄胎,尤其是部分性葡萄胎因绒毛退行性变,HCG 升高不明显。

4. 组织学诊断

组织学诊断是葡萄胎的确诊方法,所以葡萄胎每次刮宫的刮出物必须送组织学检查。

5. 细胞遗传学诊断

染色体核型检查有助于完全性和部分性葡萄胎的鉴别诊断。完全性葡萄胎的染色体核型为二倍体,部分性葡萄胎为三倍体。

6. 母源表达印迹基因检测

部分性葡萄胎拥有双亲染色体,所以表达父源印迹、母源表达的印迹基因（如 P57KIP2）,而完全性葡萄胎无母源染色体,故不表达该类基因,因此检测母源表达印迹基因可区别完全性和部分性葡萄胎。

7. 鉴别诊断

(1)流产:葡萄胎早期症状与先兆流产相似。先兆流产有停经、阴道流血及腹痛等症状,妊娠试验阳性,B超见胎囊及胎心搏动。葡萄胎时 HCG 水平持续高值,B超显示葡萄胎特点。难免流产有时与部分性葡萄胎较难鉴别,需要刮宫后标本仔细组织学检查。

(2)剖宫产切口部位妊娠:剖宫产术后子宫瘢痕妊娠是剖宫产术后的一种并发症,胚囊着床于子宫瘢痕部位,表现为停经后阴道流血,容易与葡萄胎混淆,B超检查有助于鉴别。

(3)多胎妊娠:子宫大于相应孕周的正常双胎妊娠,HCG 水平也略高于正常,容易与葡萄胎混淆,但双胎妊娠无阴道流血,B超检查可以确诊。

五、治疗原则

1. 清宫

葡萄胎一经确诊,应及时清宫。但清宫前首先应仔细做全身检查,注意有无休克、子痫前期、甲状腺功能亢进、水电解质紊乱及贫血等。清宫应在超声监视下,由有经验医师操作。由于葡萄胎子宫大而软,清宫出血较多,也易穿孔,所以清宫应在手术室内进行,一般选用吸刮术,其具有手术时间短、出血少、不易发生子宫穿孔等优点,比较安全。在输液、备血准备下,充分扩张宫颈管,选用大号吸管吸引。待大部分吸出、子宫明显缩小后,改用刮匙轻柔刮宫。为减少出血和预防子宫穿孔,可在术中应用缩宫素静脉滴注(10 U 加入 5% 葡萄糖 500 mL 中,可根据情况适当调整滴速),但缩宫素可能把滋养细胞压入子宫壁血窦,导致肺栓塞和转移,所以一般在充分扩张宫颈管和开始吸宫后使用缩宫素。若第一次刮宫后有持续性出血或术中感到一次刮净有困难时,可于 1 周后行第二次刮宫,但不推荐常规行二次清宫。

由于组织学诊断是葡萄胎最重要和最终的诊断,所以需要强调葡萄胎每次刮宫的刮出物,必须送组织学检查。

2. 卵巢黄素化囊肿的处理

因囊肿在葡萄胎清宫后会自行消退,一般不需处理。若发生腹痛、怀疑有扭转可能时,可行腹腔镜探查。如扭转时间短,卵巢无坏死,可缓慢还纳扭转,行囊肿剥除术;如囊肿扭转时间过长,已发生变性坏死,则需行患侧附件切除手术。

3. 预防性化疗

不推荐常规预防性化疗,因为常规应用会使约 80% 的葡萄胎患者接受不必要的化疗。预防性化疗不能完全防止葡萄胎恶变。

4. 子宫切除术

非存在其他子宫切除的指征,一般不建议行全子宫切除术,绝经前妇女应保留卵巢。但单纯子宫切除只能去除葡萄胎侵入子宫肌层局部的危险,而不能预防子宫外转移的发生,术后仍应需密切随访和监测血 HCG。

六、随访

在正常情况下,葡萄胎排空后,血清 HCG 稳定下降,首次降至正常的平均时间大约为 9 周,最长不超过 14 周。若葡萄胎排空后 HCG 持续异常要考虑妊娠滋养细胞肿瘤。葡萄胎患者清宫后需定期随访,以便早发现妊娠滋养细胞肿瘤并及时处理。随访应包括以下内容。

(1)HCG 定量测定:第一次测定应在清宫后 24 h 内,以后每周 1 次,直至连续 3 次正常,然后每个月 1 次持续至少半年。

(2)症状与体征:每次随访时除必须做 HCG 测定外,应注意月经是否规则,有无异常阴道流血,有无咳嗽、咯血及其转移灶症状,并做妇科检查,可选择一定间隔定期或必要时做 B 超、胸部 X 线片或 CT 检查。

葡萄胎随访期间应严格避孕,避孕半年即可;如 HCG 已阴性,即便随访不足 6 个月而意外妊娠,也无需终止妊娠。避孕方法可选避孕套、口服避孕药。

(汪红梅)

第二节　妊娠滋养细胞肿瘤

妊娠滋养细胞肿瘤 60% 继发于葡萄胎,30% 继发于流产,10% 继发于足月妊娠或异位妊娠。继发于葡萄胎排空后半年以内的妊娠滋养细胞肿瘤的组织学诊断多数为侵蚀性葡萄胎,而 1 年以上者多数为绒癌,半年至 1 年者,绒癌和侵蚀性葡萄胎均有可能,但一般时间间隔越长,绒癌可能性越大。继发于流产、足月妊娠以及异位妊娠后者,组织学诊断则应为绒癌。侵蚀性葡萄胎恶性程度一般不高,大多数仅造成局部侵犯,仅 4% 的患者并发远处转移,预后较好。绒癌恶性程度极高,在化疗药物问世以前,其死亡率高达 90% 以上。现由于诊断技术的进展及化学治疗的发展,绒癌患者的预后已得到极大的改善。

一、临床表现

1. 阴道流血

在葡萄胎排空、流产或足月产后,不规则阴道流血。

2. 子宫复旧不全或不均匀性增大

常在葡萄胎排空后 4~6 周子宫未恢复到正常大小,质地偏软。

3. 卵巢黄素化囊肿

由于 HCG 的持续作用,在葡萄胎排空、流产或足月产后,两侧或一侧卵巢黄素化囊肿可持续存在。

4. 腹痛

一般无腹痛,但当子宫病灶穿破浆膜层时可引起急性腹痛及其他腹腔内出血症状。黄素化囊肿发生扭转或破裂时也可出现急性腹痛。

5. 转移部位症状

大多为绒癌,主要经血行播散,产后绒癌转移发生早而且广泛。最常见的转移部位是肺(80%),其次是阴道(30%)、盆腔(20%)、肝(10%)和脑(10%)等。由于滋养细胞的生长特点之一是破坏血管,所以各转移部位症状的共同特点是局部出血。

(1)肺转移:当转移灶较小时可无任何症状,仅靠胸部 X 线片或 CT 做出诊断。当病灶较大或病变广泛时表现为胸痛、咳嗽、咯血及呼吸困难。这些症状常呈急性发作,但也可呈慢性持续状态达数月之久。在少数情况下,可因肺动脉滋养细胞瘤栓形成,造成急性肺梗死,出现肺动脉高压和急性肺功能衰竭。

(2)阴道转移:转移灶常位于阴道前壁,呈紫蓝色结节,破溃时引起不规则阴道流血,甚至大出血。可疑 GTN 阴道转移患者禁忌做活检。

(3)肝转移:多同时伴有肺转移,表现为上腹部或肝区疼痛,若病灶穿破肝包膜可出现腹腔内出血,导致死亡。

(4)脑转移:预后凶险,为主要的致死原因。一般同时伴有肺转移和(或)阴道转移。脑转移的形成可分为 3 个时期:首先为瘤栓期,初期并无症状,仅由 CT 或 MRI 诊断,进一步表现为一过性脑缺血症状如猝然跌倒、暂时性失语、失明等;继而发展为脑瘤期,即瘤组织增生侵入脑组织形成脑瘤,出现头痛、喷射样呕吐、偏瘫、抽搐直至昏迷;最后进入脑疝期,因脑瘤增大及周围组织出血、水肿,造成颅内压进一步升高,脑疝形成,压迫生命中枢,最终死亡。

二、诊断要点

1. 临床诊断

根据葡萄胎排空后或流产、足月分娩、异位妊娠后出现阴道流血和(或)转移灶及其相应症状和体征,应考虑妊娠滋养细胞肿瘤可能,结合 HCG 测定等检查,妊娠滋养细胞肿瘤的临床诊断可以确立。

(1)血清 HCG 测定:对于葡萄胎后妊娠滋养细胞肿瘤,HCG 水平是主要诊断依据。凡符合下列标准中的任何一项且排除妊娠物残留或妊娠即可诊断为妊娠滋养细胞瘤:升高的血 HCG 测定 4 次呈平台状态(10%),并持续 3 周或更长时间,即 1 d、7 d、14 d、21 d;血 HCG 测定连续上升(>10%)达 3 次,并至少持续 2 周或更长时间,即 1 d、7 d、14 d;血 HCG 水平持续异常达 6 个月或更长。

对非葡萄胎后妊娠滋养细胞肿瘤,以 HCG 水平为单一诊断依据存在不足,一般认为足月产、异位妊娠或流产后 HCG 多在 4 周左右转阴,如超过 4 周血 HCG 仍持续高水平或下降后再上升,除外妊娠物残留或再次妊娠后,应考虑妊娠滋养细胞肿瘤。当流产、足月产、异位妊娠后,出现异常阴道流血或腹腔、肺、脑等脏器出血,或肺部症状、神经系统症状等时,应考虑滋养细胞肿瘤可能,及时行血 HCG 检测。

(2)胸部 X 线片:是诊断肺转移的重要检查方法,并被用于预后评分中的肺转移灶的计数。肺转移的最初 X 线征象为肺纹理增粗,以后发展为片状或小结节阴影,典型表现为棉球状或团块状阴影。转移灶以右侧肺及中下部较为多见。

（3）CT和磁共振检查：CT对发现肺部较小病灶有较高的诊断价值。在胸片阴性而改用肺CT检查时，常可能发现肺微小转移。对胸部X线阴性者应常规做肺CT检查以排除肺转移。对胸片或肺CT转移灶大小最大直径超过3 cm的患者，或有头部症状患者，应常规做脑、肝CT或MRI，以排除脑、肝转移。

（4）超声检查：子宫可正常大小或不同程度增大，肌层内可见高回声团块，边界清但无包膜；或肌层内有回声不均区域或团块，边界不清且无包膜；彩色多普勒超声主要显示丰富的血流信号和低阻力型血流频谱。

2.组织学诊断

侵蚀性葡萄胎的镜下表现为保留绒毛结构的葡萄胎组织侵入子宫肌层和（或）血管；而绒癌的镜下表现为肿瘤细胞呈弥漫性、大片状侵入子宫肌层并伴出血、坏死，但不形成绒毛结构，常有淋巴血管浸润。

凡在子宫肌层内或子宫外转移灶组织中若见到绒毛或退化的绒毛阴影，则诊断为侵蚀性葡萄胎；若仅见成片滋养细胞浸润及坏死出血，未见绒毛结构者，则诊断为绒癌。若原发灶和转移灶诊断不一致，只要在任一组织切片中见有绒毛结构，均诊断为侵蚀性葡萄胎。为避免出血风险，转移灶的活检既不是必需的也不被推荐。

三、治疗原则

妊娠滋养细胞肿瘤的治疗以化疗为主、手术和放疗为辅。治疗前对患者做全面评估。治疗方案的选择应根据FIGO分期与评分、患者年龄、有无生育要求及经济情况等，进行个体化治疗。

1.化疗

可用于妊娠滋养细胞肿瘤化疗的药物很多，目前常用的一线化疗药物有甲氨蝶呤（MTX）、氟尿嘧啶（5-FU）、放线菌素D（Act-D）或国产更生霉素（KSM）、环磷酰胺（CTX）、长春新碱（VCR）、依托泊苷（VP-16）等。低危患者选择单一药物化疗，而高危患者选择联合化疗。

（1）单一药物化疗：常用的一线单一化疗药物有甲氨蝶呤（MTX）、氟尿嘧啶（5-FU）和放线菌素D（Act-D）。根据2015 FIGO癌症报告，单药Act-D的疗效可能优于单药MTX（RR 0.64，CI 0.54～0.76）。当对一线药物有反应但HCG水平不能降至正常或出现毒副作用阻止化疗的正常实施时，应更换另一单一药物。当对一线单一药物无反应（如HCG水平上升或出现新的转移灶）或对两种单药化疗HCG不能降至正常，应给予联合化疗。

（2）联合化疗：适用于高危病例（FIGO评分≥7分，Ⅱ～Ⅲ期和Ⅳ期），首选的方案是EMA-CO方案。EMA-CO方案初次治疗高危转移妊娠滋养细胞肿瘤的完全缓解率及远期生存率均在80%以上。该方案耐受性较好，最常见的毒副作用为骨髓抑制，其次为肝肾毒性。

（3）疗效评估：在每一疗程结束后，应每周1次测定血清HCG，结合妇科检查、超声、胸部X线片、CT等检查。在每疗程化疗结束至18 d内，血清HCG下降至少1个对数称为有效。

（4）毒副作用防治：化疗主要的毒副作用为骨髓抑制，其次为消化道反应、肝功能损害、肾功能损害及脱发等。

为预防化疗不良反应的发生，用药前需先检查肝、肾和骨髓功能及血、尿常规，正常才可开始用药。用药时应注意血常规变化,宜隔日检测血白细胞和血小板计数,必要时每日检测。如发现血常规低于正常值即应停药,待血常规恢复后再继续用药。疗程完后仍要检查血常规至恢复正常为止。如血常规下降过低或停药后不及时回升,应及时使用粒细胞集落刺激因子(G-CSF),G-CSF 不与化疗同时使用,距离化疗至少 24 h。如患者出现发热,应及时给予有效抗生素。有出血倾向者可给止血药物以及升血小板药物。呕吐严重者引起脱水、电解质紊乱或酸碱平衡失调时,可补给 5%～10%葡萄糖盐水。缺钾时应加氯化钾。因缺钙而发生抽搐时可静脉缓慢注射 10%葡萄糖酸钙 10 mL(注射时需十分缓慢)。为防口腔溃疡发生感染,用药前即应注意加强口腔卫生,常用清洁水漱口。已有溃疡时要加强护理,每日用生理盐水清洗口腔 2～3 次。用氟尿嘧啶发生腹泻时要注意可能并发伪膜性肠炎。一般应用氟尿嘧啶药物时大便次数不超过 4 次,大便不成形。但如见有腹泻应立即停药,严密观察。如大便次数逐步增多,即勤做大便涂片检查(每半小时 1 次),如涂片经革兰染色出现革兰阴性杆菌(大肠埃希菌)迅速减少,而革兰阳性球菌(成堆)增加,即应认为有伪膜性肠炎可能,宜及时给予有效抗生素(如万古霉素、盐酸去甲万古霉素及口服甲硝唑)。

(5)停药指征:HCG 阴性后,低危患者继续 2～3 个疗程的巩固化疗,高危患者继续至少 3 个疗程巩固化疗,极高危者可考虑巩固 4 个疗程。

2.手术治疗

手术治疗主要作为辅助治疗。对控制大出血等各种并发症、消除耐药病灶、减少肿瘤负荷和缩短化疗疗程等方面有一定作用,在一些特定的情况下应用。

(1)子宫切除术。主要适用于:①病灶穿孔出血;②低危无转移且无生育要求的患者;③耐药 GTN 患者。

(2)肺切除术:肺转移是妊娠滋养细胞肿瘤最常见的转移部位。绝大多数患者经化疗药物治疗后效果较好。对肺部耐药病灶、HCG 水平接近正常者可考虑肺叶切除。为防止术中扩散,需于手术前后应用化疗。

(3)其他手术:腹部手术适用于肝、胃肠道、肾、脾转移所致的大出血,开颅手术适用于颅内出血所致的颅内压升高或孤立的耐药病灶。

3.介入治疗

动脉栓塞以及动脉灌注化疗在妊娠滋养细胞肿瘤急诊止血中具有一定的应用价值。动脉栓塞在妊娠滋养细胞肿瘤治疗中主要用于:①控制肿瘤破裂出血;②阻断肿瘤血运,导致肿瘤坏死;③栓塞剂含有抗癌物质,起缓释药物的作用。动脉灌注化疗药物直接进入肿瘤供血动脉,局部浓度高,作用集中,不仅可提高抗癌药物疗效,而且可降低全身毒副作用。目前采用超选择性动脉插管持续灌注合并全身静脉用药,治疗绒癌耐药患者有较满意的疗效。

4.放射治疗

目前应用较少,主要用于肝、脑转移和肺部耐药病灶的治疗。

5.极高危型滋养细胞肿瘤的治疗

可选择 EP-EMA 等二线方案,但此类患者因一般情况较差,一开始采用强烈化疗可能引起出血、败血症,甚至器官衰竭,可在标准化疗前先采用低剂量化疗,如 VP-16 100 mg/m² 和顺铂 20 mg/m²,每周 1 次,共 1～3 周,病情缓解后,转为标准化疗。

6.耐药复发性妊娠滋养细胞肿瘤的治疗

对单药化疗耐药者可改用另一种单药,若对两次单药化疗耐药者或对其他两联、三联方案耐药者,则首选 EMA-CO 方案。而对 EMA-CO 方案耐药后,可选择 EMA-EP 方案、PVB 方案(顺铂、长春新碱、博来霉素)、BEP 方案(博来霉素、依托泊苷、顺铂)等。另外有研究报道,FAEV(氟脲苷+放线菌素 D+依托泊苷+长春新碱)化疗方案对耐药型滋养细胞肿瘤也有较好疗效。另外,对耐药或复发型患者,如病灶局限,则可在更改化疗方案同时进行手术治疗。

(李 芬)

第三节 胎盘部位滋养细胞肿瘤

胎盘部位滋养细胞肿瘤(placental site trophoblas tictumor,PSTT)是一种特殊类型的妊娠滋养细胞肿瘤,组织学起源为胎盘种植部位的中间型滋养细胞,临床相对罕见。

一、临床表现

PSTT 多发生于生育年龄女性,平均年龄为 34 岁。PSTT 可继发于各种类型的妊娠,包括足月妊娠、葡萄胎、自然流产、人工流产、异位妊娠等,其中以继发于足月妊娠的最为多见。

PSTT 患者临床症状缺乏特异性,常见症状包括不规则阴道流血、停经、子宫增大等,其他并发或继发症状还有子宫穿孔、肾病综合征、高催乳素血症等。

大多数 PSTT 临床进程表现缓慢,病灶局限于子宫,预后较好。但有 10%~15%的病例发生子宫外转移,常见的转移部位包括阴道、肺、肝等。一旦发生转移,尽管接受了手术和联合化疗,预后不良。

二、诊断要点

PSTT 的临床表现不典型,容易误诊、漏诊。临床确诊需要结合病史、病理学、血清学及影像学等辅助检查综合判断。常用的辅助检查如下。

1. 血清 HCG 测定

多数阴性或轻度升高,80%不高于 1 000 U/L(1 000 mU/mL)。

2. 血 HPL 测定

人胎盘生乳素(HPL)一般为轻度升高或阴性。

3. 超声检查

超声检查是常用的辅助诊断方法。二维超声提示子宫增大,腔内未见胚囊,子宫肌层内多个囊性结构或蜂窝状低回声区或类似子宫肌瘤的回声,或腔内见光点紊乱区。彩色多普勒提示肌壁间蜂窝状回声内血流丰富,呈低阻血流图像。

4. 其他影像学检查

CT 对肺部转移灶有很高的敏感性,主要用于肺转移的诊断;MRI 多用于对子宫和盆腔病灶的诊断。

5. 宫腔镜和腹腔镜诊断性检查

需要与其他妊娠相关疾病鉴别,如胎盘残留、异位妊娠等;对无法经过诊刮确诊的局限在子宫腔或子宫壁的占位,可经宫腔镜、腹腔镜、宫-腹腔镜联合切除病灶或活检,获得组织病理,以明确诊断。

6.组织学诊断

组织病理学诊断是金标准,同时进行免疫组织化学染色和其他滋养细胞肿瘤鉴别。

7.鉴别诊断

(1)PSTT 需要与绒癌、胎盘部位过度反应(EPS)、胎盘部位结节(PSN)、上皮样滋养细胞肿瘤(ETT)等滋养细胞疾病鉴别。鉴别需要病理和免疫组织化学染色。

(2)PSTT 还需与其他妊娠相关疾病鉴别。足月产后以及流产后 HCG 轻度升高,发现宫腔占位,需与胎盘和妊娠物残留鉴别,需要诊刮或宫腔镜检查;停经后阴道出血,或不规则阴道出血,HCG 升高,超声发现子宫肌壁间,尤其是位于宫角的血供丰富的病灶,还需要与异位妊娠鉴别。

近年来随着二胎政策放开,剖宫产切口妊娠发病率增加,剖宫产切口部位 PSTT 也有报道。

(3)对于 HCG 正常的宫腔占位,还需与黏膜下子宫肌瘤、子宫内膜息肉等鉴别。

三、治疗原则

1.手术治疗

PSTT 对化疗不敏感,手术是主要的治疗手段。首选全子宫切除术,因卵巢镜下转移仅为3%,故卵巢外观无异常者可以保留卵巢,特别是绝经前希望保留卵巢功能的患者。

对于无高危因素的 PSTT 患者,全子宫切除后不必给予任何辅助治疗。

2.化疗

与其他妊娠滋养细胞肿瘤相比,PSTT 患者对化疗不敏感,化疗一般作为手术后的辅助治疗。化疗指征为:①有高危因素(距前次妊娠时间>2 年、有丝分裂指数>5 个/10HPF、肌层浸润深度>1/2、脉管受累)的Ⅰ期患者;②Ⅱ期及Ⅱ期以上的 PSTT 患者;③保守术后可疑有残余肿瘤患者;④远处转移、术后复发或疾病进展患者。一般认为对于 FIGO Ⅰ期低危患者全子宫切除术后可不予化疗,Ⅱ期及Ⅱ期以上的患者应给予辅助性化疗。

由于 PSTT 对化疗不如妊娠滋养细胞肿瘤敏感,不主张单药化疗,推荐首选 EMA-CO 方案和 EMA-EP 方案,实施化疗的疗程数和巩固化疗原则同高危 GTN。

四、预后相关因素

妊娠滋养细胞肿瘤的预后评分不适用于 PSTT。目前认为,FIGO 分期是 PSTT 最重要的预后因素。影响 PSTT 预后的高危因素有:①FIGO 分期Ⅲ～Ⅳ期;②有丝分裂指数>5 个/HPF;③距先前妊娠>2 年;④具有子宫外转移病灶。另外,年龄≥40 岁、β-HCG>10 000 U/L、肿瘤体积较大、肌层浸润深度>1/2、脉管受累、大面积肿瘤出血坏死,以及出现肾病综合征、高血压、红细胞增多症、脾大等并发症等都提示预后不良。

(李 芬)

第五章　女性生殖器官发育异常

第一节　常见女性生殖器官发育异常

一、处女膜闭锁

处女膜闭锁(imperforate hymen)也称无孔处女膜,较常见,系泌尿生殖窦上皮未能贯穿前庭部所致。患者在青春期初潮前无任何症状,初潮后因经血无法排出而出现相应症状。最初经血积在阴道内,多次月经来潮后,经血逐渐积聚,造成子宫、输卵管积血,甚至腹腔内积血。输卵管伞部附近的腹膜受经血刺激发生水肿、粘连,伞端闭锁,因此经血较少进入腹腔。

1. 症状

绝大多数患者青春期后出现周期性、进行性加剧的下腹痛,但无月经来潮。严重者伴有便秘、肛门坠胀、尿频及尿潴留等症状。

2. 体征

检查外阴时见处女膜向外膨隆,表面呈紫蓝色,无阴道开口。直肠指诊时,可扪及阴道内有球形包块向直肠前壁突出。直肠腹部双合诊时,在下腹部扪及位于阴道包块上方的另一较小包块,此包块为经血潴留的子宫且压痛明显。

3. 治疗

确诊后应立即行手术治疗。先用粗穿刺针穿刺处女膜正中膨隆部,抽出褐色积血证实诊断,然后将处女膜作"X"形切开并引流。待大部分积血排出后,常规检查宫颈是否正常。切除多余的处女膜瓣,缝合切口边缘黏膜,保持引流通畅和防止创缘粘连。围手术期须给予抗生素预防感染。

二、阴道发育异常

1. 先天性无阴道

先天性无阴道系因双侧副中肾管发育不全所致,一般合并先天性无子宫或仅有始基子宫,极个别患者子宫发育正常,卵巢一般正常。患者常于青春期后因原发性闭经或婚后性交困难而就诊。检查可见外阴、第二性征发育正常,但无阴道口或仅在阴道外口处见一浅凹陷,有时可见阴道盲端,直肠-腹部双合诊和盆腔B超检查不能发现子宫。子宫发育正常者,青春期时因宫腔积血而出现周期性腹痛,直肠-腹部双合诊可扪及增大、有压痛的子宫。约15%的患者合并泌尿道畸形。为使患者性生活正常,短浅阴道者可先用机械扩张法,不适宜机械扩张或机械扩张无效者,可行阴道成形术。对有发育正常子宫的患者,初潮时即应行阴道成形术,可保留生育功能。宫颈缺如或子宫发育不良而无法保留子宫者应予切除。

2. 阴道闭锁

阴道闭锁系因泌尿生殖窦未参与形成阴道下段。闭锁位于阴道下段,长2～3 cm。症状与处女膜闭锁相似,无阴道开口,但闭锁处黏膜表面色泽正常,也不向外膨隆,直肠指诊扪及向直肠凸出的阴道积血包块,其位置较处女膜闭锁高。应尽早手术治疗。

3.阴道横隔

阴道横隔系因两侧副中肾管会合后的尾端与泌尿生殖窦相接处未贯通或部分贯通。横隔可位于阴道内任何部位,上中段交界处居多,约 1 cm 厚。多数横隔中央或侧方有一小孔,经血自小孔排出。横隔位于上段者,不影响性生活,常于妇科检查时发现;位置较低者少见,多因性生活不满意而就诊。治疗应将横隔切开并切除其多余部分,缝合切缘以防粘连,术后短期放置模型防止瘢痕挛缩。分娩时发现横隔阻碍胎先露部下降。横隔薄者,将横隔切开后胎儿即能经阴道娩出;横隔厚者应行剖宫产。

4.阴道纵隔

阴道纵隔系因双侧副中肾管会合后,其中隔未消失或未完全消失,分完全纵隔和阴道斜隔两类。完全纵隔形成双阴道,常合并双宫颈、双子宫;纵隔偏向一侧形成阴道斜隔,导致该侧阴道完全闭锁,可使经血潴留形成阴道侧方包块。绝大多数患者无症状,可因婚后性交困难或潴留在斜隔盲端的积血继发感染后才确诊,有些患者因分娩时产程进展缓慢才确诊。若纵隔影响性交或斜隔妨碍经血排出,应将其切除,创面缝合防粘连。因阴道纵隔影响性交导致不孕患者,切除纵隔可能提高受孕机会。若临产后发现纵隔阻碍胎先露部下降,可沿隔的中部切断,分娩后缝合切缘止血。

三、宫颈发育异常

先天性宫颈闭锁罕见。若患者子宫内膜有功能时,青春期后可出现周期性腹痛,系因子宫腔积血。经血可经输卵管逆流进入腹腔,导致盆腔子宫内膜异位症和子宫腺肌病。通过手术穿通宫颈,使子宫与阴道相通;若宫颈未发育,行子宫切除术。

四、子宫发育异常

1.先天性无子宫

先天性无子宫系因两侧副中肾管中段及尾段未发育引起。常合并无阴道,卵巢发育正常,第二性征不受影响。直肠-腹部双合诊不能扪及子宫,盆腔超声未发现子宫影像。

2.始基子宫

始基子宫也称痕迹子宫,系因两侧副中肾管会合后不久即停止发育所致。常合并无阴道,子宫极小,仅长 1～3 cm,无宫腔。

3.子宫发育不良

子宫发育不良也称为幼稚子宫,系因副中肾管会合后短时期内停止发育。子宫比正常小,有时极度前屈或后屈,宫颈呈圆锥形,相对较长,子宫体与宫颈之比为 1∶1 或 2∶3。患者月经量较少,不育。直肠-腹部双合诊可扪及小而活动的子宫。若患者无规律排卵,可用小剂量雌激素加孕激素序贯用药刺激子宫生长。

4.双子宫

双子宫系因两侧副中肾管完全未融合,各自发育形成两个子宫体和两个宫颈,阴道也完全分开,每侧子宫各有单一的输卵管和卵巢。患者无自觉症状,通常在人工流产术、产前检查或分娩时偶然发现。早期人工流产术时可致漏刮;妊娠晚期胎位异常率增加;分娩时未孕侧子宫可能阻碍胎先露部下降,多发生子宫收缩乏力,增加剖宫产率。偶发生两侧子宫同时妊娠。也有双子宫、单阴道或阴道内有一纵隔者,患者可能因阴道纵隔妨碍性交,致性交痛或性交困难。

5.双角子宫和鞍状子宫

子宫底部融合不全呈双角者，称为双角子宫；子宫底部稍下陷呈鞍状，称为鞍状子宫，也称弓型子宫。两者一般无症状，双角子宫有时可有月经量较多伴痛经，妊娠时易发生胎位异常，臀先露居多。发育不良宫腔狭窄的双角子宫可能发生妊娠中期流产或妊娠晚期早产。子宫矫形手术较为困难。

6.中隔子宫

中隔子宫较常见，系因两侧副中肾管融合不全，在宫腔内形成中隔。从子宫底至宫颈内口将宫腔完全隔为两部分为完全中隔；仅部分隔开为不全中隔。患者易发生不孕、流产、早产和胎位异常；如胎盘附着在隔上，则可发生产后胎盘滞留。子宫外形正常，经超声、子宫输卵管造影或宫腔镜检查确诊。对有不孕和反复流产的患者，可在腹腔镜监视下通过宫腔镜切除中隔，术后宫腔内置金属 IUD，防止创面粘连，数月后取出 IUD。

7.单角子宫

系因一侧副中肾管发育，而另一侧副中肾管未发育或未形成管道。未发育侧的卵巢输卵管、肾常同时缺如。妊娠可发生在单角子宫，但较多发生妊娠中、晚期反复流产及早产。

8.残角子宫

系因一侧副中肾管发育正常，而另一侧发育不全形成残角子宫，可伴该侧泌尿系发育畸形。检查时易将残角子宫误诊为卵巢肿瘤。大多数残角子宫与对侧正常宫腔不相通，仅有纤维带相连；偶有两者间有狭窄管道相通者。如残角子宫内膜无功能，一般无症状，无须治疗；如内膜有功能，周期性出血且与正常宫腔不相通，往往因宫腔积血而导致痛经，甚至并发子宫内膜异位症，需切除残角子宫。若妊娠发生在残角子宫内，行人工流产术时无法探及，至妊娠16～20 周时发生破裂而出现典型输卵管妊娠破裂症状，如不及时手术，患者可因大出血而死亡。

五、输卵管发育异常

输卵管发育异常有以下几种。①单侧输卵管缺失：系因该侧副中肾管未发育；②双侧输卵管缺失：常见于无子宫或始基子宫患者；③单侧（偶尔双侧）副输卵管：为输卵管分支，具有伞部，其腔与输卵管相通或不通；④输卵管发育不全、闭塞或中段缺失：类似结扎术后。输卵管发育异常是不孕原因之一，也可能导致输卵管妊娠，但临床罕见。输卵管部分节段缺失者可整形吻合。希望生育者需借助辅助生育技术。

六、卵巢发育异常

卵巢发育异常有以下几种。①卵巢未发育或发育不良：双侧卵巢缺失常为先天性性腺发育不良所致，可为低促性腺激素低性腺激素原因，其中部分为 Kallmann 综合征，也可为高促性腺激素低性腺激素及 45,X 染色体核型异常导致的卵巢不发育，卵巢外观细长而薄，色白质硬，甚至仅为条状痕迹；单侧卵巢缺失见于单角子宫。②副卵巢：罕见，一般远离卵巢部位，可位于腹膜后。③偶尔卵巢可分裂为几个部分。

（张志磊）

第二节 两性畸形

某些患者生殖器官同时具有某些男女两性特征,称为两性畸形。两性畸形为先天性生殖器发育畸形的一种特殊类型,可能对患儿的抚育、心理以及未来的生活、工作和婚姻等带来许多困扰,必须及早诊断和治疗。

一、分类

外生殖器出现两性畸形,均因胚胎或胎儿在宫腔内接受过高或不足量雄激素刺激。

1.女性假两性畸形

女性假两性畸形又称外生殖器男性化。患者染色体核型为 46,XX,生殖腺为卵巢,子宫、卵巢和阴道均存在,但外生殖器出现男性化,男性化程度取决于胚胎和胎儿暴露于高雄激素的时期和雄激素剂量,可从阴蒂中度粗大直至阴唇后部融合和出现阴茎。

(1)先天性肾上腺皮质增生症(congenital adrenal hyperplasia,CAH):也称为肾上腺生殖综合征,是最常见的女性假两性畸形,为常染色体隐性遗传病。病因为胎儿肾上腺合成皮质醇的一些酶缺乏(21-羟化酶最常见),导致肾上腺皮质醇合成障碍。皮质醇减少,其对下丘脑和垂体负反馈作用消失,导致垂体促肾上腺皮质激素(ACTH)分泌增加,刺激肾上腺增生并产生异常大量雄激素,致使女性胎儿外生殖器不同程度男性化。患者出生时即有阴蒂肥大,阴唇融合,严重者大阴唇肥厚,形成皱褶,并有不同程度的融合,状似阴囊,但内无睾丸;子宫、卵巢、阴道均存在,阴道下段狭窄,难以发现阴道口。随着婴儿长大,男性化日益明显,较早出现阴毛和腋毛,至青春期乳房不发育,内生殖器发育也受抑制,无月经来潮。虽幼女期身高增长快,但因骨骺愈合早,至成年时反较正常妇女矮小。

(2)孕妇于孕早期服用具有雄激素作用的药物,若用于孕早期保胎或服药过程中受孕,均可导致女胎外生殖器男性化,类似先天性肾上腺皮质增生所致畸形,但程度轻,且在出生后男性化不再加剧,至青春期月经来潮,还可有正常生育。血雄激素和尿 17-酮值均正常。

2.男性假两性畸形

患者染色体核型为 46,XY;生殖腺为睾丸,无子宫及阴道,阴茎极小、生精功能异常,无生育能力。病因为男性胚胎或胎儿在母体缺少雄激素刺激发育。因男性假两性畸形多见于外周组织雄激素受体基因缺陷而使雄激素表型低下,临床将此病称为雄激素不敏感综合征,属 X 连锁隐性遗传。

3.生殖腺发育异常

(1)真两性畸形:患者体内同时存在睾丸和卵巢两种性腺,称为真两性畸形,在两性畸形中最罕见。可一侧生殖腺为卵巢,另一侧为睾丸;或每侧生殖腺内同时含卵巢及睾丸两种组织,称为卵睾;也可一侧为卵睾,另一侧为卵巢或睾丸。染色体核型多为 46,XX;其次为 46,XX/46,XY 嵌合型;单纯 46,XY 少见。外生殖器多为混合型,以男性为主或以女性为主,但多有阴茎,能勃起,而乳房几乎均为女性型。体内雌激素和雄激素水平均略高。大多数患者出生时阴茎较大,往往按男婴抚育;但若能及早确诊,绝大多数患者仍以按女婴抚育为宜。个别有子宫的患者在切除睾丸组织后,不但月经来潮,还具有正常生育能力。

(2)混合型生殖腺发育不全:染色体核型为 45,X 与另含有一个 Y 的嵌合型以 45,X/46,

XY 多见。一侧为异常睾丸，另一侧为未分化生殖腺、生殖腺呈索状痕迹或生殖腺缺如。患者外阴部分男性化且出现不同程度融合、尿道下裂，阴蒂增大。睾丸侧有输精管，未分化生殖腺侧有输卵管、发育不良子宫和阴道，不少患者有 Turner 综合征的躯体特征。出生时多按女婴抚养，但至青春期往往出现男性化，女性化者极少。若出现女性化时，应考虑为生殖腺分泌雌激素肿瘤的可能。

（3）单纯型生殖腺发育不全：染色体核型为 46，XY，但生殖腺未能分化为睾丸而呈索状，故无雄激素分泌，副中肾管也不退化。患者表型为女性，但身体较高大，有发育不良子宫、输卵管，青春期乳房及毛发发育差，无月经来潮。

二、诊断

1. 病史和体检

应首先询问患者母亲在孕早期有无服用雄激素类药物史及家族史。并详细体检。注意阴茎大小、尿道口位置，是否有阴道和子宫。若直肠-腹部双合诊扪及子宫，表明多为女性假两性畸形，但应排除真两性畸形。若在腹股沟、大阴唇或阴囊内扪及生殖腺，则为睾丸组织，但仍不能排除真两性畸形。

2. 实验室检查

应行染色体核型检查及全面的生殖激素检测。

3. 生殖腺活检

通常需要通过腹腔镜检查或剖腹探查，取生殖腺活检，方能确诊。

三、治疗

应根据患者原社会性别、本人性别自认及畸形程度制订矫治方案。原则上除阴茎发育良好者外，均宜按女性矫治。

1. 先天性肾上腺皮质增生

确诊后给予可的松类药物，可抑制促肾上腺皮质激素过量分泌，防止外阴进一步男性化及骨骺提前闭合，还可促进女性生殖器官发育和月经来潮，甚至有受孕和分娩的可能，但需终身用药。阴蒂肥大者，应部分切除，仅保留阴蒂头，使其接近正常女性阴蒂大小。外阴部有融合者，可行手术矫治。

2. 雄激素不敏感综合征

应按女性抚育为宜。完全型患者待青春期发育成熟后，应切除双侧睾丸防止恶变，术后长期应用雌激素维持女性第二性征。不完全型患者应提前作整形术并切除双侧睾丸。阴道过短影响性生活者，应行阴道成形术。

3. 混合型

生殖腺发育不全或单纯型生殖腺发育不全染色体核型含有 XY 者，其生殖腺发生恶变频率较高，且发生年龄可能很小，应在确诊后尽早切除未分化生殖腺。

4. 真两性畸形性别的矫治

主要取决于外生殖器官的功能状态，保留与其性别相适应的生殖腺，将不需要的生殖腺切除。除阴茎粗大、能勃起且具有能推纳入阴囊内的睾丸可按男性矫治外，其他均按女性矫治为宜。

（梁　静）

第六章 女性生殖器官损伤性疾病

第一节 阴道前壁膨出

阴道前壁膨出多因膀胱和尿道膨出所致,以膀胱膨出常见,常伴有不同程度的子宫脱垂。阴道前壁膨出可单独存在或合并阴道后壁膨出。

一、病因

阴道前壁主要由耻骨宫颈韧带、膀胱宫颈筋膜和泌尿生殖膈的深筋膜支持。分娩时,这些韧带、筋膜和肌肉撕裂;产后过早参加体力劳动,不能很好恢复,使膀胱底部失去支持力;这些因素导致与膀胱紧连的阴道前壁向下膨出,在阴道口或阴道口外可见,称膀胱膨出。若支持尿道的膀胱宫颈筋膜受损严重,尿道紧连的阴道前壁自尿道外口向下 3～4 cm 膨出,称尿道膨出。

二、分度

临床上阴道前壁膨出传统分度为 3 度,以屏气下膨出最大限度来判定。①Ⅰ度:阴道前壁形成球状物,向下突出,达处女膜缘,但仍在阴道内;②Ⅱ度:阴道壁展平或消失,部分阴道前壁突出于阴道口外;③Ⅲ度:阴道前壁全部突出于阴道口外。

Baden-Walker 提出,评价盆底器官膨出的阴道半程系统分级法,其分度如下。①Ⅰ度:阴道前壁突出部位下降到距处女膜半程处;②Ⅱ度:阴道前壁突出部位到达处女膜;③Ⅲ度:阴道前壁突出部位到达处女膜以外。注意:膨出分度检查应在最大屏气状态下进行。

三、临床表现

1. 症状

轻者无明显症状,重者自觉下坠、腰酸,并有块状物自阴道脱出,实为膨出的阴道前壁。长久站立、活动过度或腹压增加时块状物增大,下坠感更加明显。若仅有阴道前壁合并膀胱膨出时,尿道膀胱后角变锐,常导致排尿困难而有尿潴留,甚至继发尿路感染。若膀胱膨出合并尿道膨出、阴道前壁完全膨出时,尿道膀胱后角消失,在咳嗽、用力屏气等腹压增加时有尿液溢出,称压力性尿失禁。

2. 体征检查

见阴道前壁呈球状膨出,阴道口松弛,膨出膀胱柔软,该处阴道壁黏膜皱襞消失,如反复摩擦,可发生溃疡。

四、诊断

妇科检查如发现膨出的阴道前壁,不难诊断和分度。应注意区分阴道前壁膨出是膀胱膨出还是尿道膨出,或者两者合并存在,此外,还要了解有无压力性尿失禁的存在。

五、治疗

无症状、阴道半程系统分级法为Ⅰ度和Ⅱ度患者不需治疗。有自觉症状但因其他慢性疾病不宜手术者，可置子宫托缓解症状，需间断性取出，清洗后重新放置，以免因异物长期压迫引起尿瘘、粪瘘。自觉症状明显的重度患者应行阴道前壁修补术，加用医用合成网片或生物补片能够达到加强修补减少复发的作用。合并压力性尿失禁者应同时行膀胱颈悬吊术或阴道无张力尿道中段悬吊术。

（徐晓春）

第二节　阴道后壁膨出

阴道后壁膨出也称直肠膨出。阴道后壁膨出可单独存在，也常合并阴道前壁膨出。阴道分娩的产妇，当第二产程延长时，直肠阴道间筋膜以及耻骨尾骨肌纤维长时间受压而过度伸展或撕裂，导致直肠前壁似盲袋凸向阴道后壁，成为伴直肠膨出的阴道后壁脱垂。长期便秘、排便时用力向下屏气以及年迈体弱可加剧其膨出程度。若损伤发生在较高处的耻骨尾骨肌纤维，可引起直肠子宫陷凹疝，疝囊内往往有肠管，故又名肠膨出。

一、分度

临床上传统分度为 3 度，以屏气下膨出最大限度来判定。①Ⅰ度：阴道后壁达处女膜缘，但仍在阴道内；②Ⅱ度：阴道后壁部分脱出阴道口；③Ⅲ度：阴道后壁全部脱出阴道口外。注意：膨出分度检查应在最大屏气状态下进行。

Baden-Walker 盆底器官膨出的阴道半程系统分级法，其分度如下。①Ⅰ度：阴道后壁突出部位下降到距处女膜半程处；②Ⅱ度：阴道后壁突出部位到达处女膜；③Ⅲ度：阴道后壁突出部位到达处女膜以外。注意：膨出分度检查应在最大屏气状态下进行。

二、临床表现

1. 症状

轻者多无不适。阴道后壁明显凸出于阴道口外者，有外阴摩擦异物感。部分患者有下坠感及腰酸痛。重者自觉排便困难，有时需用手指推压膨出的阴道后壁方能排出粪便。

2. 体征检查

可见阴道后壁黏膜呈球状物膨出，阴道松弛，多伴有陈旧性会阴裂伤。肛诊手指向前方可触及向阴道凸出的直肠，呈盲袋；如无盲袋的感觉，可能仅为阴道后壁黏膜膨出。

三、诊断

根据临床表现不难诊断和分度。肛门指诊时注意肛门括约肌功能，还应注意盆底肌肉组织的检查，注意了解肛提肌的肌力和生殖裂隙宽度。

四、治疗

轻者不需治疗，有症状的阴道后壁膨出伴有会阴陈旧性裂伤者，应行阴道后壁及会阴修补术。修补阴道后壁,应将肛提肌裂隙及直肠筋膜缝合于直肠前,以缩紧肛提肌裂隙。加用网片可加强局部修复,对重度膨出修复有减少复发的作用。

(汪红梅)

第三节 子宫脱垂

子宫从正常位置沿阴道下降,宫颈外口达坐骨棘水平以下,甚至子宫全部脱出阴道口以外,称子宫脱垂。

一、病因

1.分娩损伤

分娩损伤为子宫脱垂最主要的病因。在分娩过程中,特别是经阴道手术助产或第二产程延长者,盆底肌、筋膜以及子宫韧带均过度伸展,张力降低,甚至撕裂。当上述各组织在产后尚未恢复正常时,若产妇过早参加体力劳动,特别是重体力劳动,此时过高的腹压可将未复位的后倾子宫推向阴道以致发生脱垂。子宫脱垂常合并阴道前壁脱垂。多次分娩也是子宫脱垂的病因。

2.长时间腹压增加

长期慢性咳嗽、直肠狭窄所致排便困难、经常超重负荷(肩挑、举重、蹲位、长期站立)、盆腔内巨大肿瘤或大量腹腔积液等,均使腹内压力增加,并直接作用于子宫,迫使其向下移位,尤其发生在产褥期时。

3.盆底组织发育不良或退行性变

子宫脱垂偶见于未产妇,其主要原因为先天性盆底组织发育不良导致子宫脱垂,其他脏器如胃也下垂。老年妇女盆底组织萎缩退化,也可发生子宫脱垂或使脱垂程度加重。

二、分度

我国根据 1981 年全国部分省、市、自治区"两病"科研协作组的意见,以患者平卧用力向下屏气时子宫下降的程度,将子宫脱垂分为 3 度。①Ⅰ度:轻型为宫颈外口距处女膜缘<4 cm,未达处女膜缘;重型为宫颈外口已达处女膜缘,未超出该缘,阴道口可见宫颈。②Ⅱ度:轻型为宫颈已脱出阴道口,宫体仍在阴道内;重型为宫颈及部分宫体已脱出于阴道口;③Ⅲ度:宫颈及宫体全部脱出至阴道口外。

目前国外多采用 Bump 提出的盆腔器官脱垂定量分度法(pelvicorgan prolapse quantita-tion,POP-Q)。此分期系统是分别利用阴道前壁、阴道顶端、阴道后壁上的各两个解剖指示点与处女膜的关系来界定盆腔器官的脱垂程度。与处女膜平行以 0 表示,位于处女膜以上用负数表示,处女膜以下则用正数表示。阴道前壁上的两个点分别是 Aa 和 Ba 点;阴道顶端的两个点分别是 C 点和 D 点;阴道后壁的两个点是 Ap 点和 Bp 点,与阴道前壁的 Aa 和 Ba 点是对应的。另外,还包括阴裂(gh)的长度,会阴体(pb)的长度,以及阴道的总长度(TVL)。阴裂的长度(gh)为尿道外口中线到处女膜后缘的中线距离;会阴体的长度(pb)为阴裂的后端边缘到肛门中点距离;阴道总长度(TVL)为总阴道长度。

POP-Q 通过 3×3 格表记录各测量值,客观反映盆腔器官脱垂变化的各个部位的具体数值。

三、临床表现

1.症状

Ⅰ度患者多无自觉症状。Ⅱ、Ⅲ度患者常有程度不等的腰骶部疼痛或下坠感。

Ⅱ度患者在行走、劳动、下蹲或排便等导致腹压增加时,有块状物自阴道口脱出,开始块状物经平卧休息可变小或消失。Ⅱ度脱垂者,即使休息后,块状物也不能自行回缩,通常需用手推送才能将其还纳至阴道内。若脱出的子宫及阴道黏膜高度水肿,即使用手协助也难以回纳,长时期脱出在外。由于外阴部有块状物长时间脱出,患者行动极不方便,长期摩擦导致宫颈出现溃疡,甚至出血。当溃疡继发感染时,有脓血分泌物渗出。Ⅲ度子宫脱垂患者多伴有重度阴道前壁脱垂,容易出现尿潴留;若同时有Ⅱ度阴道前壁脱垂,还可发生张力性尿失禁。

2.体征

不能回纳的子宫脱垂常伴有阴道前后壁膨出,阴道黏膜增厚角化,宫颈肥大并延长。

四、诊断

根据病史和检查所见不难确诊。妇科检查时需判断子宫脱垂程度并予以分度,同时了解阴道前、后壁脱垂及会阴陈旧性撕裂程度。还应判断有无张力性尿失禁,嘱患者不解小便,取仰卧截石位,观察咳嗽时有无尿液自尿道口溢出。若见尿液不自主地溢出时,检查者用食、中两指分别轻压尿道两侧,再嘱患者咳嗽,若尿液不再溢出,提示患者有压力性尿失禁。

五、鉴别诊断

1.阴道前壁脱垂

患者常将阴道前壁脱垂误认为子宫脱垂,但检查时不难确诊。

2.阴道壁囊肿

壁薄,呈囊性,界限清楚,位置固定不变。不能移动。

3.子宫黏膜下肌瘤或宫颈肌瘤

子宫黏膜下肌瘤或宫颈肌瘤为鲜红球状块物,质硬,表面找不到宫颈口,但在其周围或一侧可扪及被扩张变薄的宫颈边缘。

六、治疗

应因人而异。治疗以安全、简单和有效为原则。

1.支持疗法

加强营养,适当安排休息和工作,避免重体力劳动,经常保持大便通畅,积极治疗慢性咳嗽。

2.非手术疗法

非手术疗法包括:①中药补中益气汤(丸)有促进盆底肌张力恢复、缓解局部症状的作用。②宫旁注射无水乙醇等硬化剂,虽有一定疗效,但效果不易持久。若注射位置不当,常并发尿瘘,不宜推广。③物理疗法效果不肯定。④目前较普遍采用子宫托。子宫托是一种支持子宫和阴道壁并使其维持在阴道内而不脱出的工具。常用的有喇叭形、环形和球形 3 种,适用于各度子宫脱垂和阴道前后壁脱垂者,但重度子宫脱垂伴盆底肌明显萎缩以及宫颈或阴道壁有炎症和溃疡者均不宜使用,经期和妊娠期停用。现介绍喇叭形子宫托的使用方法。

(1)放托:将手洗净,患者蹲下,两腿分开,一手握托柄,使托盘呈倾斜位进入阴道口内,然后将托柄边向内推、边向前旋转,直至托盘达宫颈。放妥后,托柄弯度朝前,对正耻骨弓后面。

(2)取托:以手指捏住托柄,上、下、左、右轻轻摇动,待负压消除后,向后外方向牵拉,即可自阴道内取出。

(3)注意事项:①子宫托的大小应适宜,放置后不脱出又无不适感;②子宫托应在每晨起床后放入,每晚睡前取出,并洗净放置于清洁杯内备用,久置不取可发生子宫托嵌顿,甚至引起压迫坏死性尿瘘和粪瘘;③放托后应每3～6个月复查一次。

3.手术治疗

根据患者年龄、生育要求及全身健康情况加以选择。

(1)曼氏手术(Manchester手术):适用于Ⅱ、Ⅲ度阴道前、后壁脱垂患者。包括阴道前后壁修补术、主韧带缩短及宫颈部分切除术。适用于年龄较轻、宫颈延长的子宫脱垂患者。

(2)阴道封闭术:仅适用于年老体弱无法耐受较大手术者。分阴道半封闭术(又称LeFort手术)和阴道全封闭术。该手术将阴道壁各切除相等大小的黏膜面,然后将阴道前后壁创面相对缝合以部分或完全封闭阴道。术后患者失去性交功能。

(3)经阴道子宫全切除及阴道前后壁修补术:适用于年龄较大、无须考虑生育功能的患者,但重度子宫脱垂患者的术后复发概率较高。

(4)盆底重建手术:通过吊带、网片和缝线将阴道穹隆或宫骶韧带悬吊固定于骶骨前或骶棘韧带等可以承力的部位,可经阴道、腹腔镜或经腹完成。

(徐晓春)

第四节　生殖道瘘

由于各种原因导致生殖器官与其毗邻器官之间形成异常通道称为生殖道瘘。临床上以尿瘘,又称泌尿生殖瘘,最常见,其次为粪瘘。两者可同时存在,称混合性瘘。

一、尿瘘

尿瘘是指生殖道和泌尿道之间形成的异常通道,患者无法自主排尿,表现为尿液不断外流。根据发生部位分为膀胱阴道瘘、尿道阴道瘘等,临床最常见膀胱阴道瘘。

1.病因

(1)产伤:产伤曾经作为引起尿瘘的主要原因,如今在发达国家已不存在,现仅发生在医疗条件落后的地区。

(2)妇科手术创伤:通常是经阴道或经腹手术,因盆腔广泛粘连,解剖层次不清,操作不细致误伤膀胱、尿道、输尿管造成尿瘘。

(3)其他:外伤、放射治疗后、膀胱结核、晚期生殖泌尿道肿瘤、子宫托安放不当、局部药物注射治疗等均能导致尿瘘。

2.临床表现

(1)漏尿:出现的时间因产生瘘孔的原因不同而有区别。分娩时压迫及手术时组织剥离过度所致坏死型尿瘘,多在产后及手术后3~7 d开始漏尿。手术时直接损伤者术后立即开始漏尿。漏尿的表现形式还因瘘孔部位不同而异,如膀胱阴道瘘通常不能控制排尿,尿液均由阴道流出;尿道阴道瘘仅在膀胱充盈时才漏尿;一侧性输尿管阴道瘘因健侧尿液仍可进入膀胱,在漏尿同时仍有自主排尿;膀胱内瘘孔极小或瘘道曲折迂回者在取某种体位时可能暂时不漏尿,但变更体位后出现漏尿。

(2)外阴皮炎:由于尿液长期浸渍刺激,外阴部甚至臀部及大腿内侧常出现皮炎,范围较大,继发感染后,患者感外阴灼痛,行动不便。

(3)尿路感染:伴有膀胱结石者多有尿路感染,出现尿痛、尿急症状。

(4)闭经:不少患者长期闭经或月经稀发,其原因尚不清楚,与精神创伤可能有关。

3.诊断

通过询问病史,不难找出尿瘘发生的原因,仔细行妇科检查以明确瘘孔的部位、大小及其周围瘢痕情况。还应了解阴道有无狭窄,尿道是否通畅,以及膀胱容积大小等,制订治疗方案。对特殊病例需进行下列辅助检查。

(1)亚甲蓝试验:目的在于鉴别患者为膀胱阴道瘘、膀胱宫颈瘘抑或输尿管阴道瘘,并可协助辨认位置不明的极小瘘孔。方法:将200 mL稀释亚甲蓝溶液经尿道注入膀胱,若见到有蓝色液体经阴道壁小孔溢出者为膀胱阴道瘘;蓝色液体自宫颈外口流出者为膀胱宫颈瘘;阴道内流出清亮尿液,说明流出的尿液来自肾脏,则属输尿管阴道瘘。

(2)靛胭脂试验:亚甲蓝试验瘘孔流出清亮液的患者,静脉推注靛胭脂5 mL,5~10 min内见到瘘孔流出蓝色尿液,可确诊为输尿管阴道瘘。

(3)膀胱镜检查:能了解膀胱内情况,有无炎症结石、憩室。特别是瘘孔位置和数目。必要时行双侧输尿管插管,若为输尿管瘘,则该侧输尿管导管插入受阻。

(4)肾显像:能了解双侧肾功能和上尿路通畅情况。若初步诊断为输尿管阴道瘘,肾显像显示一侧肾功能减退和上尿路排泄迟缓,即表明输尿管瘘位于该侧。

4.治疗

手术修补是主要治疗方法。非手术治疗仅限于分娩或手术后1周内发生的膀胱阴道瘘和输尿管小瘘孔,留置导尿管于膀胱内或在膀胱镜下插入输尿管导管,4周至3个月有愈合可能。膀胱阴道瘘如采用非手术治疗建议行耻骨上膀胱造瘘,进行膀胱引流。长期放置引流管拔除前,应重复诊断检查(如亚甲蓝试验)明确瘘孔是否愈合。引流期间,需保证患者营养及液体的摄入,并注意治疗外阴皮炎和泌尿系统感染。绝经后妇女可以予以雌激素促阴道上皮增生,以利伤口愈合。对于术后早期出现的微小尿瘘瘘孔,20%左右患者可以非手术治疗自行愈合。

手术治疗要注意时间的选择。直接损伤的尿瘘应尽早手术修补;其他原因所致尿瘘应等待3个月,待组织水肿消退、局部血液供应恢复正常后再行手术;瘘修补失败后至少应等待3个月后再次手术。放疗所致尿瘘有学者推荐12个月后再行修补。手术后的瘘孔,需要等待数周,待病灶周围炎症反应消退,瘢痕软化并有良好的血供后方可修补。

膀胱阴道瘘和尿道阴道瘘手术修补首选经阴道手术,不能经阴道手术或复杂尿瘘者,应选择经腹或经腹-阴道联合手术。

输尿管阴道瘘的治疗取决于位置和大小。小的瘘孔通常在放置输尿管支架后能自然愈合,但不适用于放疗后瘘孔。如瘘孔接近输尿管膀胱入口处,可行输尿管膀胱植入术。放置输尿管导管者,术后一般留置3个月。

二、粪瘘

粪瘘是指肠道与生殖道之间的异常通道,最常见的是直肠阴道瘘。可根据瘘孔在阴道的位置将其分为低位、中位和高位瘘。

1.病因

①分娩时胎头长时间停滞在阴道内,阴道后壁及直肠受压,造成缺血坏死是形成粪瘘的主要原因。②Ⅱ度会阴撕裂,修补后直肠未愈合;或会阴切开缝合时,缝线穿透直肠黏膜未被发现,可导致直肠阴道瘘。③长期放置子宫托不取出。④生殖道癌肿晚期破溃或放疗不当,均可发生粪瘘。⑤新生儿先天性直肠阴道瘘常合并肛门闭锁。

2.临床表现

直肠阴道瘘孔较大者,多量粪便经阴道排出,稀便时更是持续外流,无法控制。若瘘孔极小,且粪便成形时,阴道内可无粪便污染,但阴道内不时出现阵发性排气现象,若为稀粪时则由阴道流出。

3.诊断

除先天性粪瘘外,一般均有明显病因。大的直肠阴道瘘在阴道窥器暴露下能直接窥见瘘孔。瘘孔极小者往往在阴道后壁只见到一颜色鲜红的小肉芽样组织,若从此处用探针探测,同时用另一手食指放入直肠内能直接接触到探针即可确诊。小肠或结肠阴道瘘需经钡剂灌肠方能确诊,必要时可借助下消化道内镜检查。

4.治疗

手术修补是主要治疗方法。手术损伤者应术中立即修补,手术方式可经阴道、经直肠或经开腹途径完成瘘的修补。手术方式的选择主要根据形成瘘管的原因、位置与大小,是否存在多个瘘管。瘘修补术主要是切除瘘管,游离周围组织后进行多层缝合。高位巨大直肠阴道瘘合并尿瘘者、前次手术失败、阴道瘢痕严重者,应先行暂时性乙状结肠造瘘,之后再行修补手术。

粪瘘修补手术应掌握手术时机。先天性粪瘘应在患者15岁左右月经来潮后再行修补,过早手术容易造成阴道狭窄。压迫坏死造成的粪瘘,应等待3~6个月,炎症完全消退后再行手术。术前3 d进少渣饮食,每日用1:5 000高锰酸钾液坐浴1~2次。口服肠道抗生素控制肠道细菌,手术前晚及手术当日晨间行清洁灌肠。术后给予静脉高营养,同时口服肠蠕动抑制药,控制4~5 d不排便。术后第5 d口服缓泻剂并逐渐从进水过渡到饮食。保持会阴清洁。通常于排便后拆线。

(徐晓春)

第七章　妇科急腹症

第一节　卵巢破裂

卵巢破裂是指卵巢的成熟卵泡、黄体、黄体囊肿或其他因素所引起的卵泡膜血管破裂,不能迅速止血或血液不凝固以及凝血块脱落发生出血或卵巢囊内液溢出等,严重者可造成腹腔内大量出血。

一、卵巢黄体囊肿破裂

(一)概述

卵巢黄体囊肿破裂,是临床上最为常见的卵巢破裂疾病,卵巢黄体囊肿破裂的常见原因如下。

(1)在卵巢黄体血管化时期,容易破裂,一般先在内部出血,使囊内压增加,继而引起破裂、出血。

(2)原有血液病,导致凝血机制障碍,易出血且不易止血。

(3)自主神经系统影响,使卵巢纤维蛋白溶酶系统活力增强,造成凝血机制障碍。

(4)外伤、卵巢受直接或间接外力作用、盆腔炎症、卵巢子宫充血等其他因素均可导致黄体囊肿破裂。

(二)诊断要点

黄体囊肿破裂除具有急腹症的临床特点外,还具有如下特点:①突然下腹痛多发生于月经后期,多数不伴有阴道出血;②发病前多有性交、排便及妇科检查等紧张性活动;③后穹隆穿刺有暗红色不凝血或血水样液;④尿 HCG 一般阴性,若妊娠黄体破裂可阳性,此时易误诊为异位妊娠。

(三)治疗方案

1.保守治疗

适于出血少者,主要措施是卧床休息和应用止血药物。

(1)维生素 K_1:10 mg 肌内注射,每 8 h 一次。

(2)酚磺乙胺(止血敏):0.25 g,肌内注射,每 8 h 一次。

(3)卡巴克络(肾上腺色腙):10 mg,肌内注射,每日 2 次。

(4)氨甲苯酸(止血芳酸):0.2 g,加入 25%葡萄糖 20 mL,静脉注射,每日 2 次。

2.手术治疗

手术治疗适于出血较多者,若出现休克,在积极抗休克同时行手术治疗。术式选择原则是设法保留卵巢功能,缝合卵巢破裂部位或行部分卵巢切除修补术是首选手术方式,切除组织送病理检查。对有休克者手术切口宜采用下腹直切口。也可行腹腔镜手术,吸去腹腔积血,激光或电凝止血。术后纠正贫血。对不能排除卵巢肿瘤扭转或破裂者,腹腔镜是诊断的金指标。

随着腹腔镜技术的推广和自体回输血的开展,手术治疗可起到见效快、迅速明确诊断、创伤少等优点。

二、卵巢巧克力囊肿破裂

(一)概述

随着子宫内膜异位症发病率上升,卵巢子宫内膜异位囊肿(或称卵巢巧克力囊肿)的发生率也随之增多,卵巢巧克力囊肿也可发生自发或外力影响下的破裂,引起妇科急腹症,它是属于妇科领域中的一种新型急腹症,以往对它认识不足,也易被忽视,现对其认识逐渐加深,故已引起重视。卵巢巧克力囊肿破裂后陈旧性血液溢入腹腔,引起剧烈腹痛、恶心呕吐等,常需急症处理。

(二)诊断要点

由于囊内液流入腹腔引起急腹症,容易误诊为卵巢囊肿蒂扭转、宫外孕、急性阑尾炎、急性盆腔炎等。卵巢巧克力囊肿破裂时除具有急腹症的临床特点外,还具有如下特点。①既往可能有原发或继发性痛经史、原发或继发不孕史,或曾经诊断子宫内膜异位症;对无痛经者也不能忽视。②发生时间多在月经期或月经后半期。③突发性下腹剧痛,伴恶心呕吐及腹膜刺激症状;④无闭经史,无不规则阴道流血,无休克。⑤妇科检查可在附件区触及活动性差的包块,并具有触痛,子宫直肠窝触及痛性结节。⑥B超提示卵巢囊肿伴有盆腔积液,后穹隆穿刺抽出巧克力样液体对明确诊断有着重要意义。囊肿破裂后,囊液体流出囊肿缩小,另外由于有些患者发病到就诊时间较长,使腹腔液扩散于大网膜及肠系膜之间,使B超无法发现卵巢囊肿及盆腔积液,后穹隆穿刺无法穿出液体,是误诊原因之一。

(三)治疗方案

1.治疗原则

确诊后宜立即手术,因流出的囊液可引起盆腔粘连、不孕或异位内膜的再次播散和种植。手术范围应根据年龄、对生育要求、病情严重程度(包括症状与病灶范围)进行全面考虑。年轻有生育要求者应行病灶清除术或病侧附件切除术,对年龄较大者应采用附件及子宫切除术,无论何种手术,术时宜彻底清洗腹腔,尽量切除病灶,松解粘连,术后关腹前,腹腔内放入庆大霉素8万单位、地塞米松5 mg、透明质酸酶1 000 IU、中(低)分子右旋糖酐500 mL加异丙嗪25 mg,以防术后粘连。术后一般均仍宜服用治疗子宫内膜异位症的药物,以防止肉眼未能检出的病灶或囊液污染腹腔引起新的播散和种植病灶的产生。

2.手术治疗

分保守手术、半保守手术和根治性手术。在诊断不十分明确时,进行腹腔镜检查可达到诊断和治疗双重目的。镜下视野扩大更利于病灶及囊液的清除,随着腹腔镜手术技巧的提高使各种手术均成为可能。

(1)保守性手术:保留子宫及一侧或双侧卵巢,以保留患者的生育功能。①年轻未生育者在吸引和彻底冲洗、吸引溢入盆腔内的囊液后,可行巧克力囊肿剥除或卵巢部分切除成形术,术中松解盆腔粘连、矫正子宫位置。尽量保留正常卵巢组织,对维持卵巢功能和内分泌功能有助,对日后增加孕育机会也有帮助。②双侧卵巢受累,原则上也尽量做卵巢囊肿剥除术,若囊肿与周围组织粘连紧密,强行剥出易损伤脏器时,则可用无水酒精涂在囊腔内,使囊腔内上皮坏死,以免日后复发。

保守性手术后复发率较高,术后辅助药物治疗 3 个月,可用丹那唑、内美通、促性腺激素释放激素类似物或激动剂等,停药后再予促孕药物治疗。部分患者需要再次手术治疗。手术后 1 年内是最佳受孕期,如术后 2 年仍未受孕,则其妊娠机会明显减少。

(2)半保守性手术:切除子宫,保留一侧或两侧正常卵巢组织,以保留患者的卵巢功能。用于无生育要求或因病情需要切除子宫而年龄在 45 岁以下的患者。由于保留了卵巢,术后仍有复发可能,但复发率较低,与子宫切除有关。

(3)根治性手术:对病情严重无法保留卵巢组织或年龄＞45 岁的患者应行根治性手术,即切除子宫及双附件。由于不保留卵巢功能,即使有小的残留病灶,以后也将自行萎缩,故无复发之忧。但绝经期综合征发生率较高,激素替代治疗不是其禁忌证。

3.其他保守治疗方法

(1)钇铝石榴石激光术:系用钇、铝结晶和涂上钕的石榴石作为激活媒质的激光器发出的激光束。国外应用它的接触性作用,对邻近组织相对无损伤和允许液体环境下操作,用圆的或平的探头涂搽囊肿壁,可精确地去除全部囊壁。在手术中可连续灌洗组织,更易止血,便于操作,不留残余病灶。

(2)腹腔镜下异位囊肿穿刺及无水乙醇固定术:在腹腔镜下做内膜异位囊肿穿刺,吸出囊液,注入生理盐水冲洗,然后注入无水乙醇 5～10 mL,再注入生理盐水冲洗后吸出。无水乙醇可使异位的子宫内膜细胞变性、坏死、囊肿硬化、缩小及粘连。

(3)阴道超声导引下子宫内膜异位囊肿穿刺及无水乙醇固定疗法:术后给予药物治疗三个月。

三、卵巢肿瘤破裂

(一)概述

卵巢肿瘤破裂是卵巢肿瘤常见的并发症之一,约 3% 的卵巢肿瘤会发生破裂。症状轻重取决于破裂口大小、流入腹腔内囊液性质和量。大囊性肿瘤或成熟性畸胎瘤破裂,常有突然或持续性剧烈腹痛,恶心呕吐,有时导致内出血、腹膜炎和休克。肿瘤破裂口小时仅感轻微或中等度腹痛。

(二)诊断要点

(1)原有卵巢肿瘤病史。

(2)突然出现腹痛、腹壁紧张拒按、甚至休克症状。

(3)发病前多有腹部重压、妇检、性交等诱因。

(4)原有肿块缩小、腹部出现移动性浊音、穿刺有囊内液或血液。

(三)治疗方案

凡疑有或确定为卵巢肿瘤破裂应立即处理,可做腹腔镜检查或剖腹探查。术中应尽量吸尽囊液,并做细胞学检查,并清洗腹腔及盆腔,切除标本送病理学检查。疑为恶性卵巢肿瘤破裂,则做快速切片检查,特别注意是否为恶性肿瘤,后者按恶性卵巢肿瘤处理原则处理。

(梁　静)

第二节　卵巢肿瘤蒂扭转

一、卵巢肿瘤蒂扭转

(一)概述

卵巢肿瘤蒂扭转占妇科急腹症第 5 位,约 10% 的卵巢肿瘤并发蒂扭转。80% 的病例发生在 50 岁以下的女性。右侧的卵巢肿瘤较左侧卵巢肿瘤易发生蒂扭转。扭转不及 360° 时称不全扭转,不全扭转轻微,有自然松解回复的可能,如扭转 360° 称完全扭转,此时不能恢复。卵巢肿瘤蒂扭转肿瘤的性质:恶性肿瘤蒂扭转发生率低,可能为恶性肿瘤坏死与周围组织结构发生粘连而不易导致扭转。蒂扭转患者年龄一般较轻,常见的卵巢肿瘤蒂扭转良性肿瘤分别为卵巢良性畸胎瘤、输卵管囊肿、卵泡囊肿、浆液性或黏液性囊腺瘤。

(二)临床特点

(1)既往有附件肿块史的患者突发性一侧下腹剧痛,持续性、阵发性加剧,常伴恶心呕吐甚至休克。

(2)妇科检查扪及附件区肿物张力大、压痛,以瘤蒂部最明显。

(3)超声检查可探及附件区肿物回声。彩色多普勒发现静脉或动脉血流消失或下降。

(三)治疗方案

1.治疗原则

卵巢肿瘤扭转者应早期诊断,及时治疗,立即剖腹或腹腔镜探查。传统方法是开腹行患侧附件切除术。手术时在扭转蒂部的远端钳夹,将肿瘤和扭转的瘤蒂一并切除。钳夹蒂前不可回复扭转的蒂,以防栓塞脱落进入血液循环,导致其他脏器栓塞。但国外近 20 年及国内近年的临床研究证明,对于年轻妇女卵巢肿瘤蒂扭转回复扭转的蒂后,保守性卵巢手术是安全而有效的。对于保留卵巢的生殖功能及内分泌功能有着重要意义。

2.手术时对肿块性质的判定

开腹后对附件区扭转之肿块,可依如下检查情况大体判断其来源。若有卵巢及输卵管,肿块多为加氏管囊肿;若只有卵巢,肿块多为输卵管积水;若只见输卵管匍匐于肿块上,多为卵巢肿块(肿瘤);若卵巢、输卵管都不见,则多为炎症后的输卵管、卵巢积水。手术时肉眼判别卵巢瘤之良恶性,可根据单侧或双侧、多房性、乳头突起、实质区、包膜破溃、腹膜种植、腹腔积液等所列大体观来进行。凡切除的卵巢瘤标本,均应剖开检查。若怀疑恶性立即行快速病理检查,以制订合理治疗方案。

3.良性卵巢瘤手术治疗方案

(1)附件切除术:扭转时间长,肉眼卵巢已坏疽者。

1)开腹手术:娩出肿瘤后从扭转之蒂部血运较好处钳夹,切下肿瘤及蒂,残端缝扎、包埋。此类手术腹壁切口宜够大,以免取出肿瘤时挤破已变性坏死的肿瘤。手术结束时一般不放置腹腔引流物。

2)腹腔镜手术:置入腹腔镜后探查肿瘤部位、大小、有无粘连、扭转方向等。对直径大于 10 cm 的卵巢瘤,可先打小孔,抽出瘤内液体再探查。镜下附件切除方法常用者有 3 种:①Serum式三套法:用肠线打 Roeder 结,形成直径约 6 cm 套圈,置入腹腔,套入扭转卵巢瘤的蒂根部,用推线杆将线结推紧,结扎蒂根部 3 次,剪下瘤体取出。若为畸胎瘤,则置入袋内吸出液体,再将袋口拉出穿刺口切碎取出。②钛夹法:对瘤蒂较窄细者(宽约 1 cm,厚约 0.15 cm)用此法。将瘤体提起充分暴露其蒂,钛夹器置钛夹,使瘤蒂组织完全进入钛夹后,用力闭合钛夹,共夹 2 次。此法要点为钛夹闭合后,其开口端必须紧贴,以防组织滑脱、出血。剪下瘤体后,再电凝残端。③电凝止血法:在瘤蒂血运正常与瘀血交界处,以双极电凝钳钳夹,电凝至组织变为苍白色后,在靠近瘤体部位剪下肿瘤。此法操作最为简便,但应注意双极电凝后不可立即剪开组织,应等待 1 min 使血管彻底凝固干燥后再剪开组织,且剪开要分段、多次进行,发现有出血时再次电凝,直至完全剪下。此法不宜用于扭转周数太多及瘤蒂靠近输尿管者。

(2)蒂复位后保守性手术:国外报道的卵巢肿瘤蒂扭转复位总数已上千例,复位后均无一例发生栓塞,近年国内一些医院已开展卵巢瘤剔出术,以保留卵巢功能及盆腔解剖结构。其手术指征为:①40 岁以下,肿瘤大体观为良性,表面血运良好,瘤蒂部无肿胀;②肿瘤呈浅灰色,有点状坏死,瘤蒂部有肿胀无瘀血;③肿瘤表面呈黑灰花斑状,变黑区直径小于 0.5 cm,瘤体部有充血水肿和轻度瘀血,但无坏死破裂,可先复位剥出肿瘤,用 40 ℃温盐水湿敷保留之残部,观察 15 min,如血运好转则保留;④符合上述条件,但大体观不能确定肿瘤性质者,则先复位剥下肿瘤快速病理检查,再决定下步手术。卵巢成形术按一般手术方法进行。

二、特殊类型蒂扭转的治疗

(一)妊娠合并卵巢瘤蒂扭转

(1)卵巢瘤蒂扭转约 60% 发生于妊娠 6～16 周,卵巢瘤蒂扭转发病率孕期为非孕期的 3 倍。

(2)早孕时卵巢有生理性增大,直径通常小于 5 cm,为单侧性,至孕 16～18 周消退。若此时怀疑有不全蒂扭转,可短期观察能否自然缓解。否则应手术治疗,并积极安胎。

(3)中、晚期妊娠合并本症者皆应立即手术治疗。切口应在腹壁压痛最明显处。若有剖宫产指征(如近足月妊娠等)可先行剖宫产术,然后切除扭转之卵巢瘤。

(4)术中应尽量避免刺激子宫,麻醉、用药皆应顾及胎儿安全。术后给予安胎治疗。

(5)附件包块在 18 周后持续存在且超过 6 cm 者,应在孕中期的早期行手术切除,以减少破裂、扭转或出血并发症的发生。

(二)老年妇女卵巢囊肿蒂扭转

(1)绝经后妇女卵巢囊肿蒂扭转的发生率为 6.0%。以上皮性肿瘤为主,瘤体常较大。

(2)老年妇女由于神经系统的衰退,机体对各种刺激反应力低下,症状体征不典型而容易造成误诊。

(3)及时手术对绝经后妇女尤为重要,老年妇女抵抗力减退,并发症多,如不及时处理,会造成严重后果。

(4)如果为良性肿瘤可以行患侧附件切除术;如果术中冰冻病理检查为恶性肿瘤,应酌情制订相应的手术方案,必要时术后化疗。

(5)对于老年患者,应该加强围生期的管理,减少并发症的发生。

(梁　静)

第三节 出血性输卵管炎

一、概述

出血性输卵管炎当病原体侵入输卵管黏膜后,黏膜血管扩张、瘀血、肿胀,白细胞大量侵入,黏膜极度充血,可出现含大量红细胞的血性渗出液,称为出血性输卵管炎。国内统计资料表明,近10年出血性输卵管炎的发病率呈明显上升趋势,在妇科急腹症中发病率为3%～5%。绝大多数患者存在不同程度的腹腔内出血,由于临床医师对其缺乏认识,易与其他急腹症相混淆而导致误诊误治。

二、病因

致病微生物不明,可能为某些细菌特别是厌氧菌或病毒等潜在深部生殖器官作为条件致病菌。近期人工流产、取环、置环、输卵管通液等宫腔操作,颈管有轻度扩张或裂伤,黏液栓消失;流产后或产褥期女性生殖道抵抗炎的生理防御功能减弱,阴道正常酸性因月经血或恶露而改变,正常的子宫内膜剥脱后,宫腔表面裸露,扩张的血窦及凝血块为良好的细菌滋生地;产褥期复旧过程的子宫对感染的抵抗力也较低。因此,如月经期、产褥期不注意卫生或有性生活,细菌极易经黏膜上行,病原体侵入输卵管。镜下见输卵管管壁和黏膜充血、水肿、出血、坏死,炎症细胞浸润,以中性粒细胞浸润为主,少数见淋巴细胞浸润。

三、临床表现

1. 症状

大多数有持续下腹疼痛,突然加剧,伴肛门坠胀感,少数表现为突发下腹剧烈疼痛。部分伴有不规则阴道流血,多数腹腔内出血不超过 600 mL。出血多可出现心慌、晕倒等症状。有的患者有恶心、呕吐、腹泻等症状。

2. 体征

发热、脉率快,下腹痛,反跳痛,严重者表现为腹部移动性浊音阳性,低血压。妇科检查:不同程度的宫颈举痛、后穹隆触痛,附件区增厚压痛。当病程较长,输卵管与周围组织器官发生粘连时,可触及附件区包块。

四、诊断要点

患者临床症状和体征对于诊断很重要,另外还有以下实验室检查供参考。

1. 血常规

白细胞及中性粒细胞轻度到中度增高,血红蛋白下降不明显。

2. B超

①输卵管未积血型:子宫体积正常大小,宫腔内部有少量积液,表现似"假妊娠囊征",部分患者宫腔内膜线显示正常,居中;子宫周围及盆腔、双髂窝均可见大片状无回声区,出血多者肝肾间隙及肠管间均可见不规则无回声区,双侧附件区未见明显异常;②输卵管积血型:子宫体积正常大小,宫腔内膜显示正常,于右侧或左侧附件区沿输卵管走行可见管状或串珠样无回声,子宫周围及子宫直肠窝有少量或中量积液,后穹隆穿刺抽出不凝血;③输卵管凝血块型:子

宫体积正常大小,宫腔内膜线显示正常,于附件区可见不规则中低回声团。

3.后穹隆穿刺

后穹隆穿刺可抽出鲜红色不凝固血液或血水样液体。

4.腹腔镜检查

腹腔镜检查见腹腔积血,一侧或双侧输卵管增粗、充血水肿,或与周围组织粘连,有的可见输卵管伞端活动性出血,盆腹腔少量积血,多数内出血不超过 600 mL,血色较淡。

五、鉴别诊断

出血性输卵管炎因临床症状无特异性,临床上极易误诊为异位妊娠、急性阑尾炎、卵巢黄体破裂、卵巢囊肿蒂扭转等。

六、治疗

出血性输卵管炎因输卵管黏膜血管扩张、瘀血、肿胀,细小血管自发破裂出血,引起腹腔积血和剧烈腹痛为主要症状,常误诊为异位妊娠、黄体破裂、卵巢肿瘤或阑尾炎。对该病的认识不足是造成误诊的主要原因,临床上若想到此病,应详细问诊,结合症状、体征及实验室检查,误诊可以避免或减少。

1.误诊异位妊娠的分析

①对出血性输卵管炎没有充分认识,以往国内外妇科急腹症文献很少报道出血性输卵管炎,只要临床上出现腹痛,后穹隆穿刺抽出不凝血性液体,多考虑为异位妊娠或黄体破裂;②出血性输卵管炎多见经产妇,且有近期停经史及人工流产史,突发性下腹疼痛不如宫外孕剧烈,部分伴少量阴道流血,妊娠试验阴性;③血管充血和血管壁渗透性增加所致渗血,出血速度慢,出血量少,一般不出现休克;④部分患者有炎性表现如体温和血白细胞升高。

2.误诊为阑尾炎的分析

①认真询问发病经过,出血性输卵管炎发病时以下腹痛开始,疼痛始终在下腹部,亦可以右下腹痛为重,以右下腹疼痛明显者需与阑尾炎所致转移性右下腹痛鉴别;②注意了解发病的诱发因素,近期有过宫腔手术操作史,尤以 1～2 个月之内有人工流产史,输卵管通液史,小切口输卵管结扎术、基于正常分娩也会导致此病发生;③认真进行腹部和盆腔检查,妇科检查更为重要,阴道后穹隆饱满、触痛、宫颈举痛、附件区触痛、有增粗或肿块;④后穹隆穿刺可抽出不凝血。B超可见腹腔或子宫直肠陷凹,有液性暗区。

七、治疗方案

出血性输卵管炎治疗原则以抗炎、保守治疗为主。对有大量出血造成休克者可剖腹探查,手术止血;对不能排除异位妊娠时亦考虑手术探查,可以采用腹腔镜手术。下述情况可行剖腹探查或腹腔镜手术:①腹腔内出血较多、超声检查示盆腔内有中量以上积液,估计内出血量＞600 mL,或后穹隆穿刺抽出不凝血;②动态监测血压变化,如血压降低并出现休克症状,且不能除外异位妊娠。

1.保守治疗

(1)一般支持及对症治疗:绝对卧床,半卧位以利引流排液,并有助于炎症局限。多饮水及高热量易消化的半流质饮食。高热者应补液,防止脱水及电解质紊乱。疼痛不安者可给镇静剂及止痛剂。

（2）控制感染：可参考后穹隆穿刺液的涂片检查或细菌培养与药敏结果，选用适当抗生素。可选用静脉点滴广谱抗生素如头孢菌素、阿米卡星、氯霉素、甲硝唑等。有效治疗的标志是症状、体征逐渐好转，一般在 48～72 h 内可看出，所以不要轻易更换抗生素。

（3）针对出血：可用止血剂对症治疗。

2.手术治疗

（1）如输卵管病变组织破坏不严重，内出血不多，可电凝止血、清除输卵管内及盆腔积血，保留输卵管功能，常规取输卵管伞端及直肠陷凹内分泌物作细菌培养及药敏试验，以指导抗生素的选择。

（2）如病变输卵管组织坏死，且组织破坏较重，可行单纯输卵管切除术。

（毕秀萍）

第四节　盆腔脓肿

一、概述

输卵管积脓、卵巢积脓、输卵管卵巢积脓以及由急性盆腔腹膜炎与急性盆腔结缔组织炎所致的脓肿均属盆腔脓肿（tubo-ovarian abscess，TOA）。病原体以需氧菌、厌氧菌、衣原体、支原体以及大肠埃希菌、脆弱杆菌等为主。

二、诊断要点

（1）有症状的盆腔脓肿与盆腔炎有类似表现：下腹痛、宫颈抬举痛、附件压痛和炎症性包块为常见症状组合。

（2）仍有 30%～40% 的盆腔脓肿没有盆腔炎史，表现多种多样，包括无症状盆腔包块。

（3）超声诊断是常用方法，可见包块，壁不规则、内回声杂乱，反光增强不规则光点。

三、治疗方案

脓肿破裂是一种外科急症，立即使用广谱抗生素的同时需手术切除受累的盆腔器官非常重要，诊断或手术延迟都能造成死亡率上升。有报道称未经治疗的盆腔脓肿破裂死亡率几近 100%。

（一）药物治疗

未破裂的脓肿可先给予保守药物治疗。单用抗生素而不用手术或引流可以获得 60%～80% 的临床缓解率和出院率。关键因素是要选用抗菌谱广、能覆盖 TOA 常见病原菌的抗生素。但有些初始治疗有效的患者（20%～30%）因为持续疼痛或疼痛复发而最终需要手术处理。

抗生素治疗的临床疗效通常出现在治疗 48～72 h 内，表现为发热减退、疼痛和腹部压痛缓解，实验室炎症指标（如血 WBC 计数、C 反应蛋白和红细胞沉降率（血沉））好转。治疗失败更多见于直径超过 8 cm 的脓肿，或者双侧附件均受累患者。初始保守治疗失败意味着需要手术干预。国外学者报道盆腔脓肿在绝经后妇女具有特殊意义，因为此时盆腔脓肿和胃肠道和泌尿生殖道恶性肿瘤(结肠癌、子宫内膜癌、宫颈癌和卵巢癌)有明显相关性。憩室脓肿也是一个原因。由于恶性肿瘤高发性,绝经后妇女出现盆腔脓肿时,建议稳定病情,行抗生素治疗,并积极手术治疗。若其放置宫内节育器,也宜及时取出。

(二)手术治疗

手术治疗适用于药物不能控制的脓肿、药物控制后的残存包块、脓肿破裂及绝经后的盆腔脓肿。

1.手术时机的选择

一般在高热时手术危险性大,尽可能在应用抗生素及支持疗法使高热下降后 2～3 d 进行手术。如高热无法控制,患者一般状况尚好,也应抓紧手术,因在急性炎症过程中机体反应强烈,一旦病灶切除,则剩余的炎症病变容易控制,较慢性期间手术恢复快且彻底。

2.手术范围

除考虑患者一般状况、年龄、对生育要求外,取决于盆腔病变程度。附件脓肿最彻底的手术是经腹全子宫及双附件切除手术,对年轻患者要考虑其日后的内分泌功能及生育问题,即使对侧附件有轻度炎症病变,也应给予保留。输卵管与卵巢血供密切相关,单独留下卵巢不但影响其内分泌功能,且也可引起囊性变、疼痛,因此宜把输卵管和卵巢视为一个单元,一并保留一并切除为好。随着新型抗生素问世,显微手术以及体外受精、胚胎移植的应用,目前倾向于保留生育功能手术而行单侧附件切除,保留子宫和一侧卵巢即可提供 IVF-ET 的条件。

3.腹腔镜在治疗中的价值

(1)新近发生的 TOA(病程小于 3 周),附件往往被粘连的肠管遮挡,此时常为新生的脆性粘连,可以用无创性抓钳将肠管与子宫、卵巢和输卵管间的粘连分离。通常积聚的脓液会流出,抽吸脓液送细菌培养及药敏。此时的输卵管往往是红色肿胀的,多数卵巢是白色完整的,如果发现有功能性囊肿,此时也不能穿刺,防止卵巢内污染。用生理盐水稀释的抗生素冲洗后,附件可以保留在盆腔内,采用广谱抗生素治疗,不论输卵管是什么情况,都会在几天内恢复。行输卵管或卵巢切除术比较容易,但是没有必要,许多学者也认为没必要放置引流。

(2)病程较长(>3 周)的 TOA,由于粘连肠管很难从盆腔器官上游离下来,附件如同致密的肿块,并与盆腔脏器及侧盆壁粘连不能松解。根据患者年龄和脓肿类型选择适当的治疗方案,可以是保守性的脓液抽吸术,也可以是(通常比较困难的)附件切除术。后者虽然治疗恢复快,随诊时间短,但是也同样暴露出更多并发症如肠穿孔、肠梗阻等。目前,即使对于经产妇而言,最佳的治疗方案是保守性抽吸脓液和药物治疗,观察一段时间如果不见好转,再行附件切除术。早期腹腔镜手术有着良好预后。

4.穿刺或切开引流

子宫直肠窝脓肿位置较低,近阴道后穹隆,阴道检查见穹隆饱满且有波动感时,可经后穹隆切开排脓,放置胶皮管引流。单纯经腹引流脓液不是理想的处理方式,只有当患者全身状况差,不能耐受手术或技术因素等才考虑,但会形成残余或复发脓肿。

近年经阴道超声引导下通过阴道壁穿刺引流,使盆腔脓肿治疗向创伤较小的方向发展。并在短期获得与腹腔镜手术相似的疗效,但是没有腹腔镜二次探查或以后受孕方面的研究。

(张志磊)

第八章 妇科肿瘤

第一节 外阴癌

一、概述

原发性外阴恶性肿瘤占女性全身性恶性肿瘤的 1%，占女性生殖道恶性肿瘤的 3%~5%。包括来自表皮的癌-外阴鳞状细胞癌、基底细胞癌、佩吉特病汗腺癌、恶性黑色素瘤，来自特殊腺体的腺癌-前庭大腺癌、尿道旁腺癌，来自表皮下软组织的肉瘤-纤维肉瘤、平滑肌肉瘤、横纹肌肉瘤、血管肉瘤，淋巴肉瘤等。

外阴各类恶性肿瘤中，以鳞状细胞癌最常见，占外阴恶性肿瘤的 80% 以上，而黑色素瘤、前庭大腺癌、基底细胞癌和肉瘤则极为少见；外阴恶性肿瘤的恶性程度以恶性黑色素瘤和肉瘤较高，腺癌和鳞癌次之，基底细胞癌恶性度最低。

二、临床表现

（一）病史特征

大多数患者伴有长期外阴瘙痒和外阴营养不良病史，瘙痒迁延不愈、反复发作，用药后有时可获得短期缓解。

（二）症状

主要为不易治愈的外阴瘙痒和各种不同形态的肿物，如结节状、菜花状、溃疡状。随病情的发展可出现病灶局部的疼痛、出血和转移灶的相应症状。

（三）体征

癌灶可生长在外阴任何部位，大阴唇最多见，其次为小阴唇、阴蒂、会阴、尿道口、肛门周围等。早期局部丘疹、结节或小溃疡；晚期见不规则肿块，伴或不伴破溃或呈乳头样肿瘤，有时见"相吻病灶"。若癌灶已转移至腹股沟淋巴结，可扪及一侧或双侧腹股沟增大、质硬、固定的淋巴结。

外阴癌灶形态多变，直径大小可为 0.2~8 cm，颜色可呈白色、灰色、粉红色或暗红色，表面既可干燥和洁净，亦可有分泌物和坏死。癌灶既可为单发，也可为多发。

中晚期外阴鳞状细胞癌可出现转移，其转移途径有以下几点。

1. 局部蔓延

外阴前部癌灶可向尿道、会阴中心腱和阴道蔓延，外阴后部癌灶趋向于侵犯阴道口和肛门，较晚期者可侵犯耻骨和（或）延伸到肛门周围或膀胱颈。

2. 淋巴道转移

外阴鳞状细胞癌几乎都通过淋巴道转移，其转移途径：①外阴各部的癌灶均先转移到腹股沟浅淋巴结，经股管淋巴结到髂、盆淋巴结，有时腹股沟淋巴结广泛浸润，导致淋巴管堵塞，肿瘤栓子可伴随逆行的淋巴转移至与外阴邻近的大腿、下腹部和腹股沟皮内淋巴结等;②阴蒂、前庭部癌灶既可以转移到腹股沟浅淋巴结,也可以直接转移至腹股沟深淋巴结,甚至髂、盆淋巴结。

3.血道转移

非常罕见。一般晚期患者才出现,可转移至肺脏。

三、辅助检查

外阴鳞状细胞癌位于体表,对浸润癌诊断并不困难,但对亚临床型的早期浸润癌,诊断存在一定的困难,因此,对外阴可疑病灶均需做细胞学和病理组织学检查。

1.细胞学检查

对可疑病灶行印片做细胞学检查,常可见到癌细胞,由于外阴病灶常合并有感染,其阳性率仅 50% 左右。

2.活体组织病理检查

对一切外阴赘生物,包括菜花样病灶、溃疡灶、结节样病灶、白色病灶等,均需做活体组织检查。检查时对无明显病灶如广泛糜烂灶,为避免取材不准而发生误诊,可采用阴道放大镜和(或)甲苯胺蓝进行外阴染色,确定出可疑灶后,再行活体组织检查。对有合并坏死的病灶取材,应有足够的深度,避免误取坏死组织。

3.影像学检查

为了在治疗前准确定出临床分期,以利于客观地制订治疗方案,可行盆髂、腹主动脉旁淋巴的 B 超、CT、磁共振和淋巴造影等检查。

四、鉴别诊断

1.外阴色素脱失病

外阴色素脱失病包括白癜风、放射后或创伤后的瘢痕。此类疾病均由于细胞代谢改变,引起色素脱失所致。白癜风为全身性疾病,可在身体其他部位同时发现皮肤病变。

放射或外伤后的色素脱失,有病史可询。

2.外阴湿疣

本病常发生在年轻妇女,是一种质地较柔软而无溃疡、呈乳头状向外生长的肿块,有时带蒂,可与其他性病病变并存。

3.外阴营养不良

皮肤病灶广泛、变化多样,既可有角化增厚、变硬,也可呈萎缩样改变,既可有色素沉着,也可呈灰白色。外阴痒可反复发作。需注意外阴湿疣和外阴营养不良均为外阴鳞状细胞癌的癌前疾病,可与外阴表皮内肿瘤和浸润癌同时并存。因此,在诊断此类疾患时,应提高警惕,凡是有可疑的病灶均应行活体组织检查,以排除外阴癌的可能。

4.外阴汗腺腺瘤

发生于汗腺。具有生长缓慢、肿瘤境界清楚的特性,但当汗腺腺瘤一旦发生溃烂就不易与癌区别,必须通过活体组织的病理切片加以确诊。

五、治疗

以手术治疗为主,辅以放射治疗与化学药物治疗。

(一)手术治疗原则

(1)外阴癌根治术的原则需根据外阴癌的期别、病灶浸润范围和程度而异,外阴癌手术疗效与局部切除范围密切相关。

(2)必须严格掌握手术指征和切除足够的外阴及其周围组织,如外阴广泛切除,包括部分尿道、全尿道或全膀胱的切除,如癌灶浸润直肠或肛门时还须切除直肠等组织。

(3)淋巴结切除术的指征需根据外阴癌局部病灶的大小、位置、病理分化以及腹股沟淋巴结肿大等情况而异。

(4)腹股沟和(或)盆腔淋巴结的清除必须准确和适当地掌握手术范围,以达到既不盲目扩大手术范围,又达到根治的目的。

(二)各外阴癌治疗采用以下方式

1.0 期

单侧外阴切除。

2.Ⅰ期

(1)微小浸润癌:指原发癌灶基底浸润深度≤1 mm,无淋巴管或血管受累,癌灶组织分化程度较好(Ⅰ~Ⅱ级),无腹股沟淋巴结的转移。采用病灶的局部广泛切除术,切除正常皮肤范围距病灶边缘 1 cm 以上。某些癌灶外合并有外阴营养不良、白色病变或不典型增生的病例,均需将不正常的皮肤一起切除。

(2)其他浸润癌:癌灶基底浸润深度在 1~2 mm,无淋巴管侵犯和组织分化好者,可采用较小范围的根治性外阴切除术和腹股沟淋巴清除术。在切除腹股沟淋巴结时,应行 Cloquet 淋巴结切除,术中对可疑的淋巴结均应做组织冷冻切片检查。如腹股沟淋巴结有 2 个以上阳性或 Cloquet 淋巴结阳性时,应行同侧髂盆淋巴清扫术,术后对盆腔淋巴结阳性者,补充盆腔体外放疗。

3.Ⅱ~Ⅲ期

此类癌灶直径均超过 2 cm,淋巴结转移率在 30％以上,均应行标准的外阴癌联合根治术,即外阴广泛切除及双侧腹股沟淋巴结(有时为髂盆淋巴结)切除术。

(1)凡癌灶侵犯尿道口者,可将前段部分尿道与外阴一起切除。前尿道切除在 2 cm 以内,不会产生术后尿失禁。

(2)凡癌灶侵及阴道前下壁、尿道中、后段或膀胱颈者,在行外阴癌联合根治术时,应行全尿道和(或)膀胱颈的切除及部分阴道切除、尿道重建术。

(3)凡癌瘤侵犯阴道下后壁、肛管或直肠者,应考虑在做外阴癌联合根治术的同时,行部分阴道后壁、肛管或直肠切除和人工肛门重建术。

4.大块转移性腹股沟淋巴结的处理

研究证明,对于大块转移的腹股沟淋巴结患者,术后盆腔和腹股沟放疗,降低了腹股沟复发率和提高了生存率。但全腹股沟淋巴结切除术结合腹股沟放疗常会造成非常严重的下肢水肿。

5.复发性外阴癌治疗

外阴癌复发与腹股沟淋巴结转移数目密切相关,淋巴结转移少于 3 个时,任何部位的复发率都很少,而当转移淋巴结达到 3 个或以上时,局部、区域和全身性复发率明显升高。

(1)局部外阴复发通常予以再次手术切除,经常用股薄肌肌皮瓣覆盖缺损。

（2）放疗，尤其是外照射结合间质内插针（内放疗）也已用于复发性外阴癌的治疗。

（3）对于远处转移化疗药物对鳞癌有效，最有效的药物包括顺铂、甲氨蝶呤、环磷酰胺、博莱霉素和丝裂霉素。

（三）放射治疗

外阴浸润性鳞状细胞癌的放射治疗，包括应用高能放射治疗机（钴、铯、直线加速器和电子加速器等）行体外放射治疗和应用放射治疗针（钴针、铯针、铱针和镭针等）行组织间质内插植治疗。外阴鳞状细胞癌虽然对放射线敏感，但由于正常外阴组织不能耐受使外阴癌组织得以治愈的最佳放疗剂量，因此疗效不佳。

放射治疗的主要并发症有：严重放射性外阴炎、放射性外阴坏死、尿瘘和尿道阻塞。

（四）化学治疗

目前所有的抗癌药物对鳞状细胞癌的疗效均不理想，因此，抗癌化疗在外阴鳞癌的治疗中处于辅助地位，主要用于较晚期癌或复发癌。

1. 单一药物的治疗

临床应用于治疗外阴鳞癌的单一抗癌药物有阿霉素、博莱霉素、甲氨蝶呤、顺铂和 VP-16、丝裂霉素、氟尿嘧啶和环磷酰胺等。

2. 联合药物治疗

临床治疗外阴鳞状细胞癌联合抗癌化学治疗方案有：博莱霉素＋丝裂霉素、氟尿嘧啶＋丝裂霉素和博莱霉素＋长春新碱＋丝裂霉素＋顺铂等。

（张秀平）

第二节　外阴上皮内瘤变

一、发病情况

由于目前对无症状的外阴表皮内肿瘤患者无筛选的手段和未建立规范化的诊断标准，因此无法提供准确的发病率。近 20 年来外阴上皮内瘤变（VIN）的发病率比以往增加 20 倍。多项调查表明患者有年轻化的趋向，常见年龄在 30～35 岁。VIN 与性传播性疾病特别是尖锐湿疣关系密切。VIN 最常合并女性下生殖道的人类乳头状瘤病毒（HPV）感染。用分子生物学技术检测，60%～80% VIN 有 HPV-DNA。其中 HPV16 的阳性率可达 81%，其次为 HPV18。外阴尖锐湿疣通常为 HPV6、11，可能是 HPV6、11 使细胞产生病变，而 HPV16 则使这些细胞发生肿瘤性增生。87.5% VIN 为单克隆性。单纯性疱疹病毒Ⅱ型（HSVⅡ）可能是外阴和其他生殖道 VIN 和鳞状上皮癌病因的副因子。实验条件下 HSVⅡ基因组的特殊片段可使细胞染色体发生变化和突变。罹患人类免疫缺陷病毒（HIV）感染，慢性淋巴细胞白血病和长期服用免疫抑制剂（甾体激素和组织移植抑制剂）者 VIN 发生率明显增高。外阴营养不良为慢性皮肤疾病，也是外阴鳞状细胞癌的癌前病变。它们均可能发展为外阴鳞状上皮癌。吸烟也被认为可能对发生 VIN 有一定关系。在 VIN 患者中，吸烟比不吸烟者发病率高（63%与 27%），发病年龄较轻。

二、病理

(一)大体

病灶表现为表皮增生,可出现皮肤增厚斑块、乳头或小的赘疣,表面可呈灰白色、黑色素沉着或暗红色,肿瘤表面干燥、脱屑,边界不清楚。瘤灶常可多发,并可相互融合。

(二)镜下

外阴表皮内肿瘤呈非典型增生。其表现为被覆的表皮增厚,可形成乳头,呈区域性或灶性的轻度到中度间变。核分裂多,在基底细胞层以上可见分裂象。非典型增生发展严重达到原位癌。除上述表现加重外,可有表皮细胞极性紊乱,明显间变,累及表皮全层,但基底膜完整。可出现挖空细胞。经核酸杂交技术检测,此挖空细胞多含有 HPV-DNA16 型。

根据不典型增生程度的不同和病变所累及的范围不同,外阴鳞状上皮内瘤样病变可分为三级,镜下 VIN 分级标准与宫颈 CIN 同。

VIN I 级:指轻度外阴鳞状上皮不典型增生,不典型细胞局限在上皮的下 1/3,表面细胞成熟且正常。

VIN II 级:指中度外阴鳞状上皮不典型增生,不典型细胞局限在上皮的下 2/3。

VIN III 级:指重度外阴鳞状上皮不典型增生及外阴原位癌。重度不典型增生时成熟上皮很少,基底旁细胞几乎达表面,但表面仍有角化。

外阴上皮不典型增生可以逆转,很多病灶可以自然消失,但也可发展为原位癌。

原位癌有以下两种形态。

1. 单纯性原位癌

上皮层增厚,病变累及表皮全层,表现为上皮细胞成熟障碍,细胞异型性明显,上皮细胞极性紊乱、消失,明显间变,核形不规则,核深染,核分裂相多见,基底层钉脚粗宽,基底膜完整,未发生向周围间质浸润,不发生转移。

2. Bowen 病

最早于 1912 年由 Bowen 描述。本病的鳞状上皮全层布满大小不等形态不规则的恶变细胞,并可见瘤巨细胞(单核或多核)、大而空的细胞、角化不良细胞,正常及不正常核分裂多见。Bowen 病的基底膜完整。有时可见二种原位癌的过渡型或中间型。

三、临床表现

外阴鳞状上皮不典型增生患者所表现的症状与外阴营养障碍患者的一样,无特异性临床表现。可有瘙痒,少数患者可有皮肤破溃,并可见溃疡形成等。

检查时轻度外阴不典型增生局部皮肤常表现为呈灰色的病灶,密度不一。严重病例则表现为丘疹或斑点,融合或分散,单个或多个。病灶常呈苔藓化或角化不全的斑块,呈白色。10%~15%的病灶表现为色素沉着,呈赤褐色或深棕色,略高出表面,肉眼易见。

外阴原位癌多见于外阴皮肤色素少的妇女,50%的患者表现为无症状,如有症状主要亦仅为瘙痒。外阴原位癌也可见有外阴色素沉着。表现为色素沉着的病灶,其特征为:病灶常稍高出于周围皮肤,边界清楚,常呈不规则型。常为多中心癌,也有单个癌灶者,为角化过度的色素沉着斑或片状融合。如遇见类似病灶应考虑做活组织检查。由于抓痒,皮肤表面常有破损,有渗出物及结痂,去痂后见肉芽组织和渗出面。在发生癌变以前,患者可能有病毒性外阴炎或有外阴营养障碍,或甚至乳头状瘤,但也可能以往并无病变而是新生长的。

鲍文样丘疹病或称间变性丘疹病是近年来使用的新名词,系指一种色素沉着的病变,表现为小丘疹。其发生及扩散甚为迅速,但也常可自然萎缩。显微镜下所见都是鳞状上皮原位癌并含非整倍体 DNA 形态。很多专家认为间变性丘疹病不会自然消失。

四、诊断和鉴别诊断

依据临床症状与体征常可疑及本病。但要确诊需依据病理检查。阴道镜和 1‰ 甲苯胺蓝的使用有助于提高病灶活检的准确率。

外阴鳞状上皮原位癌的诊断必须根据活组织病理切片检查。外阴原位癌常与宫颈、阴道等原位癌合并存在。20%～30% 外阴原位癌患者可合并宫颈或阴道的原位癌,甚至浸润性鳞癌。因此必须密切观察患者的外阴、宫颈及阴道等是否有其他部位癌并存。单纯性原位癌可同时伴发外阴尖锐湿疣,尤其是 40 岁以下患者。

由于很多外阴疾患均可引起非典型增生,如外阴湿疣、外阴白色病变、脂溢性角化瘤和黑色棘皮瘤等,除需与这些疾病鉴别外,还需注意这些外阴疾病与表皮内肿瘤的并存。对临床上有可疑的病灶均需行活检以便病理确诊。

五、治疗

外阴上皮内瘤变的治疗方法较多,采用哪一种方法,取决于外阴病灶的范围,因此治疗前对那些较广泛的角化过度、糜烂或溃疡者,均应作多点活检,以排除早期浸润癌,并确定治疗范围。

(一)手术治疗

外阴鳞状上皮不典型增生的治疗以手术切除局部病灶为主,如为严重病例,可先用甲苯胺蓝染色,凡是染深蓝色的部分均应切除。手术边缘的邻近皮肤可涂以氢化考的松霜剂。其他如冷冻、激光等也可用来治疗外阴鳞状上皮不典型增生,但无论采用哪种治疗方法都应定期长期随访。

外阴鳞状上皮原位癌的治疗以手术为主。其优点是切除的标本可以全部送病理检查,并可及时发现局灶型的微灶型浸润癌。早期外阴原位癌的治疗方案是一旦组织学诊断确立,即做外阴切除术,即便病灶很小而且局限。但近年来通过研究外阴原位癌的生物学特性,已认识到由于全外阴原位癌常为多中心癌,即使施行了外阴全切除术,也仍有切除不全的可能,在切除边缘再出现新病灶。由于外阴广泛的切除与保守的手术范围比较,术后的复发率相似,且术后极少发展成浸润癌。因此,目前 VIN 的手术范围有保守趋势。

在选择恰当的手术范围时,应考虑尽可能减少毁损女阴,以免影响性功能,提高生活质量;另外,要避免因手术引起女阴过度变形所致的性交疼痛;同时还应考虑到患者的年龄及体质因素,老年患者不需保留性功能,作女阴切除术较妥当,因为女阴全切除术手术简单,手术后恢复快,并发症少。年轻患者则可考虑根据病灶范围做广泛的局部切除术和外阴修复手术。

所谓女阴广泛的局部切除术是指切除女阴的边缘至少距病灶 1 cm,然后做切端缝合术。外阴皮肤及黏膜具有弹性,易于缝合,愈合容易。多中心病灶患者,由于切除部位较广,应做植皮。可从腹部或大腿内侧取相应大小的整块皮肤做厚片植皮。步骤:①切除病灶及其周围 1 cm 以上皮肤,深达皮下脂肪层;②做一带蒂全层皮肤皮片;③将皮片游离部分内移,尖端固定;④缝合切缘。广泛的局部切除术通常应保留阴蒂。如阴蒂上有病灶,Disaia 建议将阴蒂上的病灶用刀片刮净或用激光气化。阴蒂上皮再生长愈合不会丧失功能。

到目前为止,尚无植皮后皮肤发生癌变的报道,但外阴皮肤切缘有发生新癌灶的报道。

(二)物理疗法

外阴原位癌除了手术治疗外,还可用其他方法如电灼、激光或冷冻等治疗。这些方法共同的最大缺陷是治疗后没有送检标本,有可能漏检局灶性的微灶型浸润癌,甚至浸润癌。此外,电灼或冷冻治疗,外阴上留有坏死溃疡愈合较慢,患者很痛苦。如冷冻后全部愈合的时间需要3个月,近年来很多学者热衷于采用激光治疗,效果可达 94%,治疗次数为 1~6 次,其缺点是疼痛。

如病灶范围较广,治疗时需用全身麻醉。也有报道激光治疗后并发感染及出血的。激光治疗的优点是治疗后不致毁损外阴,是一种易为患者所接受的治疗方法。但激光治疗前必须先除外有浸润癌的可能。

(三)光化学疗法(PDT)

即将 10%5-氨基酮戊酸(ALA)凝胶涂于 VIN 表面,2~4 h 后予 635 nm 波长、80~125 J/cm^2 的激光来进行治疗,研究表明 PDT 治疗后局部不留瘢痕而且愈合时间短,能保持外阴外观等优点。但在 HPV 阳性、HLA-I 缺失及 CD$_4$(辅助性 T 细胞)、CD$_8$(巨噬细胞)增多的患者中,PDT 疗效降低。

(四)期待疗法

VIN 治疗时必须将其自然消退的可能性列入治疗计划。因此,在全面地完成系统检查后,对 35 岁不伴有非整倍体 VIN 患者,临床和组织活检排除浸润癌者可施行观察随访即期待疗法,尤以近期妊娠和近期接受治疗量甾体激素治疗者使然。至于观察随访多长时间为宜则无定论。有些学者推荐观察 6 个月至两年。Jones 等报道即使在 VIN Ⅱ、Ⅲ 级年轻患者中,VIN 也有自愈倾向。

六、转归

VIN 发展规律并不像宫颈 CIN 发展为浸润癌那么明显。部分外阴上皮不典型增生可以逆转,很多病灶可以自然消失,但也可发展为原位癌,但即便发展为原位癌,亦有约 10% 的病例能自然消退。

自然消退的病例多见于年轻或合并妊娠的患者。部分再进展为浸润癌,一般病程较长,发展缓慢,多见于老年人和免疫缺陷者。VIN 总的复发率为 30%,其中在手术切缘阴性者,复发率<10%;在切缘阳性者,则>50% 的患者呈持续性 VIN 或复发。

Stiler 等指出,VIN 病变程度(即分级)和病灶的数目直接影响着病变治疗后的复发率,即病变的不典型性程度越高,病灶数目越多,则复发率越高,而至于吸烟、绝经与否及治疗方法的选择似乎与复发无明显的相关性。

(温蒙科)

第三节 阴道癌

阴道恶性肿瘤是指恶性肿瘤发生在阴道壁组织中的病变,包括原发性和继发性肿瘤,继发性肿瘤首先要排除转移性肿瘤的可能性,多由宫颈癌、外阴癌、子宫内膜癌、直肠癌等转移而来,治疗需综合评估后选择最佳方案;原发性阴道恶性肿瘤较少见,占妇科恶性肿瘤的1%~2%,本节主要阐述原发性阴道癌。

原发性阴道恶性肿瘤中,阴道鳞状细胞癌占多数,为阴道恶性肿瘤的85%,腺癌次之,占4%~5%;其他如恶性黑色素瘤、葡萄状肉瘤、内胚窦瘤、纤维肉瘤、平滑肌肉瘤、淋巴肉瘤和血管肉瘤等更为罕见。

不同细胞类型的阴道恶性肿瘤的年龄分布有所不同,鳞状细胞癌、恶性黑色素瘤好发于绝经后妇女,年龄多在60~70岁,每年发病率约5/100万。阴道鳞状上皮癌发生部位以阴道后壁的上1/3最多见,阴道前壁则以下方为多。当晚期肿瘤已侵犯阴道四壁时,不易判定原发部位。内胚窦瘤、葡萄状肉瘤好发于婴儿期及儿童早期,青春期和青年期好发透明细胞癌,生育年龄妇女平滑肌肉瘤发生率高。

一、病因

1. HPV 感染

相关研究已明确 HPV16、HPV18 感染 与阴道癌的发病有密切关系,尤其是 16 亚型持续感染有关。

2. 长期刺激和损伤

阴道黏膜长期受炎症或异物刺激,是阴道癌风险因素。

3. 放射治疗

据报道约有 20%阴道癌患者有放射治疗史,如因宫颈癌接受放射治疗。

4. 妊娠期间服用己烯雌酚

将导致女儿青春期后阴道腺癌患病率明显增高。

5. 基因突变

有研究发现,$p53$ 基因突变可能对阴道腺癌的发生起到一定作用。除上述基本病因外,初次性交年龄早、拥有多个性伴侣、服用免疫抑制剂、抽烟等也可能诱发阴道癌。另外,随年龄增长,患阴道癌的风险会增加。

(一)转移途径

大多数(57%~83%)的阴道癌前病变发生在上 1/3 阴道或穹隆部的阴道后壁,31%的患者发生在下 1/3 阴道,阴道中 1/3 的病灶不常见。阴道癌的位置在制定治疗计划和决定预后方面是重要因素。肿瘤可以沿阴道壁播散到宫颈或外阴,但如果初次活检宫颈或外阴为阳性,则应认为阴道是继发肿瘤。在前壁的病灶可以浸润膀胱阴道隔和尿道,后壁的病灶可累及阴道直肠隔及直肠黏膜,晚期病例中也常见向侧面扩散至宫旁组织和阴道周围组织。阴道淋巴系统比较复杂,当病灶位于阴道下 1/3 时,淋巴引流常向下累及腹股沟淋巴结。超过 Ⅰ 期的患者淋巴结转移的风险性明显升高。虽然基于分期的淋巴结切除少见,但在早期阴道癌中淋巴结转移率并不罕见。在 Al-Kurdi 等的研究中,盆腔淋巴结转移率 Ⅰ 期为 14%,Ⅱ 期为 32%;

在 Davis 等的报道中Ⅰ期为 6％，Ⅱ期为 26％。虽然目前没有详细的数据可提供，但估计Ⅲ期的发生率更高。Chyle 等随访了 10 年有局部复发的患者盆腔淋巴结受累率为 28％、腹股沟受累率为 16％，而无局部复发组分别为 4％和 2％(P<0.001)，在初诊时腹股沟淋巴结阳性率从5.3％～20％。晚期患者在初始治疗后复发时可能发生远处转移，在 Perez 等的报道中，远处转移的发生率在Ⅰ期 16％，ⅡA 期 31％，ⅡB 期 46％，Ⅲ期 62％，Ⅳ期 50％。Robboy 等报道年轻透明细胞癌患者复发时转移至肺或锁骨上淋巴结的占 35％，比宫颈或阴道鳞癌的发现率更高。

（二）临床分期

常用的阴道癌分期系统有两个，一个为 FIGO 分期，另一个为 AJCC 分期，目前原发性阴道癌多采用 FIGO 临床分期。根据 FIGO 分期，肿瘤若累及子宫颈或外阴时应当分别归类于原发性宫颈癌或外阴癌，故在诊断阴道癌时需同时仔细检查宫颈及外阴情况，必要时行细胞学检查或活检。下列检查可用于 FIGO 分期评价：精确的双合诊及三合诊检查、膀胱镜、直肠镜及静脉肾盂造影，但仅凭这些检查想区分出病灶是局限于黏膜还是黏膜下，即便是有经验的检查者也相当困难。盆腔 CT、MRI 及 PET 对判断病灶浸润、淋巴结受累情况甚至精确放疗计划的制定均有帮助，但不作为临床分期依据。

目前采用 FIGO 分期。

1.0 期

原位癌上皮内瘤变Ⅲ级。

2.Ⅰ期

癌灶局限于阴道壁。

3.Ⅱ期

癌灶累及阴道下组织但未扩散到骨盆壁。

4.ⅡA

癌灶累及阴道下组织但未侵犯宫旁及阴道旁组织。

5.ⅡB

癌灶侵犯宫旁组织但未达骨盆壁。

6.Ⅲ期

癌灶扩散到骨盆壁。

7.Ⅳ期

癌灶扩散范围超出真骨盆或侵犯膀胱或直肠黏膜，膀胱黏膜泡样水肿不属Ⅳ期。

8.ⅣA

癌灶侵犯邻近器官：膀胱和(或)直肠黏膜和(或)超出真骨盆。

9.ⅣB

癌灶扩展到远处器官。

二、诊断步骤

（一）临床表现

早期无明显症状，随后患者有无痛性阴道出血，白带增多、有或无血染。当癌灶坏死形成溃疡时，出现水样或血性分泌物、阴道不规则流血、同房后出血或绝经后流血。若同时合并感染,有恶臭排液。晚期患者,肿瘤侵犯神经或骨盆时,可出现下腹及腰腿部的疼痛;如侵犯膀胱,可有尿频、尿痛、排尿困难和血尿等。当癌肿压迫或侵犯直肠时,可出现肛门坠胀、排便疼痛及便秘等。若癌肿沿阴道壁增厚变硬,使阴道狭窄。随着阴道肿瘤的继续发展,最终形成膀胱阴道瘘或直肠阴道瘘。

典型临床症状如下。

1.阴道出血

约有 60％的患者表现为无痛性阴道出血,表现为点滴出血,一般发生于同房后,或使用器械检查后及绝经后。

2.阴道排液

约 20％的患者主诉阴道排液,异常排液主要与肿瘤坏死组织及感染有关,所排液可为水样、米汤样或混有血液。有症状的患者 75％为晚期。

3.压迫症状

当晚期肿瘤压迫邻近器官后,可出现相应压迫症状。例如压迫膀胱、尿道时,可出现尿急、尿频、血尿;压迫直肠时,可出现排便困难、里急后重;晚期患者还可出现便血,肿瘤穿透直肠症状。

(二)辅助检查方法

1.阴道镜检查

阴道镜作为阴道肿瘤的一种辅助诊断方法,具有十分重要的临床应用价值。它除了可以在镜下做定位活检外,还适用于对阴道肿瘤的发展及动态变化做研究及随访,以及在镜下进行局部病灶的切除、电凝、冷冻、激光等治疗。

2.阴道脱落细胞检查

阴道脱落细胞检查包括阴道涂片和宫颈刮片检查。

3.阴道病变活体组织病理检查

阴道病变活体组织病理检查是诊断的金标准,对可疑的病变应行病理检查。

4.窥器检查或触诊

窥器检查或触诊可见阴道壁有结节、菜花状、溃疡或局部变硬,晚期者癌肿充满阴道腔,并有大量恶臭分泌物排出。此外,发生于阴道下 1/3 的癌瘤,常伴有腹股沟淋巴结转移,检查时可能摸到肿大的淋巴结,质硬,甚至融合固定或破溃。

(三)诊断过程

诊断步骤包括全面的病史采集和体格检查,仔细的窥器检查和阴道触诊,以及盆腔双合诊和直肠检查。由于病灶常发生于阴道后壁,有可能被漏诊,因此进行阴道检查时,应该旋转窥器,仔细全面地对整个阴道黏膜进行视诊检查。在早期鳞癌病灶中,多是因为巴氏涂片检查结果异常而提示诊断;但如果是透明细胞癌,因为其特征为黏膜下生长,通常无法据此进行诊断。在这些病例中,通过巴氏涂片提示诊断的病例只占 33％。对于肉眼可疑的阴道病变部位,建议使用和宫颈癌类似的放大设备进行定位,活检明确诊断。仔细的阴道触诊可能有助于发现黏膜下病变。阴道癌最常见的部位是阴道后壁的上段 1/3。在最初的视诊检查中,可能会因为窥器叶片的遮挡漏诊阴道病灶。阴道镜可以用于评价异常的巴氏涂片结果、无法解释的阴道出血、或者阴道上段的溃疡性红斑。阴道镜指导下的活检有时候可能仍然无法明确诊断,还需要做部分阴道切除才能明确浸润性病变。部分阴道切除还可以发现隐匿性浸润癌,尤其是在有既往子宫切除术史的患者,手术缝合阴道残端时可能包埋了一部分有癌症高危因素的阴道上皮。

(四)鉴别诊断

1.阴道上皮萎缩

年老妇女雌激素缺乏所致的上皮萎缩,阴道细胞学检查可能被怀疑为癌;组织学检查因整个上皮可由基底细胞或亚基底细胞构成和上皮顶层细胞缺乏糖原,碘试验阳性,而与阴道上皮内肿瘤相似。但此类患者可在阴道内使用雌激素软膏持续周后,再行阴道细胞学或组织学检查,可恢复为正常的阴道上皮。

2.阴道尖锐湿疣

肉眼观察此类病灶难以与阴道鳞状上皮癌鉴别,均需依靠组织病理学检查。

3.阴道炎症

阴道炎与早期阴道肿瘤有时在肉眼上难以分辨,尤其是癌灶为多中心或弥散性生长时,需借助组织病理学检查。

4.子宫内膜腺癌阴道转移

子宫内膜腺癌阴道转移部位多在阴道下段左右两侧或尿道下方,孤立结节,位于黏膜或黏膜下,肿瘤结节可破溃形成溃疡、出血和感染。可伴有子宫增大,诊断性刮宫可明确诊断。

5.尿道旁腺癌

尿道旁腺癌多累及阴道前庭,可有尿频、尿痛或排尿障碍。

6.前庭大腺腺癌

前庭大腺腺癌多累及阴道下段侧壁,肿块位置较深。

7.阴道的子宫内膜异位

此病比较罕见,常好发于阴道穹隆部。其结节随月经次数增加而增大,周围呈炎症性浸润状,往往合并盆腔子宫内膜异位症。常有痛经或性交痛。阴道子宫内膜异位发生癌变时,在组织上必须看到正常的子宫内膜和子宫内膜腺癌之间的过渡形态。

8.恶性滋养细胞肿瘤阴道转移

一般黏膜下呈紫蓝色结节,溃破时可出现大出血。有流产、正常产或葡萄胎病史,子宫通常增大,或有卵巢黄素囊肿,尿妊娠试验阳性或血 β-hCG 异常升高。

9.前庭大腺恶性肿瘤

发生在接近阴道口侧壁的阴道平滑肌肉瘤与前庭大腺实性恶性肿瘤有时难以区别。可依据病理组织学检查作鉴别。

三、治疗方案

由于阴道膀胱间隔及阴道直肠间隔很薄,手术及放疗均有一定困难,阴道癌治疗必须个体化,根据患者年龄、病变的分期和阴道累及的部位及肿瘤的大小确定治疗方案。对于大多数患者,保留有功能的阴道非常重要。

(一)手术治疗

手术方式的选择取决于癌灶的病理类型、病变期别、部位、范围、有否累及临近器官以及患者年龄等。由于阴道癌发生在特殊部位,无论是尿道-膀胱-阴道间隔还是阴道-直肠间隔,其厚度均不超过 5 mm,使其手术切除肿瘤组织的安全范围很小,即使不手术,放射治疗也很困难。

尽管阴道鳞癌多发生于 50 岁以上妇女,但仍需考虑患者的生活质量,手术倾向于保守。手术多选择 0 期或 I 期病变患者,常采用的手术方式有以下几种。

1.局部阴道切除术

局部阴道切除术适合于中、重度上皮不典型增生或下 1/3 段的局限性阴道癌。如果癌灶局限于上段,为便于手术,应行单纯子宫切除加部分阴道切除,尤其是癌灶位于阴道上 1/3 或穹隆者,阴道局部切除范围应在癌灶外 3 cm。

2.全阴道切除术

全阴道切除术适合于阴道中段或多中心癌灶病变范围较广泛的早期癌,其手术也宜行单纯子宫切除,从腹腔游离阴道与从外阴游离阴道相结合。

3.广泛性子宫切除加部分阴道或全阴道切除术

广泛性子宫切除加部分阴道或全阴道切除术适合于阴道中、上段浸润癌,其病变较局限,浸润不深,属于较早期的病变。

4.外阴切除及部分阴道(必要时部分尿道)切除术

外阴切除及部分阴道(必要时部分尿道)切除术适合于阴道下段或包括累及尿道的早期浸润癌。

5.淋巴清扫术

阴道中、上段癌可参照宫颈癌的淋巴清扫范围,阴道下段癌可参照外阴癌的淋巴清扫范围。

阴道癌的淋巴流向与转移途径:阴道壁的淋巴流向复杂且难以预料,但一般认为中、上段淋巴引流与子宫颈的淋巴引流相同,阴道下段的淋巴引流与外阴相同。然而,阴道的淋巴引流还有一个前后分界的问题,通常阴道穹隆部的淋巴液引流到侧盆壁和后盆壁的淋巴结,阴道中段的淋巴液引流到侧盆壁淋巴结。其中前壁中段引流至膀胱旁淋巴结,后壁中段引流至深部盆腔淋巴结。阴道下段如前庭、外阴和肛门则引流至腹股沟淋巴结。

阴道癌的播散主要是局部浸润和淋巴转移,与宫颈癌和外阴癌一样,首先在淋巴管内形成癌栓。阴道的黏膜与肌层有丰富的毛细血管网,与毛细淋巴管网之间吻合,癌细胞可随这些毛细淋巴管中的淋巴液引流至盆腔淋巴结。

6.阴道重建术

阴道重建术,即局部阴道切除,如果阴道壁松弛,可用周围阴道黏膜经游离后遮盖缺损。阴道下段癌行局部切除术后,可利用小阴唇或同时加大阴唇带蒂皮瓣移植形成阴道。对中、上段阴道切除或全阴道切除者,可参照腹膜代阴道或乙状结肠代阴道手术,但手术创伤大,暴露时间长,术前应该做好充分准备,患者的体质应能够耐受手术。

(二)放疗

1.外照射

(1)CT 定位:定位前口服肠道显影剂,排空直肠,充盈膀胱,仰卧位/俯卧位,热塑体膜固定。扫描时阴道内置标记物,静脉注射增强对比剂(过敏或严重肾功能不全者除外),扫描层厚 5 mm。范围:盆腔放疗为 L_3 上缘至阴道口下 5 cm,腹膜后延伸野的上界为 T_{10} 上缘,照射腹股沟区的下缘至股骨上 1/2 处。

(2)靶区范围。阴道癌术后及根治性放疗外照射靶区勾画:病灶位于阴道上 2/3 时,外照射靶区勾画方法参照宫颈癌章节。病灶位于或侵及下 1/3 阴道时,靶区还需包括腹股沟淋巴引流区。腹股沟淋巴引流区勾画尚无统一标准，建议以股血管外放＞2 cm，包括阳性淋巴结，前界与体重指数相关，外侧界为髂腰肌内缘，内界为长收肌侧缘或耻骨肌内缘末端，后界为髂腰肌侧和耻骨肌前间隙，内前界为缝匠肌前缘，下界为坐骨结节下缘或腹股沟阳性淋巴结下1～2 cm。

（3）剂量与限量参照宫颈癌章节。

2.近距离放疗

（1）阴道癌根治性放疗时的近距离放疗

1）近距离前准备：外照射结束后行妇科检查，结合 MRI、CT 或超声评估残留肿瘤范围，推荐采用 MRI 检查。阴道病灶厚度≤5 mm，一般选择能将阴道撑至最大程度的型号的柱状施源器，也可自制个体化施源器；阴道病灶厚度＞5 mm，可根据病灶范围、大小、距阴道口距离选择经会阴组织间插植或阴道内组织间插植。对于病变位于阴道上 1/3 的患者，可采用三管式施源器腔内照射。

2）阴道腔内放疗施源器置入术：患者双腿屈曲分开平卧于治疗床上→术者站立于患者一侧平行于尿道、直肠方向将涂抹润滑剂的阴道施源器置入患者阴道内，直至顶端阻力感停止→手扶施源器嘱患者双腿伸直→外固定。

3）阴道组织间插植施源器置入术：因了解术前肿瘤残留情况，预先设计好进针角度及深度，警惕邻近正常阴道黏膜处及小阴唇处的高量所致的溃疡。

4）阴道腔内放疗处方剂量参考点位于黏膜下 0.5 cm（HDR，高剂量率），三维计划根据 CT、MRI 图像勾画靶区，通过剂量-体积直方图（DVH）监测膀胱、直肠、乙状结肠等危及器官受量。

（2）阴道癌术后近距离放疗：首次内照射前妇检了解残端情况，选取形态、尺寸适合的施源器。置入方法同前。推荐口服造影剂透视下或 CT 扫描评估小肠与残端距离。多采用阴道柱状施源器照射，驻留位置为放疗前妇检阴道病变外放 2 cm 处；参考点据肿瘤侵犯深度、阴道旁病变大小决定。每周 1～2 次，每次 4～5 Gy，共 10～20 Gy。

（三）化疗

化疗和同步放化疗：Ⅱ～Ⅳ期的阴道癌患者尽管给予高剂量外照和近距离放疗，但盆腔控制率仍较低，有 70％～80％的患者病灶持续或疾病复发。对于局部晚期患者远处转移的发生率为 25％～30％，尽管远处转移比盆腔复发少见，但仅靠针对局部治疗的手术或放疗而言几乎不可能产生作用，肿瘤治疗的目的是治人，而不是治瘤。因此，我们的治疗不可能仅关注肿瘤局部，而化疗恰恰弥补了这一不足，它可经血循环作用于全身，无论什么期别，只要有远处转移可能的高危患者或已有远处转移的晚期患者，单独化疗、姑息性手术或放疗结合化疗都被推崇。常用的化疗药有氟尿嘧啶、丝裂霉素和顺铂等，与放疗合用时完全反应率可达 60％～85％，但长期疗效差异较大。Roberts 等报道了 67 例晚期阴道、宫颈和外阴癌患者，同时用氟尿嘧啶、顺铂和放疗治疗，虽然 85％完全反应，但 61％出现癌复发，复发中位时间仅为 6 个月，5 年总的生存率只有 22％。67 人中 9 例发生了严重的迟发并发症，其中 8 例必须手术。与在直肠和外阴癌中的使用一样，放疗加化疗可适当减少放疗的剂量，以改善器官功能和迟发的毒性。因为患者数量有限，尚无随机对照研究评估同步放化疗的作用，进一步的研究需明确同步放化疗的治疗作用和理想的治疗方案。最近的数据表明，在宫颈鳞癌中以顺铂为基础的同步放化疗对局部控制率、总生存率、无瘤生存率等方面均有益，研究中共同的药物是顺铂，提示它可能改善放疗敏感性。基于此,相同的方法可考虑用于晚期阴道鳞癌的治疗中。

尽管放疗对浸润性阴道鳞癌的局部控制仍有限并存在放疗并发症的风险,但目前治疗的原则仍倾向于以放疗为主,酌情手术,联合化疗。在浸润性鳞癌的放疗中应特别注意确认治疗区域的完全覆盖,尤其在较大肿瘤中,既要达到局部控制的需要剂量,又要充分照顾到周围正常组织的耐受性。经仔细选择的早期患者行根治性阴道切除术可取得良好效果,但放疗仍是主要的治疗模式尤其对有多种合并症的老年患者。虽然在阴道癌的化疗方面目前尚无有力证据,但加用化疗(如顺铂周疗)作为放疗的增敏剂应被推广。

四、预后

阴道癌总的 5 年生存率为 50%。阴道癌的预后与分期、原发部位及治疗方法有关。Ⅰ期 5 年生存率为 85%,Ⅱ期 55%~65%,Ⅲ期 30%~35%,Ⅳ期 5%~10%。病灶在后穹隆部位,因较少累及邻近脏器及盆腔淋巴结,预后相对较好,而位于阴道下 1/3 的肿瘤,则容易侵犯邻近器官,且易有盆腔及腹股沟淋巴结转移,5 年生存率很低。总之,阴道癌的预后较宫颈癌、宫体癌为差,因此,临床应注意在防癌普查时,同时注意阴道有无异常,以便早期发现阴道癌,及时治疗,改善预后。

(张秀平)

第四节　宫颈上皮内瘤变

宫颈上皮内瘤变(cervical intraepithelial neoplasia,CIN)是一组与宫颈浸润癌密切相关的癌前病变,它反映宫颈癌发生发展中的连续过程。1968 年 Richart 指出所有不典型增生都有进展的潜能,现在已知多数 CIN Ⅰ级病变如果不治疗也会自然消退,因此宫颈癌前病变至发展成宫颈癌是一个较为长时间的过程,大约是 10 年,关键是进行筛查,及时恰当的处理,治愈率几乎达 100%。为此,美国阴道镜和宫颈病理学会(ASCCP)于 2001 年专门举行研讨会制订了有关组织学诊断 CIN 的治疗指南,经过 2 年的临床实践,于 2003 年 7 月公开发表,为我们临床处理 CIN 提供了指导。

一、概述

1. 宫颈不典型增生(cervical dysplasia)

宫颈癌前病变的概念可追溯到 19 世纪末,人们在浸润癌旁的组织切片中发现非浸润性异型上皮区域。1932 年介绍了原位癌(CIS),指未分化的癌变细胞累及上皮全层但未突破基底膜的病变。

其后又报告了 CIS 和宫颈浸润癌的关系。19 世纪 50 年代末介绍了不典型增生,不典型增生细胞既具有异型性又有双向分化的可能性。根据其异型程度和上皮累及范围,宫颈不典型增生分为轻、中、重三度(或三级)。在此后的很多年,宫颈癌前病变就以不同级别的不典型增生和原位癌来报告。

2. 宫颈上皮内瘤变(CIN)

在对大量发生病变的妇女进行随访过程中,人们发现组织学分级与病变进展有直接的关系。这种观察得到一个病变连续发展的过程,即正常上皮-上皮癌前病变-浸润癌。CIN 分为 CIN Ⅰ、CIN Ⅱ、CIN Ⅲ。CIN Ⅰ级相当于极轻度和轻度不典型增生;CIN Ⅱ级相当于中度不典型增生;CIN Ⅲ级相当于重度不典型增生和原位癌。

3.鳞状上皮内病变

1988 年,第一届国际癌症学会(NCI)研讨会在 Bethesda 举行,促成了细胞学报告即 TBS (the Bethesda system)系统的发展,其核心是采用描述性诊断;出现了新名词:鳞状上皮内病变(squamous intraepithelial lesion,SIL),分为两级,低度鳞状上皮内病变(LSIL)包括人乳头瘤病毒感染(HPV)和轻度不典型增生(CIN Ⅰ级)。高度鳞状上皮内病变(HSIL)包括中度不典型增生(CIN Ⅱ级)和重度不典型增生及原位癌(CIN Ⅲ级)。CIN 和 SIL 两个新名词的出现,这些观念上的更新是基于组织病理学和细胞病理学互相联系的形态学基础的变化,反映了数十年来在病理学和细胞学领域研究中的新进展。

4.阴道镜检的描述和名称纷繁不一

1992 年,Coppleson 提出的命名和分类多被采用。近年,Reid 又提出新的评分标准(RCI),是将最具特征的阴道镜图像,即边界、颜色、血管和碘试验四项,给予 0～8 的评分,并将总分与 CIN 级别相对照。这种分析使诊断数据化,便于评估病变的程度,选择合适的处理方式和范围。RCI 尚未在国内推广。

二、诊断

宫颈病变的检查和确定,包括临床物理学检查(视诊、触诊)、细胞学(传统的宫颈抹片及镜检)、计算机辅助细胞学监测(CCT)(PapNET,test)、宫颈液基细胞学检查(thinprep eytologic test,TCT)、阴道镜检,活体组织采取和病理组织学诊断,以及必要的实验室 PCR DNA 检测分析等。

(一)宫颈刮片细胞学检查

宫颈刮片细胞学检查为最简单的宫颈病变的检查方法。国外不同作者报道的细胞学检查诊断 CIN 和早期宫颈癌的准确率差异很大(67%～92.6%),而细胞学检出 CIN 的假阴性为 10%～35%,甚至达 50%。单一细胞学约有 30% 的 CIN 被漏诊。取材是影响细胞学涂片质量和诊断的关键。

应在宫颈外口鳞-柱交界处取材,绝经后妇女或局部治疗后的患者,要重视宫颈管部位的取材,如临床怀疑者,可重复涂片,亦有主张所有细胞学检查为非典型鳞状细胞(ASCUS)和非典型腺细胞(AGCUS)的妇女可直接接受阴道镜检查,而 LSIL、HSIL 则必须进行阴道镜检。20 世纪 90 年代以来,随着细胞学制片技术的革命,出现了膜式液基薄层细胞制片技术(TCT)。采用计算机辅助阅片技术应用于宫颈的细胞学检查,使阳性率提高、漏诊率降低。

(二)阴道镜检查

宫颈刮片细胞学检查异常者,应在阴道镜检查下,从视觉和组织学上确定宫颈和下生殖道的状况,全面观察鳞状细胞交界(SCJ)和移行带(TZ),评定病变,确定并采取活体组织,作出组织学诊断,为进一步处理提供依据。阴道镜检查的优点:迅速辨别肉眼看不见的宫颈病变;可以提高定位活检的准确率;与细胞学合用显著提高 CIN 和宫颈癌的早期诊断率。但是阴道镜检查不能观察和鉴别宫颈管内的病变,又比较昂贵,因此尚不能作为首选的普查方法在临床上应用。

(三)宫颈活检、颈管诊刮活组织检查

宫颈活检、颈管诊刮活组织检查是确诊 CIN 和宫颈癌最可靠的方法,它们的意义和评价亦有所不同:宫颈活检(cervical biopsy)应在阴道镜下进行,事先做碘试验,选择病变最重的部位取材;病变是多象限的,主张做多点活检。颈管诊刮(ECC)用于评估宫颈管内看不到的区域,以明确其有无病变或癌瘤累及颈管。ECC 在下列情况最有意义:①ASCUS;②细胞学多次阳性或可疑,而阴道镜检阴性或不满意,或镜下活检阴性。宫颈活检不能完全代替锥切,活检通常采取 4～5 个点,所谓 12 个点的连续多张切片亦难盖全,特别是微小浸润癌的诊断或除外浸润癌,则不能以点活检为依据。鉴于以上原因,需借助多种辅助诊断方法的联合应用方能作出 CIN 的诊断。

三、治疗

宫颈上皮内瘤变(CIN)治疗方法的选择主要取决于 CIN 的级别、病变范围;年龄、对生育及对生活质量的要求;是否合并持续、高危 HPV 感染;随诊条件等。近年,对 CIN 的治疗趋于保守,使 CIN 的治疗规范化、个体化。不管采用何种方法进行治疗,一定要对患者进行严密随访。

(一)物理治疗

物理治疗基本都适用于病变小、级别低的 CIN。不同治疗方法效果比较,差异无显著性,并有一个共同缺点即不能保留组织标本。

1. 冷冻治疗(cryotherapy)

通过使上皮细胞内的水分结晶而破坏宫颈表面上皮,导致细胞的最终破坏。

(1)治疗指征。

1)适用于经过阴道镜下活检证实为 CIN Ⅰ～Ⅱ。

2)病变局限于宫颈外口。

3)宫颈管诊刮(ECC)阴性。

4)活检示无宫颈管腺体累及。

(2)优点:与激光治疗相比,患者没有明显的疼痛感和出血,不需要额外的设备吸除治疗过程中产生的难闻的气味和可能对健康不利的激光烟柱等。

(3)主要缺点:不能保留组织标本,治疗的精确性不高,在治疗过程中需破坏组织的确切量难以把握。对凹凸不平的病灶面和探头(probe)难以完全接触的病灶,很难采用冷冻治疗。

2. 激光治疗

激光治疗包括激光汽化(laser vaporization)和激光锥切(laser conization)两种方法。二氧化碳激光是一种治疗 CIN 的极好工具。

(1)治疗指征。

1)激光汽化不但适用于宫颈湿疣、宫颈糜烂等患者,也可用于 CIN Ⅰ 和 CIN Ⅱ 的治疗。

2)冷东治疗不能完全覆盖的大病变。

3)对于 ECC 阳性、阴道镜检不满意、CIN 面积大不宜做激光气化和 CIN Ⅰ 的患者,则考虑采用激光锥切治疗。

(2)优点:对凹凸不平的病灶面和探头(probe)难以完全接触的病灶,激光治疗可解决;能在直视下对要破坏的组织的深度和宽度进行精确的控制;激光治疗组织愈合快。

（3）缺点：治疗时可能对操作者有不利影响，患者常有明显疼痛，术中及术后出血发生相对较多。

3.电凝治疗

（1）优点：该方法操作简便迅速，对医护人员无伤害，治疗并发症少，且各种形状的电极可适用于不同轮廓与形状的宫颈，治疗可达宫颈管内。

（2）缺点：该法最大的缺点同样是不能保留组织，进行病理学检查，因此在不能完全除外浸润癌之前，不宜行宫颈电凝治疗。宫颈电凝治疗在欧洲及澳大利亚等地区采用较多，国内应用较少。

4.微波治疗

微波是一种电磁波，它以生物体组织本身作为热源，利用对组织产生的热效应使组织蛋白凝固，达到治疗的目的。起烧灼、凝固、止血的作用。

（1）优点：凝固力强，止血速度快，操作简便易掌握。

（2）缺点：与其他物理治疗基本相同。

（二）手术治疗

1.宫颈锥切术

1843 年，Lisfrance 首次报道使用宫颈锥切术治疗宫颈病变。锥切术具有无需切除子宫、手术时间短、出血少、创伤小、术后不影响性生活并保留年轻妇女的生育能力的优点。宫颈锥切术目前包括 3 种：①冷刀锥切（cold knife conization，CKC）；②宫颈环状电切术（loop electrosurgical excision procedure，LEEP）；③激光锥切（laser conization）。

过去因锥切术有较多并发症如残存病灶及复发率较高，多数学者主张严格掌握锥切的适应证，对原位癌锥切治疗一直有争议。近年，随着 CIN 发生率的上升和宫颈癌患者的年轻化，对锥切术的指征、禁忌证、治愈率及并发症作了大量的临床研究，在强调生活质量的今天，人们更新了观念，重新认识了锥切术在 CIN 诊断和治疗中的临床价值，推测锥切术可用于要求保留生育功能的年轻原位癌患者。

（1）宫颈锥切的指征：①CINⅢ级；②宫颈原位鳞癌；③宫颈原位腺癌；④Ⅰa 期宫颈癌。许多文献报道了早期浸润癌只要浸润深度不超过 3 mm，且无血管淋巴间隙受累，均可以成功地用宫颈锥切进行治疗。当然，锥切并不能保证将病变部位完全切除干净，即使切缘干净的原位癌，随后进行子宫全切仍有证明为浸润性癌的报道。切缘阳性，宫颈腺体受累和病变的多中心性是锥切后病变残留或复发的决定性因素。因此，锥切的病理结果一定要注明这些决定因素的具体情况。为了避免病变的残留，应选择适当大小的锥切尺寸。总的来说，切除宽度应在病灶外 0.5 cm，锥高延至颈管 2~2.5 cm，锥切时要将鳞柱交界一并切除。

（2）优点：资料显示，使用冷刀（CKC）、激光和 LEEP 对 CINⅢ患者进行锥切治疗，总体治愈率和复发率无明显差异。CKC 治疗有效率达 90%~99.6%，术后 CIN 复发率与随诊时间长短、锥切标本边缘是否阴性等有关。CKC 术后边缘阴性者复发率仅 0.13%，而边缘阳性者复发率可达 22%。

（3）宫颈锥切手术的并发症：手术后出血；子宫穿孔或子宫颈穿孔；手术后盆腔感染；子宫颈狭窄以及子宫颈功能不全。

2.LEEP

LEEP 是由 Cartier1981 年首创的一种新型高频电波刀宫颈环切疗法。LEEP 是由电极尖端产生超高频电波,在接触身体组织瞬间,由组织本身产生阻抗,吸收此电波产生的高热,来完成各种切割止血等手术目的。既可作为宫颈病变的诊断方法也可用作治疗的手段。用LEEP进行宫颈手术,根据切除的组织不同,手术名称也有差异。通常所说的 LEEP 手术,就是用 LEEP 进行宫颈病灶的切除;而用 LEEP 进行宫颈移行带环形电切除,就称为 LETZ(loop excision of the transformation zone)手术或者称为宫颈移行带的大环形切除术(LLE-TZ)。用 LEEP 进行宫颈锥切手术就是 LEEP Cone。

(1)LEEP 治疗宫颈病变优点:同时能达到诊断和治疗两个目的,而且切除组织可以送病理检查,通过检查标本边缘状况以确定是否已将病变部位完全切除,从而减少宫颈微小浸润癌的漏诊率。术中出血、术后出血、宫颈狭窄可能性小。

(2)缺点:LEEP 治疗也存在一些问题,对于 CIN 合并妊娠、免疫缺陷性疾病、宫颈解剖结构异常、阴道炎症等均不适合行 LEEP 治疗;如切除标本进行组织学检查时不易进行定位,热损伤可能会影响标本边缘组织的病理检查等。

3.子宫切除术

传统的观点认为,子宫切除术是治疗 CINⅢ和宫颈原位癌的常用方法。但近年的研究则表明子宫切除术治疗 CINⅢ和宫颈原位癌存在过度治疗的问题,而宫颈锥切手术是较为合理的治疗选择。Kang 等对 101 例仅进行 LLETZ 治疗、279 例 LLETZ 后随之进行全子宫切除的 CINⅢ患者进行对比研究,结果证明 LLETZ 和子宫全切治愈率无明显差异。针对原位癌,Kolstad 等报道对 238 例接受子宫切除患者进行了 5~25 年的追踪,结果原位癌复发率为1.2%(3/238),发展为浸润癌的患者为 2.1%(5/238),与单用锥切治疗相比较,差异亦无统计学意义。

因此,目前的观点认为,在宫颈上皮内瘤变治疗中,子宫切除术仅适用于以下情形。

(1)已无生育要求的中老年 CINⅢ级患者。

(2)已无生育要求的 CINⅢ级患者同时合并有子宫肌瘤、子宫脱垂等良性疾病。

(3)宫颈原位腺癌。

(4)镜下早期浸润癌。

(5)已完成生育的 CINⅢ级患者,宫颈锥切的标本中切缘未尽者。

(三)物理治疗与宫颈锥切术后处理

1.阴道流液

术后第 2 d 开始由阴道流出混浊液体,以后逐渐增多,并有臭味,10 d 后痂皮开始成片地分散剥落,分泌物开始逐渐减少。

若阴道分泌物量多,可引起阴道炎或外阴炎,应嘱患者保持会阴清洁每日冲洗外阴 2 次,必要时口服抗生素预防感染。

2.阴道出血

阴道出血往往发生在 2 周之内。宫颈创面痂皮脱落时,有时因底部毛细血管破裂而渗血出现有血性分泌物,一般不需要特殊处理。如果附近深层痂皮剥离遇到动静脉或静脉丛或患者的血凝机制发生障碍时,可引起大量出血,这时必须立即止血处理。以局部治疗为主,宫颈创面消毒后,敷以消炎止血药,用无菌干纱布填塞压迫止血,24 h 后取出;若仍有活动性出血,可再用纱布填塞。也可用吸收性明胶海绵或碘仿纱条填塞。同时可全身用药,予抗炎止血治疗。

3．病灶残存

一般在物理治疗后 6～8 周时，宫颈及其全部被新生的扁平上皮所覆盖，宫颈部呈整齐、光滑的形态，宫口卷入缩小。如果治疗不够深或覆盖病灶面不够大，尤其在宫口内黏膜治疗太浅，至 8 周后可见到在宫口周围有红色黏膜组织突出，呈息肉状或宫口外翻，或在宫颈上、下唇仍稍外翻，则表示整形还做得不够理想。对这些病理的表面应加浅层电凝，隔 2～4 周后再做随访 1～2 次，即可完全治愈。观察 2～3 个月后，如果认为疗效失败，就应再做宫颈细胞学检查和宫颈活检，以排除癌症，然后再改用其他物理治疗，最后达到完全治愈目的。

4．宫颈口闭锁

某些物理治疗后，宫颈纤维结缔组织收缩，形成瘢痕，以及扁平细胞的生长，可能引起宫颈外口的缩小而闭锁，有碍经血的外流，从而引起腹痛等症状。这时需要重复扩张宫口才能解决。

5．体弱无力

可能因阴道大量流液，身体内的蛋白质及钾盐的消耗所致。因此，必须补充蛋白质（如豆浆、牛乳、蛋及肉类等）及氯化钾片剂或口服中药调补气血。

6．下腹痛

物理治疗后，少数患者会觉得下腹部有轻微疼痛，这可能是子宫肌层收缩所致，过后就会自然消失。

7．随访及疗效评定

术后 1 个月、2 个月、3 个月、6 个月复查。若 6 个月内病灶完全消失，即为治愈。

（四）药物治疗

治疗宫颈病变的药物大致分成 3 种类型。

1．免疫调节剂

如重组 γ-干扰素、β-干扰素、口服异维 A 酸（保肤灵）、咪喹莫特、伊斯卡多和干扰素等。主要针对治疗 HPV 病毒感染导致的宫颈尖锐湿疣、CIN 合并 HPV 感染等。干扰素可以导致宫颈局部快速而明显的朗格汉斯细胞增加，从而导致 HPV 感染相关的 CIN 消退。

2．重组病毒疫苗

重组病毒疫苗对 HPV 感染细胞产生特异性细胞毒作用，从而消除 HPV 感染和 CIN。

3．抗炎药物

抗炎药物通过消除生殖道原虫、真菌和微生物而治疗与 CIN 有关的炎症和 HPV 感染等。

（五）宫颈上皮内瘤变治疗方案

因对于不同级别的 CIN，所选择的处理方法有所不同，为此，ASCCP 根据循证医学原则，对提供证据的临床资料进行分级评估，提出对选择处理方法的推荐程度术语分为：①推荐采用（recommended）是指有良好证据支持的唯一选择处理方法；②最好采用（preferred）是指在有多种方法选择时的最佳选择处理方法；③可采用（acceptable）是指有证据提示选择该方法优于其他方法，或无证据倾向于任何一种处理方法选择；④不采用（unacceptable）是指有良好的证据反对该处理方法的选择。对于 CIN 的临床处理应充分遵从循证医学的原则，仔细考虑所选治疗方法对患者的益处和可能带来的并发症与损害。

1．CIN Ⅰ 级

病灶局限、HPV（一），患者拒绝治疗、有随诊条件可定期检查，密切追踪，除上述外，CIN

Ⅰ级可采用物理治疗。

2. CINⅡ级

首选物理治疗,如病灶较广,病变伸入颈管可冷刀锥切或 LEEP,如合并子宫肌瘤或卵巢囊肿,年龄较大自愿作全子宫切除也可考虑。

3. CINⅢ级

首选手术治疗,年轻有生育要求或要求提高生活质量者,病灶较局限可冷刀锥切或 LEEP,原位癌或原位腺癌等不宜用 LEEP 治疗,行筋膜外子宫切除或扩大的筋膜外子宫切除术。

4. HPV 感染的亚临床湿疣(SPI)

无症状者观察,如合并 CINⅠ级或高危 HPV、无随诊条件者或要求积极治疗者,可行物理治疗或 LEEP。

(六)妊娠妇女

宫颈癌筛查是产前检查的一部分,怀孕可能是妇女的第 1 次筛查机会。细胞学涂片异常后,孕妇会经常进行阴道镜检查直到妊娠中期。现认为妊娠期以阴道镜诊断 CIN 即可,而无需活检证实。如怀疑病变可能是浸润癌时,应取活检。由于常在妊娠中期进行阴道镜检查,怀疑高度 CIN 者可在孕 28 周复查,两次检查均应行细胞学和阴道镜检查。如果孕期任何一次随访中细胞学或阴道镜镜检发现病变趋于严重,应直接钳取活检。如病情稳定,可在产后 2～3 个月通过活检明确诊断,并给予适当处理。如果证实有微小浸润癌或 CIN,且有明确的产后复查计划,可允许经阴道分娩。产后 8～12 周应复查再评价。产后的治疗取决于最后诊断,与非妊娠妇女相同。但因 75% 孕期的 CIN 病变在产后半年内消退,故更主张随诊观察。

(温蒙科)

第五节　宫颈癌

宫颈癌是一种发生于宫颈上皮的恶性肿瘤。本病是全球妇女中仅次于乳腺癌的第二个常见肿瘤,在我国一直居妇科恶性肿瘤的首位。近年来由于宫颈细胞学筛查的普遍应用,使宫颈癌和癌前病变得到早期发现和治疗,宫颈癌的发病率和死亡率已有明显下降。

一、流行病学

宫颈癌好发于社会地位低下的妇女,可能与性卫生、早婚、吸烟等有关。各国妇女宫颈癌的发病率随年龄的增长而上升,40 岁后显著增加。地区差异也较明显,高发区在中南美的哥伦比亚、巴西、哥斯达黎加等国及亚洲的印度、菲律宾等。全球每年新发病例约 46.5 万,每年有 6 万左右妇女死子宫颈癌。近 30 年来,全球宫颈癌发病率与死亡率均有下降趋势。

二、病因

宫颈癌的病因不十分清楚,据国内外资料认为宫颈癌与性生活紊乱、过早性生活、早产、密产、多产、经济状况差、种族和地理环境等因素有关。近年发现通过性交感染某些病毒如单纯疱疹病毒Ⅱ型、人乳头状瘤病毒（HPV）、人巨细胞病毒等可能与宫颈癌发病有一定关系，感染后在多个性伴侣的刺激下患病的比例增加。分子生物学研究发现宫颈病变与 HPV 有非常密切的关系，90％以上宫颈癌伴有高危型 HPV 感染。现已分离和鉴定出 120 多种类型的 HPV，低危型主要与良性病变有关，如湿疣，很少进展成恶性病变；高危型（HPV16,18,31,33, 35,39,45,51,52,56,58）发生在 CIN 和浸润癌中，85％以上的子宫颈癌中含有高危的 HPV 序列。在良性病变中 HPV-DNA 呈游离体，在癌组织中，HPV-DNA 整合到人的基因组中。

多个性伴侣或其性伴侣患阴茎癌或患前列腺癌的妇女，易患宫颈癌。

此外，子宫颈癌的高风险因素包括吸烟。研究发现，吸烟妇女宫颈黏液中存在诱变剂，有些诱变剂比血液中高几倍，吸烟者比不吸烟者子宫颈上皮中的 DNAaddicts 水平高，异常巴氏涂片的妇女比正常巴氏涂片者有明显高的 DNAaddicts 数，addicts 高比例的妇女可能子宫颈癌的易患性增加，提示吸烟可能与宫颈癌有关。

维生素缺乏可能在子宫颈癌中也起着一的作用。应用维生素 A 可以防治某些癌症；维生素 A 衍生物，尤其是类维生素 A，在体内外通过抑制增殖和促进细胞的分化和成熟来调节正常上皮细胞的生长。一项前瞻性的随机研究中，应用全反式视黄酸或相似的安慰剂直接放置到子宫颈，对 CIN Ⅱ级的一组患者进行治疗，视黄酸治疗的 CIN Ⅱ级患者中，43％获得了完全的组织学消退，而安慰剂治疗组仅 27％，提示化学预防在子宫颈病变预防中起一定的作用。

综上所述，宫颈癌发病可能是多种因素综合在一起，各因素间有无协同或对抗作用，尚待进一步研究。

三、组织病理学

（一）鳞状细胞癌

此型占 80％～85％。

1. 镜下早浸癌

原位癌的基础上，镜下发现癌细胞小团似泪滴状、锯齿状穿破基膜，膨胀性间质浸润。镜下早浸癌的标准参见临床分期。

2. 宫颈浸润癌

宫颈浸润癌指癌灶浸润间质的范围已超出可测量的早期浸润癌，呈网状或团块状融合浸润间质。根据细胞分化程度分 3 级：Ⅰ级，高度分化，细胞分化较好，癌巢中有多数角化现象，可见癌珠，核分裂相小于 2 个/高倍视野，即角化性大细胞型；Ⅱ级，中度分化，达宫颈上皮中层细胞的分化程度，细胞大小不一，癌巢中无明显角化现象，核分裂相 2～4 个/高倍视野，即非角化性大细胞型；Ⅲ级，低度分化，多为未分化的小细胞（相当于宫颈上皮底层细胞），核分裂相大于 4 个/高倍视野，即小细胞型。

（二）腺癌

腺癌占 15％～20％。显微镜检有下列两型。

1. 黏液腺癌

本型最常见，来源于宫颈黏膜柱状黏液细胞，镜下见腺体结构，腺腔内有乳头状突起，腺上皮增生为多层，细胞低矮，异型性明显，见核分裂相，细胞内含黏液。

2. 恶性腺瘤

恶性腺瘤又称微偏腺癌，属高分化宫颈管黏膜腺癌。肿瘤细胞貌似良性，腺体由柱状上皮覆盖,细胞无异型性,表皮为正常宫颈管黏膜腺体,腺体多,大小不一,形态多样,常含点状突起,浸润宫颈深层,常伴有淋巴结转移。

(三)鳞腺癌

鳞腺癌来源于宫颈黏膜柱状下细胞,占 3‰～5‰,同时含腺癌和鳞癌两种成分,是储备细胞同时向腺细胞和鳞状细胞分化发展而成。两种上皮性癌在同一部位紧密结合,有时可见从一种上皮癌过渡到另一种癌。

四、临床诊断

根据病史和临床表现,尤其有接触性出血者,应想到宫颈癌的可能,需做详细的全身检查及妇科检查,并采用必要的辅助检查。

(一)临床表现

早期宫颈癌的首发症状为稀薄、水样、血性白带,常不被患者重视,典型症状为不规则无痛性阴道流血,性交后点滴出血,阴道排液。随着肿瘤的增大,出血量逐渐增多,出血时间延长。

绝经后妇女出血往往就诊较早。晚期有盆腔和腰骶部痛,常伴有下肢后部的放射性痛。如有膀胱或直肠受侵犯,出现尿痛、血尿、便血或顽固性便秘。原发病灶发展至晚期或出现复发时可发生远处转移以及因盆壁广泛受侵引起一侧或双侧下肢持续水肿。如出现肠道和尿道症状,意味着疾病已进入晚期或进展期。

(二)临床体征

宫颈癌的肉眼表现因肿瘤局部浸润情况和生长方式不同而各异。早期宫颈可无异常表现,但涂片可发现肿瘤细胞,也可以部分或全部被外生型或火山口样的肿瘤所代替。三合诊检查可以了解有无宫旁浸润,浸润达盆壁时形成冰冻骨盆。

1. 外生型

外生型最常见。病灶向外生长,状如菜花又称菜花型。组织脆,初起为息肉样或乳头状隆起,继而发展为向阴道内突出的菜花状赘生物,触之易出血。

2. 内生型

癌灶向宫颈深部组织浸润,使宫颈膨大并侵犯子宫峡部。宫颈肥大而硬,表面光滑或仅见轻度糜烂,整个宫颈膨大如桶状。

3. 溃疡型

上述两型癌灶继续发展,癌组织坏死脱落形成凹陷性溃疡或空洞样形如火山口。

4. 颈管型

癌灶发生在宫颈外口内,隐蔽在宫颈管,侵入宫颈及子宫峡部供血层以及转移到盆壁的淋巴结。不同于内生型,后者是由特殊的浸润性生长扩散到宫颈管。

(三)放射影像检查

影像学检查的主要目的是显示肿瘤的侵及范围和确定有无转移,以利分期和治疗。临床上以超声为首选,其次为 MRI。

1. CT 检查

CT 检查表现为宫颈增大(大于 3 cm),变形隆起,肿瘤中心坏死并出现软组织肿块,呈中等密度。晚期可侵犯宫旁组织,并可累及膀胱和直肠,增强扫描肿块多呈不规则强化。同时,盆腔内可出现淋巴结转移。CT 很少能直接显示肿瘤,因此对肿瘤大小或肿瘤对基质侵犯深度的诊断无助。CT 的作用在于鉴别肿物是否向子宫外浸润,发现盆腔淋巴结的转移及对肿瘤术后复发的追踪观察,诊断肿物侵犯邻近器官时需谨慎,要确实观察到直肠膀胱壁受侵或盆壁软组织不对称才能做出诊断,单纯依靠脂肪层消失作为诊断依据有一定的假阳性;淋巴结增大亦只是形态学诊断,而不能完全代表病理学诊断,CT 诊断宫颈癌淋巴结转移的灵敏度为 70%～80%。假阴性 30%,假阳性 22%,因此 CT 扫描阴性不能排除盆腔淋巴结转移。

2.MRI 检查

MRI 检查表现为宫颈增大,其正常解剖层次模糊、中断,常有信号异常。宫颈软组织肿块在 T_2WI 上多较正常宫颈信号高,但较宫内膜及宫内分泌液信号低。在 T_1WI 肿块呈稍低或等信号,增强扫描时,肿瘤呈不规则或均匀强化,同时,MRI 很容易诊断肿块是否合并有坏死和出血。和 CT 一样,当肿块向宫旁或盆内其他脏器浸润时,可表现局部脏器壁增厚,脂肪界面消失,甚至见到不规则肿块影。但 CT 对宫颈外浸润多依据其形态学的改变,而 MRI 除此之外,尚可显示肿瘤内生长情况,并能分辨出器官的解剖层次,因此在术前分期方面优于 CT。

在低信号的宫颈肌层内 T_2 呈现异常高信号肿块,并根据肿物周围是否有完整的肌层包绕判断宫颈癌的分期。高信号的肿瘤组织对宫旁包绕提示已进入ⅡB 期。在 MRI 图像上复发肿瘤表现为不规则的高信号,横断及矢状面图像有助于肿瘤的显示,注射造影剂后肿瘤有不同程度的增强。

3.淋巴造影

淋巴造影是宫颈癌术前常用的检查,一般认为淋巴造影对宫颈癌淋巴结转移的诊断准确率为 85%。

4.超声影像检查

超声难以发现早期宫颈癌,但超声检查尤其是阴道超声可识别进展期的宫颈癌,在超声图像中表现为宫颈增大,可见低回声包块,边界不清。宫颈癌宫旁浸润的超声表现:宫颈正常外形消失或变得不规则;盆壁受累时表现为宫旁出现低回声包块,包块与盆壁粘连;膀胱受浸润表现为宫颈与膀胱之间的脂肪层消失,二者紧密粘连;部分患者可见到转移的淋巴结。同时超声检查还可发现有无宫腔积液和肾积水等并发症。

(四)宫颈癌早期诊断的主要辅助检查

1.宫颈刮片细胞学检查

用于宫颈癌筛查的主要方法,应在宫颈移行带区取材。临床宫颈细胞学诊断的报告方式主要为巴氏五级分类法和 TBS 系统分类。TBS 系统是近年来提出的描述性细胞病理学诊断的报告方式。巴氏Ⅲ级及以上,TSB 分类中有上皮细胞异常时,应重复刮片并行阴道镜下宫颈活组织检查。

2.碘试验

碘试验是将碘溶液涂子宫颈和阴道壁,观察其着色情况。正常宫颈阴道部和阴道鳞状上皮含糖原丰富,被碘溶液染为棕色或深褐色。若不染色为阳性,说明鳞状上皮不含糖原。瘢痕、囊肿、宫颈炎或宫颈癌等鳞状上皮不含或缺乏糖原,均不染色,故本试验对癌无特异性。碘试验主要识别宫颈病变危险区,以便确定活检取材部位,提高诊断率。

3.阴道镜检查

宫颈刮片细胞学检查Ⅰ级或Ⅱ级以上,TBS 法鳞状上皮内病变,应在阴道镜检查下观察宫颈表面病变状况,并选择病变部位进行活组织检查,以提高诊断正确率。

4.宫颈和宫颈管活组织检查

本检查是确诊宫颈癌最可靠和不可缺少的方法。选择宫颈鳞-柱交接部的 3、6、9、12 点处取 4 点组织做活检,或在碘试验、阴道镜观察到的可疑部位取活组织做病理检查,所取组织应包含上皮及间质。若宫颈刮片为Ⅲ级或Ⅳ级以上涂片或 TBS 法鳞状上皮内病变,宫颈活检阴性时,应用小刮匙搔刮宫颈管,刮出物送病理检查。

5.宫颈锥切术或宫颈电圈刀切除术(Leep 刀)

当宫颈刮片多次检查为阳性,而宫颈活检为阴性;或活检为原位癌,但不能排除浸润癌时,均应做宫颈锥切术或 Leep 刀,并将切下的宫颈组织分成 12 块,每块做 2～3 张切片检查以确诊。

(五)实验室检查

鳞状上皮细胞癌抗原(SCC-Ag):它是从宫颈鳞状上皮细胞癌的肝脏转移灶中提取并分离到的分子质量为 45 000 的关联抗原,是临床上用来检测宫颈癌的一种较好指标。SCC-Ag 作为鳞癌细胞产生的一种特异抗原,与宫颈鳞癌发生发展有一定关系。

五、治疗

(一)手术治疗

1.手术治疗适应证

ⅠA～ⅡA 期患者,无严重内外科并发症,无手术禁忌证,年龄最好在 70 岁以下,全身情况能耐受手术;肥胖患者根据术者经验及麻醉条件而定。

2.手术方法

(1)ⅠA1 期:选用全子宫切除术,卵巢正常者应予保留;对要求保留生育功能者,可行宫颈锥切术。

(2)ⅠA2～ⅡA 期:子宫颈癌灶小于 4 cm 能承担并愿意接受手术治疗者,选用广泛性子宫切除术及盆腔淋巴结清扫术,卵巢正常者应予保留。本类型手术为子宫浸润癌手术治疗的基本术式,游离组织时必须打开膀胱侧窝与直肠侧窝,在近骨盆壁切断连接子宫的各组韧带,阴道应切 3～4 cm。因为切除的组织与重要脏器如肠管、膀胱、输尿管和盆腔大血管非常接近,手术比较复杂,原则是尽可能多地切除可能被侵犯的盆腔组织而不损伤膀胱、直肠和输尿管。

(3)保留生育功能的广泛性宫颈切除术,主要适应证有以下几点。

1)强烈要求保留生育能力。

2)没有其他生育能力受损的临床证据。

3)ⅠA～ⅠB 期,肿瘤直径小于 2 cm。

4)无明显宫旁或宫体旁扩散。

5)局限于宫颈外口。

6)无明显淋巴转移。

7)宫颈腺癌应慎重。

要点是解剖膀胱侧窝,暴露和寻找输尿管,处理子宫动脉下行支以及夹切宫旁组织和主韧带。施行本术式必须有腹腔镜手术、阴道手术及宫颈内口环扎术的丰富经验,暴露膀胱子宫间隙时勿突破膀胱子宫反折进入腹腔,尽量避免损伤输尿管。

（二）放射治疗

放疗用于宫颈癌治疗的优点是适应证广，疗效好，除严重肝肾功能、造血功能障碍外，各期均可使用，宫颈癌合并卵巢肿瘤者，应先切除卵巢肿瘤后再行放疗。即使有病例得不到根治疗效，也能获得满意的姑息效果，症状得以改善，生命得以延长。

宫颈癌的放射治疗由肿瘤原发区及盆腔转移区两部分组成。肿瘤原发区的治疗，目前仍以腔内照射为主，其照射有效范围包括宫颈、阴道、宫体及宫旁三角区。盆腔转移区的治疗，目前仍以体外照射为主，其照射有效范围包括宫旁组织（子宫旁、宫颈旁及阴道旁组织）、盆壁组织及盆腔淋巴区。腔内照射与体外照射相互配合，在盆腔范围内形成一个以宫颈为中心的有效放射区。在精心处理的基础上，正确地运用个别对待的治疗原则，以达到消灭癌组织、最大限度地保护正常组织和器官的目的。

1. 根治性放疗

根治性放疗以体外照射和腔内照射相结合。

（1）体外放疗：除宫颈原位癌、ⅠA 期可以单纯腔内放疗外，其他各期均应配合体外照射。照射范围包括宫旁组织（子宫旁、宫颈旁及阴道旁组织）、盆壁组织及盆腔淋巴结。设计照射野的原则是增加肿瘤组织剂量、减少体积量、提高疗效和降低并发症。照射野包括髂总淋巴区以下的盆腔淋巴区及盆腔组织。照射野上缘在髂嵴水平，下界在耻骨联合上缘下 4～5 cm（或闭孔下缘），两侧界在股骨头内 1/3 处。全盆外照射，每周 5 次，每次 1.8～2 Gy，DT 20～30 Gy后，分四野（或前后大野挡中线 4 cm）照射 DT 20～25 Gy，同时加腔内放疗，使 B 点总量达 40～55 Gy；如期别较晚，可予姑息放疗，全盆大野照射 DT50～55 Gy，视情况再补腔内放疗；也可按分期决定外照射剂量：Ⅰ期 D35～40 Gy、Ⅱ期 DT40～45 Gy、Ⅲ～Ⅳ期大野照射 DT45～55 Gy。

（2）腔内放疗：对肿瘤原发区形成以宫颈为中心的放射区，一般在外照射 DT20～25 Gy 后开始。中国医学科学院肿瘤医院研制的北京 Ⅰ 型[192]铱后装腔内治疗机是每周照 1 次。每次"A"点剂量为 700c Gy，一般照射 6 次左右，A 点总量 4 200c Gy 左右/5 周。宫腔与阴道量之比为 1∶1～1.5∶1。几年的实践证明，北京 Ⅰ 型[192]铱后装腔内治疗机完全能适应宫颈局部复杂的病变需要，且取得了满意的效果。A 点单次剂量 5～7 Gy，每周 1 次；总剂量取决于肿瘤大小、临床期别和外照射剂量。若肿瘤体积较大，应增加宫颈局部剂量；若宫旁浸润或阴道狭窄者，可增加全盆照射剂量、相应减少腔内放疗量。腔内放疗一般 A 点量为 20～40 Gy/4～7次，若单次量过大，后期肠道并发症较重，如放射性直肠炎。

A 点：在子宫口水平上方 2 cm。子宫中轴旁开 2 cm，相当于输尿管与子宫动静脉交叉处。

理论上的 A 点与实际 A 点相差较大，在很多情况下并不适用，如当肿瘤累及阴道、穹隆消失、宫颈空洞和外生肿瘤；另外，肿瘤生长是非对称性的，子宫的位置也并非正好居中以及肿瘤体积差异等，故在治疗中不能单一强调 A 点剂量，要结合临床肿瘤生物效应来调整。一般根治放疗宫颈癌，A 点剂量来自腔内大约 2/3、体外 1/3。

B 点：A 点旁开 3 cm。相当于闭孔淋巴结的位置。剂量来自体外 2/3、腔内 1/3。腔内放疗的准备及注意事项：每次治疗前均应做阴道视诊或盆腔检查。每次检查均应详细记录并绘图示意。拟定治疗计划，治疗前备皮、灌肠（高剂量率后装治疗可不灌肠）。冲洗阴道，并做好解释工作。手术者要复习病历及检查记录，了解病情。操作时要保持无菌技术，动作要轻巧。根据宫腔深度、肿瘤范围、阴道宽窄及病情需要，决定放射容器的大小、放射源的排列、照射剂量。第 1 次腔内照射如探宫腔有困难，或目的为止血或消除肿瘤者，可以暂不上宫腔管，以免过多地触动肿瘤而引起创伤或出血。放射容器放置理想后，要切实填塞纱条固定，以防容器移位，并可加大膀胱和直肠与放射源的距离，减少直肠及膀胱的受量，但要注意在操作时防止阴道壁撕裂伤。操作完毕后手术者应认真填写记录。如有特殊情况应详细注明。治疗期间随时注意患者情况，发现问题及时处理。

2. 术前放疗

(1)优点：改善局部情况，缩小肿瘤，提高手术切除率，减少术后感染，降低癌细胞活性及术中播散；有利于肿瘤的完整切除，并可获得切除边缘最宽的无瘤边带。

(2)适应证：①ⅠB 期，宫颈有较大的外生型肿瘤；②ⅡA 期，宫颈癌累及阴道较多；③病理在Ⅲ级以上；④病理为黏液腺癌、腺鳞癌及透明细胞癌。

术前放疗主要为腔内放疗，放射剂量一般为常规全量腔内放疗的 1/3～1/2；也有少数学者给予全量腔内放疗和/或体外放疗剂量的 1/2(30 Gy)；手术与放疗间隔时间则依术前放疗的方式及剂量而定，一般为 2～8 周。

3. 术后放疗

适应证如下所示。

(1)盆腔或腹主动脉旁淋巴结转移。

(2)血管淋巴管有癌栓及手术切缘有残存癌。

(3)有下述不良预后因素者，无论期别多早，也需术后放疗：肿瘤巨大、隐匿性宫旁浸润、宫颈间质浸润达肌层外 1/3 者、淋巴管血管间隙受累、腺癌、癌细胞分化不良。

术后放疗多以体外照射为主，阴道残端有癌者可给予腔内放疗。一般在手术后 1 个月内进行，剂量为 40～50 Gy(根据术前是否行腔内放疗决定是否遮挡盆腔中部)；阴道腔内放疗表面剂量要视患者具体情况而定，通常为 30～50 Gy；若不给体外照射，则可单纯腔内放疗 70 Gy以下。

4. 放疗并发症

由于放射源种类、照射体积、单次剂量、总剂量、疗程及精心处理以及各人对放射线敏感性等因素的差异，放射治疗并发症发生的概率和程度也不尽相同。除放射治疗常见的胃肠道症状和血常规改变等一般反应外，还可有下列放射治疗并发症。

(1)早期并发症：包括治疗中及治疗后不久发生的并发症。

1)感染：宫颈癌经常合并局部感染，也有部分患者合并有盆腔感染或宫腔积脓。在放射治疗特别是腔内放疗时发作，也可以由于腔内放疗或其他原因引起新的感染。感染对疗效有明显影响，因此，必须积极预防和治疗感染。除肿瘤不控制，感染也不能控制的病例外，一般均应在感染控制后再行腔内放射治疗。

2)阴道炎：放射治疗中可以引起阴道物理性炎症，也可以合并阴道感染。表现为充血、水肿、疼痛及阴道分泌物增多。在此期间应加强阴道冲洗，必要时应用抗生素控制感染。

3)外阴炎：外阴是较潮湿的部位之一，由于宫颈癌阴道排出物对外阴的刺激以及当体外照射野较低时，较易出现不同程度的外阴反应。表现为局部充血、肿胀、疼痛甚至出现溃疡、感染。出现上述反应后应保持局部干燥，保护创面，促进愈合。如在治疗期间出现的，则在不影响治疗情况下，适当提高体外照射野的位置，以减少对外阴部照射，利于恢复。

4)直肠反应：是宫颈癌放射治疗较常见的早期并发症。表现为里急后重，大便疼痛，甚至有黏液便等。直肠镜检查可见宫颈水平附近的直肠前壁黏膜充血、水肿。有直肠反应者,应减少对直肠的刺激,避免便秘,保证供应充足的营养和水分,预防感染。直肠反应在治疗期间发生者较少,如出现,必要时可修改照射计划或暂停放射治疗,积极处理,待症状好转后再恢复治疗。

5)机械性损伤:宫颈癌肿瘤体积较大或癌肿溃疡较深时,宫口常显示不清,在这种情况下进行宫腔操作,特别是在探宫腔时不慎,可引起子宫穿孔。如操作时发现患者突然下腹剧痛或宫腔已超过正常深度而仍无触及宫底感觉时,应考虑为子宫穿孔。这时要立即停止操作,严禁反复试探。给予预防感染措施,严密观察病情变化。宫颈癌患者阴道狭窄或弹性不佳者,在阴道内操作时,阴道容器过大,动作粗暴,均可能造成阴道裂伤。在治疗中出现裂伤,则应中止治疗,充分冲洗阴道,局部用消炎药物,避免感染,促进愈合。如裂伤较深或有活动出血,应及时缝合。

(2)晚期并发症

1)皮肤及皮下组织的改变:宫颈癌体外照射首先影响的就是皮肤及皮下组织。由于放射物理条件、照射面积、时间剂量及个体差异等因素的不同,并发症的程度亦各异。皮肤及皮下组织的并发症出现的较晚,表现为照射区皮肤,特别是皮下组织,甚至肌肉纤维化、挛缩,进而缺血、坏疽可引起放射性溃疡,但少见。如果发生则治疗极其困难,重要的在于预防,要选择合适的放射工具,正确掌握时间剂量因素,照射范围要适当,在照射一定剂量后要根据肿瘤消退情况缩小照射野,避免放射野重叠形成超量区,注意保护照射区皮肤,避免外伤及刺激。

2)生殖器官的改变:宫颈癌的放射治疗,主要影响的部位是生殖器官,最多见的是放射治疗后的组织纤维化。表现为阴道弹性消失,阴道变窄,宫颈及宫体萎缩变小。卵巢纤维化则功能消失而出现绝经期症状。盆腔组织纤维化严重者,可引起循环障碍及压迫神经而引起水肿及疼痛。如局部出现超量区可形成放射性溃疡,溃疡发生在宫腔而颈管又引流不畅,则可引起宫腔积液,合并感染则形成宫腔积脓。出现宫腔积脓者,应高度警惕宫腔及颈管肿瘤复发,取内膜活检,为阴性则应进行抗炎、引流处理。

3)肠道的损伤:放射线对肠道的损伤与照射剂量和照射体积成正比相关。可出现肠黏膜充血、水肿,进而形成溃疡出血甚至穿孔成瘘,尤以直肠为多见。肠道纤维化可导致肠管粘连、狭窄甚至梗阻,严重者可影响肠道功能。

4)泌尿系统的表现:放射治疗对泌尿系统的影响主要是与宫颈前方紧密相依的膀胱和与宫颈两侧相邻的输尿管。最多见的是放射性膀胱炎,主要症状为尿血,膀胱镜检查可见膀胱黏膜水肿、毛细血管扩张,严重者可形成溃疡,发展成瘘者罕见。放射性膀胱炎比放射性直肠炎出现为迟,74.4%的患者在放射治疗后1~6年出现,9年以后出现者占13%。持续时间亦较放射性直肠炎为长,它可长期反复发作,绝大部分在四年内恢复。放射性膀胱炎出现则给予止血,预防感染。输尿管由于宫旁组织纤维化的压迫及其自身的改变,可形成输尿管梗阻而引起肾盂积水,其发生率约为1.8%。

5)对骨骼的影响:宫颈癌放射治疗对骨骼的影响主要是在体外照射区域内的骨盆及股骨上段部分。过去体外照射用低能射线时可见放射性骨炎,严重时可致股骨头坏死或股骨颈骨折等。体外照射改用高能射线后,基本上不存在严重的骨损伤。

6)放射致癌:是指发生在原放射区域内,经组织学证实,有相当长的潜伏期,并能排除复发或转移的恶性肿瘤,是放射治疗晚期严重并发症,其中子宫体恶性肿瘤最多,其次为直肠腺癌,还有膀胱癌、卵巢癌、外阴癌,软组织纤维肉瘤及骨肉瘤。其平均潜伏期为 14 年。宫颈癌放射治疗后应终身定期随诊检查,如发现有阴道出血、异常排出物、血尿、黏液血便及发现肿物等或在检查时发现子宫增大及其他异常情况时,应想到放射癌的可能,应进一步检查确诊。确诊后要尽快治疗,考虑放射癌对放射线的敏感性和其周围正常组织器官对再次放疗的耐受性,所以应首选非放射疗法,如适合再放射治疗者,应采取措施提高放射敏感性,保护正常组织和器官。如能早期发现、早期治疗,其预后并不是很悲观的。

5.宫颈癌放疗注意事项

(1)自放疗始最好每日或隔日冲洗阴道,用温开水或 1∶5 000 的呋喃西林液,直至放疗后半年以上,可改为每周冲洗 2～3 次,坚持 2～3 年。其目的是减少感染、促进上皮愈合和避免阴道粘连。

(2)放疗期间要注意血常规变化和消化道反应,给予及时对症处理;大便次数增多,可根据个人耐受程度而适当休息或药物辅助治疗。

(3)随诊时间:治疗结束后 1 个月行第 1 次随诊检查,包括宫颈刮片,常规妇科检查,腹部、盆腔及妇科 B 超,根据情况决定是否补腔内放疗;第 2 次随诊在放疗后 2 个月,以后可根据情况 3～6 个月随诊 1 次;两年以上可 6 个月到 1 年随诊 1 次。

(三)化学治疗

宫颈癌化疗的适应证

(1)晚期或复发转移的患者。

(2)局部巨大肿瘤的术前化疗。

(3)中、晚期宫颈癌配合放疗增敏。常用的有效药物有顺铂、卡铂、环磷酰胺,异环磷酰胺、氟尿嘧啶、博来霉素、丝裂霉素、长春新碱等,以顺铂疗效较好。一般采用联合化疗。治疗鳞癌的方案有 PVB 方案(顺铂、长春新碱与博来霉素)与 BIP 方案(博来霉素、异环磷酰胺与顺铂)。治疗腺癌的方案有 PM 方案(顺铂与丝裂霉素)与 FIP(氟尿嘧啶、异环磷酰胺与顺铂)。近年来,出现了一些新的化疗方案,如 PAM(MMC),TP(泰素、DDP),TIP(泰素、异环磷酰胺、DDP)等。

1.BIP 方案

BLM 30 mg 静脉滴注,第 1 天。

IFO 1.5 mg/m^2,静脉滴注,第 1～5 天(美司钠解毒)。

DDP 50 mg/m^2,静脉滴注(先水化),第 1 天。

每 3 周重复。

2.PVB 方案

DDP 50 mg/m^2,静脉滴注,第 1 天。

VCR 2 mg,静脉注射,第 1 天。

BLM 15 mg/m^2,静脉滴注,第 1～5 天。

每 3 周重复。

3.BLM＋MMC 顺序化疗

BLM 10 mg,静脉滴注,第 1～7 天。

MMC 6～ 10 mg/m^2,静脉注射,第 8 天。

每 4 周重复。

4. BOMP 方案

BLM 30 mg,静脉滴注,第 1～4 天,只用第 1、2 疗程。

VCR 1 mg/m²,静脉注射,第 1 天、第 4 天。

MMC 10 mg/m²,静脉注射,2 天。

DDP 50 mg/m²,静脉滴注(先水化),第 1 天、第 22 天。

每 6 周重复。

5. PP 方案

PTX 135～175 mg/m²,静脉滴注,第 1 天。

DDP 60 mg/m²,静脉滴注,第 3 d。

每 3 周重复。

(四)介入治疗

1. 动脉插管化疗

近年来由于肿瘤化学治疗的进展,许多学者研究综合治疗以提高治疗效果。我国自 20 世纪 60 年代开始应用动脉插管化疗治疗中、晚期宫颈癌,有的配合放疗,有的配合手术治疗,取得了一些成功的经验。过去常用单一药物治疗如氮芥、噻替派等,近年来多选用包括顺铂及平阳霉素在内的联合化疗。动脉插管常用的动脉为腹壁下动脉、髂内动脉、子宫动脉、闭孔动脉等。一般将导管插至髂内动脉起点下 1～2 cm 或髂总动脉交叉处,后者在灌注化疗药时需暂时阻断双下肢血流。这种治疗方法既可以使盆腔肿瘤直接接受较高剂量的药物浓度,还能够降低化疗引起的全身不良反应。根据肿瘤反应情况给 1～2 个疗程。

2. 动脉栓塞治疗

动脉栓塞治疗主要用于晚期不能耐受手术的盆腔恶性肿瘤的化疗以及恶性肿瘤伴有大出血的止血治疗。介入栓塞中止肿瘤血供,致使肿瘤组织缺血坏死,肿瘤周围组织变软,局部感染减轻,使手术时肿瘤易于剥离;同时栓塞也使术中出血减少,手术野清晰,并可控制术中癌细胞的播散和转移。介入栓塞在宫颈癌大出血时同样有效。

(张秀平)

第六节 子宫内膜癌

子宫内膜癌是发生在子宫内膜的一组上皮性恶性肿瘤。绝大多数为腺癌。为女性生殖道常见三大恶性肿瘤之一,约占女性癌症总数的 7%,占女性生殖道恶性肿瘤的 20%～30%。近年来发病率在世界范围内有上升趋势。

一、临床表现

(一)症状

早期无明显症状,以后出现阴道流血、阴道排液、疼痛等。

1. 阴道流血

绝经后不规则阴道流血,量不多。未绝经者表现为月经量增多、经期延长或月经紊乱。

2.阴道排液

早期为浆液性或血性分泌物,合并感染者有脓血性排液,恶臭。

3.疼痛

癌肿侵及宫颈内口,引起宫腔积脓时,可有下腹胀痛及痉挛样痛。晚期癌瘤浸润周围组织或压迫神经可引起下腹及腰骶区疼痛,并向下肢及足部放射。

4.其他

晚期可有贫血、消瘦、恶病质、发热及全身衰竭等。

(二)体征

早期妇科检查无明显异常,晚期时子宫明显增大伴子宫腔积脓时可有触痛,癌组织突出宫颈口时,触之易出血。癌灶浸润周围组织时,子宫固定或在宫旁或盆腔内扪及不规则结节状物。

二、病因与病理

(一)病因

病因不十分清楚。目前认为子宫内膜癌可能有两种发病类型。

1.雌激素依赖型

其发生可能是在无孕激素拮抗的雌激素长期作用下,发生子宫内膜增生症,甚至癌变,占子宫内膜癌的大多数,均为子宫内膜样腺癌。

患者较年轻,常伴肥胖、高血压、糖尿病、不孕或不育及绝经期延迟。肿瘤分化好,雌激素、孕激素受体阳性率高,预后好。

2.非雌激素依赖型

发病与雌激素无明确关系。这类子宫内膜癌的病理形态属少见类型,如子宫内膜浆液性乳头状癌、透明细胞癌、腺鳞癌、黏液腺癌等。多见于老年体瘦妇女,肿瘤恶性度高、分化差,雌激素、孕激素受体阴性,预后不良。

(二)病理

1.巨检

依据病变形态和范围可以分为两型。

(1)弥散型:癌瘤累及全部或大部分子宫内膜,呈灰白色或浅黄色,质脆,易脱落,表面常有溃疡、坏死等。此型向肌层侵犯较少,晚期可浸润深肌层及宫颈管。

(2)局限型:癌瘤多见于宫腔底部或宫角部,可呈乳头状,易向深肌层侵犯,形成宫腔溃疡,甚至穿透子宫壁。

2.镜检及病理类型

病理类型主要分为 4 型。

(1)内膜样腺癌:占 80%～90%。内膜腺体高度异常增生,上皮复层,并形成筛孔状结构。癌细胞异型明显,核大、不规则、深染,核分裂活跃,分化差的腺癌腺体少,腺结构消失,成实性癌块。按腺癌分化程度分为:Ⅰ级,高分化;Ⅱ级,中分化;Ⅲ级,低分化。分化程度越低,恶性程度越高。

(2)腺癌伴鳞状上皮分化:腺癌组织中含鳞状上皮成分,伴化生鳞状上皮成分者称为棘腺癌(腺角化癌),伴鳞癌者称为鳞腺癌,介于两者之间称为腺癌伴鳞状上皮不典型增生。

(3)浆液性腺癌:又称为子宫内膜乳头状浆液性腺癌,占 1%～9%。癌细胞多为不规则复层排列,呈乳头状或簇状生长,1/3 可伴砂粒体。恶性程度高,易有深肌层浸润和淋巴及远处转移,预后极差。无明显肌层浸润时也可能发生腹腔播散。

(4)透明细胞癌:多呈实性片状、线管样或乳头样排列,癌细胞细胞质丰富、透亮,核呈异型性,或由靴钉状细胞组成。恶性程度高,易早期转移。

三、转移途径

(一)直接蔓延

癌灶初期沿子宫内膜蔓延生长,向上经宫角至输卵管,向下至宫颈管,可继续蔓延至阴道。也可浸润深肌层达浆膜面,并广泛种植在盆腹膜、直肠子宫陷凹及大网膜。

(二)淋巴转移

淋巴转移是内膜癌的主要转移途径。当癌肿累及宫颈、深肌层或癌组织分化不良时,易早期发生淋巴转移。

转移途径与癌肿生长部位有关,宫底部癌灶常沿阔韧带经骨盆漏斗韧带转移至卵巢,向上至腹主动脉旁淋巴结;子宫角或前壁上部病灶沿圆韧带转移至腹股沟淋巴结。

子宫下段或已累及宫颈管的,可转移至宫旁、闭孔、髂内、髂外及髂总淋巴结。子宫后壁癌灶可沿宫底韧带转移至直肠淋巴结。约 10% 内膜癌逆行引流累及阴道前壁。

(三)血行转移

晚期患者经血行转移至全身各器官,常见部位是肺、肝、肾。

四、诊断与鉴别诊断

(一)诊断

除临床表现及体征外,需要有病理组织学检查确诊。

1.病史

注意有无月经紊乱、经量增多、经期延长或阴道不规则出血。有无绝经后阴道流血。注意本病的高危因素,如老年、肥胖、绝经延迟、少育或不育。有无长期应用雌激素、他莫昔芬或雌激素增高疾病等病史,并询问有无乳腺癌、子宫内膜癌家族史。

2.体格检查

注意血压、体重,有无贫血。全身浅表淋巴结,尤其注意锁骨上淋巴结、腹股沟淋巴结情况。早期妇科检查无明显异常,晚期子宫明显增大,伴子宫腔积脓时可有触痛,癌组织突出宫颈口时,触之易出血。癌灶浸润周围组织时,子宫固定或在宫旁或盆腔内扪及不规则结节状物。

3.辅助检查

(1)B超检查:子宫增大,宫腔线紊乱、中断或消失。宫腔内见实质不均质回声区,有时肌层见不规则回声紊乱区,边界不清,提示肌层浸润。

(2)分段诊刮:是最常用最有价值的诊断方法。分段诊刮能鉴别子宫内膜癌和宫颈管癌,也可明确子宫内膜癌是否累及宫颈管。注意操作轻柔,防止子宫穿孔。

(3)宫腔镜检查:可直接观察宫腔及宫颈管内有无癌灶存在,癌灶大小及部位,直视下取活检,减少对早期子宫内膜癌的漏诊。

(4)其他:MRI、CT 等检查可协助判断病变范围。有子宫外癌肿播散者,血清 CA125 明显升高。

宫颈刮片、阴道后穹隆涂片及宫颈管吸片取材做细胞学检查辅助诊断子宫内膜癌的阳性率不高。宫腔冲洗宫腔刷或宫腔吸引涂片法等准确率可达 90%,但操作复杂,阳性也不能做确诊依据,应用价值不高。

五、处理

(一)治疗

主要治疗方法为手术、放疗及药物(化学药物及激素)治疗。应根据患者全身情况、癌变累及范围及组织学类型,决定治疗方案。早期患者以手术为主,按手术病理分期的结果及存在的复发高危因素选择辅助治疗;晚期采用手术、放疗、药物等综合治疗。

1.手术治疗

目的一是进行手术-病理分期;二是切除癌变的子宫及其他可能的转移病灶,是内膜癌的主要治疗方法。

Ⅰ期患者行筋膜外全子宫及双侧附件切除术;Ⅱ期患者行根治性子宫及双附件切除术加盆腔及腹主动脉旁淋巴结切除术;Ⅲ期、Ⅳ期的患者手术范围与卵巢癌相同,进行肿瘤细胞减灭术。

2.放疗

放疗是治疗子宫内膜癌有效方法之一,分腔内放疗和体外照射。单纯放疗仅用于有手术禁忌证或无法手术的晚期患者。

对有深肌层浸润、淋巴结转移、盆腔及阴道残留病灶的应术后放疗,是内膜癌最主要的术后辅助治疗,可以降低局部复发,提高生存率。

3.化疗

化疗为晚期或复发子宫内膜癌综合治疗措施之一。用于术后有复发高危因素的治疗,以减少盆腔外的远处转移。

4.孕激素治疗

孕激素治疗可用于晚期或复发癌的治疗,也可用于治疗子宫内膜不典型增生和极早期要求保留生育功能的患者。以高效、大剂量、长期应用为宜,至少应用 12 周才可评定疗效。口服醋酸甲羟孕酮每日 200~400 mg,己酸孕酮 500 mg,肌内注射,每周 2 次。

(二)预后

Ⅰ期 5 年生存率 80%。75%~95%复发在术后 2~3 年。影响预后的因素:肿瘤的恶性程度及病变范围,包括病理类型组织学分级、肌层浸润深度、淋巴转移及子宫外病灶等。

(三)预防

普及防癌知识,定期体检;重视绝经后妇女阴道不规则流血和绝经过渡期妇女月经紊乱的诊治;正确掌握雌激素应用指征及方法;对有高危因素的人群,密切随访。

(张秀平)

第七节　子宫肉瘤

一、概述

子宫肉瘤(uterine sarcoma)少见,恶性程度高,占子宫恶性肿瘤 3%～7%,占生殖道恶性肿瘤 1%。来源于子宫肌层、肌层内结缔组织和内膜间质,也可继发于子宫平滑肌瘤。多见于 40～60 岁妇女。在我国,并没有子宫肉瘤详细流行病学资料。在我专科收治的恶性肿瘤病例中,子宫肉瘤排第 6 位。

二、病因

子宫肉瘤确切病因不明,目前认为其相关因素与盆腔放疗史和雌激素的长期刺激有关。根据不同的组织发生来源,主要有以下四种类型。

(一)子宫平滑肌肉瘤

子宫平滑肌肉瘤(uterine leiomyosarcoma,uLMS)占 63%。大体标本多为单发的肿块,或者当与平滑肌瘤有关联时,常为其中最大的那个肿块。典型的平滑肌肉瘤体积大,平均直径 10 cm(仅有 25%直径<5 cm)。肿瘤切面质软、膨出、鱼肉状,常见坏死灶、易出血,缺乏平滑肌瘤明显的漩涡状结构。病理学诊断平滑肌肉瘤通常较为简单,因为绝大多数临床恶性的子宫平滑肌肿瘤都表现为明显的细胞富集、严重的核异型、活跃的有丝分裂象(通常>15 个/10HPF)。其他临床病理特征包括:多发生于围绝经期或绝经后期、病变累及子宫外、巨块(超过 10 cm)、包膜侵犯、坏死以及常见的异常有丝分裂象。上皮样平滑肌肉瘤和黏液样平滑肌肉瘤是两个罕见的变异类型,这两个特殊类型缺乏常见平滑肌肉瘤梭形细胞的镜下特征,核异型性较轻微,有丝分裂相也常<3 个/10HPF,诊断较为困难。上皮样平滑肌肉瘤中可能无坏死灶,黏液样平滑肌肉瘤的常见特征是细胞数目减少。包膜受侵是这两种肉瘤的主要诊断依据。

(二)子宫内膜间质肉瘤

子宫内膜间质肉瘤(endometrial stromal sarcoma,ESS)占 21%。来自子宫内膜间质细胞,分以下三类。

1.低级别子宫内膜间质肉瘤

高发年龄是 40～55 岁,超过 1/2 患者发病时处于绝经前。部分患者同时患有卵巢多囊性疾病,有雌激素或者他莫昔芬的治疗史。临床表现常为异常子宫出血、盆腔疼痛和痛经,多达 25%的患者无明显症状。

子宫外的盆腔内扩散最常累及卵巢,高达 1/3。显微镜下见子宫内膜间质肉瘤由分化良好的子宫内膜间质细胞组成,仅有轻度的核异型性,并以侵犯肌层的淋巴脉管间隙为特征。肿瘤细胞的坏死少见。

2.高级别子宫内膜间质肉瘤

罕见,肿瘤的生物学行为和预后介于低级别子宫内膜间质肉瘤和未分化肉瘤之间。发病年龄 28～67 岁(平均 50 岁),常表现为异常阴道出血、子宫增大或盆腔包块。肿瘤常表现为宫腔内的息肉样赘生物或者肌壁结节。直径可达 9 cm(平均 7.5 cm),诊断时常伴有子宫外侵犯。切面鱼肉状,合并广泛出血和坏死。镜下见肿瘤主要由高级别的圆形细胞组成,有时可见低级别的梭形细胞成分(主要是纤维黏液样肉瘤)。有丝分裂象活跃,通常＞10 个/10HPF。偶有灶性典型的低级别子宫内膜间质肉瘤成分。CD10、雌激素受体和孕激素受体在高级别子宫内膜间质肉瘤组织中不表达,但 cyclinD1 呈弥散的强阳性(＞70％的细胞核表达)。c-Kit 也常为阳性而 DOG1 则为阴性。在高级别子宫内膜间质肉瘤中,t(10;17)(q22;p13)会特征性地引起 YWHAE-FAM 22 的基因融合。与低级别子宫内膜间质肉瘤相比,高级别子宫内膜间质肉瘤的复发率更高,复发时间更早(常＜1 年),患者更可能死于该病。

(三)腺肉瘤

腺肉瘤是一种具有低度恶性潜能的混合性肿瘤,由良性的腺上皮和低级别肉瘤紧密混合而成,肉瘤常为子宫内膜间质成分。占所有子宫肉瘤的 5％～10％。肿瘤主要发生在绝经后妇女(平均 58 岁),但在青春期或者年轻女性也有发生(30％)。绝大多数的腺肉瘤来源于子宫内膜(包括子宫下段),少数发生于宫颈管内膜(5％～10％)以及子宫外部位。腺肉瘤外观为息肉样肿瘤,最大径线 5～6 cm(1～20 cm),肿瘤占据子宫腔,并使宫腔膨大。腺肉瘤合并肉瘤成分过度增生时体积可能更大,外观鱼肉状、出血、切面有坏死灶,比常见的腺肉瘤更容易侵犯肌层。

镜下见致密的环绕腺体的基质成分,形成腺体周围富含细胞的袖口状结构。高分化肿瘤可能仅有轻度的核异型性,间质成分中的有丝分裂象少见或者消失。这种特征性的袖口状结构有助于鉴别诊断腺肉瘤和与其相对应的更为罕见的良性肿瘤——腺纤维瘤。在 10％～15％的病例中可以发现异源性的间叶成分(常为横纹肌肉瘤)。

三、临床表现

(一)症状

早期症状不明显,随着病情发展可出现下列表现。

(1)阴道不规则流血最常见,量多少不等。

(2)腹痛:肉瘤生长快,子宫迅速增大或瘤内出血、坏死、子宫肌壁破裂引起急性腹痛。

(3)腹部包块:患者常诉下腹部肿物迅速增大。

(4)压迫症状及其他:可压迫膀胱或直肠,出现尿频、尿急、尿潴留、大便困难等症状。晚期患者全身消瘦、贫血、低热或出现肺、脑转移等相应症状。宫腔或宫颈肉瘤脱垂至阴道内,常有大量恶臭分泌物。

(二)体征

子宫增大,外形不规则;宫颈口有息肉或肌瘤样肿块,呈紫红色,极易出血;继发感染后有坏死及脓性分泌物。晚期肉瘤可累及骨盆侧壁,子宫固定不活动,可转移至肠管及盆腹腔,但腹腔积液少见。

四、诊断

因子宫平滑肌肉瘤临床表现与子宫肌瘤及其他恶性肿瘤相似,术前诊断较困难。对于绝经后妇女及幼女的宫颈赘生物、迅速长大伴疼痛的子宫肌瘤,均应考虑有无子宫肉瘤可能。辅助诊断可选用经阴道彩色多普勒超声检查、诊断性刮宫等。确诊依据为组织病理学检查。

五、治疗

（一）治疗原则

以手术治疗为主,辅以放疗和化疗。

（二）手术治疗

手术治疗是子宫肉瘤最主要的治疗方法。

1.子宫平滑肌肉瘤

（1）Ⅰ、Ⅱ期:手术治疗主要适用于Ⅰ、Ⅱ期患者,无严重内科疾患。手术范围行全子宫＋双附件切除术。对绝经前患者可保留卵巢,但应充分知情。一般认为其盆腹腔腹膜后淋巴结转移率较低,而且施行盆腹腔淋巴结清扫术并未提高患者生存率。为了便于临床分期及预后,术中应留取腹腔冲洗液,探查盆腔及腹主动脉旁淋巴结并取活检。

（2）Ⅲ、Ⅳ期患者:手术范围应行广泛性子宫、双附件切除、盆腔及腹主动脉旁淋巴结清扫术,并尽可能切除子宫外扩散的可见肿瘤。

2.子宫内膜间质肉瘤

（1）低度恶性内膜间质肉瘤:行全子宫及双侧附件切除。对子宫旁、附件有浸润的患者主张行广泛性子宫、双附件切除及盆腹腔与腹主动脉旁淋巴结清扫术,甚至大网膜切除术。有肺转移者应择期行肺叶切除术,术后辅以放疗或化疗,预后较好。

虽低度恶性内膜间质肉瘤恶性程度较低,手术治疗预后较好,但对年轻患者也不宜保留卵巢。如保留卵巢,其分泌的性激素可能会刺激隐匿的肿瘤生长,加速复发,因此不宜缩小手术范围。

（2）高度恶性内膜间质肉瘤:行全子宫＋双附件＋盆腔及腹主动脉旁淋巴结切除术,术后辅助放疗和化疗。

3.子宫恶性中胚叶混合瘤

手术范围为全子宫/次广泛子宫与双附件切除及盆腹腔病灶、盆腹腔与腹主动脉旁淋巴结清扫术,及大网膜切除术,术后辅以化疗和放疗。若手术无法切净盆腹腔所有病灶,争取做到理想的肿瘤细胞减灭术。子宫恶性中胚叶混合瘤有很高的大网膜转移率,常规行大网膜切除术。

（三）放射治疗

1.适应证

子宫肉瘤的组织类型与放射治疗的效果相关,其中子宫内膜间质肉瘤对放疗敏感,其次为子宫恶性中胚叶混合瘤,而子宫平滑肌肉瘤对放疗不敏感。故对于子宫肉瘤,尤其是对子宫内膜间质肉瘤和子宫恶性中胚叶混合瘤,术后应追加放疗。子宫平滑肌肉瘤由于对放疗的敏感性较低,一般主张尽量手术治疗,术后辅助放疗可预防盆腔复发,但不改善患者的生存率,放疗多用于临床期别晚、分化程度差、血管内有瘤栓的病例。对于转移或复发的晚期子宫肉瘤患者,主张用放疗作为姑息治疗,以延长生命。

2.具体方案

根据放疗时间的不同 ,可分为术前放疗和术后放疗,由于子宫肉瘤对放射线不敏感且子宫肉瘤术前不易确诊,故一般不采用术前放疗,只有那些不能手术的患者才考虑先放射治疗,为手术创造条件,根据放疗部位的不同,可分为体外照射和腔内照射。现将各种放疗方法的适应证、剂量及方法分述如下。

（1）术前放疗：对已确诊的子宫内膜间质肉瘤，如手术有困难，可行术前放射。一般采用体外照射，设下腹及臀部各一野垂直照射，用加速器或^{60}Co，3～4 周内总剂量 30～40 Gy，照射 3～4 周后手术。此外，还可以采用遥控后装腔内照射，其剂量仍以子宫颈癌腔内放疗的参考点（A）为准，最好能使子宫得到均匀分布的剂量。A 点的剂量以 15～20 Gy 为宜。

（2）术后放疗：需要根据术后残留及转移灶的情况制定治疗方案，术后体外照射的照射野与术后预防性盆腔照射大致相同，如盆腔中心部位有肉瘤残存，全盆腔照射肿瘤量可提高到 40 Gy，中央挡铅四野照射仍为 15 Gy，如盆壁肿块较大，在完成全盆及四野照射之后可再缩野照射 10～15 Gy，如证实腹主动脉旁淋巴结阳性可另外设野，照射剂量为 45～55 Gy，每周 8.5 Gy，4～6 周内完成。当病变范围超出盆腔时，可在上腹部增设一野，照射野面积根据病变范围划定，对肝、肾部位需要挡铅遮盖。如肺转移病灶范围较小时，可以对肺部转移灶设野行体外照射。

术后阴道残端有肉瘤残存时，在体外全盆腔照射之后，可于盆腔四野照射同时补充腔内放疗，术后腔内照射其剂量参考点为黏膜下 0.3 cm，可给予总量 24～30 Gy，分 3～5 次完成，间隔为 4～7 日，对术前误诊为良性疾病而实施子宫次全切术者，仍可利用颈管进行腔内放射。

（四）化学治疗

子宫肉瘤具有早期血行转移的特点，应用辅助化疗，以延缓复发受到重视。不同的组织类型对化疗敏感性不同，子宫平滑肌肉瘤对化疗的敏感性相对高于子宫内膜间质肉瘤和子宫恶性中胚叶混合瘤。化疗对低度恶性子宫内膜间质肉瘤的复发及转移有一定疗效，高度恶性者化疗疗效不佳。化疗对肺转移的效果比盆腔、腹腔或肝转移好。

1.子宫平滑肌肉瘤

（1）单药化疗：多柔比星（ADM）和异环磷酰胺（IFO）是对复发和晚期子宫平滑肌肉瘤最有活性的药物。

（2）联合化疗：目前对平滑肌肉瘤的联合化疗尚无疗效肯定的方案，现将我国常用子宫平滑肌肉瘤的化疗方案介绍如下。

2.子宫内膜间质肉瘤

（1）低度恶性子宫内膜间质肉瘤术后或复发后化疗，预后良好，化疗多用以 DDP 或异环磷酰胺（IFO）为主的方案。一项前瞻性 II 期临床试验报道了 IFO 单药治疗 21 例晚期、复发或转移性子宫内膜间质肉瘤的结果。其中，IFO 用量每日 1.5 g/m²（以前接受过放疗的患者剂量为 1.2 g/m²），静脉注射，共 5 日，每 3 周重复，共 6 周期。总有效率为 33.3%，其中临床完全缓解率（CR）为 14%，部分缓解率（PR）为 19%。

（2）高度恶性子宫内膜间质肉瘤化疗效果较差，有用 IAP 方案（IFO＋ADM＋DDP，每 3 周重复一次，具体如下）治疗有效的报道。

IFO：4 g/m²，静脉滴注（用美司钠 0.8 mg/m²，0 h、4 h、8 h，iv）。

ADM：30～40 mg/m²，静脉滴注。

DDP：75 mg/m²，静脉滴注。

1 d 化疗，每 3 周重复 1 次。

3.子宫恶性中胚叶混合瘤

化疗对子宫恶性中胚叶混合瘤有一定的疗效，尤其是对 II 期以上患者，具有重要作用。

(1)单药化疗:目前认为 IFO 和 DDP 是对该肿瘤最有活性的抗肿瘤药物。

(2)联合化疗:子宫恶性中胚叶混合瘤通常应用的多数联合化疗方案,其反应率较低,疗效较差,并不能明显改善患者生存率,但对于较早期病变,防止病变的扩展,缓解晚期病变及防止复发有一定的积极意义。

(五)激素治疗

孕激素类药物主要用于治疗低度恶性内膜间质肉瘤及部分孕激素受体(PR)阳性的高度恶性内膜间质肉瘤。

对于 PR 阳性患者,孕激素类药物有较好的反应。一般采用大剂量孕激素,如甲羟孕酮(MPA)200 mg,每日 1 次,口服,长期维持;甲地孕酮(MA)160 mg,每日 1 次,口服,长期维持;己酸孕酮 500 mg,每日 1 次,肌内注射,1 月后改为 500 mg,每周 2 次,肌内注射,长期维持,或改为上述口服药长期维持。有主张对于 PR 阴性者,先应用他莫昔芬(TAM 10 mg,每日 2 次,口服),增加肿瘤对孕激素类药物的敏感性,然后再应用甲羟孕酮或甲地孕酮。治疗时间不少于 1 年。

六、治疗注意事项

(1)手术治疗是子宫肉瘤最主要的治疗方法。手术的范围是全子宫及双附件切除术。

(2)子宫肉瘤患者不考虑保留生育功能问题。

(3)年轻的子宫肉瘤患者能否保留卵巢一直备受关注。目前不推荐对于临床期别早、绝经前的平滑肌肉瘤患者行常规的双侧附件切除术,但应让患者充分知情。而子宫内膜间质肉瘤和恶性中胚叶混合瘤,无论期别早晚,应常规切除卵巢。

(4)有关手术治疗是否应包括常规的盆腔及腹主动脉旁淋巴结切除术问题,目前较为一致的看法是,对于子宫恶性中胚叶混合瘤和高度恶性子宫内膜间质肉瘤应行盆腔及腹主动脉旁淋巴结切除;对于其他组织学类型的子宫肉瘤则应根据临床期别行淋巴结的探查活检或切除术。

(5)有关手术治疗是否应常规行大网膜切除术的问题,目前较为一致的看法是,恶性中胚叶混合瘤具有与同样来源的卵巢上皮癌相同的生物学特性,应常规行大网膜切除术,特别对于上皮成分为浆乳癌、透明细胞癌、黏液性癌等的肉瘤。

对于其他组织学类型的子宫肉瘤,大网膜切除术则作为对晚期患者肿瘤细胞减灭术的内容完成。

(6)对术中未确定子宫平滑肌肉瘤,因良性疾病仅行子宫次全切或肌瘤剔除术,术后病理确认为肉瘤者,应再次手术。但亦有人认为对年轻而渴望生育的患者,若术中未能诊断,剔除的肿瘤术后病理诊断为子宫平滑肌瘤有肉瘤样变,病变局限,没有侵及血管,可不用再次手术,密切观察即可。

(7)对于继发性平滑肌肉瘤,瘤体<5 cm,核分裂象<5/10 HPF 的年轻女性,患者渴望生育者,在充分知情的情况下也可考虑保留生育功能,其余同子宫平滑肌肉瘤处理。

(李 芬)

第八节 卵巢肿瘤

一、概述

卵巢肿瘤是常见女性生殖道肿瘤,其中卵巢恶性肿瘤的发病率在女性生殖道癌瘤中占第二位,仅次于子宫颈癌,但死亡率居首位。由于卵巢位于盆腔深部,不易扪及,待患者有自觉症状就诊时,70%以上的患者已属晚期,这些患者的 5 年生存率仅为 30%左右。

卵巢肿瘤组织类型复杂。卵巢肿瘤在各种年龄均可发病,发生最多的为上皮性肿瘤,以50~55 岁居多;其次为生殖细胞肿瘤,以年轻者为多。上皮性肿瘤又分为良性、交界性及恶性三种。另外卵巢肿瘤需与卵巢瘤样病变鉴别,在临床上诊断有一定困难。

(一)卵巢肿瘤发病的高危因素

卵巢肿瘤病因尚不明确。目前认为有以下因素与卵巢肿瘤发生有关。

(1)流行病学特点表明种族间存在差异。

(2)环境因素:如工业污染、饮食中高胆固醇均可导致癌的发生。

(3)遗传因素:20%~25%卵巢恶性肿瘤患者有家族史。

(4)内分泌因素:两种学说认为与发生机制有关,即持续排卵学说及高促性腺激素学说。

妊娠期停止排卵,卵巢上皮减少损伤;而卵巢癌患者平均妊娠次数低,反映持续排卵与卵巢肿瘤发生有一定关系。乳腺癌、子宫内膜癌合并卵巢癌较一般妇女高 2~3 倍。

(5)卵巢肿瘤的发生可能与某些癌基因的激活,或抑癌基因的失活有关,已成为目前研究卵巢癌发病机制的重点。

(二)卵巢肿瘤的组织学分类

卵巢肿瘤组织学类型非常复杂,已几易其分类。1973 年世界卫生组织(WHO)提出分类后已被国际广泛采用。经过多年补充和修正 Scully 于 1992 年提出的分类,被病理学界认为是当前最全面和最有权威性的方案。

二、卵巢上皮性肿瘤

卵巢上皮性肿瘤是卵巢肿瘤中最常见的一种,约占所有原发卵巢肿瘤的 2/3,发病年龄在30~60 岁。由于卵巢表面上皮与腹腔间皮均来自原始体腔上皮,因此具有向各种苗勒管上皮分化的潜能,导致了卵巢上皮性肿瘤的多样性。常见的几种卵巢上皮性肿瘤的细胞特征,分别与苗勒管上皮所分化的组织上皮相符合。当向输卵管上皮分化,成为浆液性肿瘤;向宫颈黏膜分化,成为黏液性肿瘤;向子宫内膜分化,成为子宫内膜样肿瘤;向中肾管上皮分化,成为透明细胞肿瘤。上皮性肿瘤又分为良性交界性及恶性三种,交界性界于良、恶性之间,预后较恶性好,但又较良性差。

(一)卵巢良性上皮性肿瘤

1.病理特点

(1)浆液性囊腺瘤:占卵巢良性肿瘤的 25%,常见于 30~40 岁的患者。肿瘤大小不一,表面光滑,多为单侧,也可有双侧性,囊内充满淡黄色液体。单纯型者多为单房,囊壁光滑;乳头型者常为多房;囊壁内可见乳头,偶也可见向囊外生长,此种情况必须详查有无恶性存在;前者恶变率为 35％，后者则可达 50％。镜下囊壁为单层立方或柱状上皮，间质内可见砂粒体，是浆液性囊腺瘤的特点。

（2）黏液性囊腺瘤：占卵巢良性肿瘤的 20％，多发生于生育年龄，少数儿童也可发生。囊壁厚，多为单侧，可生长较大，以至引起压迫症状。肿瘤剖面可见大小数目不等的多房。内容物呈胶冻样，为黏蛋白或糖蛋白。

镜下见囊壁为单层高柱状上皮细胞，分泌黏液，胞核位于底部，富有胞浆。高柱状上皮之间有杯状细胞，与宫颈内膜及肠的黏液细胞相似，特殊染色可见嗜银细胞。此瘤恶变率为 5％～10％。

（3）卵巢 Brenner 瘤（勃勒纳瘤）：占所有卵巢肿瘤中的 0.5％～1.7％，绝大多数为良性。多位于皮质或皮质、髓质交界处。单侧多，实性为主，质地坚硬，表面灰白色，大小不一。无包膜，但周围受挤压的卵巢组织形成分界清楚的肿瘤境界。镜检以上皮细胞为主，圆形或多边形，胞浆丰富，核较小，常见明显核纵沟，呈咖啡豆样外观。

2.临床表现

（1）症状：肿瘤较小时多无症状，生长至一定大小方出现。

1）腹胀：下腹不适、下坠感。

2）盆腹腔肿块：下腹部自行发现肿物，或自觉腹部增大、腰围变粗。

3）内分泌紊乱：可影响内分泌功能，出现月经紊乱、阴道不规则出血等。

4）压迫症状：有腹部积液或肿瘤大可引起排尿困难、排便困难等。

5）合并腹部积液或肿瘤过大时可引起呼吸困难、心悸、下肢水肿。

（2）体征

1）腹部隆起，并可触及肿瘤。

2）合并腹部积液时，腹部叩诊有移动性浊音。

3）妇科检查，子宫旁一侧或双侧可触及肿块，多为囊性，边界清楚，表面光滑，蒂长时有活动度。

（3）并发症的临床表现

1）蒂扭转：为常见并发症，10％卵巢肿瘤可出现蒂扭转。蒂部由卵巢固有韧带、骨盆漏斗韧带、部分阔韧带及输卵管构成。蒂扭转时，肿物缺血坏死，可引起继发感染或破裂。患者突然一侧下腹剧痛，常伴有恶心呕吐，呈阵发性或持续性疼痛等。检查腹部压痛，可有轻度肌紧张及反跳痛。妇科检查，于患侧可及张力大肿块，肿块表面尤以蒂部压痛明显。

2）破裂：3％卵巢肿瘤可发生。自发性破裂常因肿瘤增长过快引起；外伤性破裂可因腹部外伤或挤压、分娩、性生活、过于用力的妇科检查或腹部穿刺引起。腹痛因破口大小、流入腹腔内囊液性质及多少而出现程度不等。当破口小，流入腹腔内囊液少，患者仅感轻度腹痛。大的卵巢肿瘤破裂后，患者出现下腹剧痛，伴有恶心呕吐，甚至休克，有时出现内出血、继发性腹膜炎。检查腹部压痛，肌紧张及反跳痛。妇科检查，原有卵巢肿瘤消失，或可扪及缩小、张力不大的肿块。

3）感染：多发生于肿瘤扭转或破裂后，或阑尾脓肿扩散引起。临床可见发热、腹痛、腹肌紧张。腹部肿物有压痛、反跳痛。血白细胞升高。

4）梅格斯综合征：卵巢良性肿瘤合并胸腹部积液者在肿瘤切除后胸腹部积液即消失。1％～5％纤维瘤及少数黏液性囊腺瘤、勃勒纳瘤均可出现。

3.诊断

(1)妇科检查:在子宫一侧或双侧触及肿物,肿物多为囊性,少数也可为囊实性,甚或实性。界限清楚,与子宫能分开。蒂长的肿瘤活动度大。肿物较大时,多可向上进入腹腔,只能在盆腔检查时触及肿物下端,但应注意辨别肿物位于子宫的侧、前或后方。应做妇科三合诊检查。

(2)辅助检查

1)B超检查,尤其经阴道B超,或彩色多普勒超声观察肿瘤血流情况更有助于诊断。

2)有腹部积液时可行腹穿,并查腹部积液常规及细胞学检查,查找有无癌细胞。

3)必要时可行消化道影像学检查(X线、CT、MRI)或内镜检查(胃镜、纤维结肠镜)除外消化道肿瘤。

4)肿瘤标记物检查(CA125、CA19-9、CEA、AFP、HCG、SA等)除外恶性肿瘤。

5)必要时行腹腔镜检查。

4.鉴别诊断

(1)非卵巢肿瘤的鉴别

1)滤泡囊肿:常见于多囊卵巢及黄素囊肿,滤泡囊肿单侧为多,壁薄,直径很少大于5 cm。黄素囊肿有时也可较大,多并发于滋养细胞疾病,血HCG阳性。多囊卵巢直径不大,常为双侧卵巢增大,多伴有闭经。

2)盆腔炎性肿物:多有盆腔炎病史,或经过急性或亚急性盆腔炎后,形成炎性肿物甚至脓肿,包括卵巢肿瘤合并感染,输卵管积水,卵巢、输卵管脓肿。结核性腹膜炎多有肺结核史,消瘦、盗汗、乏力、午后低热,B超检查可协助鉴别,必要时行腹腔镜或剖腹探查确诊。

3)子宫内膜异位症:卵巢子宫内膜异位囊肿,可于子宫直肠凹陷处触及不规则肿物和结节,血清CA125也可轻度升高,与卵巢恶性肿瘤不易鉴别。患者多有痛经史,B超检查可协助鉴别,必要时行腹腔镜检查。

(2)子宫肌瘤:有蒂的浆膜下子宫肌瘤,子宫肌瘤囊性变或红色变性时,不易与卵巢肿瘤鉴别。此时子宫多增大,常有月经增多症状,肿瘤与子宫关系密切,B超可协助诊断。

(3)妊娠子宫:妊娠早、中期子宫增大变软,易误诊为卵巢肿瘤。早期妊娠子宫有停经史及早妊反应,妊娠反应阳性,B超检查可见胎囊或胎心搏动。中期妊娠时子宫大小与停经月份相符,于腹部可闻及胎心,B超可见胎儿及胎心搏动。

(4)充盈膀胱:妇科检查前未排空膀胱,或其他原因引起慢性尿潴留,而患者又自述能排尿,会造成误诊。故任何妇科检查一定注意先排空尿,必要时可导尿后再检查。

(5)卵巢良、恶性肿瘤的鉴别:良、恶性肿瘤临床特点不同。良性约5%为双侧,病程较长,逐渐长大;妇科检查表面光滑,多为囊性,活动度好。恶性约70%为双侧性,病程较短,增长较快;表面不光滑或呈结节状,活动度较差或固定,常于子宫直肠凹陷处触及结节状物或乳头状物,晚期出现腹腔积液及全身恶液质。

(6)腹部积液的鉴别诊断

1)巨大卵巢囊肿:平卧时腹部表现为中央隆起,妇科检查尤其是三合诊时能触及肿物。腹腔积液则形如蛙腹,腹部叩诊有移动性浊音,盆腔检查未触及肿物。

2)内科疾病所致腹部积液:如肝病、心脏病或胃肠道病史等,通过辅助检查如B超、X线胃肠造影、胃肠内镜检查等有助于诊断。

5.手术治疗

(1)指征:卵巢肿瘤一经确诊,即有手术指征。当发现卵巢实性肿瘤或超过 5 cm 囊肿时,应考虑手术治疗。生育年龄妇女不除外卵巢瘤样病变时应定期检查,在月经前后对比观察,或行腹腔镜检查确诊。绝经期前后应特别警惕有无卵巢恶性肿瘤的可能。有扭转、破裂等合并症时应急诊手术。

(2)范围:根据年龄、生育要求及对侧卵巢情况决定手术范围。年轻患者,为单侧卵巢肿瘤,对侧卵巢正常,可行肿瘤剥除术;当肿瘤较大时,可做患侧附件切除;对侧有明显病变时,患侧行肿瘤剥除,对侧应剖视检查;双侧卵巢均有肿瘤时,视情况行肿瘤剥除术,或一侧附件切除,一侧肿瘤剥除,以保留部分正常卵巢组织。绝经前后患者,多行全子宫及双附件切除或一侧附件切除。

巨大卵巢肿瘤应尽量完整切除,尤其是黏液性囊腺瘤。切口宜大,必要时术中可先穿刺放液,待体积缩小后再取出,穿刺时应用纱垫防护穿刺部位周围的组织,避免囊液外溢。放液速度不能过快,以免腹压骤降引起休克。

(3)手术前后注意事项:任何良性卵巢肿瘤在未经病理检查之前,均不能绝对肯定无恶变的可能。当术前可疑为恶性时应向患者及家属详细交代病情,并做好扩大手术的准备,术前应常规消毒阴道以备切除子宫之需要。

手术时腹部切口宜大,使肿瘤可完整取出;如可疑恶性,开腹后留腹腔冲洗液;术中应仔细探查子宫与双附件;切下肿物后,应立即切开肉眼检查,对可疑处送冰冻切片病理组织学检查。

6.预后

卵巢良性肿瘤预后均较好,但确诊后需及时治疗;并注意有无恶性的可能。

(二)卵巢上皮性癌

卵巢恶性肿瘤占全部卵巢肿瘤的 2%～3%,妇科恶性肿瘤的 27%,而死亡率却极高。可发生于任何年龄,上皮性卵巢癌以 50 岁以后居多,生殖细胞肿瘤多发生于 20 岁以后。来自卵巢表面上皮及间质的恶性肿瘤占原发卵巢恶性肿瘤的 75%～90%。

1.病理特点

(1)浆液性囊腺癌:占卵巢恶性肿瘤的 40%～60%,大部分呈囊实性,少数为囊性、实性。乳头位于瘤内壁,或呈菜花状向外生长伴坏死及出血,囊液为浆液血性。镜下见瘤细胞异形性明显,有间质浸润,间质内可见砂粒体。细胞分化程度差者,腺样结构少。

(2)黏液性囊腺癌:占卵巢恶性肿瘤的 10%～20%。良性、交界性及恶性常同时存在。可为囊性或实性,囊腔中有浑浊的黏性或血性液体。囊腔多数境界不清,内有出血或坏死。上皮细胞异型性明显,腺体密集,间质有明显浸润。根据细胞分化及腺样结构多少决定分化程度。

(3)内膜样癌:占卵巢恶性肿瘤的 10%～20%。组织形态与子宫内膜腺癌相似。包膜光滑或有外生乳头,瘤内可有内生乳头,液体清亮。癌细胞为立方形或柱状,基底膜清楚。

(4)透明细胞癌:在原发卵巢恶性肿瘤中低于 6%,囊实性或实性。其特点为可见透明细胞或鞋钉样细胞。较易伴发子宫内膜异位症。

2.卵巢癌的手术-病理分期和组织学分级

(1)卵巢癌的分期:强调必须经规范的手术,并经组织病理学检查才能确定,称为手术病理分期。

(2)组织学分级:采用的是 WHO 分级标准,根据组织结构和细胞分化程度分为 1、2、3 级

(grade1、2、3 或缩写为 G_1、G_2、G_3),分别代表高、中、低分化。级别越高,预后越差。

3.转移途径

(1)直接蔓延和种植:卵巢癌的转移途径主要是直接蔓延和腹腔种植。肿瘤穿破包膜,直接种植在邻近器官,并广泛种植在腹膜及大网膜,甚至横膈,引起全腹腔转移。

(2)淋巴转移:可由卵巢淋巴管向上至腹主动脉旁淋巴结,向外至髂内、外及髂总淋巴结;也可经圆韧带至腹股沟淋巴结。横膈是淋巴转移的好发部位,特别是右膈下因淋巴丛密集,更易发生肿瘤种植和转移。

(3)血行转移:发生较少,晚期癌可经血行转移到肺、肝、骨骼、脑等。

4.临床表现

(1)症状

1)年龄:卵巢上皮性癌多发生在 40 岁以上。

2)腹胀和腹部不适:可有消化不良,腹部发胀,腰围增粗,进食后肠胃胀气伴腹痛,此时常已有腹部包块,或合并腹腔积液。如出现破裂、出血等,常为急腹痛。

3)月经不调及内分泌功能障碍:部分肿瘤可出现月经量增多,月经紊乱,闭经或量少。绝经的患者也可出现绝经后阴道流血。

4)消瘦:晚期患者出现较多,严重时可表现为恶病质。

(2)体征

1)妇科检查(双合诊及三合诊):于子宫旁触及肿物,可为单侧或双侧,实性或囊实性,不规则,活动度较差,直径大于 5 cm。三合诊于后穹隆处可触及结节。对绝经 3 年后仍可触及卵巢者应注意鉴别有无恶性。

2)全身检查:腹部常有包块,伴有腹部积液时可有移动性浊音;晚期全身淋巴结增大、肝脾因有转移可增大。

5.诊断

(1)根据病史及临床表现、妇科检查及全身检查的特点进行诊断。盆腔包块与卵巢癌三联征(年龄大于 40 岁,有胃肠道症状及卵巢功能碍障)同时存在时,应高度怀疑卵巢癌的可能。同时应进行必要的辅助检查。

(2)超声检查:应注意有无腹部积液,肿物囊实性,边界是否完整,单房或多房,腔内有无乳头状突起,或回声不均。最好行经阴道彩色多普勒超声检查,测定肿物的血流情况有助于诊断。通常卵巢癌的血流丰富,且为低阻血流(R1<0.45)。

(3)肿瘤标记物:有助于恶性肿瘤的诊断,也是恶性患者治疗中及治疗后随访观察的指标。多项肿瘤标记物联合应用多更为有效。

CA125:对浆液性乳头状癌更具有特异性,临床符合率达 $80\%\sim90\%$。而黏液性癌阳性率较低。

AFP:对卵巢内胚窦瘤有特异性,对未成熟畸胎、无性细胞瘤有参考意义。

β-HCG:对卵巢原发绒癌有意义,对胚胎癌有参考意义。

性激素:颗粒细胞瘤、泡膜细胞瘤均可产生较高水平的雌激素;黄素化时,亦可有睾丸素分泌。浆液性、黏液性或纤维上皮瘤,也可分泌一定的雌激素。

(4)CT 及 MRI:能发现一些小的肿瘤或淋巴结有无转移。

(5)PET:对卵巢癌及其转移的诊断,特别是复发性卵巢癌的诊断具有较高的价值。

(6)细胞学检查:经后穹隆穿刺或经皮局部细针穿刺取腹腔积液,细胞学检查找癌细胞,均有助于诊断。

(7)腹腔镜检查:可直视下观察肿块情况,对有粘连或有手术史者,肿瘤广泛转移者慎用。

6.鉴别诊断

(1)与卵巢良性肿瘤鉴别。

(2)子宫内膜异位症盆腔或后穹隆也可触及结节,但多有痛经史而无恶液质伴低热、消瘦等。卵巢内膜异位囊肿,血 CA125 也可阳性。B 超可协助诊断,必要时可做腹腔镜检查。

(3)生殖器结核常有低热、消瘦、食欲不振等,CA125 可为阳性,但多有不孕或其他部位结核病史,月经过少或闭经。盆腔检查也可触及包块或后穹隆结节,有时需短时间抗结核治疗观察疗效,必要时开腹探查,根据病理检查确定。B 超、CT 或 MRI 等有助于诊断。

(4)非肿瘤性腹腔积液应先做三合诊,于盆腔或后穹隆处不应触及肿块。

(5)非卵巢的生殖器恶性肿瘤有时需与子宫内膜癌、妊娠性绒癌、输卵管癌、原发腹膜癌等鉴别。根据临床表现、肿瘤部位、肿瘤标记物等鉴别,确诊常需组织病理学诊断。

7.治疗

治疗原则:早期应首选手术,有高危因素时辅以化疗;晚期则以手术为主,加用化疗、放疗、生物治疗等综合治疗。

(1)手术是治疗卵巢恶性肿瘤的主要方法,根据临床分期及组织学类型等决定是否辅以其他治疗。有以下几种手术。

1)分期手术:通常在早期卵巢癌采用此种手术,通过手术明确分期,包括以下内容:行腹部纵切口(从耻骨联合至脐上 4 横指),留腹腔积液或腹腔冲洗液检查癌细胞;经仔细探查并行横膈、肝表面、可疑腹膜等部位细胞学刮片后,进行全子宫切除术、双侧附件切除术、大网膜大部切除术、腹主动脉旁和盆腔淋巴结切除术、阑尾切除术。对可疑病灶及易转移部位也可多处取材送病理检查,以明确分期。

2)肿瘤细胞减灭术:对 Ⅱ 期以上的晚期患者,手术应尽可能切除原发及转移病灶,使残留病灶直径不超过 2 cm(满意的肿瘤细胞减灭术)。手术范围应视能否满意切除肿瘤而定。如肿瘤切除满意,手术范围参见分期手术,必要时还可行肠切除＋吻合术、膀胱部分切除术十成形术,及必要的造瘘术。如肿瘤残余较大,可不必进行盆、腹腔淋巴结切除术。

3)保守性手术:保留生育功能的手术,手术除保留子宫及健侧附件外,其他同分期手术。须严格掌握手术指征。在上皮性癌患者中符合以下条件者,可考虑保留一侧卵巢:年轻渴望生育 Ⅰ a G$_1$ 期、对侧卵巢外观正常或活检阴性,腹腔冲洗液细胞学检查阴性、术中探查阴性、有随诊条件者。但完成生育后应再行手术切除子宫及对侧附件。

(2)化疗:为重要的辅助治疗,因卵巢恶性肿瘤对化疗属中度敏感,除 Ⅰ a G$_1$ 者外,几乎其他所有患者均需化疗,特别是晚期癌患者。对切除病灶满意者可巩固疗效,预防复发;对未切净者可经化疗消灭残留病灶;对晚期无法手术者,可使肿瘤缩小,为手术创造条件。早期癌患者有以下情况均应化疗:无精确分期、组织类型为透明细胞癌、肿瘤分化 G$_2$ 或 G$_3$、卵巢表面有肿瘤生长、肿瘤破裂或包膜不完整、肿瘤与盆腔粘连、腹部积液或腹腔冲洗液细胞学检查阳性。化疗途径有静脉全身给药、超选择动脉介入插管化疗、腹腔化疗等途径。用药应根据个体化的原则。常用化疗方案如下。

①TC 方案:为目前国际公认的首选方案。紫杉醇 135～175 mg/m^2,卡铂 AUC4-6 联合

应用。每 21 天重复。②PC 方案：顺铂(DDP)70 mg/m²、环磷酰胺(CTX)500 mg/m² 联合给药。每 21 d 重复。该方案目前在国内还较常用。

（3）放射治疗：放疗多不甚敏感，仅用于局部复发的姑息治疗。

8.预后与监测

（1）预后相关因素：预后与年龄、手术病理分期、组织类型及分化程度、治疗方法、全身情况等有关。

（2）随访：卵巢癌治疗后易复发，高峰期在 2～3 年。患者初次治疗结束后，应终生定期随访。每次复查均应了解有无临床症状，常规行全身和妇科三合诊检查、肿瘤标记物的动态检测；并定期进行腹部及盆腔的影像学检查。

（张秀平）

第九节　卵巢交界瘤

一、概述

卵巢交界性肿瘤(borderline ovarian tumor)又称为卵巢交界瘤，卵巢低度潜在恶性肿瘤(lowmalignant potential，LMP)。其病理组织学特征是介于卵巢良性与恶性肿瘤之间的一种肿瘤，临床上生长较缓慢，预后相对较好故称之交界性肿瘤。

卵巢交界瘤约占卵巢癌的 15%。在诊断时约 75% 为 I 期肿瘤。对于交界瘤必须有个清楚的认识，因为其治疗与预后与浸润性卵巢癌不同。

二、病因

卵巢交界性肿瘤的病因尚不明了。伴交界性肿瘤的腹膜假黏液瘤以往认为原发于卵巢，现在提出最可能的来源是阑尾。

三、临床表现

卵巢交界瘤多发生在 20～40 岁之间的妇女，以附件肿块及 CA125 升高为主要临床特点。有些非浆液性交界瘤则 CA125 不一定升高，一小部分卵巢交界瘤可出现腹胀、腹腔积液及腹腔内扩散，其症状类似于晚期卵巢癌的症状。

卵巢交界瘤与卵巢癌临床上不同的是其生长速度较慢，转移率较低，是以局部扩散和盆腹腔种植为主，极少远处转移，其复发的时间很迟，往往在治疗后 10～20 年以后才出现。

四、诊断

临床诊断可借助于 B 超，CT 及 MRI 等影像学手段发现卵巢的实性或囊性肿块，多数患者 CA125 升高(＞35 U/ mL)。对有腹腔积液的患者腹腔积液中可找到癌细胞。

卵巢交界瘤的最后诊断必须依赖组织病理学诊断。从组织类型上看，浆液性和黏液性肿瘤最多见，而其他组织类型如内膜样、透明细胞及混合型交界瘤极少见。

卵巢交界瘤的大体病理特点类似于卵巢囊腺瘤，呈单房或多房性。在卵巢表面或囊内可见乳头突出,而且这种突出的乳头远较囊腺瘤茂密,通常多数卵巢表面是光滑的。交界瘤的发生多为单侧性,少数为双侧。

病理组织学有以下主要特征:①上皮明显增生并呈复层化,一般2~3层;②细胞排列紊乱、形态不一,有明显的异形性改变,核分裂象增多,细胞增生形成细胞芽或细胞团并脱落;③无间质浸润。

在以上的3个特征中至少应具备2个才能被诊断为卵巢交界瘤。

五、治疗

手术治疗是卵巢交界瘤的最主要治疗手段。在进行手术时应进行详细的手术病理分期(同卵巢癌分期),特别应认真估计对侧卵巢的情况以排除双侧性肿瘤。通过认真地手术病理分期有一小部分患者较术前估计的肿瘤期别提高。特别是浆液性交界瘤,约有1/3期别提高,而黏液性肿瘤者手术病理分期与术前临床分期差异不大。当有腹膜局部转移而且后腹膜淋巴结阳性者,术后复发率很高(50%),而单纯腹膜局部转移而淋巴结阴性的则复发率较低(5%)。

(一)早期交界瘤的治疗(Ⅰ期及Ⅱ期)

手术切除患侧卵巢,无需辅加其他治疗。对Ⅱ期双侧卵巢肿瘤,年轻患者要求保留生育功能的可以施行部分卵巢切除或卵巢肿瘤剥除术。但应强调行剥除术或部分卵巢切除的主要应限于ⅠA期肿瘤,而且应保证手术标本切缘阴性。尽管在大样本的研究报告中显示行肿瘤剥除术或卵巢部分切除术后肿瘤复发率高于行全子宫及双附件切除术者,但统计并无差异,而且各组的总生存率皆很高。因此,早期保守性手术是可行的。对于进行保守性手术的患者,有人主张待完成生育功能后应切除被保留的卵巢组织以减少复发。但这一观点并未被所有医生所接受。对于已完成生育,年龄较大的患者,行双附件及全子宫切除是适宜的手术方式。

(二)晚期交界瘤的治疗

晚期交界瘤的手术范围应包括子宫全切除、双附件切除、大网膜切除、后腹膜淋巴结活检或淋巴结切除并行最大限度的肿瘤减灭术。对Ⅰ期或Ⅱ期肿瘤若达到理想的细胞减灭术,无肉眼可见残余肿瘤者可达到很满意的长期生存率。对于非理想减瘤术的患者,残余肿瘤的大小是影响预后的重要因素。残余瘤灶<2 cm的生存率明显优于≥2 cm者。DNA检测为异倍体的浸润性种植往往预后较差。至于手术后是否辅助化疗或放疗,目前尚存争议。许多研究认为晚期交界瘤术后的辅助放疗或化疗并不能改善预后,不加辅助治疗也同样可以取得较长期的生存。特别是那些术后无残余肿瘤的患者更无需化疗或放疗。

可惜对于无需术后化疗或放疗的观点,目前尚未见有对比的前瞻性研究报道。因此,对一些术后有残余肿瘤者,或临床期别较晚的患者,仍有不少人主张术后辅助化疗。化疗方案应参照卵巢癌的化疗方案。

对于复发的交界瘤,有明显的腹腔内病灶者仍应考虑2次减瘤术并术后辅助化疗。

六、预后

卵巢交界瘤是预后较好的恶性肿瘤,Kusman等曾复习了22篇有关文献共953例患者,平均随访7年:Ⅰ期患者生存率为99%,中晚期患者生存率也达到92%。致死多因肿瘤并发症。而因肿瘤转移或浸润瘤所造成的死亡,如腹膜广泛浸润性癌灶,仅占0.7%。Leake等对200例卵巢交界瘤患者经长期随访(平均11.2年),其5、10.15及20年的生存率分别为97%、

95％、92及89％。即使转移或复发后的患者仍有较长的生存期。在Zanetta等的报告中也显示卵巢交界瘤的良好预后，Ⅰ期的无瘤生存期为99.6％，Ⅱ期95.8％，Ⅲ期89％（中数随访70个月）。虽然保留生育功能的手术复发率较高，但总生存期仍然较长。年轻患者、早期肿瘤及浆液性肿瘤预后更好。

（李　芬）

第十节　原发性输卵管癌

原发性输卵管癌其发病率仅占妇科恶性肿瘤的0.5％，但由于部位隐匿，恶性度高，预后较差。平均发病年龄为55岁，多发生于绝经后。

一、病因

病因不明，可能与慢性输卵管炎有关。70％的输卵管癌患者有慢性输卵管炎，50％有不孕史。

二、病理

单侧居多，好发于壶腹部，病灶起自输卵管黏膜。输卵管肿大增粗形如腊肠，类似输卵管积水或积脓，肿瘤大小多数直径为5～10 cm。晚期癌瘤可穿出浆膜层，并可侵犯整个输卵管，与周围组织粘连。切面见输卵管管腔扩大，腔内充满灰白色乳头状或颗粒状癌组织。伞端有时封闭，内有血性液体。镜下为腺癌，根据癌细胞分化程度及组织结构分3级。多数输卵管癌为中分化或低分化癌。组织结构多类似于卵巢的乳头状浆液性腺癌，可找到砂粒体。此外，肿瘤有多种变型，如子宫内膜样癌、腺棘癌、腺鳞癌，鳞癌、透明细胞癌、移行细胞癌及黏液性乳头状癌等。

三、转移途径及分期

癌细胞可经开放的伞端种植于腹膜，造成腹腔内广泛种植转移，也可经髂部、腰部及主动脉旁淋巴结转移，癌细胞还可经血液循环转移至阴道及肺等全身器官。现一般采用FIGO2000年制订的分期方法。

四、临床表现

患者的发病年龄为40～60岁，平均55岁。不育史常见。输卵管癌早期无症状，体征常不典型，易被忽视或延误诊断。临床上常表现为阴道排液、腹痛、盆腔肿块，称输卵管癌"三联征"。

（一）阴道排液

排液是输卵管癌患者最常见也是最具特征性的症状，为浆液性黄水，量多少不一，呈间歇性，有时为血水样稀液。

一般无气味，但个别有恶臭。液体可能是输卵管上皮在癌组织的刺激下产生的渗液，由于输卵管伞端常常闭锁或被癌瘤阻塞而通过管腔自阴道流出。

（二）腹痛

大约半数患者有下腹部疼痛，多发生于患侧，为钝痛，一般不重，以后逐渐加剧呈痉挛性绞痛。当阴道排出水样或血性液体后，疼痛常随之缓解。钝痛可能与肿瘤发展，分泌物积聚，使输卵管壁承受压力有关，绞痛可能是由于输卵管企图排出其内容而增加输卵管蠕动所致。如出现剧烈腹痛，则多系并发症引起。

（三）下腹或盆腔包块

部分患者自己能在下腹扪及肿块。妇科检查可触及实性、囊性或囊实性肿物，大小不一，位于子宫一侧或后方，有的深陷于直肠子宫陷凹内，活动受限或固定不动。

（四）阴道出血

阴道不规则出血亦是常见症状之一，出血为肿瘤坏死侵破血管，血液流入子宫经阴道排出。

（五）腹腔积液较少见

腹腔积液呈淡黄色，有时呈血性。

（六）其他

晚期肿块压迫附近器官或广泛转移，可出现排尿不畅、部分肠梗阻的症状，以致恶病质。

五、诊断

本病因少见，易被忽视，术前诊断率极低。如注意患者的临床症状，提高警惕，结合盆腔检查及各种辅助检查，术前诊断率将会提高。常用的辅助检查方法有以下几个方面。

（一）阴道细胞学检查

由于输卵管与宫腔相通，涂片中找到癌细胞的机会也较卵巢癌高。阴道涂片阳性，特别是涂片中见不典型腺上皮纤毛细胞，而宫颈和子宫内膜检查又排除癌症存在者，应考虑为输卵管癌的诊断。

（二）分段诊断性刮宫

对绝经后阴道出血或不规则阴道出血、阴道排液者，经分段诊刮，除外宫颈及子宫内膜病变，有助于输卵管癌的诊断。

（三）腹腔镜检查

输卵管增粗，外观如输卵管积水，有时可见到赘生物。但晚期病变播散到盆腹腔器官及卵巢，并有粘连，腹腔镜检查不易与卵巢癌相鉴别。

（四）B 超、CT 及 MRI 检查

B 超、CT 及 MRI 检查可确定肿块部位、大小、性质及有无腹腔积液等，有助于明确诊断和术前估计分期。

（五）血清 CA125 测定

血清 CA125 测定有助于诊断，但无特异性。

六、鉴别诊断

输卵管癌与卵巢肿瘤、输卵管卵巢囊肿不易鉴别。若不能排除输卵管癌，宜及早剖腹探查确诊。

（一）附件炎性肿物

原发性输卵管癌与输卵管积水或输卵管卵巢囊肿均可表现为活动受限的附件囊肿,盆腔检查时很难区别,且两者均可有长期不育的病史。但是如果患者有阴道排液,则应多考虑为输卵管癌。有时两者在手术中仍难鉴别,应在切下肿物后立即剖开,如输卵管腔内有乳头状组织应送冰冻检查,以利于诊断。

（二）卵巢肿瘤

早期时根据其临床表现鉴别一般不困难,当晚期伴有广泛的盆腹腔种植转移时,术前很难鉴别。

（三）子宫内膜癌

症状易混淆。一般内膜癌没有子宫外的肿块,通过刮宫病理即可确诊。但晚期输卵管癌侵及宫腔并扩散至附件时很难鉴别。

七、治疗

治疗原则同卵巢上皮性癌。

八、预后

输卵管癌的 5 年存活率为 20％～30％。预后与临床分期密切相关,Ⅰ期高达 77％,Ⅱ期约 40％,Ⅲ期仅 20％。

（张秀平）

第十一节　输卵管良性肿瘤

原发于输卵管的肿瘤少见,良性者更为罕见,但输卵管部位肿瘤的种类却有很多,按照其镜下特征将原发性输卵管肿瘤大致分为上皮性、上皮和间叶组织混合性及间叶组织肿瘤 3 种,其中以输卵管癌最多见,其他均甚少见。由于输卵管肿瘤缺少典型和特异的症状及体征,且盆腹腔内的肿瘤,特别是卵巢癌转移到输卵管的继发性肿瘤并不少见,临床上常易发生漏诊和误诊,应引起重视。

输卵管良性肿瘤较恶性肿瘤少见,输卵管原发性良性肿瘤来源于副中肾管或中肾管。理论上,凡在子宫内发生的肿瘤都可发生于输卵管内,故输卵管肿瘤的种类很多,根据在副中肾管内细胞的类型可分类如下。①上皮细胞瘤:腺瘤、乳头状瘤、息肉;②内皮细胞瘤:血管瘤、淋巴管瘤、包涵囊肿;③间皮细胞瘤:平滑肌瘤、脂肪瘤、骨瘤;④混合性畸胎样肿瘤:囊性畸胎瘤、生殖细胞残迹等。

文献报道的输卵管原发性良性瘤只有 250～300 例,这些肿瘤除在生育年龄伴有不育外,常无临床症状,故很少能在术前做出诊断。最后诊断按病理组织检查,这些肿瘤的组织与其细胞来源相似,也可应用腹腔镜及子宫输卵管造影协助诊断。输卵管良性肿瘤主要与子宫、卵巢的肿瘤以及输卵管恶性肿瘤、输卵管炎症相鉴别。主要并发症为肿瘤扭转时的急腹痛,肿瘤破裂时所致的腹膜刺激症状,如检查时发现输卵管持续增粗,必须做剖腹探查及病理检查,首选的治疗方法为输卵管切除术。输卵管良性肿瘤预后好,发病率及病死率很低。

一、输卵管腺样瘤

输卵管腺样瘤为最常见的一种输卵管良性肿瘤,可发生于不同年龄,但以生育期为多见。80%以上伴有子宫肌瘤,未见恶变,其组织来源尚不明确。目前有两种假说:①肿瘤来自副中肾管体腔上皮残迹;②肿瘤来源于间叶组织。经组织化学研究证实其趋向于副中肾管来源,Mackay 等通过对肿瘤超微结构的研究,倾向于间叶来源,故又称间皮瘤(mesithelioma)。

肿瘤体积小,直径 1~3 cm,大体形态为实性,灰白或灰黄色,位于输卵管浆膜下,与周围组织有明显分界,但无完整包膜。镜下可见肿瘤由许多大小不等的腺管或腺管状腔隙所组成,内衬扁平、立方形或低柱形上皮,有时细胞形成实心条索或呈空泡状,腔隙间有纤维组织或肌组织相隔。

临床上常无症状,多数患者是以其并发疾病如子宫肌瘤、慢性输卵管炎的症状而就诊,亦常在妇科手术时无意中被发现。治疗为手术切除患侧输卵管。预后良好。

二、输卵管乳头状瘤

输卵管乳头状瘤,多发生在生育期,与输卵管积水并发率较高,可发生恶变而成乳头状癌。肿瘤一般直径不超过 2 cm,剖面见肿瘤生长于输卵管黏膜向管腔内发展,呈疣状突起或菜花状,镜下可见乳头状结构。乳头表面被覆单层柱状上皮,间质为含有丰富血管的结缔组织,常见一支较大的血管位于乳头之长轴上为其特征,输卵管周围及管壁内可见炎性浸润。

肿瘤早期无症状,或常有输卵管炎症状,表现为下腹痛,可随肿瘤发展逐渐出现阴道排液,一般为浆液性或浆液血性,无臭味,但合并感染时呈脓性,当较多液体通过部分梗阻的输卵管向阴道排出时,可出现腹绞痛。如输卵管仍保持通畅,管内液体可流至腹腔而形成腹腔积液,但较少见。盆腔检查可触及附件形成的肿块,亦可应用超声检查协助诊断,最后诊断必须根据病理检查。治疗以手术切除患侧输卵管为主,如有恶变者则按输卵管癌处理。

三、输卵管血管瘤

输卵管血管瘤很少见,1947~1985 年共报道 7 例。1947 年 Ragins 及 Grane 报道第一例,为一名 28 岁妇女行全子宫及左侧附件切除术时发现输卵管外 1/3 处有 1.5 cm 直径的血管瘤,并认为在输卵管内的扩张海绵样血管是由于扭转、损伤或炎症引起。Stout 则认为损伤会刺激新血管生成,结果形成血管瘤。有些学者认为女性性激素与血管瘤有关,当月经开始及妊娠期血管瘤可迅速增大。曾有文献报道,输卵管血管瘤及卵巢血管瘤伴有子宫内膜癌。

输卵管血管瘤较小,临床无症状,常在行其他手术时发现,偶因血管瘤破裂出血而引起腹痛。肿瘤位于浆膜下肌层内,分界不清,可见很多不规则小血管空隙,上覆扁平内皮细胞,血管被疏松结缔组织及管壁平滑肌纤维分隔。治疗多做输卵管切除术。

四、输卵管平滑肌瘤

输卵管平滑肌瘤较少见。其发生来源同子宫肌瘤,亦可有退行性变。1976 年 Crissman 报道了一例重 13.1 kg 的肌瘤,病理检查此平滑肌瘤有玻璃样变性及假黏液退行性变。Green 认为输卵管平滑肌瘤远较子宫平滑肌瘤少见的原因是由于输卵管肌层对雌激素敏感性较低所致,也与输卵管肌层较薄有关。

　　输卵管平滑肌瘤多在输卵管间质部,也有的在输卵管肌层、黏膜下、浆膜下,甚至向阔韧带内生长,多系单发性,也可多发。肉眼和镜下观察均类似子宫平滑肌瘤,也可有相同的退行性变,如玻璃样变、囊性变、红色样变、钙化等。

　　小的输卵管平滑肌瘤多无症状,有时可造成不孕。若肌瘤大或发生扭转,则可产生腹痛或急腹症的症状。

　　本病术前难以确认,常在盆腔手术时发现。治疗以肿瘤或患侧输卵管切除为主。

五、输卵管囊性及实性畸胎瘤

　　输卵管畸胎瘤少见,Hurd 报道迄今世界文献中共有输卵管囊性畸胎瘤 45 例,其中 44 例为良性,1 例恶性。国内李江等亦报道 1 例。本病的发生来源尚不十分清楚,大部分病理学者支持 Hertig 的观察,认为来自始基生殖细胞,当其移行至卵巢的过程中,绊住在输卵管区而形成。

　　患者年龄一般在 21～60 岁,半数为 31～40 岁。常见症状为盆腔或腹部疼痛、痛经、月经不规则及绝经后流血。本病无典型症状或常常无症状,因此无 1 例在术前做出明确诊断。大部分肿瘤生长在输卵管腔内的峡部或壶腹部,部分有蒂,偶有在肌层内生长者。肿瘤直径大小为 0.7～20 cm,大部分为囊性,亦有少数是实质性,一般均是单侧性,双侧性者较少。输卵管畸胎瘤可合并输卵管妊娠。治疗宜选输卵管切除术。

　　1978 年有报道了 1 例输卵管囊性畸胎瘤,位于输卵管中部,呈 7.5 cm×7.5 cm×6.0 cm 椭圆形肿块,切开此肿瘤内含 15 mL 黑灰色、半透明黏稠液体,实质部分为钙化区。镜下可见成熟软骨、皮脂腺、纤维结缔组织及各类上皮,在成熟软骨及畸胎瘤样组织邻近有纤毛输卵管上皮。

　　成熟性输卵管畸胎瘤的治疗主要为手术切除患侧输卵管,若恶变或为未成熟性畸胎瘤,可按卵巢恶性肿瘤处理原则处理。

六、输卵管纤维瘤

　　输卵管纤维瘤甚为罕见,1994 年我国何春年曾报道一例,为双侧输卵管硬化性纤维病合并妊娠的患者,该肿瘤包膜完整、色白、质硬如骨、切面实性,有散在的钙化灶。镜下见包膜环片状钙化,深部组织呈砂粒状钙化,瘤细胞呈梭形,纤细、稀疏,细胞间为粗大密集的胶原纤维,经特殊的 Masson 三色染色证实为纤维瘤。

七、腺瘤样病

　　腺瘤样病属间皮瘤,是一个小的局限于输卵管肌壁或浆膜下的肿瘤。其来源有许多争论,如间皮、淋巴管内皮或血管内皮等来源。最近电镜研究支持间皮来源的说法,该瘤毫无症状,多在手术中无意发现。

　　肉眼形态:为小的轮廓清楚的、位于肌层或浆膜下的小肿瘤,切面为实质,淡粉红色,有时有小的钙化灶。组织形态:许多大小不等的空隙为扁平或立方形上皮所覆盖;间质为胶原纤维或平滑肌。由于上皮显著扁平,所以有人认为系来自淋巴管。有的肿瘤细胞巢较多,含很多空隙,有少数病例可以看出腺上皮与腹膜上皮相连续。

　　该病多发年龄为 25～86 岁,但多见于 30～50 岁,肿瘤小的仅在显微镜下可见,大的可达 6～8 cm,多数直径<3 cm。本病多无明显症状,常在其他盆腔手术时发现。切除患侧输卵管

后预后良好。

八、腺纤维瘤

肿瘤由纤维组织和腺上皮所组成,可在肌壁内形成硬块。

九、输卵管葡萄胎

输卵管葡萄胎临床少见,Westerhout 报道 21 例。Meyer 在文献上收集了 7 例输卵管葡萄胎,并报道了他自己发现的 48 例,此后各国也均有报道。国内也有输卵管间质部葡萄胎 1 例的报道,输卵管葡萄胎临床表现与异位妊娠相似,术前诊断不易,常误诊,确诊需靠术后病理检查。输卵管葡萄胎文献报道甚少,有人计算其发病率约为宫外孕的 3%,而宫腔内葡萄胎却常见。究其原因,Rark 认为因输卵管妊娠破裂早,未等到发展成葡萄胎已终止妊娠所致。

输卵管葡萄胎与输卵管妊娠的临床表现相似,临床上很难分辨,均表现为停经、阴道不规则流血、盆腔包块、血 HCG 上升,有内出血时表现为腹痛、休克。本病常因诊断为异位妊娠破裂而行手术治疗。由于术前诊断困难,故术中应注意检查标本,常规标本送病检可避免漏诊。如发现病灶内有小米粒样水泡物,就应高度怀疑葡萄胎的可能。术中操作宜轻柔,以免引起大出血、休克或挤压致远处转移。若术后病检为葡萄胎或侵蚀性葡萄胎,应常规摄胸部 X 线片。

输卵管葡萄胎的发生部位包括输卵管间质部、峡部、壶腹部、伞部。由于术前或术中很难诊断为输卵管葡萄胎,手术方式通常同异位妊娠,但如术中发现水泡状胎块,则以切除患侧输卵管为宜。输卵管葡萄胎的病理类型也包括完全性葡萄胎、部分性葡萄胎、侵蚀性葡萄胎,输卵管葡萄胎有潜在恶变的危险,术后可考虑常规行预防性化疗,直至血 HCG 降至正常,并予严密随访监测 HCG 2 年。病理诊断为侵蚀性葡萄胎者,则按侵蚀性葡萄胎处理。对于对侧输卵管缺如或输卵管有疾患如严重炎症粘连堵塞而又有生育要求者,可以行保留输卵管手术,术后监测血 HCG,并应尽快行预防性化疗。

十、输卵管良性肿块

1.腺瘤样瘤

腺瘤样瘤是输卵管最常见的良性肿瘤,来源于间皮。超微结构可见微绒毛,免疫组织化学染色钙网膜蛋白和细胞角蛋白阳性,而 Ⅷ 因子阴性,可证实为间皮来源。

腺瘤样瘤大体表现为小而境界清楚的结节,通常位于浆膜面,切面呈灰白色。输卵管腺瘤样瘤类似于子宫腺瘤样瘤。病变大小不同,从显微镜下可见到位于输卵管壁和输卵管系膜内散在的肿块。

组织学检查,肿瘤由小而不规则的假腺样腔隙组成,内衬单层细胞,常常伴有平滑肌或透明变性的间质插入。显微镜下表现可能复杂,但是没有核分裂象或多形性细胞,不要误诊为癌。容易与腺瘤样瘤相混淆的两个主要类似病变是印戒细胞癌和脂肪平滑肌瘤。当腺管结构复杂,细胞类似于印戒细胞时,应该考虑为印戒细胞癌;如果囊性间隙较大,而且细胞类似于脂肪细胞,则应考虑为脂肪平滑肌瘤。

腺瘤样瘤很少引起症状,据报道少数病例肿瘤会发生梗死。腺瘤样瘤可以多发,有些病例还可伴有异位妊娠。

2.浆液性囊腺瘤

输卵管系膜偶尔发生浆液性囊腺瘤,常常为单房,与卵巢浆液性囊腺瘤相似,一般具有致密的胶原化囊壁,内衬上皮主要为扁平上皮,局部上皮结构可能比较复杂。浆液性囊腺瘤必须与输卵管积水和卵巢冠囊状附件相鉴别。

3.交界性浆液性肿瘤

少数情况下,输卵管交界性浆液性囊腺瘤已有描述。输卵管交界性浆液性囊腺瘤的诊断标准与卵巢交界性浆液性囊腺瘤一样。

4.腺纤维瘤

腺纤维瘤(或囊腺瘤含有腺纤维瘤成分)是由上皮和机化的纤维性间质混合组成。大小为仅有显微镜下可见的病灶和比较大的肿块,但是后者极为少见。

5.其他良性肿瘤和瘤样病变

一系列的输卵管管外肿瘤在阔韧带均有描述,其中包括输卵管系膜、卵巢系膜、圆韧带的肿瘤,而且包括从输卵管旁囊肿到癌的 Muller 肿瘤以及脂肪瘤、平滑肌瘤、良性畸胎瘤、少见的性索间质瘤和炎性息肉。

输卵管极其罕见的囊性病变称为囊性间皮瘤(或良性囊性间皮瘤)。肿瘤呈膨胀性生长,易于复长,主要由间质成分组成,含有多发性大小不等的囊肿,囊壁内衬肥胖的间皮细胞。这些特征,包括囊肿突起的陡峭程度都有别于多房性囊性粘连或单纯性囊肿。

瘤样病变包括如下:非典型性增生;子宫内膜异位症;结节性输卵管峡炎;结核性输卵管炎;细菌性输卵管炎;烧灼术后人工假象;间皮增生;异位妊振;软斑病;其他。

(温蒙科)

第十二节　子宫平滑肌瘤的腹腔镜诊疗

一、概述

子宫肌瘤是由平滑肌组织及结缔组织组成的、育龄期女性最常见的良性肿瘤,其发病因素尚未明确,可能与女性性激素相关。子宫肌瘤除了能导致月经改变,尿频、便秘等症状外,还可对女性生育能力产生不同程度的影响。目前子宫肌瘤导致不孕的原因尚不明确,其可能的机制包括子宫肌瘤可改变宫颈管、宫腔及输卵管口的形态,或影响子宫收缩,从而影响精子的进入、胚胎的着床及受精卵的移行,或者与子宫内膜的慢性炎症反应、内分泌改变及子宫内膜容受性改变等方面相关。一般我们认为突向宫腔的肌瘤多会导致不孕,而不突向宫腔的肌瘤是否会改变妊娠结局尚不明确。有研究认为合并有子宫肌瘤的患者,尤其宫腔形态有改变时,妊娠率及着床率明显降低。但也有研究表明伴有未引起宫腔形态改变的肌壁间肌瘤的患者,妊娠率也会有所降低。另有一项研究发现,伴有肌壁间肌瘤的患者行辅助生殖,虽宫腔形态无改变,但其妊娠率及活产率仍低于无肌瘤患者。

2017 年子宫肌瘤的诊治专家共识中指出,子宫肌瘤合并不孕是手术治疗的适应证之腹腔镜手术具有创伤小、恢复快、住院时间短、术后粘连发生率低等特点,已成为临床上治疗子宫肌瘤的常用手术方式。

二、临床表现

1.症状

大多数子宫肌瘤多无明显症状，仅在体检时偶然发现。有症状者与肌瘤位置、大小、有无变性等有关。常见症状有以下几点。

（1）经量增多及经期延长：多见于大的肌壁间肌瘤及黏膜下肌瘤，肌瘤使宫腔增大，子宫内膜面积增加并影响月经期子宫收缩止血，此外，肌瘤可能使肿瘤附近的静脉受挤压，导致子宫内静脉丛充血与扩张，从而引起经量增多，经期延长。黏膜下肌瘤症状更为明显。如黏膜下肌瘤伴有坏死感染时，可有不规则阴道出血或血样脓性排液。长期经量增多可继发贫血，出现乏力、心悸等症状。

（2）下腹包块：肌瘤较小时在腹部摸不到包块，当肌瘤逐渐增大使子宫超过3个月妊娠大小时可从腹部触及质硬的包块，清晨平卧时更加明显。巨大的黏膜下肌瘤可脱出于宫颈外甚至阴道外，患者可因外阴脱出肿物就诊。

（3）白带增多：肌壁间肌瘤使宫腔面积增大，内膜分泌增加，并伴有盆腔充血导致白带增多；子宫黏膜下肌瘤一旦感染，可有大量脓性白带。若肌瘤发生溃疡、坏死、出血时，可有血性或脓血性、有恶臭的阴道分泌物。

（4）压迫症状：子宫前壁的肌瘤如压迫膀胱可引起患者尿频、尿急；宫颈肌瘤可引起排尿困难、尿潴留；子宫后壁肌瘤可引起下腹坠胀不适，便秘等症状。阔韧带肌瘤或宫颈巨型肌瘤向侧方发展，嵌入盆腔内，压迫输尿管，可形成输尿管扩张、肾盂积水甚至一侧肾无功能。

（5）其他症状：常见的有轻微下腹坠胀、腰酸背痛等，经期可加重。可引起不孕或流产。肌瘤红色变性时有急性下腹痛，伴呕吐、发热及瘤体局部压痛等；浆膜下肌瘤蒂扭转可有急性腹痛；子宫黏膜下肌瘤由宫腔向外排出时也可引起阵发性下腹痛等。

2.体征

患者体征多样，与肌瘤大小、位置、数目及有无变性有关。较大的肌瘤可在下腹部扪及实性包块。妇科检查子宫增大，表面不规则单个或多个结节状突起。浆膜下肌瘤可扪及单个实性包块与子宫相连。黏膜下肌瘤位于子宫腔内者子宫常均匀增大，如肌瘤已脱出于宫颈外口者，窥器检查可看到子宫颈扩张，宫颈口处突出粉红色实性肿物，表面光滑，宫颈四周边缘清楚。若伴感染时肿物可有坏死、出血及脓性分泌物附着。

三、辅助检查

1.经阴道超声（TVS）

经阴道超声是诊断子宫肌瘤最常用的无创检查方法。在超声下子宫增大，形状不规则，肌瘤结节呈圆形低回声或等回声，周边有假包膜形成的低回声晕；子宫内膜可能被肌瘤推移至对侧；黏膜下肌瘤则表现为宫腔内的异常回声，根据其与肌壁的关系分为0-2型。彩色超声多普勒可以检测病灶血流，对协助判断肌瘤变性甚至恶变具有重要价值。

2.宫腔镜检查

对于怀疑黏膜下肌瘤的患者而言，宫腔镜是一项相对简便微创的检查和治疗方法。

3.腹腔镜检查

腹腔镜不作为常规的子宫肌瘤诊断方法，因为绝大部分子宫肌瘤可以通过超声检查确诊，而且只有浆膜下肌瘤可以通过腹腔镜检查发现。但因其他原因行腹腔镜探查时可同时对子宫表面进行腹腔镜检查。

4. 子宫输卵管造影

不作为常规的子宫肌瘤检查方法,但因不孕或其他原因行子宫输卵管造影时,可能发现引起宫腔变形的肌壁间或黏膜下肌瘤。

四、手术的适应证与禁忌证

子宫肌瘤的手术方式选择,应根据肌瘤的位置、大小、数目、术者的手术操作技术和经验等综合考虑。有专家提出的腹腔镜下子宫肌瘤剔除术的适应证包括以下几点。

(1)术者有娴熟的腹腔镜下缝合技巧。

(2)壁间或浆膜下肌瘤最小直径≥4 cm,最大直径≤10 cm,以带蒂肌瘤为宜。

(3)肌瘤数目≤10 个。

(4)排除肌瘤恶变的可能。

禁忌证包括以下几点。

(1)子宫有恶性肿瘤的征兆。

(2)妊娠子宫。

(3)直径<3 cm 的子宫肌壁间肌瘤,尤其是肌壁间多发性"碎石样"小肌瘤,术中探查时容易遗漏。

(4)多发性子宫肌瘤,肌瘤数目>10 个。

(5)瘤体过大,影响术野,一般瘤体超过 12 cm 不宜施术。

(6)肿瘤生长部位特殊,手术困难,如宫颈部、阔韧带内、近输尿管、膀胱或子宫血管处等。

其中(5)和(6)为相对禁忌证。中国专家共识提出对于肌瘤数目较多、肌瘤直径大(如>10 cm)、特殊部位的肌瘤、盆腔严重粘连手术难度增大或可能增加未来妊娠时子宫破裂风险者宜行开腹手术。此外,对于可能存在不能确定恶性潜能的平滑肌肿瘤甚至平滑肌肉瘤者,肌瘤粉碎过程中可能存在肿瘤播散的风险(ⅡB 级证据),应选择开腹手术。

五、手术技巧

腹腔镜手术术前及术中我们应该关注肌瘤的位置、大小及数目,评估手术的难度及患者的生育功能。对于体积较大的肌瘤,术前也可应用 GnRH-a 治疗,不仅使肌瘤体积缩小,还可使其血运减少,达到减少术中出血及缩短手术时间的效果。

术中子宫切口的选择也需综合考虑,应根据肌瘤的位置、肌纤维及血管的走行,以及缝合的便利性选择合适的切口位置。

对于有生育要求的患者,子宫肌瘤剔除术中应注意避免电刀的使用,虽然其止血效果好,但其可导致组织坏死,形成瘢痕,从而易导致妊娠子宫的破裂,因此对于有生育要求的患者,尽量使用功率较小的电切模式或者剪刀切开肌层,以减少及避免热损伤对肌层愈合的影响。

腹腔镜术中的缝合技术十分关键,我们一般建议连续缝合,因其可以减少出血及手术时间,倒钩缝合可以保持张力,减少局部的炎症。应注意分层缝合,并将创面底部缝合,不留死腔,因其会影响创面的愈合,较好的缝合技术可以避免子宫破裂的发生。子宫浆膜层是否缝合仍存在争议,有研究建议缝合,因其可以恢复子宫的解剖结构,但也有研究认为缝合子宫浆膜层可以增加盆腔的粘连情况。

推荐术后子宫创面应用防粘连制剂以减少粘连,有助于减少再次手术的难度,但在改善生育及妊娠结局方面尚无足够的数据证实。

六、术后妊娠情况

1. 术后妊娠率

一项回顾性分析显示患者因生育问题行腹腔镜下子宫肌瘤剔除术,术后总妊娠率为42%,其中行辅助生殖技术的患者的妊娠率达50%,流产率仅5%。腹腔镜术后患者妊娠情况与多种因素相关,但目前尚无统一结论。目前较多研究认为,年龄是影响术后妊娠率的一大因素,年龄越大,术后妊娠率越低,这可能与患者的卵巢功能相关。

2. 术后并发症

子宫破裂为腹腔镜下子宫肌瘤剔除术后的严重并发症,发生概率不高,但一旦发生将对母婴生命带来极大的威胁,我们也应对此提高警惕。有学者在台湾一家产科中心进行观察研究发现,15 年间产妇分娩过程中共出现 22 例子宫破裂病例,其中伴有剖宫产史的患者共 7 例,无剖宫产史但伴有腔镜手术史的患者共 13 例(腹腔镜下子宫肌瘤剔除术 10 例,宫腔镜下子宫肌瘤电切术 1 例,腹腔镜下宫角妊娠切除术 2 例),无任何手术史的患者共 2 例。因此对于伴有腔镜手术史的患者再次妊娠,我们应十分关注,并警惕子宫破裂的发生。有研究显示开腹及腹腔镜下子宫肌瘤剔除术后子宫破裂的发生率为 1.7% 及 4.9%。也有研究发现,伴有腹腔镜下子宫肌瘤剔除术史的患者,当妊娠足月行剖宫产术的同时,部分患者也进行了瘢痕缺陷修补,但对于伴有开腹子宫肌瘤剔除术史的患者,并无患者行瘢痕缺陷修补。开腹手术使用能量器械较少,并且缝合更充分,因此大多数研究认为开腹子宫肌瘤剔除术后瘢痕的愈合较腹腔镜手术术后瘢痕愈合良好。但也有研究通过总结近年来的临床研究结果发现,对于技术娴熟的腔镜医师,腹腔镜术后子宫破裂发生率与开腹术后无明显差异。

目前认为与子宫肌瘤剔除术后妊娠子宫破裂的相关因素有过度使用能量器械及缝合不充分。术中能量器械使用过多,可造成周围肌层组织受损,甚至坏死,可影响术后肌层的愈合;术中如缝合不充分,留有无效腔,可形成血肿,甚至造成感染,同时也影响伤口的愈合,导致再次妊娠子宫破裂的风险升高。还有研究认为除与手术操作方法(子宫切口缝合及止血方式)相关,还与感染、局部血肿形成、体质量指数和个人体质特点等相关。有专家提出对于瘢痕的愈合,重要的是创面的全层缝合,不留死腔,从而可以预防血肿的形成,而不在于缝合的层数。但是分层缝合能使不留死腔的概率更高,从而缝合更安全,因此临床上我们建议分层缝合。

3. 术后妊娠时机

腹腔镜下子宫肌瘤剔除术后的妊娠时机目前并无统一结论。对于剖宫产术后的妊娠时间,目前大多数研究认为术后 2~3 年为切口愈合的最佳时期,该时期妊娠子宫破裂发生的概率更低。但是行腹腔镜下子宫肌瘤剔除术的患者与行剖宫产的患者的情况并不相同,目前研究多认为肌瘤剔除术后瘢痕的愈合多发生在术后 3~6 个月,并且如果避孕时间太长,患者的妊娠率会随着年龄的增加而降低,肌瘤复发的风险也随之升高,因此,目前多数研究建议术后应避孕 6 个月到 1 年。也有研究建议术后的避孕时间应结合术前 B 超及术中所见肌瘤大小及位置深浅决定:①浆膜下肌瘤、肌壁间肌瘤距离内膜>5 mm 者,可以不避孕;②肌瘤底部距离内膜 3~5 mm 者,避孕 3~6 个月;③肌瘤底部贴近内膜或者术中穿通宫腔者,避孕 1 年;④如需 IVF 者可先取卵全胚冷冻,择期移植,告知患者需避孕 1 年,建议单胎移植。

(牧其尔)

第九章 病理妊娠

第一节 异位妊娠

正常妊娠时,受精卵着床于子宫体腔内膜。但是,当受精卵于子宫体腔以外的部位着床时,亦称异位妊娠,习惯称为宫外孕。异位妊娠根据受精卵在子宫体腔外种植部位的不同而分为输卵管妊娠、卵巢妊娠、腹腔妊娠、阔韧带妊娠、宫颈妊娠等。其中,输卵管妊娠约占异位妊娠95%左右,尤以壶腹部妊娠最多见,约占78%,其次为峡部、伞部,间质部妊娠较少见,此节仅描述输卵管妊娠病因、症状和治疗。

一、病因

(一)输卵管炎症

其可分为输卵管黏膜炎和输卵管周围炎,两者均为输卵管妊娠的常见病因。输卵管黏膜炎严重者可引起管腔完全阻塞而致不孕,轻者输卵管黏膜粘连和纤毛缺损影响受精卵的运行受阻而在该处着床。输卵管周围炎病变主要在输卵管的浆膜层或浆肌层,常造成输卵管周围粘连,输卵管扭曲、管腔狭窄、管壁肌蠕动减弱,影响受精卵的运行。淋菌及沙眼衣原体所致的输卵管炎常累及黏膜,而流产或分娩后感染往往引起输卵管周围炎。

(二)输卵管手术史

输卵管绝育术后若形成输卵管再通或瘘管,均有导致输卵管妊娠可能,尤其是腹腔镜下电凝输卵管绝育及硅胶环套术绝育;因不孕接受过输卵管粘连分离术、输卵管成形术、如输卵管吻合术、输卵管开口术者,再次发生输卵管妊娠可能性亦增加。

(三)放置宫内节育器(IUD)

IUD与异位妊娠发生的关系,已引起国内外重视。一方面,随着IUD的广泛应用,异位妊娠发生率增高,其原因可能是由于使用IUD后的输卵管炎所致。另一方面,由于放置宫内节育环的异物反应,引起宫内白细胞及巨噬细胞大量聚集,改变了宫内环境,妨碍了孕卵着床,但不能完全阻止卵子在输卵管内的受精和着床,因此使用IUD者一旦妊娠,则异位妊娠机会相对增加。

(四)输卵管发育不良或功能异常

输卵管发育不良常表现为输卵管过长、肌层发育差、黏膜纤毛缺乏。其他还有双输卵管、憩室或有副伞等,均可成为输卵管妊娠的原因。输卵管功能受雌、孕激素的调节。若雌孕激素分泌失常,可影响受精卵的正常运行。此外,精神因素也可引起输卵管痉挛和蠕动异常,干扰受精卵的运送。

(五)辅助生育技术

从最早的人工授精到目前常用促排卵药物,以及体外受精胚胎移植(IVF-ET)或配子输卵管内移植(GIFT)等,均有异位妊娠发生,且发生率为5%左右,比一般原因异位妊娠发生率为高。其相关易患的因素有术前输卵管病变、盆腔手术史、移植胚胎的技术因素、置入胚胎的数量和质量、激素环境、胚胎移植时移植液过多等。

(六)其他

子宫肌瘤或卵巢肿瘤压迫输卵管,影响输卵管宫腔通畅,使受精卵运行受阻。

二、病理

(一)输卵管妊娠的特点

由于输卵管管腔狭小,管壁薄且缺乏黏膜下组织,其肌层远不如子宫肌壁厚和坚韧,妊娠时不能形成完好的蜕膜,不能适应胚胎的生长发育。因此,当输卵管妊娠发展到一定时期,将发生以下结局。

1.输卵管妊娠流产

其多见于输卵管壶腹部妊娠,发病多在妊娠 8 周以后。受精卵种植在输卵管黏膜皱襞内,由于输卵管妊娠时管壁蜕膜形成不完整,常易发生流产。若形成输卵管完全流产,出血一般不多。若形成输卵管不全流产,导致反复出血,形成输卵管血肿或输卵管周围血肿或盆腔积血,量多时流入腹腔。

2.输卵管妊娠破裂

其多见于输卵管峡部妊娠,发病多在妊娠 6 周左右。短期内即可发生大量腹腔内出血使患者陷于休克,亦可反复出血,在盆腔内与腹腔内形成血肿。输卵管间质部妊娠虽少见,但后果严重,其结局几乎全为输卵管妊娠破裂。由于此处血运丰富,其破裂犹如子宫破裂,症状极为严重,往往在短时期内发作,致大量的腹腔内出血。

3.陈旧性宫外孕

输卵管妊娠流产或破裂,若内出血停止,病情稳定,胚胎死亡可逐渐吸收。但反复内出血所形成的盆腔血肿不能及时消散、血肿机化变硬并与周围组织粘连,则形成陈旧性宫外孕。

4.继发性腹腔妊娠

输卵管妊娠流产或破裂,一般囊胚从输卵管排出到腹腔内,多数死亡,但偶尔也有存活者,若存活的胚胎绒毛组织排至腹腔后重新种植而获得营养,可继续生长发育,继发腹腔妊娠。

(二)子宫的变化

输卵管妊娠和正常妊娠一样,胎盘滋养细胞产生的绒毛膜促性腺激素(HCG)维持黄体生长,使甾体激素分泌增加。

因此,月经停止来潮,子宫增大变软,子宫内膜出现蜕膜反应。若胚胎死亡,滋养细胞活力消失,蜕膜自宫壁剥离而发生阴道流血或阴道排出蜕膜管型;子宫内膜的形态学改变呈多样性,除内膜呈蜕膜改变外,若胚胎死亡已久,内膜可呈增生期改变,有时可见 AriasStella(AS)反应,即大量 HCG 和其他激素促使子宫内膜腺上皮增生,形成乳头突入腔内、胞核较肥大的反应现象。虽对诊断有一定价值,但并非输卵管妊娠时所特有。此外,胚胎死亡后,部分深入肌层的绒毛仍存活,黄体退化迟缓,内膜仍可呈分泌反应。

三、临床表现

(一)症状

输卵管妊娠典型症状为停经后腹痛与阴道流血。

1.停经

除输卵管间质部妊娠停经时间较长外,多有 6～8 周停经史。有 20％～30％患者无明显停经史,或月经仅过期数日而不认为是停经。

2.腹痛

腹痛是输卵管妊娠患者的主要症状。腹痛是由于输卵管膨大、破裂及血液刺激腹膜等多种因素引起,常为突发性下腹一侧有撕裂样或阵发性疼痛,并伴有恶心呕吐。

3.阴道流血

胚胎死亡后,常有不规则阴道流血,色暗红量少,一般不超过月经量,少数患者阴道流血量较多,类似月经,阴道流血可伴有蜕膜碎片排出。

4.晕厥与休克

由于腹腔急性内出血及剧烈腹痛,轻者出现晕厥,严重者出现失血性休克。出血量越多越快,症状出现也越迅速越严重,但与阴道流血量不成正比。

5.腹部包块

输卵管妊娠流产或破裂时所形成的血肿时间较久者,由于血液凝固并与周围组织或器官发生粘连形成包块,包块较大或位置较高者,腹部可扪及。

(二)体征

1.全身检查

体温一般正常,休克时可能略低,当内出血吸收时,体温可稍高,而一般不超过 38 ℃。内出血时血压下降,脉搏变快、变弱,面色苍白。

2.腹部检查

腹部有压痛、明显的反跳痛,以病侧最为显著。腹肌强直较一般腹膜炎为轻,显示内出血所产生的血性腹膜刺激与一般感染性腹膜炎不同。腹腔内出血量多时可出现移动性浊音体征。出血缓慢者或就诊较晚者形成血肿,可在腹部摸到半实质感、有压痛的包块。

3.盆腔检查

阴道内常有少量出血,来自子宫腔。阴道后穹隆常常饱满,触痛。子宫颈有明显的抬举痛,即将子宫颈向上或向左、右轻轻触动时,患者即感剧烈疼痛。在内出血多者,检查时常觉子宫有漂浮感。子宫正常大或稍大,稍软。子宫之一侧可触及胀大的输卵管。就诊时间较迟者,可在子宫直肠窝处触到半实质包块,时间越长,则血包机化变硬。

四、诊断

(一)测定绒毛膜促性腺激素

测定绒毛膜促性腺激素的技术近 10 多年来有了较大的改进。应用 HCG β 亚单位放射免疫法能正确地测定早期妊娠,为诊断异位妊娠的较好方法。绒毛中的合体细胞,分泌绒毛膜促性腺激素,由于输卵管黏膜、肌层极薄,不能供给绒毛细胞所需的营养,异位妊娠在血浆中的 β-hCG 浓度较低,β-hCG 放免法可测出第九天孕卵存在与否。在正常妊娠早期,每 1.2～2.2 d β-hCG 量增加 1 倍,而 86.6％的异位妊娠,其倍增时间缓慢,且其 β-hCG 的绝对值亦低于正常妊娠。

(二)B 超

超声检查作为一种影像诊断技术,具有操作简便,直观性强,对人体无损伤,可反复检查等优点,但超声图像复杂,检查人员的技术与经验有较大悬殊,误诊率可达 9.1%。异位妊娠的声像特点:子宫虽增大但宫腔内空虚无孕囊;宫旁出现低回声区,该区若查出胚芽及原始心管搏动,便可诊断异位妊娠。

(三)阴道后穹隆穿刺或腹腔穿刺

其为目前诊断异位妊娠应用比较广的方法。用于疑有盆腹腔内出血的患者。经阴道后穹隆穿刺抽出血液,为暗红色不凝固血液,说明内出血存在。内出血量多,腹部检查有移动性浊音,可经下腹一侧作腹腔穿刺。

(四)腹腔镜检查

镜下观察输卵管局部肿大,表面呈紫蓝色,腹腔内多有积血。内出血较大或有血液动力学改变者禁做腹腔镜检查。

(五)诊断性刮宫

诊断性刮宫的主要目的是排除宫内妊娠流产。标本仅见蜕膜未见绒毛,即可排除宫内妊娠;另外,蜕膜出现 AS 反应也有助于异位妊娠的诊断。

五、治疗

(一)期待疗法

少数输卵管妊娠可能发生自然流产或被吸收,症状较轻而无须手术或药物治疗。在期待过程中应注意生命体征、腹痛变化、并进行 B 超和血 β-hCG 监测。

(二)药物治疗

对于要求保留生育能力的年轻妇女可以考虑使用化学药物治疗。患者需符合以下条件:①诊断为未破裂或未流产型的早期输卵管妊娠;②输卵管妊娠包块直径<4 cm;③明显腹腔内出血或出血量<100 mL,生命体征稳定;④血 β-hCG 值<1 000 U/L;⑤常用药物主要为甲氨蝶呤(MTX),MTX 是目前治疗异位妊娠使用最多的药物。MTX 属于叶酸类似物,可以抑制叶酸的合成,干扰 DNA 代谢,抑制细胞增殖。MTX 可以经口服、肌内注射或静脉注射途径给药,也有采用 B 超或腹腔镜监视下局部穿刺注射用药。平均治疗成功率为 82.6%。

中药治疗仍是我国目前治疗输卵管妊娠的方法之一,其优点是免除手术创伤,保持输卵管的解剖形态和生理功能。以活血化瘀为原则。

(三)手术治疗

1.保守性手术

所谓保守性手术,原则上是去除异位妊娠物,尽可能保留输卵管的解剖结构和生理功能。保守性手术适用于有生育要求的年轻妇女,特别是对侧输卵管已切除或有病变的患者。根据妊娠部位及输卵管病变情况选择具体术式。

若为伞部妊娠,可行挤压术,将妊娠产物挤出。壶腹部妊娠可行切开清除胚胎术,在患侧输卵管膨大部位与纵轴平行切开系膜 1~2 cm,将胚胎组织挤出,然后用无损伤丝线在显微镜下缝合。若为峡部妊娠,可行病灶切除输卵管端端吻合术,离宫角近者可行输卵管宫角植入术。术后可在腹腔放置中分子右旋糖苷 250~300 mL,预防术后粘连。保守性手术也可在腹腔镜下进行。

2.输卵管切除术

输卵管妊娠一般采用输卵管切除术。切除输卵管可以迅速止血,手术可在硬膜外麻醉下进行。休克患者可在抗休克同时局麻下施术,进腹后首先用卵圆钳夹住出血点,暂时止血,并加快补液及输血速度,休克好转后再做输卵管切除;输卵管妊娠的病因往往是双侧同时存在的,一侧输卵管切除后,另一侧输卵管有再次发病的危险。

输卵管间质部妊娠应争取在破裂之前手术,以免可能造成生命危险,手术可采用宫角楔形切除或全子宫切除。

3.腹腔镜手术

其是近来治疗异位妊娠的主要方法,多数输卵管妊娠可在腹腔镜直视下穿刺输卵管的妊娠囊,吸出部分囊液后将氨甲碟啶(MTX)和四氢叶酸、5-氟尿嘧啶药物注入。

(强金萍)

第二节　胎膜早破

临产前胎膜自然破裂称为胎膜早破(PROM)。妊娠达到及超过37周发生者称足月胎膜早破;未达到37周发生者称未足月胎膜早破(PPROM)。足月单胎PROM发生率为8%;单胎妊娠PPROM发生率为2%～4%,双胎妊娠PPROM发生率为7%～20%。未足月胎膜早破是早产的主要原因之一,胎膜早破孕周越小,围产儿预后越差。

一、病因

1.生殖道感染

生殖道感染是胎膜早破的主要原因。常见病原体如厌氧菌、衣原体、B族链球菌(CBS)和淋病奈瑟菌等上行侵袭宫颈内口局部胎膜,使胎膜局部张力下降而导致胎膜早破。

2.羊膜腔压力升高

宫腔压力过高如双胎妊娠、羊水过多等,容易引起胎膜早破。

3.胎膜受力不均

胎位异常、头盆不称等可使胎儿先露部不能与骨盆入口衔接,前羊膜囊所受压力不均;宫颈机能不全,前羊膜囊楔入,胎膜受压不均,导致胎膜早破。

4.创伤

羊膜腔穿刺不当、性生活刺激、撞击腹部等均有可能引起胎膜早破。

5.营养因素

孕妇铜、锌及维生素等缺乏,影响胎膜的胶原纤维、弹力纤维合成,胎膜抗张能力下降,易引起胎膜早破。

二、临床表现

典型症状是孕妇突感较多液体自阴道流出,增加腹压时阴道流液量增多。足月胎膜早破时检查触不到前羊膜囊,上推胎儿先露时阴道流液量增多,可见胎脂和胎粪。少量间断不能自控的阴道流液需与尿失禁、阴道炎溢液进行鉴别。

三、诊断

(一)胎膜早破的诊断

1.临床表现

孕妇主诉阴道流液或外阴湿润等。

2.辅助检查

(1)窥阴器检查：见液体自宫颈口内流出或后穹隆有液池形成。

(2)超声检查：发现羊水量较破膜前减少。

(3)阴道液 pH 测定：正常妊娠阴道液 pH 为 4.5～6.0,羊水 pH 为 7.0～7.5,阴道液 pH ≥6.5 时支持胎膜早破的诊断,但血液、尿液、宫颈黏液、精液及细菌污染可出现假阳性。

(4)阴道液涂片检查：阴道后穹隆积液涂片见到羊齿植物状结晶。

(5)宫颈阴道液生化检查：①胰岛素样生长因子结合蛋白-1(ICFBP-1)检测；②可溶性细胞间黏附分子-1(sICAM-1)检测；③胎盘 α 微球蛋白-1(PAMG-1)测定。以上生化指标检测诊断 PROM 均具有较高的敏感性及特异性,且不受精液、尿液、血液或阴道感染的影响。

(二)绒毛膜羊膜炎的诊断

1.临床表现

①母体体温≥38 ℃；②阴道分泌物异味；③胎心率增快(胎心率基线≥160 次/分钟或母体心率增快(心率≥100 次/分钟)；④母体外周血白细胞计数≥15×10⁹/L；⑤子宫呈激惹状态、宫体有压痛。母体体温升高的同时伴有上述②～⑤任何一项表现可诊断绒毛膜羊膜炎。

2.辅助检查

(1)超声引导下羊膜腔穿刺抽取羊水检查,检查的指标有羊水涂片革兰染色检查、葡萄糖水平测定、白细胞计数、细菌培养等,但临床较少使用。

(2)胎盘、胎膜或脐带组织病理检查：如结果提示感染或炎症,有助于绒毛膜羊膜炎的诊断。

四、对母儿的影响

1.对母体的影响

(1)感染：宫内感染的风险随破膜时间延长和羊水量减少程度而增加。

(2)胎盘早剥：胎膜早破后宫腔压力改变,容易发生胎盘早剥。

(3)剖宫产率增加：羊水减少致使脐带受压、宫缩不协调和胎儿窘迫需要终止妊娠时引产不易成功,导致剖宫产率增加。

1.对围产儿的影响

(1)早产：PPROM 是早产的主要原因之一,早产儿的预后与胎膜早破的发生及分娩的孕周密切相关。

(2)感染：并发绒毛膜羊膜炎时,易引起新生儿吸入性肺炎、颅内感染及败血症等。

(3)脐带脱垂和受压：羊水过多及胎先露未衔接者胎膜破裂时脐带脱垂的风险增高；继发羊水减少,脐带受压,可致胎儿窘迫。

(4)胎肺发育不良及胎儿受压：破膜周越小,胎肺发育不良风险越高。羊水过少程度重、时间长,可出现胎儿受压表现,胎儿骨骼发育异常如铲形手、弓形腿及胎体粘连等。

五、处理

(一)足月胎膜早破

应评估母胎状况,包括有无胎儿窘迫、绒毛膜羊膜炎、胎盘早剥和脐带脱垂等。随着破膜时间延长,宫内感染风险增加,破膜超过 12 h 应预防性应用抗生素,同时尽量避免频繁阴道检查。若无明确剖宫产指征,宜在破膜后 2~12 h 内积极引产。对宫颈成熟的孕妇,首选缩宫素引产。宫颈不成熟且无阴道分娩禁忌证者,可应用前列腺素制剂促宫颈成熟,试产过程中应严密监测母胎情况。

有明确剖宫产指征时宜行剖宫产终止妊娠。

(二)未足月胎膜早破

应根据孕周,母胎状况、当地新生儿救治水平及孕妇和家属的意愿进行综合决策;如果终止妊娠的益处大于期待治疗,则应考虑终止妊娠。

1. 引产

妊娠 <24 周 PPROM,由于胎儿存活率极低、母胎感染风险很大,以引产为宜;妊娠 24~27^{+6} 周的 PPROM,可根据孕妇及家属意愿,新生儿抢救能力等决定是否引产。

2. 不宜继续妊娠,采用引产或剖宫产终止妊娠

①妊娠 34~36^{+6} 周者;②无论任何孕周,明确诊断的绒毛膜羊膜炎、胎儿窘迫、胎盘早剥等不宜继续妊娠者。

3. 期待治疗

①妊娠 24~27^{+6} 周,要求期待治疗者,应充分告知期待治疗过程中的风险,慎重抉择;②妊娠 28~33^{+6} 周无继续妊娠禁忌,应行期待治疗,具体内容如下所示。

(1)一般处理:保持外阴清洁,避免不必要的肛查和阴道检查,动态监测体温、宫缩、母胎心率、阴道流液量和性状,定期复查血常规、羊水量、胎心监护和超声检查等,确定有无绒毛膜羊膜炎、胎儿窘迫和胎盘早剥等并发症。

(2)促胎肺成熟:妊娠 <35 周者应给予地塞米松或倍他米松肌内注射,促进胎肺成熟。

(3)预防感染:应及时预防性应用抗生素(如青霉素类、大环内酯类),可有效延长孕周,减少绒毛膜羊膜炎和新生儿感染的发生率。通常 5~7 d 为一个疗程。B 族链球菌检测阳性者,青霉素为首选药物。

(4)抑制宫缩:妊娠 <34 周者,建议给予宫缩抑制剂 48 h,配合完成糖皮质激素的促胎肺成熟治疗并宫内转运至有新生儿 ICU 的医院。

(5)胎儿神经系统的保护:妊娠 <32 周有产风险者,给予硫酸镁静脉滴注,预防早产儿脑瘫的发生。

4. 分娩方式

综合考虑孕周、早产儿存活率、是否存在羊水过少和绒毛膜羊膜炎、胎儿能否耐受宫缩、胎方位等因素。无明确的剖宫产指征时应阴道试产。阴道分娩时不必常规会阴切开,不主张预防性产钳助产。有剖宫产指征时,选择剖宫产终止妊娠。分娩时应做好新生儿复苏的准备,分娩后采集胎盘和胎膜组织,进行病理检查,可疑或明确绒毛膜羊膜炎产妇,可行羊膜腔和新生儿耳拭子培养。

六、预防

加强围产期卫生宣教与指导,积极预防和治疗生殖道感染。避免突然腹压增加。补充足量的维生素、钙、铜及锌等营养素。宫颈机能不全,可于妊娠 12～14 周行宫颈环扎术。

(徐晓春)

第三节　胎盘早剥

妊娠 20 周后或分娩期,正常位置的胎盘在胎儿娩出前,部分或全部从子宫壁剥离,称为胎盘早剥。发病率在国外为 1%～2%,国内为 0.46%～2.1%。属于妊娠晚期严重并发症,起病急、发展快,若处理不及时可危及母儿生命。

一、病因

胎盘早剥确切的原因及发病机制尚不清楚,可能与下述因素有关。

1. 孕妇血管病变

妊娠期高血压疾病,尤其是重度子痫前期慢性高血压、慢性肾脏疾病或全身血管病变的孕妇,主要由于底蜕膜螺旋小动脉痉挛或硬化,引起远端毛细血管变性坏死甚至破裂出血,血液在底蜕膜层与胎盘之间形成胎盘后血肿,致使胎盘与子宫壁分离。妊娠晚期或临产后,孕妇长时间仰卧位,妊娠子宫压迫下腔静脉、回心血量减少,血压下降,子宫静脉淤血,静脉压突然升高,蜕膜静脉床淤血或破裂,形成胎盘后血肿,导致部分或全部胎盘剥离。

2. 宫腔内压力骤减

胎膜早破(妊娠足月前);双胎妊娠分娩时,第一胎儿娩出过快;羊水过多时,人工破膜后羊水流出过快,宫腔内压力骤减,子宫骤然收缩,胎盘与子宫壁发生错位而剥离。

3. 机械性因素

外伤尤其是腹部直接受到撞击或挤压;脐带过短(<30 cm)或因脐带绕颈、绕体相对过短时,分娩过程中胎儿下降牵拉脐带;羊膜腔穿刺时,刺破前壁胎盘附着处血管,胎盘后血肿形成引起胎盘剥离。

4. 其他高危因素

如高龄孕妇、经产妇、吸烟、可卡因滥用、孕妇代谢异常、孕妇有血栓形成倾向、子宫肌瘤(尤其是胎盘附着部位肌瘤)等。有胎盘早剥史的孕妇再次发生胎盘早剥的风险比无胎盘早剥史者高 10 倍。

二、病理及病理生理改变

主要病理改变是底蜕膜出血并形成血肿,使胎盘从附着处分离。按病理分为三种类型。
显性剥离或外出血,为底蜕膜出血,量少,出血很快停止,多无明显的临床表现,仅在产后检查胎盘时发现胎盘母体面有凝血块及压迹。若底蜕膜继续出血,形成胎盘后血肿,胎盘剥离面随之扩大,血液经胎盘边缘沿胎膜与子宫壁之间自宫颈管向外流出,有阴道流血。隐性剥离或内出血,若胎盘边缘仍附着于子宫壁或由于胎先露部固定于骨盆入口,使血液存聚于胎盘与子宫壁之间,无阴道流血。混合型出血,由于子宫内有妊娠产物存在,子宫肌不能有效收缩以压迫破裂的血窦而止血,血液不能外流,胎盘后血肿越积越大,子宫底随之升高。当出血达到一定程度时,仍然会由胎盘边缘及胎膜向外流,此型对母儿威胁大。偶有出血穿破胎膜溢入羊水中成为血性羊水。

胎盘早剥内出血急剧增多,可发生子宫胎盘卒中,又称为库弗莱尔子宫。此时血液积聚于胎盘与子宫壁之间,胎盘后血肿压力增加,血液浸入子宫肌层,引起肌纤维分离、断裂甚至变性,当血液渗透至子宫浆膜层时,子宫表面呈现紫蓝色瘀斑。子宫肌层由于血液浸润,收缩力减弱,造成产后出血。血液甚至还可渗入输卵管系膜、卵巢生发上皮下、阔韧带内。

严重的胎盘早剥可以引发弥散性血管内凝血(DIC)等一系列病理生理改变。从剥离处的胎盘绒毛和蜕膜中释放大量组织凝血活酶,进入母体血循环,激活凝血系统,肺、肾等脏器的毛细血管内微血栓形成,造成脏器缺血和功能障碍。胎盘早剥持续时间越长,促凝物质不断进入母血,激活纤维蛋白溶解系统,产生大量的纤维蛋白原降解产物(FDP),引起继发性纤溶亢进。大量凝血因子消耗,最终导致凝血功能障碍。

临床表现及分类根据病情严重程度将胎盘早剥分为 3 度。

Ⅰ度:以外出血为主,多见于分娩期,胎盘剥离面积小,常无腹痛或腹痛轻微,贫血体征不明显。腹部检查见子宫软,大小与妊娠周数相符,胎位清楚,胎心率正常,产后检查见胎盘母体面有凝血块及压迹即可诊断。

Ⅱ度:胎盘剥离面 1/3 左右,常有突然发生的持续性腹痛、腰酸或腰背痛,疼痛的程度与胎盘后积血多少成正比。无阴道流血或流血量不多,贫血程度与阴道流血量不相符。腹部检查见子宫大于妊娠周数,宫底随胎盘后血肿增大而升高。胎盘附着处压痛明显(胎盘位于后壁则不明显),宫缩有间歇,胎位可扪及,胎儿存活。

Ⅲ度:胎盘剥离面超过胎盘面积 1/2,临床表现较Ⅱ度加重。可出现恶心、呕吐、面色苍白、四肢湿冷、脉搏细数、血压下降等休克症状,且休克程度大多与母血丢失成比例。腹部检查见子宫硬如板状,宫缩间歇时不能松弛,胎位扪不清,胎心消失。如无凝血功能障碍属Ⅲa,有凝血功能障碍者属Ⅲb。

三、辅助检查

1. B超检查

可协助了解胎盘的部位及胎盘早剥的类型,并可明确胎儿大小及存活情况。典型声像图显示胎盘与子宫壁之间出现边缘不清楚的液性低回声区即为胎盘后血肿,胎盘异常增厚或胎盘边缘"圆形"裂开。同时可排除前置胎盘。需要注意的是,B超检查阴性结果不能完全排除胎盘早剥,尤其是子宫后壁的胎盘。

2. 实验室检查

包括全血细胞计数及凝血功能检查。Ⅱ度及Ⅲ度患者应检测肾功能及二氧化碳结合力,有条件时应做血气分析,并做 DIC 筛选试验(包括血小板计数、凝血酶原时间、血纤维蛋白原测定),结果可疑者,进一步做纤溶确诊试验(包括凝血酶时间、优球蛋白溶解时间和血浆鱼精蛋白副凝试验)。血纤维蛋白原<2.5 g/L 为异常,如果<1.5 g/L 对凝血功能障碍有诊断意义。

情况紧急时,可抽取肘静脉血 2 mL 放入干燥试管中,7 min 后若无血块形成或形成易碎的软凝血块,说明凝血功能障碍。

四、诊断与鉴别诊断

依据病史、症状、体征,结合实验室检查结果作出临床诊断并不困难。怀疑有胎盘早剥时,应当在腹部体表画出子宫底高度,以便观察。Ⅰ度临床表现不典型,依据 B 超检查确诊,并与前置胎盘相鉴别。Ⅱ度及Ⅲ度胎盘早剥症状与体征比较典型,诊断多无困难,主要与先兆子宫破裂相鉴别。

五、并发症

1.胎儿宫内死亡

如胎盘早剥面积大,出血多,胎儿可因缺血缺氧而死亡。

2.弥散性血管内凝血(DIC)

胎盘早剥是妊娠期发生凝血功能障碍最常见的原因,约 1/3 伴有死胎患者可发生。临床表现为皮肤、黏膜及注射部位出血,阴道出血不凝或凝血块较软,甚至发生血尿、咯血和呕血。一旦发生 DIC,病死率较高,应积极预防。

3.产后出血

发生子宫胎盘卒中时,子宫肌层收缩受影响致产后出血,经治疗多可好转。若并发 DIC,产后出血难以纠正,引起休克、多脏器功能衰竭、脑垂体及肾上腺皮质坏死,导致希恩综合征发生。

4.急性肾衰竭

大量出血使肾脏灌注严重受损,导致肾皮质或肾小管缺血坏死,出现急性肾衰竭。胎盘早剥多伴发妊娠期高血压疾病、慢性高血压、慢性肾脏疾病等,肾血管痉挛也影响肾血流量。

5.羊水栓塞

胎盘早剥时羊水可经剥离面开放的子宫血管,进入母血循环,羊水中的有形成分栓塞肺血管,引起肺动脉高压。

六、对母儿的影响

胎盘早剥对母胎影响极大。剖宫产率、贫血、产后出血率、DIC 发生率均升高。由于胎盘早剥出血引起胎儿急性缺氧,新生儿窒息率、早产率、胎儿宫内病死率明显升高,围产儿病死率约为 11.9%,是无胎盘早剥者 25 倍。尤其重要的是,胎盘早剥新生儿还可遗留显著神经系统发育缺陷、脑性麻痹等严重后遗症。

七、治疗

胎盘早剥严重危及母儿生命,母儿的预后取决于处理是否及时与恰当。子宫底高度短时间内升高时,应当重视。治疗原则为早期识别、积极处理休克、及时终止妊娠、控制 DIC、减少并发症。

(一)纠正休克

建立静脉通道,迅速补充血容量,改善血液循环。根据血红蛋白的多少,输注红细胞、血浆、血小板、冷沉淀等,最好输新鲜血,既可补充血容量又能补充凝血因子,应使血细胞比容提高到 0.30 以上,尿量>30 mL/h。

(二)及时终止妊娠

胎儿娩出前胎盘剥离有可能继续加重,一旦确诊Ⅱ、Ⅲ度胎盘早剥应及时终止妊娠。根据孕妇病情轻重、胎儿宫内状况、产程进展、胎产式等,决定终止妊娠的方式。

1.阴道分娩

Ⅰ度患者,一般情况良好,病情较轻,以外出血为主,宫口已扩张,估计短时间内可结束分娩,应经阴道分娩。人工破膜使羊水缓慢流出,缩小子宫容积,腹部包裹腹带压迫胎盘使其不再继续剥离,必要时滴注缩宫素缩短第二产程。产程中应密切观察心率、血压、宫底高度、阴道流血量以及胎儿宫内状况,发现异常征象,应行剖宫产术。

2.剖宫产

适用于:①Ⅰ度胎盘早剥,出现胎儿窘迫征象者;②Ⅱ度胎盘早剥,不能在短时间内结束分娩者;③Ⅲ度胎盘早剥,产妇病情恶化,胎儿已死,不能立即分娩者;④破膜后产程无进展者。剖宫产取出胎儿与胎盘后,立即注射宫缩剂,并按摩子宫促进子宫收缩。发现有子宫胎盘卒中时,在按摩子宫同时,可以用热盐水纱垫湿热敷子宫,多数子宫收缩转佳。若发生难以控制的大量出血,应快速输入新鲜血、凝血因子,并行子宫切除术。

(三)并发症的处理

1.产后出血

胎儿娩出后立即给予子宫收缩药物,如缩宫素、前列腺素制剂等;胎儿娩出后人工剥离胎盘,持续子宫按摩等。若仍有不能控制的子宫出血,或血不凝,凝血块较软,应按凝血功能障碍处理。

2.凝血功能障碍

迅速终止妊娠、阻断促凝物质继续进入母血循环、纠正凝血机制障碍。①补充血容量和凝血因子:及时、足量输入红细胞悬液,同等比例的血浆、血小板是补充血容量和凝血因子的有效措施。也可输入冷沉淀,补充纤维蛋白原。②肝素的应用:DIC高凝阶段主张及早应用肝素,可阻断DIC的发展。但禁止在有显著出血倾向或纤溶亢进阶段应用。③抗纤溶治疗:当DIC处于血液不凝固而出血不止的纤溶阶段时,可在肝素化和补充凝血因子的基础上应用抗纤溶药物,常用的药物有氨基己酸、氨甲环酸、氨甲苯酸、抑肽酶等。

3.肾衰竭

若患者尿量<30 mL/h,提示血容量不足,应及时补充血容量;若血容量已补足而尿量<17 mL/h,可给予呋塞米20~40 mg静脉推注,必要时可重复用药。若短期内尿量不增且血清尿素氮、肌酐、血钾进行性升高,并且二氧化碳结合力下降,提示肾衰竭。出现尿毒症时,应及时行血液透析治疗。

八、预防

健全孕产妇三级保健制度,对妊娠期高血压疾病、慢性高血压、肾脏疾病孕妇,应加强妊娠期管理;行外转胎位术纠正胎位时,动作应轻柔;对高危患者不主张行倒转术;应在宫缩间歇期进行人工破膜;妊娠晚期或分娩期,应鼓励孕妇作适量的活动,避免长时间仰卧;避免腹部外伤;羊膜腔穿刺应在B超引导下进行,以免误穿胎盘等。

(汪红梅)

第四节 早 产

满 28 周至不足 37 周(196～258 d)间分娩者称早产。此时娩出的新生儿称早产儿,出生体质量多在 2 500 g 以下,由于各器官发育尚不够健全,易于死亡,出生孕周越小,体质量越轻,预后越差。早产儿病死率在发达国家与发展中国家有较大差异,国内报道为 12.7%～20.8%。早产约占分娩总数的 5%～15%。近年来由于早产儿治疗学及监护手段的进步,早产儿的生存率明显提高。

一、原因

1.感染

绒毛膜羊膜炎是早产的重要原因。感染的来源是宫颈及阴道的微生物,部分来自宫内感染。病原微生物包括需氧菌及厌氧菌、沙眼衣原体、支原体等。

2.胎膜早破

胎膜早破是造成早产的重要原因。在早产的产妇中,约 1/3 并发胎膜早破。

3.子宫过度膨胀

双胎或多胎、羊水过多等均可使宫腔内压力升高,以致提早临产而发生早产。

4.生殖器官异常

生殖器官异常如子宫畸形,宫颈内口松弛、子宫肌瘤等。

5.妊娠并发症

常见的有流感、肺炎、病毒性肝炎、急性肾盂肾炎、慢性肾炎、严重贫血、急性阑尾炎等。有时因医源性因素,必须提前终止妊娠,如妊娠期高血压疾病、妊娠期肝内胆汁淤积症、前置胎盘及胎盘早剥、心脏病、母儿血型不合等。

6.其他

其他如外伤、过劳、性生活不当、每日吸烟≥10 支、酗酒等。

二、临床表现

早产的主要临床表现是先有不规律宫缩,伴少量阴道血性分泌物,以后可发展为规律宫缩,其过程与足月分娩过程相似。若胎膜早破则出现阴道流水,往往不能继续妊娠。

三、诊断

早产的主要临床表现是子宫收缩,最初为不规则宫缩,常伴有少许阴道流血或血性分泌物,以后可发展为规则宫缩,其过程与足月临产相似,胎膜早破较足月临产多。宫颈管先逐渐消退,然后扩张。妊娠满 28 周至不足 37 周出现至少 10 min 一次的规则宫缩,伴宫颈管缩短,可诊断先兆早产。妊娠满 28 周至不足 37 周出现规则宫缩(20 min≥4 次,或 60 min≥8 次),伴宫颈缩短≥80%,宫颈扩张 1 cm 以上,诊断为早产临产。部分患者可伴有少量阴道流血或阴道流液。以往有晚期流产、早产史及产伤史的孕妇容易发生早产。诊断早产一般并不困难,但应与妊娠晚期出现的生理性子宫收缩相区别。生理性子宫收缩一般不规则、无痛感,且不伴有宫颈管消退和宫口扩张等改变。

四、预防

(1)加强营养,避免精神创伤,保持身心健康。妊娠晚期禁止性交。

(2)注意休息,宜侧卧位,一般取左侧卧位,可减少子宫自发性收缩,并增加子宫胎盘血流量,改善胎儿的氧气和营养供给。

(3)宫颈内口松弛者应在14～18周时作宫颈内口环扎术。

(4)加强对高危妊娠的管理,积极治疗妊娠并发症。

(5)加强产前保健,及早诊断和治疗产道感染。

(6)减少人工流产和宫腔操作的次数,进行宫腔操作时,也要避免对宫颈内口的损伤。

五、处理

根据不同情况决定处理方法。对先兆早产及早产临产孕妇中无继续妊娠禁忌证,胎膜未破、初产妇宫颈扩张在 2 cm 以内、胎儿存活、无宫内窘迫,应设法抑制宫缩,尽可能使妊娠继续维持。除卧床休息外,给予宫缩抑制剂为主的药物。

(1)β-肾上腺受体兴奋剂:此类药物作用于子宫平滑肌的 β 受体,抑制子宫平滑肌收缩,减少子宫的活动而延长妊娠期。但心血管不良反应较为突出,如心跳加快、血压下降、血糖增高、恶心、出汗、头痛等。故有糖尿病、心血管器质性病变、心动过速者禁用或慎用。目前常用药物有利托君:近年该药渐成为国内首选有效药物,100 mg 加于 5％葡萄糖液 500 mL 静脉滴注,初始剂量为5 滴/分钟,根据宫缩调节,每 10 min 增加 5 滴,最大量至 35 滴/分钟,待宫缩抑制后持续滴注12 h,停止静脉滴注前 30 min 改为口服 10 mg,每 4～6 min 一次。用药过程中宜左侧卧位,减少低血压危险,同时密切注意孕妇主诉及心率、血压、宫缩变化,并限制静脉输液量(每日不超过2 000 mL),以防肺水肿。如患者心率＞120 次/分钟,应减滴数,如心率＞140 次/分,应停药;如出现胸痛,应立即停药并行心电监护。长期用药者应监测血钾、血糖、肝功能和超声心动图。

(2)硫酸镁:镁离子对促进子宫收缩的钙离子有拮抗作用,从而抑制子宫收缩。一般采用25％硫酸镁 16 mL 加于 5％葡萄糖液 100～250 mL 中,在 30～60 min 内缓慢静脉滴注,然后维持硫酸镁 1～2 g/h 滴速至宫缩＜6 次/h,每日总量不超过 30 g,用药过程中膝腱反射存在、呼吸≥16 次/分钟及尿量≥17 mL/h 或≥400 mL/24 h。因抑制宫缩所需要的血镁浓度与中毒浓度接近,故肾功能不良、肌无力、心脏病患者禁用或慎用。

(3)前列腺素合成酶抑制剂:前列腺素有刺激子宫收缩、软化宫颈和维持胎儿动脉导管开放的作用。前列腺素合成酶抑制剂可抑制前列腺素合成酶、减少前列腺素的合成或抑制前列腺素的释放以抑制宫缩。常用药物有吲哚美辛、阿司匹林等。由于吲哚美辛可通过胎盘,可能引起动脉导管过早关闭,使用时间仅在孕 32 周前短期使用,最好不超过 1 周。此类药物目前已较少使用。

(4)镇静剂:镇静剂不能有效抑制宫缩,却能抑制新生儿呼吸,故临产后忌用。仅在孕妇紧张时作为辅助用药。初产妇宫口开大 2 cm 以上,胎膜已破,早产已不可避免时,应尽力设法提高早产儿成活率。①给予氧气吸入;②妊娠＜34 周,分娩前给予地塞米松 6 mg 肌内注射,每 12 h 1 次,共 4 次;③为减少新生儿颅内出血发生率,生产时适时作会阴切开,缩短第二产程;④分娩时慎用吗啡、哌替啶等抑制新生儿呼吸中枢的药物。

(刘晓莲)

<h1>第五节　羊水量异常</h1>

正常妊娠时羊水的产生与吸收处于动态平衡中。若羊水产生和吸收失衡,将导致羊水量异常。羊水量异常不仅可预示潜在的母胎并发症及并发症,也可直接危害围产儿安全。

一、羊水过多

妊娠期间羊水量超过 2 000 mL,称为羊水过多。发生率为 0.5%～1%。羊水量在数日内急剧增多,称为急性羊水过多;在数周内缓慢增多,称为慢性羊水过多。

(一)病因

在羊水过多的孕妇中,约 1/3 原因不明,称为特发性羊水过多。明显的羊水过多可能与胎儿结构异常、妊娠并发症和合并症等因素有关。

1.胎儿疾病

包括胎儿结构异常、胎儿肿瘤、神经肌肉发育不良、代谢性疾病、染色体或遗传基因异常等。明显的羊水过多常伴有胎儿结构异常,以神经系统和消化道异常最常见。神经系统异常主要是无脑儿、脊柱裂等神经管缺陷。神经管缺陷因脑脊膜暴露,脉络膜组织增殖,渗出液增加;抗利尿激素缺乏,导致尿量增多;中枢吞咽功能异常,胎儿无吞咽反射,导致羊水产生增加和吸收减少。消化道结构异常主要是食管及十二指肠闭锁,使胎儿不能吞咽羊水,导致羊水积聚而发生羊水过多。羊水过多的原因还有腹壁缺陷、膈疝、心脏结构异常、先天性胸腹腔囊腺瘤、胎儿脊柱畸胎瘤等异常,以及新生儿先天性醛固酮增多症(Batter 综合征)等代谢性疾病。18-三体、21-三体、13-三体胎儿出现吞咽羊水障碍,也可引起羊水过多。

2.多胎妊娠

双胎妊娠羊水过多的发生率约为 10%,是单胎妊娠的 10 倍,以单绒毛膜性双胎居多。还可能并发双胎输血综合征,两个胎儿间的血液循环相互沟通,受血胎儿的循环血量多,尿量增加,导致羊水过多。

3.胎盘脐带病变

胎盘绒毛血管瘤直径>1 cm 时,15%～30%合并羊水过多。巨大胎盘、脐带帆状附着也可导致羊水过多。

4.妊娠并发症

妊娠期糖尿病,羊水过多的发病率约 13%～36%。母体高血糖致胎儿血糖增高,产生高渗性利尿,并使胎盘胎膜渗出增加,导致羊水过多。母儿 Rh 血型不合,胎儿免疫性水肿、胎盘绒毛水肿影响液体交换可导致羊水过多。

(二)诊断

1.临床表现

(1)急性羊水过多:较少见。多发生在妊娠 20～24 周。羊水迅速增多,子宫于数日内明显增大,因腹压增加而产生一系列压迫症状。孕妇自觉腹部胀痛,行动不便,表情痛苦,因膈肌抬高,胸部受到挤压,出现呼吸困难,甚至发绀,不能平卧。检查见腹壁皮肤紧绷发亮,严重者皮肤变薄,皮下静脉清晰可见。巨大的子宫压迫下腔静脉,影响静脉回流,出现下肢及外阴部水肿或静脉曲张。子宫明显大于妊娠月份,因腹部张力过高,胎位不清,胎心遥远或听不清。

（2）慢性羊水过多：较多见，多发生在妊娠晚期。数周内羊水缓慢增多，症状较缓和，孕妇多能适应，仅感腹部增大较快，临床上无明显不适或仅出现轻微压迫症状，如胸闷、气急，但能忍受。产检时宫高及腹围增加过快，测量子宫底高度及腹围大于同期孕周，腹壁皮肤发亮、变薄。触诊时感觉子宫张力大，有液体震颤感，胎位不清，胎心遥远。

四步触诊时，测宫高大于孕龄或者胎儿触诊困难或有胎儿漂浮感，要考虑羊水过多可能性。

2. 辅助检查

（1）超声检查：是重要的辅助检查方法，不仅能测量羊水量，还可了解胎儿情况，如无脑儿、脊柱裂、胎儿水肿及双胎等。超声诊断羊水过多的标准有：①羊水最大暗区垂直深度（AFV）≥8 cm 诊断为羊水过多，其中 AFV 8～11 cm 为轻度羊水过多，12～15 cm 为中度羊水过多，>15 cm 为重度羊水过多；②羊水指数（AFI）≥25 cm 诊断为羊水过多，其中 AFI 25～35 cm 为轻度羊水过多，36～45 cm 为中度羊水过多，>45 cm 为重度羊水过多。也有认为以 AFI 大于该孕周的 3 个标准差或大于第 97.5 百分位为诊断标准较为恰当。

（2）胎儿疾病检查：部分染色体异常胎儿可伴有羊水过多。对于羊水过多的孕妇，除了超声排除结构异常外，可采用羊水或脐血中胎儿细胞进行细胞或分子遗传学的检查，了解胎儿染色体数目、结构有无异常，以及可能检测的染色体的微小缺失或重复。也可以超声测量胎儿大脑中动脉收缩期峰值流速来预测有无合并胎儿贫血。另外，用 PCR 技术检测胎儿是否感染细小病毒 B19、梅毒、弓形体、单纯疱疹病毒、风疹病毒、巨细胞病毒等。但是，对于羊水过多孕妇进行羊水穿刺一定要告知胎膜破裂的风险，由于羊水量多，羊膜腔张力过高，穿刺可能导致胎膜破裂而引起难免流产。

（3）其他检查：母体糖耐量试验，Rh 血型不合者检查母体血型抗体的滴度。

（三）对母儿的影响

1. 对母体的影响

羊水过多时由于子宫张力增高，影响孕妇休息而使得血压升高，加之过高的宫腔、腹腔压力增加，可出现类似腹腔间室综合征的表现，严重可引起孕妇心力衰竭。子宫张力过高，除了容易发生胎膜早破、早产外，可发生胎盘早剥。子宫肌纤维伸展过度可致产后子宫收缩乏力，产后出血发生率明显增多。

2. 对胎儿的影响

胎位异常、胎儿窘迫、早产增多。破膜时羊水流出过快可导致脐带脱垂。羊水过多的程度越重，围产儿的病死率越高。妊娠中期重度羊水过多的围产儿病死率超过 50%。

（四）处理

取决于胎儿有无合并的结构异常及遗传性疾病、孕周大小及孕妇自觉症状的严重程度。

1. 羊水过多合并胎儿结构异常

如为严重的胎儿结构异常，应及时终止妊娠；对非严重胎儿结构异常，应评估胎儿情况及预后，以及当前新生儿外科救治技术，并与孕妇及家属充分沟通后决定处理方法。合并母儿血型不合的溶血胎儿，应在有条件的胎儿医学中心行宫内输血治疗。

2. 羊水过多合并正常胎儿

应寻找病因，治疗原发病。前列腺素合成酶抑制剂（如吲哚美辛）有抗利尿作用，可抑制胎儿排尿能使羊水量减少。用药期间每周一次超声监测羊水量。

由于吲哚美辛可使胎儿动脉导管闭合,不宜长时间应用,妊娠>32周者也不宜使用。

自觉症状轻者,注意休息,取侧卧位以改善子宫胎盘循环,需要时给予镇静剂。每周复查超声以便了解羊水指数及胎儿生长情况。自觉症状严重者,可经腹羊膜腔穿刺放出适量羊水,缓解压迫症状,必要时利用放出的羊水了解胎肺成熟度。放羊水时应密切观察孕妇血压、心率、呼吸变化,监测胎心,酌情给予镇静剂和抑制子宫收缩药物,预防早产。有必要时3~4周后可再次放羊水,以降低宫腔内压力。

羊水量反复增长,自觉症状严重者,妊娠≥34周,胎肺已成熟,可终止妊娠;如胎肺未成熟,可给予地塞米松促胎肺成熟治疗后再考虑终止妊娠。

3.分娩时的处理

应警惕脐带脱垂和胎盘早剥的发生。若破膜后子宫收缩乏力,可静脉滴注缩宫素加强宫缩,密切观察产程。胎儿娩出后及时应用宫缩剂,预防产后出血发生。

二、羊水过少

妊娠晚期羊水量少于300 mL者,称为羊水过少。羊水过少的发生率为0.4%~4%。羊水过少严重影响围产儿预后,羊水量少于50 mL,围产儿病死率高达88%。

(一)病因

羊水过少主要与羊水产生减少或羊水外漏增加有关。部分羊水过少原因不明。常见原因有以下几点。

1.胎儿结构异常

以胎儿泌尿系统结构异常为主,如Meckel-Gruber综合征、Prune-Belly综合征、胎儿肾阙如(Potter综合征)、肾小管发育不全、输尿管或尿道梗阻、膀胱外翻等引起少尿或无尿,导致羊水过少。染色体异常、脐膨出、膈疝、法洛四联症、水囊状淋巴管瘤、小头畸形、甲状腺功能减低等也可引起羊水过少。

2.胎盘功能减退

过期妊娠、胎盘退行性变可导致胎盘功能减退。胎儿生长受限、胎儿慢性缺氧引起胎儿血液重新分配,为保障胎儿脑和心脏血供,肾血流量降低,胎儿尿生成减少,导致羊水过少。

3.羊膜病变

某些原因不明的羊水过少与羊膜通透性改变,以及炎症、宫内感染有关。胎膜破裂,羊水外漏速度超过羊水生成速度,可导致羊水过少。

4.母体因素

妊娠期高血压疾病可致胎盘血流减少。孕妇脱水、血容量不足时,孕妇血浆渗透压增高,使胎儿血浆渗透压相应增高,尿液形成减少。孕妇服用某些药物,如前列腺素合成酶抑制剂、血管紧张素转化酶抑制剂等有抗利尿作用,使用时间过长,可发生羊水过少。一些免疫性疾病如系统性红斑狼疮、干燥综合征、抗磷脂综合征等,也可导致羊水过少。

(二)临床表现及诊断

1.临床表现

羊水过少的临床症状多不典型。多伴有胎儿生长受限,孕妇自我感觉腹部较其他孕妇小,有时候孕妇于胎动时感腹部不适,胎盘功能减退时常伴有胎动减少。检查见宫高腹围较同期孕周小,合并胎儿生长受限更明显,有子宫紧裹胎儿感。子宫敏感,轻微刺激易引发宫缩。临产后阵痛明显,且宫缩多不协调。胎膜破裂者,阴道漏出清亮或者血性流液,或者孕妇内裤变湿等。阴道检查时,发现前羊膜囊不明显,胎膜紧贴胎儿先露部,人工破膜时羊水流出极少。

2.辅助检查

(1)超声检查:是最重要的辅助检查方法。妊娠晚期羊水最大暗区垂直深度(AFV)≤2 cm为羊水过少,≤1 cm为严重羊水过少。羊水指数(AFI)≤5 cm诊断为羊水过少。超声检查还能及时发现胎儿生长受限,以及胎儿肾阙如、肾发育不全、输尿管或尿道梗阻等畸形。

(2)电子胎心监护:羊水过少胎儿的胎盘储备功能减低,无应激试验(NST)可呈无反应型。分娩时主要威胁胎儿,子宫收缩致脐带受压加重,可出现胎心变异减速和晚期减速。

(3)胎儿染色体检查:羊水或脐血穿刺获取胎儿细胞进行细胞或分子遗传学的检查,了解胎儿染色体数目、结构有无异常,以及可能检测的染色体的微小缺失或重复。羊水过少时,穿刺取样较困难,应告知风险和失败可能。

(三)对母儿的影响

1.对胎儿的影响

羊水过少时,围产儿病死率明显增高。轻度羊水过少时,围产儿病死率增高13倍;重度羊水过少时,围产儿病死率增高47倍,死亡原因主要是胎儿缺氧和胎儿结构异常。羊水过少若发生在妊娠早期,胎膜与胎体粘连造成胎儿结构异常,甚至肢体短缺;若发生在妊娠中、晚期,子宫外压力直接作用于胎儿,引起胎儿肌肉骨骼畸形,如斜颈、曲背、手足畸形等;先天性无肾所致的羊水过少可引起 Potter 综合征(肺发育不全、长内眦赘皮襞、扁平鼻、耳大位置低、铲形手及弓形腿等),预后极差,多数患儿娩出后即死亡。羊水过少往往伴有胎儿生长受限,甚至出现胎死宫内。

2.对母体的影响

手术分娩率和引产率均增加。

(四)处理

根据胎儿有无畸形和孕周大小选择治疗方案。

1.羊水过少合并胎儿严重致死性结构异常

确诊胎儿为严重致死性结构异常应尽早终止妊娠。超声可明确胎儿结构异常,染色体异常检测应依赖于介入性产前诊断,结果经评估并与孕妇及家属沟通后,胎儿无法存活者可终止妊娠。

2.羊水过少合并正常胎儿

寻找并去除病因。动态监测胎儿宫内情况,包括胎动计数、胎儿生物物理评分、超声动态监测羊水量及脐动脉收缩期峰值流速与舒张末期流速(S/D)的比值、胎儿电子监护。

(1)终止妊娠:对妊娠已足月、胎儿可宫外存活者,应及时终止妊娠。合并胎盘功能不良、胎儿窘迫,或破膜时羊水少且胎粪严重粪染,估计短时间不能结束分娩者,应采用剖宫产术终止妊娠,以降低围产儿病死率。对胎儿储备功能尚好,无明显宫内缺氧,可以阴道试产,并密切观察产程进展,连续监测胎心变化。对于因胎膜早破导致的羊水过少,按照胎膜早破处理。

(2)严密观察:对妊娠未足月,胎肺不成熟者,可针对病因对症治疗,尽量延长孕周。根据孕龄及胎儿宫内情况,必要时终止妊娠。

(刘雪丽)

第十章　胎儿异常

第一节　胎儿窘迫

胎儿窘迫指胎儿在子宫内因急性或慢性缺氧危及其健康和生命的综合症状,发生率为2.7%～38.5%。急性胎儿窘迫多发生在分娩期;慢性胎儿窘迫常发生在妊娠晚期,但在临产后常表现为急性胎儿窘迫。

一、病因

母体血液含氧量不足、母胎间血氧运输及交换障碍、胎儿自身因素异常,均可导致胎儿窘迫。

1.胎儿急性缺氧

系因母胎间血氧运输及交换障碍或脐带血液循环障碍所致。常见因素有:①前置胎盘、胎盘早剥;②脐带异常,如脐带绕颈、脐带真结、脐带扭转、脐带脱垂、脐带血肿、脐带过长或过短、脐带附着于胎膜等;③母体严重血液循环障碍致胎盘灌注急剧减少,如各种原因导致休克等;④缩宫素使用不当,造成过强及不协调宫缩,宫内压长时间超过母血进入绒毛间隙的平均动脉压;⑤孕妇应用麻醉药及镇静剂过量,抑制呼吸。

2.胎儿慢性缺氧

(1)母体血液含氧量不足,如合并先天性心脏病或伴心功能不全、肺部感染、慢性肺功能不全、哮喘反复发作及重度贫血等;

(2)子宫胎盘血管硬化、狭窄、梗死,使绒毛间隙血液灌注不足,如妊娠期高血压疾病、慢性肾炎、糖尿病、过期妊娠等;

(3)胎儿严重的心血管疾病、呼吸系统疾病,胎儿畸形,母儿血型不合,胎儿宫内感染、颅内出血及颅脑损伤,致胎儿运输及利用氧能力下降等。

二、病理生理变化

子宫胎盘单位提供胎儿氧气及营养,同时排出二氧化碳和胎儿代谢产物。胎儿对宫内缺氧有一定的代偿能力,当产时子宫胎盘单位功能失代偿时,会导致胎儿缺血缺氧(血氧水平降低)。胎儿缺血缺氧会引起全身血流重新分配,分流血液到心、脑及肾上腺等重要器官。电子胎心监护出现的基线变异减少或消失、反复晚期减速。如果缺氧持续,则无氧糖酵解增加,发展为代谢性酸中毒。乳酸堆积并出现胎儿重要器官尤其是脑和心肌的进行性损害,如不及时给予干预,则可能造成严重及永久性损害,如缺血缺氧性脑病甚至胎死宫内。重度缺氧可致胎儿呼吸运动加深,羊水吸入,出生后可出现新生儿吸入性肺炎。

妊娠期慢性缺氧使子宫胎盘灌注下降,导致胎儿生长受限,肾血流减少引起羊水减少。脐带因素的胎儿缺氧常表现为胎心突然下降或出现反复重度变异减速,可出现呼吸性酸中毒,如不解除诱因,则可发展为混合性酸中毒,造成胎儿损害。

三、临床表现及诊断

(一)急性胎儿窘迫

主要发生在分娩期。多因脐带异常、胎盘早剥、宫缩过强、产程延长及休克等引起。

1.产时胎心率异常

产时胎心率变化是急性胎儿窘迫的重要征象。应在产时定期胎心听诊或进行连续电子胎心监护,胎心听诊应在一次宫缩之后,持续 60 s。产时电子胎心监护的结果判读应采用三级判读系统。

当出现胎心率基线无变异并且反复出现晚期减速或变异减速或胎心过缓(胎心率基线<110次/分钟),即Ⅲ类电子胎心监护图形时,提示胎儿缺氧严重。

2.羊水胎粪污染

胎儿可在宫内排出胎粪,尽管胎儿宫内缺氧可能促发胎儿排出胎粪,但影响胎粪排出最主要的因素是孕周,孕周越大羊水胎粪污染的概率越高,某些高危因素也会增加胎粪排出的概率,如妊娠期肝内胆汁淤积症。10%～20%的分娩中会出现羊水胎粪污染,羊水中胎粪污染不是胎儿窘迫的征象。

依据胎粪污染的程度不同,羊水污染分3度:Ⅰ度浅绿色;Ⅱ度黄绿色、混浊;Ⅲ度稠厚、呈棕黄色。出现羊水胎粪污染时,可考虑连续电子胎心监护,如果胎心监护正常,不需要进行特殊处理;如果胎心监护异常,存在宫内缺氧情况,会引起胎粪吸入综合征,造成不良胎儿结局。

3.胎动异常

缺氧初期为胎动频繁,继而减弱及次数减少,进而消失。单纯的胎动频繁不属于胎动异常。

4.酸中毒

采集胎儿头皮血进行血气分析,pH<7.20(正常值 7.25～7.35),PO_2<10 mmHg(正常值 15～30 mmHg),PCO_2>60 mmHg(正常值 35～55 mmHg),可诊断为胎儿酸中毒。但该方法对新生儿缺血缺氧性脑病的阳性预测值仅为 3%,应用较少。

(二)慢性胎儿窘迫

主要发生在妊娠晚期,常延续至临产并加重。多因妊娠期高血压疾病、慢性肾炎、糖尿病等所致。

1.胎动减少或消失

胎动减少为胎儿缺氧的重要表现,应予警惕,临床常见胎动消失 24 h 后胎心消失。若胎动计数≥10 次/2 h 为正常,<10 次/2 h 或减少 50%者提示胎儿缺氧可能。

2.产前电子胎心监护异常

无应激试验(NST)异常提示有胎儿缺氧可能。

3.胎儿生物物理评分低

≤4 分提示胎儿缺氧,5～6 分为可疑胎儿缺氧。

4.胎儿多普勒超声血流异常

生长受限的胎儿脐动脉多普勒血流可表现为 S/D 比值升高,提示有胎盘灌注不足;若出现脐动脉舒张末期血流缺失或倒置和静脉导管反向"a"波,提示随时有胎死宫内的危险。

四、处理

(一)急性胎儿窘迫

应采取果断措施,改善胎儿缺氧状态。

1.一般处理

应该立即采取相应措施纠正胎儿缺氧,包括改变孕妇体位、吸氧、停止缩宫素使用、抑制宫缩、纠正孕妇低血压等措施,并迅速查找病因,排除脐带脱垂、重度胎盘早剥、子宫破裂等,如果这些措施均不奏效,应该紧急终止妊娠。对于可疑胎儿窘迫者应该综合考虑临床情况、持续胎心监护、采取其他评估方法来判定胎儿有无缺氧,可能需要宫内复苏来改善胎儿状况。

2.病因治疗

若为不协调性子宫收缩过强,或因缩宫素使用不当引起宫缩过频过强,应给予特布他林或其他 β 受体兴奋剂抑制宫缩。若为羊水过少,有脐带受压征象,可经腹羊膜腔输液。

3.尽快终止妊娠

根据产程进展,决定分娩方式。

(1)Ⅲ类电子胎心监护图形,但宫口未开全或预计短期内无法阴道分娩,应立即行剖宫产。

(2)宫口开全:骨盆各径线正常者,胎头双顶径已达坐骨棘平面以下,一旦诊断为胎儿窘迫,应尽快行阴道助产术结束分娩。

无论阴道分娩或剖宫产均需做好新生儿窒息抢救准备,稠厚胎粪污染者需在胎头娩出后立即清理上呼吸道,如胎儿活力差则要立即气管插管洗净气道后再行正压通气。胎儿娩出后,留取胎儿脐动、静脉血样进行血气分析,以评估胎儿氧合及酸碱平衡状况。

(二)慢性胎儿窘迫

应针对妊娠合并症或并发症特点及其严重程度,根据孕周、胎儿成熟度及胎儿缺氧程度综合判断,拟定处理方案。

1.一般处理

主诉胎动减少者,应进行全面检查以评估母儿状况,包括 NST 和(或)胎儿生物物理评分;侧卧位;低流量吸氧;积极治疗妊娠并发症及合并症;加强胎儿监护,注意胎动变化。

2.期待疗法

孕周小,估计胎儿娩出后存活可能性小,尽量保守治疗延长胎龄,同时促胎肺成熟,争取胎儿成熟后终止妊娠。应向患者说明,期待过程中胎儿可能随时胎死宫内;胎盘功能低下可影响胎儿发育,预后不良。

3.终止妊娠

妊娠近足月或胎儿已成熟,胎动减少,胎盘功能进行性减退,电子胎心监护出现胎心基线率异常伴基线变异异常、缩宫素激惹试验(OCT)出现频繁晚期减速或重度变异减速、胎儿生物物理评分≤4 分者,均应行剖宫产术终止妊娠。

(徐晓春)

第二节　胎儿生长受限

出生体质量低于同胎龄体质量第 10 百分位数的新生儿称为小于孕龄儿(small for gestation age,SGA)。并非所有出生体质量小于同孕龄体质量第 10 百分位数者均为病理性的生长受限。SGA 包含了健康小样儿,这部分 SGA 除了体质量及体格发育较小外,各器官可无结构异常及功能障碍,无宫内缺氧表现。

胎儿生长受限(fetal growth restriction,FGR;Intrauterine growth retardation,IUGR)指胎儿应有的生长潜力受损,估测的胎儿体质量小于同孕龄第 10 百分位的 SGA。对部分胎儿的体质量经估测达到同孕龄的第 10 百分位,但胎儿有生长潜力受损,不良妊娠结局的风险增加,可按照胎儿生长受限进行管理。严重的 FGR 指估测的胎儿体质量小于同孕龄第 3 百分位。低出生体质量儿指足月胎儿出生时的体质量小于 2 500 g。

一、病因

影响胎儿生长的因素,包括母亲营养供应、胎盘转运和胎儿遗传潜能等,病因复杂。主要危险因素有以下几种。

1.母体因素

(1)营养因素:孕妇偏食、妊娠剧吐以及摄入蛋白质、维生素及微量元素不足,胎儿出生体质量与母体血糖水平呈正相关。

(2)妊娠并发症与合并症:妊娠合并症如妊娠期高血压疾病、多胎妊娠、胎盘早剥、过期妊娠、妊娠期肝内胆汁淤积症等,妊娠合并症如心脏病、肾炎、贫血、抗磷脂抗体综合征、甲状腺功能亢进、自身免疫性疾病等,均可使胎盘血流量减少,灌注下降。

(3)其他:孕妇年龄、地区、体质量、身高、经济状况、子宫发育畸形、吸烟、吸毒、酗酒、宫内感染、母体接触放射线或有毒物质、孕期应用苯妥英钠、华法林等。

2.胎儿因素

生长激素、胰岛素样生长因子、瘦素等调节胎儿生长的物质在脐血中降低,可能会影响胎儿内分泌和代谢。胎儿基因或染色体异常、结构异常等。

3.胎盘因素

帆状胎盘、轮廓状胎盘、副叶胎盘、小胎盘等胎盘各种病变导致子宫胎盘血流量减少,胎儿血供不足。

4.脐带因素

单脐动脉、脐带过长、脐带过细(尤其近脐带根部过细)、脐带扭转、脐带打结等。

二、分类及临床表现

胎儿发育分三阶段。第一阶段(妊娠 17 周之前):主要是细胞增殖,所有器官的细胞数目均增加。第二阶段(妊娠 17~32 周):细胞继续增殖并增大。第三阶段(妊娠 32 周之后):细胞增生肥大为其主要特征,胎儿突出表现为糖原和脂肪沉积。胎儿生长受限根据其发生时间、胎儿体质量以及病因分为 3 类。

1.内因性均称型 FGR

一般发生在胎儿发育的第一阶段,因胎儿在体质量、头围和身长三方面均受限,头围与腹围均小,故称均称型。其病因包括基因或染色体异常、病毒感染、接触放射性物质及其他有毒物质。

2.外因性不均称型 FGR

胚胎早期发育正常,至妊娠晚期才受到有害因素影响,如妊娠期高血压疾病等所致的慢性胎盘功能不全。

3.外因性均称型 FGR

为上述两型的混合型。其病因有母儿双方因素,多因缺乏重要生长因素,如叶酸、氨基酸、微量元素或有害药物影响所致,在整个妊娠期间均产生影响。

三、诊断

FGR 的准确诊断,应基于准确核对孕周,包括核实母亲月经史、相关的辅助生殖技术的信息,以及早孕或中孕早期的超声检查。根据各项衡量胎儿生长发育指标及其动态情况,结合子宫胎盘的灌注情况及孕妇的产前检查结果,尽早诊断 FGR。

1.临床指标

测量子宫底高度,推测胎儿大小,简单易行,可用于低危人群的筛查。子宫底高度连续 3 周测量均在第 10 百分位数以下者,为筛选 FGR 指标,预测准确率达 13%～86%。妊娠 26 周后宫高测量值低于对应标准 3 cm 以上,应疑诊 FGR;宫高低于对应标准 4 cm 以上,应高度怀疑 FGR。

2.辅助检查

(1)超声监测胎儿生长:①测量胎儿头围、腹围和股骨,并根据本地区个性化的胎儿生长曲线估测胎儿体质量。估计胎儿体质量低于对应孕周胎儿体质量的第 10 百分位数以下或胎儿腹围(AC)小于对应孕周腹围的第 10 百分位数以下,需考虑 FGR,至少间隔 2 周复查 1 次,减少 FGR 诊断的假阳性。②腹围/头围比值(AC/HC):比值小于正常同孕周平均值的第 10 百分位数,有助于估算不均称型 FGR;③羊水量与胎盘成熟度:需注意胎盘形态、脐带插入点、最大羊水深度及羊水指数;④筛查超声:推荐所有的 FGR 进行详细的胎儿解剖结构检查,评估有无出生缺陷。

(2)彩色多普勒超声检查脐动脉血流:所有超声估计体质量或胎儿腹围测量低于正常第 10 百分位数以下的胎儿都需进行脐动脉多普勒血流检测,了解子宫胎盘灌注情况。

(3)抗心磷脂抗体(ACA)的测定:研究表明抗心磷脂抗体(ACA)与部分 FGR 的发生有关。

四、处理

1.寻找病因

对临床怀疑 FGR 孕妇应尽可能找出可能的致病原因。及早发现、监测有无合并妊娠期高血压疾病。行 TORCH 感染检查、抗磷脂抗体测定。吸烟孕妇戒烟。

超声检查排除胎儿结构异常,必要时采用介入性产前诊断技术进行胎儿染色体核型分析、基因芯片、二代测序等细胞及分子遗传学检测。

2.治疗

FGR 的治疗原则:积极寻找病因、改善胎盘循环、加强胎儿监测、适时终止妊娠。

(1)一般治疗:目前缺乏充分的证据支持卧床休息、常规吸氧、增加饮食对治疗 FGR 有效。

（2）药物治疗：尚未证实补充孕激素、静脉补充营养和注射低分子肝素对治疗 FGR 有效。

（3）胎儿健康状况监测：FGR 一经诊断即应开始严密监测。理想的 FGR 监测方案是综合应用超声多普勒血流、羊水量、胎心监护、生物物理评分和胎儿生长监测方法，全面评估监测 FGR 胎儿。监测应从确诊为 FGR 开始，每 2～3 周评估胎儿生长发育。在多普勒血流正常的胎儿中，只要监护结果可靠，监护的频率通常为每周 1 次。如果多普勒血流发现异常，需要更加严密监护，可考虑增加大脑中动脉及静脉导管血流监测，每周 2 次无应激试验（NST）或生物物理评分（BPP），随着胎盘功能减退，脐动脉多普勒血流可表现为 S/D 比值升高、舒张末期血流缺失或倒置。若出现舒张末期血流倒置和静脉导管反向"a"波，围产儿病死率高，预后差。

3.产科处理

（1）继续妊娠指征：胎儿状况良好，胎盘功能正常，妊娠未足月、孕妇无并发症及合并症者，可以在密切监护下妊娠至 38～39 周，但不应超过预产期。

（2）终止妊娠指征：必须综合考虑 FGR 的病因、监测指标异常情况、孕周和新生儿重症监护的技术水平。

FGR 出现单次胎儿多普勒血流异常不宜立即终止妊娠，应严密随访。若出现脐动脉舒张末期血流消失，可期待至≥34 周终止妊娠；出现脐动脉舒张末期血流倒置，则考虑期待至≥32 周终止妊娠。若 32 周前出现脐动脉舒张末期血流缺失或倒置，合并静脉导管血流异常，综合考虑孕周、新生儿重症监护水平，完成促胎肺成熟后，可考虑终止妊娠。

孕周未达 32 周者，应使用硫酸镁保护胎儿神经系统。若孕周未达 35 周者，应促胎肺成熟后再终止妊娠，如果新生儿重症监护技术水平不足，应鼓励宫内转运。

（3）分娩方式选择：FGR 胎儿对缺氧耐受力差，胎儿胎盘贮备不足，难以耐受分娩过程中子宫收缩时的缺氧状态，应适当放宽剖宫产指征。①阴道分娩：FGR 孕妇自然临产后，应尽快入院，加强胎心监护；排除阴道分娩禁忌证，根据胎儿情况、宫颈成熟度及羊水量，决定是否引产及引产方式。②剖宫产：单纯的 FGR 并非剖宫产指征。胎儿病情危重，产道条件欠佳，或有其他剖宫产指征，应行剖宫产结束分娩。

4.预防

对于既往有 FGR 和子痫前期病史的孕妇，建议从孕 12～16 周开始应用低剂量阿司匹林至 36 周，可以降低再次发生 FGR 的风险。存在≥2 项高危因素的孕妇，也可建议于妊娠早期开始服用小剂量阿司匹林进行预防，其中高危因素包括：肥胖、年龄＞40 岁、孕前高血压、孕前糖尿病（1 型或 2 型）、辅助生殖技术受孕史、多胎妊娠、胎盘早剥病史、胎盘梗死病史。因母体因素引起的 FGR，应积极治疗原发病，如戒除烟酒、毒品等，使 FGR 风险降到最低。

（徐晓春）

第十一章　妊娠期合并症

第一节　妊娠合并心脏病

妊娠合并心脏病(包括妊娠前已有心脏病及妊娠后发现或发生心脏病)是孕产妇死亡的重要原因,在我国占孕产妇死亡原因第二位,主要类型有先天性心脏病、风湿性心脏病,妊娠期高血压性心脏病、围生期心肌病等。

一、病理生理

1.对母亲的危害性

妊娠后血容量的增加以及血流动力学的急剧变化大大加重心脏的负担,在妊娠 32～34 周、分娩期及产后 3 d 内是全身血液循环变化最大、心脏负担最重的时期,极易诱发心力衰竭和心律失常,严重者甚至造成死亡。妊娠合并心脏病对孕妇的主要影响为心力衰竭,亚急性感染性心内膜炎、缺氧、发绀,静脉栓塞和肺栓塞。

2.对胎儿的危害性

不宜妊娠的心脏病患者一旦妊娠或妊娠后心功能恶化者,流产、早产、死胎、胎儿生长受限、胎儿窘迫及新生儿窒息的发生率均明显增高。

一部分先天性心脏病与遗传因素有关。

二、妊娠合并心脏病的诊断

(1)病史:妊娠前有心悸、气急或心力衰竭史;体检曾被诊断有器质性心脏病;曾有风湿热病史。

(2)症状:有劳力性呼吸困难、经常性夜间端坐呼吸、咯血、经常性胸闷胸痛等。

(3)体征:以下体征提示有心脏病。①发绀、杵状指、持续性颈静脉怒张;②心脏听诊有舒张期杂音或Ⅲ级或Ⅲ级以上全收缩期杂音、性质粗糙;③有心包摩擦音、舒张期奔马律,交替脉。

(4)X线、心电图及超声心动图的改变:X线提示心脏显著扩大;心电图有严重的心律失常,如心房颤动、心房扑动、三度房室传导阻滞、ST 段及 T 波异常改变等;超声心动图显示心腔扩大、心肌肥厚、瓣膜运动异常、心内结构异常。

三、处理

(一)心脏病

育龄妇女应行孕前咨询,明确心脏病类型、病变程度、心功能状态,并确定能否妊娠。

(二)妊娠期处理

1.凡妊娠 3 个月以内有以下情况者应考虑人工流产终止妊娠

①心功能Ⅲ级或Ⅲ级以上者;②以往有心力衰竭史或伴有严重内科合并症;③肺动脉高压

者；④慢性心房颤动；⑤高度房室传导阻滞；⑥并发细菌性心内膜炎；⑦先天性心脏病有明显发绀或肺动脉高压者；⑧活动性风湿热。妊娠 12 周以上者应与内科医师配合，严格监护下行钳刮术或中期引产。

2.对于继续妊娠者，应注意以下几方面

①充分休息，避免过劳及情绪过度激动。②妊娠期应适当控制体质量，整个妊娠期体质量不超过 10 kg，高蛋白、高维生素、低盐、低脂肪饮食；③定期进行产前检查，妊娠 20 周前，每 2 周产前检查 1 次，妊娠 20 周后每周 1 次，检查内容除针对产科情况外，还应判断心脏病的性质和心功能的分级。④及时发现心力衰竭早期症状，如轻微活动后即出现胸闷、心悸、气短；休息时心率每分钟超过 110 次，呼吸每分钟超过 20 次；夜间经常因胸闷而坐起呼吸，或到窗口呼吸新鲜空气；肺底部出现少量持续性湿啰音。⑤预防感染，尤其是上呼吸道感染；纠正贫血；治疗心律失常；防治妊娠期高血压疾病和其他并发症及合并症。⑥住院治疗，心功能Ⅲ级或Ⅲ级以上者，应立即住院治疗，心功能正常者应在预产期前 1～2 周住院待产，未临产的心力衰竭患者应先住入内科病房处理，待病情稳定，临近预产期可转入本科待产。⑦选择性剖宫产术，由于子宫下段剖宫产术是一种较为安全的分娩方式，因而对于心脏病患者，可就其骨盆情况、胎儿大小及其病情做出综合判定，估计从阴道分娩有一定困难者，可在胎儿成熟后尽早行选择性剖宫产术娩出胎儿，避免进入产程后的血流动力学变化更加加重病情，有心力衰竭者可在心力衰竭控制的情况下进行。

（三）分娩期处理

1.第一产程

首先应根据患者的子宫颈评分情况、胎儿大小、骨盆情况及其病情综合评估决定分娩方式，估计胎儿短期内可从阴道分娩者，可行阴道试产，其间监测生命体征和心力衰竭征象；估计短期间不能经阴道分娩者，宜在控制心力衰竭的情况下尽早行剖宫产术。非产科因素的剖宫产指征有：主动脉根部扩张＞45 mm 的马方综合征，分娩期使用华法林，突发血流动力学恶化、严重的肺动脉高压和严重的主动脉狭窄。

2.第二产程

以缩短产程为原则。

(1)宫颈口开全后应避免产妇用力屏气增加腹压，应行会阴侧切术、胎头吸引或产钳助产术。

(2)胎儿娩出后，立即用沙袋压迫腹部，防止腹压骤降而导致心力衰竭，24 h 后去除沙袋。

(3)产后酌情肌内注射地西泮。

3.第三产程

继续严密监测生命体征和心力衰竭征象，对于宫缩不良者可用缩宫素 10～20 U，禁用麦角新碱，以防静脉压增高。

（四）产褥期处理

(1)继续严密监测患者生命体征和心力衰竭征象。

(2)保证产妇充分休息。

(3)继续应用广谱抗生素预防感染，直至产后 1 周左右，无感染征象时停药。

(4)心功能Ⅲ级以上者不宜哺乳。

(5)产前、产时有心力衰竭者，产后继续用强心药。

（6）产后至少住院 2 周，如无心力衰竭，一般情况尚好，可酌情提前出院。

（7）不宜妊娠者，应严格避孕或行绝育术。

（徐晓春）

第二节　妊娠合并糖尿病

妊娠期间的糖尿病包括两种情况：糖尿病合并妊娠和妊娠期糖尿病。糖尿病合并妊娠是指在原有糖尿病的基础上合并妊娠者，或者非妊娠期为隐性糖尿病，妊娠后发展为临床糖尿病（即出现糖尿病表现在先，妊娠在后）。妊娠期糖尿病（gestational diabetes mellitus，GDM）是指妊娠期首次发现或发病的糖尿病（即妊娠在先，出现糖尿病表现在后）。由于从妊娠早期开始胎儿不断从母体中摄取葡萄糖，使孕妇血糖水平低于非妊娠期，随着妊娠进展，葡萄糖代谢率不断增高，所需的胰岛素也相应增加。如果胰岛素分泌相对不足或胰岛素抵抗，则其平衡失调，表现为糖耐量增高甚或糖尿病。大多数 GDM 患者产后糖代谢异常能恢复正常，但 20%～50%将来发展成真性糖尿病，应引起重视。

一、病理

（一）妊娠对糖尿病的影响

1. 妊娠期

拮抗胰岛素的激素分泌增多，主要为胎盘分泌的胎盘泌乳素、雌激素、孕激素、肾上腺皮质激素等，故母体对胰岛素的需要量较非妊娠期增加 1 倍，加上胎盘泌乳素的脂解作用，使外周脂肪分解为糖类和脂肪酸，容易发生酮症酸中毒。另一方面，妊娠期由于血容量增加，血液稀释，则有胰岛素相对不足，并且肾小球滤过率增多、肾小管对糖的再吸收减少，使肾排糖阈降低，尿糖增加，易使病情复杂化，影响对胰岛素需要量的正确计算。

2. 分娩期

子宫收缩消耗大量糖原、临产后孕妇进食减少，容易发生酮症酸中毒。

3. 产褥期

随着胎盘的排出及全身内分泌激素的逐渐下降至非妊娠期水平，胰岛素的需要量随之相应减少，如不及时减少用量，极易发生低血糖症。

（二）糖尿病对妊娠的影响

1. 对孕妇的影响

GDM 者妊娠期血糖控制不满意时，常伴微血管病变，其并发妊娠期高血压疾病的概率较普通孕妇高 4～8 倍，子痫及其并发症的发生率亦相应增高。糖尿病患者白细胞存在多种功能缺陷，杀菌作用明显降低，妊娠期、产时及产后容易发生感染，甚至败血症。由于羊水中糖含量增高，刺激羊膜过多分泌羊水，故并发羊水过多者可达 8%～30%，容易发生胎膜早破和早产。胎儿体内糖含量的增高使巨大胎儿的发生率上升，因而手术产率增高。

2. 对胎儿的影响

由于孕妇体内葡萄糖可通过胎盘进入胎儿体内，而胰岛素不能通过胎盘，使胎儿长期处于高血糖状态,刺激胎儿胰岛 β 细胞增生,产生大量胰岛素,蛋白质、脂肪合成增加,胎儿体内脂肪聚集,体质量增加。同时畸形儿的发生率亦相应增高。另外,糖尿病患者常由于严重的血管病变及产科并发症,子宫胎盘血液循环障碍,死胎、死产发生率增高。胎儿出生后由于母体血糖供应迅速中断,而新生儿自身处于高胰岛素状态,极易发生反应性低血糖,并且由于肺泡表面活性物质不足而并发新生儿呼吸窘迫综合征,新生儿病死率极高。

二、诊断

糖尿病合并妊娠的诊断不太困难,而妊娠期糖尿病(GDM)患者常无明显症状,有时空腹血糖及尿糖也可正常,诊断容易漏诊、延误治疗。

1. GDM 筛查及诊断

(1)病史和临床表现:典型患者常表现为多饮、多食、多尿及反复发作的外阴阴道真菌感染;常有糖尿病家族史、多囊卵巢综合征、孕前体质量>90 kg、胎儿出生体质量>4 kg、既往可有不明原因的流产死胎、死产、巨大胎儿、畸形儿等病史;本次妊娠胎儿偏大或羊水过多者应警惕患糖尿病。

(2)口服葡萄糖耐量实验(OGTT):妊娠早期空腹血糖 5.1~7.0 mmol/L,在 24~28 周或以后(就诊晚者)直接进行 75 g OGTT,不再推荐妊娠期 50 g 葡萄糖负荷实验(GCT)。

75 g OGTT 诊断标准:口服葡萄糖 75 g,测空腹血糖及服糖后 1 h、2 h 血糖值,分别为为 5.1 mmol/L、10.0 mmol/L、8.5 mmol/L(92 mg/dL、180 mg/dL、153 mg/dL),其中任何一点达到或超过上述标准即诊断为 GDM。

(3)医疗资源缺乏地区,24~28 周检查空腹血糖,若空腹血糖>5.1 mmol/L,可直接诊断为 GDM;空腹血糖<4.4 mmol/L,可暂不做 OGTT;空腹血糖 4.4~5.1 mmol/L 者,做 OGTT。

2. 糖尿病合并妊娠的诊断

(1)妊娠前已确诊为糖尿病患者。

(2)妊娠前未进行过血糖检测的孕妇,存在高危因素,首次检查达到以下任何一项标准应诊断为糖尿病合并妊娠:糖化血红蛋白≥6.5%;空腹血糖≥7.0 mmol/L;OGTT2 h≥11.1 mmol/L;伴有典型的高血糖或高血糖危象症状,同时任意血糖≥11.1 mmol/L。

三、妊娠合并糖尿病的分期

White 分类法,有利于估计病情程度、判断预后。

A 级:妊娠期糖尿病。

A1 级:单纯膳食治疗即可控制血糖。

A2 级:需用胰岛素控制血糖。

B 级:20 岁以后发病,病程<10 年。

C 级:发病年龄 10~19 岁,或病程长达 10~19 年。

D 级:10 岁以前发病,或病程≥20 年,或眼底单纯性视网膜病变。

F 级:糖尿病性肾病。

R 级:眼底有增生性视网膜病变或玻璃体积血。

H 级:并发冠状动脉粥样硬化性心脏病。

T 级:有肾移植史。

四、治疗

处理原则为维持血糖正常范围,减少母儿并发症,降低围生儿病死率。

1. 妊娠期处理

(1)妊娠期监护:严密监护血糖、尿糖及酮体、糖化血红蛋白、眼底检查和肾功能等。妊娠早期、中期采用超声波及血清学筛查胎儿畸形。妊娠 32 周起可采用 NST、脐动脉血流测定及胎动计数等判断胎儿宫内安危。

(2)血糖监测:①推荐每日监测血糖,孕妇每日监测血糖 4 次(空腹及餐后 2 h)。建议标准:GDM 者餐前≤5.3 mmol/L,餐后 1 h≤7.8 mmol/L,餐后 2 h≤6.7 mmol/L;DM 者餐前、睡前、夜间控制在 3.3~5.6 mmol/L,餐后血糖峰值在 5.4~7.1 mmol/L。②尿糖及酮体测定。③糖化血红蛋白测定:1~2 个月测 1 次,使其控制在≤6％水平,理想水平是≤5.5％。

(3)血糖控制:①饮食控制,低糖低盐,每日能量约 125 kJ/kg(30 kcal/kg),补充维生素、钙和铁剂,以控制在上述水平且孕妇无饥饿感为宜,辅以适量运动。如血糖仍控制不佳,则需药物治疗。②药物治疗选用胰岛素,常采用速效胰岛素或速效中效混合制剂,应从小剂量开始,根据血糖水平调节。随孕周增加,胰岛素用量应不断增加,高峰时间在妊娠 32~33 周,一部分患者妊娠晚期胰岛素用量减少;产程中,孕妇血糖波动大,应停用所有皮下注射胰岛素,每 1~2 h 检测一次血糖;产褥期,随胎盘排出,体内抗胰岛素物质急骤减少,胰岛素用量应减少至产前的 1/3~1/2,并根据产后空腹血糖调整用量。③妊娠合并糖尿病酮症酸中毒时,应立即给予小剂量胰岛素持续静脉滴注降低血糖,纠正代谢紊乱,补液改善循环血容量和组织灌注,纠正电解质紊乱,去除诱因,酮体转阴后可改为胰岛素皮下注射。

2. 终止妊娠

(1)有下列情况者应终止妊娠:糖尿病血糖控制不满意,伴血管病变,合并重度子痫前期,严重感染,胎儿宫内生长受限,胎儿窘迫,胎儿畸形等。

(2)终止妊娠的时间以妊娠 38~39 周为宜,患者应在妊娠 32 周后住院治疗。同时放宽剖宫产指征,手术采用连续硬膜外麻醉,如用局部麻醉则不用肾上腺素。术前给予地塞米松 10 mg/d,连续 2 d,以防止发生新生儿呼吸窘迫综合征。并在术前控制血糖在 4.44~6.66 mmol/L,基本纠正水电解质紊乱,尿酮阴性。

(3)新生儿均按早产儿处理,因新生儿易发生反应性低血糖,故应于娩出后 30 min 开始定时喂服葡萄糖水,多数新生儿在产后 6 h 内血糖恢复正常,应严密观察并酌情处理。

3. 产后随访

产后 6~12 周及以后每 3 年作 1 次 OGTT,高危因素者增加检查次数。

(徐晓春)

第十二章 分娩期并发症

第一节 产后出血

产后出血是指胎儿娩出后 24 h 内阴道流血量超过 500 mL 者。产后出血是分娩期严重的并发症,是产妇四大死亡原因之首。

一、病因

产后出血的原因可分为子宫收缩乏力、胎盘因素、软产道裂伤及凝血功能障碍。这些因素可互为因果,相互影响。

1. 子宫收缩乏力

胎儿娩出后,子宫肌收缩和缩复对肌束间的血管能起到有效的压迫作用。凡影响子宫肌收缩和缩复功能的因素,均可引起子宫收缩乏力性产后出血。常见因素有以下几种。

(1)全身因素。产妇精神极度紧张,对分娩过度恐惧,尤其对阴道分娩缺乏足够信心;临产后过多使用镇静药、麻醉药或子宫收缩抑制药;合并慢性全身性疾病;体质虚弱、严重营养不良等均可引起子宫收缩乏力。

(2)产科因素。产程延长、产妇体力消耗过多,可引起子宫收缩乏力。前置胎盘、胎盘早剥、妊娠高血压综合征、严重贫血、宫腔感染等产科并发症及合并症可使子宫肌层水肿或渗血引起子宫收缩乏力。

(3)子宫因素。子宫肌纤维发育不良,如子宫畸形或子宫肌瘤;子宫纤维过度伸展,如巨大胎儿、多胎妊娠、羊水过多;子宫肌壁受损,如有剖宫产史、肌瘤剔除史、子宫穿孔史等;子宫手术史;产次过多、过频可造成子宫肌纤维受损,均可引起子宫收缩乏力。

2. 胎盘因素

根据胎盘剥离情况、胎盘因素所致产后出血有以下类型。

(1)胎盘滞留。胎儿娩出后,胎盘应在 15 min 内排出体外。若 30 min 仍不排出,影响胎盘剥离面血窦的关闭,导致产后出血。常见的情况有:①胎盘剥离后,由于宫缩乏力、膀胱膨胀等因素,使胎盘滞留在宫腔内,影响子宫收缩;②胎盘剥离不全:多因在第三产程时胎盘完全剥离前过早牵拉脐带或按压子宫,已剥离的部分血窦开放出血不止;③胎盘嵌顿:第三产程子宫发生局限性环形缩窄及增厚,将已剥离的胎盘嵌顿于宫腔内,多为隐性出血。

(2)胎盘粘连。指胎盘全部或部分粘连于宫壁不能自行剥离。多次人工流产、子宫内膜炎或蜕膜发育不良等是常见原因。若完全粘连,一般不出血,若部分粘连则部分胎盘剥离面血窦开放而胎盘滞留影响宫缩造成产后出血。

(3)胎盘植入。指胎盘绒毛植入子宫肌层。部分植入血窦开放,出血不易止住。

(4)胎盘胎膜残留。多为部分胎盘小叶或副胎盘残留在宫腔内,有时部分胎膜留在宫腔内也可影响子宫收缩导致产后出血。其中胎盘粘连、植入及胎盘胎膜残留的发生率随着剖宫产率的增加而逐年上升,应引起足够的重视。

3.软产道裂伤

分娩过程中软产道裂伤,常与下述因素有关:①外阴组织弹性差;②急产、产力过强、巨大儿;③阴道手术助产操作不规范;④会阴切开缝合时,止血不彻底,宫颈或阴道穹隆的裂伤未能及时发现。

4.凝血功能障碍

产妇凝血功能障碍见于:①与产科有关的并发症所致,如羊水栓塞、妊娠高血压综合征、胎盘早剥及死胎均可并发 DIC;②产妇合并血液系统疾病,如原发性血小板减少、再生障碍性贫血等。由于凝血功能障碍,可造成产后切口及子宫血窦难以控制的流血不止,血液不凝。

二、临床表现

产后出血主要表现为阴道流血过多及失血引起的并发症,如休克、贫血等,其临床症状取决于失血量及贫血的程度。

不同原因的产后出血临床表现不同。胎儿娩出后立即出现阴道流血,应先考虑软产道裂伤;胎儿娩出几分钟后开始流血,应考虑为胎盘因素;胎盘娩出后出现流血,其主要原因为子宫收缩乏力或胎盘、胎膜残留。若阴道出血呈持续性,且血液不凝,应考虑凝血功能障碍引起的产后出血。如果子宫动脉阴道支断裂可形成阴道血肿,产后未见阴道大流血,但产妇有失血的症状和体征,尤其产妇诉说阴道疼痛时,应考虑隐匿性软产道损伤。

由于正常妊娠期血容量增加 30%～60%,因此孕妇多可以耐受失血,当阴道流血量较多时,产妇可出现休克症状,如头晕、脸色苍白、脉搏细数、血压下降等。

三、诊断

产后出血容易诊断,临床上对阴道流血量的估计往往偏少。检测出血量的方法有①称重法:将分娩后所用敷料称重减去分娩前敷料重量,为失血量(血液比重为 1.05 g＝1 mL);②容积法:用专用的产后接血容器,将所收集的血用量杯测量;③面积法:将血液浸湿的面积按 10 cm×10 cm 为 10 mL,15 cm×15 cm 为 15 mL 计算。上述 3 种方法的检测可因不同的检测人员而产生一定的误差。根据阴道流血的时间、数量和胎儿、胎盘娩出的关系,可以初步判断造成产后出血的原因。有时产后出血的几个原因可以互为因果关系。

1.子宫收缩乏力

胎盘娩出后,子宫缩小至脐平或脐下一横指。

子宫呈圆球状,质硬,血窦关闭,出血停止。若子宫收缩乏力,宫底升高,子宫质软呈水袋状。子宫收缩乏力有原发性和继发性,有直接原因和间接原因,对于间接原因造成的子宫收缩乏力,应及时去除原因。按摩子宫或用缩宫药后,子宫变硬,阴道流血减少,是子宫收缩乏力与其他原因出血的重要鉴别方法。

2.胎盘因素

胎儿娩出后 30 min 胎盘仍未娩出,为第三产程延长。

多数胎盘在胎儿娩出后 5 min 内自行娩出,如果胎盘在胎儿娩出后 10 min 内未娩出,并有大量阴道流血,应考虑胎盘因素,如胎盘部分剥离、胎盘粘连、胎盘嵌顿等。胎盘残留是产后出血的常见原因,故胎盘娩出后应仔细检查胎盘、胎膜是否完整。尤其应注意胎盘胎儿面有无断裂血管,警惕副胎盘残留的可能。

3. 软产道损伤

胎儿娩出后,立即出现阴道持续流血,应考虑软产道损伤,应该仔细检查软产道。

(1)宫颈裂伤:产后应仔细检查宫颈,初产妇宫颈两侧(3 点、9 点处)较易出现裂伤,裂口一般不超过 1 cm,通常无明显活动性出血。有时破裂深至穹隆伤及子宫动脉分支,可有活动性出血。胎盘娩出后,用两把卵圆钳钳夹宫颈并向下牵拉,从宫颈 12 点处起顺时针检查一周。有时宫颈裂口可向上延伸至宫体,向两侧延至阴道穹隆及阴道旁组织。

(2)阴道裂伤:检查者用中指、示指压迫会阴切口两侧,仔细查看会阴切口顶端及两侧有无损伤及损伤程度和有无活动性出血。阴道下段前壁裂伤出血活跃,上段裂伤根据深度不同可分为完全性阴道撕裂和不完全阴道撕裂。

(3)会阴裂伤:会阴裂伤按损伤程度分为 3 度。Ⅰ度指会阴部皮肤及阴道入口黏膜撕裂,未达肌层,一般出血不多;Ⅱ度指裂伤已达会阴体肌层、累及阴道后壁黏膜,甚至阴道后壁两侧沟向上撕裂使原解剖结构不易辨认,出血较多;Ⅲ度指肛门外括约肌已断裂,甚至阴道直肠隔及部分直肠前壁有裂伤,此种情况虽严重,出血量不一定多。

4. 凝血功能障碍

若产妇有血液系统疾病或由于分娩引起 DIC 发生等情况,产妇表现为持续性阴道流血,血液不凝,止血困难,同时可出现全身部位出血灶。根据病史、出血特点及血小板计数、凝血酶原时间、纤维蛋白原等凝血功能检查,可以作出诊断。

四、处理

产后出血的处理原则为针对原因迅速止血,补充血容量纠正休克及防治感染。

1. 子宫收缩乏力

加强宫缩是最迅速有效的止血方法。

(1)去除引起宫缩乏力的原因:若由于全身因素,则改善全身状态;若为膀胱过度充盈应导尿等。

(2)按摩子宫:助产者一手在腹部按摩宫底(拇指在前,其余四指在后),同时压迫宫底,将宫内积血压出,按摩必须均匀而有节律。如果无效,可用腹部-阴道双手按摩子宫法,即一手握拳置于阴道前穹顶住子宫前壁,另一手在腹部按压子宫后壁使宫体前屈,双手相对紧压子宫并作节律性按摩,按压时以子宫恢复正常收缩为止,按摩时注意无菌操作。子宫按摩通常是非常有效的。

(3)应用宫缩药:①缩宫素 10 U 宫体直接注射或 10 U 加于 5％葡萄糖液 500 mL 中静脉滴注;②麦角新碱 0.2～0.4 mg 肌内注射或宫体直接注射或加于 25％葡萄糖液 20 mL 中静脉慢推,心脏病、妊娠高血压疾病及高血压者慎用;③米索前列醇 200 μg 舌下含服;④卡前列甲酯 1 mg 置于阴道后穹,止血效果好;⑤地诺前列酮 0.5～1 mg 经腹或直接注入子宫肌层;⑥卡前列素氨丁三醇(商品名:欣母沛),起始剂量 250 μg,深部肌内注射或宫体注射,必要时间隔 15～90 min 重复注射,总量不超过 2 mg(8 支)。

(4)宫腔纱条填塞:用特制的长 1.5～2 m,宽 7～8 cm 的无菌不脱脂棉纱布条塞入宫腔止血。操作时助手在腹部固定子宫,术者用卵圆钳将纱布条送入宫腔内,自宫底由内向外填紧,留有空隙可造成隐性出血。24 h 取出纱布条,警惕感染,取出纱布前,应先静脉推注缩宫素 10 U。

（5）结扎盆腔血管：经上述积极处理，出血仍不止，为抢救产妇生命，可经阴道结扎子宫动脉上行支，如无效可经腹作子宫动脉上行支结扎，必要时行髂内动脉结扎及卵巢动脉子宫支结扎术。

（6）髂内动脉栓塞术：在放射科医师协助下，行股动脉穿刺插入导管至髂内动脉或子宫动脉，注入吸收性明胶海绵颗粒栓塞动脉，栓塞剂 2～3 周被吸收，血管复通。髂内动脉栓塞术仅适用于产妇生命体征稳定时进行。

（7）切除子宫：经积极治疗仍无效，出血可能危及产妇生命时，应行子宫次全切除术或子宫全切除术，以挽救产妇生命。

2.胎盘滞留

怀疑有胎盘滞留，应立即做阴道检查及宫腔检查。若胎盘已剥离，则迅速将剥离胎盘取出；若胎盘粘连，切忌暴力牵拉脐带以免子宫内翻。可一手按压子宫底，另一手轻轻伸入宫腔，徒手剥离胎盘，要注意植入性胎盘，若剥离胎盘困难，切忌粗暴强行剥离，据某学者报道 25% 产妇死于因胎盘粘连而手法强行剥离胎盘，所以一般以手术切除子宫为宜。对残留胎盘或胎膜者可行钳刮术或刮宫术。

3.软产道裂伤

软产道裂伤一方面彻底止血，另一方面按解剖层次缝合。宫颈裂伤＜1 cm 若无活动性出血，则不需缝合，若有活动性出血或裂伤＞1cm，则应缝合。缝合的第一针要超过裂口顶端 0.5 cm，间断缝合至距宫颈外侧端 0.5 cm 处结束，以减少宫颈口狭窄的可能。若裂伤累及子宫下段时，缝合应注意避免损伤膀胱及输尿管，必要时经腹修补。修补阴道裂伤和会阴裂伤，应注意解剖层次的对合，第一针也要超过顶端 0.5 cm，缝合时不能留有无效腔，避免缝线穿过直肠黏膜。外阴、阴蒂的损伤，应用细丝线缝合。软产道血肿形成应切开并清除血肿，彻底止血、缝合，必要时可放置引流条。

4.凝血功能障碍

首先应排除子宫收缩乏力、胎盘因素、软产道裂伤引起的出血，积极输新鲜全血、血小板、纤维蛋白原或凝血酶原复合物、凝血因子等。若已并发 DIC，则按 DIC 处理。

五、预防

加强围生期保健，严密观察及正确处理产程，可以降低产后出血的发生率。

1.重视产前保健

（1）加强孕前及孕期妇女保健工作，对于有凝血功能障碍和可能影响凝血功能障碍疾病的患者，应积极治疗后再受孕，必要时应于早孕时终止妊娠。

（2）对存在发生产后出血危险因素的孕妇，如多胎妊娠、巨大胎儿、羊水过多、子宫手术史、子宫畸形、妊娠高血压综合征、妊娠合并血液系统疾病及肝病等，要加强产前检查，提前入院。

（3）宣传计划生育，减少人工流产次数。

2.提高分娩质量

严密观察及正确处理产程。第一产程：合理使用子宫收缩药物、引产药物和镇静药。注意产妇饮食，防止产妇疲劳和产程延长。第二产程：根据胎儿大小掌握会阴后斜切开时机，认真保护会阴，阴道检查及阴道手术应规范、轻柔，正确指导产妇屏气及使用腹压，避免胎儿娩出过快。第三产程：是预防产后出血的关键，不要过早牵拉脐带，胎儿娩出后，若无出血，可等待

15 min,若有出血应立即查明原因,及时处理。胎盘娩出后要仔细检查胎盘、胎膜,并认真检查软产道有无撕裂及血肿。

3.加强产后观察

产后 2 h 是产后出血发生的高峰。产妇应在产房中观察 2 h,会阴后斜切开缝合后要注意观察有无血肿。要仔细观察产妇的生命体征、宫缩情况及阴道流血情况,发现异常及时处理。离开产房前要鼓励产妇排空膀胱,鼓励母亲与新生儿早接触、早吸吮,能反射性引起子宫收缩,减少产后出血。

(韩齐齐)

第二节　羊水栓塞

羊水栓塞(amniotic fluid embolism,AFE)是指在分娩过程中羊水进入母体血循环引起肺栓塞、休克和发生弥散性血管内凝血(DIC)等一系列严重症状的综合征,是极其严重的分娩并发症,亦是孕产妇死亡的重要原因之一。足月妊娠分娩发病者病死率高达 70%～80%,妊娠早期、中期流产亦可发生此病,但情况较缓和,极少造成孕产妇死亡。

一、病因

羊水进入母体血循环的机制尚不十分清楚,但与下列一些因素有关。

(1)子宫收缩过强或强直性子宫收缩(包括缩宫素使用不当)致羊膜腔内压力过高。

(2)子宫存在开放的血管,如子宫颈裂伤、子宫破裂、剖宫产术时,前置胎盘,胎盘早剥,中期妊娠流产子宫颈有裂伤者,在宫缩强时破膜,羊水由开放的胎盘血窦或子宫伤口进入母体血循环。

(3)滞产、过期妊娠、多产妇、巨大儿等可诱发难产,也与产程过长、难产机会增多导致胎儿缺氧窘迫、羊水混浊刺激性强等有关。

二、病理生理

羊水进入母体血液循环以后,主要引起以下几种病理生理变化。

(一)肺动脉高压

(1)羊水除含有毳毛、胎脂、角化上皮细胞及胎粪等物可直接形成栓子外,羊水本身为一强凝血物质,能促使血液凝固而形成广泛性纤维蛋白栓,肺小血管突然栓塞,肺血液灌流明显减少,同时由于反射性迷走神经兴奋引起肺血管痉挛、冠状血管痉挛,肺动脉压急剧升高,加之支气管分泌物增多,肺通气量明显减少而产生严重的肺缺血、缺氧。肺泡及毛细血管通透性增加,血浆部分渗出,导致肺间质、肺泡内水肿,肺出血,急性肺心病右侧心力衰竭,右心室扩大。

(2)肺循环受阻,进入左心房的回心血量减少,左心室排血量明显减少,引起周围循环衰竭,血压下降,甚至出现休克。

(3)由于肺部气体交换障碍及周围循环衰竭,导致低氧血症,使全身各组织及重要器官,如脑、肾严重缺氧,出现发绀、烦躁、抽搐、昏迷、急性肾衰竭,甚至迅速死亡。

（二）弥散性血管内凝血

妊娠时母体血中多种凝血因子及纤维蛋白原明显增加，血液呈高凝状态。羊水内含有丰富的凝血活酶，进入母体血后引起弥散性血管内凝血，消耗大量凝血因子，使血管内纤维蛋白沉着，血中纤维蛋白原下降。同时由于羊水中还含有纤溶激活酶，激活纤溶系统，使血液由高凝状态迅速转入纤溶状态，血液不凝，发生严重的产后出血。

（三）过敏性休克

羊水栓塞时，多数患者立即出现血压下降或消失，继而出现心肺功能障碍，可能与羊水中胎儿的有形物质为过敏原，作用于母体，导致过敏性休克有关。

在中期妊娠羊水内缺少胎儿表皮成分及胎粪，少量羊水进入母体，危害性小得多，多不引起以上严重情况。

羊水栓塞患者约 1/3 发病半小时内猝死，1/3 在以后 1 h 内死亡，幸存的 1/3 病例可出现凝血功能障碍及肾衰竭。

三、诊断

（一）临床表现

大多数发病突然，病情凶险，主要的临床表现为：①在分娩过程中或破膜后，突然发生呛咳、烦躁不安、呼吸困难、发绀，继之出现抽搐、昏迷、心率增快、血压下降、肺水肿、咳粉红色泡沫样痰，并迅速转入休克状态，发病急骤凶险者，惊叫一声后数分钟内血压消失，并迅速死亡；②未在短期内死亡者，可出现出血不止，血不凝，身体其他部位（如皮肤、黏膜、胃肠道或肾）出血，产后大出血；③由于 DIC 继之出现肾功能损害，出现少尿、无尿及尿毒症征象。

主要根据以上典型的临床表现，即可初步诊断并立即进行抢救。在抢救的同时可进行必要的辅助检查。

（二）辅助检查

（1）早期可出现血性泡沫痰，肺部听诊出现湿啰音，X 线床边摄片可见双肺弥散性点片状浸润影，沿肺门周围分布，可伴有右心扩大及轻度肺不张。

（2）心电图示右侧房室扩大，心肌劳损。

（3）痰液涂片可看到羊水内容物，确诊则需从腔静脉取血查出羊水中的有形物质，如复层扁平上皮、毳毛等，或尸检时肺小动脉或毛细血管内有羊水成分的栓塞。

（4）DIC 各项血液检查阳性。

四、处理

羊水栓塞发病凶险，病死率较高，多数患者死于急性肺动脉高压及右侧心力衰竭所致的呼吸循环衰竭，以及难以控制的凝血功能障碍。一旦发生羊水栓塞应采取紧急措施，迅速组织抢救，解决主要矛盾。

（一）纠正呼吸循环衰竭

（1）加压给氧，取半坐位或抬高肩部卧位，必要时行气管插管或气管切开，以保证供氧，减轻肺水肿，改善脑缺氧。

（2）纠正肺动脉高压，为阻断迷走神经反射引起的肺血管痉挛及支气管痉挛，应立即应用解痉药物。

1)心率慢时可用阿托品 1～2 mg 或山莨菪碱 20 mg 加入 10%～20%葡萄糖溶液中,静脉注射,每 15～30 min 1 次,直至面色潮红或症状好转为止。

2)由于肺动脉高压、右侧心力衰竭致使心率变快时,则用氨茶碱 0.25 g 加入 10%葡萄糖溶液 20 mL 中,缓慢静脉注射。

3)盐酸罂粟碱 30～90 mg 溶于 10%～25%葡萄糖溶液 20 mL,缓慢静脉注射,以解除平滑肌张力、扩张冠状动脉、肺血管及脑血管,同时也是解除肺动脉高压的良好办法。

(3)防止心力衰竭:①为防止心力衰竭,心率快者应及早应用强心药,如毛花苷 C 0.2～0.4 mg加于 10%葡萄糖溶液中,缓慢静脉注射,或用毒毛花苷 K 0.125～0.25 mg 加入 10%葡萄糖溶液中,缓慢静脉注射,加强心肌收缩,增加心搏量;②为减轻右心负荷,可用测血压袖带分别缚于四肢,加压至收缩压与舒张压之间,以阻断部分静脉回流;③应用利尿药,如呋塞米 20～40 mg 或依他尼酸 20～50 mg,稀释后静脉注射,有利于消除肺水肿。

(4)抗休克:急性羊水栓塞多因左心回心血量急剧减少、左心排血量急剧降低及过敏而发生休克,或因产后出血而发生失血性休克,纠正休克除及时输入新鲜血补足血容量之外,可考虑应用升压药物。①低分子右旋糖酐:24 h 内输入 500～1 000 mL;②异丙肾上腺素:0.2～0.4 mg加于 5%葡萄糖溶液 200 mL 中静脉滴注;③多巴胺:10～20 mg 加在 10%葡萄糖溶液 250 mL 中静脉滴注,根据血压调整滴速;④间羟胺:20～80 mg 加在葡萄糖溶液中静脉滴注。

(二)抗过敏

应早期应用抗过敏药物,肾上腺皮质激素,稳定溶酶体膜,保护细胞,抗过敏,同时亦有解除痉挛作用。地塞米松 20 mg 静脉注射后,再用 20 mg 静脉滴注并根据病情重复使用。亦可用氢化可的松 100～200 mg,静脉滴注,每日用量可达 500～1 000 mg。

(三)纠正酸中毒

纠正酸中毒有利于纠正休克和电解质紊乱,常用 5%碳酸氢钠 250～500 mL 静脉滴注。

(四)纠正 DIC 及继发性纤溶

一旦发生羊水栓塞,只有去除病因(终止妊娠),解除促凝因素的作用,才能控制病情的进一步发展。

(五)产科处理

原则上应先改善产妇的呼吸循环衰竭,待病情好转后再处理分娩,如病因不除,病情仍有可能恶化。终止妊娠的方法根据具体情况而定。在第一产程可考虑行剖宫产结束分娩。在第二产程可根据情况产钳助产或剖宫产。对严重产后出血用宫缩药、止血药后短时间内不能控制时,应在患者能承受手术的情况下行子宫切除术。也有学者认为切除子宫能最有效地控制出血,并可减少子宫血窦内羊水物质继续进入体循环。

(六)保护肾脏防止肾衰竭

羊水栓塞患者经抢救度过了肺动脉高压及右侧心力衰竭、凝血功能障碍等几个阶段后,常常因肾缺血时间长、肾血管栓塞而导致肾小管肾小球坏死、肾功能障碍,故在抢救过程中应随时观察尿量,使每小时尿量不少于 30 mL,24 h 尿量不少于 400 mL。若血容量补足,可应用利尿药。出现肾衰竭按相应原则处理。

(韩齐齐)

第十三章　产褥期疾病

第一节　产褥感染

产褥感染是指产褥期内生殖道受病原体侵袭而引起局部或全身的感染。产褥病率是指分娩结束 24 h 以后的 10 d 内，每日用口表测 4 次体温，每次间隔 4 h，其中有 2 次体温达到或超过 38 ℃。产褥病率多由产褥感染所引起，亦可由泌尿系统感染、呼吸系统感染及乳腺炎等引起。

一、病因

女性生殖道对细菌的侵入有一定的防御功能，其对入侵病原体的反应与病原体的种类、数量、毒力及机体的免疫力有关。妇女阴道有自净作用，羊水中含有抗菌物质。妊娠和正常分娩通常不会增加感染机会。只有在机体免疫力、细菌毒力和细菌数量三者之间的平衡失调时，才会增加产褥感染的机会，导致感染发生。诱因有胎膜早破、产程延长，孕期生殖道感染、严重贫血、产科手术操作、产后出血等因素。

二、病原体

正常妇女阴道寄生大量细菌，包括需氧菌、厌氧菌、真菌及衣原体、支原体。细菌可分为致病菌和非致病菌。有些非致病菌在一定条件下可以致病称为条件致病菌，但即使是致病菌也需达到一定数量或机体免疫力下降时才会致病。

1. 需氧菌

（1）链球菌：以 β 溶血性链球菌致病性最强，可引起严重感染。近年来 B 族链球菌（GBS）感染有明显上升趋势。

（2）杆菌：以大肠埃希菌、克雷伯氏菌属、变形杆菌属多见，可产生内毒素，引起菌血症或感染性休克。因此，产褥感染若出现菌血症或感染性休克，则多考虑杆菌感染。

（3）葡萄球菌：主要为金黄色葡萄球菌和表皮葡萄球菌，多为外源性感染。金黄色葡萄球菌引起的感染一般较严重。

2. 厌氧菌

厌氧菌感染通常为内源性，来源于宿主全身的菌群，厌氧菌感染的主要特征为化脓，有明显的脓肿形成及组织破坏。

（1）球菌：以消化球菌和消化链球菌最常见。当有产道损伤、局部组织坏死时，可迅速繁殖而致病。

（2）杆菌属：常见的厌氧性杆菌为脆弱类杆菌。常形成局部脓肿，产生大量脓液，有恶臭味。感染还可引起化脓性血栓性静脉炎。

（3）梭状芽孢杆菌：主要是产气荚膜杆菌，引起的感染轻者为子宫内膜炎、腹膜炎、败血症，重者可引起溶血、黄疸、血红蛋白尿、急性肾衰竭、循环衰竭、气性坏疽而死亡。

3.支原体与衣原体

支原体和衣原体均可在女性生殖道内寄生,可引起生殖道的感染,多无明显症状。

此外,通过性传播疾病引起的淋病奈瑟菌感染,也可导致产褥感染。

三、感染途径

1.内源性感染

寄生于产妇阴道和直肠内的细菌,在一定的条件下,如细菌繁殖能力增加或机体抵抗力下降、细菌进入宫腔、产道裂伤、胎膜早破等,可转化为致病菌引起感染。

2.外源性感染

外界的病原菌进入产道所引起的感染,其细菌可以通过医务人员、消毒不严或被污染的医疗器械及产妇临产前性生活等途径侵入机体。

四、临床表现及病理

1.急性外阴、阴道、宫颈炎

会阴裂伤及后-斜切开部位是会阴感染的最常见部位,会阴部可出现疼痛,局部伤口充血、水肿,并有触痛及波动感,严重者伤口边缘可裂开,产妇活动受限。阴道若有感染,可出现阴道部疼痛,严重者可有畏寒、发热,阴道黏膜充血、水肿,甚至出现溃疡坏死。宫颈裂伤引起的炎症,症状多不明显,若深度达穹隆部及阔韧带底部,又未及时缝合,则病原体可直接上行或通过淋巴播散引起盆腔结缔组织炎。

2.子宫感染

产后子宫感染包括急性子宫内膜炎、子宫肌炎。细菌经胎盘剥离面侵入,先扩散到子宫蜕膜层引起急性子宫内膜炎。炎症可继续侵犯浅肌层、深肌层乃至浆膜层,导致子宫肌炎。由于子宫内膜充血、坏死,阴道内有大量脓性分泌物且有臭味。若为子宫肌炎,则子宫复旧不良。体检腹部有压痛,尤其是宫底部,可伴发高热、头痛、血白细胞增多等感染征象。

3.急性盆腔结缔组织炎和急性附件炎

感染沿淋巴管播散引起盆腔结缔组织炎和腹膜炎,可波及输卵管、卵巢,形成附件炎。如未能有效地控制炎症,炎症可继续沿阔韧带扩散,直达侧盆壁、髂窝、直肠阴道隔。可出现持续高热、寒战、腹痛、腹胀,检查下腹部有明显压痛、反跳痛及腹肌紧张,宫旁组织增厚,有时可触及肿块,肠鸣音减弱甚至消失;血白细胞持续升高,中性粒细胞明显增加。

4.急性盆腔腹膜炎及弥散性腹膜炎

炎症扩散至子宫浆膜,形成急性盆腔腹膜炎,继而发展为弥散性腹膜炎,出现全身中毒症状,病情危重。

5.血栓性静脉炎

多由厌氧性链球菌引起。炎症向上蔓延可引起盆腔内血栓性静脉炎,可累及子宫静脉、卵巢静脉、髂内静脉、髂总静脉,盆腔静脉炎向下扩散可形成下肢深静脉炎。早期表现为下腹痛,而后向腹股沟放射。

当下肢血栓性静脉炎影响静脉回流时,可出现肢体疼痛、肿胀、局部皮肤温度上升,皮肤发白,习称"股白肿"。若小腿深静脉有栓塞,可有腓肠肌和足底部压痛。小腿浅静脉炎症时,可出现水肿和压痛。若患侧踝部、腓肠肌部和大腿中部的周径大于健侧 2 cm 时,则可做出诊断。血栓性静脉炎可表现为反复高热、寒战、下肢持续性疼痛。

6.脓毒血症和败血症感染

血栓脱落进入血液循环,可引起脓毒血症。若细菌大量进入血液循环并繁殖形成败血症,表现为持续高热、寒战、全身中毒症状明显,甚至休克危及生命。

五、诊断与鉴别诊断

1.病史

详细询问病史及分娩经过,对产后发热者,合并有贫血、营养不良、胎膜早破、产程延长、频繁阴道检查史、产伤、胎盘残留的产妇,应首先考虑为产褥感染。

2.全身及局部检查

仔细检查腹部、盆腔及会阴伤口,可基本确定感染的部位和严重程度。辅助检查如超声、CT、磁共振成像等检测手段,能够了解由感染形成的炎性肿块、脓肿的位置及性状。

3.实验室检查

C-反应蛋白、降钙素原等异常有助于早期诊断。宫腔分泌物、脓肿穿刺物、后穹隆穿刺物作细菌培养和药敏试验,确定病原体。必要时需作血尿培养和厌氧菌培养。

4.鉴别诊断

主要应和上呼吸道感染、急性乳腺炎、泌尿系统感染相鉴别。

六、治疗

1.一般治疗

加强营养,给予足够的维生素,补液纠正水、电解质失衡。若有严重贫血可输血治疗。产妇宜取半卧位,有利于恶露引流和使炎症局限于盆腔内。

2.抗生素治疗

未能明确病原体时,应根据临床表现及临床经验选用广谱抗生素,待细菌培养和药敏试验结果再作调整。抗生素使用原则:应选用广谱抗生素,同时能作用于革兰阳性菌、革兰阴性菌、需氧菌和厌氧菌的抗生素。青霉素及甲硝唑联合应用为首选,头孢菌素类抗生素抗菌谱广,抗菌作用强,肾毒性小,也属首选之列。应用抗生素72 h,体温无持续下降,应及时重新评估,酌情更换抗生素。中毒症状严重者,同时短期给予肾上腺皮质激素,提高机体应激能力。

3.中医治疗

根据情况辨证选择活血化瘀中药治疗。

4.引流通畅

若经抗生素治疗48～72 h,体温仍持续不退,腹部症状、体征无改善,应考虑感染扩散或脓肿形成。如疑盆腔脓肿,可经腹或后穹隆切开引流。会阴伤口或腹部切口感染,应行切开引流术。

5.血栓性静脉炎的治疗

可使用肝素、尿激酶等药物治疗,用药期间监测凝血功能。

6.手术治疗

如有胎盘残留,在有效抗炎同时,清除宫腔内残留物。如子宫严重感染,炎症继续扩展,出现不能控制的败血症、DIC,应及时行全子宫切除术。

七、预防

(1)加强孕期保健及卫生宣传教育工作,临产前 2 个月内避免盆浴和性生活,积极治疗贫血等内科并发症。

(2)待产室、产房及各种器械均应定期消毒。严格无菌操作,减少不必要的阴道检查及手术操作,认真观察并处理好产程,避免产程过长及产后出血。产褥期应保持会阴清洁,每日擦洗 2 次。加强对孕产妇的管理,避免交叉感染。

(3)预防性应用抗生素。对于阴道助产及剖宫产者,产时或产后预防性应用抗生素,对于产程长、阴道操作次数多及胎膜早破、有贫血者,也应预防性应用抗生素。

(4)降低剖宫产率,尽量减少指征不明确的剖宫产及社会因素而行的剖宫产术。

(张秋兰)

第二节　晚期产后出血

晚期产后出血是指分娩结束 24 h 后,在产褥期内发生的子宫大量出血。多见于产后 1~2 周,亦可迟至产后 2 月左右发病。临床表现为持续或间断阴道流血,亦可表现为突然阴道大量流血,可引起失血性休克。晚期产后出血多伴有寒战、低热。

一、病因

1.胎盘、胎膜残留

为最常见的病因,多发生于产后 10 d 左右。黏附在子宫腔内的小块胎盘组织发生变性、坏死、机化,可形成胎盘息肉。当坏死组织脱落时,基底部血管开放,引起大量出血。

2.蜕膜残留

产后一周内正常蜕膜脱落并随恶露排出,若蜕膜剥离不全或剥离后长时间残留在宫腔内诱发子宫内膜炎症,影响子宫复旧,可引起晚期产后出血。

3.子宫胎盘附着部位复旧不全

胎盘娩出后,子宫胎盘附着部位即刻缩小,可有血栓形成,随着血栓机化至内膜逐渐修复,此过程需 6~8 周。如果胎盘附着面复旧不全,可使血栓脱落,血窦重新开放,导致子宫大量出血。

4.感染

以子宫内膜炎为多见,炎症可引起胎盘附着面复旧不全及子宫收缩不佳,导致子宫大量出血。

5.剖宫产术后子宫切口裂开

多见于子宫下段剖宫产横切口两侧端,其主要原因有感染与伤口愈合不良。

(1)子宫切口感染的原因:①子宫下段切口离阴道口较近,增加感染机会,细菌易感染宫腔;②手术操作过多,尤其是阴道检查频繁,增加感染机会;③产程过长;④无菌操作不严格。

(2)切口选择过低或过高:①过低,宫颈侧以结缔组织为主,血液供应较差,组织愈合能力差;②过高,切口上缘宫体肌组织与切口下缘子宫下段肌组织厚薄相差大,缝合时不易对齐,影响愈合。

(3)缝合技术不当：出血血管结扎松弛，尤其是切口两侧角血管回缩，形成血肿；有时缝扎组织过多过密，切口血液循环供应不良，均影响切口愈合。

6.肿瘤

产后滋养细胞肿瘤或子宫黏膜下肌瘤等均可引起晚期产后出血。

二、诊断

1.病史

产后恶露不净，有臭味，色由暗红变鲜红，反复或突然阴道流血。若为剖宫产术后，应注意剖宫产前或术中特殊情况及术后恢复情况，尤其应注意术后有无发热等情况同时应排除全身出血性疾病。

2.症状和体征

除阴道流血外，一般可有腹痛、发热和贫血。双合诊检查应在严密消毒、输液、备血等且有抢救条件下进行。检查可发现子宫增大、软，宫口松弛，可以示指轻触剖宫产者子宫下段切口部位，了解切口愈合情况。

3.辅助检查

血、尿常规，了解感染与贫血情况，宫腔分泌物培养或涂片检查，超声检查子宫大小，宫腔内有无残留物，剖宫产切口愈合情况，查血 hCG 排除胎盘残留和滋养细胞肿瘤。

三、治疗

(1)少量或中等量阴道流血，应给予足量广谱抗生素及子宫收缩剂。

(2)疑有胎盘、胎膜、蜕膜残留或胎盘附着部位复旧不全者，应行刮宫术。手术前做好备血、建立静脉通路及开腹手术准备，刮出物送病理检查，以明确诊断。刮宫后应继续给予抗生素及子宫收缩剂。

(3)疑有剖宫产后子宫切口裂开，仅少量阴道流血可先住院给予广谱抗生素及支持疗法，密切观察病情变化；若阴道流血量多，可作剖腹探查。若切口周围组织坏死范围小，炎症反应轻微，可作清创缝合及髂内动脉、子宫动脉结扎止血或行髂内动脉栓塞术；若组织坏死范围大，酌情作子宫次全切除术或子宫全切术。

(4)若因肿瘤引起的阴道流血，应作相应处理。

四、预防

(1)产后应仔细检查胎盘、胎膜，注意是否完整，若有残缺应及时取出。在不能排除胎盘残留时，应行宫腔探查。

(2)剖宫产时子宫下段横切口应注意切口位置的选择及缝合，避免子宫下段横切口两侧角部撕裂。

(3)严格按无菌操作要求做好每项操作，术后应用抗生素预防感染。

（张秋兰）

第十四章　生殖医学

第一节　体外受精与胚胎移植

体外受精与胚胎移植(in vitro fertilization and embryo transfer,IVF-ET)技术是现代人类助孕技术中最常用最基本的技术,为其他助孕技术的进一步开展奠定了基础。

一、适应证

(1)输卵管堵塞性不孕症(原发性和继发性):为最主要的适应证。如患有输卵管炎、盆腔炎致使输卵管堵塞、积水等;输卵管整形手术失败,或输卵管通而不畅长期不孕;输卵管结核堵塞而子宫内膜无结核病变者;宫外孕一侧输卵管切除,另一侧堵塞或通而不畅长期不孕者;两次宫外孕双侧输卵管均已切除者。

(2)原因不明的不孕症。

(3)子宫内膜异位症经治疗长期不孕者。

(4)输卵管结扎术后子女发生意外者,或输卵管吻合术失败者。

(5)多囊卵巢综合征经保守治疗长期不孕者。

(6)其他如免疫因素不孕者。

二、患者准备

除详细了解和记载月经史及近期月经情况、妇科常规检查、了解盆腔器官状态、子宫大小、位置、附件情况、子宫颈与阴道状况等外,还有阴道分泌物的滴虫、真菌检查、阴道清洁度等,肝脏功能检查,血尿常规检查等。还需进行以下检查。

(1)B超检查:了解盆腔情况,测量子宫大小、双侧卵巢大小、有无异常,测量子宫内膜厚度、子宫颈情况等。并了解生殖器官有无异常如子宫肌瘤、卵巢囊肿;双侧卵巢是否易穿刺等。

(2)诊断性刮宫:子宫内膜病理检查,判定子宫内膜是否正常,有无排卵、黄体功能不全及有无感染及结核等。

(3)输卵管造影(碘油或泛影葡胺),或B超下输卵管通液术:判定输卵管通畅情况。

(4)基础体温测定。

(5)女性内分泌激素测定:可采用放射免疫法或酶联免疫法测定卵泡刺激素(FSH)、黄体生成激素(LH)、泌乳素(PRL)、雌二醇(E_2)、孕酮(P)、睾酮(T)等内分泌激素,以了解垂体和卵巢的功能状态。必要时测其他有关内分泌激素。发现异常可先进行必要的治疗。

(6)自身抗体检查及抗精子抗体检查:抗精子抗体阳性可造成不孕。

(7)男方需做精液综合分析:检查了解精子数量、活动力、活动率、畸形精子和死精数量及精浆状态等。

(8)男女双方染色体检查。

三、超促排卵周期前的准备

月经后半期(黄体期,约周期的第 21 d)做一次 B 超检查,测卵巢大小,有无滤泡囊肿。如有较大的滤泡囊肿,需进行阴道 B 超下穿刺。抽出滤泡囊肿液体(必要时病检),抽净滤泡囊肿液后方可进行超促排卵。同时探测子宫颈管的位置、方向,测量子宫腔深度(长度),并记录子宫颈管方向、子宫位置及宫腔长度,为胚胎移植时提供依据。此项准备工作一般在卵泡期进行,也可在前一周期的黄体期进行。综合患者情况,决定超促排卵方案,并向夫妇双方交代、解释有关的 IVF-ET 情况,约好患者来诊时间,使夫妇双方做好心理准备。

四、超促排卵

超促排卵又称控制超排卵术,指以药物的手段在可控制的范围内诱发多卵泡的发育和成熟(其治疗的对象很多本身有正常的排卵功能),从而为一系列的辅助生育技术奠定基础。

(一)超促排卵常用药物

1. 克罗米芬(clomiphene citrate,CC)

(1)作用机制:克罗米芬有弱雄激素和拮抗 E 的双重作用,它作用于生殖系统的多个部位,包括下丘脑、垂体、卵巢、子宫内膜和子宫颈。其作用的发挥有赖于下丘脑-垂体-卵巢轴正负反馈机制的完整性。

(2)适用于多囊性卵巢综合征、继发性下丘脑性闭经、用避孕药后闭经等患者;闭经泌乳综合征;无排卵性功血,特别是青春期无排卵性功血和黄体功能不足的患者。

(3)用药方法:克罗米芬在诱发排卵中常单独使用,在超促排卵中与其他药物联合应用。

2. 促性腺激素(gonadotropin,Gn)

促卵泡成熟(FSH):①重组 FSH(r-FSH)是 20 世纪 90 年代应用基因工程技术人工合成的,其优点是纯度高、稳定性强、生物学差异小、无变态反应。②高纯度尿源型人卵泡刺激素(u-FSHHP),几乎不含 LH(<0.1),杂质蛋白<5%,但其所含极微量的杂质蛋白成分仍可抑制 FSH 作用。尤适用于 LH/FSH 比例较正常值增高的无排卵或闭经的治疗。依据个体反应性的不同和治疗方案的不同,使用剂量及时间不同。可于月经周期第 3~5 d 开始,每天肌内注射 75~300 U,连用 8~10 d,至恰当的卵巢反应性的出现,并监测卵泡大小、数量进行调整。对缺乏反应者,可以加大使用剂量。

3. 人绝经期促性腺激素(HMG)

从绝经期妇女尿中提取的 HMG,含有大约 75 U 的 FSH 和 75 U 黄体生成素(LH),是白色冻干的无菌、无热原质的粉剂。其生物作用与上述的 FSH 相似但因含有 LH,在 LH 水平升高的患者中诱发排卵时使用受到限制。而且募集卵泡及刺激卵泡的发育主要依靠 FSH,LH 不参与募集始基卵泡。卵泡发育中,在 LH 刺激下,卵泡颗粒细胞分泌雄激素,再受 FSH 控制下的芳香化酶作用转化为雌激素,此时需要少量 LH。在排卵前如出现过高 LH 水平,会导致提前出现 LH 峰,使卵母细胞过早成熟以至黄素化而影响到受精和胚胎的质量。此外,大剂量使用会导致多个卵泡发育,增高卵巢过度刺激综合征(OHSS)发生的风险。

4. 促性腺激素释放激素激动剂(GnRH-a)

GnRH-a 对 GnRH 受体有更高的亲和力,并且更为持久,当 GnRH-a 存在时,大部分的受体被占据并内移至细胞内,这一方面引起用药初期的一个短促的血浆促性腺激素高峰(flare—

up),另一方面使垂体的受体明显地丢失并得不到补充,因而垂体不能对内源性或外源性的促性腺激素释放激素进一步发生反应。此外,持续而非脉冲式兴奋垂体可能增加它的无反应性。其结果就是垂体的 LH 和 FSH 分泌显著减少,呈药物去垂体状态,称为垂体降调节,这种状态可随停药而恢复。在超促排卵中使用促性腺激素释放激素激动剂基本有如下目的:①利用垂体的降调节减少早发 LH 峰的发生,后者在不恰当的卵子成熟阶段引发卵细胞减数分裂恢复,导致过早排卵和黄素化,减少周期取消率;②减少内源性的 LH 分泌,降低血浆内的 LH 水平,减少卵子暴露在高水平 LH 的可能;③在卵泡的募集阶段使用药物,利用用药初期的一个短促的血浆促性腺激素高峰,从而增加卵泡募集的数量;④期望卵巢内的卵泡能同时启动发育,从而改善卵泡发育的同步化,争取在同一时间有更多的卵泡成熟。目前超排卵周期中普遍结合 GnRH-a。分长效和短效两种剂型,前者 3.6 mg 和 3.75 mg,后者 0.1 mg。

5. 绒毛膜促性腺激素(hCG)

化学结构和生物活性与 LH 类似,hCG 主要生理功能有:①有促进卵泡发育成熟和卵母细胞发育成熟作用,利于获得高质量的成熟卵细胞;②与 HMG 共同作用,可诱发排卵;③与黄体细胞膜上受体相结合,可延长黄体寿命,并促使黄体增大变为妊娠黄体,增加甾体激素的分泌,以维持正常妊娠。常用制剂从早孕妇女尿中提取,也有进口重组 hCG,商品名艾泽。目前国内常用 hCG 制剂有不同剂量,每安瓿有 500~10 000 U 多种。在超促排卵过程中,当 B 超监测卵泡、LH 或 E_2 水平达到标准时,一般一次肌内注射 hCG 10 000 U,注射 36 h 后取卵。

6. 促性腺激素释放激素拮抗剂(GnRH-ant)

GnRH-ant 作用特点:①与垂体 GnRH 受体竞争性结合;②即时产生抑制效应,降低 Gn 和性激素水平,无 flare-up 现象;③抑制效果呈剂量依赖型;④保留垂体反应性。单次注射 Cetrorelix 3 mg 可抑制 LH 峰的时间(保护期),最短 96 h,最长 6 d。目前常用的拮抗剂有 Cetrorelix,Ganirelix。

7. 生长激素(GH)

为促代谢激素,调节糖、蛋白、脂肪的代谢,受下丘脑生长激素释放激素和生长抑素的双重调节。并受肥胖、饮食及睡眠等多种因素的影响。它可以直接或通过胰岛素样生长因子(IGF-Ⅰ)间接调节卵泡的生长和发育。可以增加卵巢对 Gn 的反应能力,增加卵巢内 IGF-Ⅰ及 IGF-Ⅱ的产生,加强依赖 FSH 的颗粒细胞的分化,与 Gn 协同调节周期性的卵泡发育和激素合成,从而显著减少 Gn 诱发排卵所需的总量。有研究报道合并使用可以改善卵子质量提并高临床妊娠率。但是目前关于应用辅助促排卵治疗的方式、剂量尚无一定标准。

(二)超促排卵方案

超促排卵方案各种各样,但 20 年来随着助孕技术的进展,为了提高妊娠率目前常用方案如下:①HMG/hCG 方案;②FSH/hCG 方案;③FSH/HMG/hCG 方案;④GnRH-a/FSH/hCG 方案;⑤GnRH-a/HMG/hCG 方案;⑥GnRH-a/FSH/HMG/hCG 方案;⑦FSH/HMG/GnRH-antagonist/hCG 方案;⑧微刺激方案。

采用上述超促排卵方案,均曾获得成功。在选择方案时,须根据患者年龄、卵巢储备、既往促排卵卵巢的反应等情况决定。具体介绍目前临床常用的几种超促排卵方案。

1. HMG/hCG 方案

从月经周期的第 3 或 5 d 开始,每日肌内注射 HMG 2 支(每支 75 U),连续肌内注射 7~11 d;月经的第 9~10 d 开始 B 超监测两侧卵巢的卵泡大小,每天上午监测一次(腹部或阴道)。停用 HMG 24～36 h 后,1 次肌内注射 hCG 10 000 U。停用 HMG 的时间:当优势卵泡直径有 1～2 个达到或超过 18 mm 或有 2 个以上卵泡直径达到 16 mm;当 E_2 达到或超过 500 μg/mL 时;当 B 超监测卵泡达到前述停药标准前,可每日测尿 LH 1 或 2 次。当 LH 峰出现,LH 测定阳性时。

2. FSH/HMG/HCG 方案

从月经周期的第 3 天开始,每日上午 9 点肌内注射 FSH 2～3 支(每支含 75 U),连用 3 d。从来月经的第 6 天起,每日上午 9 点肌内注射 FSH 及 HMG 各 1～2 支(或上午 9 点 1 支,下午 3 点 1 支),连注 5～7 d。月经周期第 9～10 天开始 B 超监测两侧卵巢的卵泡发育情况、测量大小等。有条件可测定 E_2 和尿 LH。停用 FSH 和 HMG 的指标同上述方案。停用 FSH 和 HMG 24～36 h 后,肌内注射 hCG 10 000 U。采用此方案同样在注射 FSH 和 HMG 过程中,可根据患者对药物的反应,酌情调整用药剂量,不宜固定不变。如开始每日 3～4 支,反应较好,卵泡发育良好,可酌减至每日各 1 支。

3. GnRH-a/FSH/HMG/hCG 方案

该方案是目前国内外公认效果较好的超促排卵方案,也称为常规超促排卵方案。包括三个阶段:降调节、超促排卵和诱发卵细胞的最后成熟。

目前常用有三种方式。①短效/长效 GnRH-a 标准长方案:开始于前一个月经周期第 21 天或 B 超检测自然周期排卵后 5～7 d,达菲林或达必佳 0.1 mg,每日 1 次,皮下注射 14 支后,约月经第 2～3 天,抽血测 E_2、LH,若 E_2≤183.5 pmol/L(50 pg/mL),LH≤5 mU/mL,B 超提示子宫内膜厚度≤6 mm,无 10 mm 以上卵泡,认为降调节完全,若未达降调节标准,继续给予 GnRH-a 0.1 mg 每日 1 次,达到标准后起给予 Gn(丽申宝或果纳芬)150～300 U/d,卵泡中晚期加用 HMG 75～150 U,给予 Gn 促排同时继续给予 GnRH-a 0.05 mg 每日 1 次,直至 hCG 日前一天,停用 Gn 的时机同上所述。也有中心使用长效 GnRH-a 1.3～1.8 mg(1/2～1/3 支),一次皮下注射,代替上述短效多次注射.②GnRH-a 短方案:月经第 2 天超检查子宫内膜厚度<5 mm 及最大卵泡径线<10 mm,给予短效 GnRH-a 达菲林或达必佳 0.1 mg 直至 hCG 日前一天。同时给予 Gn 150～300 U/d,卵泡中晚期加用 HMG 75～150 U,停用 Gn 的时机同上。③GnRH-a 超长方案:长效 GnRH-a 3.6～3.75 mg,月经第 1 天皮下注射,每 28 d 一次,连用 3 个周期,最后一次给药失效前,抽血测 E_2、LH,后开始超促排卵,促排卵同时用短效 GnRH-a。较多适用于子宫内膜异位症患者。

4. FSH/HMG/GnRH-antagonist/hCG 方案

目前使用方案主要有以下几种。①单次用药方案:Gn 用法同前,周期第 8 d 或血 E_2 水平达 1 468 pmol/L 时,也有在血 E_2 达 183.5～734 pmol/L,最大卵泡直径达 14 mm 时,皮下注射 Cetrorelix 3 mg,在最大卵泡直径达 18～20 mm 时,注射 hCG 诱发排卵 36～48 h 后取卵。②连续用药方案:Cetrorelix 连续给药方案的最低有效剂量为 0.25 mg/d。Gn 用法同前,于周期第 7 天或者优势卵泡直径达到 14 mm 时开始注射 Cetrorelix 0.25 mg/d 至注射 hCG 日(含该日),可避免过早 LH 峰。目前认为对于促性腺激素刺激卵巢反应差的女性使用 GnRH-a 可能导致过度抑制,从而延长治疗周期,增加治疗费用,且并不增加临床妊娠率。最近在人类卵巢上发现 GnRH-a 受体,一些调查者认为 GnRH-a 可能直接对卵巢产生有害作用,尤其在低反应者,因此倾向于不使用 GnRH-a。MchmetA Akman 等采用在卵泡早期增加促性腺激素的传统方案(不使用 GnRH-a 或者 GnRH-anta)与 GnRH-anta 联合促性腺激素的方案进行比较。两组周期取消率并无差别,但 GnRH-anta 组妊娠率高于未使用 GnRH-a。有学者对因卵巢功能减退前次行激动剂方案 IVF 失败的卵巢低反应患者再次行 IVF 使用拮抗剂方案,结果显示两者促排卵时间,Gn 的用量,获卵数目,胚胎形成率,均无显著性差异;拮抗剂组优质胚胎形成率高于激动剂组,无显著性差异,拮抗剂组的胚胎种植率和临床妊娠率均高于激动剂组,有显著性差异。Ragni 等认为对于反应高的患者,GnRH-ante,可增加卵母细胞收集和胚胎移植的成功率;降低 OHSS 的发生率和由 OHSS 导致的被取消的人工授精周期的数量。

5. 微刺激方案

随着辅助生殖技术的发展,临床妊娠率和胚胎种植率得到了较大幅度的提升,获得成功妊娠所平均需要的卵子数目逐渐降低,近年来有学者主张在体外受精胚胎移植治疗中使用小剂量的促排卵药物对卵巢实施"微刺激"。①低剂量 Gn 的微刺激方案:也特别适用于多囊卵巢综合征(PCOS)的患者。PCOS 的促排卵容易出现两个极端的结果,一是卵巢持续不反应,众多小卵泡对氯米芬和 Gn 均发生抵抗,卵泡生长迟缓,雌二醇水平上升缓慢;二是卵巢的过度反应,出现卵巢过度刺激综合征的风险。比较流行的微刺激方案以 FSH 75 U 周期第 2~3 天启动,每天或隔天注射,到第 7 天开始在超声监测下,每 3 d 以 50% 的剂量递增,持续到优势卵泡成熟。这种刺激方案有效地改善 OHSS 的预后,也减少了一次获卵的数目,但妊娠率似乎不低。缺点是患者和医生不一定能忍耐如此长时期的用药和监测,周期取消率较高。②联合 GnRH-a 的克罗米芬微刺激方案:这个方案的基本原理是在克罗米芬加 Gn 的基础上,对卵巢反应较低的患者,为了募集尽可能多的优质卵母细胞,联合 GnRH-a 的"fare-up"作用,在周期第 3 天,克罗米芬 50~100 mg 和 GnRH-a 0.1 mg/d 同时启动,酌情加上 Gn 和雌二醇,这样的组合可以将两种来源的内源性的 Gn 叠加起来,大大增加了卵泡募集所需要 FSH 血浓度。刘嘉茵等对前次因卵巢功能减退而 IVF 失败的卵巢低反应患者,采用组合氯米芬方案,临床妊娠率(25.0%)较常规方案组(12.5%)有明显增加;胚胎种植率(14%)较常规方案组(5%)明显增高。

注意:超促排卵方案的各个环节依据不同的情况可以进行适当或必要的调整。以卵巢反应不良为例,可递增 75 U 的促性腺激素,3 次加量仍无效应停药,并于下一次促排卵考虑其他方案。如可提前于月经的第 3 天使用促性腺激素,还可在此基础上增加促性腺激素的剂量,甚至达每天 450 U。如已知患者对超促排卵的反应高,一方面可使用降调节作用较强的 GnRH-a 或 GnRH-anta,另一方面可减低促性腺激素剂量,从每天 75 U 或 37.5 U 开始,视其反应程度而缓慢地增加剂量,加量过程应定期检查血中各种激素水平以利于分析。

在以前的超促排卵中的主要问题是卵泡的数量不足,可提前使用促性腺激素,于月经第 2 天或第 3 天开始,或者在开始数天使用高剂量每天 225~300 U,数天后减至常规剂量。如果主要表现为卵泡的生长速度缓慢,可于超促排卵中使用 FSH 和 HMG 各 75 U,后者成分中的 LH 可使卵泡的生长速度略有加速。患者的年龄,基础 FSH 值,月经第 3 天窦卵泡个数等是影响患者对超促排卵反应性的重要因素。

(三)hCG 的使用时机

掌握注射 hCG 的时机是获得高质量的卵子的关键。主要参考卵泡直径的大小及卵泡的数目。当主导卵泡中有 1 个直径达 18 mm 或两个达 17 mm 或 3 个达 16 mm 时,可于当天停用促性腺激素,于外源性促性腺激素最后一次给药后的 36 h 注射 hCG 5 000~10 000 U;外周血中的 E_2 水平达 1 110 pmol/L,主导卵泡达到要求时也可注射 hCG;当成熟卵泡数目较多,

为避免增高的 E_2 水平诱发内源性的 LH 峰,可适当提前注射 hCG 的时间。

(四)卵泡监测

一般从超促排卵月经周期的第 9~10 天开始,每日上午 9~10 点进行阴道 B 超监测双侧卵巢大小,卵泡的数目、大小,动态观察卵巢和卵泡的发育情况,并测量子宫内膜的厚度等。根据其卵泡的数量、直径大小决定其停用促性腺激素时间和决定注射 hCG 的时间,以及预测可能排卵时限。

五、卵子收集

采卵目前最常用的方法是,阴道 B 超引导,经阴道穹隆部穿刺取卵术。

(一)设备

超声仪;阴道探头和阴道探头配套的穿刺针导支架;穿刺针,有单腔和双腔两种类型,双腔穿刺针有利于冲洗卵泡,但现多用单腔针;负压吸引器,现为电子自动负压控制仪;灭菌的一次性试管等。

(二)患者准备

术前 30 min 肌内注射哌替啶 50~100 mg;排空膀胱;用无菌生理盐水冲洗外阴及阴道;铺无菌手术单。

(三)手术操作

全过程无菌操作,阴道探头涂上耦合剂后套上经气体消毒的乳胶薄膜套,装上穿刺针导支架后置入阴道,作常规扫描检查后,活动探头清晰显示目标卵泡,沿针导置入穿刺针,缓慢穿入阴道壁,加 12~18 kPa 负压后迅速刺入目标卵泡中央,同时快速捻转和小范围来回抽动穿刺针,直至目标卵泡完全塌陷。尽量穿刺所有的卵泡;位于同一穿刺线上的卵泡可自浅至深于一次进针内完成,对不同穿刺线上的卵泡,退针至卵巢表面(不退出阴道壁),改变穿刺方向再行穿刺;术毕常规扫描盆腔,检查有否内出血;手术结束后拭净阴道积血,如有穿刺点出血可置棉纱填塞压迫,数小时后取出;术毕平卧休息半小时,如无异常即可回家休息,或住院观察,待胚胎移植。取出的卵泡液立即送培养室拾卵与培养。

六、取精与处理

精子的洗涤是辅助生育技术中的基本技术之一,从宫腔内人工受精(IUI)到尖端的卵泡浆内单精子显微注射(ICSI)都要求有良好的精子洗涤技术作为基础。

(一)精液的收集

男方禁欲 3~7 d(一般禁欲 4~5 d),收集精液当天注意局部的清洁,采集精液前洗净双手,需要使用精子前 2~3 h 收集精液。应提醒男方收集全程精液特别是射精时的第一部分精液,其中常含有较高浓度的精子。将精液收集于一只无菌、无毒的专门用于收集精液的容器内,待精液液化后行常规检查,记录并进行精液分析。

(二)精子洗涤的方法

(1)上游法(swim-up)。主要利用活动精子能游过液体界面进入不同的培养液,从而与死精子、活动力差的精子、凝集精子、畸形精子、红、白细胞及其他有害成分及杂质自行分离。由于纯物理作用使精子重新分布,故理论上不影响精子的生物学特性。用于精液参数正常患者,密度$>35\times10^6$ 活动精子/mL,以收集快速直线运动精子和正常形态精子。本方法是辅助生殖技术(ART)程序中应用最广泛的常规首选,具体步骤如下:①将液化后的精液均分到 2 支离心管内,然后分别加入等量 hepes 缓冲的培养液,置入 37 ℃培养箱,培养上游 30～60 min(时间根据精液质量来调整),避免晃动;②用无菌吸管吸取呈云雾状上层液到另一支试管,再加 hepes 缓冲的培养液 2 mL 混匀,离心 300 g×5 min;③弃上清液,轻指弹管底,让沉淀松散;④转入含 3 mL 与受精液相同的培养液中,混匀,离心 300 g×5 min;⑤弃上清液,轻指弹管底,让沉淀松散。滴片分析精子密度、活力及形态,用适量培养液调好密度,置入 37 ℃培养箱待授精用。上游法能明显提高精子的活动率、存活率、正常形态百分率,增加具有正常浆膜的精子数,显著提高精子的运动速度。主要缺点是精子的回收率较低,而回收精子的数量与体外受精率及妊娠率有很大关系。故上游法并不太适用于精液严重异常者,尤其是精子密度≤2×10^7/mL,活动率≤40%者。目前均主张对精液正常者应用上游法,而对精液严重异常者使用密度梯度离心法能得到更好的效果。

(2)密度梯度离心法。原理是利用密度梯度离心的作用分离精液的不同成分达到收集活动精子和洗涤精子的目的。

七、卵冠丘复合物和卵母细胞的形态与成熟度的评估

(一)卵冠丘复合物的评估

穿刺卵泡采集到的卵母细胞不是以单个细胞的形式存在,而是被多层颗粒细胞所包裹,以卵冠丘复合物(oocyte/ cumulus complex,OCC)的形式存在。包裹卵母细胞的由多层颗粒细胞(卵泡上皮细胞)组成的丘细胞团,我们称之为卵丘,而最内层的直接围绕卵母细胞的上皮细胞为放射冠。虽然第一极体是评估卵母细胞成熟度的确定指标,但通常被卵丘包裹,不容易看到。因此只能根据卵丘的细胞密度和放射冠的形态来间接反映卵母细胞的成熟度,以决定合适的授精时间。①不成熟 OCCs:卵丘致密不扩张,周围细胞紧紧包裹卵母细胞,无光环。②成熟排卵前 OCCs:卵丘非常扩张,呈绒毛状;冠细胞排列松散,呈放射状。③过熟 OCCs:卵很难被发现;卵丘断裂,有时缺失;放射冠部分缺失或成团,细胞发黑。

(二)卵母细胞的评估

根据次级卵母细胞是否有第一极体生殖泡(GV)等情况来评估,同时记录卵胞质和透明带的特殊改变,包括空泡、包涵体、色泽、胞质颗粒、透明带厚度、第一极体形态等。

(1)MⅡ卵:即成熟卵母细胞,主要表现为卵胞质内 GV 泡消失,卵周间隙内可见第一极体。

(2)MⅠ卵:不成熟卵母细胞的一种,主要表现为卵胞质内 GV 泡消失,卵周间隙内第一极体尚未排出。

(3)GV 期卵:也是不成熟卵母细胞的一种,主要表现为卵周间隙内无第一极体,卵胞质内仍可见 GV 泡。

(4)特殊情况:①胞质内可见一个或多个空泡;②胞质内含包涵体;③胞质中央颜色灰暗,颗粒变粗;④卵周间隙充满碎屑;⑤第一极体碎片状。

八、受精评估(原核评估)

(一)评估时间

原核形成至融合消失在一定的时间范围内,因此检查原核有时间限制。通常原核最早出

现于常规 IVF-ET 授精后 5～6 h,ICSI 后 4 h,而于授精/注射后 20 h 左右原核开始消失。因此通常于授精后 16～18 h 评估原核,最晚不超过授精后 20 h。

(二)根据卵胞质内原核(PN)数量和是否有第二极体等情况进行原核评估

1.正常受精卵(2PN)

表现为胞质内有两个原核,可见第二极体。

2.异常受精卵

(1)多原核:以 3PN 为例,发生率为常规 IVF 5‰～10‰,ICSI 1‰。不适合移植。因为在人自然流产胚胎中,三倍体占 20%;而且研究发现,三倍体胚胎很少能足月分娩,即使极少数能足月,出生的新生儿多带有严重的体格发育异常和智力障碍。多原核绝大多数可卵裂,少数可以发育至囊胚甚至着床,但绝大多数会流产,葡萄胎。而多原核卵裂后,与二原核胚胎无法区分开,因此在原核消失前正确评估原核数目非常重要。

发生机制。①卵的成熟度和存活力:现在认为这是多精受精的主要原因。卵质不成熟或过熟均增加多精受精的发生率。卵必须处于适当的发育状态才能产生正确的皮质反应,来阻止多精受精。如授精时胞质不成熟,皮质颗粒可能数量不够或未移到皮质,而导致皮质反应不全。有一项研究发现成熟卵 IVF 后多原核发生率为 1%～2%,而不成熟卵多精受精发生率>30%。而卵质过熟,比如卵在培养过程中老化,转移到皮质区的皮质颗粒又退回到细胞内,皮质颗粒释放不足,也会导致皮质反应不全。②卵的遗传缺陷:如第二次减数分裂时染色体不分离,高龄患者可能易发生。③培养条件有关:暴露时间过长、过冷或过热等因素;培养时间过长致卵母细胞老化等。④与授精的精子浓度有关:关于这一点有争议,尚未达成一致。

(2)1PN:卵质内只见到一个原核,可有或没有 2pb。发生机制有以下方面。①孤雌来源:卵母细胞偶尔被热、冷、生化、渗透压或机械方法激活。ICSI 后的 1PN 多是这一来源,机械操作卵母细胞被激活,但由于技术原因精子并没有注入。②雌雄原核发育不同步;③雌雄原核融合:少见。一般双倍体的单原核要比通常的原核大。一般认为,常规 IVF 后产生的 1PN 通常是双倍体,在可移植胚胎数太少情况下可考虑移植。而 ICSI 后产生的 1PN 多为孤雌来源,不要移植此类胚胎。卵质内没有原核,但卵子有 2pb,即使该卵细胞在 D2 和 D3 出现正常分裂,这种胚胎原则上既不选择移植,也不冷冻,因为其受精情况不明,不能确定该卵是正常受精卵还是异常受精卵。未受精卵:卵质内没有原核,卵周间隙也没有 2pb,只有第一极体,表明该卵未受精。

九、卵裂期胚胎质量

当前采用的评估卵裂期胚胎质量的形态指标有:依据卵裂球数判断分裂速率,卵裂球大小,形状对称性及胞质形态,无核胞质碎片的比例等。

尽管认为此种评估过于随意,不太客观,但因其快速、无损伤、易于操作,而且有助于去除最差的胚胎,因而仍为广大中心广泛采用。

(一)形态学指标

可根据卵裂球对称性和碎片的多少将卵裂期胚胎分为以下 4 级。

1 级:胚胎卵裂球大小均匀,胞质碎片≤5%。

2 级:胚胎卵裂球大小均匀或稍不均匀,胞质碎片>5%,≤20%。

3 级:胚胎卵裂球大小均匀或不均匀,胞质碎片>20%,≤50%。

4 级:胚胎卵裂球少,胞质碎片>50%。

(二)卵裂速率

卵裂速率是预测胚胎活力的另一有用参数,可能比形态学指标更重要。研究表明,发育缓慢的胚胎着床能力明显受损,而卵裂快的胚胎,如评估时细胞数最多的胚胎被认为着床能力更强。但也有研究认为,发育过缓和过快的胚胎的妊娠率均低于正常卵裂速率的胚胎。通常在授精后 44~48 h 卵裂期胚胎应处于 4~5 细胞期,授精后 72 h 胚胎应处于 8 细胞期,应优先选择此期胚胎移植。

(三)其他因素

①透明带厚度和(或)透明带厚度的变异:透明带薄且厚薄不均有变化为好,透明带过厚可能不易孵出;②卵裂球大小:卵裂球扩张、大为好;③胚胎的每个卵裂球内是否由单个核存在;④胚胎卵裂球内有无多核存在:排除多核卵裂球胚胎;⑤细胞期胚胎中的卵裂球间已开始形成紧密连接为好。

十、胚胎移植

胚胎移植(ET)是指将体外已培养成的 2~8 个细胞的早期胚胎送回母体子宫腔内的过程。一般在取卵后 48~72 h 进行胚胎移植。20 世纪 80 年代中期有学者提出 B 超引导下的胚胎移植可提高妊娠率。此法的优点是:①充盈膀胱可纠正子宫前屈度,便于插管,但应避免过度充盈引起患者不适并造成宫缩影响容受性。②超排周期增大卵巢可影响子宫位置,部分宫腔深度增加,B 超下移植者可及时调整插管方向或深度,增加移植的信心,并避免盲插损伤内膜。③可直观插管及胚胎推注的全过程,移植物注入的位置,并了解移植后强回声点的移动情况。超声下观察到部分周期注入的强回声点迅速上移至宫角或间质部,分析可能是导致种植失败或异位妊娠的原因之一。④可测量患者宫颈管和子宫深度,根据患者子宫深度觉得具体移植位置。B 超引导下的胚胎定位移植有助于提高临床妊娠率和单胚种植率,值得在胚胎移植过程中推广。同时应对胚胎移植位置距子宫底部位置、子宫三维形态、移植时子宫收缩状态及血流指数等进行更深入地观察探讨,以使超声技术为提高 IVF-ET 妊娠率提供更有利的条件。

(一)操作步骤

(1)患者取截石位,按手术要求无菌操作,动作轻柔以免刺激宫颈、子宫等,窥器充分暴露宫颈,干棉球拭净阴道、宫颈白带及分泌物,再以培养液拭净宫颈口。

(2)根据宫腔的深度将内芯尖端设置位于距宫底 0.5~1.0 cm 处;并根据宫颈内口及宫腔的走向及其弯曲程度调整外套管的弯曲度。

(3)内芯及外套管设置好以后,取出内芯,并固定。

(4)同时培养室工作人员将移植导管接到 1 mL 注射器上;首先将选择好移植的胚胎转移至含有胚胎一样的培养液的培养皿内,放入培养箱内待用。用同样培养液冲洗套上注射器的移植管 3 次,其目的是检查抽吸系统是否完好。然后将胚胎装载入导管内,移植总液量不超过 15 μL。

(5)吸好胚胎的移植导管,从外套管置入宫腔,将胚胎与移植液(约 15 μL)注入宫腔内。固定注射器的活塞以免回抽导致移植失败。

(6)取出移植导管送回培养室,将导管内剩余的培养液注入移植碟内,解剖镜下仔细观察是否有胚胎遗漏。

(7)取出外管及器件,手术完毕。

(8)患者在移植室卧床休息 1～6 h。然后回家或住院卧床休息 1～3 d。

(二)与妊娠率有关问题

①移植的胚胎的质量以及总评分和移植胚胎的平均评分成正相关;②子宫内膜是否与植入胚胎发育同步;③胚胎数目太多如超过 6 个时,妊娠率并不一定相应提高,移植胚胎的数目宜限制在 2～3 个为好;④移植过程中子宫内膜受创伤而导致出血可明显地影响胚胎移植的效果。

十一、移植后的处理

1.休息

移植后需卧床 1～3 d。虽无确切证据证明绝对卧床休息可以提高着床率和妊娠率,但对年龄偏大者还是绝对卧床休息好。

2.超促排卵的黄体支持

由于在超促排卵下多使用降调节,GnRH-a 对垂体的过度抑制,导致 LH 分泌受到影响,继而使黄体酮的分泌减少,黄体期变短,E_2(雌二醇)/P(孕酮)的比例发生改变;抽吸卵泡导致颗粒细胞的过多丢失,使颗粒黄体细胞数减少,而早期黄体期孕酮主要由颗粒黄体细胞合成,因而一般需要进行黄体期的支持。通常采用方法如下:①于取卵当天、取卵后第 3、6 天注射 hCG 2 000 U。注意外源性 hCG 可影响妊娠试验结果,但一般停药 8 d 后这种影响明显降低。使用 hCG 最大的顾虑是增加 OHSS(卵巢过度刺激综合征)的危险,为了减少重度及危重 OHSS 的发生率,很多生殖中心选择了孕激素支持黄体功能。②每日肌内注射黄体酮 60～80 mg。由于人工合成孕酮的不良反应和可能的致畸作用,在 IVF 中极少使用。天然黄体酮除针剂外,还有口服微粒化黄体酮,孕酮凝胶和孕酮阴道环,近年来也应用类似天然黄体酮的地屈孕酮。给药途径有肌内注射、口服、皮下、阴道、鼻内、直肠和舌下给药。用黄体酮的持续时间一般至少 12～14 d 或直至月经来潮,如果妊娠试验阳性,孕酮治疗可持续到胚胎移植后 30 d,直至看到胎心或维持至妊娠 12 周。但也有文献报道,hCG 试验阳性后继续用黄体酮 3 周对分娩率无影响。还有实验表明,孕 4 周时血孕酮浓度>192 nmol/L 时终止使用黄体酮,其分娩率与继续使用组无明显差异。③hCG 与黄体酮联合用药。于取卵当天、取卵后第 3、6 d 注射 hCG 2 000 U。同时肌内注射黄体酮。④黄体酮加天然雌激素:采卵日起分两次肌内注射黄体酮总量 80～100 mg/d,如妊娠则维持剂量至超声检查日,此后逐渐减量至停药;自移植日起给予 2～6 mg/d 天然雌激素戊酸雌二醇,口服。Baird 等发现自然受孕周期比未受孕周期在排卵后 12 d 有较高的 E_2 水平。Sharara 等的一项研究表明 E_2 峰值至黄体中期下降超过 4 倍可致低种植率和低妊娠率。目前仅在接受赠卵胚胎移植周期,雌激素和黄体酮同时被常规用于黄体支持。

自 20 世纪 90 年代早期,人们开始尝试将雌激素用于常规 IVF 周期黄体支持,并观察其效果。Fatemi 2006 年在拮抗剂方案 IVF 周期中,自采卵日起加用 4 mg/d 的戊酸雌二醇补佳乐与单用黄体酮相比,种植率、继续妊娠率、早期流产率无显著差异。Lukaszuk 2005 年研究了 231 个 ICSI-ET 周期,自采卵日起分别给 0、2、6 mg/d 补佳乐持续整个黄体期,同时黄体酮 600 mg/d 阴道给药,结果发现 6 mg 组获得高种植率和高妊娠率,差异有显著性。有学者研究发现 6 mg/d 戊酸雌二醇用于黄体支持有可能是提高 IVF 或 ICSI-ET 周期种植率和妊娠率、降低早期妊娠丢失率的有效剂量。

3. 妊娠的判定

于胚胎移植后的 14、16 d 测定血清 hCG 水平及其上升情况以判断妊娠与否,或取晨尿查 hCG 以判断妊娠。若阳性可于月经 49 d 以后进行超声检查以确定临床妊娠与否。要注意出现少量的阴道流血应继续密切观察,不能轻易否定妊娠。

(王健华)

第二节　卵细胞质内单精子注射

由于社会因素与环境因素的影响,精液的质量呈现出下降的趋势,因男性因素造成的不育也越来越多。为了解决 IVF 技术也无法解决的问题如严重的少弱精子症,显微辅助授精技术即卵细胞质内单精子注射(ICSI)因此诞生。ICSI 指直接将精子注射入卵子内帮助卵子受精,俗称第二代试管婴儿,是在多种显微授精技术如透明带钻孔、透明带部分切除及透明带下授精等的基础上发展起来的,主要针对精子数量严重不足引起的不育。1992 年 Palerme 等用该技术授精的首例试管婴儿诞生。之后 ICSI 技术的适用范围越来越广。

一、ICSI 的适应证

1. 严重的少、弱、畸精子症

严重的男性因素是 ICSI 最适合的指征,普遍适用的标准如下。

(1)严重少精子症:即 1 次射出的精液中总精子浓度≤$2×10^6$/mL,或 1 次射出的精液中的活精子浓度≤$1×10^6$/mL。

(2)少、弱、畸精子症:即虽然精子浓度>$2×10^6$/mL,但仍然<$20×10^6$/mL,且活动率<40%,或 a+b 级运动精子<25%,或畸形精子率>85%。

(3)弱、畸精子症:即虽然精子浓度≥$20×10^6$/mL,但精子活动率<5%;或按格标准进行精子形态学检测,正常形态精子<4%。

(4)行附睾或睾丸穿刺手术获得的少弱精子。

(5)有的准备行 IVF 的夫妇男方有取精困难史,为预防取卵后得不到鲜精,可提前收集精液冻存备用,如果精子解冻后经处理达不到 IVF 标准,也可采用 ICSI 行体外受精。

2. 不可逆的梗阻性无精子症

梗阻性无精子症患者睾丸的生精功能正常,但由于输精管道阻塞而无法射出。通常采用经皮附睾穿刺抽吸术(PESA)取精;如果附睾缺如或完全机化,可从睾丸取出的曲细精管中分离精子(testicular sperm extraction,TESE),进行 ICSI,解决不育问题。

3. 生精功能障碍(排除遗传缺陷疾病所致)

生精功能障碍指睾丸病变引起的精子生成障碍,如先天性睾丸不发育,隐睾、精索静脉曲张、睾丸炎症、睾丸创伤等。内分泌功能异常、放射物质和抑制性生精药物等也会影响精子的产生和成熟。也可采用 TESE 获得精子。对有遗传缺陷者应讲明相关风险,有条件情况下可行种植前遗传学诊断。

4.免疫性不育

由于男性本身或者女性本身产生了抗精子抗体而导致的精卵无法结合。

5.体外受精失败

对于有 IVF 受精失败或者受精异常病史的患者,可以采用 ICSI 以提高正常受精率。目前多数 IVF 实验室采用短时受精的方法,即取卵日即对可疑未受精的卵子行 ICSI 补救措施,以提高受精率和妊娠率,在很大程度上降低了完全受精失败的发生率。既往第 2 天行晚期补救性 ICSI 的做法由于可能会造成多精子受精,还会对可能已经受精的卵子造成损伤,所以现在已经被短时受精所取代。

6.精子顶体异常

ICSI 是目前解决顶体缺乏或完全不活动精子的唯一方法。但需通过低渗试验从完全不活动精子中选择活精子,以提高受精率。由于圆头精子行 ICSI 的安全性尚无保证,故应向患者讲明情况,慎重选择。

7.需行植入前胚胎遗传学检查者

为避免 IVF 时透明带上黏附精子对胚胎 PCR 或 FISH 检测结果的影响,对需行种植前遗传学诊断的患者,必须采用 ICSI 辅助受精。

8.其他

卵子经冷冻保存后,由于冻存原因或者体外培养时间偏长,可致透明带变硬而不利于 IVF 时精子穿透,所以通常采用 ICSI 受精。IVM 后,由于体外培养时间较长,透明带变硬,精子不易穿透,为保障受精,建议 ICSI 辅助受精。虽然 ICSI 的适应范围越来越广,但并不能取代常规 IVF。虽然正常精液 IVF 与 ICSI 比较的妊娠率无显著差异。但 ICSI 治疗昂贵,耗时,且是一种侵入性治疗,并且还有一些不可预知的风险,如显微注射可能对卵子造成不可知的损伤;虽然男方染色体检查正常,但仍可能将其携带的不可预知的致病基因通过这一过程传递给下一代。所以选用 ICSI 要限于有适应证的患者。

二、ICSI 的常规检查

除 IVF 常规检查外,还需要增加部分男方检查,如染色体、精液相关组项分析以及 AZF(严重少弱畸精者)或 CFTR(梗阻性无精子症患者)。

三、ICSI 的临床步骤

从选择促排卵方案至黄体支持都与 IVF 相同。

四、ICSI 的实验室步骤

成功稳定的 IVF 实验室是进行 ICSI 的先决条件。除了 IVF 的所有仪器、设备和器皿外,还需要配套的显微操作系统和具有熟练精卵操作的技术人员。与 IVF 实验室操作的主要差别在于取卵后精卵的处理和显微操作。

1.卵母细胞的准备

取卵后预培养 2～4 h。进行 ICSI 前,消化并吹打去除颗粒细胞后漂洗数次。

2.精子的准备

少、弱精:可用密度梯度离心法处理,严重少弱精可采用 Mini 密度梯度离心法进行处理。

（1）附睾穿刺取精：由于需要提前在注射针筒中预先吸入 1 mL 培养液，一方面防止少量的附睾液粘在针筒壁上造成损失；另一方面也便于观察抽吸液中精子的浓度，但由于抽吸液已被稀释，所以常需离心后使用，除非活动精子计数较高，如＞10 个/HPF 也可直接使用。

（2）睾丸精子：先将曲细精管撕碎，再将混悬液静置孵育一段时间，用前反复吹打混匀，之后静置数分钟，待大块组织沉淀后，取上层液离心后使用。

3. 显微操作

提前平衡 ICSI 操作皿并检查显微操作系统。安置好 ICSI 操作皿，将注射针液体的进出速度调试合适。

（1）精子制动：应用注射针挤压精子尾部中段猛烈制动，然后再将精子从尾部吸入注射针，抬高注射针。

（2）固定卵母细胞：挑选 MⅡ期卵母细胞从卵子培养皿中转移至 ICSI 培养皿中的一个培养液液滴中。用固定针通过负压将其轻轻固定，使第一极体处在 12 点钟或 6 点钟处，以避免注射过程对纺锤体的损伤，将注射针移至含卵子的液滴中。

（3）显微注射：用注射针尖轻压透明带，将其调整到卵细胞正中。将精子移到注射针内口处，穿过透明带后继续进针，刺穿卵膜，注入精子，撤出注射针。然后将卵子从固定针上松开，升高固定针和注射针。

（4）注射后的处理：将注射后的卵子转移至培养皿中，用培养液冲洗后培养约 16 h，观察 2PN 情况。之后的培养与胚胎移植均同 IVF-ET。

（王健华）

第三节　未成熟卵母细胞体外培养

未成熟卵母细胞体外成熟技术（IVM），指的就是在自然周期，或者仅用少量 Gn 情况下，从患者的窦卵泡中取出未成熟的卵母细胞，于体外，在适宜的培养条件下，经过 24～48 h 的培养，使未成熟的卵母细胞发育为可受精并具有相当的发育潜能的成熟卵母细胞的一种辅助生殖技术。

一、IVM 的优势

IVM 技术最大的优势在于，它不用或少用 Gn，从而避免了发生 OHSS 的风险，降低了患者的经济负担，缩短了治疗周期。因此，IVM 技术最主要惠及 PCOS 不孕妇女，世界上第一例 IVM 便是在一名 PCOS 的妇女上成功的。其原因首先是因为 PCOS 妇女面临着更高的 OHSS 的风险，相比常规的 IVF 周期，IVM 不用或者少用 Gn，恰好规避了这一风险；其次，PCOS 的妇女由于其卵泡发育特点，便于从较多的窦卵泡中取得未成熟卵，其卵子来源有保障。此外，受益于 IVM 技术的第二类人群便是正常月经周期和排卵、正常卵巢形态的患者，IVM 技术避免了常规控制性促排卵（COH）带来的较高的费用和期间由于过高的激素浓度带来的各种不适和不良反应。另外，近年来 IVM 的应用有所拓展，比如应用于低反应者、空卵泡综合征等卵子成熟障碍患者、卵子捐赠、生殖力保存等方面。

二、IVM 的临床操作

未成熟卵母细胞往往来源于自然周期,人们也寄希望于应用小剂量 FSH 或者 hCG 以增加获卵数和卵母细胞成熟度,但其结果是有争议的,但似乎有一点可以确定,运用小剂量的 FSH(75~150 U)或者 hCG 对于 PCOS 或者 PCO 患者是有益的。拟行 IVM 的患者,应自月经周期第 3 天开始,进行 B 超监测,除重点观察卵泡生长情况外,还应留意子宫内膜的厚度、成熟度,以综合决定取卵时间。一般来说,各研究报告显示都将优势卵泡直径在 0.8~1.2 cm,内膜厚度 5 mm 以上作为取卵的指征,以保证足够的卵母细胞成熟度,而又不至于取卵过晚导致优势卵泡的选择而影响其他卵泡的发育潜能,导致较小卵泡的闭锁;但也有报道显示,优势卵泡选择并不影响其他卵泡中卵母细胞的发育潜能。IVM 技术中的取卵与普通 CO-HIVF 取卵基本相同。但应注意的是,IVM 取卵中的未成熟卵泡与成熟卵泡在直径、张力、质地上不同,需用特制的取卵针(17 号或者 18 号双腔针),要求更为锋利的、较短的尖端,卵泡抽吸的压力也应做相应的改变,需将抽吸压力降至 5.5~7.5 kPa(41.25~56.25mmHg),可以考虑在取卵液中加入肝素和多次冲洗以提高获卵数和防止凝结。

三、IVM 的实验室操作

成熟卵母细胞颗粒细胞包裹松散,为较大的黏液团包绕,在体式显微镜下、甚至在肉眼下都可明确辨认,而未成熟卵母细胞由于颗粒细胞包裹紧密,黏液团较小,甚至没有黏液团,在体式显微镜下不易辨认。可以考虑现将取卵得到的卵泡液由尼龙滤网(70 μm)滤过后再行挑拣。另一方面,由于辨识困难,捡卵过程难免较为漫长,在这个过程中一定要注意 pH 及温度等的变化,保证卵母细胞活性。

捡卵完毕后,立即对每个未成熟卵母细胞进行分级,一般以卵子形态规则、黏液团丰富、有多层颗粒细胞包裹的未成熟卵为佳。捡卵获得的各级卵母细胞随即被放置在培养液中进行培养。有许多经典的细胞培养液被用于 IVM 技术:TCM 199,α-MEM,MHTF 或 HamF-10。上述培养液原本是用于各类体细胞培养的经典培养液,也是维持卵母细胞营养代谢,促进其成熟发育的基础。在此基础上卵母细胞的体外成熟培养还有其特殊性。第一,丙酮酸是卵母细胞能量代谢的核心,同时也有研究表示,谷氨酰胺与葡萄糖和(或)乳糖对于卵子的成熟也是必要的。第二,作为蛋白质的来源,胎儿脐带血、胎牛血清、患者自身血清、人类代血清都曾为人们所利用。第三,促性腺激素 FSH 及 LH 对于卵母细胞的核质成熟也是必不可少的。第四,各种生长激素、激活素、抑制素,在卵母细胞体外成熟中也有一定的作用。颗粒细胞通过缝隙连接与卵母细胞传递物质,影响卵母细胞的成熟、受精、发育的过程。我们日常所采用的卵母细胞体外成熟培养液的配方液基本培养液为 TCM 199,添加 10%胎牛血清,0.075 U FSH(Go-nalF,Serono 公司),0.5 U HCG(Profasi,Serono 公司),10 ng/mL EGF,25 mmol 丙酮酸等,并保持颗粒细胞的完整。一般来说,未成熟的人卵在经过 24~48 h 即可成熟。但是,现阶段普遍存在的问题是难以实现细胞核与细胞质成熟的同步,并且,目前缺乏有效的手段来评价卵母细胞细胞质的成熟度,有研究采用迟滞减数分裂的方式来给予细胞质成熟足够的时间,但效果并不明显。经过体外成熟培养的卵母细胞可以通过 IVF 或者 ICSI 的方式进行受精,没有研究表明 ICSI 可以提高治疗结局。目前报道的 IVM 妊娠率在 20%~30%,远低于普通 IVF 的成功率。

(王健华)

第十五章　中医妇科疾病

第一节　稀少性月经失调

一、概述

月经失调是指月经周期或出血量的异常，或是月经前、经期时的腹痛及全身症状，不是一独立的疾病，育龄妇女大多有月经失调病史，主要见于功能失调性子宫出血，亦可见于慢性盆腔炎、盆腔淤血症、子宫肌瘤等。中医一般将月经失调称为月经不调，属于月经病的范畴，归纳为月经先期、月经后期、月经先后不定期、经期延长、月经过多、月经过少、经间期出血。

稀少性月经失调包括月经后期（月经稀发），月经过少，也包括月经先后无定期之后期部分。月经后期（月经稀发），是指月经周期延后 7 d 以上，但不超过 3 个月，超过则是闭经。月经过少是指经量明显较少，甚至点滴即净，或量少，行经时间过短，不足两天。由于二者病因病机类同，临床证候往往同时出现，治疗亦大致相同，故一并论述。

其总的发病机理，分虚实两类。虚者多为气血不足，或肾气亏虚，生化不及，冲任不充；实者多为气滞血瘀，血寒，痰湿阻滞冲任、胞脉，以致血海不能如期满溢则月经稀发或满溢不多而经量过少。

二、证治经验

1. 阴虚阳虚肝肾亏，三归肾气阴阳补

肝肾不足证：禀赋不足，房劳多产，手术损伤等均可致精血不足，冲任不充，血海不能如期满溢，而发月经延迟而量少。以月经延后，或经来量少，经色黯淡或质稀，腰膝酸软为主症。或伴有头晕耳鸣，带下量少，夜尿频多，舌淡苔薄，脉沉细弱。治宜补肾气，益精血，养冲任。方用经验方补肾调经方加减（见闭经）。可随证选加阿胶、女贞子、旱莲草、紫河车、紫石英、仙灵脾等。若见形寒肢冷，腰膝小腹冷痛，面色㿠白等肾阳虚证，治宜温补肾阳，填精调经。方用右归丸加减。可随证选加紫河车、紫石英、仙灵脾、人参等。若经少色红而稠，口干咽燥，或五心烦热，舌红少苔或无苔，脉细数等肾阴虚证，则治应以滋肾益阴，养血调经为法，方用左归丸加减。可随证选加知母、丹皮、二至丸等。

所用补肾调经汤乃《景岳全书》之归肾丸加味而成。景岳谓之："左归、右归二丸之次者也。"为平补阴阳之剂。在其基础上加入滋养肝肾、活血调经之药而成本方。证诸临床效果良好，有促进子宫内膜生长和健黄体作用。右归丸、左归丸二方为治肾阳虚、肾阴虚之代表方剂。张景岳提出"善补阳者，必于阴中求阳，则阳得阴助，而生化无穷；善补阴者，必于阳中求阴，则阴得阳升，而泉源不竭。"二方一以壮水补元阴，一以益火壮元阳，阳升阴长，源足则流畅，血海如期满溢而经来正常。

2. 气血虚弱经涩少，补益适时引经血

气血虚弱证：脾为气血生化之源，脾气健运，生化有常，统摄有节，则经血如期而下且经量

— 221 —

正常。若思虑过度,数脱于血,大病、久病未复等,而脾气受损,气血生化不足,气血亏虚,均可致血海不盈,或满溢不多而发月经不以时下,经量过少。以经量逐渐减少,色淡质稀,后期而至,甚至过期1~2月才潮,头晕眼花,面色萎黄,气短倦怠为主症。或有心悸失眠,纳少便溏,唇舌色淡,苔薄白,脉细无力。治宜益气补血,充养冲任。方用人参养荣汤(《太平惠民和剂局方》)加减:人参 10 g,黄芪 30 g,白术 12 g,茯苓 10 g,当归 12 g,熟地黄 12 g,白芍 10 g,桂心 3 g,炙甘草 6 g,远志 10 g,陈皮 10 g,五味子 10 g。

方中四君子为补气之首方,配黄芪补气之功更者著,配合当归、白芍、熟地黄益气生血;少佐肉桂之温热以鼓舞气血生长;陈皮理气和胃,使补而不滞;远志、五味子养心安神,合而气血双补。《素问·阴阳应象大论》指出:"形不足者,温之以气;精不足者,补之以味。"本方组成及加减,颇合经旨,用于是证,必需待以时日,方能奏效。且可加入鸡血藤 30 g,阿胶 12 g,以补养阴血。食少纳差者加炒谷芽 15 g、砂仁 10 g,以醒脾开胃。心悸失眠甚者加枣仁 15 g、夜交藤 30 g,以养心安神。临近经期去五味子,酌加香附 10 g、川芎 10 g、益母草 15 g 等理气活血之味以引经行经。

3.阳虚生寒气血滞,调经毓麟汤加减宜

阳虚血寒证:先后天诸多因素形成阳气不足,阳虚生内寒,血为寒滞可致冲任、胞脉阻滞而经期延后,经来涩少。以月经后期而潮,或量少,色淡黯,小腹冷痛喜温,舌黯,苔白为主症。或伴腰膝冷痛,肢冷畏寒;脉沉弦软。治宜温阳散寒,活血调经为法。方用经验方调经毓麟汤加减主之(方见闭经)。

4.肝郁血瘀分轻重,二调经方血府别

气滞血瘀证:外感内伤,人工流产等手术,均可损伤血脉而成瘀,阻滞冲任气血,血海不能如期满溢而发月经后期,涩少。以经来量少不畅,色黯有块,或后期而潮,小腹胀痛为主症。或伴精神郁闷,胁痛乳胀。舌黯,脉弦。偏肝郁气滞,乳胀胁痛明显者,治宜疏肝理气。经验方调经 1 号方加减主之:柴胡 10 g,当归 10 g,白芍 10 g,甘草 6 g,香附 12 g,郁金 10 g,川芎 10 g,益母草 15 g。

方中柴胡疏肝解郁;当归、白芍养血调肝,益冲任;白芍尚具敛阴之功;甘草和中;香附、郁金疏肝郁、理肝气,为气中血药;川芎行血滞,为血中气药;益母草活血调经,肝血得养郁可解,气血调和经可调。肝郁化热,舌红脉弦数者加丹皮 10 g、栀子 10 g,以清郁热。兼脾虚纳少便溏者加白术 10 g、茯苓 10 g,以健脾。高泌乳素血症或泌乳闭经者加麦芽 50~100 g,或鸡内金 10 g,以回乳调经。熟地黄、鸡血藤、素馨花、玫瑰花、党参、乌药、牛膝等可随证加用。

属血虚气滞,气血失和而见头晕、纳少、腹胀或腹痛,舌淡黯明显者,则治宜活血调经为法。经验方益母调经汤加减主之:益母草 15 g,丹参 15 g,熟地黄 15 g,当归 15 g,白芍 12 g,川芎 10 g,香附 12 g,茺蔚子 10 g,白术 10 g,肉桂 3 g,牛膝 10 g。

方中四物汤补血养肝,活血调经;香附理气,气行则血行;丹参、茺蔚子、益母草活血调经;白术健脾补中而扶正;肉桂温心阳、通血脉;牛膝活血通经,引血下行。合而共具补血养肝,温阳健脾,调理冲任之功。兼阳虚肢冷畏寒者加仙茅 10 g、淫羊藿 10 g,以温肾阳。兼热而口渴脉数者去肉桂,加丹皮 10 g、栀子 10 g,以清热。可随证加用乌药、桃仁、红花、党参等。

气滞血瘀较甚,经来腹痛,经色黯而有块,舌黯者,治宜疏肝理气,活血化瘀。血府逐瘀汤(《医林改错》)加减主之:桃仁 10 g,红花 10 g,当归 10 g,生地黄 10 g,川芎 10 g,赤芍 10 g,牛膝 10 g,桔梗 6 g,柴胡 10 g,枳壳 10 g,甘草 6 g。

方中桃红四物汤养血、活血化瘀；四逆散疏肝理气、止痛；柴胡升达清阳于上；桔梗开宣肺气，载药上行入胸中，合枳壳一升一降，开胸行气，气行则血行；牛膝活血通经，引瘀血下行；甘草和中调药。如此则上中下及全身气血通畅，血活瘀化。胸胁腹部胀闷，经行量少不畅者选加香附 10 g、郁金 10 g、青皮 10 g，以理气止痛。

病久兼气虚倦怠，经量少者加黄芪 30 g、党参 15 g、白术 12 g，以益气扶正。黄芩、桂枝、仙茅、仙灵脾等可随证加用。

5.痰湿阻滞有虚实，实证导痰虚六君

痰湿阻滞证：脾气素虚，肥胖之体，嗜食肥甘等均可使运化失常，聚湿生痰。痰湿下注，壅滞冲任，气血不畅以致月经延后，涩少。以月经延后，经来量少，色淡质黏。胸脘满闷，呕恶痰多为主症。或伴有形体肥胖，眩晕心悸，白带多而质黏稠。舌苔白腻，脉滑。痰湿偏盛，舌黯者，治宜燥湿化痰，活血调经为法。经验方加味导痰汤加减主之：半夏 10 g，陈皮 10 g，茯苓 10 g，胆南星 10 g，川芎 10 g，当归 10 g，苍术 10 g，香附 10 g，枳壳 10 g，神曲 10 g，菟丝子 25 g，牛膝 10 g。

方中二陈汤、南星、苍术燥湿化痰，和胃降逆，气滞则痰阻，行气则痰行。香附、枳壳理气化痰；甘草、神曲健脾和中消食滞；当归、川芎养血活血调经；菟丝子补益肝肾、温养冲任；牛膝活血调经，引药下至病所。兼血瘀经闭或量少者选加丹参 20 g、山楂 20 g、桃仁 10 g，以活血化瘀。伴症瘕、B超见卵巢多囊者选加昆布 15 g、海藻 15 g、皂角刺 15 g、夏枯草 12 g，去甘草，以消症散结。兼痰热者加浙贝 10 g、黄芩 10 g，以清热化痰散结。仙茅、仙灵脾、附子、白术、鸡血藤等可随证选用。

偏于脾虚，倦怠气短，舌淡，脉滑无力者，治宜益气健脾，化痰调经为法。六君子汤（《太平惠民和剂局方》）加味治之：党参 15 g，白术 15 g，茯苓 12 g，炙甘草 6 g，法半夏 10 g，陈皮 10 g，香附 12 g，当归 12 g，川芎 10 g，生姜 10 g，大枣 10 g。方中四君子益气健脾，以杜生痰之源；陈皮、法半夏理气化痰，降逆和中；香附加强理气消痰之力；当归、川芎养血活血调经；生姜、大枣温中化痰、调和营卫。眩晕加天麻 10 g，以除风定眩。胸闷、呕吐甚者加砂仁 10 g，以理气化湿。痰多者加制南星 10 g、枳壳 10 g，以理气化痰。经前、经期酌加益母草 15 g、牛膝 12 g、桃仁 10 g，以活血引经。

本病虚证宜补之，需长时间才能渐充渐复，不宜求效过急，投以活血化瘀方药，反而易损伤气血，于病无利，欲速则不达也。实证属气滞血瘀，痰湿阻滞。以活血化瘀，燥湿化痰为治，然有兼虚者则应加当归、党参、白术、熟地黄等兼顾其虚。宫腔手术后之宫腔粘连者，可借助扩宫或宫腔镜手术处理后，继续予以活血化瘀调治；痰湿证亦非短时间可获效果，尤其是多囊卵巢综合征，可考虑针灸配合治疗。

稀少性月经失调，与多种疾病相关，如多囊卵巢综合征，高泌乳素血症，卵巢功能失调，宫腔手术所致子宫内膜损伤、宫腔粘连等。

临床除详细询问病史外，还须进行内分泌检测、B超检查，必要时进行宫、腹腔镜检查和处理，脑垂体 CT 或 MRI 检查，以明确病因与相关疾病，以利辨证与辨病而施治。此外，还须排除妊娠。

（徐晓春）

第二节 闭 经

一、概述

女子年逾十八周岁，月经尚未来潮者，称原发性闭经。或已行经而又中断达 6 个月者，称继发性闭经。本节所论述属后者。闭经一病，发病涉及肾、肝、脾、心、天癸、冲任、胞脉、胞宫。其中任何一个环节发生功能失调都可导致闭经。本病总的病机分虚实两端。虚者精血不足，血海空虚，无余血可下；实者邪气阻隔，脉道不通，经血不得下。然而虚实相兼者亦多。

二、诊断要点

1.病史

有月经初潮来迟及月经后期病史、反复刮宫史、产后出血史、结核病史和使用避孕药等病史。

2.症状

闭经 3 个月以上，可伴有体格发育不良、畸形、绝经前后诸症、肥胖、多毛、不孕、溢乳等或结核病症状。

3.检查

(1)妇科检查可见子宫体细小、畸形等。

(2)实验室检查测定卵巢、甲状腺、肾上腺、促性腺激素和催乳素，对下丘脑-垂体-卵巢性腺轴功能失调性闭经的诊断有意义。

(3)其他检查：B超检查了解子宫内膜及卵泡发育情况；诊断性刮宫、子宫碘油造影以及宫腔镜、腹腔镜等检查，有助于子宫内膜结核或非特异性炎症导致闭经的诊断。

二、证治经验

1.肝肾不足治较难，补益精血分阴阳

肝肾不足证：多种原因如禀赋不足，房劳多产，久病，手术损伤子宫内膜等，均可引起肾虚精不化血，以致冲任不充，而发经闭不行。以经行后期，量少色红，渐至经闭不行，腰酸腿软为主症。或伴头晕耳鸣，阴干带少。舌淡红，苔薄，脉细虚。其治以补养肝肾，调养冲任为法。经验方补肾调经方加减主之：熟地黄 20 g，山药 10 g，山茱萸 10 g，枸杞 15 g，菟丝子 30 g，杜仲 15 g，当归 10 g，白芍 10 g，茯苓 10 g，何首乌 15 g，党参 15 g，鸡血藤 20 g。

本方以熟地黄、菟丝子、杜仲补肾益精；山茱萸、白芍、何首乌养肝并滋肾；山药、茯苓、党参健脾资化源以养肝肾；当归、鸡血藤养肝血、益冲任而调经，肾精肝血渐充，冲任得养，经水可通。

偏阴虚加女贞子 15 g、龟板胶 12 g，以滋阴养血。偏阳虚加仙灵脾 10 g、仙茅 10 g、鹿角胶 12 g，以温阳益精血。子宫偏小者加紫河车 12 g、紫石英 30 g，以温补精血而养胞。阴虚有热者加知母 10 g、丹皮 10 g，以清虚热。服药一段时间后，见阴道分泌物增多时，可酌加益母草 15 g、牛膝 12 g、川芎 10 g，以活血引经。

2.肾虚血少脉道滞，调经毓麟补并通

肾虚血少血滞证：多种因素引起肾气不足，脾气损伤等，气血生化不足，可致肾虚血虚，冲

任失养,胞脉滞涩而发闭经。以月经后期,量少色淡不畅,渐至经闭,腰酸怕冷,舌淡黯为主症。或伴头晕倦怠,腹痛。苔白,脉弦细软。其治以补肾益精,养血活血为法。经验方调经毓麟汤加减主之。

3. 气血虚弱难化经,补益适时引经血

气血虚弱证:脾胃虚弱,饮食劳倦,大病久病或数脱于血,节食防肥等均可损伤脾胃而化源不足,气血虚弱以致冲任失充,经闭不行。以月经延后,量少,色淡质薄,渐至停闭不行,面色萎黄,气短心悸为主症。或伴有头晕眼花,倦怠失眠,饮欲不振。舌淡,脉虚。其治以益气养血,温养冲任为法。经验方调经十全汤加减主之:熟地黄 12 g,当归 10 g,川芎 10 g,白芍 10 g,人参 10 g,茯苓 10 g,白术 10 g,炙甘草 6 g,黄芪 30 g,肉桂 3 g,香附 12 g,益母草 15 g,鸡血藤 20 g。

本方以十全大补汤,气血双补以资经血之源为主,辅以香附、益母草、鸡血藤理气活血以防血因虚而滞并调理冲任,使气血充盈而引导之。腰痛者加巴戟天 10 g,杜仲 10 g,以补肾壮腰。伴阳虚畏冷者加淫羊藿 10 g,以温肾阳。心悸失眠者加柏子仁 15 g,酸枣仁 20 g,以养心安神。精血大伤见性欲淡漠、毛发脱落、阴道干涩、生殖器官萎缩者选加紫河车 15 g,菟丝子 30 g,鹿角胶 10 g,淫羊藿 10 g,以大补精血。纳差食少者加砂仁 10 g,炒谷芽 15 g,以理气开胃。

虚证:闭经以肝肾不足、气血亏虚为多,其病程长,较为难治。系逐渐形成,切忌盲目通经,以犯虚虚,宜补养充之,亦须待以时日,非短期可见功效。"欲以通之,无如充之。但使雪消而春水自来,血盈则经脉自至。"(《景岳全书·妇人规》)闭经虚证固多然而虚中夹瘀者亦常有之。其治或补虚为主,兼以活血调经,或先补虚,待其虚渐充后再活血引经,上述三证之治法方药均体现此治则。

不论虚证或虚中夹瘀,均宜在补益一段时间后,如果 B 超见子宫内膜厚度达 8~10 mm 时,亦应投以活血之剂。如果月经来潮,须重复使用。一般要持续三、四周期。若欲孕者,则应审慎,不宜活血,此时有可能受孕。若 BBT 双相,即表示有排卵,月经将至。正常经潮 2~3 次才可称为痊愈。如果见经潮即停药,多会再次停经。

4. 血瘀冲任与胞宫,血实决之血府用

气滞血瘀证:内伤外感,人工流产,手术损伤等,均可导致气滞血瘀,阻于冲任、胞脉胞宫而经闭不行。以经停数月,胸胁胀满为主症。或伴有心烦易怒,或少腹周期性胀坠疼痛拒按。舌黯,脉沉弦或涩。治宜理气活血,祛瘀通经为法。方用血府逐瘀汤加减。

此证为气滞血瘀实证。若属宫腔手术后宫颈、宫腔粘连者可配合扩宫或宫腔镜手术处理可提高疗效。

5. 阳虚痰阻脂膜塞,温肾化痰兼活血

阳虚痰阻证:肾阳素虚,肥胖之体,饮食不节等均可致脾阳失运,湿聚痰生,气血不畅,冲任、胞宫为痰湿脂膜壅塞而致经闭不行。以月经数月不行,或经常闭经,形体肥胖,神倦胸闷为主症。或伴有呕恶痰多,头晕心悸,畏冷腰酸。舌淡黯,苔腻,脉沉而滑治,宜温肾健脾,化痰活血为法。经验方温肾化痰汤主之:陈皮 10 g,法半夏 10 g,茯苓 12 g,香附 12 g,胆南星 10 g,神曲 12 g,白芥子 10 g,当归 12 g,川芎 10 g,菟丝子 30 g,仙茅 10 g,仙灵脾 10 g,淫羊藿 10 g,巴戟天 12 g。

方中二仙、菟丝子、巴戟天补肾阳、养冲任;陈皮、法半夏、胆南星除湿化痰;白芥子去"皮里膜外之痰"散顽痰之结;神曲健脾消食;当归、川芎养血;香附理气;配合温阳化痰药以温化通利冲任之痰阻,配合养血补肾药以调养冲任之气血。如此则阳气得复,运化得健,痰湿得化,气机宣畅,冲任得养则能经调。伴症瘕和 B 超见卵巢增大,多囊者选加昆布 15 g、海藻 15 g、三棱 15 g、莪术 15 g、皂角刺 15 g,以消瘀散结。余如党参、白术、苍术、山楂等可随证选加。

6.烧热闭经毒伤胞,解毒调经加减妙

毒伤胞脉证:血虚之体,长期服食含毒药食,积毒为害,化热生湿,损伤心与胞脉,阻滞冲任而致烧热闭经。以经闭、烧热,日晒则周身如针刺为主症。或伴有头晕心悸,烦躁胸闷,小便短黄。

舌黯红,苔黄腻,脉细数或涩。治以清热解毒,活血通经为法。经验方解毒调经汤加减主之:黄连 10 g,金银花 30 g,通草 10 g,柏子仁 15 g,泽兰 10 g,卷柏 10 g,熟地黄 10 g,当归 12 g,川芎 10 g,牛膝 10 g,香附 12 g,益母草 15 g,丹参 15 g,生甘草 6 g。

方中黄连清泻心经火毒;金银花、生甘草清热解毒;通草利湿通经;柏子仁养心通心气;当归、熟地黄养血,配合柏子仁使心得营血滋养,能下达胞脉并且补肝肾,以资冲任;泽兰、卷柏、当归、川芎、益母草活血通脉以调经;香附理气以助活血;牛膝引诸药下通胞脉。热甚口苦便结者加黄芩 10 g、连翘 20 g、大黄 10 g,以清热解毒。湿盛见胸痞,舌苔厚腻者去熟地黄,加薏苡仁 20 g、滑石 30 g,以利水除湿。腹痛酌加桃仁 10 g、赤芍 15 g、蒲黄 10 g,以活血化瘀止痛。毒解热清湿利则烧热烦闷得除,心脉得宁,心气下达,气顺血活则胞脉通,月事得下。

此类闭经多发于产棉区而有口服黑棉籽油史者,属棉酚中毒,毒邪所伤而发病。民间称之为“烧热病”。其证候多端,病变在气血,病位在胞脉、胞宫、冲任,涉及心、肝、脾诸脏。本方乃余针对此病拟订,用以治之有佳效。曾有同仁得此方,用于此类病证,也取得很好效果,并且撰文发表。服雷公藤而致闭经者可参考本证辨治。

闭经有“血枯”“血隔”之分,其治有充、通之别,然纯实证较少,实中兼虚或虚实相兼者为多见。如气滞血瘀日久,多有气虚血亏,其属实多虚少,不应一味化瘀通经,损伤气血,应于活血理气之中,佐以黄芪、党参、鸡血藤或补肾之品等以助药力可效。痰湿之证,多兼阳虚。于化痰调经之时,用仙茅、淫羊藿、肉桂、巴戟天、菟丝子等同时温阳,标本同治。此类治之较难,尤其是多囊卵巢综合征之闭经,需数月,疗效才显。同样经潮后须继续巩固,直至痊愈。B 超、BBT 可观察效果。还须注意调摄寒温,忌寒凉肥甘饮食,减少精神压力,加强锻炼身体,减少人工流产等手术损伤。

中西医的闭经概念基本相同。对继发性闭经的诊断是停经 6 个月者,以往多数主张停经 3 个月以上,这样有利于患者早期治疗,以便早日痊愈。西医认为闭经是由多种妇科疾病引起的一种症状。引起闭经常见的疾病有宫颈、宫腔粘连,生殖器结核,卵巢早衰,卵巢功能低下,多囊卵巢综合征,高催乳素血症(闭经泌乳综合征),席汉氏综合征;精神性闭经,药物性闭经,运动型闭经以及甲状腺疾病和肾上腺疾病等。由于闭经的病因复杂,涉及多种疾病,因此不但要详细询问病史,还要根据病情选择作必要的相关检查,如妇科检查,基础体温,血清性激素测定,B 超,子宫输卵管造影,诊断性刮宫,头颅蝶鞍部 CT、MRI 检查,宫、腹腔镜,染色体以及甲状腺、肾上腺功能测定等。可明确病因和与闭经相关疾病,以利辨病、辨证施治,并可发现先天性生殖器官发育缺陷、后天器质性损伤导致的闭经。此外,还须排除妊娠和与并月、季经、避年、暗经相鉴别。

(徐晓春)

第三节　痛　经

一、概述

妇女经期或行经前后，周期性出现小腹疼痛或痛引腰骶，甚至剧痛至昏厥者，称"痛经"，也称"经行腹痛"。

本病总的发病机理是在经期以及经期前后这一女性特殊生理时期，致病因素的干扰，影响冲任气血的变化，冲任胞宫经血流通受阻则"不通则痛"；冲任胞宫失于温煦濡养，滞涩血脉则"不荣而痛"。之所以痛经周期性发作，是与经期冲任气血变化有关。非经期冲任气血平和，致病因素尚未能引起"不通""不荣"，但其并未消除，潜于体内，待机再动。

痛经一病，全虚者少见，全实者较多，更常见的是虚中有实，实中有虚。痛经性质不可仅以一项为凭，须全面合参，才能辨清其虚实寒热以及在气在血。一般痛经发生在经前经期属实；发生在经期或将净之时，或延至经净之后为虚。掣痛、绞痛、刺痛、剧痛属实；隐痛、空痛、痛轻属虚。拒揉拒按属实；喜揉喜按属虚。得热痛甚属热；得热痛减属寒。经血黯红有块属实；经血淡红质稀属虚。胀甚于痛为气滞；痛甚于胀为血瘀。

二、诊断要点

1.病史

经行小腹疼痛，伴随月经周期规律性发作，或有不孕、盆腔炎、宫腔手术史。

2.症状

腹痛多发生于行经第1~2天或经期前1~2 d，可呈阵发性痉挛痛或胀痛下坠感，疼痛可引及全腹或腰骶部，或外阴、肛门坠痛，严重者可出现面色苍白、出冷汗、手足发凉甚至晕厥现象。偶有经行腹痛是在经净后1~2 d才开始发病。

3.检查

(1)妇科检查：疼痛程度虽有轻有重，但一般无腹肌紧张或反跳痛。无阳性体征者属原发性痛经，部分患者可见子宫极度屈曲或宫颈口狭窄；如盆腔内有粘连、包块、结节、附件区增厚或子宫体均匀增大者，可能是盆腔炎症、子宫内膜异位症、子宫腺肌病等病所致。

(2)辅助检查：B超、腹腔镜、宫腔镜检查，子宫输卵管造影有助于明确痛经的原因。

三、证治经验

本病之治，一般而言，经期治标以止痛为急，于辨证方中适当加入相应之止痛药，或配合针灸；非经期应辨证或治疗原发病以治本。临床常用止痛中药散寒止痛类：艾叶、干姜、小茴香、桂枝、吴茱萸等。行气止痛类：香附、乌药、枳实、木香、青皮等。活血止痛类：当归、川芎、蒲黄、五灵脂、乳香、没药、延胡索、三七、血竭等。清热止痛类：川楝子、丹参、赤芍等。缓急止痛类：白芍、甘草。临床辨证选用可增强止痛效果。

1.宣郁通经金铃散，木郁达之热者清

肝郁热结证：情志失调、肝气郁滞，化火灼血成块，以致经行不畅而作痛。以经前腹痛，经色黯而有块，胸胁乳房胀痛为主症。

伴有口苦心烦。舌红，苔黄，脉弦数。治宜疏肝清热，通经止痛为法。方用经验方加减宣郁通经汤出入主之:柴胡 10 g,当归 15 g,白芍 15 g,黄芩 10 g,香附 10 g,丹皮 10 g,白芥子 6 g,益母草 15 g,郁金 10 g,延胡索 15 g,川楝子 10 g,生甘草 6 g。

方中柴胡疏肝解郁;香附、郁金疏肝理气以行血滞;白芥子辛散开郁止痛;黄芩清泄肝热;丹皮清泄郁火;当归、白芍养血柔肝;生甘草调和诸药;配合当归、白芍缓急止痛;延胡索既能入血分以活血化瘀止痛,又能入气分行气散滞;川楝子既能疏理肝气郁滞,又善调理脾胃滞气,清热止痛;益母草活血调经。诸药配合,郁开痛能止,火清经可调。

本方由《傅青主女科》宣郁通经汤加减而成。其适应证病因病机为肝郁气滞,化火灼血成块,经行不畅而作痛经、月经不调。傅青主认为:"妇人有经前腹痛数日而后经水行者,其经来多是紫黑……谁知是热极而火不化乎!夫肝属木,其中有火,疏则通畅,郁则不扬,经欲行而肝不应,则抑拂其气而痛生。"余宗傅氏"治法似宜大泄肝中之火。然泄肝之火而不解肝之郁,则热之标可去,而热之本未除也,其何能益"之意。于原方中去栀子以防凉泄太过,反而血滞。加入金铃子散加强理气疏肝,清热止痛之功。更加益母草以调畅经血,以标本兼治之。若肝热犯胃见呕吐酸水者加黄连 10 g、吴茱萸 6 g,以泻肝和胃而止呕。腹痛甚者加蒲黄 10 g,五灵脂 12 g 以活血止痛。

2.不通则痛气血阻,活血化瘀通不痛

气滞血瘀证:多种因素导致气滞血瘀,以致经血运行不畅,不通则痛,而发痛经。《沈氏女科辑要笺疏》所谓"经前疼痛无非厥阴气滞,络脉不疏。"即指此类痛经。以经前经期小腹疼痛且胀,拒按,量少或经行不畅,色黯有块,块出痛减为主症。伴胸胁乳胀。

舌黯或有瘀点紫斑,脉弦或涩。治宜理气活血,化瘀止痛为法。轻者用经验方益母生化汤加味(方药见产后恶露不绝)。痛经重者用膈下逐瘀汤加减:当归 10 g,川芎 10 g,赤芍 10 g,桃仁 10 g,红花 10 g,香附 10 g,乌药 10 g,五灵脂 12 g,延胡索 15 g,枳壳 10 g,丹皮 10 g,甘草 10 g。

方中当归养血活血以调经;川芎、赤芍、丹皮、红花、桃仁活血散瘀,清热消症;乌药、枳壳、香附行气散结,调经止痛;再用五灵脂、延胡索活血散瘀,行气止痛,加强本方止痛之功;甘草调和诸药,缓急止痛。诸药合用,行气散瘀。气行则血活,瘀散则块消。气血畅通,通则不痛。痛经甚者加蒲黄 10 g、血竭 6 g,以消瘀止痛。口苦苔黄者加黄芩 10 g,以清热。腹痛日久有症痕者加三棱 12 g、莪术 12 g、土鳖虫 10 g 等,以消症散结。兼气短倦怠者加黄芪 30 g 以益气扶正而运血。

3.湿热经期止标痛,平时治本病可除

湿热蕴结证:宿有湿热内蕴,阻滞气血,或经期、产后、堕胎、人工流产等,感染湿热邪毒,稽留冲任,蕴结于胞中,湿热与经血相结,以致气血不畅,发为痛经。以经行小腹胀痛,拒按,经色深红有块,舌苔黄腻为主症。伴有腰骶部胀痛,月经先期,量多,经期延长。平时或有腹痛,经来加剧;带下色黄,或赤白相兼气臭,小便短黄。舌红,苔黄腻,脉弦数。治宜清热除湿,化瘀止痛为法。

方用师传经验方柴枳败酱汤加减:柴胡 10 g,枳实 10 g,赤芍 15 g,甘草 6 g,丹参 15 g,败酱草 20 g,红藤 20 g,大黄 6 g,牛膝 10 g,桃仁 10 g,蒲黄 10 g,五灵脂 12 g,薏苡仁 20 g。

方中四逆散疏肝理气止痛;败酱草、红藤、大黄、薏苡仁清热解毒除湿;丹参、桃仁、蒲黄、五灵脂活血化瘀止痛;牛膝活血、引药下达病所。有症痕者选加三棱 10 g、莪术 10 g、昆布 15 g、海藻 15 g,去甘草,以消症散结。腹痛甚者加川楝子 10 g、延胡索 15 g,以活血止痛。湿重苔厚腻者加茯苓 10 g、通草 10 g,以利湿。月经量多者酌加黄芩 12 g、蒲黄炭 10 g、贯众炭 15 g,去枳实、牛膝,以清热固冲。先师刘云鹏先生之科研课题"妇炎康冲剂治疗盆腔炎性包块的临床研究",即将本方制成冲剂,成果达国内先进水平。

本证型是感染湿热邪气,与血相结成瘀,(盆腔炎)甚至形成症痕,阻滞气血。其痛在平时,只是经期加重。其治重在非经期,经期只是治标。湿热清化于平时,则经期不痛也。可参照盆腔炎节辨证施治。

4.寒凝血瘀痛经重,寒则温之瘀则通

寒凝胞中证:平素摄生不慎,经期感受寒湿之邪,贪凉饮冷等,以致寒湿客于胞中,气血凝滞,经行不利,发为痛经。以经前经期小腹冷痛,得热痛减,经量少,色黯有块,或经期迟至为主症。并有面色苍白,四肢不温,畏冷身痛,甚者呕吐、昏厥。舌淡黯,苔白腻,脉沉紧。治宜温散寒湿,活血化瘀,理气止痛为法。用少腹逐瘀汤(《医林改错》)加减:小茴香 6 g,干姜 6 g,延胡索 10 g,没药 10 g,当归 10 g,川芎 10 g,肉桂 5 g,赤芍 15 g,蒲黄 10 g,五灵脂 10 g。

《素问·调经论》云:"寒独留,则血凝泣,凝则脉不通。"不通则痛,血得寒则凝,得温则行。方中肉桂、小茴香、干姜温经散寒,通达下焦,温暖冲任胞宫,此三味属温经散寒部分。当归养肝活血,川芎、赤芍活血祛瘀,此三味为活血化瘀调经部分。蒲黄配五灵脂活血化瘀止痛;延胡索辛散温通、活血行气止痛。没药活血祛瘀,行气止痛,此四味属止痛部分。寒散血行,下焦胞宫气血通畅,自无疼痛之虞,且有种子之效。本方以温经、活血化瘀以治本,止痛治其标。痛甚而厥者加附子 10 g、细辛 5 g,以回阳散寒。痛甚经量少者加桃仁 10 g、红花 10 g、血竭 5 g,以增强化瘀止痛之功。腹胀者加乌药 10 g、香附 10 g,以理气。气短倦怠者加黄芪 30 g,党参 15 g,以益气扶正。

5.虚寒痛经或兼实,温经汤方兼活血

阳虚胞寒证:素属肾阳虚弱,阳虚则生内寒,冲任胞宫失于温煦,滞碍气机,血为寒凝,以致经血运行迟滞,经行不畅而发为痛经。以经行小腹冷痛,喜按喜温,经量或少或多,经行后期为主症。

并有面色苍白,形寒肢冷,甚者汗出,呕吐便溏,腰膝酸冷。舌淡红,苔白,脉沉细。治宜温经暖胞,养血止痛为法。方用温经汤(《金匮要略》)加减:吴茱萸 10 g,当归 10 g,白芍 10 g,川芎 10 g,桂枝 10 g,阿胶 10 g,丹皮 10 g,党参 10 g,半夏 10 g,麦冬 10 g,生姜 10 g,甘草 6 g。

方中吴茱萸入肝经,散寒止痛。桂枝温经散寒,通利血脉以止痛。川芎、当归养血调经,白芍柔肝止痛。丹皮祛瘀行血,兼退虚热。阿胶、麦冬养血益阴,并可制吴茱萸、桂枝之燥。半夏降逆和胃。生姜温胃散寒。甘草补中调和诸药,与白芍配合以缓急止痛。

人参益气补虚。下腹冷痛甚者去丹皮,加艾叶 10 g、附子 10 g,以增强温阳止痛之功。腹痛甚夹血块者去党参、阿胶,加蒲黄 10 g、五灵脂 15 g、山楂 20 g,以化瘀止痛。经血量多者加艾叶炭 10 g、三七粉 6 g(吞服),以止血止痛。无呕吐去半夏。

本方证应与少腹逐瘀汤证区别:彼为寒凝血瘀实证,痛经少腹拒按,经血有块,脉沉弦紧为主证;此则为阳虚胞寒虚证,以痛经小腹喜按,得温通减,舌淡脉弦细为辨证要点。

6.肾虚血亏不荣痛,调肝归芍经后用

肝肾不足证:肝肾亏虚,冲任精血不足。行经时血脉滞涩,经行后血脉空虚,冲任胞宫失于荣濡而致"不荣而痛"之痛经。以经期或经后 1、2 d 小腹绵绵作痛,喜按,经色淡,量少质薄为主症。

或伴头晕耳鸣,心悸腰酸。舌淡红,苔少,脉弦细弱。治宜补益肝肾,养血止痛为法。痛于经后伴腰痛,头晕耳鸣者,为肝肾亏虚证。

经验方加味调肝汤主之:当归10 g,白芍30 g,川芎10 g,山茱萸10 g,巴戟天15 g,山药12 g,阿胶10 g,香附10 g,艾叶6 g,甘草6 g。

方中当归补血养肝。川芎与当归相配,活血调经。白芍养血和营,缓急止痛。"肝肾同源",配伍山茱萸,益精血,补肝肾。巴戟天温肾阳,益冲任。艾叶暖胞止痛。阿胶养阴补血。香附理肝气使补而不滞而调经。山药健脾益肾。甘草调中和药,配白芍加强缓急止痛之效。诸药合用,以奏养肝益精,止痛调经之功。

痛于经期而经血少,伴面色萎黄,心悸倦怠者,为肝血不足证。

用当归芍药散(《金匮要略》)加味为治:当归12 g,白芍30 g,川芎10 g,白术10 g,茯苓10 g,泽泻10 g。

方中以芍药养血柔肝,缓急止痛为主。当归、川芎调肝养血,活血止痛。白术健脾益气。茯苓、泽泻健脾除湿。并常规加入炙甘草以增缓急止痛,健脾补中之功。以上二方之加减:经量少者加熟地黄10 g、鸡血藤25 g,以补血调经。心悸气短者加黄芪30 g、党参15 g,以益气。兼胁痛胀者加柴胡10 g,以疏肝。腰痛明显者加杜仲15 g、菟丝子25 g,以补肾益精。有热者加黄芩10 g,以兼清热。有寒者加吴茱萸6 g,以暖肝缓急。

盖血虚之体,脉道不充,血行迟缓,瘀滞胞脉胞中。此即《竹林女科》所说:"经后腹痛,此虚中有滞也。"因此用加味调肝汤调肝益肾,养血止痛,临床用之数十年多效。俾木得精濡,肝得血柔,胞得温养,气疏血活,痛经可止。当归芍药散为健脾柔肝、养血止痛之方。《金匮要略·妇人杂病脉并治》谓:"妇人腹中诸疾痛,当归芍药散主之。"余常用于肝血不足,经脉失养之经后腹痛,随证加味有良效。

上述六证型之外,尚有蛔虫内扰,脏腑功能失调之上热下寒证可见痛经,但目前较少,宜用乌梅丸加减,以调理寒热,驱虫止痛。

西医学痛经分原发性和继发性两种。原发性痛经又称功能性痛经,是指生殖器官无器质性病变者,以青少年为多见。继发性痛经是由于盆腔器质性疾病如子宫发育不良、子宫内膜异位症、子宫腺肌病、子宫肌瘤、盆腔炎、宫颈炎、宫腔粘连等引起,常见于育龄期妇女。因此临床须详细询问病史,已婚妇女应行妇科检查,或行B超、子宫输卵管造影、宫腹腔镜检查以明显病因与相关疾病,以利辨证与辨病相结合而施治。同时须与异位妊娠、流产相鉴别。

(杨　萱)

第十六章 儿童保健

第一节 儿童保健工作内容

一、工作内容

儿童保健服务需按三级处理,因一级儿童保健机构(村卫生室和社区卫生服务站)、二级儿童保健机构(乡、镇卫生院,社区卫生服务中心)和三级儿童保健机构(省、市、县妇幼保健机构,专科或医学院、研究所)有不同的职责与任务。

(一)一级儿童保健机构工作内容

1.基础儿童保健服务

一级儿童保健机构为基层儿童保健机构,在上级儿童保健机构指导下承担基础的儿童保健服务工作,包括收集和上报儿童保健服务与健康状况数据,儿童疾病管理(体格发育异常、营养性疾病、发育-行为异常)。

2.常规工作内容

参见"儿童营养性疾病管理技术规范""儿童健康检查服务技术规范""儿童喂养与营养指导技术规范"。

(1)新生儿家庭访视:新生儿出产院后进行家庭医学访视,了解新生儿健康状况,指导家长做好喂养、护理和疾病预防。通过健康检查,早期发现问题,及时指导和治疗,促进新生儿健康。

(2)定期健康检查:通过健康检查,对儿童生长、发育进行定期监测和评价。2015年《中华儿科杂志》编辑委员会中华医学会儿科学分会儿童保健学组撰写《中国儿童体格生长评价建议》中建议婴儿期9次健康检查。

(3)生长监测:采用儿童生长曲线图是儿童体格评价常用的方法,追踪儿童体格生长趋势和变化情况,及时发现生长偏离。

(4)心理发育-行为监测:常规进行儿童发育和行为筛查,或据家长反映儿童有不明原因的行为"过多"、或睡眠差、喂养困难,日常生活行为中不合作等偏离正常同年龄儿童行为的现象进行随访与早期干预。

(5)预见性指导:包括营养指导与心理行为发育的预见性指导。即对儿童家长进行乳类喂养(包括人乳、婴儿配方、特殊婴儿配方)、食物转换、平衡膳食、饮食行为等科学喂养知识的指导,以及预防营养性疾病。根据个体化原则,注重儿童发育的连续性和阶段性特点给予科学的预见性指导,如母婴交流、情绪安抚促进其感知觉的发展、依恋建立、认知训练、生活自理能力与良好行为习惯培养等。

3.高危儿保健

高危儿保健指产前、产时和产后存在危险因素影响的儿童,包括早产儿、极低体质量儿

(<1 500 g),宫内发育迟缓(IUGR)或小于胎龄儿(SGA);新生儿严重疾病(缺氧缺血性脑病、惊厥,颅内出血、化脓性脑膜炎),持续头颅 B 超、CT/MRI 异常(脑室扩张或不对称、脑室周围白质软化、脑穿通、小脑畸形等);使用 ECMO(体外膜肺),慢性肺部疾病,呼吸机辅助治疗等;持续性喂养问题,持续性低血糖,高胆红素血症,家庭或社会环境差等;母亲孕期感染(TORCH)等医学情况。

(1)高危新生儿:出院(或家庭分娩)后 3 d 内进行首次访视,根据具体情况酌情增加访视次数,同时进行专案管理。访视时重点了解疾病发生情况,如呕吐、腹泻等;测体温,指导保暖方法;预防吸吮能力差的极低出生体质量早产儿发生呛奶;监测体质量变化,观察神志、面色、呼吸、吸吮力、皮肤、二便情况,发现疑难病情及异常情况,及时转送医院就诊。

(2)听力障碍高危儿:存在听力损失高危因素,如出生体质量<1 500 g,Apgar 评分低(1 min 0~4 分或 5 min 0~6 分);住新生儿重症监护室>24 h,机械通气时间>5 d;宫内感染史;颜面形态畸形,包括耳廓和耳道畸形等;高胆红素血症达换血指征;细菌性脑膜炎史;母亲孕期用过耳毒性药物;儿童期永久性听力障碍家族史;临床诊断或疑诊听力障碍的综合征或遗传病以及新生儿听力筛查未通过者,需于 6、12、24 和 36 月龄复查听力。

4.转诊

基层儿童保健机构的日常基础工作中发现异常情况处理有困难时需及时转诊上级儿童保健机构或专科,同时随访转诊儿童的治疗情况,对提高基层儿童保健医生水平非常重要。

(1)体格检查异常情况:如前囟张力过高,颈部活动受限或颈部包块;眼外观异常、视力筛查异常;耳、鼻有异常分泌物,听力复查未通过者;龋齿;心脏杂音;四肢不对称,活动度或肌张力异常,疑发育性髋关节发育不良者。

(2)体格发育异常:体质量、身长、头围<P 3rd,或>P 97th,体质量或身长向上或向下跨 2 条主百分位线;连续 2 次指导体质量增长不满意者,或营养改善 3~6 月龄后身长或身高仍增长不足者。

(3)营养性疾病治疗效果欠佳情况:贫血儿童经铁剂正规治疗 1 个月后无改善或进行性加重者,或重度贫血;活动期佝偻病经维生素 D 治疗 1 个月后症状、体征、实验室检查无改善;肥胖儿童怀疑有病理性因素、存在合并症或经过干预肥胖程度持续增加的肥胖儿童。

(4)发育-行为问题:持续偏离者。

(二)二级儿童保健机构工作内容

1.掌握辖区内儿童健康基本情况

完成辖区内各项儿童保健服务与健康状况数据的收集、上报和反馈。

2.指导和质量控制

对村卫生室、社区卫生服务站的儿童保健服务、信息收集、相关监测等工作进行指导和质量控制。

3.筛查与初步干预

对一级儿童保健机构转诊体格发育异常、营养性疾病治疗效果欠佳者明确诊断,调整治疗方案;可疑或异常的儿童开展心理发育-行为筛查、初步检查与初步干预。

4.转诊

(1)生长障碍与疑难疾病。

(2)喂养困难。

(3)疑诊发育-行为异常者。

(三)三级儿童保健机构工作内容

1. 技术指导、业务培训和工作评估

承担对社区卫生服务机构、乡（镇）卫生院和其他医疗机构技术指导、业务培训和工作评估,协助开展儿童保健服务。

2. 体格生长、营养问题评估、诊断、治疗

对一、二级儿童保健机构转诊的生长障碍与喂养困难的疑难疾病明确诊断,调整治疗方案后返回一、二级儿童保健机构管理。

3. 发育-行为问题评估、诊断、治疗

对二级儿童保健机构初步诊断有发育-行为问题的儿童采用诊断性技术进行确诊、综合治疗及干预服务,或明确诊断,制定干预方案后返回一、二级儿童保健机构进行干预和管理。

4. 教学与科研

结合儿童保健临床问题,开展教学与相关研究,提高基层儿童保健服务水平。

5. 转诊

涉及相关专业的疾病。

(1)生长障碍与疑难疾病。

(2)喂养困难(难以原发营养不良解释者)。

二、儿科医生、家长在儿童保健中的作用

(一)儿科医生在儿童保健中的作用

社会对健康儿童发育的期望是所有儿童都能正常生长和发育,并顺利进入成人期,为社会发展提供成功的服务,成为一个对社会有益的人。因此,儿童保健医生的主要任务是监测和评估儿童的健康发育状况,针对性地提出有效的建议。但监测儿童健康发育比治疗儿童疾病的内容更广泛,包括对儿童体格生长、认知和心理发育水平的评估,以及鉴别与处理儿童生长发育相关问题。多年来儿童保健已在控制多种传染病和处理某些慢性疾病方面取得显著成绩。但在21世纪新的环境下出现新的儿童健康问题,包括儿童发育、行为以及智力等方面的健康问题。

因此,儿科、儿童保健医生应具备坚实的医学基础知识,以最合理的方案诊治儿童疾病;能利用各种医疗信息系统,如网络和电子健康记录,以最快的速度获得对儿科、儿童保健医生本人以及家长有用的最新知识;有明确的关于健康儿童发育概念,对疾病病理生理的认识已从单一的病因模式转到基因与环境相互作用的新的模式。

21世纪的儿科医生还应具有有效与家长交流的能力,能仔细、认真倾听家长对儿童生长发育的意见,给家长提供有关儿童生长发育的知识和教育,并及时给家长预见性指导意见;与家长和儿童建立相互信任的关系;同时,为促进和支持儿童健康,努力获得与其他领域的人士合作的有效技能。

21世纪的社会、经济和人口学的显著变化直接影响到家庭和儿童的健康,儿科医生儿童保健医生应继续发挥促进儿童健康的作用,采用各种措施减少环境变化对儿童健康的影响,特别是社会、文化的影响。随着儿童与家长医学科普知识的增加,儿童保健的重点亦应随之发生相应的变化,发展以儿童或家长为主的医疗保健中心是重要的内容之一。

1.生命初期的健康准备

胎儿期是儿童发育最早、最敏感的时期,也是生长发育最迅速的时期,是最易受环境不良因素的干扰和影响而发生缺陷与畸形的时期,又称为致畸敏感期。胎儿的健康发育与母亲的生理状况、神经精神因素密切相关,如母亲健康与营养状况、疾病、生活环境和情绪等。儿科医生、儿童保健医生需要与产科医师、遗传代谢专家密切配合,监测、保护胎儿健康生长发育、安全出生,属一级预防保健,重点为预防胎儿因环境因素导致的畸形与出生缺陷、宫内发育迟缓、宫内感染、窒息等。

2.生长过程中的健康保护

(1)婴儿:①评价神经系统的稳定性,包括交感神经系统和副交感神经系统。通过新生儿家访,检测新生儿心律、呼吸次数、体温控制以及皮肤颜色改变来判断。②监测生长与发育:婴儿期是出生后生长和发育最快的时期,尽早发现生长或发育迟缓,及时处理对改善预后可能有积极作用。有效地评估儿童生长与发育则需要定期观察,内容包括测量体质量、身长、头围,记录睾丸下降情况;了解婴儿喂养和睡眠规律;完成免疫接种程序;2岁左右幼儿的如厕训练,以及监测2~3岁儿童性格形成问题等。③筛查策略:采用体格生长曲线评估婴儿生长状况。婴儿的发育问题筛查工具包括 Brazelton 新生儿行为筛查量表、新生儿成熟度筛查,Denver 发育筛查(DDST)等方法。常规筛查:先天性髋关节发育不良、贫血筛查。高危儿童的听力、视觉、血铅水平筛查。

(2)幼儿与学龄前儿童:①加强营养。②监测生长与发育。定期观察,内容包括测量体质量、身长;与家长交流,判断儿童生长、发育状况,早期发现儿童生长或发育问题,包括营养不良问题(营养不足和营养过度);了解儿童营养与进食行为和睡眠规律,儿童遵守纪律、牙与眼健康(3岁)情况等;4~6岁完成免疫接种。③筛查策略:采用体格生长曲线评估幼儿与学龄前儿童的生长状况,特别注意评估身高发育水平与速度的变化。幼儿的发育问题筛查工具多采用"Denver 发育筛查(DDST)""学前儿童学习能力筛查"等可用于发育问题筛查。常规筛查:视力(3岁)、听力(4岁)、血压(3岁后)、贫血(2岁)、尿筛查(隐匿性泌尿系统疾病)。高危儿童应进一步筛查血铅水平、是否有结核感染。

(3)学龄儿童与青少年:①监测生长与发育。定期观察,记录身高和性发育阶段;与家长讨论特殊问题,如儿童的学校表现与学习情况,避免药物滥用、饮酒;进行性教育、牙健康、卫生和体育锻炼的指导等。②筛查策略:采用体格生长曲线评估学龄儿童与青少年的生长状况,特别注意评估身高发育水平与速度的变化。学龄儿童的行为发育问题可采用"学前儿童能力筛查(50项)""绘人测验""图片词汇测验""Conners 儿童行为量表"等筛查方法。常规筛查:脊柱侧弯、贫血(月经期的女童)、尿筛查(隐匿性泌尿系统疾病)、视力、血压。高危筛查试验:听力、结核感染。

3.预见性指导

儿科医生与家长交流了解婴儿的生长、发育状况,发现问题,通过教育家长和预见性的指导可使婴儿早期的生长、发育问题获得改善。预见性指导过程可帮助家长学习知识,婴儿的生长、发育状况改善也增加家长的信心和依从性。但要避免给家长过多或复杂的信息,特别是年轻的家长,应进行分阶段、个体化的指导,给家长提供新的、可接受的方法,以达到更好的效果。

4.健康教育与健康促进

健康教育和健康促进的目的是通过有效的健康促进和教育的形式、内容和手段,消除或减轻影响健康的危险因素,达到预防疾病、促进健康和提高生活质量的目的。通过信息传播和行为干预,帮助个人和群体掌握卫生保健知识,树立健康观念,自愿采纳有利于健康行为和生活方式的教育活动与过程。健康促进与健康教育相辅相成的,目标一致。

儿科医生与儿童抚养人接触过程都需要有效的健康教育。健康教育和健康促进涉及儿童与家庭、社会,方式多种。

(1)社会咨询活动及应用传播媒体:效果不确切,不易评估。

(2)健康咨询:开设专门的咨询门诊,针对家长提出的问题进行详细的解答,有条件时应该在门诊工作中兼做健康教育工作。医生和家长之间的交流,可随时得到信息反馈,针对性强,家长对所授知识多能接受,效果确切。

(3)家长学校(父母学校):针对某一年龄组儿童家长所面临的主要问题,举办系列健康讲座,并可配合一些实际操作练习,图文并茂,感官冲击。公示健康教育课程表,家长可根据自已的需求选择课程,在有效且较短的时间内掌握一些实用技术。

(4)小组讨论:由专业人员组织 8~10 位有共同经历的家长在一起,就一个方面或多个方面的问题展开讨论,提供家长之间互相交流经验的机会,说服力强,并可随时得到专业人员的指导。

(二)家长在儿童保健中的作用

儿童健康发育主要依靠家长,因此提高家长对健康的认识和科学知识水平是保证儿童健康发育的关键。

1.父母对儿童成长负有首要责任

1989 年 11 月 20 日第 44 届联合国大会通过《儿童权利公约》中明确规定"父母对儿童成长负有首要责任""儿童有权享有可达到的最高标准的健康;每个儿童均有权享有足以促进其生理、精神、道德和社会发展的生活水平;儿童有受教育的权利;学校执行纪律的方式应符合儿童的人格尊严;教育应本着谅解、和平和宽容的精神培育儿童。"因此,父母需要自己承担抚养儿童的所有义务,没有特殊原因,不可将儿童完全交给祖父母或他人代抚养。

2.学习婴儿营养、护理、生长、发育的相关知识

儿童生长、抚养中的问题多数是可以避免的,究其原因,主要是父母缺乏相关知识所致,包括很多日常生活中的简单问题。部分父母多从祖父母、邻居、同事,甚至保姆(月嫂)了解抚育儿童的方法。

21 世纪的生存环境、生活条件改变,卫生、医疗保健和教育的改善,敦促家长学习婴儿营养、护理、生长、发育以及与儿童健康相关的其他知识,使家长有能理解和预见自己婴儿的能力,是积极促进婴儿健康发育的关键。

3.积极配合定期观察

儿童生长发育过程具有连续、分阶段的特点,特别在生命的早期需要 1~2 月健康检查,以早期发现问题,早期干预与纠正,促进健康发展。因此,家长的积极配合是儿童保健顺利进行的关键。

4.与婴儿建立密切关系

(1)建立好的依恋关系:父母、祖父母对儿童进入学校顺利学习、成为有自信、具有主动学习能力的人的培养过程具有重要作用,首先需要在婴儿期建立好的依恋关系,支持健康的社会-情感发展是整个儿童期心理健康的基础。

（2）每日爱的互动：虽然婴儿尚没有开始学习、读书和书写，但出生后儿童在每日爱的互动中已开始学习语言与言语技能，如唱歌、说话、讲故事、读书，促进儿童认知能力的发展；选择适合儿童年龄的玩具促进动作协调，发展想象、思维能力等。

重视与幼儿的语言交流，创造机会让儿童参加各种活动，如通过游戏、讲故事、唱歌等学习语言和交流，促进认知能力的发展；选择促进小肌肉动作协调发育的玩具、形象玩具以发展幼儿想象力和思维能力。

5.培养自我生活能力

安排有规律的生活，培养儿童独立生活的能力，逐步养成良好的生活习惯，并自觉遵守，准备适应学校生活。

6.培养学习习惯

提供适宜的学习条件，引导和培养良好的学习兴趣与习惯，注意通过各种形式发展儿童想象力与思维能力，通过游戏、体育活动增强体质，在游戏中学习遵守规则和与人交往，培养合作精神，实现全面发展。

（龙聪颖）

第二节　儿童年龄分期及保健

从受精卵开始到发育成熟的个体，机体发生着巨大的变化，是一渐进的、动态发育过程。在儿科临床及研究工作中，根据解剖、生理、病理、各年龄期的特点以及环境改变，将小儿时期划分以下几个阶段。

（1）胎儿期：精卵结合到出生。

（2）新生儿期：从脐带结扎后到生后满 28 d 时；而妊娠满 28 周到生后满 7 d 时为围生期。

（3）婴儿期：从脐带结扎后到刚满 12 个月。

（4）幼儿期：1 周岁后到满 3 周岁。

（5）学龄前期：3 周岁后到满 6 周岁。

（6）学龄期：6 周岁后到青春期萌发开始之前。

（7）青春期：从青春期萌发到成年（女 12～18 周岁，男 13～20 周岁）。

一、胎儿期

从受精卵形成到新生儿出生，约 40 周，统称为胎儿期，其又可分为 3 个时期。①胎儿早期：从受精卵形成至不满 12 周。而前 8 周又称胚胎期，受精卵形成、着床、开始分化，胚胎初具人形。在此期末，胎儿基本形成，并可分辨出外生殖器。②胎儿中期：自 13 周至未满 28 周，胎儿及其器官在此期内迅速成长，功能逐渐成熟，胎龄 28 周时体质量约有 1 000 g，此时肺泡结构基本完善，具有气体交换的功能。③胎儿晚期：自满 28 周至婴儿出生，此期胎儿以肌肉发育和脂肪积累为主，体质量迅速增加。胎儿期保健的主要任务是：预防遗传性疾病与先天畸形，保证充足营养，给予孕母良好的生活环境，预防产时感染，预防并及时处理妊娠期并发症和加强对高危新生儿的监护。

（一）发育特点

1.胚胎的生长发育

受精后1~2周是细胞分裂增殖时期,受精后3~8周是胚胎发育的关键期,此期细胞分裂旺盛、分化明显,器官原基分化出现,是形成胚体的关键阶段,若遭受到不利于胚胎发育的因素,将影响胎儿器官的正常分化,出现各种畸形。

受精后9周直至胎儿娩出,初步形成的器官原基不断进行组织和功能的分化,体积逐渐变大,功能不断完善,最后3个月生长迅速,到出生时体质量约达3 300 g。

2.胎儿各系统的功能发育

（1）循环系统:受精后4周,胎心开始搏动,每分钟约65次,并随胎龄增长而增加,至出生前每分钟140次。

（2）血液系统:胚胎发育第3周,卵黄囊和胎盘间质产生无核红细胞,6周肝脏产生血细胞,12周脾、淋巴组织产生血细胞,同时骨髓正式造血。

（3）呼吸系统:胎儿3个月末开始发生呼吸运动,触觉刺激或胎儿缺氧易引发。20~24周时,原始肺泡形成并产生肺泡表面活性物质。

（4）神经系统:胎儿第3、4个月大部分外周反射已完全形成,但重要的高级功能和主要传导束的髓鞘发育,在生后1年方能完成。

（5）胃肠道:胎儿中期,可摄入并吸收大量羊水,此后胃肠功能逐渐接近正常新生儿。

（6）肾脏:胎儿中、后期肾脏已有排尿功能,但对细胞外液、电解质及酸碱平衡的调节功能,至出生后才发挥作用。

（二）营养需求

随着胎儿的月份愈大,需要的蛋白质和能量愈多。不同胎龄期,每天对蛋白质及脂肪需要的增加量均不同。整个胎儿期的营养不良和营养失衡都会影响胎儿发育,导致胎儿的出生体质量下降。在某一阶段营养不良,则对此阶段发育最快的器官受影响最大,如脑在胎儿早期发育最快,若此阶段的营养不良,则导致胎脑发育不良。

（三）疾病预防

1.高危妊娠

各种不良因素易导致胎儿发生危险,甚至可致胎儿死亡。此外,经济条件不佳,家庭不和等可产生明显不利的影响。

2.有害因素

胎盘有一定的屏障作用,但对病毒和化学制剂抵抗力不强。胎儿早期的病毒性感染可致先天畸形,受到某些药物、X线照射、环境中有毒物和精神创伤的影响,可致发育受阻。胎儿期严重营养不良可引起流产、早产和宫内发育迟缓(IUGR)。

（四）保健要点

1.保证充足营养

要保持合理、平衡的膳食。胎儿早期要补充叶酸和碘,晚期要合理摄入能量、蛋白质以及各种维生素、微量元素,如铁、钙等,但也要防止摄入过多,体质量增加过快。

2.预防遗传性疾病

禁止近亲结婚,有遗传病家族史者可通过遗传咨询,进行风险预测和产前诊断。

3.避免不良的环境因素

胎儿早期应避免放射线照射和电离辐射,尤其 16 周前非常敏感,可引起神经系统等多器官发育畸形,甚至导致死亡,同时避免铅、汞、苯、农药、多卤代芳烃化合物以及环境雌激素等毒物。烟酒可使胎儿缺氧,导致胎儿体质量减低,甚至可致新生儿酒精综合征。

4.慎用药物

某些药物会通过胎盘进入胎儿体内,妨碍胎儿发育,如肾上腺皮质激素、抗癫痫药、磺胺类药物、抗肿瘤药物、免疫抑制剂、链霉素等都有可能引起胎儿发育异常。

5.预防感染

母子同体,胎儿早期尽量预防各种病毒感染。

二、新生儿期

新生儿期,出生后脐带结扎到生后满 28 d。出生后 1 周内的新生儿发病率和死亡率最高,故新生儿保健是儿童保健重点。

按胎龄(GA)可分为:①足月儿,即胎龄满 37 周到不满 42 周出生;②早产儿,即胎龄不满 37 周;③过期产儿,即胎龄满 42 周及以上。

按出生 1 h 内的体质量可分成:①正常出生体质量儿(NBW),指出生体质量≥2 500 g 并 <4 000 g 的新生儿。②低出生体质量儿(LBW),指出生体质量小于 2 500 g 的新生儿;极低出生体质量儿(VLBW),指出生体质量小于 1 500 g 的新生儿;超低出生体质量儿(ELBW),指出生体质量小于 1 000 g 的新生儿。③巨大儿,指出生体质量等于或者大于 4 000 g 的新生儿。

按出生体质量和胎龄可分为:①适于胎龄儿(AGA),即出生体质量在同胎龄儿体质量的第 10 至第 90 百分位数之间的新生儿;②小于胎龄儿(SGA),即出生体质量在同胎龄儿体质量的第 10 百分位数以下的新生儿。③大于胎龄儿(LGA),即出生体质量在同胎龄儿体质量的第 90 百分位数以上的新生儿。

按出生后的周龄可分为:①早期新生儿,指出生后 1 周内的新生儿;②晚期新生儿,指出生后第 2 周开始至第 4 周末的新生儿。

(一)发育特点

1.生长发育

新生儿脱离母体,在适应新的内外环境后,体格生长是胎儿期的继续,呈旺盛的特点,在良好的营养供给下,新生儿期末体质量可增加 1.5 kg 以上,身长增加 5 cm 以上。

2.足月儿各系统的生理特点

(1)呼吸系统:呼吸频率较快,约为 40～60 次/分钟,胸廓呈圆桶状,肋间肌薄弱,呼吸主要靠膈肌升降,呈腹式呼吸。呼吸道狭窄,黏膜柔嫩,血管丰富,易发生气道阻塞而致呼吸困难。

(2)循环系统:出生后血液循环的动力学发生了改变。①脐带结扎后,胎盘-脐血循环终止;②出生后呼吸建立和肺的膨胀,使肺循环阻力下降,肺血流增加;③左心房压力增加,使卵圆孔发生功能性的关闭;④动脉血氧分压的增高,使动脉导管收缩而关闭,完成向成人循环的转变。新生儿心率波动范围较大,通常为 90～160 次/分钟,足月儿血压平均为 9.3/6.7 kPa (70/50 mmHg)。

(3)消化系统:出生时,吞咽功能已完善,但由于食管下部括约肌松弛,胃呈水平位,幽门括约肌较发达,易溢乳。消化道的面积相对较大,管壁较薄,黏膜通透性高,有利于营养物质的吸收,同时肠腔内的毒素和消化不全产物也易进入血循环,引起中毒症状。胎粪由胎儿肠道分泌物、胆汁及吞咽的羊水等组成,为糊状,呈墨绿色,于生后 10～12 h 排出,2～3 d 排完。

(4)泌尿系统:出生时肾结构的发育已完成,功能仍不成熟,故非母乳喂养的新生儿应适当补足水分。通常在生后 24 h 内开始排尿,若 48 h 仍不排尿应进一步检查。

(5)血液系统:足月儿出生时血容量平均为 85 mL/kg,红细胞、血红蛋白和网织红细胞的值较高。白细胞总数生后第 1 天较高,3 d 后明显下降,5 d 后接近婴儿水平。血小板出生时已达成人水平。由于胎儿肝脏内维生素 K 储存量少,维生素 K 依赖凝血因子活性低,故生后可常规肌注维生素 K。

(6)神经系统:大脑皮质兴奋性低,睡眠时间长,觉醒时间一昼夜仅为 2～3 h。大脑对下级中枢抑制较弱,且锥体束、纹状体发育不全,常出现不自主和不协调动作。出生时已具备多种暂时性的原始反射,若这些反射减弱或消失,常提示有神经系统疾病。

(7)免疫系统:非特异性和特异性免疫功能均不成熟,血中补体水平低,缺乏趋化因子,IgA 和 IgM 不能通过胎盘,易患细菌感染。

(8)体温:体温调节中枢功能尚不完善,皮下脂肪薄,体表面积相对较大,容易散热。如不及时保暖,可发生低体温、低氧、低血糖和代谢性酸中毒等;如环境温度高、进水少及散热不足,可使体温增高,发生脱水热。

(9)能量及体液代谢:每日总热量共需 418.4～502.1 kJ/kg(100～120 kcal/kg),体内含水量占体质量的 70%～80%。

3.早产儿各系统的生理特点

(1)呼吸系统:早产儿呼吸中枢及呼吸系统的发育尚不成熟,呼吸浅表且节律不规则,常出现周期性呼吸及呼吸暂停。胎龄愈小,呼吸暂停的发生率愈高,同时因肺泡表面活性物质易缺乏而发生呼吸窘迫综合征(RDS),若长时间吸入高浓度氧可增加早产儿慢性肺疾病和视网膜病的风险。

(2)循环系统:早产儿心率偏快,血压较低,出生后早期部分早产儿可伴有动脉导管的开放。

(3)消化系统:早产儿吸吮力差,吞咽反射弱,贲门括约肌松弛,胃容量小,常导致哺乳困难、进奶量少,更易发生溢乳。肝脏合成蛋白质不足,糖原储备少,易发生低蛋白血症和低血糖。

(4)泌尿系统:早产儿的肾浓缩功能更差,排钠分数高,肾小管对醛固酮反应低下,易发生低钠血症。葡萄糖阈值低,易发生低血糖。而非母乳喂养儿易发生代谢性酸中毒。

(5)血液系统:早产儿血容量为 89～105 mL/kg,末梢血有核红细胞较多,白细胞和血小板稍低于足月儿。维生素 K、维生素 D 及铁的储存较足月儿低,维生素 E 缺乏亦是早产儿贫血的原因之一。

(6)神经系统:早产儿的脑发育不成熟,觉醒时间更短。胎龄愈小,原始反射愈难引出或反射不完全,肌张力低。

(7)免疫系统:早产儿非特异性和特异性免疫功能不成熟,胎龄愈小,免疫球蛋白 IgG 通过胎盘到达胎儿体内的 IgG 含量愈低,更易患感染性疾病。

(8)体温:早产儿体温调节中枢功能更不完善,并易散热,胎龄越小,代偿产热的能力越差,更易发生低体温。汗腺发育差,环境温度过高易导致体温升高。

(9)能量及体液代谢:由于吸吮力弱,消化功能不足,常需肠道外营养。体液总量约占体质量的80%,所需液量高于足月儿,摄入418.4 kJ(100 kcal)的热量时需供给100~150 mL水。

(二)营养需求

母乳喂养是最佳的喂养方法。

(三)疾病预防

1.产伤及感染

胎儿窘迫、围生期窒息、产伤及感染,可导致脑实质凝固性坏死,即使侥幸存活,可形成神经系统后遗症,如智力不全、运动障碍等。

2.出生环境巨变

脱离母体后,各个系统器官需要经历一系列生理上的调整与复杂变化,以适应新的内外环境,维持其生存和健康成长。

3.易患疾病和死亡

由于新生儿中枢神经系统发育不成熟,各器官及组织功能活动不足,生理调节不佳,机体免疫力低下,生后1周的新生儿发病率和死亡率极高,可占整个婴儿期的60%~70%。

4.高危儿

指在胎儿期和新生儿期以及婴幼儿期中存在对胎儿和婴幼儿身心发育有危险因素的婴儿,其常见的高危因素有母亲孕早期先兆流产,孕期感染(如弓形体、各种病毒感染),孕期接触放射线,产时窒息、难产、早产、低出生体质量儿,缺氧缺血性脑病,颅内出血,黄疸过深、过久,以及出生后缺乏早期教育,生活环境不良等。高危儿的家庭监测内容:①婴儿手脚经常"打挺","很有力"地屈曲或伸直,活动时感到有阻力;②满月后,头后仰、不能竖头;③3个月不能抬头;④4个月仍紧握拳不松开,拇指紧紧地贴住手掌;⑤5个月俯卧位时手臂不能支撑身体;⑥6个月扶立时尖足,足跟不能落地;⑦7个月不发ba、ma音;⑧8个月不会坐;⑨头和手频繁抖动;⑩不能注视面前的玩具或对声音反应差。

5.常见的特殊生理状态

(1)生理性黄疸:由于新生儿胆红素代谢特点,约50%~60%的足月儿和80%的早产儿出现生理性黄疸,其特点:①一般情况好;②足月儿生后2~3 d出现黄疸,4~5 d达高峰,5~7 d消退,最迟不超过2周。

(2)口腔内改变:新生儿上腭中线和齿龈切缘上常有黄白色小斑点,分别称为"上皮珠"和"板牙",系上皮细胞堆积或黏液腺分泌物积留所致,数周至数月后可自行消失。其两颊部的脂肪垫,俗称"螳螂嘴",对吮吸有利,不应挑制,以免发生感染。

(3)乳腺肿大:由于母体的雌激素中断,于生后4~7 d可有乳腺增大,如蚕豆或核桃大小,2~3周后自然消退。

(4)假月经:部分女婴于生后5~7 d,阴道流出少许血性分泌物,俗称"假月经",系母体雌激素的中断所致,可持续1周左右。

(5)新生儿红斑及粟粒疹:生后1~2 d,在头部、躯干及四肢的皮肤可见大小不等的多形性红斑,可因皮脂腺堆积形成小米粒大小黄白色皮疹,几天后自然消失。

(四)保健要点

1.保暖

由于出生后外界环境温度明显低于母亲子宫内温度,因此需要积极保暖,居室温度应保持在 20 ℃~22 ℃,湿度 55%~65%。不同季节应该注意及时调节环境温度,增减衣被。

2.喂养

应尽早吸吮母乳,可促进母乳分泌,提高母乳喂养率。同时要注意药物可通过乳汁影响婴儿健康,如氨基糖苷类、磺胺类、四环素类、氯霉素、喹诺酮、酮康唑、异烟肼、乙胺丁醇、吡嗪酰胺、利福平,以及一些抗肿瘤药物等。注意喂养姿势、喂养后的体位,预防乳汁吸入和窒息。保暖时避免烫伤,预防意外伤害的发生。

3.护理

应着棉制的宽松、柔软衣物,保持呼吸道通畅,保持脐带残端清洁和干燥,脐带未脱落前,每天用碘伏溶液擦拭脐部一次。

保持皮肤清洁,避免臀部皮肤糜烂、感染。新生儿睡眠可轮换采用不同的姿势,因新生儿头部运动比较局限,不宜俯卧位睡觉,避免发生窒息。早产儿应注意保暖,必要时可放入成人怀中,直接贴紧成人皮肤保暖。在换尿布时注意先将尿布加温。注意并保持家庭卫生,接触新生儿前要洗手,减少探视,家人患有呼吸道感染时要戴口罩,以避免交叉感染。生后数天开始补充维生素 D,足月儿每天口服 400 U,早产儿每天口服 800 U。

4.新生儿疾病筛查

新生儿出生后应进行遗传代谢疾病的筛查,包括苯丙酮尿症、先天性甲状腺功能低下、半乳糖血症等。同时进行新生儿听力筛查,以求在早期发现听力障碍,并及时干预避免语言能力受到损害。目前也推荐进行早期先天性髋关节发育不良(CHD)的筛查。

5.新生儿访视

新生儿期一般需要进行 2 次以上访视,访视重点在高危新生儿或发现黄疸、感染等异常情况者。高危儿或者检查发现有异常者,则需要增加访视次数,有利于早期及时发现各种疾病,同时提供喂哺和护理指导。

6.预防接种

生后第 1 天注射乙肝疫苗第 1 次,生后 3 d 内接种卡介苗。

7.新生儿早期教育

新生儿的视、听、触觉已初步发育,具备了接受教养的基础,可通过反复的视觉和听觉训练,建立各种条件反射,培养新生儿对周围环境的定向和反应能力,促进手眼协调动作。母亲及家人多与新生儿说话、微笑和皮肤接触,促进新生儿感知觉发展。

三、婴儿期

出生后脐带结扎起始到满 1 周岁以前,其中新生儿期是婴儿期的特殊阶段,而≤2 个月的婴儿亦称为小婴儿。婴儿期保健重点是合理喂养。

(一)发育特点

1.体格生长

体质量、身高在前 3 个月的增长与后 9 个月相等,1 周岁时,体质量为出生时的 3 倍,身长增加 50%。

2.精神发育

出生时有微笑的反应,生后 3~5 周可发出微笑,是良好的情绪表现。4 个月时可大声地笑,1 周岁时有明显的欢喜或不高兴的情绪。

3.动作发育

首先是颈肌加强，头逐渐竖立，而手的动作，生后 8 周眼手协调，9 个月时拇、示指可对捏拿起小珠。以后是下肢的发育，5～6 个月可扶站，两腿伸直来支持体质量，1 岁时可独走。

4.语言发育

生后 4 周可发声，1 周岁时可说几个字的话。

(二)营养需求

婴儿期生长发育非常迅速，所需营养物质较多。婴儿早期以母乳为佳，6 个月后应逐渐添加辅食，同时训练婴儿吃稠状食物，为断奶作准备。

(三)疾病预防

1.易受感染

由于从母体获得的先天免疫逐渐消失，后天获得性免疫尚未产生，应及时采取预防措施防治传染病。

2.消化紊乱

由于生长发育快，对营养要求高，但发育还未成熟，食物的质和量稍有偏差，易发生营养不良。

3.呼吸道感染

由于呼吸系统解剖生理特点，加之免疫力低下，呼吸系统疾病发病率高，尤其是支气管肺炎，是婴儿死亡的主要原因之一。

(四)保健要点

1.合理喂养

6 个月内的婴儿尤其强调母乳喂养，4 个月以上婴儿及时添加辅食。在指导合理喂养过程中，提醒家长注意观察婴儿的粪便，特别是在婴儿开始逐步增添辅助食品后，帮助家长及时判断某种辅助食品的增加是否过量，婴儿的肠胃对该食品是否适应。根据具体情况指导断奶，断奶应采用渐进的方式，以春、秋季节较为适宜。同时注意断奶时，婴儿可能出现焦躁不安、易怒、失眠或大声啼哭等表现，家长应特别给予关心和爱抚。

2.预防接种

按时接种各种疫苗，完成基础免疫。当有某种传染病流行时，应避免到人群拥挤的地方、与患儿接触。

3.生长监测

定期进行健康检查，6 个月以下婴儿每月体检一次，6 个月以后则每 2～3 月一次，及时了解生长发育状况，给予保健指导，发现病态及早治疗。

4.早期教育

父母与婴儿面对面的交流以及皮肤与皮肤的接触是早期感知觉和情感发育的最好促进因素，利用色彩鲜艳、有声的玩具促进婴儿的视听觉和各种运动能力的发育。在保证安全的前提下，需要尽可能多地让孩子自己活动，发展各项技能，而不要长期怀抱。根据不同阶段运动发育的特点，有针对性地进行一些身体活动，合理安排吃、玩、睡，培养排便、睡眠、进食及清洁卫生习惯。

5.日常护理

①保持皮肤、黏膜、会阴部清洁卫生，勤换尿布。②保证充足睡眠，应培养良好的睡眠习

惯。婴儿睡前应避免过分兴奋,保持身体清洁、干爽和舒适,睡眠场所和时间相对固定。小儿侧卧时要注意两侧经常更换,以免面部或头部变形。③坚持户外活动:家长应每天带婴儿进行户外活动,呼吸新鲜空气和晒太阳,以增强体质和预防佝偻病的发生。开始每天 3～5 min,逐渐延长。④注意乳牙发育:4～10 个月乳牙萌出时,婴儿会有一些不舒服的表现,如吸手指、咬东西,严重的会表现出烦躁不安、无法入睡和拒食等。由于婴儿会将所有能拿到的东西放入口中,家长应注意检查婴儿周围的物品是否能吃或安全。

6.防止意外

婴儿常见意外事故,包括异物吸入、窒息、中毒、烧伤和烫伤等,故应向家长特别强调意外事故的预防。

7.预防常见病

呼吸道感染、腹泻等感染性疾病,以及贫血、佝偻病等营养性疾病常发生于婴儿期,严重地威胁婴儿健康,必须积极预防。

四、幼儿期

1 周岁到满 3 周岁,此时期同年长儿和成人接触渐多,大脑皮质功能逐渐成熟。

(一)发育特点

1.体格生长

生后第 2 年生长速度减慢,食欲有所下降。逐渐变成具有幼儿特点的脸型,脊柱轻度前凸,腹部突出。

2.动作发育

从独走到跑,由蹦到单足跳。精力充沛、好模仿,积极探索周围事物。

3.语言发育

1 岁末到 1.5 岁时对成人语言的理解发展较快,而 1.5 岁到 3 岁则是语言表达发展的飞跃阶段,2 岁开始出现了多词句。

4.社会交往能力发育

能跟成人进行日常的语言交流,开始初步的游戏活动,初步形成社会实践活动。

(二)营养需求

乳齿依次出齐,咀嚼消化能力加强,谷类已成为主要食品,乳类则为补助食品。

(三)疾病预防

1.消化紊乱

2～3 岁小儿消化能力虽增强,但因饮食种类加多,若质量不合适,仍会导致消化紊乱。

2.易受感染

幼儿活动增多和外界接触面渐广,患急性传染病的机会亦增加,易患感冒、水痘等。

3.意外伤害

随着运动功能发育,逐渐会走与跑,活动上渐获得独立性与主动性,但缺乏经验,缺乏对危险事物的识别能力,易发生意外事件。易误食毒物、药物,易发生跌伤、烫伤、溺水等不幸事故,特别是在农村,勿让小儿在河边、池塘边玩耍,应加强保护。

4.心理行为异常

幼儿有主动权的要求,愿做一些事,但由于运动能力和技巧尚未掌握,想做而做不到,易失去信心且产生恼怒,一般表现为哭叫,有时表现为心理行为的异常。

(四)保健要点

1.培养饮食习惯

幼儿的膳食必须供给丰富足够的能量和各种营养素,以满足体格生长、神经精神发育和活动增多的需要。烹调要注意色、香、味,以激发食欲。培养主动进食,按时进餐,少吃零食、不偏食挑食的良好摄食行为,培养良好的进食行为和卫生习惯。

幼儿18个月时会出现生理性厌食,表现食欲缺乏和偏食,应指导家长掌握合理喂养的方法和技巧。幼儿在2岁半以前,乳牙尚未出齐,咀嚼和胃肠消化力较弱,因而食物宜细、软、烂,安排均衡膳食。

2.促进语言及各种能力的发展

应重视与孩子的交流,利用各种游戏、故事情景帮助儿童的语言发育。增加户外活动的时间,充分发展运动能力。正确引导,并树立良好的榜样。

18~24个月时,幼儿能自主控制肛门和尿道括约肌,表达便意,此时应进行排尿便时间和地点的训练;还应培养幼儿自行进食、重视幼儿运动能力的发展和语言的交流,提高自我生活能力,养成良好的卫生习惯,加强品德教育。

3.预防疾病和意外

每3~6个月体检一次,应用生长发育监测图,及时监测肥胖或营养不良,筛查铁缺乏,进行眼保健和口腔保健。加强免疫接种,预防意外伤害。

指导家长防止异物吸入、烫伤、跌伤、中毒、电击伤等意外的发生。儿童期意外伤害已被国际学术界确认为21世纪儿童期重要健康问题。发生原因与儿童天生好动和家长安全意识淡薄有关。幼儿判断能力差,缺乏识别危险能力、安全意识和生活经验,无自我保护能力,因此积极的预防措施非常重要。

4.防治常见的心理行为问题

主要问题包括违拗、发脾气和破坏性行为等,家长应针对原因采取有效措施。

5.日常护理

①清洁卫生:每日早晚应给婴儿洗脸、洗脚和臀部,勤换衣裤,用尿布保护会阴部皮肤清洁。②口腔保健:幼儿早期,家长帮其用软布轻轻清洁齿面,逐渐改用软毛牙刷;3岁后在父母的监督和指导下自己刷牙,早晚各一次;饭后漱口;少吃易致龋齿的食物;用杯子喝水;定期做口腔检查。③睡眠:睡前避免阅读紧张的故事书或做剧烈的运动;睡时有人陪伴,或带喜欢的玩具,增加安全感。

五、学前期儿童

3周岁到满6周岁前,到此期末已具备入小学的条件。

(一)发育特点

1.体格生长

稳定体质量增长每年约2 kg,身高每年增加约5 cm。脊柱前凸消失,腹部不再突出,脚弓脂肪垫消失,改变幼儿时的体型。

2.神经精神发育

4~6岁脑的发育仍较迅速,神经纤维分支增多加长,有利于神经元间联系的形成,使神经传导更迅速而准确。神经兴奋和抑制过程不断增强。逐渐综合分析外界事物,使内抑制迅速发育不断控制和调节自己的行动,使之更有组织性,进一步发展抽象逻辑思维及数的概念等心理活动。

通过游戏,进一步发展想象力,但以无意想象为主。在与成人交际范围日益扩大的基础上,促进语言能力发育,初步掌握一些最简单的书面语言,具有认识字母、会拼音、会辨四声、会写的初步能力。

3.性格发育

好奇、好问、好模仿,求知欲强。从自然现象到社会生活,时时事事会提出"是什么?""为什么?""干什么?"等。逐渐形成稳定性感情,如道德感、美感、理智感等,进一步发展意志,如自觉性、坚持性、自制力等。

(二)营养需求

乳牙已出齐,咀嚼能力增强,消化吸收能力已基本接近成人,膳食基本与成人相同,可和家人共餐。但营养需要量仍相对较高,热量每日每千克体质量需 90 kcal。

各年龄儿童需要差异较大,热能供给要适量,各种营养素的分配须平衡。蛋白质供给量较婴儿期稍低,占总热能的 10%～15%,蛋白质、脂肪和糖类的供给量比例应为 1∶1.1∶6。应摄入足够的维生素、无机盐,如钙、磷、铁及碘、锌、铜等微量元素,以保证骨骼和肌肉的发育。

(三)疾病预防

1.感染及意外伤害

机体抵抗力已逐渐增强,但由于生活范围更扩大,接触病原体及受伤的机会增多。

2.免疫反应性疾病

可出现免疫反应性疾病,如肾炎、风湿热等。

3.贫血以及营养性疾病

贫血以及营养性疾病仍较常见。

(四)保健要点

保健内容可概括为"保、养、教、防"四者互相结合,互相渗透,相辅相成。

1.保证营养供给

保证营养供给平衡的膳食,保证食物多样化以促进食欲,仍需摄入乳类。每天应安排 3 餐主食、1～2 餐点心,优质蛋白的比例占总蛋白的 1/2。注意培养小儿健康饮食习惯和良好的就餐礼仪,适时进行营养知识、食品卫生和防烫伤等健康教育。

2.游戏活动

开展模仿性游戏(如学护士打针)、建筑性游戏(如堆积木)及娱乐性游戏(如捉迷藏)等,增加儿童的科学知识及认识事物的能力。

3.学前教育

学前教育以游戏为主,在玩中学,培养思维能力和想象力、创造力。寓教育于饮食、游戏及生活环节(如穿衣服、盥洗、坐盆等活动)之中,养成良好卫生习惯,培养生活技能(如饮食、睡眠,排便与爱清洁等),促进各项社会化技能和道德品质发展。①自理能力:学龄前期儿童已有部分自理能力。在学习进食、洗脸、刷牙等自理行为时,动作缓慢、不协调,常需他人帮助。应给予小儿鼓励,使他们能更独立。②睡眠:学龄前期小儿想象力丰富,夜间常怕黑或做恶梦,不敢独自睡觉,成人需陪伴、安抚小儿,室内可点盏小灯。入睡前与小儿做一些轻松、愉快的活动,促进睡眠。

4.预防接种及防止意外事故

完成加强免疫,进一步开展体质锻炼,从事力所能及的活动,增强体质。强化安全教育,教会小儿预防外伤、溺水、中毒、交通事故等意外发生。

5.疾病预防

每6～12个月健康检查和体格测量一次,检测营养状况,筛查和治疗常见病,做好眼、口腔保健。早做诊断、早期治疗和彻底治疗上呼吸道感染及其他感染,预防变态反应性疾病。教育儿童注意正确坐、走姿势,预防脊柱畸形。

6.视力保健

每年每个学龄前期儿童接受一次视力检查(视力表)和眼的全面检查;培养良好用眼习惯;指导家长、幼儿园教师给儿童创造较好的采光条件;积极矫正屈光不正和功能训练;预防各种流行性眼病。

7.口腔保健

3岁儿童应学会自己刷牙,培养每天早晚刷牙的习惯,每次2～3 min,预防龋齿;帮助儿童纠正不良口腔习惯,包括吸吮手指、咬唇或物,预防错𬌗畸形。每半年或一年检查口腔一次。

8.常见的心理行为问题

常有吮拇指和咬指甲、遗尿、攻击性和破坏性行为等,家长应针对原因采取有效措施。

六、学龄期儿童

从入学起(约满6周岁)到12～14岁进入青春期为止。

(一)发育特点

1.体格生长

体质量、身长处于稳定增加阶段,到青春期前,除生殖系统外,身体各系统器官、组织均已逐步发育成熟。肌肉发育速度增快,肌力增强。淋巴组织发育达顶峰,超过成人。6岁时出第一恒磨牙,乳齿开始按出牙顺序脱落。

2.神经精神发育

智力发育已达到可接受书本学习为主的水平,求知欲、理解力和学习能力大为增进。高级神经活动有关的额叶显著增大,脑神经细胞继续增大、神经纤维不断增长和突触连接显著增多。兴奋性及抑制性条件反射比先前易形成,潜伏期短不易泛化,并逐渐巩固。第二信号系统活动日益发展,识字、计算、阅读等逐渐成为独立的思维过程,并形成更具有抽象性和概括性的联系。

3.心理特点

抽象逻辑思维迅速发展,学习积极性、自觉性大为提高,独立性、主动性和积极性不断增强。逐步参加社会实践,形成新的个性品质,如责任感、义务感和纪律性等。

(二)营养需求

学龄儿童的膳食结构基本已经与成人相似,但蛋白质的摄入百分比仍较高。

(三)疾病预防

1.感染性疾病

感染性疾病减少,而风湿性疾病、肾炎仍较多见。

2.其他疾病

意外和创伤较多,易有情绪改变。龋齿在此期最多。随学习年级的增高,近视的发生率逐渐增高。脊柱侧弯、驼背等与学习的姿势有关。

(四)保健要点

1.培养良好学习习惯

家庭和学校共同为孩子创造良好的学习环境与氛围,培养孩子的学习兴趣和自我管理的能力。安排有规律的生活、学习和锻炼,保证充足的营养和休息,注意情绪和行为变化,避免思想过度紧张。针对心理健康问题要采取相应措施,多方面配合。加强素质教育,通过培养兴趣陶冶情操,帮助小儿抵制社会不良风气的影响。

2.加强营养

膳食中注意荤素搭配、保证优质蛋白的摄入,每天应喝一杯牛奶,多吃富含钙的食品,保证身体快速生长的需要。加强营养卫生宣传。

3.定期检查

保证学龄儿童充分的睡眠和休息。继续按时进行预防接种和健康检查。体格检查每年一次,检查龋齿,及早治疗牙病。培养儿童正确的坐、立、行走和读书、写字的姿势,积极预防近视、斜视等。矫治慢性病灶。

4.预防意外和创伤

加强安全教育,如房屋倒塌、失火、触电、溺水、食物中毒、煤气中毒等意外事故的防范,并遵守交通安全和游泳安全等规则。要密切关注儿童的心理行为问题。

5.积极参加体育锻炼

每天需要有户外活动,积极参加体育锻炼,增强体质。注意在活动中培养良好习惯,体格锻炼要内容适当,循序渐进。

合理安排作息时间,保证儿童睡眠在 10 h 以上。

6.培养良好的道德品质

主要内容包括爱国主义、集体主义和主人翁精神,勤奋学习、遵守纪律、文明礼貌、诚实谦虚、勇敢活泼、艰苦朴素等。

七、青春期

青春期以性发育为开始标志,一直持续到发育水平达到成人阶段,女孩从 12 岁到 18～20 岁,男孩从 13 岁到 20～21 岁,个体差别很大,可提前或推迟2～4 岁。根据青春期的生长发育特点,可分为早、中、晚三期。

1.青春早期

约2～3 年,生长明显加速,出现身高的突增高峰;性器官和第二性征开始发育。

2.青春中期

约2～3 年,性器官、第二性征迅速发育,性器官基本成熟;女孩月经初潮、男孩首次遗精来临。

3.青春后期

约2～3 年,体格生长发育逐渐减慢直至骨骺完全融合而停止;性器官、第二性征继续发育,直至成人水平。

（一）发育特点

1.体格生长

体格发育速度明显增快,是出生后的第二个生长发育高峰。

2.性征发育

性器官发育逐渐成熟,性别差异显著。男性肩宽、肌肉发达、声音变粗、长出胡须;而女性则骨盆变宽、脂肪丰满;到晚期,女孩出现月经,男孩发生遗精。

3.神经内分泌调节不稳定

由于性激素、甲状腺激素、生长激素和体内各种激素的不平衡,可对神经、免疫功能产生一定的影响。

（二）营养需求

青春期由于骨骼发育迅速,必须保证能量、优质蛋白以及各种微量营养素和维生素的摄入,如钙的需求量每天达到 1 000 mg,仍需摄入充足的乳类制品。

（三）疾病预防

1.身体疾病

由于代谢、免疫、内分泌及心理、智力等方面发生巨大变化,易出现性发育异常和内分泌失调等相关的疾病,如痤疮、高血压、自主神经功能紊乱、良性甲状腺肿、贫血,女孩出现月经不规则和痛经等。

2.心理疾病

由于与社会接触增多,受外界环境影响较大,常可引起心理、行为、精神等方面的不稳定。

（四）保健要点

1.加强营养

每日蛋白质、脂肪、糖类的供应量不得少于需要量,要供给足够的维生素、矿物质和水分。及时发现、正确疏导青春期的各种心理问题,避免营养不良以及厌食症的发生。指导肥胖者科学减肥,纠正挑食、偏食的习惯。

2.体育锻炼

要与卫生保健相结合,注意男女的差别,女性在经期不要剧烈运动,不要盆浴。参加劳动、锻炼要经常化,注意强度、时间、姿势和安全,同时要培养坚强的意志能力。

3.重视心理卫生

青少年处于第二个生理违拗期,要给予正确认识,善于尊重、理解和帮助,避免粗暴的教育。多与青少年交流,帮助树立正确的人生观、价值观,培养承受压力、应对挫折的能力,提高是非辨别能力,把握自己的行为,远离恶习。最常见的心理行为问题为多种原因引起的出走、自杀及对自我形象不满而出现的心理问题。家长和社会应给予重视,并采取积极措施解决。

4.正确的性教育

结合生理卫生举办青春期卫生专题讲座,了解青春期的发育特点,懂得第二性征发育的正常生理变化,将其好奇心正确引导到科学轨道上。教育学生要勤奋学习,防止早恋及过早发生性行为。

保健人员、家长和学校可采取宣传手册、展览、播放教学影片等方式;提倡正常异性交往;宣传怀孕及性传播疾病的知识;用直接、科学的语言解答青少年提出的问题。

5.日常活动

①养成良好卫生习惯,加强少女经期的卫生指导;②保证充足睡眠,养成早睡早起的好习惯;③每天坚持体育锻炼,选择合适的时间、方式、内容及量;④生活规律,禁止吸烟、酗酒、吸毒及滥用药物等,养成健康的生活方式。

6.预防疾病和防止意外

每年体检1次,积极防止急性传染病、沙眼、龋齿等;加强安全教育,预防意外伤害的发生。

(龙聪颖)

第三节 影响生长发育的因素

生长发育是一个开放的系统,既体现了遗传信息的系统表达,又依赖于与环境之间的物质交换。从受精卵开始到长大成人的过程中均受到自身的先天因素与其所处的后天外界环境因素的影响,遗传信息决定了生长发育的可能性,即生长发育的潜力,而各种外界环境因素则在不同程度上影响其潜力的发挥,最后决定生长发育速度的可能性,即生长发育的现实性。

一、遗传因素

1.基因

小儿生长发育的特征、潜力、趋向、限度等都受父母双方遗传信息的影响。在胚胎期,父母各种基因的不同组合形成的受精卵,是一个原始的多功能的胚胎干细胞,决定了子代个体发育的各种遗传性状。通过各种方式的基因传递,显现出亲代赋予每个子代(即每个儿童)的形态、功能、性状和心理素质特点。遗传对生长发育的影响主要通过多个等位基因、功能基因团等共同实现。随着人类基因谱建立、基因定位、诊断和治疗等技术手段的应用,发育遗传学已观察到染色体畸变和基因突变所致遗传性疾病对生长的影响,正在阐明胚胎干细胞的发育程序、编码,按一定的时空顺序对结构基因、调控基因组的选择性和程序性表达。

2.性别

男女性别的决定、分化、发育取决于性染色体的组成和性染色体、常染色体的有关基因。Y染色体上睾丸决定因子(testis determining factor,TDF)定位于Y染色体短臂上,在性别决定和分化中起着"开关"式主导作用。性染色体上的有关基因、基因组主导调控青春期性发育,是胚胎期性发育的延续。在青春期发育中,男女童分别在性激素作用下,加速内、外生殖器官发育,并出现第二性征,最终完成性功能及性心理发展。

3.基因分子的多态性

基因的突变必然导致氨基酸序列的改变,影响激素的结构或生物活性。内分泌激素和其激素受体的基因具有分子多态性,有多种亲和性不同的变异体,分子量变异体和亚细胞位置变异体,其分子多态性可导致疾病的遗传易感性。激素与激素受体之间有着双向调节作用,同时不同激素之间的相互作用,在不同年龄和不同昼夜均有波动变化,对生长发育有着明显的影响。

二、环境因素

1.营养

儿童的生长发育,包括宫内胎儿生长发育,需充足的营养素供给。当营养素供给比例恰当,加之适宜的生活环境,可使生长潜力得到最好的发挥。宫内营养不良的胎儿,不仅体格生长落后,严重时还影响脑的发育。生后营养不良,特别是出生后第 $1\sim2$ 年内如严重营养不良,可影响体质量、身高及智能的发育,使免疫-神经-内分泌网络功能低下。

2.疾病

疾病对生长发育的妨碍作用十分明显,主要是遗传代谢性疾病、营养性疾病和感染性疾病三大类。急性感染常使体质量减轻,长期慢性疾病则影响体质量和身高的增长。内分泌疾病常引起骨骼生长和神经系统发育迟缓,先天性疾病如先天性心脏病可引起生长迟缓。自身的体质基础、疾病的种类和严重程度、疾病发生和作用的时间以及治疗效果和转归都应综合考虑。

3.孕母健康

胎儿在宫内的发育受孕母生活环境、营养、情绪、疾病等各种因素的影响,孕期母亲不良的生理、心理状态以及外界的不良刺激将影响胎儿赖以生存的宫内环境,从而改变胎儿的部分基因,影响其组织和器官的发育,并导致其成人期某些疾病的发生。

4.生态环境

家庭养育环境直接决定着婴幼儿的养育质量,涉及家庭的生活模式、亲子关系、父母的育儿观念、婚姻质量、行为模式等方面,直接影响着婴幼儿的早期发展水平。良好的居住环境,如阳光充足、空气新鲜、水源清洁、无噪声、居住条件舒适,配合良好的生活习惯、科学护理、良好教养、体育锻炼、完善的医疗保健服务等都是促进儿童生长发育达到最佳状态的重要因素。随着社会的进步、生命质量的提高,生态环境的改善,在一定程度上决定着儿童生长发育的状况。

环境因素不仅仅是自然环境,还包括社会因素。在生长发育的过程中,均受到生物学因素和非生物学因素的共同影响,前者包括出生缺陷、染色体疾病,围生期因素,疾病、营养、环境毒物等,而后者则包括家庭类型、家庭意外事件、父母分离、离婚和再婚、家庭功能和功能失调、学校环境、电子媒介、儿童保健、意外伤害、战争与社会动乱等。

(龙聪颖)

第四节　体格生长规律

一、出生后的体格生长规律

1.体质量

体质量是身体各组织器官及体液重量的总和,是反映近期营养状况和评价生长发育的重要指标,尤其在婴儿期特别重要。

新生儿出生体质量与胎次、胎龄、性别及宫内营养状况有关,正常足月男婴出生体质量为 (3.4 ± 0.4) kg,女婴为 (3.2 ± 0.4) kg。生后最初 $2\sim3$ d 由于摄入少、水分丧失和胎粪及尿排出,体质量可减轻 3%～9%,至 7～10 d 可恢复到出生时体质量,称为"生理性体质量下降"。出生后体质量增长是胎儿宫内生长的延续,正常情况下,婴儿期前 3 个月体质量增长速度最快;3 月末可达出生时的 2 倍(约 6 kg),与后 9 个月的增加值几乎相等;1 岁末已增至出生时的 3 倍(约 9 kg),为生后第一个高峰;2 岁时增至出生体质量的 4 倍(约 12 kg);2 岁至青春期前体质量增长比较稳定。计算儿童用药量和液体用量时,可参照下列公式进行推算体质量。

公式一:

1～6 个月体质量(kg)=出生体质量(kg)+月龄×0.7(kg)

7～12 个月体质量(kg)=出生体质量(kg)+6×0.7(kg)+(月龄-6)×0.3(kg)

2 岁至青春前期体质量(kg)=年龄(岁)×2(kg)+8(kg)

公式二:

3～12 个月体质量(kg)=[年龄(月)+9]+2

1～6 岁体质量(kg)=年龄(岁)×2+8

7～12 岁体质量(kg)=[年龄(岁)×7-5]+2

儿童体质量增长规律还可用曲线表示。同龄儿童体质量的个体差异较大,其波动范围可在±10%。进入青春期后,体质量呈现第二个增长高峰。由于儿童体质量的增加并非等速增长,评价时应以测量自身体质量的增长变化为依据。

2.身高(身长)

身高(身长)代表头部、脊柱和下肢长度的总和。身高是反映长期营养状况和骨骼发育最合适的指标,不易受暂时营养失调的影响。身高的增长规律和体质量相似,婴儿期和青春期出现 2 个生长高峰。足月新生儿身长平均为 50 cm(46～53 cm);生后第一年内增长最快,约增加 25 cm,前 3 个月增长 11～12 cm,大约等于后 9 个月的总增长值;以后逐渐减慢,第二年约增长 10 cm,2 岁末身长约为 85 cm;2 岁后身长(高)的增长较稳定,每年平均增长 5～7 cm。因此 2～10 岁儿童的身高可按公式推算:身高(cm)=年龄(岁)×7(cm)+70(cm)。

同龄儿童身高波动范围可在 30% 以内。不同的年龄阶段,头、脊柱和下肢的增长速度及所占身高的比例也不同。婴儿期头部生长最快,脊柱次之;到青春期时,下肢生长最快。进入青春期后,身高呈现第二个增长高峰。由于儿童身高的增加并非等速增长,评价时应以测量自身身高的增长变化为依据。儿童到达成人时的最后高度,与遗传、性别、营养、锻炼和环境等因素有关。

3.头围

头围为自眉弓上缘经枕骨粗隆凸最高点绕头 1 周的最大周径,反映脑和颅骨的发育,2 岁以内测量最有价值。新生儿的头围平均为 34 cm;生后 3 个月增加约 8～10 cm;后 9 个月增加约 12 cm,1 岁时平均为 46 cm;2 岁时增加 2 cm,达 48 cm;到 5 岁时头围为 50 cm 左右;15 岁时 53～54 cm,与成人相近。在大脑发育不良时常呈头小畸形(头围$<\bar{x}-2$ SD);头围过大,常见于脑积水。

4.胸围

胸围是经胸部乳头下缘和两肩胛下角水平绕体 1 周的围度,代表胸廓与肺的发育。胸廓在婴儿期呈圆桶形,前后径与左右径相等;2 岁以后其左右径逐渐增大。在胎儿期胸廓相对脑的发育慢,出生时胸围比头围小 1～2 cm,平均为 32 cm;在婴儿期增长最快,1 岁末胸围与头围相等,大约为 46 cm;第二年约增加 3 cm;3～12 岁胸围平均每年增加 1 cm,胸围超过头围的厘米数约等于周岁数减 1;到青春期增长又加速。

5. 上臂围

上臂围代表上臂肌肉、骨骼、皮下脂肪和皮肤的发育,可反映儿童的营养状况。上臂围 1 岁以内增加迅速,1~5 岁间增加 1~2 cm。在无条件称体质量和量身高的地区,可测量上臂围以筛查营养不良。1~5 岁小儿臂围超过 13.5 cm 为营养良好,12.5~13.5 cm 为营养中等,低于 12.5 cm 为营养不良。

6. 身体比例与匀称性

由于发育不平衡性,身体各部分在不同时期发生一定比例改变。

(1)坐高或顶-臀长:坐高是头顶至坐骨结节的长度,代表上、下部量的测量,可受臀部软组织厚度的影响。坐高的增长代表脊柱和头的发育,可间接反映下肢与躯干的比例。由于下肢随着年龄的增加其生长速度加快,因此坐高占身高的比例也随之下降。出生时坐高占身长的 66%;4 岁时占身长的 60%;6 岁以后则小于 60%。

(2)头与身长(高)的比例:由于胎儿、婴幼儿的头颅生长领先,出生后脊柱、四肢不断生长,其头围在 6 个月时几乎与顶臀长相等,而在 1 岁时头围约为"身长×0.5+10(cm)"。

(3)指距:反映上肢长骨的增长,正常儿童指距小于身长(高)1~2 cm。

(4)身材匀称:有些遗传、内分泌疾病可使身体的某些部分比例失常,因此测量上部量(头顶到耻骨联合上缘的长度)和下部量(耻骨联合上缘至足底)对诊断有参考价值。新生儿上部量占 60%,下部量占 40%,身高的中点在脐上;1 岁时中点在脐下;6 岁时中点下移至脐与耻骨联合之间;12 岁左右上、下部量相等,中点恰在耻骨联合上缘。

(5)体型匀称:体型匀称反映体质量、身高、胸围、上臂围等指标之间的关系,可用数学公式将人体体格生长的几项指标联系起来判断各部分之间的比例,从而反映体格生长、营养状况、体型和体质。

二、青春期的体格生长规律

青春期受性激素等因素的影响,其体格生长增长迅速,呈现身高增长高峰(peak height velocity,PHV),且有明显的性别差异。女孩的身高增长高峰约早男孩 2 年,但每年身高的增长值小于男孩,故女孩一般比同龄男孩矮。

在青春期前的 1~2 年,女孩、男孩生长速度都略有减慢。在青春前期儿童身高生长开始加速,1~2 年达 PHV,女孩每年平均增高 8~10 cm,男孩平均每年增高 9~11 cm。女孩 9~11 岁乳房发育,男孩 11~13 岁睾丸增大,青春期开始和持续的时间受多种因素的影响,个体差异较大,PHV 提前者,身高的停止增长较早。在第二生长高峰期,身高增长值约为最终身高的 15%。

青春期体质量的增长与身高平行,同时伴内脏器官增长,体形发生了显著改变。女孩由于耻骨与髂骨下部的生长和脂肪堆积,使臀围加大,男孩则显示肩部增宽、下肢较长、肌肉增强的体形特点。

(龙聪颖)

第五节　体能发育

一、体能

体能即人体的质量,是在遗传性和获得性的基础上,人体在形态结构、生理功能和心理因素等方面综合表现出来的相对稳定的特征。其主要影响因素是遗传、营养和体育锻炼,物质生活条件(如营养)是决定体能强弱的基本因素,而身体锻炼则是增强体能最积极、最有效的手段。

在体能形成和发展过程中,具有明显的个体差异性和个体发展的阶段性。个体体能差异主要表现在形态发育、生理功能、心理状态、身体素质、运动能力以及对环境的适应和对疾病抵抗力等方面;个体体能水平差异则包括从最佳功能状态,到严重疾病的多种不同水平阶段。个体体能发展与体格生长既有共同的特征,又有不同的特征。

体能主要包括以下方面。

(1)身体形态发育水平,即体型、姿势、营养状况、体格及身体成分等。

(2)生理机能水平,即机体新陈代谢水平以及各器官、系统的工作能力。

(3)身体素质和运动能力发育水平,即心肺耐力、柔韧性、肌肉力量和耐力、速度、爆发力、平衡、灵敏、协调、反应等素质,以及走、跑、跳、投、攀、爬等身体活动能力。

(4)心理发育水平,即机体感知能力、个性、意志等。

(5)适应能力,即对内外环境条件的适应能力、应急能力和对疾病的抵抗力。

二、身体素质

身体素质是指人体活动的一种能力,不仅和运动能力有关,而且与人的健康水平、日常生活、工作能力密切相关。

力量素质是指人体神经肌肉系统紧张或收缩时对抗和克服阻力的能力,其受先天和后天因素的影响,肌肉力量受遗传、肌纤维类型、肌肉质量、神经肌肉协调关系等一系列生理和心理因素的影响。在幼儿阶段(3~6 岁),力量随年龄增长而增长,测试项目有立定跳远、双脚连跳和网球掷远等。按肌肉收缩的形式可分为静力性力量和动力性力量。

静力性力量是指肌肉做等长收缩时产生的力量,即肢体维持或固定为一定的位置和姿势,肢体关节固定,肌肉长度不变,以改变张力克服阻力,如体操项目中的支撑、悬挂、平衡、倒立等,而握力测试是对上肢手臂静力性力量的测试。动力性力量是指肌肉做扩张收缩时产生的力量,即人体相应关节运动,肌肉张力不变,改变长度,产生收缩克服阻力,从而产生加速度,如田径、游泳、球类运动等。

速度素质是指人体快速运动的能力,包括对外界信号刺激快速反应的能力、人体快速获得高速度完成动作的能力、最短时间完成单个动作的能力、最短时间重复多次动作的能力、最短时间移动身体到达最长距离的能力。速度素质可分为反应速度、动作速度、位移速度,其有明显的性别差异,男性一般快于女性,速度随年龄增长而加快,虽与天赋有关,但后天训练也可提高。

耐力素质是指机体坚持长时间运动的能力,是一项极为重要的基础素质,直接影响工作学习的效率,对增强心肺功能具有显著的效果。其可分为肌肉耐力(又称力量耐力)和心血管耐力两种,肌肉耐力是指长时间忍受疲劳并继续工作的耐力,以健身为目的的耐力练习方法与运动员的训练不同,一般采用长时间持续低负荷的方法。心血管耐力又分有氧耐力和无氧耐力两种,有氧耐力是在氧供应充足的条件下,糖与脂肪被氧化成二氧化碳与水,并释放大量能量,其中蛋白质也参与供能,但比例较小。无氧耐力是在无氧或氧供应不足情况下,由三磷酸腺苷(ATP)、磷酸肌酸(CP)分解供能,称非乳酸性供能,适应时间短、强度大的运动,如短跑、短道速滑等项目。当体内高能磷酸化合物基本耗尽时,由乳酸开始供能,乳酸积累可导致疲劳;乳酸供能是速度耐力的基础,其特点是时间较长、适应强度较大的运动项目,如 400 m、800 m 等。

柔韧素质是指人体关节在不同方向上的运动能力以及肌肉、韧带等软组织的伸展能力,是掌握运动技术的重要条件。人体所表现出的各种姿势和运动幅度的大小,与柔韧素质有直接的关系,测试指标有坐位体前屈等。

灵敏素质是指在各种突然变换的条件下,练习者能够迅速、准确、协调地改变身体运动的空间位置和运动方向,以适应变化着的外界环境的能力。大脑皮层神经过程的均衡性和灵活性、对时间和空间的感觉、准确的判断能力和快速的反应速度、肌肉的力量和身体的功能状态、掌握动作的数量和熟练协调程度以及体型情况都会影响灵敏素质。

测试指标有 10 m 折返跑、体操、球类、技巧、武术等项目的运动,改变方向、速度的各种练习及追逐游戏练习均可有效地发展灵敏素质。

三、体能指标的群体内分布特点

在同性别-年龄群体内,体能指标一般都比体格指标有更大变异,更易受环境因素(如日常锻炼水平)的影响。尽管变异程度大,但可通过加强锻炼等干预措施,明显促进儿童体能水平的提高。

不同的体能指标与体格指标的相互关系不同,如运动能力指标中,50 m 跑、立定跳远、耐力跑等发育一般与身高呈正相关,与体质量呈负相关。而 1 min 仰卧起坐、屈臂悬垂等则与身高、体质量无明显相关,但肥胖、营养不良儿童均比正常者低下。

四、体能发育的年龄特征

儿童的体能发育具有明显的年龄特征。

(1)波浪式发展:体能发育的趋势基本与体格生长一致,如新生儿心率可达 130 次/分,随年龄增长而逐渐下降,0～1 岁约为 120 次/分,2～3 岁约为 110 次/分,4～5 岁约为 100 次/分。呼吸功能在新生儿期潮气量小,呼吸频率达 66～70 次/分,随年龄增长而减慢,到成人时稳定在 14～20 次/分。

(2)鲜明的阶段性:身体素质的发育过程均非匀速,具有鲜明的阶段性。在男孩大体分三个阶段:①6～14 岁为快速增长阶段;②15～18 岁为慢速增长阶段;③19～25 岁则为稳定阶段。因此过早过大的负荷训练会对体能健康带来不利影响。

(3)不平衡性:各项素质逐年增长均值的幅度从大到小依次为:力量－耐力－速度。以肌力发育为代表,四肢的肌肉发育早于躯体,躯干大肌群发育早于小肌群发育,而上臂肌、大腿肌的发育早于小腿肌和手、足部控制精细动作的小肌群。在鼓励儿童积极参加锻炼时,要注意锻炼内容的多样性、全面性和整体协调性,以保证体能获得健全的发展。

五、体能发育的性别特征

从幼儿到成年,生理功能、运动能力随年龄增长而逐步出现性别差异,其特点:①年龄越大,性别差异越大;②性别差异在不同指标有不同表现;③青春期发育开始时众多体能指标发生显著的性别差异。

各项身体素质的相对快速发展期在3～5岁,幼儿的速度、平衡、腰腹肌力量、腿部力量、上肢力量呈同步快速增长。男孩从4岁开始,腰腹和上肢爆发力量的增长要快于女孩,而女孩的双脚连跳,在3～5岁时的年增率却快于男孩。可见身体素质增长速度快慢与身体整体发育有必然的联系。

六、不同年龄阶段体能测试指标

1.幼儿阶段

(1)身体形态指标:身高、体质量、胸围(皮下脂肪厚度等指标供选择)。

(2)生理功能指标:安静状态脉搏、动脉血压(体温等)。

(3)运动能力指标:20 m跑、肩上投沙包(重150 g)、立定跳远、纵跳摸高。

2.小学年龄阶段

(1)身体形态指标:身高、体质量、胸围、坐高、肩宽、骨盆宽、上臂放松围及紧张围、皮下脂肪厚度等。

(2)生理功能指标:安静状态脉搏、动脉血压、肺活量、握力、背肌力、肌耐力等。

(3)运动能力指标:50 m跑、立定跳远、斜身引体向上、仰卧起坐、立位体前屈、400 m跑。

3.中学年龄阶段

(1)身体形态指标:身高、体质量、胸围、坐高、肩宽、骨盆宽、上臂放松围及紧张围、皮下脂肪厚度等。

(2)生理功能指标:安静状态脉搏、动脉血压、肺活量、握力、背肌力、肌耐力、动态功能试验、台阶试验、最大吸氧量测定等。

(3)运动能力指标:50 m跑、立定跳远、引体向上、仰卧起坐、1 000 m跑、800 m跑、立位体前屈。

(龙聪颖)

第六节　生长发育的长期加速趋势

儿童的生长发育可以通过外界环境的改善促使其向良好的方向发展,经过若干年代后,所获得的良好体格发育特征,又可以遗传给下一代。近百年来,儿童的身高和体质量逐代增加,性发育较前提早,如女孩月经初潮年龄逐渐提前等,这种现象被称之为生长发育的长期加速趋势。

一、生长指标的长期加速趋势

生长发育的长期加速趋势主要体现在身高和体质量方面,也可表现在其他方面。在有长期加速生长趋势的人群中,各年龄组儿童身高、体质量值的增加都很明显,而且也较合乎比例(体质量/身高值基本稳定)。所以,常以身高作为代表。身高的长期加速趋势在新生儿期已经显现,现在入学儿童的平均身高较 21 世纪初增加 5~10 cm,学龄儿童身高的长期加速趋势更为明显,持续时间也更长。各年龄组儿童身高的长期加速趋势不尽相同,从出生至青春期中期,平均身高的增加幅度是随着年龄的增大而上升;从青春期中期到青年期,该幅度是随着年龄的增大而下降。在出现长期加速生长趋势的人群中,儿童青春期生长发育的突增年龄也普遍提前 1~2 年。

我国儿童生长发育正处在长期加速阶段,如城市 7~18 岁各年龄组儿童的平均身高与以往年代相比,平均每 10 年男孩增加 2.8 cm;女孩增加 2.6 cm。研究表明,近 40 多年来的生长发育速度明显加快。

随着身高的增长,与身高有关联的形态指标,如坐高、下肢长、上肢长、足长和肩宽等,以及功能指标,如握力、肺活量等值也相应有所增加。

二、性成熟提前的趋势

性成熟提前的趋势几乎在世界各地都可以观察到,性成熟提前趋势通常以女孩子月经初潮发生年龄来反映。近一个世纪以来,工业发达国家的少女月经初潮年龄明显提前,平均每 10 年提前 3~4 个月。我国北京、上海和武汉等大城市少女的月经初潮年龄也从 1960 年的 14~15 岁,提前到 12~13 岁。

长期加速趋势是人类机体在生长发育的过程中,组织结构上所发生的一种变化。这对基础医学、临床医学和社会医学等领域都具有重要意义,有必要进行深入研究。

三、生长发育长期加速趋势的原因

其原因尚不十分清楚,从遗传的角度出发,亲缘关系越远的人群,婚配后所生的后代,越能将双亲的有利基因组织到子代的基因型中。现代交通发达,人们交往频繁,远亲婚配的机会明显增多,导致高个子基因的传播和扩散。随着时代的发展,社会、经济和生活条件的不断改善,儿童的生长发育潜力也得以尽量发挥,则表现出生长发育的长期加速趋势。

但是,长期加速趋势是有一定限定的,即生长发育达到最大限度的时间与营养、经济、卫生和文化教育水平有着密切的关系。如果这些因素改善得不理想,长期增长的过程就长,到达最大限度的时间就会推迟。目前,在经济发达国家的部分人群中,身高的增长已呈停滞现象,月经初潮亦无明显提前迹象,说明这些人群的身高已达到遗传所赋予的生长潜力的最大值,因而其平均身高渐趋稳定。

(龙聪颖)

第七节　体格生长评价

一、体格评价的目的

体格评价的内容包括生长水平、生长速率、生长趋势和匀称程度。通过对儿童个体的体格评价,能够了解儿童的既往、近期营养状况,并推断今后可能的发展趋势。而对儿童群体的体格评价,既可了解本地区儿童的既往、近期营养状况外,又能间接反映经济、文化、社会文明程度等发展水平。

二、体格评价的相关问题

(一)评价标准和界值点

1.参照标准

要对小儿体格生长进行客观、正确的评价,必须采用具有代表性人群的体格生长测量值作为参考。评价时可根据不同目的和卫生资料来选择参照标准。目前的标准有如下几种。

(1)现状标准:剔除患各种明显影响生长发育的急、慢性疾病和各种畸形儿童后的健康儿童,作为标准值的采样对象而得出的参考值。其代表一个国家一段时间内某一特定群体(如农村、城市)正常儿童的体格生长水平。

(2)理想标准:选择在良好的环境中生活,并得到较好卫生服务的群体作为标准值的采样对象。WHO 推荐使用美国国家卫生统计中心(NCHS)的儿童体格生长标准。

(3)中国儿童的生长标准:2009 年中国卫计委首次制定了国家标准,城乡儿童均按此标准进行评价。

2.界值点的选择

选择标准的正常值范围,在统计学上多采用 $P_{53} \sim P_{97}$,或 $\bar{x} \pm 2 \ SD$ 的范围,即界值点。

(二)常用统计学方法

常用体格生长评价方法有均值离差法(标准差法)、百分位法(中位数百分位法)、曲线图法、指数法和相关法,可根据评价内容进行采用。

三、体格评价方法

在评价儿童体格生长水平时,不能仅凭一次横断面测量结果就下结论,应定期进行体格测量和动态观察,前后对照,综合评定。

(一)生长水平的评价(横断面评价)

发育水平的评价是指某一年龄时点儿童的某一体格生长指标(体质量、身高、坐高、头围、胸围、上臂围等)与该人群参考值比较所达到的程度,通常的表示方法为年龄别体质量、年龄别身高、年龄别胸围等。

1.均值离差法

此法简单易行,适用于常态分布状况的体格发育单项指标的现状评价。均值离差法以均值($\bar{x}$)为基值,以标准差(SD)为离散值,根据离差范围的不同进行等级区分,$\bar{x}+1 \ SD$ 的范围为中+,$\bar{x}-1 \ SD$ 的范围为中-,$\bar{x}+(1 \ SD \sim 2 \ SD)$ 的范围为中上,$\bar{x}-(1 \ SD \sim 2 \ SD)$ 的范围为中下,$>\bar{x}+2 \ SD$ 为上,$<\bar{x}-2 \ SD$ 为下,是儿童保健常用的六分法。如果将+1 SD 和-1 SD 合并,即中+和中-合并为中,则称为五分法,通常下为 $<\bar{x}-2 \ SD$ 以下,中下为 $\bar{x}-(1 \ SD \sim 2 \ SD)$,中为 $\bar{x}+1 \ SD$,中上为 $\bar{x}+(1 \ SD \sim 2 \ SD)$ 和上为 $>\bar{x}+2 \ SD$。

均值离差法虽然简单,但在评价时易出现偏差和误导,如单纯体质量测量评价为"中下"的儿童可为正常,也可为轻度营养不良,单纯体质量测量评价为"上"的儿童可为正常,也可为肥胖。此外,等级评分法属半定量的评价方法,简便易操作,但在科研中的应用受到一定的限制。

2.百分位法

适用于正态分布和非正态分布状态指标的评价。从 $P_3 \sim P_{97}$ 包括全部样本的 95%（即近似于 $\bar{x} \pm 2$ SD）的范围，P_{50} 为中位数，与均值离差法的均值基本相当。

3.标准差的离差法（SDS 或 Z 积分）

可用于不同人群间的比较。如对不同年龄段个体儿童进行比较，在离差法的基础上计算偏离该年龄标准差的程度来反映生长情况。SDS 或 Z 值＝$(X - \bar{x})$/SD，$\bar{x}$ 为平均值，SD 为标准差，X 为实测值。Z 值在 ± 2 SD 以内为正常范围，当个体值大于均数值时，Z 值为正，反之为负，个体正负值的变化表明体格生长状况的动态改变。使用此方法需要进行数据转换，操作复杂，但应用计算机编程处理后，在临床上使用则较简单，在科学研究中的价值较大。

（二）生长速率的评价（纵向评价）

生长速率的评价是通过定期、连续测量某项生长指标（多为身高和体质量），以观察、分析身高和体质量的动态增长情况，通过与年龄段相同的参考人群值进行比较，评价个体儿童生长速率。

曲线图法是评价儿童生长速率最简便、直观的方法。不仅能准确地反映儿童的生长水平，更重要的是能对儿童某项指标的生长速度进行连续动态的追踪观察，在进行体格状况评价时，将定期、连续测量的被检儿童的身高或体质量值描记在儿童体格曲线图上，连接各点即为该儿童的生长曲线图。

用曲线图连续观察儿童生长速率，方法简便，将个体的曲线与参考曲线比较，根据曲线的走向，判定为正常生长、加速生长、生长缓慢、生长下降（限于体质量）。

（三）指数评价

身体匀称度的评价可通过对人体的体质量、长度、围度等指标进行有目的的数学组合来评价，称指数评价，又称相关法评价。体型匀称度是判断胖、瘦程度和倾向的指标。身材匀称度是判断身体上、下肢体比例的指标。

1.体型匀称度的评价

（1）身高体质量指数：为每厘米身高的重量，此指数随着年龄的增加而增大，其计算公式为 $\dfrac{\text{体质量(kg)}}{\text{身高(cm)}} \times 1\,000$。

（2）Kaup 指数：此指数值表示一定体积的重量和机体组织的密度。其计算公式如下，婴儿为 $\dfrac{\text{体质量(g)}}{\text{身高(cm)}^2} \times 10$；而幼儿为 $\dfrac{\text{体质量(kg)}}{\text{身高(cm)}^2} \times 10\,000$。国际上推荐评价 $2 \sim 19$ 岁儿童和青少年肥胖首选指标为该指数，Kaup 指数小于 15 有消瘦倾向，$15 \sim 18$ 为正常，大于 18 则有肥胖倾向。

（3）身高胸围指数：反映胸围与身高之间的比例关系，与小儿的胸廓发育及皮下脂肪有关。此指数在生后 3 个月内有一定的增加，以后随年龄的增加而逐渐减少。粗壮型此指数较高，纤细型此指数较低。其计算公式为 $\dfrac{\text{胸围(cm)}}{\text{身高(cm)}} \times 100$。

（4）维尔维克指数：是身高体质量指数与身高胸围指数的总和，反映人体的体型、营养状况，并与心、肺呼吸功能有关。其计算公式为 $\dfrac{\text{体质量(kg)} + \text{胸围(cm)}}{\text{身高(cm)}} \times 100$。

（5）体质量指数（BMI）：又称体块指数，代表体型匀称性。该指数与 Kaup 指数仅换算单位不同,实际意义一致。指数与体密度法测定的体脂相关性为 0.75~0.8,与血压、血脂、脂蛋白、瘦素浓度及发展为成人肥胖的相关性很强。WHO 制定的体质量指数界限值,即 BMI 在 25.0~29.9 为超重,BMI≥30 为肥胖。成人 BMI 界限值是 24.0~27.9 为超重,≥28 为肥胖。小儿 BMI 随年龄性别而有差别。BMI 值在第 85 百分位与第 95 百分位之间为超重,超过第 95 百分位为肥胖。其计算公式为: $\dfrac{体质量(kg)}{身高(m)^2}$ 。

(6)胸围臂围比值:反映胸围与臂围之间的比例关系,间接反映内脏发育与上肢运动发育的关系。新生儿为 3.10~3.17,生后半年内为 2.97~3.01,6~7 岁为 3.40~3.61。其计算公式为: $\dfrac{胸围(cm)}{臂围(cm)}$ 。

2.身材匀称度的评价

(1)坐高与下肢长比值:此比值为反映人体上、下身长度比值的一个指数,代表身材的匀称性。初生时为 2.00,6~7 岁为 1.27~1.32。坐高与身高比值异常多提示存在骨骼发育异常及内分泌疾病的可能。其计算公式为: $\dfrac{坐高(cm)}{身高(cm)-坐高(cm)}$ 。

(2)坐高/身高指数:是表示上、下身长度比例的又一指数,反映上身占整个身长的比例。随着年龄的增长,上身占身长的比例逐渐减少,而下身所占的比例逐渐增加。新生儿为 66.57%~66.64%,6~7 岁 55.91%~56.89%。大约在 12 岁时,上、下身长度接近,即上身占身长的比例在 50% 左右。其计算公式为: $\dfrac{坐高(cm)}{身高(cm)}\times100$ 。

(四)相关法体型评价

(1)匀称型体型:按身高计算的体质量或胸围在均值±1 个标准差范围内。

(2)粗壮型体型:体质量、胸围、上臂围的实测值均大于均值+1 个标准差,或其中 1 项或 2 项大于 1 个标准差,其余均在标准范围内。

(3)纤细型体型:体质量、胸围、上臂围的实测值小于均值-1 个标准差,或其中 1 项或 2 项小于 1 个标准范围,其余均在标准范围之内。

(五)简易生长速率评价

使用简易方法计算,能在短时间内掌握,并有较好的生长速率精确度,是开展科普宣教和临床实际运算的很好工具。

(1)体质量简易评价:生后头 3 个月平均每月增重 800~1 000 g(即每日 25 ~35 g);3~6 个月平均每月增重 600~800 g(即每日 20~25 g);6~9 个月平均每月增重 250~300 g(即每日 10~15 g);9~12 个月平均每月增重 200~250 g(即每日 6~10 g)。

(2)身长简易评价:出生时身长平均 50 cm,以后的增高速率:生后头 3 个月每月增高为 3~3.5 cm;3~6 个月每月增高为 2~2.5 cm;6~9 个月每月增高为 1~1.50 cm;9~12 个月每月平均增高为 1.0 cm。

(六)发育年龄评价

发育年龄,又称生物年龄或生理年龄,指用身体某些体格、功能、第二性征指标的发育水平及其变异,制成标准年龄,以求评价个体的发育状况。单纯使用实足年龄很难准确反映发育程度和水平,采用发育年龄评价,则可提供一个较可靠的生物依据。

(1)形态年龄:指用某形态发育指标制成的标准年龄,反映个体的发育状况。较常用的有体质量、身高年龄等,其优点简便明确,但个体差异大。

(2)牙齿年龄:亦称齿龄,是根据儿童牙齿的发育顺序制成的标准年龄。可根据牙齿萌出的数量、状况进行评价,粗略评价 6 个月至 13 岁的发育水平,在儿童早期发育评价中意义较大。

(3)骨龄:是根据骨骼钙化的程度,与骨发育标准比较所获得的发育年龄,是反映个体发育水平、成熟程度的较精确指标,通过 X 线检查长骨骨骺端骨化中心出现的时间、数目及干骺端融合的情况,可客观反映从出生到成熟的全过程中生长发育的各阶段水平,因此在临床上有重要价值。手腕部是判断骨龄的常选部位,因为:①腕部骨化中心的发育对全身骨骼发育具有较好的代表性,可通过腕骨骨化中心粗略计算,但最好是拍摄左手;②腕部骨化中心的数目,出现的时间顺序在不同发育阶段界限明确,易发现差异,可通过骨龄百分计数法和骨龄 TW2 评分法评定;③摄片简便,照射条件易控制,接受射线剂量小,对保护儿童健康有利。

(4)性征年龄:是根据性器官和第二性征发育制成的标准年龄。

(龙聪颖)

第八节　常见体格生长偏离

一、体质量生长偏离

(一)消瘦

1.判定标准

体质量/身高测定值在中位数(均数)减 2~3 个标准差之间$[\bar{x}-(2\ SD\sim3\ SD)]$确定为中度消瘦,在均数减 3 个标准差以下($\bar{x}<-3\ SD$)为重度消瘦(身高可正常,以体质量下降为主)。

2.原因分析

(1)营养摄入不足:①经济与社会因素如贫困、虐待等;②精神性因素,如神经性厌食;③口腔先天性畸形,如唇裂、腭裂等。

(2)营养吸收障碍:如慢性腹泻,肠道吸收不良综合征,消化道食物蛋白质过敏等。

(3)营养利用障碍:如乳糖不耐受,半乳糖血症,慢性肝肾疾病,严重的先天性心脏病等。

(4)营养消耗过多:如消耗性疾病(结核病、肿瘤,反复感染等)。

3.处理建议

确定消瘦后,首先要确定是近期发生还是已有相当长的时间,并查找病因,确定原发性疾病和有无其他合并症,针对相应的原因给予适宜处置。一般情况下,消瘦更多的反映近期的营养不良。

(二)低体质量

判定标准:体质量/年龄测定值低于人群均数(均数)减 2 个标准差或小于第 3 百分位,2 岁以上的儿童评价还可用 BMI 指标。此可以是正常的身高体质量比例的矮身材儿童,也可以是正常身高的消瘦儿童。

（三）超重

超重指身体肌肉、骨、脂肪和（或）水过多。

判定标准为体格发育指标。

（1）体质量/身长（W/H）：体质量超过同性别、同身高参照人群均值 10%～19% 为超重，超过 20% 以上者可诊断为肥胖症，20%～29% 为轻度肥胖，30%～49% 为中度肥胖，超过 50% 为重度肥胖。

（2）体质量指数（BMI）：用于 2 岁以上的儿童评价，若 BMI 所在百分位数在 P_{85}～P_{95} 为超重，超过 P_{95} 为肥胖。

二、身高（长）生长偏离

（一）身材矮小

1. 判定标准

低于本地区、本民族、同年龄、同性别健康儿童的平均身高（长）减 2 个标准差，或第 3 百分位以下。

2. 原因分析

在确定儿童身材矮小后，要进一步明确身材矮小的原因，根据儿童体格发育评价的方法判断身材矮小是匀称性还是非匀称性身材矮小，后者要区别是体型匀称度异常还是身材匀称度异常，身材矮小是否伴有智力低下，和（或）伴有性发育异常。

（1）单纯性匀称性身材矮小不伴性发育迟缓和智力发育异常

1）生长激素缺乏症（GHD）：是由于垂体前叶合成和分泌生长激素（GH）部分或完全缺乏，或由于结构异常，生长激素受体缺陷等所导致的生长障碍性疾病。特发性（原发性）GH 分泌不足占 GHD 的绝大多数，患儿下丘脑、垂体无明显病灶。器质性（获得性）GHD 占少数，多继发于下丘脑、垂体或颅内肿瘤、感染、头颅创伤或放射性损伤等，通过 CT 或 MRI 能找出明确的病灶。

特发性生长激素缺乏症儿童虽身材矮小，但身体各部分比例匀称，多见于男孩。其出生时身高和体质量均正常，大多在 1 岁以后出现生长速度减慢，2 岁后年增长速率小于 5 cm。除身材矮小外，患儿出牙延迟，骨龄发育落后，常小于实际年龄达 2 岁以上，但骨龄与身高年龄协调，若不经干预，青春期发育亦延迟。患儿智能发育正常，圆胖脸，面容幼稚，腹部皮下脂肪堆积。

生长激素缺乏症的诊断需依靠 GH 测定。GH 激发试验，峰值 <10 μg/L 即为分泌功能不正常，GH 峰值 <5 μg/L 为 GH 完全缺乏，GH 峰值 5～10 μg/L 为 GH 部分缺乏。确诊为特发性 GHD 之前，需检查头颅 CT 或 MRI，以除外头颅器质性病变。

2）家族性身材矮小：患儿的体型匀称度与身材匀称度均处在正常范围。出生时身长、体质量正常，生后身（长）高增长速度以近似正常儿童稍缓的曲线增长，但始终处于低水平，家族史明显，父母一方或双方均为矮身材。骨龄正常，神经行为发育正常，虽身材矮小，至青春期第二性征及性器官发育正常，GH 水平及药物激发试验的峰值均正常。

3）足月小样儿（SGA）：为各种原因导致的宫内生长迟缓。虽足月分娩，但出生体质量低于 2 500 g，身长不足 48 cm。大约 85% 的 SGA 生后有自发性追赶生长，约在 6 月达高峰，2 岁左右达到正常生长水平。10% 左右 SGA 生后一直生长缓慢，不显示追赶性生长，形成儿童期及成人矮身材。

SGA 的身材矮小多为匀称性矮小，无智力受损，不伴其他畸形。约 25％的 SGA 患儿在青春期前有生长激素的峰值降低。若伴有其他异常的 SGA 多为非匀称性身材矮小。

4）继发于严重的全身性疾病所致矮小：心脏病、肝脏病、肾脏病等严重的全身性疾病都可因消耗过多、营养不良而致身材矮小。此种身材矮小，其原发性疾病的表现明显。

5）精神心理障碍所致矮小：家庭不和睦，或遭遗弃、虐待，精神心理受挫，影响下丘脑-垂体及 GH-IGF 轴功能，导致生长停滞或减缓。这类患儿常伴有神经行为的异常，如情绪低落，性情孤僻，睡眠障碍，不良饮食习惯等。骨龄可落后，青春期发育延迟。患儿生长激素分泌可正常或缺乏，ACTH、皮质醇可低下。在改变其不利的生活环境后，患儿数月可迅速恢复到正常的生长发育过程。

（2）匀称性身材矮小伴性发育异常

1）体质性生长延迟：多见于男孩，有家族性，父母或家族成员可有青春期发育延迟的历史。其特点为身材匀称，出生时身高、体质量正常，以后生长速度一直缓慢，进入青春期发育年龄段，身高加速增长缓慢，骨龄落后，性征出现延迟，智力正常。患儿 GH 测定值经药物激发后，可呈现部分缺乏或暂时性缺乏。延迟的青春期发动后，有身高增长的加速过程和性发育过程，并可达到正常成年的最终身高。此类患儿不要轻易地过早判断为体质性青春发育延迟，应先排除生长激素缺乏症。

2）性早熟：无论是特发性或是继发性性早熟患儿，因性激素的过早、过多分泌的作用，促使性器官和骨骼系统过早发育，并导致骨骺过早闭合，影响最终身高。性早熟患儿的身高在青春期特征出现前不落后，甚至更高，但在青春期后，矮小凸显，性发育和骨龄明显提前，多见于女孩。

（3）非匀称体型的身材矮小（遗传性疾病所致）：非匀称体型的身材矮小，往往伴有不同程度的肥胖，或伴智力低下，多为遗传性疾病，也可因颅脑疾患的后续病变。

1）Prader-Willi 综合征：常染色体显性遗传性疾病。患儿身材矮小，周围性肥胖，智力低下，生殖器发育不良或性腺功能不全，有杏仁眼、鱼样嘴、鞍状鼻等。

2）Laurence-Moon-Bied 综合征：又称幼稚多指（趾）畸形综合征，常染色体隐性遗传性疾病。患儿身材矮小，周围性肥胖，智力低下，生殖器发育不良或性腺功能不全，视网膜退行性变、视力弱、夜盲，甚至失明。

3）Frohlich 综合征：又称肥胖性生殖无能综合征。多继发于下丘脑垂体病变，如肿瘤、炎症、外伤等，表现为身材矮小，向心性肥胖，性发育延迟或不出现。

（4）非匀称体型身材矮小，不伴智力低下（代谢性疾病所致）：非匀称体型的身材矮小，不伴智力低下，多为代谢性疾病。

1）皮质醇增多症：除身材矮小外，有特征性的向心性肥胖，满月脸，多血质面容，高血压、皮肤紫纹。

2）先天性卵巢发育不全：又称 Tanner 综合征。典型病例患儿出生时即见体质量、身高落后，患儿为女性表型，以生长缓慢、身材矮小、颈短、颈蹼、后发际低为特征，青春期无性征发育，原发性闭经，外生殖器呈幼稚形，智力大多正常。

（5）非匀称体型身材矮小（骨骼生长异常所致）：非匀称体型的身材矮小，如不伴智力低下，多为先天或后天的骨骼生长异常所致。

1)软骨发育不全:是最常见的矮小症之一。出生时患儿即有明显的身材矮小,并以四肢短小,特别是上臂和大腿短小突出,"成人的躯干,小儿的四肢"是其显著特点。除身材矮小外,患儿有特殊面容,头大,面宽,前额突出,鼻梁扁平,胸廓扁平,肋缘外翻,腹部前突,臀部后翘,手短而宽,下肢弯曲,步态摇摆呈鸭步。本病属常染色体显性遗传性疾病,为软骨化骨缺陷的发育异常。

2)骨生成不全:除身材矮小,肢体粗短外,最突出的表现是伴发多种骨骼畸形并引起多发性的骨折,如颅骨呈膜性,常因颅内出血致宫内或早年死亡。病情较轻者在生后一年出现骨折和骨骼畸形,还有骨质疏松和成齿不全等,常伴短齿,龋齿,脊柱侧凸,胸廓畸形,弯肋,驼背,短颈,下颌前突,倒三角状头面及膜样颅骨等。X线片可见多处病理性骨折,形成大量骨痂以及骨折后的畸形愈合,骨皮质变薄,骨松质密度减低。本病多为常染色体显性遗传,患儿常有蓝色巩膜,部分有传导性或神经性耳聋,可有多汗、低热、消瘦和心动过速等高代谢表现。

3)脊柱畸形:由多种原因引起的脊椎病变,如外伤、结核、先天畸形均可引起脊柱缩短而致身材矮小。

4)各种原因所致的佝偻病:营养性维生素 D 缺乏性佝偻病,低血磷性抗维生素 D 佝偻病,远端肾小管型酸中毒等都可因骨骼发育或钙化过程障碍引起身材矮小。

(6)非匀称体型的身材矮小,伴智力低下(代谢性疾病所致):非匀称体型的身材矮小,伴智力低下,多为代谢性疾病。

呆小病:由各种原因引起的甲状腺素分泌不足均可引起生长发育障碍,先天性甲状腺功能减退是典型的疾病。患儿身材矮小,骨龄明显落后,且呈四肢短、躯干长的体型,伴有智能发育落后。呆小病患儿有特殊的面容,颜面黏液水肿,眼距宽,鼻梁宽平,舌宽大,表情淡漠。患儿安静少哭,少动,动作发育迟缓,皮肤苍黄粗糙等。同时伴有代谢低下的相应表现,如脉搏呼吸缓慢、心音低钝、食欲差、腹胀、便秘、脐疝等。

实验室检查患儿血清 T_3、T_4 降低,TSH 明显增高,可伴有生长激素水平低下。放射性核素检查可见甲状腺发育不全,不发育和异位等。该病已列入新生儿疾病筛查重点,应常规防治。

3.处理建议

确定身材矮小的诊断后,要从矮小的特点,伴随证状,性发育等方面分析,进入身材矮小的程序性诊断,明确原因,针对病因给予相应的处置。

(二)高身材

1.判定标准

身高/年龄测定值高于中位数(均数)加 2 个标准差,或第 97 百分位以上。

2.原因分析

随着长期的营养改善、儿童的长期生长发育趋势,高身材人群会越来越多,但在特定的第 97 百分位以上人群标准,高身材的比例是恒定的。高身材有关原因如下。

(1)家族性的高身材:是最常见的原因,尤其是在一些特殊的家族群体,如从事体育运动的家庭。

(2)继发于垂体性疾病:如外伤、炎症、垂体肿瘤所致的生长激素分泌过多,可引起巨人症。

(3)染色体异常:XXY 综合征,又称先天性睾丸发育不全综合征。是先天性睾丸生精上皮发育不全或不发育的疾病,患儿常因体检发现外生殖器不发育或不育而就诊,染色体检查确诊。

(4)代谢性疾病:如 Marfar 综合征,其表现为身材高大,伴四肢细长,蜘蛛指趾改变。

3.处理建议

对身材高大儿童的处理关键是早期排除垂体异常所致的身材高大,早期防治十分重要。

三、头围生长偏离

头围大小在一定程度上反映了脑部的发育情况。

(一)判定标准

2009 年中国儿童生长标准列出了 0～6 岁儿童的头围百分位数值,低于第 3 百分位和高于第 97 百分位可作为头围过小或过大的标准。

(二)原因分析

1.头围过小

①正常的家族性的头围过小,儿童除头围较小以外,体格发育、神经行为发育均正常;②小头畸形,如 Wolf-Hirschhon 综合征,除小头外,还伴有眼距宽,小颌畸形,多伴有心脏畸形,智力发育受损;③21-三体综合征,除小头外,伴有特殊面容,智力受损。

2.头围过大

①正常的家族性的头围过大,儿童除头围较大以外,体格发育、神经行为发育均正常。②脑积水:先天性脑积水患儿生后数月起病者,头围与前囟进行性增大,智力明显受损。因颅内压增高,可见前囟饱满,骨缝明显增宽,头颅可透亮,颅骨叩诊有破壶声,严重时两眼向下有落日征。头颅 B 超、CT 检查可诊断。后天性脑积水多因颅内感染所致,经过治疗后所遗留后遗症。③佝偻病:严重佝偻病患儿可因颅骨软化,头颅骨皮质下骨样组织的堆积引起头围增大,有佝偻病的主要表现,智力发育基本正常。④严重蛋白质营养不良:若长期食用不含蛋白质,以糊精为主要成分的纯淀粉类食物,引起智力发育明显受损,造成永久性的不可逆转的脑功能障碍。

(三)处理建议

对体格检查发现头围超出正常范围的儿童,需要及时进行神经行为发育方面的相关检查,观察有无特殊的面容,必要时进行头颅 CT 和染色体的检查,明确原因,给予相应处理。

(龙聪颖)

第九节　与体格生长有关系统的发育

一、骨骼系统发育

1.头颅的生长发育

观察头围、囟门及骨缝的变化可衡量颅骨的生长发育。前囟为额骨和顶骨形成的菱形间隙,出生时对边中点连线大约为 1.5～2.0 cm,随着颅骨的发育,前囟稍为增大,6 个月以后逐渐骨化而变小,多在 2 岁前闭合。前囟大小、闭合时间有很大的个体差异,判断异常与否应结合临床全面分析。前囟状况常与儿科临床疾病有关，如小头畸形，前囟小、闭合较早；严重活动性佝偻病、脑积水或甲状腺功能减低则前囟大、闭合常常延迟；颅内压升高时前囟饱满，而脱水或极度消瘦则凹陷。

后囟是两块顶骨和枕骨形成的三角形间隙，出生时已近闭合或残留很小，一般在生后 6～8 周完全闭合。颅骨骨缝在出生时稍分开，至 3～4 个月时完全闭合。

面骨、鼻骨及下颌骨在婴儿期较颅骨发育迟，呈现面部较小，颅骨较大状。随着牙齿的萌出，面骨及鼻骨变长，下颌骨向前突出。面骨、鼻骨及下颌骨继颅骨闭合后开始加速生长，下颌角倾斜度逐渐减小，垂直直径增加，使小儿额、面比例以及面部的形状逐渐向增长的脸形发展。

2. 脊柱的发育

脊柱是躯体的主要支架，其增长代表脊椎骨的发育。生后第 1 年，脊柱的生长比四肢快，以后四肢的增长快于脊柱。新生儿脊柱是直的，生后 2～3 个月，小儿会抬头时，颈椎前凸出现第 1 个弯曲；6 个月会坐时，胸段脊柱后凸，出现第 2 个弯曲；1 岁左右能站立和行走时，腰段脊柱前凸，出现第 3 个弯曲。随着小儿从卧位向坐位、站立和行走的发育，脊柱的三个生理弯曲便自然形成，到 6～7 岁时脊柱的自然弯曲才被韧带所固定，有利于保持身体平衡，又能减少在活动时对脑部的震动。

3. 骨骼的发育

长骨的生长主要由于干骺端软骨和骨骺逐步骨化，长骨生长结束的标志是干骺端骨骼融合。扁骨的生长主要是扁骨周围骨膜的逐步骨化。通过 X 线检查长骨骨骺端骨化中心出现的时间、数目及干骺端融合的情况，可判断骨骼发育年龄，即骨龄。骨龄反映儿童发育成熟度较实足年龄更为准确，临床上有重要价值，如甲状腺功能减低症、生长激素缺乏症、肾小管酸中毒时骨龄落后；中枢性性早熟、先天性肾上腺皮质增生症则超前。骨化中心按年龄出现，并按年龄融合，但出现的年龄差异较大，在诊断骨龄延迟时一定要慎重。骨龄可通过腕骨骨化中心粗略计算，还可通过骨龄百分计数法和 TW2 成骨中心图谱相对照进行评定更为精确。

腕部是骨龄检查常选的部位，出生时无骨化中心。生后 3 个月左右出现头状骨、钩骨；2～3 岁出现三角骨；3～5 岁出现月骨及大、小多角骨；5～6 岁出现舟骨；6～7 岁出现下尺骨骺；9～10 岁出现豆状骨。腕部骨化中心共 10 个，9 岁前腕部骨化中心数约为其年龄加 1。上肢桡骨远端骨化中心于 7 个月后出现，尺骨远端到 7～8 岁时才出现。

新生儿或婴儿早期由于股骨远端和胫骨近端骨化中心已形成，如怀疑甲状腺功能减低症，可检查此骨化中心进行鉴别诊断。

二、牙齿发育

牙齿发育与骨胚胎学不尽相同，与发育也不尽平行。人一生有 20 个乳牙和 32 个恒牙。出生时乳牙隐在颌骨中，被牙龈遮盖，故新生儿无牙。生后 4～10 个月乳牙开始萌出，出牙时间的个体差异较大，迟者可至 10～12 个月，若 12 个月以后萌出者则为萌牙延迟。婴幼儿期每月可萌出 1 枚乳牙，其牙数可按"月龄－4 或 6"来估算，全副乳牙在 2～2.5 岁出齐。

恒牙在 6 岁左右开始萌出，即第一恒磨牙，位于全排长乳牙之后。7～12 岁时，恒牙的萌出按乳牙长出的先后顺序替换同位乳牙，每年可更换一组乳牙。12 岁后出现第二恒磨牙，18 岁以后出现第三恒磨牙（智齿），也有终身不出者。恒牙一般于 20～30 岁出齐。

三、脂肪、肌肉组织发育

1.脂肪组织

脂肪组织的生长发育主要表现是细胞数目的增加和体积的增大。脂肪细胞数目的增加从胎儿中期开始,至生后1岁末达到高峰,以后的增加逐渐减速,2～15岁大约增加5倍。脂肪细胞体积扩大的速度自胎儿后期较快,到出生时已经增加1倍。以后渐渐减慢,学龄前期至青春前期脂肪细胞体积的大小已增加不多。全身脂肪组织所占体质量百分比的规律是,出生时占体质量的16%;生后第一年增至22%;以后逐渐下降,到5岁时仅占体质量的12%～15%;直到青春前期体格生长突然加速时,脂肪组织占全身体质量的比例也上升。青春期脂肪组织占全身体质量的比例有明显的性别差异,女性平均为24.6%,约为男性的2倍,故青春期的女孩大多显得丰满。

2.肌肉组织

肌肉组织在胎儿期发育较差,以后随着小儿躯体和四肢活动的增加才逐渐发育。生后1～2个月小儿肌张力逐渐下降,肢体可以伸屈放松,3～4个月开始正常,继而运动能力增强,会坐、爬、站、行、跑和跳,使肌肉组织的发育加速,肌纤维增粗,肌肉活动能力和耐力增强。由于婴幼儿皮下脂肪发育较旺盛,肌肉发育比较缓慢,故较难确定肌肉发育的程度;学龄前小儿已有一定的负重能力,肌肉的生长才变得显著。

在进入学龄期、青春期性成熟时,肌肉发育特别迅速,男孩比女孩更为突出。

皮下脂肪和肌肉的发育与营养、运动和生活方式密切相关。在保证营养的基础上,从婴儿期就应该开始进行运动锻炼,消耗体内脂肪,促进肌肉发达,可预防肥胖,使小儿变得灵活健壮。

四、淋巴系统发育

淋巴系统包括全身的淋巴结、扁桃体、肠道的淋巴组织和血液中的淋巴细胞等。出生时小儿淋巴系统发育未完善,2岁以后扁桃体增大很快,以后逐渐缩小,到6岁时又发生第二次生理性增大,故小儿时期多见扁桃体肥大。新生儿淋巴结摸不到,婴幼儿颈部、颌下、腋下和腹股沟可触及黄豆大淋巴结,但无压痛。

新生儿的胸腺仅重10 g,2个月时为20 g,2～5岁平均25 g,6～11岁达30 g,12岁以后逐渐萎缩,到老年可缩小到和新生儿一样。胸腺对免疫活性细胞的产生和运送起重要作用,随着年龄的增长小儿免疫反应日趋完善。

五、生殖系统发育

从出生到青春期前期生殖系统处于静止状态。进入青春期后,下丘脑-垂体-性腺轴(HPG)系统成熟,下丘脑对促性腺激素释放激素(GnRH)分泌的抑制状态解除,垂体促性腺激素(Gn)分泌,促使性腺激素分泌,在伴随体格生长明显加速,出现生长发育第二个高峰的同时,性器官被刺激也迅速增长,出现第二性征。

1.性征发育

(1)女性的性征发育:主要表现在乳房发育、阴毛和腋毛的生长以及骨盆加宽、体态丰满等。正常乳房开始发育的时期在9～14岁之间。月经初潮通常发生于乳房开始发育后2年左右,是女性成熟的标志之一,并不意味生殖器官已经发育成熟,一般在初潮后半年至2年才有生育能力。女孩在 8 岁以前出现性发育征象临床可判断为性早熟，晚于 16 岁为性晚熟。阴毛、腋毛生长开始于乳房发育不久，萌出时间平均为 11 岁，15 岁达到成人型。阴毛的多少个体差异较大。9~10 岁骨盆开始加宽，子宫逐渐增大，15~16 岁子宫发育达到成人水平。

（2）男性的性征发育：主要表现为长毛（阴毛、腋毛、胡须），声音变粗，喉结突起等。男性性成熟的确切标志不够明确，可从睾丸的大小来判断。睾丸平均开始发育时期为 12 岁，到成熟时期为 16 岁，发育时间的范围为 10~18 岁。阴茎平均开始发育时期为 12 岁，到成熟时期为 16 岁，发育时间的范围为 10~18 岁。男孩性发育早于 9 岁临床可判断为性早熟，满 16 岁尚未出现亦为异常。阴毛的萌出时间平均为 12.5 岁，其范围为 10~18 岁。

青春期开始的年龄与第二性征出现的顺序是女早于男，并存在较大的个体差异。性成熟的早晚，与遗传和外界环境因素有关。近百年来在生活水平高的国家中，儿童生长发育速度有明显提高，性发育时间提前。发育落后、营养不良则可推迟性的成熟。

2.性征发育分期

按 Tanner 分期，男性、女性第二性征的发育分 5 个阶段。

Ⅰ期（青春期前）：仅乳头凸出。

Ⅱ期：乳房、乳头凸起，乳晕直径扩大，平均年龄为 9.8 岁；阴毛长而稀疏，黑色，分布于大阴唇，平均年龄为 10.5 岁。

Ⅲ期：乳房及乳晕继续增大，两者无界限，平均年龄为 11.2 岁；阴毛增粗、卷曲、颜色加深，阴阜出现稀疏毛发，平均年龄为 11.4 岁。

Ⅳ期：乳晕、乳头进一步凸起于乳房表面，平均年龄为 12.1 岁；阴毛似成年人毛发，浓密，但仅限于阴阜，平均年龄为 12 岁。

Ⅴ期：乳晕回降，与乳房弧度连续，平均年龄为 14.6 岁；阴毛似成年人毛发及分布，平均年龄：13.7 岁。

（龙聪颖）

第十节　儿童各系统的生理发育

一、呼吸系统发育

（一）解剖特点

1.上呼吸道

婴幼儿鼻根扁而宽，鼻腔相对较短，后鼻道狭窄，黏膜柔嫩，血管丰富，无鼻毛，易受感染，鼻腔易堵塞而发生呼吸困难和吸吮困难。鼻窦黏膜与鼻腔黏膜相延续，鼻窦口相对较大，急性鼻炎易累及鼻窦，尤其最易感染上颌窦和筛窦。咽扁桃体生后 6 个月已发育，腭扁桃体 1 岁末才逐渐增大，在 4~10 岁时发育达高峰，故扁桃体炎常见于年长儿，而婴儿则少见。咽鼓管宽、直、短，呈水平位，鼻咽炎时易致中耳炎。

小儿喉部呈漏斗形，相对较窄，软骨柔软，黏膜柔嫩，富有血管及淋巴组织，轻微炎症时即可引起喉头狭窄，出现声音嘶哑和吸气性呼吸困难。

2.下呼吸道

婴幼儿气管和支气管的管腔相对狭窄;软骨柔软,缺乏弹力组织,支撑作用小;黏膜血管丰富,黏液腺分泌不足,纤毛运动差易发生感染且易导致呼吸道阻塞。由于右侧支气管粗短,为气管的直接延伸,走向垂直,异物易进入右侧支气管,引起肺不张或肺气肿。肺的弹力纤维发育差,血管丰富,毛细血管和淋巴组织间隙较成人宽,间质发育旺盛,肺泡数量较少,使肺含血量丰富而含气量相对较少,易发生肺部感染,如间质性炎症、肺不张或肺气肿等。足月新生儿肺泡数仅为成人的 8%,气体交换单位较成人少,且肺泡小。成人肺泡间存在 Kohn 孔,儿童 2 岁以后才出现,新生儿及婴儿无侧支通气。

3.胸廓和纵隔

婴幼儿胸廓呈圆桶状,肋骨呈水平位,膈肌位置较高,呼吸肌发育差,婴儿胸壁柔软,很难抵抗胸腔内负压增加所造成的胸廓塌陷,因而肺的扩张受限制。

呼吸时胸廓运动幅度小,肺不能充分扩张,影响通气和换气。纵隔相对较成人大,占胸腔内相当的空间,肺的扩张易受到限制。

(二)生理特点

1.呼吸频率和节律

小儿生长快,代谢旺盛,需氧量高,因解剖特点,呼吸量受到一定限制,年龄越小,呼吸频率越快。由于呼吸中枢发育尚未完全成熟,呼吸调节功能不完善,易出现呼吸节律不整。

影响小儿呼吸频率的因素有激动、哭闹、活动、发热、贫血、呼吸系统和循环系统的疾病等,测量呼吸频率须在安静或睡眠时。

2.呼吸类型

婴幼儿呼吸肌发育不全,胸廓活动范围小,呈腹式呼吸。随着年龄增长,呼吸肌逐渐发育,膈肌下降,肋骨逐渐变为斜位,开始出现胸腹式呼吸。

3.呼吸功能特点

小儿各项呼吸功能的储备能力均较低,当患呼吸道疾病时较易发生呼吸功能不全。

小儿肺活量和呼吸储备量较小,年龄愈小,肺容量愈小,潮气量也愈小。气道管径随发育而增大,阻力随年龄增大而递减。

二、循环系统发育

(一)解剖特点

出生后血液循环的改变:出生后脐血管剪断结扎,胎盘血液循环停止。呼吸建立,利用肺脏开始进行气体交换,由于肺泡的扩张,肺小动脉管壁肌层逐渐退化,管壁变薄、扩张,肺循环压力降低,从右心室流入肺内的血液增多,以致回流到左心房的血液增多,左心房压力因而也增高。

当左心房压力超过右心房压力时,卵圆孔的瓣膜则发生功能上的关闭,生后 5~7 个月时,卵圆孔解剖上大多闭合,15%~20%的人可保留卵圆孔,但无左向右分流。由于肺循环压力降低,体循环压力增高,使流经动脉导管内的血流逐渐减少,最后停止,动脉导管形成功能性关闭。

此外,自主呼吸使动脉血氧含量增高,使动脉导管壁平滑肌受到刺激后收缩,故导管逐渐闭塞,生后 3~4 月 80%婴儿、1 岁时 95%婴儿形成解剖上的闭合。

（二）生理特点

1. 心脏大小和位置

整个小儿时期心脏体积与身体的比例较成人大，但随年龄的增长而逐渐下降。新生儿时期心脏重约 20～25 g，占体质量的 0.8％；1～2 岁时达 60 g，较新生儿时期增加 2 倍多，约占体质量的 0.5％；5 岁时为新生儿时期的 4 倍；16 岁时为新生儿时期的 11 倍。小儿心脏增长速度在不同年龄期有所不同，生后第 1 年心脏增长最快，7～9 岁及青春期时增长速度再度加快。心/胸比值一般年长儿应小于 50％，婴幼儿小于 55％。

2. 心率

由于小儿新陈代谢旺盛和交感神经兴奋性较高，故心率较快。随年龄增长，心脏的迷走神经逐渐发育，心率逐渐减慢，新生儿一般 120～140 次/分，1 岁以内 110～130 次/分，2～3 岁 100～120 次/分，4～7 岁 80～100 次/分。出生后几天内，心脏每分钟搏出量约 400 mL/kg，在 3 个月时，逐渐降低至成人水平，每分钟约为 100 mL/kg。进食、活动、哭闹和发热可影响小儿心率，因此，应在小儿安静或睡眠时测量心率和脉搏。体温每升高 1 ℃，心率一般增加 10～15 次/分。若脉搏显著增快，在睡眠时则不减慢者，应警惕有器质性心脏病变。

3. 血压

新生儿收缩压为 8.0～9.3 kPa(60～70 mmHg)，1 岁为 9.3～10.7 kPa(70～80 mmHg)，2 岁以后收缩压(mmHg)为年龄×2＋80 mmHg，或年龄×0.26＋10.7 kPa，而舒张压则为收缩压的 2/3。小儿血压偏低，是由于心排血量较少，动脉壁的弹性好和血管口径相对较大，但随着年龄的增长血压逐渐升高。

三、泌尿系统发育

（一）解剖特点

1. 肾脏

小儿年龄越小，肾相对越大，足月新生儿肾长约 6.0 cm，重 24 g，约为体质量的 1/125(成人肾长约 12.0 cm，约为体质量的 1/200)。婴儿期肾位置较低，下极位于髂嵴以下第 4 腰椎水平，2 岁后才达髂嵴以上，故 2 岁以下健康小儿腹部触诊可扪及肾脏。

新生儿肾表面凹凸不平呈分叶状，至 2～4 岁时消失。

2. 输尿管

婴幼儿输尿管长而弯曲，管壁肌肉及弹力纤维发育不全，容易扩张并受压及扭曲而导致梗阻，尿潴留而诱发感染。

3. 膀胱

婴儿膀胱位置相对较高，尿液充盈后其顶部常在耻骨联合以上，触诊时易扪及膀胱；随年龄增长，逐渐下降至骨盆内。

4. 尿道

女婴尿道较短，新生女婴尿道仅长 1 cm(性成熟期 3～5 cm)，外口暴露，且接近肛门，易受粪便污染而发生感染。男婴尿道虽较长，若有包茎，污垢积聚时也易致细菌感染。

（二）生理特点

1. 肾功能

新生儿出生时肾单位数量已达成人水平，肾小球滤过率在出生第 1 周内较低，约为成人的

1/4,过量的水分和溶质不能迅速排出,生后 1～2 周可增加 1 倍至数倍,3～6 个月达成人的 1/2,1～2 岁接近成人水平。

足月新生儿氨基酸及葡萄糖的重吸收能力正常,已能维持钠的正平衡,但在钠负荷量过大时不能迅速排钠而易致水肿。新生儿已具有酸碱平衡的调节能力,生后 2 周时尿 pH 已能达到成人水平。尿中可滴定酸在 1～2 个月时可达成人水平,但排泌氨的能力仍低,约 2 岁时接近成人水平。在正常情况下,婴儿的酸碱平衡调节能力已达最高限,体内碱储备有限。若在病理状况下,较易出现酸中毒。

新生儿对尿的稀释能力已接近成人,但对尿的浓缩功能差,尿最高渗透压仅达 700 mmol/L(成人可达 1 400 mmol/L),即同样的尿量中排出相同溶质较少,若有脱水易发生氮潴留,同样新生儿对药物排泄功能差,应慎重选择用药种类及剂量。小儿的肾功能一般在 1～1.5 岁时方达成人水平。

2.排尿次数

新生儿在生后 24 h 内开始排尿达 93%,48 h 内开始排尿达 99%,若超过 48 h 未能排尿者则多为病理性。

初生后几天内,每日排尿仅 4～5 次,1 周后因新陈代谢旺盛,可增至 20～25 次,而幼儿每日排尿约 10 次,学龄前期则为 6～7 次。

3.尿量

新生儿的正常尿量,在 2 d 内为每小时 1～3 mL/kg,平均每日尿量为 30～60 mL,若每小时<1.0 mL/kg 为少尿。平均每日尿量在 3～10 d 为 100～300 mL,2 周后为 200～400 mL,婴儿时为 400～500 mL。此时正常每日尿量(mL)可约为(年龄-1)×100+400,即婴儿每日尿量为 400～500 mL,而学龄前小儿为 600～800 mL。

4.尿控制

婴儿期的排尿由脊髓反射完成,以后建立脑干-大脑皮层控制,在 3 岁左右已能控制排尿。在 1.5～3 岁时,主要是通过控制尿道外括约肌和会阴肌来控制排尿,若 3 岁后仍保留这种排尿机制,不能控制膀胱逼尿肌收缩,则常表现为白天尿频、尿急或尿失禁和夜间遗尿。

5.尿液特点

(1)尿色及酸碱度:正常小儿尿色淡黄,pH 在 5～7。出生后最初几天尿色较深,稍混浊,因含尿酸盐较多,放置后有褐色沉淀(尿酸盐结晶)。寒冷季节尿排出后变为白色混浊,是由于尿中盐类结晶所致。

(2)尿渗透压和尿比重:新生儿尿渗透压平均为 240 mmol/L,比重为 1.006～1.008,1 岁以后接近成人水平,可按此公式计算,即尿渗透压(mmol/L)=(尿比重-1.000)×40 000。儿童尿渗透压通常为 500～800 mmol/L,尿比重通常为 1.011～1.025。

(3)尿蛋白:正常小儿尿蛋白定性试验阴性,定量不超过每天 100 mg,超过 150～200 mg 为异常,一次尿蛋白(mg/d)/肌酐(mg/dL)≤0.2。

(4)细胞及管型:正常新鲜尿离心后沉渣显微镜检查,每高倍视野红细胞<3 个,白细胞<5 个,偶见透明管型。12 h 尿沉渣计数红细胞<50 万个,白细胞<100 万个,管型<5 000 个。在正常尿中,尤其当热性病时可见到透明管型。尿中如出现颗粒管型、各类细胞管型时常考虑有否肾脏损害。

四、血液系统发育

（一）解剖特点

生后造血为胚胎造血的延续。

1.骨髓造血

出生后主要是骨髓造血。婴幼儿期所有骨髓均为红髓，全部参与造血，以满足生长发育的需要，出生后第1年常选择胫骨为骨髓穿刺部位。5~7岁开始，长骨中的红髓逐渐被脂肪组织（黄髓）所代替，至成年时红髓仅限于颅骨、锁骨、胸骨、肋骨、肩胛骨、脊柱、盆骨等短骨或不规则骨及长骨近端。黄髓具有造血潜能，当需要增加造血时，黄髓可转变为红髓而造血。小儿在出生后头几年，由于缺少黄髓，造血的代偿能力低。当需要增加造血时，易出现骨髓外造血。

2.髓外造血

在正常情况下，骨髓外造血极少。当溶血性贫血或严重感染等需增加造血时，肝、脾、淋巴结恢复到胎儿时期的造血状态，而表现为肝、脾、淋巴结肿大，外周血中可见幼红细胞和（或）幼稚粒细胞，而感染及贫血纠正后可恢复正常。

（二）生理特点

1.血容量

小儿血容量相对较成人多，新生儿血容量约占体质量的10%，儿童约占体质量的8%~10%，成人约占体质量的6%~8%。

2.红细胞（RBC）数与血红蛋白量

出生时红细胞数约为$(5.0\sim7.0)\times10^{12}/L$，血红蛋白量约为150~220 g/L。生后6~12 h，因进食少和不显性失水，红细胞数和血红蛋白量常比出生时稍高。出生1周后，红细胞数量和血红蛋白量逐渐降低，至2~3个月时红细胞数降至$3.0\times10^{12}/L$，血红蛋白量降至100 g/L左右，这种现象被称为"生理性贫血"，此种贫血在早产儿发生更早，程度更重。生理性贫血呈自限性经过，3个月后，红细胞生成素的生成增加，红细胞数和血红蛋白量又逐渐上升，约至12岁时达成人水平。

网织红细胞数在初生3 d内为0.04~0.06，于生后第7 d迅速下降至0.02以下，并维持在较低水平，约0.003，以后随生理性贫血的纠正而上升，婴儿期以后达成人水平（0.005~0.015）。

3.血红蛋白（Hb）种类

出生时，血红蛋白以胎儿血红蛋白（HbF）为主，约占70%。出生后，HbF合成迅速下降，1岁时HbF不超过0.05，至2岁时不超过0.02；同时，HbA合成增加，6~12个月后达到成人水平。

4.白细胞（WBC）数与分类

出生时白细胞总数为$(15\sim20)\times10^9/L$，生后6~12 h达$(21\sim28)\times10^9/L$，以后逐渐下降，至生后10 d左右降至$12\times10^9/L$，婴儿期白细胞数维持在$10\times10^9/L$左右，8岁后接近成人水平。白细胞数目可受哭闹、进食、肌肉紧张、疼痛及缺氧等多种因素影响。

出生时中性粒细胞约占65%，淋巴细胞占30%。随着白细胞总数下降，中性粒细胞比例也相应下降，生后4~6 d两者比例相等；随后淋巴细胞比例上升，婴幼儿期淋巴细胞占60%，中性粒细胞约占35%，至4~6岁时两者又相等；以后中性粒细胞比例增多，分类逐渐达成人值。初生儿外周血中也可出现少量幼稚中性粒细胞,但在数天内即可消失。

5.血小板数

与成人差别不大,为$(150\sim250)\times10^9/L$。

五、内分泌系统发育

(一)解剖特点

传统的内分泌系统由脑垂体、甲状腺、甲状旁腺、胰岛、肾上腺和性腺等组织共同组成,其内分泌腺体是由多数内分泌细胞聚集形成。而心血管、肝、胃肠道、皮肤、免疫等组织器官亦具有内分泌功能,是非经典内分泌器官,其分泌细胞分散于相应的器官,可产生促胸腺生成素、胃泌素、促胰液素、促红细胞生成素、肾素-血管紧张素等激素,也有分泌各种生长因子的细胞则广泛分布于全身组织中,如前列腺素、胰岛素样生长因子、表皮生长因子、神经生长因子和血小板源性生长因子等。

此外,在下丘脑的视上核、室旁核、腹正中核及附近区域,具有内分泌功能的神经细胞可分泌的肽类激素,亦称神经肽类激素,可直接作用于相应的靶器官或靶细胞,或间接调控机体的生理代谢过程。

松果体位于背侧丘脑的后上方,呈松子形,5~6岁以前发达,7岁左右开始萎缩,腺细胞逐渐消失。松果体分泌的激素可抑制性成熟,防止性早熟。甲状腺位于颈前部,呈"H"形,分左右两叶和中间的峡部,是人体最大的内分泌腺,在青春期腺体发育最快,功能也达最高峰。

(二)生理特点

1.激素的分类

在广义上,激素是一种参与细胞内外联系的内源性信息分子和调控分子,是化学信使的总称,其浓度在体内含量甚微,但对人体的新陈代谢、生长发育和生殖等生理过程起着至关重要的作用。

按激素的化学本质,可分为蛋白质(肽)类和非蛋白质类。蛋白质类包括了蛋白、肽和多肽类激素,如胰岛素、胃泌素、甲状旁腺素和降钙素等;而非蛋白质类则包括:①类固醇激素,如黄体酮、雌二醇、皮质激素、维生素D等;②氨基酸衍生物,如色氨酸衍生物(5-羟色胺、褪黑素等)和酪氨酸衍生物(多巴胺、肾上腺素、甲状腺素等);③脂肪酸衍生物,如前列腺素、血栓素等。

按激素的作用受体,又可分为膜受体激素和核受体激素。膜受体激素是亲水性的,又称亲水性激素,如肽类激素、神经递质、生长因子、前列腺素等。其不能自由透过脂性细胞膜,需要和细胞膜上特异性受体结合,形成配体-受体复合物得以使信息传递至细胞内,进而激活细胞内的第二信使系统。核受体激素为脂溶性的,又称脂溶性激素,多为非蛋白质类激素。其作用于细胞内的核受体,可自由穿透胞膜及核膜,并识别和结合细胞核或细胞质内相应受体上的专一DNA序列,诱导靶基因转录活性,完成配体-受体复合物的二聚化、磷酸化等,从而调节靶基因的表达与转录,改变细胞功能。

2.内分泌腺体的功能障碍

根据儿童内分泌疾病的不同病因,常见的可分类如下:①功能减退或亢进,即由于激素产生减少或过多引起的疾病;②激素抵抗综合征(激素不敏感综合征),即激素不能与其配体结合,和(或)受体后信号传导障碍,从而导致生理功能障碍;③激素转运障碍和(或)代谢异常;④激素分解代谢障碍;⑤内分泌腺体的自身免疫病或肿瘤等。

3. 神经-内分泌-免疫网络系统

人体是开放的生命系统,在调控整体功能中,三者之间存在着广泛的信息交流,对感受的信息进行加工、处理、存储及整合。此调节是通过物质和精神两方面因素实现的,物质主要包括神经纤维、神经递质、神经肽、激素等方面,而精神主要包括情绪、行为等方面。三大系统均通过神经递质、激素和细胞因子及其受体的相互作用实现自身及其相互的调节,同时相互之间又共享一定数量的信息分子和受体,既有各自独立的作用,又有相互间重叠的二重或三重相互作用范围,从而形成多重双向交流的复杂的神经内分泌免疫网络系统。

（龙聪颖）

第十一节　生长监测和定期健康检查

生长监测是定期连续测量个体儿童的体格发育指标,并记录在生长发育图中,根据其相应指标在生长发育图的走向,结合儿童生活史分析儿童营养状况及生长发育状况的过程。通过生长监测,可以指导家长正确认识儿童生长发育状况和发育规律,科学喂养;而且有利于早期发现生长偏离,采取相应的干预措施,促使小儿充分地生长。

一、生长监测

1. 生长监测的意义

儿童生长监测是联合国儿童基金会推荐的一套较完整的儿童系统保健的方案,实践证明儿童生长监测成本低,效益高,对于有效降低儿童营养不良的发病率起着非常重要的作用。随着社会经济水平的提高,我国儿童面临营养不良和超重肥胖增多的双向表现,生长监测被赋予了新的内容。

儿童生长发育呈现出持续、不均衡发展的规律,而且受到遗传和环境的双重影响,生长发育过程中受营养、疾病、家庭社会环境等因素影响可能出现偏离儿童自身的生长发育轨迹的现象,表现为体质量、身高等体格发育指标的波动,监测体质量、身高等指标有助于及时发现生长偏离的情况。体质量是全身重量的总和,受近期营养、疾病等因素的影响,是敏感地反映儿童近期营养状况的指标,即使轻微的变化也能准确地测量出来。身高则相对稳定,随着生长发育而逐步累积,短期内的疾病、营养问题对身高的影响不明显,反映的是儿童长期营养状况和生长速度。因此,为适应基层儿童保健工作以及家庭自我监测的需要,基本的生长发育图采用年龄别体质量作为参考曲线。由于儿童正常体质量存在一定的变异,一次测量结果只能反映当时的营养水平,不能很好地反映儿童生长状况,需要结合其他体格测量指标并通过定期连续的测量,分析儿童体质量增长速度和趋势,早期发现生长偏离的现象。

目前生长监测已在全球得到广泛应用。1982 年以来,我国在 10 个妇幼卫生示范县开展了生长监测的研究,探索儿童生长监测在我国实施的途径和效果,并绘制了适合我国国情的"小儿生长发育图"。随后,向全国推广了研究成果和经验。近年来,我国学者李辉根据 2005 年全国 9 城区儿童体格测量指标调查结果编制出了 18 岁内儿童体质量、身高生长发育图,为现今的儿童生长监测提供了最新的参考数据。目前,全国各地在初级儿童保健工作中,已逐步采用了生长监测这一手段来监测生长偏离的情况。通过使用生长监测图,父母也可以学会亲自监测儿童的营养状况,更能及时发现儿童的营养问题,提高家庭自我保健能力,促进儿童健康发展。

2.生长监测图

为了教育、动员家长做好儿童的保健,WHO 推荐家长和基层单位儿童保健工作者使用的小儿生长发育图是按照年龄、性别、体质量指标绘制而成的。

2009 年版国家基本公共卫生服务规范中要求应用生长曲线管理 0～36 个月儿童生长发育的情况。由于儿童体格生长有性别差异,男童、女童体格生长的参考指标也不相同,因此我国的小儿生长发育图有两种,分别为男女童使用。

年龄别体质量曲线图以月龄为横坐标,体质量为纵坐标,图中包括 5 条曲线:"0"为同性别、同年龄组正常儿童的平均体质量,"＋2""－2"为均值±2 个标准差,"＋3""－3"为均值±3 个标准差。均值＋2 个标准差以上为肥胖,均值－2 个标准差以下为体质量低下。结合同性别、同年龄身长图可以有效地发现营养不良以及超重、肥胖儿童。

WHO 出于不同国家儿童生长水平比较的需要,建立了一个可供发展中国家使用的"国际标准"。喂养良好的健康儿童或生长没有受约束的儿童,其身高和体质量的生长至少在 5 岁以前不同种族和地区的儿童非常相似;但是,不同种族儿童的生长方式存在一定差异,建立自己国家儿童的生长标准和生长曲线非常必要。

自 1975 年以来,每隔 10 年进行一次的 9 市 7 岁以下儿童体格发育调查,为儿童生长发育评价提供了中国儿童的生长参照值。2009 年由卫生部妇幼保健和社区卫生司、首都儿科研究所以及 9 市儿童体格发育调查研究协作组联合,应用 2005 年 9 市 7 岁以下儿童的体格测量调查资料,计算出均值、标准差和百分位数,经过修匀平滑处理制成中国儿童生长曲线。此次编制的生长曲线包括 0～6 岁(男、女)年龄身长(身高)百分位曲线图、标准差单位曲线图,0～6 岁(男、女)年龄体质量百分位曲线图、标准差单位曲线图,0～6 岁(男、女)年龄头围百分位曲线图、标准差单位曲线图,0～6 岁(男、女)年龄胸围百分位曲线图、标准差单位曲线图等。

百分位图容易理解,可作动态评价,能直观反映出个体或群体儿童的营养状况、生长水平及变化规律。帮助医生、家长通过目测就能直观、快速地了解儿童生长发育的状况,更适合于家长监测儿童发育状况;而标准差图则能够更为准确地描述极端值儿童的状态,有利于医生、儿童保健工作者及时发现发育偏离的儿童。两种方法可以互相转换,用哪种方法主要取决于使用者的偏好。

3.生长监测实施方法

儿童生长监测通常采用测量、标记、画线,评估和指导几个步骤。下面以体质量监测为例介绍实施方法。

(1)定期、连续地测量儿童的体质量、身长(身高)、头围、胸围等体格发育指标

1)监测时间:①家庭监测时间相对机动,随时可以进行,由于体质量受短期的饮食、疾病影响较明显,一般可 1 个月监测一次;②保健机构一般开展定期监测,新生儿期于出生时、生后 14 d 及 28 d 分别测量,6 个月以内婴儿每月测量一次,7～12 个月婴儿每 2 个月测量一次,1～3 岁儿童每 3 个月测量一次;③体弱儿管理:早产儿、双胎儿、重度窒息儿、低出生体质量儿,以及先天性心脏病、癫痫病、神经精神发育迟缓、活动期佝偻病、中重度贫血、中重度营养不良、连续两次测量体质量不见增加或者下降、反复感染(反复呼吸道感染每月 1～2 次)、体质虚

弱的儿童应列入体弱儿范畴。体弱儿童应加强生长监测,给予个体化的处理,严重者转移上级医疗保健机构随访。

2)测量要求:体质量测量前,应注意调整磅秤零点,让儿童尽量排空大小便,脱去外套、鞋帽等,以保证测量的准确性。

(2)描记儿童的体质量、身长(身高)曲线:每次测量儿童体质量、身长(身高)后,在小儿生长发育图的横坐标上找出本次测量时的月龄,在纵坐标上找出体质量、身长(身高)测量值,在该月龄的上方与测量值相交的空格里画一圆点。然后画一条线,将本次画的圆点与前次画的网点连接起来。

(3)评估儿童的生长曲线的走向:在小儿生长发育图上,儿童生长的曲线通常有以下三种情况。①正常曲线:儿童生长曲线与参考曲线走向相平行,说明体质量增长正常;②体质量曲线上扬:即本次体质量值明显增长,儿童生长曲线较参考曲线走向上扬,说明体质量增加过快,一般与摄食过多有关;③体质量曲线向下偏离:即本次体质量增长值不如理想值,儿童生长曲线较参考曲线走向向下偏离,说明体质量未增或不理想,一般与营养不足、疾病等有关。

(4)根据生长曲线的变化及原因指导家长:在测量、标记儿童体质量曲线的同时,要向家长进行面对面的健康教育,促使家长理解儿童的体质量曲线在生长发育图中的走向,并从中了解儿童的生长趋势,以及相应曲线走向的意义。对生长发育有问题的儿童,从以下三个方面进行诊断和干预:①对营养缺乏的儿童,分析营养不足的原因,从辅食添加、饮食习惯、儿童食欲状况等方面进行询问分析,有条件时可根据儿童的年龄计算出应有的摄入量,进行膳食评估及营养计算。必要时做一些营养方面的实验室监测。鼓励母乳喂养,指导家长正确添加辅食,纠正不良饮习惯,解决入量不足或有关营养素不足的问题。在喂养指导的同时,每月监测儿童的体质量,继续观察体质量增长的趋势。②对由于感染(如腹泻、上呼吸道感染、肺炎等)所致体质量增长减慢的儿童,要针对感染的病因给予及时治疗。对反复感染的儿童,可选用增强儿童免疫功能的药物,调节机体免疫力,以达到减少和控制感染的目的。③对由于照顾不当所致的儿童生长曲线异常,要采取综合措施,尽可能改善居住和卫生条件,为儿童提供良好、愉快的生活环境,同时加强儿童的体格锻炼,增加室外活动的时间,积极防治疾病,以保证儿童健康成长。

4. 生长监测注意事项

应用小儿生长发育图监测和评价儿童体格生长时,应注意下列问题。

(1)小儿生长发育图中参考标准的选择:世界各国儿童因为种族、地理等因素的差异具有不同的成年身高和成熟速度,但他们的生长方式大致相似。正是由于上述差异,一定人群需要合适的参考标准进行比较。如果是应用一个参考标准来对儿童的生长进行筛选,就应该使用一个较好的全国标准。虽然中国是一个大国家,南北地区的地理、气候、经济文化水平、生活水平、卫生设施和医疗保健存在一定的差异,各地区的儿童体格生长水平必然存在地区差异,但是儿童生长监测的目的是早期发现生长偏离的儿童,及时分析其原因,采取相应的措施,改变环境中存在的某些不利因素(如平衡膳食、加强疾病管理、宣传科学育儿知识等)对儿童生长的影响,促使儿童生长的遗传潜力得到发挥。因此,在小儿生长发育图中采用一个比较好的全国性参考标准,比各地区采用各自的地区性标准更有积极意义,有利于动员全社会都来关心儿童的健康生长,而不仅仅是妇幼卫生工作者单枪匹马的努力。

(2)如何评价儿童的体格生长:对生长监测重要的是观察体质量曲线的走向和曲线的形

状。只要个体的体质量曲线始终与生长发育图中的参考曲线平行，就说明该儿童的生长速度是适合其年龄的，表明目前儿童的生长状况正常。如果儿童的体质量曲线变平坦或者向下倾斜，不与图中的参考曲线平行，那就得引起医务人员注意，需要仔细检查，以期早期发现生长缓慢的儿童，加强管理。同时对那些体质量曲线持续在 2 个标准差或第 20 百分位以下的儿童，要测量身高，计算年龄别身高、年龄别体质量、身高别体质量，用三项指标进行综合评估，避免将营养正常而身材矮小的儿童错误诊断为营养不良。另一方面，如果确实是营养不良，在进行干预前，要区分是近期营养不良还是既往慢性营养不良。此外，儿童的生长发育不是一个匀速的过程，有时可表现为停滞一段时间后又快速赶上。在这种情况下，要缩短监测的间隔，连续纵向观察一段时间，避免将生长正常的儿童错误地认为是出现异常情况了。

二、定期健康检查

定期健康检查是指对儿童按一定时间间隔进行的体格检查和神经心理发育的监测，是儿童保健工作的重要内容。定期健康检查能及早发现儿童发育偏离和异常的情况，针对家庭护理、喂养、教养和环境中存在的不良因素，采取相应措施进行预防和治疗，以促进儿童健康。

1.定期健康检查时间

儿童定期健康检查的时间一般定为：生后第 1 年，每 3 个月检查 1 次（一般为生后 3、6、9、12 月龄各检查 1 次）；生后第 2～3 年，每 6 个月检查 1 次（一般在生后 18、24、30、36 月龄各检查 1 次）；3 岁以上儿童，每年检查 1 次；以上称之为"4-2-2-1"体检。农村儿童定期检查时间可定为：生后 1 年内，每 3 个月检查 1 次；生后第 2 年，每 6 个月检查 1 次；第 3 年后，每年检查 1 次；称之为"4-2-1"体检。

在定期、系统原则的前提下，儿童健康检查的具体时间可结合当地儿童计划免疫和每年"六一"国际儿童节前后大体检的时间安排进行。

定期健康检查的时间可因地制宜。凡已经开展儿童生长监测的地区，对体质量连续 3 个月不增长或下降的儿童均应作为体弱儿进行管理，并根据体弱儿的具体情况进行定期体格检查。凡未开展小儿生长监测的地区，对 1 岁内婴儿，要在儿童出生后的 3、6、9 及 12 月龄时各检查 1 次；1～3 岁，每半年检查 1 次；3～7 岁，每年检查 1 次。

2.定期健康检查内容

定期健康检查包括询问个人史及既往史、体格测量及评估、全身各系统检查、常见病及生长发育相关疾病的辅助诊断检测。

(1)问诊：问诊重点各年龄期不同。①新生儿期：母亲怀孕时年龄、健康和营养状况，是否近亲婚配，患病史；新生儿出生时有无窒息、产伤，生后有无出血、感染、黄疸，出生体质量和母孕周；母乳喂养情况。②婴儿期：喂养情况，喂养方式、喂养习惯、乳量是否充足，添加辅助食品的月龄、种类、数量，有无添加维生素 D 制剂；体格心理发育情况，何时出牙，何时抬头、坐、爬、站、走，何时能笑、认人，讲单词，对周围人和物的反应，有无运动或感觉方面的障碍；养育情况，如睡眠、大小便、户外活动的状况和习惯；预防接种的种类和次数；曾患过何种疾病尤其是传染病。③幼儿期喂养情况：家庭饮食习惯、喂养行为，有无挑食、偏食等不良习惯；精神心理发育：大运动、精细运动、语言、情绪、自我意识、独立性等发育情况；生活习惯的培养如睡眠、体格锻炼、大小便控制能力、口腔卫生等；预防接种完成情况；曾患何种疾病尤其是传染病。④学龄前期：除与幼儿期大致相同外，还要询问卫生习惯，如早晚刷牙、饭后漱口、饭前便后洗手以及与其他小朋友的交往情况等。

(2)体格测量：所有儿童均应测量身高和体质量，2岁以内儿童还可增加头围和胸围的测量。每次测量均应按固定时间进行，测量用具、方法要统一，测量要力求准确。根据测量结果，医师按儿童的年龄对其体格生长情况进行评价。通过健康体检筛选出营养不良的儿童，进行重点管理。

(3)全身体检：目测儿童发育、营养和精神状况，面部表情，对环境中人和物的反应；头发的光泽，有无脱发；面部皮肤是否苍白或发黄，口唇是否发绀；眼睑有无水肿；有无畸形等。①头部：头颅大小有无异常，6个月内婴儿有无颅骨软化症，对于婴幼儿还要检查前囟门的大小、张力和闭合情况。②眼：眼睑是否正常，巩膜有无黄染，有无分泌物或斜视，眼距有无过宽；4岁以上儿童要检查视力是否正常。③耳：外耳有无畸形，耳道有无分泌物，听力是否正常。④口腔：口唇颜色，口腔黏膜及咽部有无充血，有无唇裂、腭裂，乳牙数目，有无龋齿。⑤胸部：胸部有无鸡胸、漏斗胸、肋串珠、Harrison沟；听诊肺部有无啰音，心脏有无杂音。⑥腹部：有无异常包块、膨隆，肝脾是否大。⑦外生殖器：有无畸形，男婴有无包茎、隐睾、鞘膜积液；女婴尿道及阴道有无分泌物、外阴粘连等。⑧脊柱和四肢：有无畸形，有无先天性髋关节脱位的体征，四肢肌张力有无异常。⑨全身浅表淋巴结：有无异常肿大。⑩凡出生时有窒息或产伤史者，应随访检查视觉、听觉、运动功能发育、语言发育、对人和物的反应能力。

(4)实验室及其他检查：根据体格测量和全身体格检查结果，确定相应的实验室检查项目。一般情况下要检查以下项目：①生后6个月或9个月检查1次血红蛋白，1岁以后每年检查1次；②1岁和2岁时分别检查尿常规1次；2岁以后，每半年检查粪常规1次，了解有无寄生虫卵；③必要时可做肝功能、乙肝免疫学检查、X线片等检查，并可查血钙、磷，以及血锌、铜、铁、铅等微量元素。

3.定期健康检查注意事项

(1)每次定期健康检查后，应将个体儿童的体格测量和检查结果详细记录在每个儿童的保健卡中，对所测量的身长(高)、体质量等数据进行评价。

(2)目前我国评价城乡儿童的体格生长和营养状况时，可以采用国际标准或最新国内标准，并采用离差法评估儿童的体格生长水平；同时应该以年龄别体质量、年龄别身高、身高别体质量三项指标评价个体儿童的营养状况，并计算群体儿童体质量低下、发育迟缓和消瘦的百分率，有利于制订群体预防工作重点。

(3)要对每名受检查的儿童进行健康状况评价，包括体格生长、神经精神心理发育、营养状况，有无营养缺乏性疾病(如营养不良、贫血、佝偻病)、遗传性疾病或先天性畸形，以及其他异常等。

(4)对检查出来的体弱儿和患儿要分别进行登记，建立专案管理记录，积极治疗，并转体弱儿门诊随访观察，结案后转入健康门诊管理。

(5)将体格测量和检查结果反馈给家长，对家长提供有针对性的咨询，并指导家长对儿童进行科学喂养、清洁护理、体格锻炼、疾病预防等，还要帮助家长学会应用小儿生长监测图观察儿童的生长状况，监测发现儿童的生长曲线是否出现偏离，主动请医生检查和指导，从而发挥家长在儿童保健工作中的有利作用。

(龙聪颖)

第十二节 儿童发育筛查

对于儿童保健工作来说,儿童发育筛查是重要的组成部分,主要有以下几个方面的作用:①评估儿童发育是否正常,及早检出智能迟缓、运动发育障碍、语言发育迟缓、情绪紊乱、行为异常等的儿童,分析其原因,并采取干预措施;②对高危儿或患有神经系统疾病的儿童,检查他们是否伴有上述发育障碍,有利于鉴别诊断和判断预后;③对干预(治疗)中的儿童进行跟踪,以评估采取干预措施后的效果。

一、发育筛查对象

作为对发育障碍的预防,应对所有出生的婴儿进行发育筛查,可以在新生儿出生时、新生儿访视时、儿童定期健康体检或生长监测时开展儿童发育筛查。

发育筛查的重点是高危新生儿。高危新生儿指的是在孕期、产时及新生儿期遭受某些高危因素影响的新生儿。例如,母亲孕期病毒感染、妊娠高血压疾病或其他严重疾病;早产、低出生体质量、出生窒息、缺氧缺血性脑病、颅内出血;新生儿期患有败血症、脑膜炎等严重感染或检出患有唐氏综合征(先天愚型)、苯丙酮尿症、甲状腺功能减退症等遗传代谢性疾病。高危新生儿的发生率一般在 5%～15%。高危新生儿在发育过程中发生发育障碍的比例比正常新生儿高 5～10 倍。因此,儿童保健服务应将高危新生儿作为发育筛查的重点人群。

发育筛查对正常儿童是一级预防措施,因为发育筛查可以提供关于儿童发育过程中的信息,供儿童保健工作者和儿童家长参考,以便为儿童创造一个最佳的环境。对于高危新生儿来说,发育筛查是二级预防措施。

二、发育筛查的实

既往儿童保健工作中的发育筛查主要侧重于儿童智力发育的监测与筛查,随着社会发展,对发育性疾病的认识得到提高,家长的需求也逐渐增加,所以应扩展发育筛查的内容。

目前国内外,儿童发育筛查内容的研究和临床实践都有了极大的发展,特别重视婴幼儿视听发育、运动发育、智力发育、语言发育、广泛性发育障碍等方面的筛查工作。

1. 新生儿眼病筛查及儿童视力筛查

新生儿眼病筛查步骤包括初筛、复筛、随访和干预三个部分。初筛时间为出生以后 1 周以内,包括外眼检查、对光刺激反应、红光反射、散瞳眼底检查等,初筛后诊断明确的病例应及时进行有效干预;对可疑病例、诊治病例、通过初筛不能确诊病例均应择期进行针对性复查。对有新生儿眼病高危因素(如高浓度氧气吸入的低出生体质量儿)者,即使当时检查没有明显阳性体征,也要积极进行随访并指导家长学会观察方法,以及时发现问题。对于复杂病例和需要手术治疗的患儿,需及时转入专业眼科治疗。

视力筛查是早期发现儿童视力问题的最主要检测手段。3 岁以内儿童主要进行屈光、眼位异常、视觉行为和红光反射的筛查;3 岁以上儿童主要进行儿童视力、屈光和眼位异常的筛查。

2. 听力筛查

听力障碍是常见的出生缺陷。国外的研究表明,正常新生儿中,双侧听力障碍的发生率在 0.1%～0.3%,其中,重度至极重度听力障碍的发生率约为 0.1%。但是,通过常规体检和父每识别几乎不能在儿童出生后第 1 年内发现听力障碍,只有新生儿听力筛查才是早期发现听力障碍的有效方法。强调新生儿听力筛查的目的是尽早发现听力障碍的婴儿,所有听力障碍的婴儿都应该在出生后 3 个月内被发现,6 个月前予以干预。目前主要运用听觉生理测听方法进行新生儿听力筛查,常用的方法有耳声发射法和听觉诱发电位。

3. 智力发育筛查

智力发育筛查是对儿童个体进行定期的、连续的智力检查,并且给予评价的过程。其目的是早期发现、早期诊断智力发育偏离的儿童,以便早期干预,减少残疾儿的发生,全面促进儿童健康成长。智力测验是测量人的智力水平的一种科学的度量手段,人的智力是通过语言、行为表现出来的,因此智力测验是以正常儿童的行为模式为标准,来鉴别观察到的行为。

智力测验量表在世界上已经有几百种。按年龄可分为新生儿测验、婴幼儿测验、学龄前儿童测验和学龄儿童测验,按测验的对象可分为个别测验与集体测验;按测验的范围可分为单项能力测验与综合能力测验;按测验精度可分为筛查性测验与诊断性测验。

智力监测的时间可结合婴幼儿定期体检的时间,即 3 个月、6 个月、9 个月、12 个月、18 个月、2 岁、2 岁半、3 岁。也可在一些关键年龄检查,如 3～4 个月、8～9 个月、1～1.5 岁、2～2.5 岁等。智力筛查结果可疑或异常的儿童,应及时由专业人员进行发育诊断评估,以便进行早期智力干预。

4. 儿童神经运动能力发育筛查

脑瘫康复愈早愈好,在发展为典型脑瘫以前进行功能训练,可以最大程度地降低残疾程度,对于减少或减轻脑瘫的发生,可获得事半功倍的效果。0～1 岁 52 项神经运动检查是一种适合在基层医院开展筛查脑瘫的方法,能早期发现脑瘫患儿,为实现早期治疗提供可能。该方法由鲍秀兰教授等人主要根据法国 Amil-Tison 的方法适当修订而成,是系统观察婴儿神经运动发育正常与否的临床检查方法,可发现轻微脑功能异常引起的神经运动发育落后。对于早产儿、窒息儿及出生后脑损伤的婴儿,通过系统检查可以发现运动落后、反射、肌张力和姿势异常,早期做出脑瘫诊断。

该检查法最大的特点是用表格方式表示,每月检查一次,表格按体格检查程序进行。当问病史时完成头颅的检查,当婴儿安静地躺在检查台上时可估计被动、主动肌张力,原始反射和腱反射,检查以姿势反应的估价作为结束。主动、被动肌张力和反射的每一项检查和正常发育作对比,并按每 3 个月的正常类型进行分组。任何异常的结果记录在表格的暗区,对照正常的范围在表格明区可即刻做出正常与否的评价。所有检查按纠正年龄,因此该检查按同样的标准估价足月儿和早产儿。要说明的是该检查并不是一种完全的神经学估计,它不包括脑神经、肌萎缩、肌纤颤和其他因素的估价,也不包括智能测查,因此并不能发现行为或社交方面的异常。

5. 语言发育筛查

语言是人类进行交流的重要工具。儿童时期,尤其是 5 岁以前,是语言发展的关键时期,及时发现儿童语言发展中的问题,给予及时治疗与矫治,不但能对儿童的语言发展起到促进作用,而且对儿童的整体认知发展都会有帮助,因为许多其他能力必须通过语言才能发展。我国目前语言方面的检查方法尚处于起步阶段。

近年来上海金星明教授等国内学者提出的汉语儿童语言发育迟缓的标准为:24 个月词汇量少于 30 个,30 个月结构表达量男孩少于 3 个,女孩少于 5 个;语言发育迟缓可疑的标准为:

24 个月词汇量少于 50 个,30 个月结构表达量男孩少于 5 个,女孩少于 8 个。

Macarthur 沟通发展量表(Macarthur communicative development inventory,MCDI)是 Fen-son 等人在 1993 年为美国说英语儿童制定的语言与沟通发展量表。梁卫兰教授等人通过对 MCDI 进行中文普通话版的标准化,按照汉语语法规律,修改完成了"中文早期语言与沟通发展量表——普通话版"(Chinese communicative development inventory mandarin version,CCDI)。CCDI 主要包括"婴儿沟通发展问卷-词汇及手势"和"幼儿沟通发展问卷-词汇及句子"。其中"婴儿沟通发展问卷-词汇及手势"适用于 8~16 月龄,共含有 411 个词,包含了婴儿日常经常听到或用到的绝大多数词汇。按照词性和用途将其分为 20 类。主要是通过询问家长,子女对每一个词汇属于"不懂""听懂"还是"会说"。"幼儿沟通发展问卷-词汇及句子"适用于 16~30 月龄,不仅含有 799 个幼儿期经常用到的绝大部分词汇,并按照词形和用途将其分为 24 类,还包含了组词、句子复杂程度、儿童表达的句子平均长度等。主要通过询问家长,儿童对每一个词汇属于"不会说"还是"会说"。CCDI 分为长表和短表,其中短表可用于门诊的筛查。

6. 孤独症的筛查

孤独症的诊断要点为:①3 岁以前起病;②社会交往障碍;③语言和非语言交流障碍;④狭隘兴趣和重复刻板行为。

常用量表有:①孤独症行为量表(ABC);②儿童孤独症评定量表(CARS);③孤独症诊断观察量表(ADOS-G);④孤独症诊断访谈量表修订版(ADI-R)。

孤独症的早期诊断较为困难,但对预后的影响十分重要。对于婴幼儿行为异常和语言落后者,可以使用婴幼儿孤独症筛查量表(CHAT),对 18~24 个月的儿童进行筛查,对可疑患儿应该转到有关专业机构进一步确诊。

三、早期干预及转诊

发育筛查的结果只能作为是否需要进一步检查的依据,绝不能作为诊断的依据。筛查、诊断以后还要采取措施进行早期干预、训练、教育和治疗,否则筛查就失去了意义。例如,通过智能发育筛查发现儿童智力发育偏离正常范围时,怀疑为智力低下者,应详细追问病史(家系史、母亲妊娠史、发病情况、儿童出生史、生长发育史、既往病史等),进行全身体格检查。从病史、体检中初步找出智力低下的可能原因,然后逐步筛选出应做的进一步特殊检查。综合各方面的情况,然后谨慎地对受检者做出诊断。诊断不是目的而是手段,某受检者被诊断为智能可疑落后或智能落后以后,要及时予以干预,应进行登记、跟踪观察,了解干预后的效果。

目前,我国儿童保健采取的是三级网络系统管理,儿童的系统保健都是在社区卫生服务中心进行的。社区卫生服务中心儿童保健门诊(第一级)为儿童提供系统保健服务,在儿童的各年龄段都有相应的保健项目,在儿童每次体检时进行。但由于目前基层儿童保健门诊力量薄弱,而儿童发育筛查涉及营养学、发育儿科学、神经科学、耳鼻咽喉科学、康复医学、教育学、心理学等多门学科,相互渗透,相互交叉,因此基层儿童保健门诊发育筛查出的异常或可疑异常儿童,应转诊到区县妇幼保健所(院)儿童保健门诊(第二级)进一步筛查,最后由市级儿童保健所(第三级)或市级专科医院予以确诊。

四、发育筛查的要求

发育筛查是严肃的专业技术,为了使发育筛查正确地发挥作用,实施时必须达到以下要求。

（一）发育筛查对主检者的要求

主检者应为专业人员。听力、视力筛查者应为五官科的专业技术人员，或者受过相关专业培训的人员；儿童智力测验的主试者必须有良好的心理学基础，受过心理测验的专业训练，对测验的性质和意义有充分了解；对于神经运动的筛查，要求测试者非常熟悉婴幼儿运动发育规律及进程。

主试者必须熟悉掌握相关测验的具体实施方法、程序和指导语。主试者对受检者的态度应该是和蔼、耐心、热情的，应用各种方法给予鼓励，以增强信心，但不表露出反对、急躁的意思，更不应给予启发或暗示。对结果的解释必须结合所做的具体测验方法以及当时测验的具体情况（如受检者有无情绪或身体不适、有无干扰等），给予合理的解释。有听觉障碍、肢体运动障碍或语言不通（如地方口音）的儿童，测验时容易出现假象，需要与真相区别，否则不能反映儿童真正的水平。

测验人员必须遵守职业道德，要为儿童和家长保密测验结果。对于心理测验应同时注意测验项目的保密。一种测验方法经过信度、效度、标准化等负责的步骤才能建立，因此测试人员要注意对测验内容的保护。不能将测验方法和评分标准公开宣传和介绍，防止知情者预先练习失去测验的意义，更不能将测验内容作为教学或训练的内容，使测验方法失去实用价值。

（二）对受检者的要求

要求受检者在测验过程中没有身体不适，如发热、饥饿、烦躁等情况。此外，受检者的状态也很重要，部分检查要求安静清醒，有些检查要求睡眠状态进行。

（三）对测验环境的要求

要选择合适的房间。智力测验时房间内不应有其他布置，墙上不应有宣传画等。房间内要保持安静、有适当的光线照明、通风良好，桌椅的高度要适合婴幼儿的高度。

总之，发育筛查不仅仅是为了得到一个正常与否的结果，更重要的是在测验过程中观察儿童的感知能力、行为模式、体会其认知方式，运用儿童神经心理发展和智力结构的理论来分析、解释测验结果，从而找出儿童的优势与弱势，对儿童进行有针对性的教育和训练。发育筛查是我们客观地了解儿童、帮助儿童更好地发展的保健措施。

（龙聪颖）

第十三节　预防接种

一、免疫制剂

预防接种是提高人群免疫水平，防止传染病流行的重要措施。机体的抗炎能力分为非特异性免疫和特异性免疫，通过非特异性免疫机体可以抵抗普遍存在的低毒力微生物；对许多高毒力的微生物，机体需要特异性免疫才能避免感染致病。特异性免疫获得的方式有自然免疫和人工免疫两种。自然免疫是指机体通过自然途径如感染病原体后建立的特异性免疫、胎儿和新生儿经胎盘或乳汁从母体获得的抵抗疾病的能力。人工免疫是通过接种疫苗或注射免疫血清使机体获得特异性免疫。

人工接种的疫苗和注射的免疫血清都属于免疫制剂。接种免疫制剂可获得特异性免疫，使机体摆脱传染病或不受感染。免疫制剂包括自动免疫制剂和被动免疫制剂。

(一)自动免疫制剂

自动免疫制剂是指具有免疫原性物质(分子)的生物制剂,接种后可刺激机体免疫系统产生特异性自动免疫力,抵抗传染病发生和(或)流行。

1.灭活疫苗

此类疫苗选用免疫原性强的病原体,经人工大量培养后,用理化方法灭活,使之完全丧失对原来靶器官的致病力,而仍保留相应的免疫原性。灭活疫苗具有安全、易于保存和运输等优点,主要诱导特异性抗体的产生,要维持血清抗体水平需多次接种。目前主要应用的灭活疫苗包括霍乱、伤寒、钩端螺旋体、百日咳、狂犬病、甲型肝炎和乙型脑炎疫苗等。

2.减毒活疫苗

减毒活疫苗是将病原微生物(细菌或病毒)反复传代,促使产生定向变异,使其极大程度地丧失致病力,但仍保留一定的剩余毒力、免疫原性和繁衍能力。活疫苗接种类似隐性感染或轻微感染,可使机体获得长期免疫力。减毒病原体在体内有一定的生长繁殖能力,一般只需接种一次。多数活疫苗的免疫效果持久而良好,除诱导体液免疫外还可产生细胞免疫,经自然感染途径接种减毒活疫苗还可形成黏膜局部免疫。但减毒活疫苗存在恢复突变的可能性,有免疫缺陷者和孕妇不宜接种。目前应用的减毒活疫苗有卡介苗、麻疹疫苗、腮腺炎疫苗、脊髓灰质炎疫苗、风疹疫苗和水痘疫苗等。

3.类毒素

由细菌的外毒素经过脱毒制成,无毒性而保留了抗原性的制剂称为类毒素,如白喉类毒素、破伤风类毒素。

4.亚单位疫苗

亚单位疫苗是从细菌或病毒培养中,以生物化学和物理方法提取、纯化有免疫原性的特异性抗原而制成的疫苗,如从病原体中提纯有效的多糖成分,或提纯病毒表面的某种亚单位成分。常用的有乙肝病毒的 HBsAg 亚单位疫苗、脑膜炎奈瑟菌荚膜多糖疫苗、肺炎链球菌荚膜多糖疫苗、b 型流感杆菌多糖疫苗等。亚单位疫苗与灭活疫苗及减毒活疫苗相比,由于除去了引起不良反应的物质,除去了病毒核酸,消除了潜在的致畸作用,因此安全性大大提高。

5.多肽疫苗

根据已知的微生物有效免疫原序列,设计多个氨基酸的直链和支链多聚物,连接适当的载体与佐剂制成的疫苗。此类疫苗可以诱导有效的特异性免疫应答,而不良反应轻微,不足之处在于免疫原性较弱,但可通过研制新的载体和佐剂克服。目前已研制出的多肽疫苗有 HIV 多肽疫苗、丙型肝炎病毒多肽疫苗等,这种疫苗是今后新疫苗研制的发展方向。

6.基因工程疫苗

基因工程疫苗又称重组疫苗或基因重组疫苗,是应用基因工程方法或分子克隆技术,分离出编码病原体抗原的基因片段,将其转入原核或真核系统表达出具有免疫原性的抗原分子,而制成的疫苗,或是将病原体的毒力相关基因删除掉,使其成为具有毒力的基因缺失疫苗。基因工程疫苗生产简便,可大量产生,成本低;且不含活的病原体和病毒核酸,安全有效。已应用的基因工程疫苗有乙肝病毒疫苗、重组流感病毒神经氨酸酶亚单位疫苗等。

7. DNA 疫苗

DNA 疫苗是指将编码引起保护性免疫应答的目的基因片段插入质粒载体,制成核酸表达载体,通过肌内注射或基因枪等方法将其导入体内,然后宿主细胞的转录系统合成抗原蛋白质,从而激发机体免疫系统产生针对外源蛋白质的特异性免疫应答反应。DNA 疫苗在体内能持续表达,免疫效果好,维持时间长,但其机制和安全性还不十分确定。目前已应用的有疟疾 DNA 疫苗和 HIV-DNA 疫苗。

(二)被动免疫制剂

1. 免疫血清

免疫血清是抗毒素、抗细菌血清、抗病毒血清的总称。凡用细菌类毒素或毒素免疫马或其他动物,免疫后获得的免疫血清,称为抗毒素,如破伤风、白喉、气性坏疽、肉毒等的抗毒素。凡用细菌或病毒免疫动物而获得的免疫血清,称为抗细菌或抗病毒血清,如抗炭疽血清、抗狂犬病血清。这类血清中含有大量特异抗体,注入人体后可以立即获得免疫力。

2. 丙种球蛋白

胎盘血液或健康人血液中提取的含抗体的溶液,可用来作为被动免疫。若在接触麻疹、甲型肝炎后早期注射可防止发病或减轻症状,也可用来治疗免疫球蛋白缺陷患儿,提高血中免疫球蛋白。

3. 特异性免疫球蛋白

选择对某种疾病有较高浓度抗体的人血制品,如乙型肝炎免疫球蛋白、带状疱疹免疫球蛋白,用以治疗及减轻病症。

免疫血清、丙种球蛋白、特异性免疫球蛋白这类生物制品注射后,人体即可获得被动的特异性免疫力,但保持时间不长,一般 3～4 周。免疫血清多来自动物血清,对人体是异种蛋白,应用前需先用少量进行皮试;皮试阴性者可全量注射;皮试阳性者应采用脱敏注射法,以防止发生变态反应。

二、儿童计划免疫程序

计划免疫是指国家根据传染病的疫情监测及人群免疫水平的调查分析,有计划地为应免疫人群按年龄进行常规预防接种,以提高人群免疫水平,达到控制乃至最终消灭相应传染病的目的。我国实行"预防为主"的卫生方针,于 1950 年起开始为儿童免费接种牛痘疫苗、卡介苗、百白破混合疫苗,20 世纪 60 年代普及接种麻疹疫苗,20 世纪 70 年代普及口服脊髓灰质炎疫苗。1974 年第 27 届世界卫生大会通过要求 WHO 的成员国实施"扩大免疫规划(EPI)"的决议,1978 年 WHO 正式建立 EPI 并成立全球 EPI 小组,提出在 1990 年前全世界儿童都接种卡介苗、百白破三联疫苗、脊髓灰质炎疫苗、麻疹疫苗。我国积极响应 EPI 计划,在 1978 年推广实施 WHO 提出的四种疫苗。随着免疫预防理论和实践的不断深化,疫苗剂型的改进及冷链设备的完善,国家在 1986 年、2007 年又相继颁布了新的儿童基础免疫程序及扩大国家免疫规划,使免疫程序更加符合我国实际。根据 2007 年扩大免疫规划要求,应在全国范围内对适龄儿童常规接种乙型肝炎疫苗(简称乙肝疫苗)、卡介苗、脊髓灰质炎疫苗、百白破疫苗、麻疹疫苗、白破疫苗、甲型肝炎疫苗(简称甲肝疫苗)、流行性脑脊髓膜炎疫苗(简称流脑疫苗)、流行性乙型脑炎疫苗(简称乙脑疫苗)、麻腮风疫苗。各级卫生保健部门应按照国家规定的儿童常规疫苗免疫程序,有计划地对适龄儿童进行预防接种。

在进行预防接种前应了解儿童有无过敏史及禁忌证,各种生物制品都有接种的禁忌证,为减少异常反应,对有过敏史及禁忌证的儿童不接种或暂缓接种。禁忌证分为相对禁忌、绝对禁忌和特殊禁忌三种。

1. 相对禁忌证

相对禁忌证指正患活动性肺结核、腹泻、发热、急性传染病等,待病情缓解,恢复健康后即可接种。

2. 绝对禁忌证

绝对禁忌证指任何生物制品都不能接种,如有明确过敏史者,患有自身免疫性疾病、恶性肿瘤、神经病、精神病、免疫缺陷的患者等。

3. 特殊禁忌证

特殊禁忌证是指某一种生物制品特有的,不是所有生物制品都不能接种,如结核患者不能接种卡介苗,有惊厥史儿童不能接种百白破三联疫苗。

三、预防接种使用的疫苗

(一)计划免疫疫苗

计划免疫使用的疫苗,也称为第一类疫苗,是指政府免费向公民提供,公民应当按照政府的规定接种的疫苗,包括国家免疫规划确定的疫苗,省级人民政府在执行国家免疫规划时增加的疫苗,以及县级以上人民政府或其卫生行政部门组织的应急接种或者群体性预防接种所使用的疫苗。第一类疫苗主要有以下几种。

1. 卡介苗(BCG)

卡介苗是采用一种牛型结核杆菌菌株(卡介杆菌)制成的活疫苗。这种菌株经反复的特殊培养与传代,其毒性与致病性已经丧失,但仍保留抗原性。接种本菌苗后可获得一定的对抗结核病的免疫力。接种后 12 周结核菌素试验阳转率在 90% 以上。

(1)接种对象:接种对象为健康的足月新生儿以及结核菌素试验呈阴性反应的儿童。

新生儿出生后即可接种,3 个月以上儿童无论初种还是复种,一般应先做结核菌素试验,阴性反应者方可接种,阳性反应者无需接种。

(2)接种方法:于左上臂三角肌处皮内注射,剂量为 0.5 mg。严禁皮下注射或肌内注射。

(3)接种反应:一般不会引起发热反应。接种后 2～3 周局部出现小硬结,逐渐软化形成小脓疱,或形成脓肿,穿破皮肤形成浅溃疡(直径不超过 0.5 cm),然后结痂,痂皮脱落后可留下永久疤痕。

(4)注意事项:①接种后 2～3 个月内严格避免与结核病患者接触,因初次接种卡介苗后,一般在 8 周左右结核菌素试验呈现阳性反应,即机体产生有效的免疫力,免疫成功后有效的免疫力可维持 3～5 年。②少数婴儿接种卡介苗后引起同侧邻近腋下淋巴结肿大,直径不超过 1 cm,属正常反应,无需处理;如果淋巴结肿大超过 1 cm,且发生软化,又不能自行消退,可进行局部抽脓;如果出现破溃流脓,局部溃疡可涂异烟肼粉,再用消毒纱布包扎,同时口服异烟肼每日 8～10 mg/kg,连服 1～3 个月;切忌切开排脓,以防切口长期不愈合或引起继发感染。③早产儿、难产儿、有明显先天畸形及出生体质量低于 2 500 g 的新生儿,发热、腹泻以及有严重皮肤病、湿疹的患儿暂时不能接种卡介苗。④保存卡介苗的环境温度高于 8 ℃或低于 4 ℃时,活菌数均会下降,必然会降低免疫效果,因此卡介苗需要在冰箱 4 ℃～8 ℃的低温保存;卡介苗注射器及针头为 1 mL 专用注射器,不得用于其他注射。

2.乙肝疫苗

我国目前应用基因重组乙肝疫苗。

(1)接种对象:接种对象为出生正常新生儿,早产儿体质量大于 2 000 g 时接种。

(2)接种方法:共接种 3 针,出生后 24 h 内接种第 1 针,1 月龄时接种第 2 针,6 月龄时接种第 3 针。每次 10 μg,在右上臂三角肌处肌内注射。对 HBsAg、HBeAg 阳性母亲的新生儿,在生后 12 h 内及 1 月龄时分别肌内注射乙肝免疫球蛋白(HBIG)100 IU 以上,然后在 2 月龄、3 月龄、6 月龄接种乙肝疫苗,剂量每次 10 μg,阻断率达 94%～97%。也可在出生后 12 h 内注射 HBIG 200 IU 以上,1～2 周内接种第一针乙肝疫苗。

(3)接种反应:使用基因重组乙肝疫苗,接种反应小,不会发生血源传播乙肝。比较常见的接种反应为接种部位红肿,微小硬块,一般 24～48 h 后即可消除,无需处理。

(4)注意事项:乙肝疫苗用前必须摇匀,如有摇不散的凝块则不能使用。乙肝疫苗的保存温度为 2 ℃～8 ℃,绝对不能冷冻。冷冻后佐剂的胶体被破坏,乙肝疫苗随之失效。注射时必须做到一人一针头、一副注射器,最好用一次性注射器,以防交叉感染。发热或过敏体质者不予注射。乙肝疫苗可以与目前儿童计划免疫使用的疫苗,如卡介苗、百白破联合疫苗、口服脊髓灰质炎疫苗、麻疹疫苗等同时接种,但应在不同肢体和(或)不同部位接种。

如不同时接种,至少应间隔 1 个月。不同疫苗接种时,切忌将不同疫苗混合接种。

3.脊髓灰质炎混合疫苗(oral polic vaccine,OPV)

2000 年 10 月,WHO 西太平洋地区宣布成为无脊髓灰质炎区域,标志着我国已达到无脊髓灰质炎目标。但目前其他国家特别是与我国接壤的部分国家仍有脊髓灰质炎流行,脊髓灰质炎病毒输入我国并引起流行的危险仍然存在,因此我国提出了"全国保持无脊髓灰质炎状态,直至全球实现消灭脊髓灰质炎目标"。

我国现在普遍应用的口服疫苗,是 Sabin Ⅰ、Ⅱ、Ⅲ型混合减毒活疫苗糖丸,俗称小儿麻痹糖丸。服用 OPV 后 95% 的儿童对 3 个血清型均产生持久性免疫。由于 OPV 在肠道内复制后可发生回复突变而毒力增强,在美国,约每 150 万首次服用 OPV 的儿童有 1 例发生疫苗相关的脊髓灰质炎,因此 1997 年美国儿科学会推荐应用脊髓灰质炎死疫苗。

(1)接种对象:2 个月以上正常婴儿。

(2)接种方法:口服,大多从 2 月龄开始,在 2、3、4 月龄时每次服 1 丸。2 次服疫苗之间必须间隔 1 个月,因一次服苗至少排毒 30 d,在排毒期间影响另一次服苗的免疫应答。

(3)接种反应:本疫苗糖丸口服后一般无不良反应,极个别儿童可能有皮疹、腹泻,无需治疗,1～2 d 后即可自愈。

(4)注意事项:①需用冷开水喂服,切勿用热开水或人乳喂服,以免影响免疫效果;②近 1 周内每日腹泻 4 次以上的儿童,暂缓口服;③疫苗要低温保存,-20 ℃可保存 3 个月以上。

4.百白破三联疫苗

我国现纳入扩大免疫规划的为无细胞百白破疫苗(DPT),是由无细胞百日咳菌苗、白喉类毒素及破伤风类毒素适量配合制成的混合制剂。免疫成功可预防百日咳、白喉及破伤风。

(1)接种对象:3 个月以上正常婴儿。

(2)接种方法:上臂外侧三角肌肌内注射,每次剂量 0.5 mL,婴儿满 3 个月开始注射,连续注射 3 次,每次间隔 1 个月(4～6 周);18～24 月龄进行加强免疫。由于 4 岁以后儿童患百日咳机会减少,6 岁时加强免疫不再使用百白破三联制剂而用白破疫苗强化注射。

(3)接种反应:接种后 6～10 h 局部可有轻微红肿,疼痛发痒,少数儿童可有低热或全身不适,均为正常反应。如果体温在 38.5 ℃以上,局部红肿范围超过 5 cm,可口服退热药,一般于 2～3 d 内消退。

(4)注意事项:①有惊厥史或脑损伤史者禁用,急性传染病及发热者暂缓接种;②注射第 1针后出现高热、惊厥等异常情况者,不再注射第 2 针;③如果注射第 1 针后,因故未能按时注射第 2 针,可延长间隔时间,但最长间隔期勿超过 3 个月;④百白破三联制剂在保存和运输中的温度要求为 4～8 ℃。

5.麻疹疫苗

目前常用的是麻疹减毒活疫苗,是将减毒的麻疹病毒株接种于鸡胚细胞上,待病毒繁殖后收集制成。接种麻疹疫苗后 12 d 体内产生特异性抗体,阳转率在 95％～98％,保护率在 90％以上。

(1)接种对象:8 个月以上未出过麻疹的易感儿童。

(2)接种方法:上臂外侧三角肌下缘附着处皮下注射,剂量 0.5 mL。注射前皮肤用 75％乙醇消毒,接种后拔针时勿使疫苗沿针眼漏出,也不要用乙醇棉球压迫针眼。

(3)接种反应:接种后有 5％～10％的儿童于第 5～6 天开始有低热或一过性皮疹,一般不超过 2 d 即恢复正常。个别儿童可能出现高热,可对症处理。

(4)注意事项:本疫苗不耐热也不耐冻,室温下极易失效,保存与运输的适宜温度为 4 ℃～8 ℃。发热或患结核病的儿童应暂缓接种。近期注射免疫球蛋白的儿童,推迟 3～6 个月再接种。

6.麻腮风疫苗(MMR)

根据国家免疫程序规定,儿童 8 月龄接种 1 剂次麻风疫苗或麻疹疫苗,儿童 18～24 月龄时接种 1 剂次麻腮风疫苗或麻腮疫苗或麻疹疫苗。麻腮风疫苗是麻疹、腮腺炎、风疹三联减毒活疫苗,用于预防麻疹、腮腺炎、风疹这三种传染病。

(1)接种对象:1 岁以上儿童。

(2)接种方法:18～24 月龄接种 1 剂,上臂外侧三角肌下缘附着处,皮下注射,剂量0.5 mL。

(3)接种反应:接种部位短暂疼痛,偶见发烧,出疹通常很少,接种后 5～12 d 也可能出现全身性皮疹。

(4)注意事项:有严重过敏史和(或)对鸡蛋白过敏者、发热、活动性肺结核、严重血液系统疾病、免疫缺陷或接受免疫抑制治疗者不能接种。

7.乙脑疫苗

按照 2007 年《扩大国家免疫规划实施方案》,乙脑疫苗除西藏、青海、新疆及新疆生产建设兵团外,在其他省、自治区、直辖市全面实施。乙脑疫苗分为乙脑减毒活疫苗和乙脑灭活疫苗两类。

(1)接种对象:6 个月以上儿童。

(2)接种方法:上臂外侧三角肌下缘附着处,皮下注射。乙脑减毒活疫苗共接种 2 剂次,分别在儿童 8 月龄和 2 周岁各接种 1 剂次。乙脑灭活疫苗共接种 4 剂次,儿童 8 月龄接种 2 剂次、间隔 7～10 d,2 周岁和 6 周岁再各接种 1 剂次。

(3)接种反应:灭活疫苗首次接种时不良反应很少,但复种时不良反应发生率较高,主要有头昏、荨麻疹、全身痒感等。减毒活疫苗不良反应发生率很低,主要包括局部反应和轻度全身症状。

(4)注意事项。①禁忌证:灭活疫苗除有过敏史不宜注射外,发热、其他急慢性疾病和有神经系统疾病者亦不能接种;减毒活疫苗除上述禁忌证外,有免疫缺陷或近期进行免疫抑制剂治疗或用过有关抑制免疫系统药物者不能接种。②灭活疫苗保存和运输中的温度要求为 2 ℃～8 ℃,减毒活疫苗在 8 ℃以下保存。

8.流行性脑脊髓膜炎疫苗

我国目前使用的有 A 群流脑疫苗和 A+C 群流脑疫苗两种。

(1)接种对象:6 个月到 15 岁的儿童和青少年。

(2)接种方法:上臂外侧三角肌附着处,皮下注射。流行性脑脊髓膜炎疫苗共接种 4 剂次:6～18 月龄接种 2 剂次 A 群流脑疫苗,两次接种间隔期为 3 个月,每次剂量 0.5 mL;3 周岁、6 周岁各接种 1 剂次 A+C 群流脑疫苗,每次剂量 0.5 mL,第 1 剂次与 A 群流脑疫苗第 2 剂次间隔应不少于 12 个月,第 1、2 剂次间隔应不少于 3 年。

(3)接种反应:少数婴儿注射局部出现红晕、硬结,可有低热,1～2 d 消退。

(4)注意事项:①有过敏史、惊厥史、脑部疾病、精神病、肾脏病、心脏病、活动性肺结核、发热者均属禁忌;②疫苗在 2 ℃～8 ℃保存和运输。

9.甲肝疫苗

目前全世界预防甲型肝炎实行的是减毒活疫苗和灭活疫苗并行的政策,我国主要是甲肝减毒活疫苗。

(1)接种对象:1 周岁以上的儿童。

(2)接种方法:甲肝减毒活疫苗接种 1 剂次,在上臂外侧三角肌附着处皮下注射,剂量 1 mL,18 月龄接种。甲肝灭活疫苗接种部位在上臂三角肌附着处,采用肌内注射,共接种 2 剂次,分别于 18 月龄和 24～30 月龄各接种 1 剂次,两次接种间隔应不少于 6 个月,每次剂量0.5 mL。

(3)接种反应:不良反应发生率较低,少数有低热、恶心、呕吐、腹痛症状,可自愈,无需处理。

(4)注意事项。①禁忌证:身体不适、腋温超过 37.5 ℃者;急性传染病或其他严重疾病者;免疫缺陷和接受免疫抑制治疗者;过敏体质者。②疫苗应冷藏运输,2 ℃～8 ℃或－20 ℃以下避光保存。

(二)其他常用疫苗

根据疾病流行情况、卫生资源、经济水平、实施条件及居民的自我保健要求,还有些疫苗儿童可以使用,这类由公民自费并且自愿接种的其他疫苗统称为第二类疫苗。

1.水痘疫苗

水痘-带状疱疹病毒具有高度传染性,在儿童的传播占 90%以上,接种水痘减毒活疫苗后,机体可产生对水痘-带状疱疹病毒的保护性抗体。

(1)接种对象:1～12 周岁的健康儿童及水痘易感者。

(2)接种方法:上臂三角肌附着处,皮下注射,剂量 0.5 mL。

(3)接种反应:发热,注射局部红肿。5%左右的接种者在 1 个月内出现少许斑丘疱疹的轻度水痘表现。

(4)注意事项:有严重疾病史、过敏史、免疫缺陷者及孕妇禁用;一般疾病治疗期、发热者暂缓接种。

2.流行性感冒病毒疫苗

根据流行性感冒(简称流感)病毒的核蛋白抗原性不同,流感病毒分为甲、乙、丙三型,再根据其表面上的血凝素和神经氨酸酶抗原性不同,同型病毒又可分为若干亚型。流感常于冬春季在人群中发生流行,但大的流行发生于流行株抗原发生较大变异时,流行范围取决于当时人群对新病毒的免疫力。流感病毒有三种血凝素亚型(H1、H2、H3)和两种神经氨酸酶亚型(N1、N2),故抗原常变更,针对流感病毒流行亚型在流行季节前对人群接种疫苗。流感疫苗分为减毒活疫苗和灭活疫苗两种,接种后半年至1年有预防同型流感的作用。

(1)接种对象:除对鸡蛋白过敏、有慢性肺部疾病、肾病、心脏病、严重贫血以及免疫缺陷患儿禁止接种外,其余人群均可接种。

(2)接种方法:灭活流感疫苗采用上臂三角肌下方皮下注射,减毒活疫苗可滴鼻。6个月至3岁儿童接种两针,间隔2~4周。3岁以上儿童及成人接种一针。在流感流行高峰前1~2个月接种流感疫苗能更有效发挥疫苗的保护作用。推荐接种时间为9~11月份。各地区可根据当地流行的高峰季节及对疫情监测的结果分析预测,确定并及时公布当地的最佳接种时间。

(3)接种反应:可有发热。接种年龄在13岁以上的儿童10%有局部反应。

(4)注意事项:对鸡蛋白过敏、严重过敏体质者、患吉兰-巴雷综合征、急性发热性疾病、慢性病发作期、妊娠3个月内的孕妇不能接种;12岁以下儿童不使用全病毒灭活疫苗。

3.轮状病毒疫苗

轮状病毒是引起婴幼儿秋季腹泻的致病原,目前应用的是轮状病毒减毒活疫苗,接种后可刺激机体产生对A群轮状病毒的免疫力,用于预防婴幼儿A群轮状病毒引起的腹泻。由于轮状病毒有不同分型,疫苗接种后的保护率在60%~70%。

(1)接种对象:6个月至5岁婴幼儿。

(2)接种方法:口服,推荐3岁以下儿童每年服用1次,3~5岁儿童服用1次即可。

(3)接种反应:一般无明显不良反应。

(4)注意事项:患严重疾病、急性或慢性感染、急性传染病及发热者,先天性心血管系统畸形患儿,患血液系统疾病、肾功能不全、严重营养不良、消化道疾病、胃肠功能紊乱者,过敏体质,有免疫缺陷和接受免疫抑制治疗者均不能接种。

4.B型流感嗜血杆菌(Hib)疫苗

Hib感染主要引起婴幼儿脑膜炎和肺炎,目前世界上已有20多个国家将Hib列入计划免疫并取得了成功,大大减少了Hib引起的疾病。

(1)接种对象:2个月以上未患过流感嗜血杆菌感染的儿童。

(2)接种方法:肌内注射,对于患血小板减少症和出血性疾病者应予皮下注射。Hib疫苗的接种要根据儿童开始接种的年龄,选用不同的程序:婴儿如从2月龄开始接种,则在2~6月龄间接种3次,每次间隔1~2个月,15~18月龄加强1次,共接种4次;6~12月龄开始接种的婴儿在6~12月龄间接种2次,每次间隔1~2个月,15~18月龄加强1次,共接种3次;1~6周岁始接种的儿童只需接种1次。

(3)接种反应:发热、局部红肿,有的出现一过性皮疹。

（4）注意事项：高热时禁用。

5.23 价肺炎球菌疫苗

23 价肺炎球菌疫苗是采用 23 种血清型肺炎球菌，包括血清型 1、2、3、4、5、6B、7F、8、9N、9V、10A、11A、12F、14、15B、17F、18C、19A、19F、20、22F、23F 和 33F，经培养、提纯制成的多糖疫苗，可刺激机体产生体液免疫，对由同型肺炎球菌引起的感染性疾病产生保护。

（1）接种对象：2 岁以上易感人群。

（2）接种方法：上臂外侧三角肌皮下或肌内注射，每次注射 0.5 mL。

（3）接种反应：局部暂时疼痛、红肿、硬结，发热。

（4）注意事项：2 岁以下婴幼儿、患发热性呼吸系统疾病者、急性感染者不能接种。

6.7 价肺炎球菌疫苗

7 价肺炎球菌疫苗是应用肺炎球菌 6B、4、9V、14、18C、19F 和 23F 型多糖与 C 载体蛋白结合制成的疫苗，是目前唯一用于 2 岁以下婴幼儿的肺炎疫苗。

（1）接种对象：3 月龄至 2 岁婴幼儿，未接种过本疫苗的 2～5 岁儿童。

（2）接种方法：肌内注射。推荐免疫程序：①3～6 月龄婴儿，基础免疫接种 3 剂，每剂 0.5 mL；首次接种在 3 月龄，免疫程序为 3、4、5 月龄各剂，每次接种至少间隔 1 个月，12～15 月龄接种第 4 剂。②7～11 月龄婴儿，基础免疫接种 2 剂、每剂 0.5 mL，每次接种至少间隔 1 个月；建议在 12 月龄以后接种第 3 剂，与第 2 次接种至少间隔 2 个月。③1～2 岁幼儿：接种 2 剂、每剂 0.5 mL，每次接种至少间隔 2 个月。④2～5 岁儿童：接种 1 剂。

（3）接种反应：局部红肿、硬结，发热，食欲不振、呕吐、腹泻。

（4）注意事项：有严重过敏史或对白喉类毒素过敏者禁用。

四、应用免疫制剂的注意事项

1. 器械

卡介苗注射器及针头应专用，煮沸消毒时针头及针筒内残留的水必须排尽，最好使用一次性注射器。

2. 预防接种记录

必须建立、应用和管理好个案预防接种记录，不接种要注明原因，属于相对禁忌证的要进行补种。要做到接种及时、全程足量，有计划地按免疫程序进行接种，避免重种、漏种。预防接种卡（证）作为儿童入园入学的保健档案。

3. 冷链系统的管理

疫苗及其他生物制品的有效成分是蛋白质，或由脂类、多糖和蛋白质复合物组成，还有的是活的微生物，它们多不稳定，受光、热、冻的作用后可引起变性或多糖降解，影响免疫效果，甚至出现不良反应。大部分抗原在 2 ℃～8 ℃冷暗处保存较为稳定，有些疫苗不能低于 0 ℃保存，如液体麻疹疫苗、液体卡介苗、乙型肝炎疫苗、狂犬病疫苗、丙种球蛋白及破伤风抗毒素，一旦冻结后再溶化能使菌体溶解、蛋白质变性、出现摇不散的颗粒及絮状沉淀。

4. 接种质量监测

包括疫苗效价监测和免疫成功率监测。疫情监测包括疫情报告收集、调查和分析。调查包括病例调查、暴发调查和疾病漏报率调查等。

五、接种免疫制剂的反应及处理

生物制品是指用微生物及其毒素、酶,人或动物的血清、细胞等制备的供防治疾病和诊断用的制剂。

预防接种的免疫制剂属于生物制品,对人体来说是一种外来刺激,活疫苗的接种实际上是一次轻度感染,灭活疫苗对人体是一种异物刺激。因此,生物制品在接种后一般都会引起不同程度的局部和(或)全身反应。接种反应一般可分为正常反应和异常反应两种。

1.正常反应(一般反应)

①局部反应:一般在接种疫苗后 24 h 左右局部发生红、肿、热、痛等现象。红肿直径在 2.5 cm 以下者为弱反应,2.6~5 cm 者为中等反应,5 cm 以上者为强反应。强反应有时可引起局部淋巴结肿痛,应进行热敷。②全身反应:表现为发热,体温在 37.5 ℃左右为弱反应,37.6 ℃~38.5 ℃为中等反应,38.6 ℃以上为强反应。除体温上升外,极个别的有头痛、呕吐、腹痛、腹泻等症状。目前所使用的预防接种制剂绝大多数局部反应和全身反应都是轻微的、暂时的,不需要做任何处理,经过适当休息,1~2 d 后就可以恢复正常。中等度以上反应是极少的。全身反应严重者,可以对症处理,高热、头痛者可以口服解热镇痛剂。

2.异常反应

一般少见。主要是晕厥,多发生在空腹、精神紧张的儿童。一旦发生,应让儿童立即平卧,密切观察脉搏、心率、呼吸、血压,服温开水或糖水,一般可在短时间内恢复正常。若疑为过敏性休克,则立即皮下注射 1∶1 000 肾上腺素,剂量是每次 0.01~0.03 mg/kg,同时使用糖皮质激素等药物进行急救。

(龙聪颖)

第十四节　口腔、听力与眼保健

一、口腔保健

口腔保健是根据儿童在无牙合期、乳牙合期、替牙合期的特点,宣传口腔保健的重要性,普及口腔保健知识,提高家长和老师的保健意识,保障儿童口腔健康。同时开展口腔保健和医疗工作,早期发现口腔有异常的儿童,及时治疗。

根据卫生部《中国居民口腔健康指南》的建议,婴幼儿应该在第一颗乳牙萌出后 6 个月内,就由家长带去医院检查牙齿,此后每半年检查一次。

(一)儿童口腔保健的主要内容

1.宣传口腔保健知识

宣传不同年龄儿童口腔清洁护理方法,不同的牙刷和牙膏的使用方法,各类食物的摄入比例特别是糖类的摄入方法,不良习惯的戒除方法等。

2.预防口腔疾病和外伤

宣传口腔疾病预防方法,定期检查,一般半年检查一次。指导家长督促儿童养成正确的口腔卫生习惯。同时确保儿童的生活安全,必要时戴口腔护具,防止外伤的发生。

3.建立口腔健康档案

提倡"零岁保健",给儿童建立内容完善的口腔健康档案,定期半年进行一次口腔全面检查,早期预测或发现异常,及早采取预防或治疗方法。

4.健全儿童口腔疾病筛查和预防网络

从孕妇孕前、孕中、孕后检查开始,至儿童乳牙完全脱落之时,积极加强家长、保健老师、医生和儿童之间的联系,形成口腔疾病筛查和预防网络,更好地保障儿童口腔健康。

5.及早处理问题

发现问题及早处理,预测可能出现的问题,及时采取预防措施,对儿童口腔健康有积极且长远的意义。

(二)不同年龄段儿童口腔保健指导主要内容

1.胎儿期至出生后 5 个月

①指导孕妇摄取足够的优质蛋白质、钙、磷及各种维生素,禁止孕妇吸烟、嗜酒和滥用药物;②提倡母乳喂养,指导乳母采取正确喂哺姿势;③在不得已进行人工喂养时,要用仿真奶头且出奶洞口大小合适;④指导家长定时用温开水浸湿消毒纱布擦洗婴儿口腔黏膜、牙龈和舌,除去这些部位附着的乳凝块。

2.6～12 个月

①按月龄及时添加各种辅食,练习用杯子饮水。②向家长介绍乳牙萌出时婴儿可能出现的身体不适,哭闹,流涎增多,喜咬硬物和手指,牙龈组织充血、肿大,睡眠不好,食欲减退,低热,轻泻等。以上症状持续 3～4 d,待牙齿穿破牙龈萌出于口腔后症状好转。③指导家长为婴儿清洁牙齿,在切牙萌出初期,可由父母用示指缠上消毒纱布,揿住牙齿唇舌面一个个进行清洁,切牙完全萌出后,可用牙刷沿牙颈线作小旋转动作刷洗,之后改用垂直洗刷。④指导家长用牙训器、面包干或饼干对婴儿进行咀嚼及吞咽训练。

3.1～2 岁

①检查乳牙萌出情况,如果儿童超过 13 个月仍无第一颗乳牙萌出的迹象,属乳牙萌出延迟,应及时诊治;②提倡均衡营养,少吃甜食;③指导家长用儿童牙刷或指套式牙刷蘸清洁的温开水替儿童清洁牙齿;④定期检查,对釉质发育不全等患儿进行氟化物涂布等预防性处理。

4.2～3 岁

①指导培养有规律的饮食习惯,注意营养调配;②预防口腔疾病,戒除吮指、咬唇等不良习惯;③训练儿童正确的漱口方式,在家长替儿童被动刷牙基础上,培养他自己握柄刷牙的兴趣,逐步过渡为自己刷牙,家长监督,并在掌握正确漱口方式基础上加用牙膏;④对家长进行乳牙列重要性和乳牙龋危害性的宣教;⑤定期检查和半年一次的含氟保护漆涂布与牙齿表面。

5.3～5 岁

①提倡定时饮食,少吃甜食,均衡营养;②训练儿童早晚各刷一次牙,脱离监督仍方式正确,饭后自觉漱口,4 岁起可使用含氟牙膏,但量要小于豌豆大小且防止误吞;③定期检查,发现龋齿及时修补;④指导家长用牙线及时处理孩子牙缝中的食物嵌塞;⑤鼓励幼儿进食含膳食纤维食物,如蔬菜、粗粮,促进颌骨发育;⑥预防口腔疾病,开始矫治乳牙反𬌗。

6.6 岁

①向家长宣教六龄齿的重要性;②滞留乳牙及时拔除;③对六龄齿应及时进行窝沟封闭。

（三）转诊指标

患有口腔疾病的儿童转诊有以下几个途径：由儿童保健科、社区保健科、儿科、基层口腔保健科及幼儿园保健室转诊而来。凡是符合以下明确转诊条件的儿童，均应尽快接受儿童口腔保健专科医生的检查及治疗：①新生儿重症监护病房（NICU）住院，医生怀疑口腔发育方面有异常者；②父母有高危因素者；③儿童保健科对儿童进行健康体检时，怀疑有口腔问题者；④幼儿园对儿童进行晨检时怀疑儿童口腔有问题者；⑤基层口腔检查时怀疑儿童有口腔疾病并不能解决者。

二、听力保健

听力障碍是常见出生缺陷之一。国内外研究表明，新生儿双侧听力障碍发生率为 1‰～4‰，其中重度和极重度听力障碍发生率约为 1‰。正常听力是儿童进行学习的前提，儿童在 1 岁以前完成咿呀学语的过程，2～3 岁是口语发展的关键期。而通过一般的体检和父母识别，几乎不能在第 1 年内发现患儿听力障碍，使很多儿童失去及时康复的时机，成为听力残疾儿童。听力保健就是要在广泛宣传儿童听力保健知识的基础上，积极做好孕期及儿童期保健，减少孕期并发症及感染性疾病，减少极低出生体质量儿及胎儿宫内窘迫的发生，减少儿童脑膜炎、麻疹、猩红热等疾病和头部外伤，预防中耳炎，避免使用耳毒性药物。同时普遍开展儿童听力测查（重点是婴幼儿期），及早发现儿童听力障碍，尽早佩戴助听器，并进行语言康复。让听力障碍儿童经过治疗、听觉言语训练，达到聋儿不哑，能进入普通幼儿园、小学，与听力正常的儿童一起学习，健康成长。

（一）筛查对象

听力筛查的对象主要是 0～6 岁儿童，重点为 3 岁以前的婴幼儿，尤其是具有听力障碍高危因素的婴幼儿。儿童听力高危因素包括以下内容。

（1）听力障碍家族史。

（2）近亲结婚史。

（3）风疹病毒、巨细胞病毒、梅毒螺旋体或弓形虫引起的宫内感染。

（4）新生儿颅面部畸形，包括耳郭及外耳道异常。

（5）出生体质量低于 1 500 g。

（6）高胆红素血症超过换血要求。

（7）出生窒息（Apgar 评分 1 min 0～4 分或 5 min 0～6 分）。

（8）机械通气时间 5 d 以上。

（9）与感觉-神经性听损伤同时存在的综合征。

（10）睡眠过分安静，不怕吵闹，或语言水平落后于同年龄儿童。

（11）流行性脑脊髓膜炎、麻疹、腮腺炎等传染病史或反复发作的中耳炎。

（12）曾用过耳毒性药物。

（二）筛查方法

目前主要运用电生理测听和行为测听两种方法。电生理测听常采取的方法是耳声发射法和听觉诱发电位。

1.电生理测听

电生理测听声发射法的原理是将产生于耳蜗的声能，经中耳结构再传过鼓膜，由外耳道记录得到,因此耳声发射与内耳功能有关,任何因素损伤耳蜗功能,都可能引起耳声发射减弱或消失。耳声发射法是一项无创伤性的检查方法,操作简单快速,近年多用于临床的新生儿听力筛查。听觉诱发电位也称听性脑干反应测试(ABR),它的原理是通过头皮上的电极所记录到的儿童对声音刺激所产生的电位活动,分析脑干的功能,判断儿童听觉传导通路有无损伤及听力损伤的程度。听觉诱发电位操作烦琐,但与耳声发射法相比,不仅能测查听力是否受损,而且可反映出听力受损的程度。在临床上多用于听力异常儿童的诊断性测查。

2.行为测听

行为测听是目前在儿童定期健康检查过程中,广泛应用于儿童听力筛查的方法。听力筛查仪可选用频率为500~4 000 Hz的电子发声仪,或者标定过频率的、易于发声的物品。筛查环境需安静,噪声低于45 dB。行为测听主要观察儿童的听性反射。测查方法是:儿童取平卧位或坐位,检查者避开儿童的视线,在耳后30~50 cm的距离,分别给予声音刺激,观察儿童的听性反射。常规给予频率为1 000~2 000 Hz的声音刺激,新生儿所需的强度为60~90 dB,婴儿所需的强度为50~60 dB。新生儿与4个月以上儿童的听性反射不同,多有以下表现。①惊跳反射:全身抖动,两手握拳、前臂急速屈曲;②听睑反射:睑肌收缩;③觉醒反射:婴儿欲睡时,听到声音会睁眼或将半闭的眼睛大;④吸吮反射:听到声音婴儿嘴呈吸吮状,或在婴儿吸吮的时候给声音,婴儿停止吸吮;⑤活动停止:当婴儿活动或哭闹时,听到声音后立即停止;⑥皱眉动作:婴儿听到声音后皱眉或皱脸;⑦呼吸变化:听到声音后呼吸加速或屏住呼吸。4个月以上婴儿听到声音后,眼睛或头会转向声源。3岁以上儿童进行行为测听时,可请儿童听到声音后举同侧的手示意。

(三)筛查程序

儿童听力筛查可分为两个场所,实施两阶段筛查。第一场所在分娩的医院或妇幼保健院,出院前采用耳声发射法或听觉诱发电位进行初筛。未通过者于出生后42 d体检时进行复筛,仍未通过者转听力测试中心。第二场所在社区卫生服务中心或乡卫生院,采用行为测听的方法,每年对儿童进行一次听力筛查。尤其对具有高危因素的儿童进行重点随访。听力筛查未通过者或疑有听力障碍者,及时转入听力测试中心进行诊断和治疗康复。

(四)转诊指标

听损伤婴幼儿的转诊有以下几个主要途径:由新生儿科、儿童保健科、儿科、基层耳鼻咽喉科转诊而来。凡是符合以下明确转诊条件的婴幼儿,均应在月龄3个月以前转诊到指定的听力学诊断中心,接受进一步的听力学和医学评估:①新生儿听力筛查未通过,42 d听力复查仍未通过者;②新生儿急重病房(NICU)住院,出院后疑有听损伤者;③新生儿期有高危因素,婴幼儿期疑有听损伤者;④儿童保健科对婴幼儿做健康体检时,怀疑有听损伤者;⑤儿科门诊就诊,言语发育迟缓,疑有听损伤者;⑥在基层耳鼻咽喉科门诊就诊时疑有听损伤而基层医院听力检查设备不完善者。

(五)各年龄段婴幼儿的听力学评估

婴幼儿的听力学评估,一般以客观听力学检查结果为主,听觉行为测试为辅,还应考虑婴幼儿的年龄因素,各个年龄段听觉发育的水准不同,检查的侧重点也不同。

1.6个月以内的婴儿

①询问病史及家族史,如有无家族耳聋史、母孕感染史、耳毒药物使用史、围生期及新生儿期高危因素等;②客观听力学检查:听性脑干反应测试(ABR)、耳声发射(OAE)、鼓室导纳测

试、40 Hz-听觉相关电位测试(40 Hz-AERP)等;③听觉行为反应测试(BOA)。

2.6 个月至 3 岁的婴幼儿

此期听觉和认知发育仍处于不稳定状态,听力学评估应遵循以客观听力学检查为主,听觉行为反应测试和听觉、言语发育观察为辅的原则。听觉行为反应以视觉强化测听技术为主。

3.3~5 岁的儿童

如果患儿反应状况良好,听力学评估以条件化游戏测听(PA)为主,则应结合言语测试和认知测试结果;如果反应状况不良或不能配合,则有必要行客观听力学检查。

4.5 岁以后的儿童

一般可以配合纯音听力测试(PTA),必要时进行中耳功能测试、声反射阈测量和耳声发射(OAE)的测试,以排除中耳或内耳病变。

三、眼保健

儿童眼保健是根据儿童眼及视功能生长发育特点,宣传眼保健重要性,普及眼保健知识,提高家长对儿童视力异常的保健意识,保障儿童的视力健康。同时开展儿童早期视力筛查、儿童常见眼病和斜弱视防治工作,早期发现视力异常的儿童,尤其应对视力高危儿童重点检查,及时矫治,减少儿童弱视发生率。一旦发现弱视儿童,抓住时机及时治疗,提高弱视治愈率。

由于婴幼儿尚未获得正常视觉的感知,认知水平有限不会表述,而大多眼病没有明显的疼痛与不适,家长难以发现;同时视觉发育的关键期在 3 岁之前,敏感期在 3~10 岁,此期婴幼儿视觉功能具有可塑性,所以眼部检查及视力评估非常重要。在新生儿时期及以后的体检中均应进行眼保健。通过仔细的视觉系统评估,可以发现视网膜异常、白内障、青光眼、视网膜母细胞瘤、斜视和视神经异常,早期的治疗可以挽救患儿的视力甚至生命。视力检查应该尽早进行(通常在 3 岁左右),早期发现和早期治疗眼部疾病可以减轻对儿童视觉发育的影响和避免终身视力缺陷。

(一)儿童眼保健工作内容

(1)新生儿眼病的筛查。

(2)定期的儿童视力筛查和检查。

(3)屈光不正的矫治。

(4)儿童常见眼病的检查、诊断与治疗。

(5)弱视及斜视的检查与诊断,弱视矫治和斜视手术前后的视功能训练。

(6)开展群体儿童的视力筛查。

(7)开展健康教育。

(二)筛查时间

儿童在出生后定期体检的同时要进行眼保健,定期检查和评估视力、视觉功能发育情况。高危的婴儿及儿童应该由经验丰富的眼保健医生检查,必要时要转诊至临床眼科,进行专业的眼科检查。高危儿童包括早产儿,有先天性白内障、视网膜母细胞瘤、代谢及遗传疾病家族史的儿童,有显著的智力低下和神经发育异常的儿童,以及有可能影响眼睛的系统性疾病的患儿。因为儿童很少抱怨看不清楚,所以视力筛查是儿童眼保健中重要的一部分,应在 3 岁时检查。为了尽可能准确检查,应采用已成熟的适用于儿童的检查项目。任何两次以上不能配合检查的儿童或怀疑有问题的儿童应该由经验丰富的眼保健医生做视力评估或作相应的转诊。

(三)评估内容

1.0~3 岁

①询问眼病史;②视力评估;③眼表检查;④眼位和眼球运动评估;⑤红光反射检查;⑥屈光筛查。

2.3 岁以上儿童

①~⑥项同 0~3 岁评估内容;⑦与年龄相适应的视力检查;⑧尝试检眼镜检查。具体评估方法如下。

(1)眼病史:父母日常的观察非常重要,可以询问的问题包括:儿童看东西时是否把东西拿的很近,是否有眯眼、歪头现象;是否有眼神呆滞或斜眼或眼球震颤;是否眼睛受过外伤;是否有眼病家族史;以及是否有畏光、流泪、眼部分泌物、揉眼等现象。

(2)视力评估:3 岁以下及不会说话的儿童主要通过观察能否固视和跟随物体以及视觉行为来进行视力评估。屈光筛查通过屈光度的测定在一定程度上能间接反映视力情况,特别是对两眼屈光度相差大和高度远视儿童的意义较大。对于婴儿,标准的评估是看每只眼是否可以固视、保持固视、并跟随物体在不同方位移动;不能完成的提示显著的视力问题。这些检查应该先行双眼,再行单眼。3 月龄以后固视或者跟随困难的婴儿应高度怀疑有双眼或脑的异常,进一步检查。检查中应确保儿童是清醒的,因为不感兴趣或者不合作会减少视觉反应。3 岁以上儿童视力检查有更多的检查方法可以采用。

视力评估的主要检查方法有:①视动性眼震仪(适用于新生儿);②选择性观看(适用于 1 岁左右婴儿);③点状视力检测仪(适用于 1.5~3 岁的儿童);④儿童图形视力表(适用于 3~4 岁儿童);⑤国际标准视力表、标准对数视力表(适用于 4 岁及以上儿童);⑥屈光筛查:可以通过测定各年龄段儿童屈光度反映视力发育状态;⑦照相筛查(MTI 摄影验光):是利用照相验光设备,通过即时的照片分析瞳孔区新月形光影的形态和亮度变化特点筛查眼部异常和视力问题;⑧双眼视觉功能检查:同视机等(适用于 4 岁以上儿童);⑨视觉诱发电位检测。

(3)眼表检查:包括笔形电筒对眼睑、结膜、巩膜、角膜和虹膜的检查。持续出现的分泌物或流泪可能是由于感染、过敏或眼病如青光眼所致,但最主要原因是泪道阻塞。主要表现在 3 个月以内儿童单眼或双眼持续的脓性分泌物,应给予局部或口服抗生素治疗,并尝试泪囊按摩。同样表现可以在先天性青光眼中出现,如治疗无效或出现角膜云翳扩大,应看眼科医生,做进一步检查。单侧的上睑下垂如遮挡到瞳孔区影响到光线的进入可能会导致弱视,有这种情况的患儿应看眼科门诊。双眼睑下垂通常与神经疾病有关,如重症肌无力。

(4)眼球运动评估:学龄前和低年级儿童检查眼球协调运动是很重要的。斜视的发展可以发生在任何年龄,提示严重的眶周、眼内或颅内疾病。角膜映光检查,交替遮盖检查和遮盖-去遮盖检查可以区分真性与假性斜视。大多数假性斜视原因为显著的内眦赘皮,检查眼球肌肉平衡和麻痹对于区分真假斜视也很必要。

(5)红光反射检查:红光反射是利用光通过眼透明介质包括泪液膜、角膜、房水、晶状体和玻璃体的传输,反射回来的眼底通过检眼镜在检查者的眼睛成像的原理,任何因素阻碍或阻止这种光传输将导致一个红色反射异常。红光反射检查可以用来发现视轴上的问题,如白内障和角膜异常;也可以发现眼底病变,如视网膜母细胞瘤和视网膜脱落;当存在潜在的弱视时,如屈光参差和斜视也可以被发现。美国儿科学会目前建议将红光反射评估作为新生儿眼睛评价的组成部分,并在所有儿童眼保健中应用。

红光反射检查应在暗室中进行,儿童的眼睛是睁开的,最好是自主睁开,直接检眼镜在眼前约一臂距离外分别观察两只眼瞳孔。每只眼独立检查完后,应做同步的红光反射试验(Bruckner 试验),在颜色、亮度和大小上的不对称均提示异常,因为这提示可能存在弱视情况,例如,不平衡的屈光异常(单方面的高度近视,远视或散光),斜视和白内障。所有新生儿、婴儿、儿童都应由儿科医师或者经过训练的人员进行红光反射试验。红光反射试验如果双眼反射颜色、强度、清晰度都均匀,没有暗点或红色反光中出现白点(白瞳征)就表示为阴性或正常;如果红光反射颜色、强度、清晰度不均匀,或者无红光、有暗点或白点,则表明为阳性或不正常,需要及时转诊眼科医生行散瞳后眼底检查。

(6)屈光筛查:是使用自动验光仪,通过测定儿童屈光度来间接判断视力发育状态。具有快速、简便、有效、客观、无创等特点,特别适用于 3 岁以下不能配合查视力的儿童。可以用来筛查屈光不正性弱视,包括近视、远视、散光所致弱视和屈光参差性弱视。

(7)视力检查:包括远视力、近视力及双眼单视功能等。建议儿童在 3 岁开始检查视力,在儿童无法合作的情况下,第二次检查应该在教会视力表之后尽早进行。远视力检查使用国际标准视力表或标准对数视力表,不会指认的儿童可以使用儿童图形视力表。检查方法:采用人工照明的灯箱式视力表,距眼 5 m,高度应为受检儿童的眼与视力表上 1.0(对数视力表 5.0)的视标行同一水平。遮盖一眼,但勿压迫眼球,分别检查两眼。检查由最大视标开始,每行选择最外侧的视标依次向下。当儿童表示困难时,开始检查上一行全部视标。记录以能辨认出半数及半数以上的视标的一行为儿童最佳视力。

儿童视力异常筛查标准:4 岁儿童单眼裸眼视力≤0.6;5～6 岁儿童单眼裸眼视力≤0.8。当儿童单眼视力低于正常或双眼裸眼视力相差 2 行或 2 行以上时,应进一步检查、确诊和治疗。

(8)检眼镜检查:合作的儿童可以使用检眼镜来检查视神经、视网膜以及注视性质。

(四)筛查建议

(1)努力确保检查在合适的情况下开展并使用合适的设备和技术。

(2)新生儿应检查眼部结构异常,如白内障、角膜浑浊、上睑下垂。所有儿童必须进行规范检查。

(3)检查结果和进一步随访的建议必须清楚地告知父母。

(4)所有发现眼睛异常的,或者未通过视力筛查的儿童,应该做进一步的检查或作相应的转诊。

(5)依靠三级保健网络建立基层、上级医院的双向转诊管理系统。

(五)眼保健健康教育

(1)从遗传角度开始重视。

(2)母亲的孕期保健。

(3)宣传用眼卫生、护眼运动:宣传用眼卫生,教育学龄儿童及学龄前儿童掌握视力保护的具体办法。如培养儿童良好的看书、写字姿势。眼与书本之间距离保持 30～35 cm,书与桌面应成 30°～40°角度。室内光线充足,看书、写字的环境光线不应过暗或过强,一次连续看书或写字时间不应超过半小时。傍晚时避免近距离用眼,不要在震荡、晃动的状态下阅读。看电视应相距电视屏幕大于其对角线 5～7 倍距离,连续看电视时间不应超过半小时等。

(4)预防眼病及眼外伤:指导家长对儿童的玩具和毛巾要经常清洗及消毒,教育儿童不用脏手揉眼睛。发生眼病及时治疗,积极预防各种流行性眼病。同时确保儿童安全的生活环境,防止眼外伤的发生。

(5)进行早期视力筛查,促进视觉正常发育。

(龙聪颖)

第十五节　特殊儿童的管理

一、特殊儿童的定义

世界上对特殊儿童通用的界定分为狭义和广义两种理解。

1.狭义的概念

狭义上的特殊儿童是专指残疾儿童,包括生理功能、解剖结构、心理和精神状态异常或丧失,部分或全部丧失日常生活自理、学习和社会适应能力的 14 岁以下儿童。2006 年第二次全国残疾人抽样调查标准将残疾人分为以下七类:视力残疾、听力残疾、言语残疾、智力残疾、肢体残疾、精神残疾和多重残疾。该抽样调查主要数据公报显示,全国各类残疾人的总数为 8296 万人,残疾人占全国总人口的比例为 6.34%;0~14 岁残疾人口为 387 万人,占全部残疾人口的 4.66%。

2.广义的概念

广义上的特殊儿童是指与正常儿童在各方面有显著差异的各类儿童,包括残疾儿童、问题儿童和超常儿童。问题儿童包括学习问题、行为问题、情绪问题等不同类型的儿童。超常儿童,包括有高于常人的智商,有较高的领悟能力和解决问题的能力,或在某一方面有资赋优异的天才儿童。

二、学龄前期特殊儿童的早期干预

早期干预的概念是 20 世纪 60 年代在美国提出的,主要是指对环境不利儿童采取补救性措施进行补偿性教育,把此种补偿性教育称为早期干预。美国国会于 1975 年通过了《全体残疾儿童教育法》,要求各州为所有残疾儿童提供免费的特殊教育和相关服务,并确立了零拒绝、非歧视性评估、恰当的教育、最少限制环境、程序性核查过程和家长参与六条原则。美国 1986 年修订的《残障个体教育法案》(IDEA)要求各州在全国范围内建立针对残障婴儿和学步儿童的服务体系,并为残障幼儿提供免费的、合适的公立教育。从而使针对学龄儿童提出的规定延伸到了学龄前儿童阶段。

通过早期干预可以达到如下目的:①促进 3 岁以下残疾婴幼儿的发展,从而把他们发展滞后的可能性降到最低程度;②努力改善早期干预的康复效果,把残疾婴幼儿进入学校后的特殊教育需要降到最低程度,从而降低社会和学校为学龄儿童支付的特殊教育开支;③尽可能提高残疾婴幼儿成年后独立生活的能力,把他们进入收容所的可能性降到最低程度;④提高家庭满足残疾婴幼儿特殊需要的能力。随着美国及各国一系列干预计划、方法的诞生及实施,早期干预在世界各国得到推广和发展。

在国内,目前从事特殊儿童早期干预工作的主要有三类人:一类是医务工作者,主要是儿科医生、儿童保健医生和康复医生，他们针对出生前后存在有脑损伤高危因素的新生儿开展定期随访监测、早期临床干预等措施；第二类是特殊教育工作人员，包括特殊教育研究者和一线教师，针对特殊儿童的早期特殊教育需要进行研究和实践；另外，还有一些心理学家也比较重视这一领域的研究。国内，来自医学、教育等不同学术领域的专业人员对早期干预具体定义不一，但其主要内涵为有组织、有目地对5～6岁前有发展缺陷或有发展缺陷可能的特殊需要儿童及其家庭采取的预防、鉴别、治疗和教育、训练措施，其目的在于增进家长照顾障碍儿童的知识和技能，增进障碍婴幼儿生理、认知、语言以及社会能力等的发展，减轻障碍程度、减少社会依赖。

目前国内各学科在特殊儿童早期干预研究中取得了一定的成绩，形成了一些早期干预的模式和体系。

1.综合性的系统干预方法

综合性的系统干预方法指通过临床专业人员、特殊教育专业人员、心理学专业人员、教师、家长等共同参与干预，以某种或几种训练方法为主，辅以其他一种或几种训练方法，以解决学前特殊儿童认知、情绪、行为等方面问题的干预模式。其理论基础是特殊婴幼儿的身心发展障碍是生物因素、心理因素和社会因素协同交互作用的结果，为了避免特殊婴幼儿错过治疗的最佳时期，从而采取边干预边诊断，通过诊断来促进干预，通过干预来反观诊断的准确性，将诊断与干预有机地结合起来的措施。目前的综合干预策略主要有以场所为中心、幼儿为中心、项目为中心的综合干预策略与多维综合干预策略等。

2."多重障碍-多重干预"

综合康复体系指的是对生理、心理或感官上出现两种或两种以上障碍者采用多重手段和方法（包括医学康复、教育康复、心理康复、社会康复以及职业康复等）进行干预的体系，该体系强调综合利用各种手段促进特殊儿童的整体协调发展，通过团队合作和综合康复，来满足特殊儿童生存和发展的需要。

3.生态式早期干预

针对各机构在早期发现、早期诊断以及后续的教育训练等方面工作不能有机地衔接，有研究者开始尝试探索一条系统的早期干预方案——生态式早期干预。

生态式早期干预以生态式教育思想为指导，强调特殊儿童早期发现、筛查和诊断以及干预各环节之间保持一种系统的、整体的、和谐的和均衡的相互作用的关系，通过采用多种策略积极帮助和支持这些儿童及其家庭，共同促进这些儿童在不同的年龄阶段逐步完成家庭适应、机构适应、社会适应，促成其达到与环境相适应的平衡状态。

综合分析我国目前早期干预现状，尚存在许多不足。首先，我国需要加强对特殊儿童早期干预的相关法规政策的建立，使早期干预在法律的保障下发展起来；其次，特殊儿童的早期干预是跨学科、跨专业的领域，需加强来自不同领域的专家的整合研究；再次，应注意加强现有的医学系统中高危儿系统管理和教育系统中早期特殊教育的衔接，构建起0～6岁特殊儿童的早期干预网络，形成系统的、完整的早期干预方案并加以推广和实施；最后，早期干预需要家长的大量介入和配合，家长的文化素养、心理状态、养育技能等都与早期干预的疗效密切相关，需要加强亲职教育。

三、学龄期特殊儿重的学校教育模式

随着科技的发展，人们教育观念的改变，世界特殊教育已和普通教育结合在一起，形成了学前教育、基础教育、中等教育和高等教育四个层次,其中包含了文化教育和职业教育。

目前我国也基本形成了以教育部门为主,民政部门、卫生部门、残联部门和社会力量作补充的特殊教育办学渠道,正在形成学前教育、基础教育、中等教育、高等教育的特殊教育体系。

学龄期开始的特殊儿童管理以学校教育为主,目前国内外特殊儿童学校教育的模式主要有资源教室模式、特殊教育班模式、特殊学校模式及一体化、全纳教育和随班就读模式。

1. 资源教室模式

资源教室模式是指被安置到普通班学习的特殊儿童用部分时间到资源教室接受补救或强化的特殊教育方式,是对轻、中度障碍儿童较为常用的安置方式。这种教育模式最初流行于美国和加拿大,现被许多国家所接受。其特点是能最大限度地利用普通学校现有的人力、物力资源,体现"回归主流"的教育思想。在资源教室模式中,资源教师是教学方案的主要实施者,也是特殊教育和普通教育沟通的桥梁,负责对特殊儿童进行个别辅导和补救教学,为普通班教师和家长提供咨询和支援服务。

2. 特殊教育班模式

在普通学校设立特殊教育班也是对特殊学生实施教育的形式之一。特殊教育班通常由10~15 个学生组成,教学多采用个别教学的方法,有针对性地进行。特殊儿童除了在特殊教育班学习外,还要和普通班的儿童一起参加某些活动。这种教育模式可以增加特殊儿童与正常儿童的日常交往,有利于互相了解;也有利于教师进行有效的个别教学,并为特殊儿童创造适合他们的学习环境和可以达到最大可能发展的环境;同时还有助于全校同学正确认识人与人之间的关系。

3. 特殊学校模式

这是特殊教育史上比较古老、传统的特殊教育模式,也是我国特殊教育中采用较广泛的一种模式。特殊学校即为不同类型特殊儿童,尤其是较严重的残疾儿童设立的学校。专门的聋校、盲校、智障学校、盲聋学校等都是特殊学校教育模式的体现。特殊学校一般都配有经过系统培训的特殊教育师资和比较齐全的教学设施,适合中、重度残疾儿童的教育。但由于学生长期生活与学习在相对隔离的环境中,有碍他们的社会化和正常化,毕业出校后,很难适应社会生活和与普通人进行交往。

4. 一体化、全纳教育和随班就读模式

一体化教育模式认为特殊儿童应该在普通学校与普通儿童一起接受教育,并根据特殊儿童的不同残障程度设置各种类型的特殊教育形式,制订教学计划,尽可能让大多数特殊儿童与正常儿童一起生活、学习。全纳教育或融合教育是 20 世纪 90 年代初期特殊教育领域出现的新思想,与之相对应的是全纳学校的建立。全纳教育要求全纳学校满足包括特殊儿童在内的所有儿童的需要,在一切可能的情况下,所有儿童一起学习。我国随班就读特殊教育模式则是让特殊儿童与同龄儿童一起学习和生活,教师根据随班就读学生的特殊教育需要给予特别教学和辅导。

5. 其他模式

除了以上几种特殊教育模式之外,还有特殊教育巡回服务中心,鉴别、诊断、评估中心,行为训练中心,咨询中心等特殊教育模式。

特殊教育的模式是多种多样的,就一个具体的特殊儿童而言,接受哪种模式的教育,要根据其身心发展、教育需要和周围的环境而定。

四、特殊儿童的评估

评估活动贯穿特殊儿童管理的全过程。通过对特殊儿童进行评估,旨在确定其是否有特殊的需要,应该为其提供何种服务和帮助,还可以测量特殊教育或早期干预措施的有效性,因此在对特殊儿童及其家庭提供帮助的过程中,高质量的评估实践是关键。

(一)评估的目的

在于收集有关信息,以促进针对儿童个体的决策制定。一般而言,评估具有四种不同的目的或功能:鉴别、诊断与适宜性的确定、评估干预方案与服务的提供以及监控干预进程。评估的目的决定着评估工具的选择、使用和对评估结果的报告。

(二)评估过程

应按照从一般活动到特异性活动的顺序加以组织,并且与评估目的紧密相连。

(三)评估阶段

1.筛选与鉴别

筛选是评估过程的第一步,目的是确定儿童是否需要接受其他更多评估,以鉴别可能存在的发展迟滞或障碍,通常采用涉及各个领域的常模参照的发展性测量工具,由专业人员实施测验。

2.评估与联系

这一阶段要对儿童各方面的发展能力进行全面详尽的分析,确定儿童是否发展迟滞或障碍,在此基础上决定是否将儿童推介到相应的特殊服务机构,并帮助设定干预目标,通常所用的测评工具应包含临床诊断中常用的、由经专门培训的专业人员操作的标准化测量。

3.方案与干预

在此阶段主要由相关治疗者在多个发展领域开展课程评估,确定儿童当前的发展水平,拟订个体化课程活动计划并设计适应特殊儿童的教学策略。

4.监控与评价

本阶段的主要任务是对儿童和家庭干预方案进行监控,其目的在于持续追踪儿童的发展进程,确定方案有效性,并在必要时对方案进行相应的调整。

评估内容,由于残疾儿童占特殊儿童的很大一部分比例,因此对儿童身体检查和医学诊断是特殊儿童评估的重要内容之一,也构成了鉴别诊断残疾儿童的主要依据。有关评估应由专业的医学工作者根据实际需要,从病史询问、体格检查和有针对性的特殊检查这三方面进行相关身体检查与医学诊断。心理与教育测验是了解儿童的心理与教学发展水平的重要途径,因此也是特殊儿童评估的重要内容。心理测验的内容丰富,种类繁多,按照所测心理特性的不同属性,可将测验分为能力测验和人格测验两大类别。最常见的能力测验是智力测验、学绩测验和适应行为测验。人格测验是除能力以外,如性格、情绪、需要、动机及自我概念等个性心理特征及相关行为的非能力测验。为了更全面了解儿童各方面的情况,通常还会采用一些正规的评估方法,如课程性评估方法、观察法和作业评估法等。

目前,发达国家在特殊儿童评估方面有着系统而完善的操作流程,对特殊儿童发现、确认和安置提出详尽而严谨的要求,对评估人员的专业化和多样化也有着极其严格的要求,相关机构和人员在特殊儿童评估和教育活动中相互协作、相互制约,共同担负起促进儿童发展的重任。国内特殊儿童的评估存在起步晚、发展慢、评估工具欠缺、不同领域的专业人员之间缺乏机制性的分工协作等不足,基于对发达国家特殊儿童评估的认识,需建立健全的特殊儿童的发现、评估、教育/干预等网络系统,制定从业人员资格认证制度并建立专门的特殊儿童评估机构,推进多领域专业合作,促进特殊教育评估的持续性和严谨性,推进家校合作,提高家长教育能力。

五、特殊儿童常用干预方法

干预是指对有发育障碍、发育延迟或其他障碍的儿童进行有计划的教育、治疗及指导。

其实质是针对儿童的视觉、听觉、皮肤感觉、运动觉、平衡觉等感觉器官提供适当而丰富的刺激,以促进儿童感知觉及身心的健全发展。常用的干预方法有物理治疗、运动疗法、作业疗法、感觉统合疗法、心理治疗、游戏治疗、音乐治疗、言语治疗等。

1.物理因子治疗

物理因子治疗是指应用电、光、声、水、磁、热动力学等物理学因素作用于人体防治疾病的方法。儿童早期干预中最常用的物理因子治疗方法包括以下内容。

(1)功能性电刺激疗法:是应用交替输出波宽和频率均可调的脉冲电流刺激患儿的肌肉,促进肌肉的规律性收缩、缓解肌肉痉挛、减轻肌肉挛缩,从而达到改善患儿肢体功能的目的。

(2)超声波疗法:通过声波的机械作用、热作用和理化作用对机体产生治疗作用。有运动障碍的患儿应用超声波疗法可使神经兴奋性下降,神经传导速度减慢,肌肉的兴奋性减低。

(3)水疗法:是利用水的物理特性如温度刺激、机械刺激(冲击力量)和化学刺激治疗疾病促进康复的方法。水疗法既是物理治疗也是一种运动疗法,通过水中的温度刺激、机械刺激和化学刺激可以缓解肌肉痉挛,改善循环,调节呼吸频率,增加关节活动度,增强肌力,改善协调性,提高平衡能力,纠正异常步态等。尤其对患儿还可增加训练的兴趣,树立自信心,改善情绪,参与娱乐活动,对于智力、语言、个性的发展都有极大的好处。

2.运动疗法

运动疗法是为了改善运动功能、矫正异常运动姿势而进行全身或局部的运动以达到治疗目的的方法,是运动障碍的一种主要治疗方法。针对儿童运动障碍的运动疗法,主要是根据患儿的整体情况,制订治疗计划,按照儿童运动发育规律及进程,结合功能性活动进行被动运动和(或)主动运动的训练,在训练中应利用各种反射的正常化引出正常的运动模式和姿势,逐渐让患儿获得正常的运动功能。

3.感觉统合疗法

感觉统合是指将人体各部分感觉信息输入大脑,经过大脑的统合作用,完成对身体内外知觉做出反应。感觉统合疗法最初是为学习障碍儿童设计的一种治疗方法,由美国临床心理学家爱瑞斯1972年首次提出,于20世纪70年代后期完成其方法体系。

现已广泛应用于学习障碍、协调运动障碍、孤独症等疾病的干预及康复治疗中,主要是通过儿童感兴趣的各种游戏式运动(即感觉统合能力训练)来控制和协调其感觉,引发适当的反应,使之在感觉经验的积累中改善感觉处理和组合功能,提高其学习技能。具体训练方法包括爬行、悠荡、旋转和其他特殊的技能调练和活动。感觉统合治疗可改善儿童脑体协调性、视听等感觉的反应能力、学习能力和对生活的态度。

4.言语治疗

言语治疗又称语言训练或言语再学习,是指通过各种手段对有言语障碍的患儿进行针对性的治疗,包括针对语言发育迟缓、构音障碍等的治疗。

5. 作业治疗

作业治疗是指应用有目的的、选择性的作业活动,对身体、精神及发育方面有残疾或功能障碍而引起不同程度丧失生活自理能力和职业劳动能力的患者进行治疗性训练,使其生活、学习、劳动能力得以提高、恢复和增强,帮助患儿重返社会的一种治疗方法。对于学龄前期儿童而言,通过作业治疗的实施,应达到促进患儿认知功能发育、感觉功能发育、精神功能发育、运动功能发育、感觉统合能力发育与改善、促进患儿日常生活活动最大限度自立与改善的目的,从而帮助患儿入学、获得与人交流的能力与技能。

6. 心理治疗

心理治疗是心理工作者运用心理学的理论和技术,通过改善患儿心理活动状况以达到改善其身体状态、消除心理障碍的目标。心理治疗者通过言语、表情、行为举止,以及特定的环境条件,来影响患儿的认知和意向,改善其心理状态,进而改善其生理功能,达到治疗疾病的目的。针对存在发育障碍的特殊儿童,可采用游戏治疗、音乐治疗、绘画治疗等心理疗法改善其心理状态。

(1)游戏治疗:是以游戏为主要表现和交流的心理疗法。即通过游戏对患儿进行干预和心理治疗。对于儿童来说,游戏时可以通过自己的语言自然地、自由自在地表达自己的感情和想法。根据患儿的年龄、性别、智能情况、自我统合能力、障碍的程度、周围环境条件等决定治疗目标和游戏的种类。

(2)音乐治疗:即运用一切音乐活动的各种形式,包括听、唱、演奏、律动等各种手段,促进身心健康和培养人格的心理治疗手段。

六、特殊儿童的干预和管理

(一)视力障碍儿童的干预和管理

按照 WHO 制定的标准,双眼中好眼的最佳矫正视力小于 0.3,而大于等于 0.05 者为低视力;小于 0.05 到无光感,或视野半径小于 10 度者均为盲。无论盲或低视力均指双眼,盲加低视力是视力残疾的总称。据抽样调查,14 岁以下视力残疾儿童的患病主要原因为遗传、先天性眼病、弱视、屈光不正、角膜病、视神经疾病、白内障等。许多低视力患儿和盲童可能仅有短暂的视觉经验或根本没有视觉经验,缺乏进一步建立视觉记忆的基础。由于受到语言表达能力与理解能力的限制,常常表达不出或意识不到自已有视觉损害,但是他们往往能自然地利用其残余视力。同时视力残疾儿童常合并其他生理方面的缺陷,如智力或肢体的残疾以及其他先天性遗传疾病。因此,对他们的特殊教育和康复训练将是综合性的,比较复杂,费用也比较高。

从发病人数看,视力残疾患儿只占整个视力残疾人群中的一小部分。然而如果按患病年数来计算的话,一个儿童 5 岁时患病,预期可活到 80 岁,即有 75 年为视力残疾,即"患病年数"或"视力残疾年数"为 75 年。所以,视力残疾儿童在漫长的生活道路上所经受的痛苦和不便比成人长得多,这对儿童本人及其家庭和社会的影响是十分严重的。另一方面,由于儿童正处于生长发育阶段,视力残疾会给他们的身心健康发展带来巨大影响。而其中有一部分眼病,如先天性白内障、先天性青光眼,通过早期预防和早期手术,患儿是可以获得有效视力的,所以更应该予以重视。

视力残疾儿童的康复包括低视力康复服务和传统的临床方法,如视力评估和光学助视器等,还包括近期开展的服务项目,如视觉刺激、助视器的训练情况以及环境的评估和改善。

低视力康复服务的传播也有多种形式,其中至少要有社会、卫生和教育三方面的参与。

低视力专家认为:①低视力儿童的视力"用进废退",提倡科学地使用残余视力;②对于视力有严重损害的低视力儿童教导其使用视力可以增加其视觉效率,使用助视器可以增强儿童的独立性和生活质量;③应该有一个由跨学科专业人员组成的专家组来评估和制订康复计划,指导低视力儿童使用视力和助视器;④应有充分的专业人员来帮助评估、检查和指导低视力儿童康复计划的实施情况。

(二)听力障碍儿童的干预和管理

听力损伤也可称为聋,是各种听力减退的总称。分类方法很多,如按病变性质分类,有传导性聋、感音神经性聋和混合性聋;按损伤时间分类,有先天性聋和后天性聋;按损伤程度分类,有轻度、中度、重度耳聋。耳聋患儿的早期发现和早期干预是预防听力残疾的关键,聋儿教育和听力言语康复是可实施的重要方法。早期干预的内涵包括两个方面,一是指干预的年龄要早,对确诊为永久性听损伤的患儿应在 6 月龄内采取干预措施;二是指干预的时间要早,对已确诊的聋儿应在 3 个月以内采取干预措施。

许多研究表明,早期的听觉经历在大脑发育过程中具有关键性作用,及时、有效的强化性早期干预能够明显改善其后的言语和认知发育。特别是在听损伤患儿出生之后的 6 个月之内进行干预,可获得与其发育年龄相当的言语能力。因此,对患有听损伤的婴幼儿,如确认其具有中-重度以上的永久性听损伤,则立即开始干预是最佳选择。干预服务开始后,持续、稳定地保证干预质量,使干预服务持续下去,是干预的核心。家庭、学校、社会和健康组织的多方通力合作,将有利于干预服务的稳步进行。干预措施包括:①医学干预。如清除耳道耵聍、治疗分泌性中耳炎、矫正先天性外耳及中耳发育畸形、植入人工耳蜗等;②康复训练。包括听力补偿或重建、听功能训练、言语和语言功能训练、语言治疗、父母与教师的参与等。

(龙聪颖)

第十六节　营养学基础

一、营养素及参考摄入量

营养是指人体获得和利用食物维持生命活动的整个过程。食物中经过消化、吸收和代谢能够维持生命活动的物质称为营养素。对婴儿和儿童来说,营养不仅必须满足生存和生长的需求,保证心理和身体的健康发展,还须避免营养素缺乏的存在,预防营养缺乏病和成年期慢性疾病的发生。

(一)营养素的分类及参考摄入量

营养素包括能量、宏量营养素(蛋白质、脂类和糖类)和微量营养素(矿物质、维生素),其他膳食成分(膳食纤维和水)。

膳食营养素参考摄入量(DRIs)是一组每日平均膳食营养素摄入量的参考值,包括平均需要量(EAR)、推荐摄入量(RNI)、适宜摄入量(AI)和可耐受最高摄入量(UL)。

1.平均需要量

EAR 是可以满足某一特定性别、年龄及生理状况的群体中半数个体的需要量的摄入水平。对群体而言,能够满足该群体中 50% 的个体的需要,对个体而言,表示满足身体需要的可能性是 50%。

2.推荐摄入量

RNI 相当于传统使用的推荐营养素供给量(RDA),是可以满足某一特定性别、年龄及生理状况群体中绝大多数(97%～98%)个体需要量的摄入水平。

长期摄入 RNI 水平的营养素,可满足身体对该营养素的需求,保持健康和维持组织中有适当的储备。RNI 的主要用途是作为个体每日摄入该营养素的目标值是以 EAR 为基础制定的。如果个体摄入量呈常态分布,已知 EAR 的标准差,则 RNI 为 RNI=EAR+2SD。如果需要量变异的资料不够充分,一般设 EAR 的变异系数为 10%,即 RNI=1.2×EAR。

3.适宜摄入量

AI 是通过观察或实验获得健康人群某种营养素的摄入量,即为 AI。AI 的准确性不如 RNI,一般高于 RNI。

4.可耐受最高摄入量

UL 是一般人群中的几乎所有个体平均每日可以摄入该营养素的最高量,而不至于损害健康,但是当超过 UL 后,发生中毒的可能性将逐渐增加。

(二)能量

人体能量代谢的最佳状态是达到能量消耗与能量摄入的平衡,能量的 RNI 是人群的平均需要量 EAR。能量的需要是所有营养素需要的基础,若均衡的膳食能满足能量的需要,基本上能保证其他营养素的需要量。能量的单位国际上通用的是焦耳(J),习惯上也常用卡(cal)及千卡(kcal)。

1.基础代谢率(BMR)

BMR 是维持人体生命的所有器官功能所需的最低能量,主要由脑、肝脏、心脏和肾脏的能量消耗构成。

新生儿期,大脑耗能所占基础代谢的比例高达 70%,婴儿期则为 60%～65%。足月婴儿的 BMR,每天在 179.9～251.1 kJ/kg(43～60 kcal/kg)的范围内。根据体质量标准化后,婴儿的基础代谢是成人时[成人每天为 104.6～125.5 kJ/kg(25～30 kcal/kg)]的 2～3 倍。

2.食物的热力作用(TEF)

摄取食物后数小时(约 6～8 h)体内能量消耗的增加,用于食物消化、吸收、转运、代谢利用和储存,称为食物的热力作用,或食物的特殊动力作用(SDA)。婴儿食物以奶为主,蛋白质较多,食物的热力作用占总能量的 7%～8%,而年长儿为混合膳食,其 TEF 为 5%。

3.活动所需

儿童活动所需能量与体格大小、活动强弱、活动时间、活动类型有关。非常安静、正常活动及活动量大的婴儿,体力活动耗能分别比基础代谢增加 15%、25% 及 40%。1 月龄婴儿体力活动耗能的估计值为总能量消耗的 20%,3～4 月龄为 20%～25%,伴随儿童的生长发育,体力活动耗能在每日能量消耗中所占的比例越来越大。当能量摄入不足时,儿童表现为活动减少。

4. 生长发育所需

生长发育所需为儿童所特有，是组织生长所消耗的能量，与儿童生长的速度呈正比。

5. 排泄损失

在正常情况下，未能消化吸收食物的损失能量约占总能量的 10%[33.5~46.0 kJ(8~11 kcal)]，腹泻时剧增。

上述五项能量的总和为儿童能量的需要量。一般认为基础代谢占能量的 50%，排泄消耗占能量的 10%，生长和运动所需能量占 32%~35%，食物的特殊动力作用占 7%~8%。中国营养学会推荐婴儿能量每天平均需要量约为 397.5 kJ/kg(95 kcal/kg)，1 岁后以每日总量计算。

（三）宏量营养素

1. 糖类

糖类在体内氧化速度较快，能够及时供给能量以满足机体需要，为供能的主要来源，有节约蛋白质、抗生酮、解毒和增强肠道功能的作用。其主要来源于粮谷类和薯类食物。6 个月以内婴儿摄入的糖类主要是乳糖、蔗糖、麦芽糖、淀粉。糖类无 RNI，常用可提供能量的百分比来表示糖类的适宜摄入量。2 岁以上儿童膳食中，糖类的供能应占总能量的 55%~65%。若糖类产能>80%，则导致体质量增加，易产生多种慢性疾病，若糖类产能<40%，可造成膳食蛋白质浪费，组织蛋白质和脂肪分解增强。

2. 脂类

脂类为脂肪、胆固醇、磷脂的总称，为机体第二供能营养素，早期儿童膳食中脂质摄入情况是生长、发育、体质构成和远期健康的一个重要影响因素。脂类具有多种生理作用，对婴儿而言，脂类是所需能量的主要来源，母乳及配方食品含有的能量 40%~50% 由脂类提供。脂类亦是体内重要的能源储备形式，是各种组织的结构组分，尤其是细胞膜系统不可缺少的成分。脑和其他神经组织脂质组成特别丰富，其摄入和代谢可影响神经的功能。脂类为食物口感、质地和气味的重要影响因素，可调节食物饱腹感，脂类膳食可提供多不饱和脂肪酸和脂溶性维生素。

由于人和高等动物不能自身合成多不饱和脂肪酸中的 ω-3 脂肪酸和 ∞-6 脂肪酸，必须由食物供给，这些脂肪酸称为必需脂肪酸（EFA）。亚油酸主要存在于植物油、坚果类（核桃、花生），亚麻酸主要存在于绿叶蔬菜、鱼类脂肪及坚果类。亚油酸在体内可转变成亚麻酸和花生四烯酸（ω-6），是最重要的必需脂肪酸，是合成长链多不饱和脂肪酸（LC-PUFA）的前体物质，包括二十碳五烯酸（EPA，20：5，ω-3）和二十二碳六烯酸（DHA，22：6，ω-3）。这些必需脂肪酸对细胞膜功能，基因表达，防治心、脑血管疾病和对脑、视网膜、皮肤和肾功能的生长发育都有重要作用。

婴儿 35%~50% 的能量由脂肪提供，随着年龄的增长，脂肪占总能量的比例下降，在 2~3 岁时，达到 30%~35%，年长儿为 25%~30%，成人低于 30%。幼儿亚油酸最低推荐摄入量范围应占脂肪所提供的能量的 2.7%~4.5%，婴幼儿 α-亚麻酸量最小应为总能量的 0.5%。婴儿配方食品中亚油酸/亚麻酸适宜的比例为 5：15。

3. 蛋白质

蛋白质是细胞成熟、重塑、生长的重要结构组分，是氮元素和氨基酸的重要来源。由于机体没有储存氮元素，因此必须及时从膳食中得到补充，以避免负氮平衡。机体可以合成一部分氨基酸,但有 8 种氨基酸体内不能合成,称为必需氨基酸(EAAs),即异亮氨酸、亮氨酸、赖氨酸、蛋氨酸、苯丙氨酸、苏氨酸、色氨酸、缬氨酸。对婴儿来说,组氨酸也为必需氨基酸,而早产儿肝脏酶活性较低,胱氨酸、酪氨酸、精氨酸、牛磺酸也是必需的。食物中的蛋白质氨基酸的模式与人体蛋白质氨基酸的模式越接近,生物利用率就越高,生物利用率高的蛋白质称为优质蛋白质,主要来源于动物和大豆蛋白质。

婴儿快速增长期为人体发育成熟的关键阶段,应供给全面均衡的营养,包括充足的蛋白质供给。从出生至 4 月龄,机体蛋白质平均每天增加量为 3.5 g,之后则大约 3.1 g,机体蛋白质含量由出生时占体质量的 11.4% 上升至 1 岁时占体质量的 17.5%。各年龄段中每天蛋白质的 RNI 值,0~6 月龄为 2.2 g/kg,6 月龄至 1 岁为 1.6 g/kg,1~2 岁为 1.2 g/kg。

在决定婴儿氮和氨基酸需要量时必须同时考虑蛋白质的质量,所谓蛋白质质量是指膳食中的蛋白质能提供足够的必需氨基酸以满足机体组成、生理功能和生长的需要。故儿童食物中应有 50% 以上的优质蛋白质。此外,蛋白质合成时必须同时具备所有的氨基酸,如果存在氨基酸的缺乏,则蛋白质的合成速率会受到数量最少的一种氨基酸的限制,此种氨基酸称为限制性氨基酸,使其他氨基酸在体内不能被充分利用,造成蛋白质生物学利用价值降低。食物的合理搭配可达到氨基酸互补,从而可提高食物的生物价值。例如小麦、米、玉米等蛋白赖氨酸含量低,蛋氨酸含量高,而豆类则相反,故谷类、玉米如配以大豆可互相弥补不足。食物加工,如豆制品的制作可使蛋白质与纤维素分开,利于消化。

为满足儿童生长发育的需要,蛋白质供能应占总能量的 8%~15%,首先保证能量供给,其次是蛋白质。宏量营养素应平衡供给,比例适当,否则发生代谢紊乱。当能量摄入不足时,机体会动用自身的能量储备甚至消耗组织以满足生命活动需要的能量。相反,若能量摄入过剩,则能量在体内的储备增加,造成异常的脂肪堆积,与成年期慢性疾病和代谢综合有关。

(四)微量营养素

1.矿物质

(1)常量元素:在矿物质中,人体含量大于体质量的 0.01% 的各种元素称为常量元素。

其中含量>5 g 的有钙、磷、镁、钠、氯、钾、硫等。常量元素主要参与构成人体组织成分,如骨骼、牙齿等硬组织大部分由钙、磷、镁组成,蛋白质中的磷、硫较多,而软组织含钾较多;构成体液成分,如钾、钠、氯与蛋白质一起,维持细胞内外液适宜渗透压,维持水电解质、酸碱平衡;调节神经肌肉兴奋性;参与酶的构成,激活酶的活性。2 岁以下每日钙在骨骼的增加约 200 mg,乳类和大豆是钙的较好来源。在婴儿早期每天摄入 150~250 mL/kg 的人乳即能满足矿物质的需要,钙摄入过量可造成一定危害,需特别注意钙的补充控制在 UL(每天 2 g)以下。

(2)微量元素:在体内含量很低,含量绝大多数小于人体质量的 0.01%,需通过食物摄入,在人体代谢途径中发挥着至关重要的作用,是酶、维生素必需的活性因子,构成或参与激素的作用,参与核酸代谢,参与免疫功能调节。

必需微量元素包括碘、锌、硒、铜、钼、铬、钴、铁等,其中铁、碘、锌缺乏症最为常见。锰、硅、硼、矾、镍为可能必需元素,有潜在毒性。在常量时氟、铅、镉、汞、砷、铝、锂、锡等则为有害元素。

早产和出生后前几月生长发育迅速,受限制的或不完全的膳食,经胃肠道、肾脏损失增加,完全肠外营养的婴儿和儿童易发生微量元素缺乏。

2.维生素

维生素为机体正常新陈代谢所必需,并不产生能量。多数维生素体内不能合成或合成量不足,故必须由食物供给。脂溶性维生素 A、E、K 是经典的维生素,而维生素 D 却认为是一种激素。脂溶性维生素排泄缓慢,缺乏时症状出现较迟,过量易致中毒。水溶性维生素常是辅酶或辅基的组成部分,主要包括 B 族维生素和维生素 C,易溶于水,其多余部分可迅速从尿中排泄,不易储存,需每日供给;缺乏后迅速出现症状,过量一般不易发生中毒。对儿童来说容易缺乏维生素 A、D、K、C、B_1 等。维生素的供给量不分年龄、性别,主要来源如下所示。

(1)能量:糖类、脂肪、蛋白质。

(2)脂肪:动物和植物油。

(3)糖类:大米、面粉、薯类。

(4)蛋白质:动物性食品、豆类。

(5)钙:乳类、豆类、绿色蔬菜。

(6)维生素 A:肝、牛乳、奶油、鱼肝油;有色蔬菜中的胡萝卜素。

(7)维生素 B_1(硫胺素):米糠、麦麸、豆、花生、瘦肉、(肠内细菌和酵母可合成一部分)。

(8)维生素 B_2(核黄素):肝、蛋、鱼、乳类、蔬菜、酵母。

(9)维生素 B_6:各种食物中;肠内细菌合成。

(10)维生素 B_{12}:动物性食物。

(11)叶酸:绿叶蔬菜、肝、肾、酵母较丰富,肉、鱼、乳类次之,羊乳含量甚少。

(12)维生素 C:各种水果及新鲜蔬菜。

(13)维生素 D:照射日光(主要途径)、鱼肝油、肝、蛋黄。

(14)维生素 E:食用植物油。

(15)维生素 K:绿叶蔬菜、食用油。

(16)维生素 PP(烟酸、尼克酸):肝、肉、谷类、花生、酵母。

(17)磷:乳类、肉类、豆类和五谷类。

(18)镁:谷类、豆类、干果、肉、乳类。

(19)铁:动物性食品。

(20)锌:鱼、蛋肉、禽、全谷、麦胚、豆、酵母等。

(21)碘:海产品。

(五)其他膳食成分

1.膳食纤维

膳食纤维为不被小肠酶消化的非淀粉多糖,分为水溶性纤维与非水溶性纤维。纤维素、半纤维素和木质素是常见的非水溶性纤维,存在于植物细胞壁中;而果胶和树胶等属于水溶性纤维,存在于自然界的非纤维性物质中。大麦、豆类、胡萝卜、柑橘、亚麻、燕麦和燕麦糠等常见的食物中都含有丰富的水溶性纤维,而小麦糠、玉米糠、芹菜、果皮和根茎蔬菜食物中的非水溶性纤维含量高。膳食纤维能够吸收大肠水分,软化粪便,增加粪便体积,促进肠蠕动,降解胆固醇,改善胰岛素水平,改善肝代谢,防止肠萎缩,降低罹患肠癌的风险。婴幼儿可从谷类、新鲜蔬菜、水果中获得一定量的膳食纤维。2~20 岁的幼童、青少年,其每天摄入量推荐为年龄数加 5~10 g。年长儿、青少年膳食纤维的 AI 为 20~35 g,此外过多摄入膳食纤维可干扰机体铁、锌、镁、钙等矿物质的吸收。

2.水

水是"生命之源",每天必须适量饮水才能保证正常生理代谢。儿童年龄愈小,体液总量相对愈多,足月儿体液总量占体质量的 72%～78%,1 岁时占体质量的 65%,8 岁时达成人水平,占体质量的 60%。儿童水的需要量与能量摄入、食物种类、肾功能成熟度、年龄等因素有关。婴儿水的需要量每天为 150 mL/kg,以后每 3 岁减少约 25 mL/kg,若婴儿每日排尿 6～7 次提示水的摄入量基本足够。

二、小儿消化系统功能发育与营养的关系

(一)消化酶的成熟

1.蛋白质

蛋白质主要以氨基酸的形式在小肠吸收,孕早期,所有小肠绒毛细胞胞浆内和刷状缘都能检测到小肠二肽酶和三肽酶的活性,孕中期时其活性已达成人水平;胎儿肠道所有氨基酸、二肽、三肽的主动转运系统已建立完善。出生后 24 h,胃即具有泌酸功能,并有小肠碱性酶,婴幼儿胰腺含有足够数量的内含大量消化酶的酶原粒,因此婴幼儿可消化和吸收摄入蛋白质的80%。生后几个月小肠上皮细胞渗透性高,肠道对大分子蛋白质的吸收能力较成人强,有利于母乳中免疫球蛋白的吸收,但同时增加异体蛋白(如牛奶蛋白、鸡蛋蛋白)毒素、微生物以及未完全分解的代谢产物的吸收机会,导致过敏或肠道感染,是婴儿湿疹高发的原因之一。因此,对婴儿,特别是新生儿,食物的蛋白质应有一定限制,避免过早添加特定的具有免疫原性的食物。

2.脂肪

胎儿 2～3 个月开始分泌胆汁,但出生时胆汁缺乏、胃酸低。新生儿胃脂肪酶发育较好;胰脂酶分泌极少,甚至无法测定,2 岁后达成人水平。母乳的脂肪酶可补偿胰脂酶的不足,故新生儿消化脂肪较好,脂肪吸收率在 33～34 周的早产儿为 65%～75%;足月儿为 90%;生后 6个月婴儿则达 95%以上。

3.糖类

0～6 个月婴儿食物中的糖类主要是乳糖,其次为蔗糖和少量淀粉。肠双糖酶发育好,能很好地消化乳糖,即使是早产儿也能接受乳制品喂养。足月时肠乳糖酶活性达高峰,生后维持较高活性,断乳后活性逐渐下降。许多人在 4 岁后乳糖酶活性消失,是乳糖酶基因表达的选择性关闭的结果。

出生的新生儿几乎测不到唾液腺淀粉酶和胰淀粉酶的分泌,至生后 3 个月时分泌量少,活性低,容易在胃中灭活。唾液腺淀粉酶在出生 3 个月后活性逐渐增高,9～12 个月达成人水平,而胰淀粉酶则在生后 4～6 个月开始分泌,6～9 个月逐渐增高,2 岁时达成人水平。婴儿生后几个月消化淀粉能力较差,故不宜过早添加淀粉食物。

(二)与进食有关的消化道发育

1.觅食反射

觅食反射是婴儿出生已具有的一种最基本的进食动作,是婴儿为获得食物出现的求生需求。当 3～4 个月之后,已学会用哭等行为表现来表达需求,因此觅食反射逐渐消失。

2.吸吮、吞咽发育

婴儿口腔小、舌短而宽、无牙、颊脂肪垫、颊肌与唇肌发育好,是婴儿吸吮基础。在胎儿期

11 周时即能吞咽,28 周时通过吸-吞反射,口腔可有少量羊水摄入,34～35 周时出现稳定的吸吮和吞咽动作。新生儿主要靠吞咽反射完成吞咽和吸吮,而足月儿吸吮与呼吸、吞咽及胃排空力则逐渐协调。生后 2 月龄时婴儿吸吮动作更为成熟;4 月龄时吸、吞动作分开,可随意吸、吞。有效吞咽时,呈现舌体下降,舌的前部逐渐开始活动,可判别进食的部位,出现有意识咬的动作。舌上的食物可咬和吸,舌后部的食物则会吞咽。婴儿进食固体食物时,舌体顶着上腭,挤压食物到咽部,当食物团块到达咽后壁时,声门关闭,产生吞咽反射,食物团块进入食道、胃。6 月龄时可有意识张嘴接受用勺喂食,用吸吮动作从杯中饮奶,但此时将食物运到咽部的能力还很不成熟。食物的口腔刺激、味觉、乳头感觉、饥饿感均可刺激吸吮的发育。

3.挤压反射

出生至 3～4 月,当进食固体食物时呈现舌体抬高、舌向前吐出的挤压反射。对固体食物的抵抗是一种保护性反射,其生理意义是防止吞入固体食物到气管。

4.咀嚼

咀嚼是有节奏的咬、滚动、磨的口腔协调运动,是婴儿食物转换的必需技能,一般在挤压反射消退后逐渐发育。生后 7～9 个月时可出现有节奏的咀嚼运动,而协调的咀嚼大约在 12 个月时建立,并在幼儿期渐完善。咀嚼发育代表小儿消化功能发育成熟,其发展有赖于后天学习和训练。咀嚼行为学习的敏感期在 4～6 个月,及时添加泥状食物是促进咀嚼功能发育的适宜刺激,有意训练 7 个月左右婴儿咬嚼指状食物,9 个月开始学习用勺子喂食,1 岁学用杯喝奶,均有利于儿童口腔功能发育成熟。

5.胃排空

新生儿期胃容量为 30～60 mL,3 个月时 100～150 mL,1 岁时 250～300 mL。

胃排空时间与食物组成有关,例如,水的排空时间 0.5～1 h,母乳 2～3 h,牛乳为 3～4 h,混合食物为 4～5 h。能量密度是影响胃排空的主要因素,能量密度越高,则胃排空越慢,脂肪、蛋白质可延长胃排空时间,此外,温度、年龄、全身状况亦可影响排空时间。胃排空时间是决定喂养间隔时间的依据,一般情况下,安排婴儿一日六餐有利于消化。婴儿进餐频繁(超过每日 7～8 次),或延迟停止夜间进食,使胃排空不足,影响婴儿食欲。

6.溢乳

15% 的婴儿常有溢乳表现,因初生时胃处于水平位置,韧带松弛,易折叠,同时贲门括约肌松弛,闭锁功能差,而幽门括约肌发育好,使 6 个月内的小婴儿常常出见胃食管反流(GER)。另外,喂养时方法不当,如奶头过大、婴儿吞入气体过多也可导致溢乳。

三、肠道菌群与消化功能发育

胎儿肠道是无菌的,出生后与外界环境接触,细菌从口咽和肛门部进入胃肠道,最后在结肠定居和繁殖、排出,逐渐形成一个复杂的生态系统。每克肠内容物中活菌数约为 10^{12} 个集落形成单位,其中双歧杆菌属等厌氧菌占 90%～99%,肠杆菌科、肠球菌属等兼性厌氧菌占 1%～10%。双歧杆菌属于乳酸菌,是肠道中最重要的益生菌,在生后 2 h 出现,4～7 d 达高峰,为新生儿的优势菌,到 1 岁左右断奶时双歧杆菌逐渐增多,保持优势并稳定下来。双歧杆菌等益生菌主要参与体内多种维生素的合成,如叶酸、烟酸、维生素 B_1、维生素 B_2、维生素 B_6、维生素 B_{12} 等;分泌溶菌酶、酪蛋白磷酸酶和多糖水解酶等,促进人体肠道微生物对蛋白质的消化、吸收。在特殊情况下,还有固氮作用;在肠内发酵后产生乳酸和醋酸,降低肠道的 pH,有利于钙、铁及维生素 D 的吸收,调节肠道正常蠕动;激活肠道免疫系统,有免疫佐剂的作用。

肠道菌群受食物成分影响,单纯母乳喂养儿以双歧杆菌占绝对优势,而替代喂养和混合喂养儿中,肠内的大肠杆菌、嗜酸杆菌、双歧杆菌及肠球菌所占比例则几乎相等。

四、婴幼儿粪便

新生儿最初 3 d 内排出的粪便由脱落的肠上皮细胞、浓缩的消化液、咽下的羊水所构成,称为胎便,黏稠,呈橄榄绿色,无臭,2～3 d 后即转变为普通的婴儿粪便。母乳喂养儿的粪便呈金黄色,稠度均匀,偶或稀薄而微带绿色,有酸味不臭,pH 4.7～5.1,每日排便平均 4～6 次,增加辅食后,排便次数即减少。

牛乳喂养儿粪便色淡黄、较干、量多、微有腐臭味,每日排便 2～4 次,易发生便秘。混合喂养儿粪便则黄色、较软,介于牛奶与母乳喂养之间,每日 2～4 次不等。添加淀粉后可使排便增多,添加水果、蔬菜等辅食后,粪便外观与成人粪便相似。每昼夜排便次数因人而异,多少不等,随年龄增加而逐渐变为 1～2 次。

(龙聪颖)

第十七节　婴幼儿喂养

一、母乳喂养

《婴幼儿喂养全球策略》中推荐的最佳的婴儿喂养措施是纯母乳喂养到 6 个月(180 d),纯母乳喂养指除母乳外,不给婴儿吃其他任何液体或固体食物。纯母乳喂养指除母乳外,还给婴儿补充维生素、水、果汁,但每天不超过 1～2 次,每次不超过 2 口。

(一)乳房的解剖生理特点

1.乳房结构

乳房中心是乳头,顶端有许多小窝,窝内有输乳管开口。围绕乳头、深色的皮肤是乳晕。乳晕内小的腺体,可分泌油性液体以保持皮肤健康。乳房内有成千上万个乳腺泡,由许多个泌乳细胞组成的小囊。催乳素作用于泌乳细胞使之产生乳汁。

腺泡的周围是肌细胞,可收缩并挤出乳汁。缩宫素作用于这些细胞,使之收缩。小管或导管把乳汁从腺泡运输到乳房外。哺乳前乳汁储存在腺泡和导管中。哺乳时乳晕下面的乳窦扩张,暂时存放乳汁。具有分泌功能的腺泡和导管的周围是支持组织和脂肪,决定了乳房的形状和大小。大乳房和小乳房包含同样数量的腺组织,可产生足够量的乳汁。

此外,乳头和乳晕的皮肤较薄,易于损伤。

2.催乳素

当婴儿吸吮时,感觉冲动从乳头传到大脑,大脑底部的垂体反应性地分泌催乳素。催乳素经血液到达乳房,使泌乳细胞分泌乳汁。婴儿吸吮的次数越多,乳房产生的乳汁越多。

哺乳 30 min 后催乳素在血液浓度达到高峰,乳房为下次哺乳而产乳。每次哺乳时,婴儿吃的是已经储存在乳房内的乳汁。催乳素在夜间分泌较多,并有抑制排卵的作用。

3.缩宫素

当婴儿吸吮时,感觉冲动从乳头传到大脑,大脑底部的垂体反应性地分泌缩宫素,经血液到达乳房,使腺泡周围的肌细胞收缩。促使储存在腺泡内的乳汁经过导管流到乳窦下面的大导管。哺乳时乳汁暂时存放在乳窦里,由此形成缩宫素反射、射乳反射或喷乳反射。缩宫素在哺乳前和哺乳时分泌,促使乳汁流出。缩宫素比催乳素产生快,它使乳房内的乳汁流出,用于本次哺乳。在母亲想喂奶和婴儿吸吮前,缩宫素已发生生理作用。若射乳反射不好,可产生婴儿吃奶困难,好像乳房停止产乳,实际上乳房正在产乳,仅是乳汁没有流出来而已。缩宫素可使产后子宫收缩,有助于减少出血,在产后最初几天,喂奶时可产生子宫收缩疼痛并伴随宫血排出。

(二)人乳的特点

人乳是婴儿天然的最好食物,含有多种营养成分,既是适应婴儿生长发育的营养素的主要来源,又可促进机体免疫功能和胃肠道功能,对婴儿的健康生长发育有不可替代作用。一个健康的母亲可提供足月儿正常生长到 6 个月所需要的营养素、能量、液体量,不需要其他食物或液体。因此,母乳喂养是婴儿从胎内完全依赖母亲摄取营养和断乳后完全独立生活的一种过渡营养方式。

1.营养丰富

人乳营养生物效价高,易被婴儿吸收。

(1)蛋白质:人乳中蛋白质的质量高,必需氨基酸比例适宜,乳清蛋白与酪蛋白之比为 70：30(牛乳为 18：82),在胃内凝块小,更容易被消化和有利于胃排空。且提供更多的牛磺酸,对中枢神经系统发育有重要调节作用。

(2)脂肪:人乳中的脂类系统提供了大约 50% 的能量,含不饱和脂肪酸较多,初乳中更高,其中富含花生四烯酸($20：4，\omega$-6)和二十二碳六烯酸(DHA，$22：6，\omega$-3),比牛乳高 4 倍,有利于婴儿的认知发展、体格生长和视力发育。人乳的脂肪酶使脂肪颗粒易于吸收。

(3)糖类:人乳中糖类成分作为乳糖的营养来源和低聚糖的存在是很重要的。人乳中乙型乳糖含量丰富,利于脑发育;可促进肠道非致病菌如双歧杆菌、乳酸杆菌的生长,产生 B 族维生素;促进肠蠕动,软化粪便;乳糖在小肠远端与钙形成螯合物,避免了钙在肠腔内沉淀,同时乳酸使肠腔内 pH 下降,利于小肠钙的吸收。

(4)矿物质:人乳中钙、磷比例适当(2：1),虽然含量明显低于牛乳和婴儿配方产品,但对母乳喂养和代乳品喂养的足月儿在出生后第一年骨矿物质检测的结果却是相似的。低电解质浓度,更适宜婴儿不成熟的肾发育水平。人乳中的矿物质与消化性蛋白相结合,以容易生物利用的复合物形式存在,易于吸收。人乳中铁、锌及铜的含量较低,但人乳中含低分子量的锌结合因子-配体,易吸收,锌利用率高,锌、铜含量基本满足婴儿的营养需要。人乳中铁含量为0.5 mg/dL 与牛乳(0.5 mg/dL)相似,但人乳中铁吸收率(49%)高于牛乳(4%)。在母乳喂养 6 个月后铁的含量就不能满足婴儿的生长需要。因此建议早期补充铁制剂以预防婴儿继发性缺铁性贫血。

(5)维生素:母体维生素状态影响乳汁维生素的含量,若母体维生素缺乏其乳汁相应含量也降低,膳食补充可使乳汁维生素含量升高,饮食对水溶性维生素的影响更明显。

母乳喂养的婴儿存在维生素 K 缺乏的危险,但正常菌群有助于提供适量的维生素 K。母乳喂养婴儿的肠道菌群中维生素 K_2 较少,维生素 K 的含量也低,易引起婴儿出血性疾病。因此为满足对维生素 K 的需要,临床上常在出生时常规注射一支维生素 K 制剂。人乳中维生素 D 含量较低,应鼓励家长让婴儿生后尽早户外活动,并适当补充维生素 D。

(6)水:母乳本身含水量占 88%,比牛乳略高。纯母乳喂养在出生 6 个月内,能够满足绝大多数的婴儿的能量和营养需求,不必添加其他食物或液体,即使在炎热的气候亦是如此。额外的液体取代母乳,不仅未增加整体的能量摄入,但增加 2 倍的腹泻风险。

2.生物作用

(1)缓冲力小:人乳 pH 为 3.6(牛乳 pH 5.3),更接近于胃液酸度(胃酸 pH 0.9～1.6),对酸碱的缓冲力小,利于消化酶发挥作用。

(2)免疫成分:母乳中多种不同种类的物质具有不同的抗菌能力(营养性被动免疫),在胃肠道、呼吸道及泌尿道的黏膜表面发挥广泛的作用。

人乳蛋白中的乳清蛋白含有一些特殊因子,如乳铁蛋白、溶菌酶和 sIgA 等,阻止细菌的侵害并抑制细菌的活动。人乳含较多乳铁蛋白,初乳含量更丰富(可达 1 741 mg/L),对铁有强大的螯合能力,通过夺走大肠杆菌、大多数需氧菌和白色念珠菌赖以生长的铁,抑制细菌的生长,具有杀菌、抗病毒、抗炎症和调理细胞因子的作用,是重要的非特异性防御因子。溶菌酶能水解革兰阳性细菌胞壁中的乙酰基多糖,溶解细胞壁。浆细胞合成 sIgA 抵抗特异抗原。初乳含丰富的 sIgA,早产儿母亲乳汁的 sIgA 高于足月儿。

脂质水解产物,如游离脂肪酸和单酸甘油酯,可防止病毒和原虫如贾第鞭毛虫的侵害及感染。母乳中胆盐脂肪酶也有机体防御的作用。

糖类中的低聚糖和结合糖蛋白为人乳所特有,有利于乳酸杆菌、双歧杆菌的生长,与呼吸道、消化道内黏膜上皮细胞的细胞黏附抗体的结构相似,可防止病原体对黏膜表层的侵害,对婴儿机体的防御功能有重要作用。

人乳中含有大量免疫活性细胞,初乳中更多,其中 90% 是中性粒细胞和巨噬细胞,10% 为淋巴细胞,可释放多种细胞因子,通过吞噬溶解作用和细胞内杀伤作用起到抗菌的效果。人乳补体及双歧因子含量也远远多于牛乳。双歧因子促进乳酸杆菌生长,使肠道 pH 达 4～5,抑制大肠杆菌、痢疾杆菌、酵母菌等生长。

(3)生长调节因子:为一组对细胞增殖、发育有重要作用的因子,如牛磺酸、激素样蛋白(上皮生长因子、神经生长因子),以及某些酶和干扰素等。

3.其他

人乳具有经济(仅 1/5 配方奶费用)、方便、温度适宜、增进母子间感情、有利于婴儿心理健康、促进乳母产后子宫复原等的优点。

(三)人乳的成分变化

人乳的组成成分是动态变化的,并受母体膳食和健康状况影响。如脂肪、水溶性维生素、维生素 A、铁等营养素与乳母饮食有关;而维生素 D、E 不易由血进入乳汁,故与乳母饮食成分关系不大。

1.各期人乳成分

初乳为孕后期与分娩 4～5 d 以内的乳汁。初乳量少,每日量约 15～45 mL,黏稠,颜色淡黄或清亮,比成熟乳含有更多的蛋白质。初乳富含丰富的抗体,保护婴儿防止感染和过敏;富含许多白细胞,可抵抗炎,并为婴儿提供出生后很多疾病的初次免疫;具有泻剂作用,轻微的通便,帮助清理婴儿肠腔内的胎粪(第一次黑色粪便),从而排出胆红素,预防黄疸;富含生长因子,有助于婴儿肠腔发育,预防婴儿发生过敏或不耐受;有丰富的维生素 A,可减轻感染的严重性。蛋白质与矿物质含量随哺乳时间的延长逐渐减少。

5~14 d 的乳汁为过渡乳;14 d 以后的乳汁为成熟乳;晚乳为生后 10 个月以后的乳汁,晚乳的总量和营养成分都较少。各期乳汁中糖类的含量较恒定。

2.哺乳过程的乳汁成分变化

每次哺乳过程乳汁的成分亦随时间而变化。前奶是在一次哺乳过程中先产生的乳汁。后奶是在一次哺乳过程中后产生的乳汁。

后奶含的脂肪较多,外观比前奶白。母乳的大部分能量由这些脂肪提供,乳汁中脂肪含量增高,可给婴儿停止哺乳的一个"安全信号"。因此每次婴儿喂奶时间不能太短。

应该让婴儿持续吸吮,直至得到所需全部奶量。

前奶外观比后奶颜色略淡,量很大,提供了丰富的蛋白质、乳糖和其他营养素。婴儿摄入大量前奶,得到了所需的全部水分。婴儿出生 6 个月内,即使在炎热的天气里,也不必喝水和其他饮料,婴儿喝水解渴后摄乳量会减少。

3.乳量

正常乳母平均每天泌乳量随时间而逐渐增加,成熟乳量可达 700~1 000 mL。

婴儿出生后第 1、2 d,母乳摄入量较少,但母亲的乳汁分泌是大于婴儿的摄入需要,决定母乳摄入量的是婴儿的摄入需要,而不是母亲的乳汁分泌能力。一般来说,产后 6 个月后乳母泌乳量与乳汁的营养成分逐渐下降。判断奶量是否充足需综合婴儿体质量增长情况、尿量与睡眠状况来判断。

(四)建立良好的母乳喂养

成功的母乳喂养应当是母子双方都积极参与并感到满足。建立良好的母乳喂养是孕母能分泌充足的乳汁,哺乳时出现有效的射乳反射和婴儿有力的吸吮。

1.产前准备

大多数健康的孕妇都具有哺乳的能力,即使当母体膳食营养素供应有限时,母体也能分泌足量优质的乳汁以满足婴儿生长发育的需要。大自然食物的多样性足以保证乳汁的分泌,哺乳期并不要求非常明显的膳食变换。同时,成功的母乳喂养需让母亲树立信心,关注母亲的感受,消除关于母乳喂养的顾虑或误解,如哺乳是痛苦的,母乳喂养会引起乳房下垂,在公众面前哺乳的尴尬等。

2.乳头保健

扁平、坚硬或内陷的乳头导致婴儿不能有效衔住乳头。孕母在妊娠后期每日用清水擦洗乳头;用两手拇指从不同的角度按捺乳头两侧并向周围牵拉,可防止乳头内陷。

3.刺激催乳素及乳房分泌

哺乳是维持泌乳的关键。

产后 2 周乳晕的传入神经特别敏感,诱导缩宫素分泌的条件反射易于建立,是建立母乳喂养的关键时期。产后 0~15 min 或 2 h 内吸吮是主要的条件刺激;0~2 月的小婴儿每日多次、按需哺乳,有利于婴儿适应宫外生活,建立饥饿循环。两侧乳房应先后交替进行哺乳,每次哺乳应让乳汁排空。若一侧乳房奶量已能满足婴儿需要,则可每次轮流哺喂另一侧乳房。

射乳反射的指征和感觉:①母亲在哺乳前或哺乳中感到乳房有压挤感或发麻;②当母亲想到婴儿,或听到婴儿哭时,乳汁从乳房流出;③当婴儿吸吮时,乳汁从另一乳房流出;④哺乳过程如果婴儿离开乳房,乳汁从乳房中细流样流出;⑤在产后第 1 周哺乳时有宫缩痛,有时子宫还有恶露流出;⑥婴儿慢而深地吸吮和吞咽,表明吃到了母乳。

婴儿没有得到足够母乳的常见喂养原因:①开奶迟;②固定喂奶次数;③喂奶次数不够;④夜间不喂母乳;⑤喂奶时间短;⑥衔接不良;⑦用奶瓶或奶嘴;⑧喂辅食和(或)其他液体等。

4.正确的喂哺技巧

一次有效的哺乳始于母亲正确识别婴儿饥饿的信号,如烦躁不安,吸吮嘴唇或舌头,手伸向口腔,吸吮拳头或手指以及哭闹。一旦发现或怀疑婴儿饥饿,母亲就应帮助婴儿进入一个安静专注的状态以便哺乳。可以通过搂抱使哭闹中的婴儿安静下来,也可以哺乳前让婴儿用鼻推压或舔母亲的乳房。等待哺乳的婴儿应是清醒状态、有饥饿感、已更换干净的尿布。错误识别或忽略饥饿信号可导致哺乳次数不够和随后的母亲泌乳不足、婴儿生长不良。乳量不足是过早停止母乳喂养最常见的原因。

婴儿吃母乳时有三个反射,即觅食反射,当轻触及婴儿的唇或颊部时,婴儿张大嘴并转头寻找,来回伸舌,通常是在寻找乳房。吸吮反射是当触及婴儿的腭部时,婴儿就开始吸吮。吞咽反射是当嘴里充满乳汁时进行吞咽。这些反射不需要学习,都是天生的。正确的母婴喂哺姿势如下。

(1)婴儿体位:婴儿的头和身体呈一条直线;婴儿身体贴近母亲;婴儿头和颈得到支撑;婴儿贴近乳房,鼻子对着乳头。

(2)婴儿衔接:婴儿口上方有更多的乳晕;婴儿嘴张得很大;下唇向外翻;婴儿下颌碰到乳房。

(3)吸吮:慢而深地吸吮,有停顿;吸吮时双颊鼓起;婴儿吃饱后释放乳房。

初生婴儿会在哺乳后入睡,如果婴儿醒来开始寻找乳房,应继续哺乳。母亲应能认识到哺乳开始和结束时乳房充盈程度的不同,哺乳时母亲自己必须感觉舒适,如果感觉身体牵扯或疼痛,会影响其射乳反射。早产儿、生长发育不良的婴儿、肌肉发育较差及口腔肌肉无力或异常的婴儿需要更多的姿势辅助。一般每侧乳房的哺乳持续时间为 4～20 min。哺乳 20～30 min 或更长时间会导致泌乳不足或不能有效衔接乳房。大多数大龄婴儿在每次哺乳最初 4 min 内即可摄入 80% 的乳汁。

5.乳母心情愉快

影响泌乳与射乳的因素有多种,吸吮的频率、哺乳力量及强度等均可影响泌乳与射乳。与泌乳有关的多种激素都直接或间接地受下丘脑的调节,因此泌乳也受母亲情绪的影响。抑郁情绪可以刺激肾上腺素分泌,使乳腺血流量减少,阻碍营养物质和有关激素进入乳房,从而减少乳汁分泌。

射乳反射的促进因素有母亲的自身想法和美好的感受,如见到婴儿感到很愉快、想着婴儿的可爱之处、自信母乳喂养和抚摸或注视婴儿、或听到婴儿的哭声等。而母亲的不良感受,如疼痛、焦虑或怀疑自己奶量不够等都会抑制泌乳反射。因此,在婴儿早期应采取按需哺乳十分重要。

6.社会和家庭的支持

认识到母乳喂养对婴儿健康的深远影响及开始于医院的母乳喂养经验会影响最终的喂养结果,WHO 和 UNICEF 在 1989 年共同发表声明,描述了"成功哺乳喂养 10 步",其内容为:①建立成文的可供健康保健人员日常交流用的母乳喂养常规;②培训所有健康保健人员执行该常规的必要技能；③告知所有孕妇关于母乳喂养的益处和管理方法；④帮助产妇在产后半小时内开始哺乳；⑤向母亲演示如何哺乳及如何保持泌乳；⑥除母乳外，不要给新生儿添加食物或水，除非有医疗指征；⑦实施母婴同室，让母婴一天 24 h 在一起；⑧鼓励按需哺乳；⑨不要给母乳喂养儿人工奶头或替代物；⑩促进母乳喂养支持小组的建立，介绍母亲们参与。爱婴医院计划，在产院开展母乳喂养指导、提早开奶、母婴同室有利于促进母乳喂养。

丈夫及家人应给予母亲鼓励和帮助，保护母婴免受亲戚或朋友的过多干扰；为母亲提供三餐和干净衣物等基本生理需求；帮助给婴儿洗澡、换洗等。

(五)不宜哺乳的情况

在大多数情况下，婴儿从母乳中感染疾病的危险性极小。经胎盘获得的 IgG 抗体和母乳中的免疫因子给婴儿提供免疫防御以抵抗周围环境中的大部分病原。

凡是母亲感染 HIV、未治疗的淋病、乳头乳晕或乳房其他部位疱疹病变、患有严重疾病如活动性结核病、慢性肾炎、糖尿病、恶性肿瘤、精神病、癫痫或心功能不全等应停止哺乳。此外，乙型肝炎的母婴传播主要发生在临产或分娩时，是通过胎盘或血液传递的，目前没有证据表明乙肝携带者母亲母乳喂养会增加婴儿患病危险性。乳母患有结核病接受治疗后可恢复母乳喂养，患急性传染病时，可将乳汁挤出，经消毒后哺喂。患有半乳糖血症的婴儿不能母乳喂养；患有枫糖尿病或苯丙酮尿症的婴儿应在密切观察下可部分母乳喂养。

(六)母乳喂养中的常见问题

1.乳头疼痛

大多数母亲在产后 2 周内会感到乳头触痛，在婴儿衔接乳头的最初 0.5～1 min 内不适感最明显，在其后哺乳中渐渐消退。乳头衔接不良或不正确的吸吮技巧如咬乳或牵拉等，导致乳头皲裂、青肿及表面擦伤，继发细菌或真菌感染是最常见的导致乳头严重疼痛的原因。仔细注意卫生和降低局部湿度至关重要，哺乳后彻底清洗感染的乳头并使乳头和乳晕保持干燥有一定的缓解作用，并应尽早进行常规检查。

2.乳汁淤滞和局部触痛

在泌乳后，如果某根乳腺管阻塞或者乳房排乳不平衡，乳汁可因局部积聚在周围的乳腺小叶内形成一个可扪及的包块，伴触痛和烧灼感。多发生于产后 3 d 乳汁的分泌明显超过婴儿的摄乳能力，或哺乳间隔时间延长后，如果不及时疏通会发生乳腺炎。

3.乳腺炎

乳腺炎的症状包括乳房局部红肿、疼痛及温热感，全身发热，需经常彻底排空乳房同时按疗程抗生素治疗，治疗不彻底可导致乳腺炎复发。提倡患乳腺炎的乳房继续哺乳。在选择药物时应考虑到药物是否能进入乳汁，青霉素、氨苄西林或红霉素是首选药物，禁用磺胺类药物。

4.母乳分泌不足

泌乳速度和泌乳维持主要受母体循环中缩宫素和催乳素水平，以及周期性降低乳房内压力的影响。母亲心理压力可抑制激素释放，而放松音乐有助于减轻压力增加射乳。乳母认为自己不能分泌足够的乳汁而提早停止哺乳是最常见的原因。

观察婴儿生长发育是否正常是判断奶量是否充足的主要依据：①婴儿体质量增长良好，即每月体质量增长大于 500 g；②尿量每日大于 6 次，则表明母乳分泌充足，同时每次哺乳前母亲乳房有胀奶的感觉，并随哺乳变得松软，婴儿在吃完奶后有满足的表情。婴儿没有得到足够母乳的征象包括：①婴儿在喂奶后不满足；②经常哭闹；③频繁喂奶；④喂奶持续时间过长；⑤拒吃母乳;⑥婴儿大便干硬或发绿;⑦婴儿不经常排便且排便量少;⑧母亲挤奶时挤不出奶;⑨怀孕期间乳房不增大及产后无乳汁分泌等。

5.母乳性黄疸

未结合型高胆红素血症形成的黄疸与母乳喂养有关。

(1)早发型母乳性黄疸(母乳喂养性黄疸):出现在产后 1 周内,主要因哺乳次数不够,母乳摄入不足,热量不足及胎便排除延迟导致肠肝循环增加所致。防治中应注意:①鼓励频繁喂奶,避免添加糖水,喂奶最好在每日 10 次以上;②监测胆红素浓度;③血清胆红素达到光疗指征时可光疗。

(2)晚发型母乳性黄疸(典型的母乳性黄疸):一般逐渐开始,黄疸高峰出现在产后 1 周之后。主要与母乳中的一种或多种因子刺激胆红素肠肝循环有关。虽然出现黄疸,但母亲哺乳正常,婴儿乳汁摄入充足且生长发育正常。

防治中,若:①血清胆红素<257 μmol/L(<15 mg/dL)时不需停母乳;②血清胆红素>257 μmol/L(>15 mg/dL)时,暂时中断母乳喂养 3 d,当恢复母乳喂养时血清胆红素可能会轻度增加,但一旦循环被阻断,再次出现黄疸的可能性很小;③血清胆红素>342 μmol/L(>20 mg/dL)时则考虑加光疗。

二、部分母乳喂养

同时采用人乳与配方奶或兽乳喂养婴儿称为部分母乳喂养,其可分为:①高比例母乳喂养,指母乳占全部婴儿食物的 80% 及以上;②中等比例母乳喂养,指母乳占全部婴儿食物的20%~79%;③低比例母乳喂养,指母乳占全部婴儿食物的 20% 以下。

1.补授法

当人乳不足,母乳喂养的婴儿体质量增长不满意时,采用配方奶或兽乳补充母乳喂养为补授法,适宜 6 个月内的婴儿。补授时,母乳首先哺喂、次数不变,这样有利于刺激母乳分泌,不致使母乳量日益减少。

2.代授法

用配方奶或兽乳替代一次至数次人乳喂养为代授法。母乳喂养婴儿至 4~6 月龄时,为断离人乳开始引入配方奶或兽乳时宜采用代授法。

三、替代喂养

4 个月以内的婴儿由于各种原因不能进行母乳喂养时,完全采用配方奶或其他兽乳等喂哺婴儿称为替代喂养。

母乳喂养几乎不能给婴儿提供所需热量时,即为象征性母乳喂养。母乳喂养的优越性同时充分表明替代喂养的危害。

(一)替代喂养的基本要求

替代喂养的基本要求是 AFASS,即:①可接受性:在母乳不能满足婴儿生长需要时,母亲能认可选择替代喂养的方法;②可行性:母亲或家庭成员有充足的时间、知识、技术及其他资源准备食物和喂养婴儿并得到家庭、社区和社会的支持;③可负担性:母亲与家庭能够负担得起所有食物成分、燃料、清洁用水在内的替代喂养的费用;④可持续性:母亲能得到安全喂养所需要的、持续的供应;⑤安全性:正确和卫生地储存替代食物和清洁地使用杯子。

(二)乳类选择

由于种类的差异,兽乳所含的营养素不适合人类的婴儿,故一般替代喂养和婴儿断离母乳时应首选配方奶。

(三)牛乳的改造

以人乳作为参照,降低牛乳中的酪蛋白、无机盐的含量;添加一些重要的营养素,如乳糖;强化婴儿所需的微量营养素和微量元素,尽可能调配到与人乳相仿,并保持无菌和易于消化。现以全牛乳为例。

1.加热

若经煮沸便可达到灭菌的要求,且能使奶中的蛋白质变性,同时短链脂肪酸易挥发而失去香味,酶及维生素也易遭破坏。

2.加糖

一般 100 mL 牛奶中可加蔗糖 5～8 g。加糖不仅可增加甜味,或增加能量,更重要的是改变牛乳中营养素的比例,有利于吸收,软化粪便。

3.加水

牛乳中所含的蛋白质和矿物质比人乳多 2～3 倍,为了使它更接近人乳,应加以稀释。若用米汤稀释,不仅能增加热量、避免大蛋白质凝块的形成,还可防止肠道内发酵。稀释的程度与小儿的月龄有关:生后不满 2 周者可采用 2：1 奶(2 份牛奶加 1 份水);以后逐渐过渡到 3：1 或 4：1 奶;满月后即可用全奶。

(四)奶量的计算

按乳儿每天所需的总能量和总液量来计算奶量。以 4 月龄为例,每昼夜按需要液量 150 mL/kg、能量 418.4 kJ/kg(100 kcal/kg)计算,则总能量为 2510.4 kJ(600kcal),每 100 mL 牛奶的能量为 284.5 kJ(68 kcal),加入 8 g 糖后的热量约为 418.4 kJ(100 kcal)。故每日哺给含 8%糖的牛奶 600 mL 即可满足能量需要,总液量为 150 mL/kg×6 kg＝900 mL,扣除奶量外应加水 300 mL。

一般市售婴儿配方奶粉 100 g 供能约 2 092 kJ(500 kcal),婴儿能量每天需要量约为 397.5～418.4 kJ/kg(95～100 kcal/kg),故每天婴儿配方奶粉 20 g/kg 可满足需要。在生产过程中,牛奶蛋白经热处理修饰,减少了蛋白质致敏特性。大豆含有丰富的相对高质量蛋白,现代大豆配方奶粉通过补充含蛋氨酸的大豆蛋白,改进的蛋白质特性与牛乳非常相近。

(五)替代喂养方法

替代喂养喂哺婴儿亦需要有正确的喂哺技巧,包括正确的喂哺姿势、唤起婴儿的最佳进奶状态。

1.用杯子喂奶的好处

①杯子易用肥皂和水清洗干净;②杯子不能长时间存奶而造成细菌繁殖的时间;③杯子喂奶可降低婴儿患腹泻、耳部感染和龋齿的风险;④用杯子喂时必须怀抱婴儿,看着婴儿,并给婴儿必要的接触,避免让婴儿独自吸;⑤杯子不会干扰婴儿吸吮乳头;⑥用杯子喂奶使婴儿可控制自己的摄食量。

2.用杯子喂哺婴儿的方法

将手洗净,让婴儿坐在母亲的膝上使其保持直坐或半坐姿式。将一次喂哺量的奶放入杯中,将杯子放到婴儿唇边,倾斜杯子使奶汁刚好能碰到婴儿的嘴唇,杯子轻轻放在婴儿的下唇上,杯子边缘碰到婴儿上唇的外面。不要将奶汁倒入婴儿口中,只是把杯子放在婴儿的唇边,让婴儿自己喝,此时婴儿会敏捷地睁开眼和张开嘴喝奶。当婴儿吃饱后,会闭上嘴巴不再喝奶。如果婴儿没有吃到预期的奶量,下次会多吃些,应计算婴儿 24 h 的摄入量,而不是每次的奶量。

3.奶瓶喂养

应选用适宜的奶瓶和奶嘴,奶嘴孔的大小以使奶汁能缓慢连续滴出为宜。奶瓶、奶嘴喂哺后需清洗、煮沸消毒。

喂毕将婴儿抱直,头依母肩、拍背,利于将哺乳时胃内吞入的空气嗳出,可避免溢乳和腹部不适。

4.奶粉调配

调配时,按重量比均为 1∶7,如盛 4.4 g 奶粉的专用小勺,一勺宜加入 30 mL 温开水。按容积计算一容积的奶粉加 4 容积的水,即 1∶4。奶液即冲即食,水温适当。

四、食物转换

母乳喂养婴儿的食物转换问题是帮助婴儿逐渐引入其他食物;部分母乳喂养和替代喂养婴儿的食物转换是逐渐引入其他食物。婴儿 6 个月以后需要增加母乳之外的食物称辅食。

(一)辅食添加的重要性

1.补充母乳的不足

母乳只能满足 6 个月内婴儿生长发育的需要,6 月后婴儿生长发育很快,需要的营养多,单纯母乳和配方奶提供的营养已经不能完全满足婴儿生长发育对营养的需要,要逐渐添加非乳类的辅助食品,包括蛋、肉类、脂类、蔬菜类和水果类食品。

2.咀嚼功能发育的需要

学吃泥糊状食物的关键期是出生后 4~6 个月,学习咀嚼的关键期为出生后 7~9 个月,咀嚼功能的发育完善有助于语言能力(构音、单词、短句)和认知功能的发育。适时添加辅食,使婴幼儿能逐渐适应不同的食物,促进味觉发育,锻炼咀嚼、吞咽、消化功能。食物添加过程也是锻炼胃肠功能逐渐成熟的关键期。如果错过了关键期,即使提供充足的营养,也无法充分表达已被压抑的生长潜能。

3.婴儿心理发展的需要

学吃泥糊状食物是婴儿减少对母亲的依赖,进行精神断奶的开始。从食物添加至完全断离母乳,是孩子心理逐渐成熟、迈向独立的重要转折期。学吃进程是促进孩子心理成熟的重要过程。

4.刺激感知发展的需要

接触新的食物可刺激孩子各种感知(视觉、听觉、嗅觉、味觉、触觉等)的发展,从而促进开启智力发育的目的。看到大人吃东西时,孩子会盯着食物,张开小嘴,兴奋地等着大人来喂,甚至会有咀嚼动作。一旦新食物进入口中,舌头即开始体验食物的性状、软硬和颗粒大小;鼻子开始闻食物的香气;味蕾开始品尝食物的味道。随后,这些感觉将传递到中枢神经系统形成丰富的神经通路,促进大脑的发育。婴幼儿握勺学吃饭,或手抓食物的过程,是手眼协调、精细动作的练习过程,有利于孩子情感、认知、语言和交流能力的发育。

5.为断乳做准备

断乳的过程是补充食物的过程,多样化的食品,多种美味的食品让孩子享受到吃的快乐从而养成了不挑食、不偏食的好习惯,培养儿童良好的饮食习惯,为断乳做好最充分的准备。

(二)辅食添加

1.添加的指导原则

(1)及时:频繁纯母乳喂养不能满足婴儿对能量和营养的需要时,就应及时添加辅食。

(2)足够:应提供充足的能量、蛋白质和微量元素以满足婴儿生长发育的营养需求。

(3)安全:应该清洁地储存和制备。并且使用清洁的双手和器皿,而不是奶瓶和奶嘴喂食。

(4)适当喂养:依据儿童食欲和吃饱的信号提供食物,并且进餐次数和喂养方法符合儿童年龄。

满 6 个月时,给婴儿喂稠粥和磨碎的食物易成功,因为婴儿已对家人吃东西感兴趣,并且能够自己拿食物,喜欢将一些东西放到嘴里,能更好地控制舌头使食物在口中移动,能通过上下颌的张合进行咀嚼运动。

过早添加辅食(在 6 个月前)的危害:辅食取代母乳而难以满足婴儿营养需求;给予方便喂食的水样稀汤/粥易导致营养素不足;缺乏母乳中的保护因子而增加患病危险;辅食不如母乳清洁或难以消化而增加腹泻危险;儿童不能很好地消化吸收非人体蛋白,可增加哮喘和其他过敏性疾病危险;母乳喂养次数少又增加母亲再次怀孕危险。

过晚添加辅食的危害:因错过味觉、咀嚼功能发育关键年龄,造成进食行为异常,断离母乳困难;得不到所需的额外食物来满足其生长需求;生长发育减慢;得不到足够的营养素,可导致营养不良和营养缺乏,如因缺铁而导致贫血等。

2.辅食添加的种类和质地

婴幼儿时期的三种食物阶段如下。

(1)液体食物期:出生后立即开始母乳喂养或配方奶喂养。

(2)泥糊状食物期:4～6 个月后的换奶期添加泥糊状食品,如强化铁的米粉,其次引入的食物是根块茎蔬菜、水果,可补充维生素、矿物质营养。7～8 个月龄后逐渐引入末状动物性食物,如鱼类、蛋类、肉类和豆制品。

(3)固体食物期:从 10 个月左右起多种食物相互搭配(液体、半固体和固体食物)到天然均衡膳食阶段,可吃家常食物。儿童进食浓稠、固体食物,能够获得更多的能量及多种富含营养的成分,包括动物类食物。

婴儿期三种食物喂养的过程,每个过程都不能出问题,任何喂养过程的偏差都会影响婴幼儿生长发育,而致使在下一阶段无法弥补。给儿童引入"块状"食品存在一个窗口期,如果在 10 个月后添加块状食物,则增加日后的喂养困难风险。

3.良好辅食

良好辅食应具备富含能量、蛋白质和微量营养素(特别是铁、锌、钙、维生素 A、维生素 C 和叶酸);易于儿童吃;不辣、不咸;受儿童喜爱;当地可获得且可负担。

4.辅食添加原则

开始辅食添加的最佳年龄为 6 个月;继续母乳喂养至 2 岁或 2 岁以上;采用积极喂养的方法;安全的制备和储存食物;按年龄提供食物需要量;食物的浓度要稠;膳食频率和能量密度要够;营养素含量全面;使用维生素-矿物质补充或强化食品和患病时和康复后的喂养。

5. 辅食添加的方法

婴儿用舌头推出,甚至出现恶心,表明还不能有效地吞咽半固体食物,需经过 10~15 次反复尝试才被接受,辅食的引入时间应按照世界卫生组织和卫计委要求在 6 个月后,添加辅食的方法如下。

(1)4~6 个月:用勺喂养泥状辅食,如米糊、果泥、菜泥。主食 6 次奶(断夜奶),辅食逐渐加至 1 次。

(2)7~9 个月:用勺喂养末状辅食,如稀饭、烂面、菜泥、肉(鱼)末、鸡蛋、豆制品、少许盐、植物油。主食 4~5 次奶,辅食 1~2 餐饭 1 次水果。学会用杯。

(3)10~12 个月:婴儿自主抓食碎状辅食,如软饭、碎菜、碎肉(鱼、禽)、豆制品、少许盐、植物油。主食 2~3 次奶,辅食 2 餐饭,1 次水果。断奶瓶,学会用勺吃饭。

辅食添加的措施:由少到多,即在哺乳后立即给予婴儿少量强化铁的米粉(1 勺→2 勺→多勺);一种到多种,任何新辅食习惯 3~4 d 后再换另一种,以刺激味觉的发育,单一食物引入的方法可帮助了解婴儿是否出现食物过敏或不耐受;从稀到稠,婴儿辅食应逐渐增加稠度,其能量密度应该高于母乳,约 3.3 kJ(0.8 kcal);用勺进食,为训练婴儿的进食能力,可选用适合婴儿嘴大小的汤匙进食,可训练吞咽和咀嚼功能,用杯进食可帮助口腔动作协调,学习吞咽。患病时食欲常减退,消化功能也下降,此时不要添加新食物。

6. 安全制备和储存辅食

安全制备婴幼儿食物的方法:①选择经过安全处理的食品;②彻底加热食品;③食品即做即吃;④妥善储存熟食品;⑤彻底再加热食品;⑥反复洗手;⑦避免生食与熟食接触;⑧必须保持厨房所有表面的清洁;⑨避免昆虫、鼠类和其他动物接触食品;⑩使用符合卫生要求的水。

五、幼儿饮食

饮食是婴幼儿主要的生命活动。饮食行为的内容包括喂养行为、进食行为、食物选择和进食氛围。进食过程不仅提供食物,也是学习的机会,不仅影响儿童的生长发育和健康,对儿童社会心理和情感的发育也非常重要。儿童的进食行为随着年龄的增长逐渐由被动进食过渡到主动进食。

(一)幼儿进食特点

1. 生长速度减慢

1 岁后儿童生长发育逐渐平稳,幼儿进食相对稳定,较婴儿期旺盛的食欲相对略有下降。

2. 食物转换

从流质、半流质转变为半固体、固体食物,随着食物种类多样化,烹调方法也逐渐向成人饮食过渡,但此时乳牙尚未出齐,咀嚼、消化、吸收功能尚弱,不宜给予粗硬、油炸食品,食物应选择蒸煮,以汤面、烩饭、饺子、包子等形式更受幼儿喜爱。

3. 心理行为影响

幼儿进食时也表现出强烈的自我进食欲望,忽略幼儿自主的要求,仍按小婴儿的方法抚养,可导致不合作与违拗心理;而应允许幼儿参与进食,满足其自我进食欲望,鼓励但不强迫进食,利于培养独立进食能力。

4. 食欲波动

幼儿能自行调控能量摄入、调节进食的能力,餐间摄入的差别可达 40%,但一日的能量摄入则比较一致,只有 10% 的变化。

5.进食技能发育状况

其与婴儿期的训练有关,若错过训练吞咽、咀嚼的关键期,长期食物过细,则在幼儿期表现不愿吃固体食物或"含在嘴中不下咽"。

6.营养结局

指儿童生长发育和健康水平的总和,是由营养素、营养行为和营养气氛三个因素来决定的,而营养气氛包括烹调过程与进食过程。

(二)喂养方法

常用的方法有:①强迫喂养,是由养育人负责喂养,从而决定孩子何时进食、怎样进食以及进食量;②自由喂养,完全依赖儿童的个性和食欲进行喂养,放任儿童的进餐行为;③积极喂养,是养育人对孩子的提示和信号做出反应,并加以鼓励和表扬。

(三)膳食安排

膳食中各种营养素和能量的摄入需满足该年龄阶段儿童的生理需要。

照料是养育人和家庭对儿童提供健康生长发育所需的食物、卫生保健、刺激和情感支持的行为。使用良好的照料行为的一个重要时刻是在进餐时间,可帮助儿童进食。

进餐次数安排需合理,1~2 岁幼儿每日可进食 5~6 次,即 3 餐加上午、下午点心各一次,临睡前吃一次奶,每日奶量 500 mL。2~3 岁逐渐减为 3 餐加下午点心,每日奶量 250~500 mL,每次间隔 4 h。频繁进食、夜间进食、过多饮水均会影响小儿的食欲。

积极喂养技术:①用微笑、眼神的接触以及鼓励的话语来对孩子做出积极的反应;②喂养要缓慢和耐心,情绪要良好;③搭配不同的食物,食物的味道和口感要多样化,从而鼓励孩子进食;④当孩子停止进食时,要等待,然后再次给予食物;⑤给予可以用手抓的食物以便孩子能自己吃;⑥若孩子易分心,应尽量减少干扰;⑦孩子吃饭时,家人应专心地和孩子待在一起。

(龙聪颖)

第十八节　营养状况评估

营养状况评估是指对人体从饮食中摄取的营养物质和机体生理所需之间是否适合的评价,其目的是了解个体或群体的实际营养状况,发现小儿的营养问题,及时采取相应的有效干预措施,减少营养性疾病的发生,保证小儿正常地生长发育。因此,营养状况评估是儿童保健工作中的重要措施之一。

完善的营养状况评估应包括临床评价、膳食调查和实验室检查三个部分。

(1)临床评价:包括体格发育指标的测量、病史包括饮食史的采集、体格检查和营养缺乏性疾病的检查,从而判断营养状况和营养偏离。

(2)膳食调查:是计算儿童从膳食中摄取的热能和各种营养素,以及这些营养素是否能够满足需要。

(3)实验室检查:是测定营养储备及消耗状况(如体液或排泄物中所含各种营养素、代谢产物或其他化学成分)的生化分析。

一、定性评估

定性评估主要指临床评价,有助于临床医生判断儿童的膳食摄入能否满足其营养的需要。基本评价目的是判断儿童的生长是否正常,良好的饮食习惯是否养成。

(1)直接询问现在和过去的健康状况:主要询问以前的健康状况、住院或手术史,询问呕吐物和排便状况以了解有无营养素丢失的情况。

(2)确定典型的膳食摄入:可通过 24 h 回顾法或食物频率法得到儿童平常一天的食谱,简单了解各种食物及营养素摄入的数量及比例。还须询问儿童进食技能情况,以便评估儿童的饮食习惯。

(3)测量身高、体质量和头围:与标准儿童生长正常值或参考值作比较。

(4)密切观察患儿:注意有无营养素缺乏的症状和体征。

二、定量评估

在基本营养评价过程中,若发现儿童具有以下一种或几种特征,则需要进行详细的营养评价:①不符合正常的生长发育规律;②食物摄入或食物选择的不恰当;③营养素的过度丢失;④口腔发育迟缓。详细评价包括对个人史的记录和分析,食物摄入及进食行为的判定,恰当的体格生长测量以及一些具体的诊断检查。

(1)个人史:要了解影响患儿营养状况的疾病情况、手术情况,是否存在不协调的咀嚼、吞咽及呼吸运动,有无疾病限制性食物,因为这些情况将限制或影响营养素的吸收利用。有些药物的副作用会影响人的饥饿感和营养素的吸收与排出。全面的询问还应包括与饮食习惯形成相关的环境、社会及家庭因素。

(2)营养素的摄入:详细营养评价的膳食调查应连续 3~7 d(至少包含 1 个双休日),记录患儿所摄入的所有食物的数量和各种食物的比例,并将膳食调查结果与营养素的系列参考值进行比较。

(3)人体测量:常规测量指标和方法见体格生长章节。

(4)体格检查:全面进行体格检查及神经系统检查,并注意相关营养素缺乏的体征。

(5)诊断检查:包括确诊相关营养素失衡的生化检验及确定恰当的治疗方法的检查。

(一)膳食调查

儿童膳食调查要了解不同生活条件下儿童的饮食习惯和所吃食物的种类和数量,计算每人每日各种营养素的摄入量,并与每日推荐供给量标准(RNI)相比较,进行营养评估。

1.调查对象、日期和季节

调查对象因调查目的而定,对各类人群的选择也应有一定的代表性,如对幼儿园调查。

2.调查前的准备

调查者必须得到家长、集体单位的领导、保健员及炊事员等有关人员的密切协作配合,得到可靠的资料。调查者应向调查对象及有关人员详细说明调查目的和方法,消除有关人员的顾虑,使其了解调查过程,以便主动配合,保证调查工作顺利进行。

3.调查方法

最常应用的膳食调查方法有称重法、称重记账法、查账法、记账法及询问法等。

(1)称重法:该法适用于集体单位、家庭和个人的膳食调查,一般要求调查 3~5 d,最好能调查 7 d。称重法调查步骤如下。

1）调查及资料收集方法：①由调查人员记录每餐的食谱及所用的各种食物的名称，称取并记录各种食物在烹调前的生重和烹调后的熟重；②称取并记录每人或每个班级的熟食分配量，进食完毕后再分别称量所剩的饭菜重量，熟食分配量减去剩余量即为实际摄入量；③如调查对象为集体单位，要准确记录各班每天每餐就餐人数，以便计算人天数。

2）计算方法。①生熟比例：将各种食物的生重分别除以饭或菜的熟重。②各种食物的摄入量：将各种饭菜熟食的实际摄入量乘以该种食物的生熟比例，即为该食物的生食摄入量。如调查对象为集体单位，需将各班所摄入的各种食物生重的总量除以调查期间的人天数，即可计算出各班每人每天进食的各种食物的生重。③人天数：若各餐人数相同，则一餐的总人数即为调查期间的总人天数。若一餐或两餐人数较少，而三餐的食物重量又不均等时，则以每餐主食消耗量比例或以每餐热量分配比例来折算人天数。对儿童来说，每餐热量的分配比为：早餐25％、午餐35％、晚餐30％、点心10％，然后将其相加即得总人天数。④每人每天各种食物的热量及营养素的摄入量：查对食物成分表中各种食物所含营养素量及热能量，乘以各种食物的生重，然后将其相加，即为每人每天热量及各种营养素的摄入量。

（2）称重记账法：称重记账法是在调查开始前 1 d 晚饭后称量该食堂中所剩余的各种生、熟食物的重量，记入"食物结存量"；将调查期间当日购进的食物量记入"食物购入量"；调查结束当天晚饭后称量该食堂中所有食物的生重和熟重，记入"食物剩余量"中。同时还要记录调查期间每天每餐就餐人数，以计算人天数，即可计算出每人每天各种食物消耗量。称重记账法所得结果与称重法极为接近，准确性较高。

（3）查账法：查账法可用于调查账目清楚的集体伙食单位，一般调查期限为 1 个月。

其方法是在调查当月的月末查阅食堂账本，将记录的月初食物结存量、当月食物购入量及月末食物剩余量一一记录下来，同时计算出全月就餐的人天数，求出每人每天的食物消耗量。查账法可评估较长时间的膳食情况，但其调查结果的准确性较差。

（4）记账法：记账法是对集体伙食单位进行膳食调查的一种简易方法。在调查开始的前 1 d 晚饭后，查阅食堂账本记录，将当时的食物结存量记入"食物结存量"中；食堂工作人员将调查期间（一般为 5 d）的每日购入食物量记入"食物购入量"中；调查结束后，由调查人员查阅食堂账本记录，将食物剩余量记入"食物剩余量"中。根据调查期间每餐就餐人数折算成人天数，最后得出每人每天各种食物的消耗量。记账法也可用于个人膳食调查。

（5）询问法：询问法是通过问答方式了解受检对象的膳食情况。该法适用于散居儿童的膳食调查，方法简单、使用方便，但不够准确。在受客观条件限制不能进行记账法或称重法时，应用该法也能获得初步的结果。调查前应先了解市场食物的供应状况，儿童常用餐具的容量规格，以便准确地估计儿童所摄入的食物量。调查时，询问被调查对象在某一段时间内所吃食物的种类名称及其数量，如主食每日进餐次数、时间、种类和数量等。同时对副食、儿童食品、点心、水果等的摄入量也应记录下来，以便计算摄入的热能和营养素的量。

4.膳食调查结果评估

膳食调查结果应从数量和质量两个方面进行评估。

（1）热能和营养素的摄入量：将膳食调查所得的平均每人每天热能和营养素摄入量与其供给量标准相比较，以评估其满足程度，计算方法如下：摄入量对供给量的满足程度（％）＝（摄入量/供给量）×100％若计算出的摄入量低于 EAR，摄入不足的概率高达 50％，必须提高摄入；

摄入量在 EAR 和 RNI 之间也可能需要改变,因为摄入不足的概率至少仍有 2%～3%。

当能量摄入大于 RNI(EAR)时,显示能量摄入足够,反之说明能量摄入不足,要求三大宏量营养素供能比例应适当,即蛋白质、脂类、糖类产能分别约占总能量的 10%～15%、20%～25% 和 50%～60%。每日三餐食物供能分布亦应适当,即早餐、中餐、点心、晚餐供能分别约占一日总能量的 25%～30%、35%～45%、10%、25%～30%。

当蛋白质摄入大于或等于 RNI 时,显示蛋白质摄入足够,优质蛋白应占膳食中蛋白质总量的 1/2 以上;矿物质、维生素摄入应大于或等于 RNI 或适宜摄入量(AI)。

(2)热能营养素来源分配:计算蛋白质、脂肪和糖类供给的热能占总热能的百分数,再与合理的热能营养素来源分配相比较。

(3)热能食物来源分布:应计算谷类、薯类、豆类、植物性食物、动物性食物和纯热能食物所供给的热能分别占总热能的百分比。在儿童膳食中,谷类食物供给的热能不宜超过总热能的 70%,豆类及动物性食物供给的热能不宜低于 20%。因为当谷类食物所供给的热能比例高时,维生素 A、B_2、C 的摄入量就会不足,而豆类及动物性食物所供给的热能比例高时,人体必需的营养素则容易满足。

(4)蛋白质食物来源分布:一般将蛋白质来源的食物分为豆类、谷类、其他植物性食物、动物性食物,计算方法为各类食物蛋白质摄入量(g)除以蛋白质总摄入量乘以 100%,即为各类食物蛋白质占蛋白质总摄入量的百分比。动物性蛋白质和豆类蛋白质应占蛋白质总摄入量的 50%。

(二)实验室检查

实验室检查包括生化检查和生理功能检查。生化检查是通过实验方法测定小儿体液或排泄物或组织中的各种营养素和营养素代谢产物或其他有关化学成分,以了解饮食中的营养素被吸收和利用的情况。检查指标包括血液中营养成分浓度、尿中营养成分、尿中代谢产物测定、组织中营养素测定和有关酶的测定等。在应用上述各种实验室指标来评估小儿营养状况时,必须注意有些指标受许多因素的影响,如疾病、感染、标本污染等,必须将其排除,并应与其他指标同时评估。

(龙聪颖)

第十七章　新生儿疾病

第一节　新生儿呼吸窘迫综合征

新生儿呼吸窘迫综合征(neonatal respiratory distress syndrome,NRDS)又称新生儿肺透明膜病(hyaline membrane disease,HMD),系指因肺表面活性物质不足导致进行性肺不张,出生后不久即出现进行性呼吸困难、青紫、呼气性呻吟、吸气性三凹征和呼吸衰竭。该病主要见于早产儿,胎龄越小,发病率越高,胎龄满 37 周及以上者<5%,32～34 周者为 15%～30%,<28 周者为 60%～80%。此外,母亲有糖尿病的婴儿、剖宫产儿、双胎的第二婴和男婴,NRDS 的发病率也高。

一、病因与发病机制

(一)病因

本病是因为缺乏由Ⅱ型肺泡上皮细胞产生的表面活性物质(PS)所造成的,表面活性物质的 80%以上由磷脂(PL)组成,在胎龄 20～24 周时出现,35 周后迅速增加,故本病多见于早产儿,胎龄越小,发病率越高。表面活性物质(PS)缺乏的原因如下。

(1)早产:<35 周的早产儿肺泡Ⅱ型上皮细胞发育未成熟,PS 生成不足。

(2)缺氧、酸中毒、低温均能抑制早产儿出生后 PS 的合成。

(3)糖尿病孕妇的胎儿其胎儿胰岛细胞增生,而胰岛素具有拮抗肾上腺皮质激素的作用,延迟胎儿肺成熟。

(4)剖宫产因其缺乏正常子宫收缩,刺激肾上腺皮质激素增加,促进肺成熟,PS 相对较少。

(5)宫内窘迫和出生时窒息可影响 PS 的合成。

(6)肺部感染Ⅱ型细胞遭破坏,PS 合成减少。

(二)发病机制

肺表面活性物质能降低肺泡壁与肺泡内气体交界处的表面张力,使肺泡张开,其半衰期短,因此需要不断补充。表面活性物质缺乏时,肺泡表面张力增高,呼气时肺泡就萎陷,于是发生进行性肺不张,导致临床上呼吸困难和青紫等症状进行性加重。其过程如下:肺泡表面活性物质不足→肺泡壁表面张力增高(肺泡回缩力增高)→半径最小肺泡最先萎陷→进行性肺不张→缺氧、酸中毒→肺小动脉痉挛→肺动脉压力增高→卵圆孔及动脉导管开放→右向左分流(持续胎儿循环)→肺灌流量下降→肺组织缺氧更重→毛细血管通透性增高→纤维蛋白沉着→透明膜形成→缺氧、酸中毒更加严重,造成恶性循环。

二、临床表现与诊断

(一)临床表现

患儿多为早产儿,刚出生时哭声可以正常,6～12 h 内出现呼吸困难,逐渐加重伴呻吟。

呼吸不规则,间有呼吸暂停,面色因缺氧变得灰白或青灰,发生右向左分流后青紫明显,供氧不能使之减轻,缺氧重者四肢肌张力低下。体征有鼻翼扇动,胸廓开始时隆起以后肺不张加重,胸廓随之下陷,以腋下较明显;吸气时胸廓软组织凹陷,以肋缘下、胸骨下端最明显,肺呼吸音减低,吸气时可听到细湿啰音。本症为自限性疾病,能生存 3 d 以上者肺成熟度增加,恢复希望较大。但不少婴儿并发肺炎使病情继续加重,至感染控制后方好转。病情严重的婴儿死亡大多在 3 d 以内,以生后第 2 天病死率最高。本症也有轻型,可能由表面活性物质缺乏不多所致,起病较晚,可迟至 24~48 h,呼吸困难较轻,无呻吟,青紫不明显,三四天后即好转。

(二)实验室检查

1.羊水检查

出生前经羊膜穿刺,或出生时留取破膜的羊水做泡沫试验及卵磷脂和鞘磷脂比值检查。

(1)泡沫试验:原理是羊水中的卵磷脂具有一定的表面张力,在试验中经剧烈振荡后可使其乙醇溶液表面形成泡沫,此为阳性结果,表示胎儿肺脏已发育成熟;振荡后不出现泡沫为阴性结果,表示胎儿肺不成熟。一般采用双管法,第 1 支试管羊水与 95%乙醇的比例为 1:1;第 2 支试管比例为 1:2,用力振荡 15~20 s 后,静置 15 min 观察结果。结果判断如下:①两管液面均有完整的泡沫环为阳性,意味着 L/S(卵磷脂/鞘磷脂)≥2,提示胎儿肺成熟;②若第 1 管液面有完整的泡沫环,而第 2 管无泡沫环为临界值,提示 L/S(卵磷脂/鞘磷脂)<2;③两管均无泡沫环为阴性,提示胎儿肺未成熟。

(2)卵磷脂和鞘磷脂:肺发育成熟者,羊水中的卵磷脂(L)达 3.5 mg/dL,与鞘磷脂(S)的比值(L/S)应为(2~3):1。若 L/S<2:1,提示为肺发育不良。

2.胃液振荡试验

胃液 1 mL 加 95%乙醇 1 mL,振荡 15 s 后静置 15 min,如果沿管壁仍有一圈泡沫为阳性,可初步除外 NRDS;阴性则提示本病。假阳性发生率只有 1%,但假阴性可达 10%。抽胃液时间越晚,假阴性结果越多,因为羊水已进入肠道。

3.羊水磷脂酰甘油(PG)测定

出生后咽部或气管吸出物做 PG 测定能早期提示发病可能,PG 的存在即表示肺已成熟。

4.血液检查

血 pH、PaO_2、HCO_3^- 降低而 PCO_2、BE 增高,呈代谢性酸中毒。血钾早期常增高,恢复期利尿后可降低。

5.肺部 X 线检查

胸片表现较特异,对 NRDS 诊断非常重要。按病情轻重可分 4 级:第 1 级为细粟粒状毛玻璃样阴影,两肺透亮度减低;第 2 级除粟粒阴影外可见超出心影的支气管充气征;第 3 级除上述影像外,心缘与膈缘模糊;第 4 级为广泛的白色阴影,称"白肺",其中有黑色的秃叶树枝状空支气管树影由肺门向外周放射伸展至末梢气道,形成"支气管充气征"。

三、治疗原则与策略

无论是临床拟诊或确诊病例均应积极处理,力争度过 3 d,3 d 后存活率大大升高。

(一)一般治疗

(1)保温:放置在自控式暖箱内或辐射式抢救台上,保持皮肤温度在 36.5 ℃。

(2)监测:体温、呼吸、心率、血压和血气。

（3）保证液体和营养供给：第 1 天 5%或 10%葡萄糖液 60～80 mL/(kg·d)，以后逐渐增加到 120～150 mL/(kg·d)，并补充电解质，病情好转后改为经口喂养，热量不足则辅以部分静脉营养。

（4）纠正酸中毒。

（5）关闭动脉导管：应严格限制入液量，并给予利尿药。

（6）抗生素：根据肺内继发感染的病原菌（细菌培养和药敏试验）应用相应的抗生素治疗。

（二）氧疗和辅助通气

（1）吸氧：根据发绀程度选用鼻导管、面罩或头罩吸氧，因早产儿易发生氧中毒，故以维持 PaO_2 50～70 mmHg(6.7～9.3 kPa)和 $TcSO_2$ 85%～92%为宜。

（2）持续呼吸道正压及常频机械通气。

（3）其他：近年大样本、多中心的研究表明当 CMV(常频机械通气)治疗难以奏效时，改用高频振荡或高频喷射呼吸机，可避免常频呼吸机的不良反应，以取得较好的疗效。体外膜肺(ECMO)对呼吸机治疗无效的病例有一定疗效。

（三）PS 替代疗法

可明显降低 NRDS 的病死率及气胸发生率，同时可改善肺顺应性和通换气功能，降低呼吸机参数。PS 目前已常规用于预防或治疗 NRDS。

（1）PS 包括天然、半合成及人工合成 3 种。

（2）使用方法：一旦确诊应尽早(生后 24 h 内)使用，方法为经气管插管分别取仰卧位、右侧卧位、左侧卧位和再仰卧位各 1/4 量缓慢注入气道内，每次注入后应用复苏囊加压通气 1～2 min。PS 制剂不同，其剂量及间隔给药时间各异，视病情予以 2～4 次。

（王雅娟）

第二节　新生儿吸入综合征

一、大量羊水吸入

胎儿在宫内或分娩过程中吸入较大量羊水称大量羊水吸入，又称羊水吸入综合征。羊水未被污染，常有一过性的呼吸困难或青紫，症状轻，预后好。如肺部有炎性反应，称为羊水吸入性肺炎。

（一）病因与发病机制

任何因素导致胎儿宫内或产时缺氧，低氧血症刺激胎儿呼吸中枢，出现喘息样呼吸，羊水被吸入呼吸道。羊水吸入后很快被肺泡毛细血管吸收，羊水中的皮脂和脱落的角化上皮细胞在肺泡内可引起化学性和机械性的刺激而发生弥漫性肺炎，气体弥散功能下降。异常分娩、宫内窒迫、巨大胎儿等是大量羊水吸入的常见诱因。

（二）临床表现与诊断

胎儿有宫内窒迫或产时窒息史，复苏后出现呼吸困难、青紫。症状轻重与羊水吸入量多少有关。吸入量少，临床可无症状或轻度气急；大量羊水吸入可能胎死宫内，存活者可从口腔流出液体或泡沫,肺部听诊有粗湿啰音。X线表现吸入量少者仅肺纹理增粗,呈条索影,伴轻或中度肺气肿;吸入量较多者出现密度较淡的斑片状阴影;大量吸入时斑片状影分布广泛,但以两肺内侧带和肺底部为著。

(三)治疗原则与策略

对症治疗为主,确保呼吸道通畅,对缺氧者用鼻导管或头罩给氧。激素治疗可减轻肺部炎症,防止肺纤维化,但增加感染机会,同时激素并不能除去异物如角化上皮细胞等,故慎用。可用抗生素防治继发感染。

二、胎粪吸入综合征

胎粪吸入综合征(meconium aspiration syndrome,MAS)是由于胎儿在宫内窘迫或产时窒息时排出胎粪,污染羊水,被胎儿吸入后产生的肺部疾病。MAS以足月儿和过期产儿多见,早产儿亦可发生。

(一)病因与发病机制

1.病因

①宫内窘迫:大量胎粪吸入可发生在产程未发动时、产程启动和分娩阶段。一般认为MAS与胎儿宫内窘迫相关,当胎儿在宫内或分娩过程中发生窒息和急性或慢性低氧血症时,体内血流重新分布,肠道与皮肤血流量减少,致使肠壁缺血痉挛,肛门括约肌松弛而排出胎粪。活产儿中胎粪污染羊水的发生率为12%～21.9%,缺氧对胎儿呼吸中枢的刺激使呼吸运动由不规则而逐渐变得强有力,使胎儿将胎粪吸入鼻咽及气管内;而胎儿娩出后的有效呼吸更将上呼吸道内的胎粪吸入肺内。过期产儿由于肠道神经系统成熟度和肠肽水平的提高以及胎盘功能不良,发生MAS的可能性比足月儿增加。②胎儿的成熟情况:目前资料并不完全支持MAS与胎儿宫内窘迫的相关性,胎儿心率变化、Apgar评分、胎儿头皮血pH等指标与羊水胎粪污染并不呈现相关性。但MAS随胎龄增加危险性增高,这提示宫内胎粪排出与胎儿副交感神经发育成熟及对于脐带受压迫后的反射性调节有关,而且胎粪排出也反映了胎儿消化道的发育成熟带来的自然现象。在胎儿受到刺激时(受挤压、脐带打结、窒息、酸中毒等),胎儿肛门括约肌松弛并排出胎粪进入羊水中,同时反射性开始深呼吸,将污染的羊水及胎粪吸入气道和肺内。③产程中胎儿窘迫:正常情况下,肺内分泌液从肺向羊膜囊流动,而且胎儿宫内呼吸运动的实际幅度非常小,即使出现少量胎粪进入羊水并不会被大量吸入肺内;但在妊娠后期随羊水减少、产程发动开始刺激胎儿等因素,可能表现为胎儿出现窘迫的迹象而吸入肺内。

2.发病机制

①气道阻塞和肺内炎症:进入气道的黏稠的胎粪颗粒可以完全阻塞支气管,造成机械性梗阻,导致肺叶或肺段不张,肺泡通气-血流灌注平衡失调;小气道内的活瓣性阻塞更易导致气胸、间质性肺气肿或纵隔气肿,加重通气障碍,产生急性呼吸衰竭;胎粪内胆酸、胆盐、胆绿素、胰酶、肠酸等的刺激作用,以及继发感染均可引起肺组织化学性、感染性炎症反应,产生低氧血症和酸中毒。当气道部分阻塞时因气道压力高,气体进入外周肺泡较容易,而促进气体排出的压力较低,气道部分阻塞成为完全阻塞,外周肺泡气体滞留导致肺气肿。肺组织过度膨胀时表现为肋间饱满、膈肌下移等征象。②通气和换气功能障碍:出生后复苏抢救时如果气道内的胎粪没有及时吸引清除,会逐渐向小气道及外周肺组织内移动;进入肺泡的胎粪可以抑制肺表面活性物质,导致局部肺泡萎陷。在以上原因的综合影响下,肺部通气和换气功能出现障碍,表

现为持续低氧血症、高二氧化碳血症和酸中毒等，严重时出现肺动脉高压。③透明膜形成：由于 MAS 往往伴有产前、产时和产后的缺氧，可能在生后早期肺部的病理损伤起更大的影响，气道和肺泡上皮细胞可以因缺氧而变性、坏死、脱落，肺泡内有大量渗出和透明膜形成；④肺动脉高压与急性肺损伤：宫内低氧血症会导致肺血管肌层肥大，成为肺血管阻力增高的原因之一；围产期窒息、酸中毒、高碳酸血症和低氧血症则使肺血管收缩，发生持续肺动脉高压症（persistent pulmonary hypertension，PPH），继而出现心房或导管水平的右向左分流，进一步加重病情。近年研究证明 MAS 可引起肺血管内皮损伤，并可使肺泡Ⅱ型细胞受损、肺表面活性物质减少，出现肺泡萎陷、肺透明膜形成等急性肺损伤表现，形成肺水肿、肺出血，使缺氧加重。

（二）临床表现与诊断

诊断主要依据羊水胎粪污染，胎儿出生后指、趾甲和皮肤被胎粪污染，气管内吸出胎粪 1 mL 以上等临床表现与 X 线表现。

1. 临床表现

患儿病情轻重差异很大，随缺氧损害的严重程度和胎粪污染羊水吸入的量及黏滞度不同而不同，吸入较少者出生时可无症状，大量吸入胎粪可致死胎或生后不久死亡。

（1）胎粪污染：胎粪污染羊水，若患儿在宫内暴露于被胎粪污染的羊水时间大于 6 h，出生时全身皮肤、指趾甲和脐带将被染成黄绿色或深绿色。

（2）呼吸窘迫：多数患儿常在生后数小时出现呼吸急促（呼吸频率＞60 次/分钟），呼吸困难，发绀，鼻翼扇动，呻吟，三凹征。由于胎粪污染羊水的严重程度不一，呼吸窘迫的程度亦可轻重不一，一般在出生后 4 h 内出现，轻度者仅表现为暂时性呼吸困难，往往能自愈；较重者存在呼吸困难和青紫，但吸入 40% 氧气即能维持正常的 PaO_2 和 $PaCO_2$；严重者可在生后数小时内出现严重呼吸困难和青紫，一般氧疗无效，需要机械通气等综合治疗，甚至会在数分钟内死亡。一些患儿开始时仅表现轻度呼吸窘迫，但是几小时后可因化学性肺炎而致病情恶化。

（3）气道阻塞致桶状胸：稠厚的胎粪污染的羊水吸入气道后，可致患儿气道阻塞或半阻塞，两肺先常有鼾音、粗湿啰音，以后出现中、细湿啰音。急性气道阻塞的临床表现为喘鸣状呼吸、青紫，必须立即做气管内吸引。气道半阻塞的患儿因气体潴留而致胸廓前后径增大呈桶状胸，呼吸浅促、呼吸音降低或有湿啰音和喘鸣，如临床症状突然恶化、出现发绀和呼吸困难加重，则应怀疑发生气胸，其发生率在 20%～50%。

（4）持续肺动脉高压：部分患儿可并发持续肺动脉高压；因有大量右向左分流，除引起严重青紫外，还可出现心脏扩大、肝大等心力衰竭的表现。

（5）其他：严重胎粪吸入和急性缺氧患儿常有意识障碍、颅内压增高、惊厥等中枢神经系统症状，还会有红细胞增多症、低血糖、低钙血症和肺出血等。

2. 诊断

（1）病史：有 MAS 的高危因素，包括：①孕母有妊娠高血压综合征、高血压、糖尿病、慢性呼吸系统或心血管疾病、严重贫血、绒毛膜羊膜炎等；②母亲有产科并发症，产程延长，羊水有胎粪污染；③胎儿为过期妊娠、足月小样儿，胎儿头皮血 pH＜7.25，胎心率中到重度减慢，出生时可有窒息，1 min Apgar 评分≤6，气管内有胎粪吸出。

（2）分娩时有胎粪污染羊水：此为发生呼吸窘迫的重要临床诊断依据。如果在分娩时有大量胎粪在婴儿皮肤、指甲、脐带污染，或从口腔、气道吸引出胎粪，则对于呼吸窘迫的病因基本可以确定。

（3）临床表现为三凹征：在出生后 12～24 h，随胎粪进入外周肺而表现出呼吸困难进行性加重，可从气道吸引出胎粪污染的液体。呼吸困难的原因可能是气道阻塞使肺泡扩张困难，但更有可能是因为窒息导致胎儿肺液不能排出和低氧性肺内血管痉挛。因为发生肺气肿，体格检查可以发现胸廓较饱满等。

（4）放射学检查：X 线表现可按严重度分为 3 型。①轻型：肺纹理增粗，轻度肺气肿，膈肌轻度下降，心影正常；②中型：肺野有密度增加的粗颗粒或片状团块、云絮状阴影，或有节段性肺不张伴过度透亮的泡形气肿，心影缩小；③重型：除中型表现外，常伴发肺间质气肿、纵隔积气或气胸，吸入的胎粪一般在生后 4 h 后到达肺泡，X 线有特殊的表现。肺泡充气减少征象在 24 h 内可见，80% 的 X 线征象在 48 h 表现最清晰。羊水胎粪污染的新生儿，40%～73% 有阳性的 X 线表现，有 70% 的 MAS 婴儿 X 线表现与临床表现不相一致。

（5）血气检查：重症 MAS 血气检查表现为低氧血症和高碳酸血症，可以有严重混合性酸中毒。

（三）治疗原则与策略

1.清除气道胎粪

分娩时，在胎儿胸部尚未娩出时即吸引、清除口、鼻和咽后壁的胎粪。如果气道吸引有大量胎粪存在，应反复吸引，或给予持续留置气道插管，以备反复吸引和机械通气治疗。如果胎儿娩出时已经处于呼吸抑制状态，应立即考虑给予气道插管，一般采用生理盐水清洗和吸引；反复气道吸引可能降低 MAS 临床危重程度，但是经反复吸引的 MAS 发展为依赖呼吸机治疗的情况仍比较普遍。由于胎粪污染羊水可以被吞咽，因此在胎儿出生后趋稳定时，可以经胃管吸引，以防止胃内容物反流，再吸入肺内。

2.氧疗

对于呼吸困难者可以吸氧，并可以给予持续气道正压通气（CPAP），呼吸末正压（PEEP）0.29～0.69 kPa（3～7 cmH$_2$O）①，以保持中、小气道扩张，达到改善通气和灌流的目的。如果吸入 100% 氧，动脉氧分压仍然低于 50 mmHg，应给予气道插管和机械通气。

3.常规机械通气（CMV）

CMV 的应用原则为适当加快通气频率，降低 PEEP，保持分钟通气量足够，避免过大潮气量通气。可以采用的参数为：通气模式采用定容或定压 A/C 或 SIMV，供气时间<0.5 s，通气频率 40～60 次/分钟，PEEP 0.20～0.29 kPa（2～3 cmH$_2$O），潮气量在 6 mL/kg，分钟通气量为 240～360 mL/kg，最大吸气峰压（PIP）1.96～2.45 kPa（20～25 cmH$_2$O）。

4.高频通气（HFOV）

HFOV 是目前治疗 MAS 普遍采用的通气方式，其优点为持续扩张气道，增加肺泡通气量，有助于改善通气-灌流比。对于足月新生儿 HFOV 的参数一般采用 10 Hz（600 次/分钟），振荡幅度一般在 30～40 cmH$_2$O，达到肉眼可视小儿胸廓振动，通过调节 PEEP 使 MAP 较 CMV 时高 2～3 cmH$_2$O，一般在 15～25 cmH$_2$O。HFOV 进行 1～2 h 后，深部气道和肺泡内的吸入物逐渐排出，氧合状况会有所改善，二氧化碳排出效率提高。

5.抗生素的应用

MAS 常由孕母宫颈逆行感染引起，因此早期应用抗生素。同时行孕母子宫颈拭子或羊水

---

① 临床上仍习惯以 cmH$_2$O 作为通气压力单位。1 kPa＝10.33 cmH$_2$O。

培养,但当发生继发性感染应根据气管分泌物培养调整抗生素。

6.肺表面活性物质

由于胎粪可以抑制肺表面活性物质功能,同时窒息缺氧也导致肺泡Ⅱ型上皮细胞合成分泌表面活性物质障碍,因此外源性表面活性物质治疗成为一种可以选择的方法,最好在出生后6 h内供给。MAS由于组织破坏多,PS不可能恢复已损伤的肺组织,因此疗效不如NRDS,PS剂量宜较大,每次150 mg/kg,每6 h 1次,共3~4次。人工PS疗效差,因其中无表面活性蛋白质SPB和SPC,不能抵抗水肿液中大分子蛋白质的抑制。有人认为PS中如能加入SPA,抵制大分子蛋白质的作用将加强。

7.一氧化氮吸入

剂量为$(5\sim20)\times10^{-6}$ ppm,一般用20×10^{-6} ppm,可用于肺动脉持续高压(PPHN)。

8.体外膜肺(extra corporeal membrane oxygenation,ECMO)

体外膜肺为生命支持技术中挽救肺功能丧失的主要手段。难治性呼吸衰竭者可用膜肺,使肺有足够的休息,但方法复杂,自从用PS和NO治疗后,ECMO治疗已减少。

9.并发症

并发症对症处理。

(王雅娟)

第三节　新生儿感染性肺炎

新生儿感染性肺炎包括出生前(宫内和分娩过程)和出生后感染性肺炎,是新生儿常见病,也是引起新生儿死亡的重要病因。据统计,围生期感染性肺炎病死率为5%~20%。可发生在宫内、分娩过程中或生后,由细菌、病毒、真菌等不同的病原体引起。

一、病因与发病机制

(一)产前、产时感染性肺炎

产时感染性肺炎多与产科因素有关。

1.产前感染

母亲在怀孕期受细菌、病毒(如单纯疱疹病毒、巨细胞病毒、风疹病毒等)、原虫(如弓形虫)、衣原体和支原体等感染,病原体经血通过胎盘和羊膜侵袭胎儿。

2.产时感染

胎膜早破导致羊水被污染,胎儿在宫内吸入污染羊水而致病;羊膜绒毛膜发炎,产道内细菌如克雷伯杆菌、大肠埃希菌、B族链球菌、李斯特菌等上行导致感染;因急产、滞产或产道未彻底消毒等情况,胎儿出生时吸入产道内污染的分泌物。

(二)出生后感染性肺炎

1.血行传播感染

皮肤感染、脐炎、败血症时,病原体经血液循环传播至肺而引起肺炎。病原体以金黄色葡萄球菌、B组溶血性链球菌、巨细胞病毒、大肠埃希菌及呼吸道合胞病毒等多见。

2.呼吸道途径

因婴儿抵抗力低,其上呼吸道感染下行引起肺炎。呼吸道感染者接触新生儿时,病原体经飞沫由婴儿上呼吸道向下传播至肺。

3.医源性传播感染

多由铜绿假单胞菌、厌氧菌及某些致病力低的细菌引起。传染途径有:①病房拥挤,消毒不完全,患者的致病菌通过人体接触的方式传染给其他婴儿;②医用器械消毒不完全;③暖箱湿度过高使水生菌易于繁殖;④使用呼吸机时间过长等引起肺炎;⑤广谱抗生素使用过久,产生真菌性肺炎。

二、临床表现与诊断

(一)临床表现

金黄色葡萄球菌肺炎较常发生,并可引起流行。患儿中毒症状重,易并发脓胸、脓气胸、肺大泡、化脓性脑膜炎等。大肠埃希菌肺炎患儿有精神萎靡、脓胸,并有黏稠、有臭味液体。呼吸道合胞病毒肺炎症状为喘憋、咳嗽,肺部有哮鸣音。

1.产前感染性肺炎

产前感染性肺炎又称早发型肺炎,是全身性败血症的一部分。发生于出生时或生后数小时,多在娩出后 24 h 内发病。婴儿出生时多有窒息,复苏后有呼吸快、呻吟、体温不稳定、反应差、肺部啰音等表现,严重时出现呼吸衰竭。因羊水感染者,常有明显的呼吸困难和肺部啰音。但是,血行感染者以黄疸、肝脾大、脑膜炎等多系统症状为主,常缺乏肺部体征。

2.产时感染性肺炎

产时感染性肺炎常为出生时获得性感染,经过潜伏期后才开始发病。患儿因病原体不同,临床表现差别较大,且容易引发全身感染。

3.出生后感染

出生后感染发病较晚。症状不典型,新生儿咳嗽反射尚未完全形成、胸廓发育相对不健全、呼吸肌软弱,因此患病时少有咳嗽,呼吸运动表浅,症状缺乏特异性,并且可能听不到肺部啰音,可不发热也可发热或体温不升等。呼吸困难仅表现为呼吸暂停、不规则或气促,缺氧严重时出现皮肤青紫。肺部体征早期常不明显,偶可在脊柱两旁听到细湿啰音或在吸气末听到捻发音等。重症患者可出现呼吸困难、点头呼吸、呼吸暂停和吸气时胸廓有三凹征,出现不吃、不哭、体温低等症状,甚至发生心力衰竭和呼吸衰竭。

(二)实验室检查

1.血常规

主要检查白细胞,$<5\times10^9/L$ 或 $>20\times10^9/L$,也可在正常范围内。

2.病原学诊断

出生后对鼻咽部分泌物进行细菌培养、病毒分离,进行诊断。然后根据需要进行胃液涂片查找白细胞与抗原,或取血样、咽部气管分泌物进行涂片、培养、对流免疫电泳等检测。

3.荧光抗体和血清抗体检查

IgG、IgM 增高,脐血 IgM 200～300 mg/L,其中特异性 IgM 增高对宫内感染诊断有意义。

4.胸部 X 线片检查

所见及意义具体如下。

(1)支气管肺炎:出生后感染性肺炎,胸部 X 线片可见弥漫性、深浅不一的模糊影,或者两肺广泛点状或大小不一的浸润影,少数可见大叶实变影。通过羊水感染的肺炎,胸部 X 线片可见两侧肺纹理增粗,多表现为支气管肺炎改变。

(2)间质性肺炎:宫内病毒感染者,胸部 X 线片表现为间质性肺炎改变。

三、治疗原则与策略

(一)治疗原则

应采用综合措施,加强护理,保持呼吸道通畅,除保暖、供氧等外,应积极控制感染,针对不同病原体予以相应的抗炎药物治疗,适当限制液体量,纠正酸中毒,对症处理,防治并发症。

(二)治疗策略

1.一般治疗

保持呼吸道通畅,尽快清除吸入物,吸净口咽、鼻部分泌物,定期翻身拍背有利于痰液排出。加强护理和监护,注意保暖。保持室内空气新鲜,有适宜的稳定的温度和湿度。

2.抗生素

新生儿出生后一旦发现呼吸增快即开始抗生素治疗。细菌性肺炎以早期静脉给予抗生素为宜,原则上根据病原菌选用抗生素。

(1)金黄色葡萄球菌感染:可用第一代头孢菌素、耐酶青霉素或氨苄西林。

(2)B 族溶血性链球菌肺炎:可用氨苄西林和青霉素治疗 3 d,再改用大剂量青霉素,疗程为 10~14 d。

(3)革兰阴性菌:铜绿假单胞菌、重症或对一般抗生素耐药者,可选用第三代头孢菌素;肠道杆菌肺炎可用阿米卡星(丁胺卡那霉素)和氨苄西林。

(4)李斯特菌肺炎:可选用氨苄西林。

(5)衣原体肺炎:首选红霉素,剂量为每天 50 mg/kg,共 2~3 周。

(6)厌氧菌感染:首选甲硝唑(灭滴灵)静脉滴注。

(7)病毒性肺炎:可用利巴韦林或干扰素治疗。呼吸道合胞病毒肺炎可用利巴韦林雾化吸入 3~7 d;单纯疱疹病毒肺炎可用阿糖腺苷或阿昔洛韦(无环鸟苷)静脉滴注。

3.供氧

重症并发呼吸衰竭者,可用持续正压呼吸或气管插管后机械通气。对于低氧血症,可因情况进行供氧,维持血氧在 6.65~10.7 kPa(50~80 mmHg),不超过 16.0 kPa(120 mmHg)。

4.对症处理

根据具体病症进行对症处理。如烦躁、惊厥者及时进行镇静、止痉治疗,体温不升者应保温等。

5.支持疗法

①增强抗病能力:输新鲜血或血浆,每次 10 mL/kg,根据病情可少量多次应用;用人血丙种球蛋白或人血白蛋白增加免疫功能,500 mg/(kg·d),可用 3~5 d;②保证营养及液量:保证营养供给,维持水、电解质平衡。

(王雅娟)

第四节　新生儿肺出血

新生儿肺出血系指肺内大量出血,可以是肺泡出血或肺间质出血,也可以两者同时存在。本症发生在各种疾病的垂危状态,是一种严重的综合征,常是临终前的表现。该病早期诊断困难,病死率高,早产儿较足月儿更多见。

一、病因与发病机制

(一)病因

本病的发生在新生儿期有两个高峰,第一高峰发生在生后第 1 天,约占 50%;第二高峰在生后 6~7 d,约占 25%。生后两周很少发生。

1.围生期缺氧

围生期缺氧是第一高峰的主要原因,原发性疾病以窒息、RDS、MAS、肺发育不良、颅内出血等严重缺氧性疾病为主。

2.感染

感染是第二高峰的主要原因。

3.低体温

多见于早产儿硬肿症的终末期。

4.充血性心力衰竭

常见于早产儿动脉导管未闭(PDA)及较严重的先天性心脏病患儿等。

5.其他因素

新生儿高黏滞综合征、凝血机制障碍、Rh 溶血病等均与本病发病有关。

(二)发病机制

新生儿肺出血的发病机制尚未完全阐明,但认为原因很多,也可由多个原因同时作用所致。严重缺氧时各器官组织都缺氧:心肌缺氧影响心脏功能,心搏出量减少,血流减慢,静脉回流降低,继而导致肺血管淤血,静脉压增高;缺氧使血管壁的渗透性增加,尤以毛细血管更为显著,因而发生肺水肿和出血;缺氧时各种酶活性降低,影响新陈代谢过程,产生酸中毒,更增加血管渗透性。严重肺部感染除影响气体交换外,还直接损伤肺组织,包括其中的肺血管和毛细血管,或通过免疫复合物与毛细血管壁基底膜的结合造成损伤,引起血管渗透性增加,而发生肺水肿和出血。

二、临床表现与诊断

(一)临床表现

1.具有肺出血原发病和高危因素

窒息、缺氧、早产和(或)低体重、低体温和(或)寒冷损伤、严重原发性疾病(败血症、心肺疾患)等。

2.症状和体征

除原发病症状与体征外,肺出血可有下列表现。

(1)全身症状:低体温,皮肤苍白,发绀,活动力低下,呈休克状态,或可见皮肤出血斑,穿刺部位不易止血。

(2)呼吸障碍:呼吸暂停,呼吸困难,吸气性凹陷,呻吟,发绀,呼吸增快或在原发病症状基础上临床表现突然加重。

(3)出血:鼻腔、口腔流出或喷出血性液体,或于气管插管后流出或吸出泡沫样血性液。

(4)肺部听诊:呼吸音减低或有湿啰音。

(二)X 线检查

(1)广泛的斑片状阴影,大小不一,密度均匀,有时可有支气管充气征。

(2)肺血管淤血影:两肺门血管影增多,两肺或呈较粗网状影。

(3)心影轻至中度增大,以左室增大较为明显,严重者心胸比>0.6。

(4)大量出血时两肺透亮度明显降低或呈"白肺"征。

(5)显示肺部原发性疾病的病变,肺炎或呼吸窘迫综合征等的表现。

(三)实验室检查

(1)血气分析:可见 PaO_2 下降,$PaCO_2$ 升高;酸中毒多为代谢性,少数为呼吸性或混合型。

(2)外周血红细胞与血小板减少。

三、治疗原则与策略

1.一般治疗

注意保暖,保持呼吸道畅通,吸氧,纠正酸中毒,限制输液量为 80 mL/(kg·d),滴速为3～4 mL/(kg·h)。

2.补充血容量

对肺出血致贫血的患儿可输新鲜血,每次 10 mL/kg,维持血细胞比容在 0.45 以上。

3.保持正常心功能

可用多巴胺 5～10 μg/(kg·min)以维持收缩压在 50 mmHg(1 mmHg＝0.133 kPa)以上。如发生心功能不全,可用快速洋地黄类药物控制心力衰竭。

4.机械通气

可用间歇正压通气(IPPV)/呼气末正压(PEEP)。对肺出血高危儿,在肺出血前即可使用机械通气,呼吸机参数可选择:吸入氧浓度(FiO_2)0.6～0.8,PEEP 6～8 cmH_2O(1 cmH_2O＝0.098 kPa),呼吸次数(R)35～45 次/分,最大吸气峰压(PIP)25～30 cmH_2O,吸呼比(I/E)1:(1～1.5),气体流量(FL)8～12 L/min。早期每 30～60 min 测血气 1 次,作为调整呼吸机参数的依据。使用呼吸机机 30～40 min 后,若 PaO_2 仍低于正常,可适当增加吸氧浓度和通气压力,但应注意发生气压伤的可能性亦增加。如发现肺顺应性差,平均气道压(MAP)高达15 cmH_2O 应注意肺出血可能。在肺出血治疗期间,当 PIP<20 cmH_2O、MAP<7 cmH_2O 仍能维持正常血气时,常表示肺顺应性趋于正常,肺出血基本停止。若 PIP>40 cmH_2O 时仍有发绀,说明肺出血严重,患儿常常死亡。呼吸机撤机时间必须依据肺出血情况及原发病对呼吸的影响综合考虑。

5.止血药的应用

于气道吸引分泌物后,滴入巴曲酶 0.2 U 加注射用水 1 mL,注入后用复苏囊加压供氧30 s,促使药物在肺泡内弥散,以促使出血部位血小板凝集。同时用巴曲酶 0.5 U 加注射用水2 mL 静脉注射,用药后 10 min 气管内血性液体即有不同程度减少,20 min 后以同样方法和剂量再注入,共用药 2～3 次。或用 1∶10 000 肾上腺素溶液 0.1～0.3 mL/kg 气管内滴入,可重复 2～3 次,注意监测心率。

6.纠正凝血机制障碍

根据凝血机制检查结果,如仅为血小板少于 $80×10^9/L$,为预防弥散性血管内凝血发生,可用超微量肝素 1 U/(kg·h)或 6 U/kg 静脉注射,每 6 h 1 次,以防止微血栓形成。如已发生新生儿弥散性血管内凝血,高凝期给予肝素 30～60 U/kg(0.25～0.5 mg/kg)静脉滴注,每4～6 h 1 次;或予输血浆、浓缩血小板等处理。

(王雅娟)

第五节　新生儿持续肺动脉高压

新生儿持续肺动脉高压(persistent pulmonary hypertension of newborn,PPHN)又称持续胎儿循环,是指由多种病因引起的新生儿出生后肺循环压力和阻力持续增高,使由胎儿型循环过渡至正常"成人"型循环发生障碍,以至于在动脉导管和卵圆孔水平出现右向左分流,从而导致严重的低氧血症和青紫,甚至死亡。本病多见于足月儿或过期产儿。

一、病因与发病机制

(一)病因

宫内或出生后缺氧酸中毒有关的病因有以下几种。

1.宫内因素

如子宫-胎盘功能不全导致慢性缺氧、横膈疝、无脑儿、过期产、羊水过少综合征等;又如母亲在妊娠期服用阿司匹林或吲哚美辛等。

2.分娩时因素

有窒息及吸入(羊水、胎粪等)综合征等。

3.分娩后因素

先天性肺部疾患、肺发育不良,包括肺实质及肺血管发育不良、呼吸窘迫综合征(RDS);心功能不全,病因包括围生期窒息、代谢紊乱、宫内动脉导管关闭等;肺炎或败血症时由于细菌或病毒、内毒素等引起心脏收缩功能抑制、肺微血管血栓、血液黏滞度增高、肺血管痉挛等;中枢神经系统疾患、新生儿硬肿症等。总之,除了少数原发性肺小动脉肌层过度发育及失松弛外,其他任何缺氧和酸中毒均可导致肺动脉压力上升,甚至导致动脉导管及卵圆孔的右向左分流。

(二)发病机制

生后肺血管阻力的下降是从宫内到宫外生理变化的重要转变过程。正常新生儿生后12～24 h 内肺血管阻力显著下降,在生后 24 h 可降低 80%。在 PPHN 患者这种转变过程发生障碍,肺动脉压持续升高,出现动脉导管水平和(或)卵圆孔水平的右向左分流。肺动脉压增加使右心室后负荷及氧耗量增加,导致右室、左室后壁及右室内膜下缺血,乳头肌坏死,三尖瓣功能不全。最终由于右心负荷增加、室间隔偏向左室,影响左心室充盈,心排血量下降。一些患儿生后肺血管阻力仅短暂增加,当诱发因素去除后迅速下降;但新生儿肺血管的缩血管反应较成人明显,血管结构在低氧等刺激下极易改变,出现肌层肥厚。这些因素使得肺循环对各种刺激呈高反应性,临床上在引起肺血管反应的因素去除后,有时肺血管痉挛仍不能解除。PPHN临床上至少有3种病理类型。①肺血管发育不全:指气道、肺泡及相关的动脉数减少,血管面积减少,使肺血管阻力增加,可见于先天性膈疝、肺发育不良等。其治疗效果最差;②肺血管发育不良:指在宫内表现为平滑肌从肺泡前生长至正常无平滑肌的肺泡内动脉,而肺小动脉的数量正常。由于血管平滑肌肥厚、管腔减小,血流受阻。慢性宫内缺氧可引起肺血管再塑和中层肌肥厚;宫内胎儿动脉导管早期关闭(如母亲应用阿司匹林、吲哚美辛等)可继发肺血管增生。对于这些患者,治疗效果较差。③肺血管适应不良:指由于围生期应激(如酸中毒、低温、低氧、胎粪吸入、高碳酸血症等),肺血管阻力在生后不能迅速下降,而其肺小动脉数量及肌层的解剖结构正常。这些患者占PPHN的大多数,其肺血管阻力增高是可逆的,对药物治疗常有反应。

二、临床表现与诊断

(一)临床表现

PPHN多见于足月儿和过期产儿,往往有围生期窒息史。在出生后24 h内出现症状,青紫明显,呈持续性,吸痰、翻动体位等刺激时青紫加重;但呼吸困难可不明显,往往与低氧血症的程度不相平行;用100%氧吸入试验10～15 min后青紫不能改善。心脏听诊在胸骨左缘下方可闻及三尖瓣反流所致的收缩期杂音,但并非特异性表现。若右侧桡动脉(动脉导管开口上游)与股动脉(动脉导管开口下游)之间的血氧分压差>15～20 mmHg,或血氧饱和度差值>10%,提示动脉导管水平存在右向左分流,对诊断有一定帮助。

(二)实验室检查

1.血常规

如果由胎粪吸入性肺炎或败血症引起则呈感染性血常规表现。血液黏滞度增高者红细胞计数和血红蛋白量增高。

2.血气分析

动脉血气显示严重低氧,PaO_2下降,$PaCO_2$相对正常。

(三)其他辅助检查

1.胸部X线片

心胸比例可稍增大,约半数患儿胸部X线片示心脏增大,肺血流减少或正常。对于单纯特发性PPHN,肺野常清晰,血管影少;其他原因所致的PPHN则常表现为正常或与肺部原发疾病有关,如胎粪吸入性肺炎等X线特征。

2.心电图

心电图可见右室占优势,也可出现心肌缺血表现。

3.超声多普勒检查

排除先天性心脏病的存在,并可进行一系列血流动力学评估,间接或直接估测肺动脉压力。

(四)诊断

持续胎儿循环无论是原发性或继发性都应及时诊断。当新生儿呈持续而明显的青紫,其青紫程度又与呼吸窘迫程度不相称时应高度怀疑本病。新生儿早期出现严重发绀、低氧血症、胸片病变与低氧程度不平行、并除外气胸及先天性心脏病者,均应考虑 PPHN 的可能。对 PPHN 有多种诊断手段,理想的诊断应是无创伤、无痛、敏感和特异性强,但尚无单一的诊断方法满足上述要求。

1.体检

如果患儿有围生期窒息史,可在左或右下胸骨缘闻及三尖瓣反流所致的收缩期杂音。

2.诊断试验

(1)纯氧试验(高氧试验):头罩或面罩吸入 100％氧 5～10 min,如缺氧无改善提示存在 PPHN 或发绀型心脏病所致的右向左血液分流。

(2)高氧高通气试验:对高氧试验后仍发绀者,在气管插管或面罩下行皮囊通气频率为 100～150 次/分钟,使二氧化碳分压下降至"临界点"(20～30 mmHg),PPHN 患者血氧分压可大于 100 mmHg,而发绀型心脏患者血氧分压增加不明显。如需较高的通气压力(＞ 40 cmH_2O)才能使二氧化碳分压下降至临界点,则提示肺高压,病儿预后不良。

(3)血氧分压差:检查动脉导管开口前(常取右桡动脉)及动脉导管开口后的动脉(常为左桡动脉、脐动脉或下肢动脉)血氧分压差。当两者差值＞15～20 mmHg 或两处的经皮血氧饱和度差＞10％,又同时能排除先天性心脏病时,提示患儿有 PPHN,并存在动脉导管水平的右向左分流。因为卵圆孔水平也可出现右向左分流,该试验阴性并不能完全排除 PPHN。可以提供有价值的肺动脉压力的定量数据,为不可缺少的鉴别诊断手段。

三、治疗原则与策略

(一)治疗原则

持续胎儿循环的治疗应从 3 个方面着手,即维持体循环、降低肺动脉压力和治疗原发病。

(二)治疗策略

1.维持体循环

患儿如有缺氧、酸中毒、低血压、体温过低、低血糖、低血钙等,应按具体情况及时治疗。新生儿心力衰竭需酌情应用洋地黄和利尿药等,可用正性肌力药物如多巴胺 2～10 μg/ (kg・min)和(或)多巴酚丁胺 2～10 μg/(kg・min)。

2.降低肺动脉高压

需用血管扩张剂。

(1)妥拉唑林:首剂 1～2 mg/kg,于 10 min 内缓慢静脉滴注,维持量为 0.2～2 mg/ (kg・h)。因妥拉唑林有胃肠道出血、体循环低血压等不良反应,已较少用于 PPHN。

(2)硫酸镁:能拮抗 Ca^{2+} 进入平滑肌细胞;影响前列腺素的代谢;抑制儿茶酚胺的释放;降低平滑肌对缩血管药物的反应。剂量:负荷量为 200 mg/kg,以 10％的浓度静脉滴注(半小时内滴完);维持量为 20～50 mg/(kg・h),持续静脉滴注,可连续应用 1～3 d,但需监测血镁浓度和血压。有效血镁浓度为 3.5～5.5 mmol/L。如无监测血镁浓度的条件,负荷量从小剂量 (20～40 mg/kg)开始,逐渐加量。

(3)前列腺素 E_1 与依前列醇(前列环素):前列腺素 E_1 的常用维持量为 0.01～0.4 μg/ (kg・min)。依前列醇(前列环素)的开始剂量为 0.02 μg/(kg・min),在 4～12 h 内逐渐增加到 0.06 μg/(kg・min),并维持,可用 3～4 d。

(4)磷酸二酯酶抑制剂:NO 引起的肺血管扩张在很大程度上取决于可溶性 cGMP 的增

加。抑制鸟苷酸环化酶活性可阻断 NO 供体的作用提示该途径对 NO 发挥作用很重要。cGMP 通过特异性磷酸二酯酶(PDE5)灭活。双嘧达莫为磷酸二酯酶 5 抑制剂,在动物实验中能降低肺血管阻力 35％。扎普司特(敏喘宁)雾化吸入能显示选择性肺血管扩张作用,与吸入有协同作用。

(5)一氧化氮吸入(inhaled nitricoxide,iNO):一氧化氮(nitricoxide,NO)是血管平滑肌张力的主要调节因子。当 NO 以气体形式经呼吸道吸入后,能舒张肺血管平滑肌,而进入血液的 NO 很快被灭活,使体循环血管不受影响。NO 吸入剂量开始用 $15×10^{-6}$ ppm,3～4 h 后降为 $(5～6)×10^{-6}$ ppm,病情好转后逐渐减量撤离,一般维持 24 h 或更长时间。

3.治疗原发病

因其他病因所致的低氧血症和酸中毒时,应治疗相应的原发病。

(王雅娟)

第六节 新生儿溶血病

新生儿溶血病是因母婴血型不合,母亲的血型抗体通过胎盘引起胎儿、新生儿红细胞破坏。这类溶血性疾病仅发生在胎儿与早期新生儿,是新生儿溶血性疾病中相当重要的病因。人类红细胞表面已确定有多种受遗传控制的不同抗原系统,其中有多个系统可发生新生儿溶血病,而以 Rh、ABO 血型系统血型不合最常见。

一、病因与发病机制

(一)病因

本病主要是母婴间血型不合而产生同族血型免疫反应的遗传性疾病。胎儿由父亲方面遗传来的显性抗原恰为母亲所缺少的,此抗原侵入母体,产生免疫抗体,通过胎盘绒毛膜进入胎儿血液循环与胎儿红细胞凝集,使之破坏而出现溶血,引起贫血、水肿、肝脾大和生后短时间内出现进行性黄疸加重,甚至发生胆红素脑病。引起新生儿溶血病以 ABO 系统为最多,其次为 Rh 系统,其他如 MN、Kell、Duffy 系统等血型不合引起的溶血较少见。

(二)发病机制

新生儿同族免疫性溶血是由于母体存在与胎儿血型不相容的血型抗体(IgG)引起的。因胎儿红细胞进入母体循环,当母体缺乏胎儿红细胞所具有的抗原时,母体就产生相应的血型抗体,此抗体通过胎盘进入胎儿循环,则引起胎儿红细胞凝集、破坏。ABO 血型不合引起的溶血多发生于 O 型血产妇所生的 A 或 B 型血的婴儿,因为 O 型血孕妇中的抗 A、抗 B 抗体 IgG 可通过胎盘屏障进入胎儿血液循环。理论上母 A 型血、胎儿 B 型或 AB 型血,或母 B 型血、胎儿 A 型或 AB 型血也可发病,但临床少见。主要是由于 A 或 B 型血的产妇其抗 B、抗 A 的"天然"抗体主要为 IgM,不易通过胎盘屏障进入胎儿血液循环。由于 A、B 抗原因子在自然界广泛存在,O 型血妇女在孕前可能受血型物质的刺激,如寄生虫、感染、注射疫苗及进食某些含有 A、B 抗原的植物等,使机体产生抗 A、抗 B 的 IgG 抗体,妊娠期间这些抗体可通过胎盘进入胎儿体内而引起溶血。故本病约一半可发生在第 1 胎。Rh 血型不合引起的溶血,在 Rh 血型系统中有 6 种抗原(C,c;D,d;E,e)。其中以 D 抗原的抗原性最强,E、e、C 和 c 次之,d 目前尚未发现。

中国国内多见于少数民族,因为少数民族妇女中 Rh 阴性较多。当 Rh 阴性妇女所怀胎儿为 Rh 阳性时,其 D 抗原通过胎盘进入母体血液循环,刺激母体产生抗 D 抗体,此抗体通过胎盘进入胎儿,而发生抗原抗体反应,使胎儿红细胞发生凝集、破坏,出现溶血。

二、临床表现与诊断

(一)临床表现

ABO 和 Rh 等不合的溶血症状基本相同,只是轻重程度有所不同,前者轻、病情进展较慢,后者重、病情进展快。

轻型者,出生时与正常新生儿无异,1~2 d 后逐渐出现黄疸和贫血,程度日益加深,或稍有嗜睡拒食,这种病例甚易误诊为生理性黄疸。重型者,因胎儿红细胞大量破坏出现贫血、全身水肿、胸腔积液、腹腔积液、肝脾大,导致死胎、流产或早产。由于胎内红细胞破坏分解的胆红素可经胎盘由母体排出,黄疸很少见。出生后抗体对红细胞破坏的强弱决定黄疸出现的早晚和进展的快慢。出现越早,进展越快,反映病情越重,黄疸逐渐加重。此时相应的表现有嗜睡、拒食、拥抱反射由强转弱,贫血、肝脾大渐趋明显,黄疸的色泽也由橙黄色转为金黄色。若不积极治疗,血清游离非结合胆红素上升到 342 $\mu mol/L$(20 mg/dL)。

以上可引起脑神经细胞核黄染的胆红素脑病症状,此时拥抱反射消失、哭声尖,甚至有强直性抽搐、惊厥及角弓反张等症状,最后死亡。这种病例过去常被误诊为新生儿败血症。如幸免于死,以后可遗留智力迟钝、运动障碍及听觉丧失等后遗症。

(二)诊断

1.生前诊断

对既往不明原因的死胎、流产及曾分娩重度黄疸儿的孕妇均应进行产前检查。

(1)血型及血型抗体测定:先查孕妇,再查丈夫血型,如夫妻 Rh 血型不合或存在可能引起溶血可能的 ABO 血型不合时,则应检测孕妇血型抗体,必要时再做特殊性抗体检查。如连续检查发现抗体效价明显上升,提示胎儿常受累;如妊娠后期效价明显下降,提示胎儿已有严重溶血。

(2)羊水检查:测定羊水胆红素水平,估计胎儿溶血程度。

(3)B 超检查:了解胎儿有无水肿。

2.生后诊断

(1)新生儿溶血检查:外围红细胞、血红蛋白下降,网织细胞及有核红细胞增高,血清胆红素增高,其中以非结合胆红素为主。

(2)新生儿血型及血型抗体检查:①新生儿血型检查;②新生儿血型抗体检查;③新生儿红细胞致敏检查。

(3)检查母亲血中有无抗体存在。

三、治疗原则与策略

除极少数重症患儿在宫内已开始接受治疗以减轻病情、防止死胎,绝大多数患儿治疗在出生后进行。重点是降低血清胆红素,防止胆红素脑病。

（一）产前治疗

其目的是减轻病情,治疗贫血。

1. 血浆置换术

目的是换出抗体,降低抗体效价,减少溶血,提高胎儿存活率。一般在妊娠 20 周后开始,每周换 1 次或视病情而定,每次换 100 mL 左右。

2. 宫内输血

适应于羊水光密度检查提示有胎儿死亡可能的重症病例。输血量（mL）＝（孕周－20）× 10 mL。一般每隔 1.5～3 周输血 1 次,待检测羊水 L/S 比例说明胎儿肺已成熟则可让胎儿娩出。

3. 母亲或胎儿静脉注射免疫球蛋白（IVIG）

一般在孕 28 周前,胎儿受累较重而尚未发生胎儿水肿者,孕妇 IVIG 400 mg,每天 1 次,4～5 d 为 1 个疗程,每间隔 15～21 d 重复疗程直至分娩。

4. 提前分娩

当羊水分光光度计测定胆红素表明胎儿受累程度重,且孕周＞33 周,测羊水 L/S＞1.5 可考虑提前分娩,以防止胎儿病情进一步加重,发展成胎儿水肿或死胎。

（二）新生儿治疗

根据小儿病情及症状主要有以下几个方面的问题。

1. 防治贫血和心力衰竭

如果存在贫血、全身水肿、腹腔积液、心力衰竭,在抽腹腔积液、脐静脉放血 30～50 mL 后立即换浓缩红细胞。

2. 黄疸和高胆红素血症

（1）光疗法:通过光照使皮肤 2 mm 深度的胆红素氧化转化为无毒的水溶性产物从胆汁及尿中排出。

（2）药物疗法:①肝酶诱导剂（苯巴比妥）,出生后 24 h 后口服,每日 5 mg/kg,分 2～3 次,共 4～5 d。②输注白蛋白或血浆,提高血中白蛋白浓度,增加白蛋白与胆红素的结合,降低血清中游离胆红素的含量,减少核黄疸的发生。静脉滴注白蛋白 1 g/(kg·次)或静脉滴注血浆 20～30 mL/次。③静脉输注丙种球蛋白,早期使用效果较好,按 1 g/kg 给予,于 6～8 h 内静脉滴注。④纠正缺氧和酸中毒,5% 碳酸氢钠溶液 3～5 mL/(kg·次)稀释后静脉滴注。

（3）换血。①换血指征:有胆红素脑病症状者;早产及前 1 胎病情严重者应适当放宽指征;新生儿出生时脐血血红蛋白低于 120 g/L（12 g％）,伴水肿、肝脾大、充血性心力衰竭者;血清胆红素达 342 μmol/L（20 mg/dL）或情况良好,无嗜睡、拒食症状的较大体重儿可达 427.5 μmol/L（25 mg/dL）或以上换血。②血型选择:Rh 溶血病用 ABO 同型（或 O 型）Rh 阴性的肝素化血;ABO 溶血病用 AB 型血浆加 O 型红细胞混合后的血。③换血量:以 150～180 mL/kg 计算,总量为 400～600 mL。每次抽、注血量 20 mL,速度要均匀,每分钟约 10 mL。

（王雅娟）

第七节　新生儿出血病

新生儿出血病(hemorrhagic disease of newborn,HDN)是由于维生素 K 缺乏,体内维生素 K 依赖因子的凝血活力低下所致的自限性出血性疾病。

一、病因与发病机制

(一)病因

本病病因是维生素 K 缺乏,与下列因素有关。

1.维生素 K 储存量低

由于维生素 K 经过胎盘的通透性差,孕母维生素 K 很少进入胎儿体内,婴儿(尤其是早产儿及小于胎龄儿)出生时血中维生素 K 水平普遍较低,肝内维生素 K 储存量亦低。

2.摄入不足

母乳中维生素 K 的含量(15 μg/L)仅为牛奶(60 μg/L)的 1/4,同时母乳喂养儿肠道菌群产生维生素 K 也较少,初生母乳量又不足等,因此,母乳喂养者发病率较牛奶喂养者高 15～20 倍。

3.合成不足

维生素 K 主要由正常肠道菌群合成,初生新生儿肠道菌群尚未建立,影响维生素 K 的合成。肠道炎症或口服抗生素等可抑制肠道正常菌群,致使维生素 K 合成不足。

4.其他

患儿有肝胆疾患、先天性胆道闭锁等,因胆汁分泌减少,可影响维生素 K 的吸收,加重维生素 K 缺乏。某些因素可促使维生素 K 不足的新生儿发生出血,比如母亲产前应用某些药物,如抗惊厥药、抗凝药(双香豆素)、利福平、异烟肼等,妊娠或分娩过程发生并发症等,可加重维生素 K 缺乏。

(二)发病机制

维生素 K 缺乏之所以导致出血,是由于某些凝血因子的凝血生物活性直接依赖于维生素 K 的存在。凝血因子 II、VII、IX、X 的谷氨酸残基需要经过羧化过程,它们的谷氨酸残基需羧化为 γ-羧基谷氨酸,具有更多的 Ca^{2+} 结合位点,增加钙结合位点,才具有凝血的生物活性。这一羧化过程需要一种依赖于维生素 K 的羧化酶参与,故这 4 种凝血因子又名维生素 K 依赖因子。如发生维生素 K 缺乏,这 4 种凝血因子就没有活性,上述 4 种凝血因子只是无功能的蛋白质,不能参与凝血过程,发生凝血功能障碍,导致出血。

二、临床表现与诊断

(一)临床表现

本病特点是患儿突然发生出血,而其他情况都很正常,也没有严重的潜在疾病,血小板计数和纤维蛋白原均正常,血液中没有纤维蛋白降解产物。注射维生素 K_1 后,可在几小时内出血很快停止。根据发病日龄及并发症的不同,可分为 3 种类型。

1.早发型

少数患儿于娩出过程或出生后 24 h 内发生出血,多与孕母用药有关,如抗凝药(双香豆素）、抗癫痫药（苯妥英钠、苯巴比妥）及抗结核药（利福平、异烟肼）等，这些药物可干扰胎儿维生素 K 的功能。出血程度轻重不一，出血部位不同，从轻微的皮肤出血、脐残端渗血至大量胃肠道出血及致命性颅内、胸腔或腹腔出血等。

2.经典型

多数婴儿于出生后第 2～3 d 发病，最迟于生后 1 周发病，早产儿可迟至 2 周。多见于母乳喂养儿，出血程度轻重不等，一般为少量或中量出血，但有些轻度出血可为严重致命出血（如颅内出血）的前驱症状，少数病例可发生消化道或脐端大出血导致休克。出血部位以胃肠道（便血和呕血）最常见，其他有脐带残端、皮肤出血以受压处最多见，受压处呈大片瘀斑，甚至发展成血肿、穿刺部位长时间渗血、鼻出血、肺出血、帽状腱膜下、颅内出血、注射部位或手术伤口的渗血，尿血、阴道出血等偶可见到。

3.迟发型

个别母乳喂养儿于生后 1～3 个月发生出血，最常见的是颅内出血（常遗留 CNS 后遗症），其次是皮下、胃肠和黏膜下出血。多与某些疾病有关，如婴儿肝胆疾患和慢性腹泻，维生素 K 摄入和吸收都减少，加以长期使用抗生素，抑制了肠道正常菌群，维生素 K 合成减少，使血中维生素 K 水平进一步下降，进而导致迟发性出血。此外，长时间饥饿或长期接受胃肠外高营养的婴儿，亦可发生维生素 K 缺乏而致出血。

（二）诊断

新生儿出血症的诊断主要根据病例特点、临床表现和实验室检查。健康新生儿生后 2～5 d 发生自然出血现象、血小板和出血时间正常，可考虑本病。若凝血酶原时间和部分凝血活酶时间延长、凝血时间正常或轻度延长，但出血时间正常，则可确诊。注射维生素 K_1 或新鲜血浆等治疗有效，可为辅助诊断。新生儿出血症患儿凝血酶原时间及部分凝血活酶时间延长（凝血酶原时间为对照的 2 倍以上便有诊断意义），但出血时间、血小板计数正常。有条件的单位可直接测定血中维生素 K 水平。为鉴别呕吐物中的血是吞入母血抑或胃肠道出血，可做胃排出物测定（Apt）试验：取吐出物 1 份加水 5 份，搅匀后静置或离心 10 min，取上清液 5 份加 1% 氢氧化钠溶液（0.25 mmol/L）1 份，混匀后静置 2 min，上清液仍为粉红色，说明血中含较多胎儿血红蛋白（HbF），出血来自新生儿；如上清液转变为棕黄色，则是吞入的母血。因为新生儿 Hb 的 80%～90% 为 HbF，成人 Hb 的 97% 为成人血红蛋白（HbA），HbF 具有抗碱作用。必要时应做 B 超、CT 及 MRI 检查。如疑有颅内出血者，进行 B 超、CT 或 MRI 检查有助于诊断，不仅可以了解出血情况，确定出血部位、范围，还可随访疗效，进行预后判断。

三、治疗原则与策略

1.维生素 K_1

一旦怀疑本病，应立即给维生素 K_1 治疗，治疗量为每次 1～5 mg 缓慢静脉注射（1 mg/min），注射速度过快可引起面色潮红、支气管痉挛、心动过速及血压下降等不良反应。静脉注射起效最快，一般在注射后 4 h 内凝血酶原时间即可趋于正常。应避免采用肌内注射，因易引起注射部位大量出血。也可采用皮下注射，药物能被较快吸收，注射后可采用压迫止血。

2.输新鲜血

出血量较多的患儿，会导致急性失血性贫血和失血性休克，应立即给生理盐水纠正休克，同时根据患儿血红蛋白水平，给予输血，每次输新鲜血 10～20 mL/kg。轻者可输库存血浆以补充凝血因子。早产儿肝功能不成熟,肝脏不能合成凝血因子,虽用维生素 K_1 治疗,常不能迅速起效,最好同时输新鲜血治疗。

3. 禁食

对消化道出血者要暂时禁食,从肠道外补充营养。

4. 其他

脐部出血要做好包扎;穿刺部位出血要压迫止血。

(王雅娟)

第八节 新生儿缺氧缺血性脑病

新生儿缺氧缺血性脑病(hypoxic-ischemic encephalopathy of newborn,HIE)是指各种原因引起的缺氧和脑血流量减少而导致的新生儿脑损伤,脑组织以水肿、软化、坏死和出血为主要病变,是新生儿窒息重要的并发症之一,重者常有后遗症,如脑性瘫痪、智力低下、癫痫、耳聋、视力障碍等。本症不仅严重威胁新生儿的生命,并且是新生儿期后病残儿中最常见的病因之一。

一、病因与发病机制

(一)病因

引起新生儿缺氧缺血性脑损害的因素很多,其中新生儿窒息是 HIE 的主要原因,产前和产时窒息各占 50% 和 40%,其他原因约占 10%。

1. 缺氧

(1)围生期窒息:包括产前、产时和产后窒息,宫内缺氧,胎盘功能异常,脐带脱垂、受压及绕颈,异常分娩如急产、滞产、胎位异常,胎儿发育异常如早产、过期产及宫内发育迟缓。

(2)呼吸暂停:反复呼吸暂停可导致缺氧缺血性脑损伤。

(3)严重肺部感染:新生儿有严重呼吸系统疾病,如严重肺部感染也可致此病。

2. 缺血

(1)严重循环系统疾病:心搏骤停和心动过缓、严重先天性心脏病、重度心力衰竭等。

(2)大量失血:大量失血或休克。

(3)严重颅内疾病:如颅内出血或脑水肿等。

(二)发病机制

1. 血流动力学变化

缺氧时机体为了保证重要生命器官(如脑、心)的血供,脑血管扩张,非重要器官血管收缩,这种自动调节功能使大脑在轻度短期缺氧时不受损伤。如缺氧继续存在,脑血管自主调节功能失代偿,脑小动脉对灌注压和 CO_2 浓度变化的反应能力减弱,形成压力相关性的被动性脑血流调节过程,当血压降低时脑血流减少,造成动脉边缘带的缺血性损害。

2. 脑细胞能量代谢衰竭

缺氧时细胞内氧化代谢障碍,只能依靠葡萄糖无氧酵解产生能量,同时产生大量乳酸并堆积在细胞内,导致细胞内酸中毒和脑水肿。由于无氧酵解产生的能量远远少于有氧代谢,必须通过增加糖原分解和葡萄糖摄取来代偿,从而引起继发性的能量衰竭,致使细胞膜上离子泵功能受损,细胞内钠、钙和水增多,造成细胞肿胀和溶解。

3. 再灌注损伤与氧自由基的作用

缺氧缺血时氧自由基产生增多和清除减少,大量的氧自由基在体内积聚,损伤细胞膜、蛋白质和核酸,致使细胞的结构和功能破坏。氧自由基中以羟自由基对机体危害性最大。黄嘌呤氧化酶和脱氢酶主要集中在微血管的内皮细胞中,致使血管内皮受损,血脑屏障的结构和完整性受到破坏,形成血管源性脑水肿。

4. Ca^{2+} 内流

缺氧时钙泵活性减弱,导致钙内流。当细胞内 Ca^{2+} 浓度过高时,受 Ca^{2+} 外调节的酶被激活。磷脂酶激活,可分解膜磷脂,产生大量花生四烯酸,在环氧化酶和脂氧化酶的作用下形成前列环素、血栓素及白三烯;核酸酶激活,可引起核酸分解破坏;蛋白酶激活,可催化黄嘌呤脱氢酶变成黄嘌呤氧化酶,后者在恢复氧供和血流时催化次黄嘌呤变成黄嘌呤,同时产生自由基,进一步加重神经细胞的损伤。

5. 兴奋性氨基酸的神经毒性作用

能量衰竭可致钠泵功能受损,细胞外 K^+ 堆积,细胞膜持续去极化,突触前神经元释放大量的兴奋性氨基酸(谷氨酸),同时伴突触后谷氨酸的摄取减少,致使突触间隙内谷氨酸增多,过度激活突触后的谷氨酸受体。非 N-甲基-D-门冬氨酸(NMDA)受体激活时,Na^+ 内流,Cl^- 和 H_2O 也被动进入细胞内,引起神经元的快速死亡;NMDA 受体激活时,Ca^{2+} 内流,又可导致一系列生化连锁反应,引起迟发性神经元死亡。

6. 一氧化氮(NO)的双相作用

NO 也是一种气体自由基,可与 O_2 发生反应,产生过氧化亚硝基阴离子(ONOO$^-$),并进一步分解成 OH$^-$ 和 HCO$_3^-$。当有金属铁存在时,ONOO$^-$ 能分解产生自由基 HCO$_3^-$,OH$^-$ 和 HCO$_3^-$ 具有很强的细胞毒性作用。此外,NO 也可介导谷氨酸的毒性作用,还可通过损害线粒体、蛋白质和 DNA 而直接引起神经元损伤。缺氧缺血时,Ca^{2+} 内流,当细胞内 Ca^{2+} 积聚到一定水平时,可激活一氧化氮合酶(NOS),合成大量的 NO。NOS 有 3 种不同的亚型,神经元型和诱导型 NOS 分别介导早期和晚期神经毒性作用,而内皮细胞型 NOS 产生的 NO 能扩张血管而起神经保护作用。

7. 凋亡与迟发性神经元死亡

过去认为缺氧缺血后神经细胞损伤是由于急性能量衰竭造成细胞坏死,但不能解释窒息复苏后患儿可有短暂的相对正常期,而于数小时后出现迟发性脑损伤的表现。研究证实缺氧缺血可引起两种不同类型的细胞死亡,即坏死和凋亡。迟发性神经元死亡实质上就是细胞凋亡,在动物模型中检测到一系列凋亡相关基因的表达。

总之,HIE 的发病机制非常复杂,是由多种机制综合作用所致的一系列生化连锁反应的结果。大量的研究证实多数神经元不是死于缺氧缺血时,而是死于缺氧缺血后数小时至数天,这种迟发性的细胞死亡是可以通过缺氧缺血后开始的干预来预防或减轻的。HIE 的病理变化与胎龄、损伤性质和程度密切相关,主要有 4 种病理类型。一是两侧大脑半球损伤:主要见于足月儿,窒息为不完全性,首先发生器官间的血液分流(潜水反射)以保证心、脑血供,随着缺氧持续,血压下降,血流第 2 次重新分布(脑内分流),即大脑半球的血供由于前脑循环血管收缩而减少,而丘脑、脑干和小脑的血供则由于后脑循环血管扩张而增加。因此,大脑半球较易受损,常伴严重脑水肿。二是基底核、丘脑和脑干损伤:为完全性窒息,两次血流重新分布的代偿机制失效,脑部损害以丘脑和脑干为主,而脑外器官和大脑半球的损害可不严重,脑水肿较轻。三是脑室周围白质软化:主要见于早产儿,侧脑室周围缺氧缺血,导致深部白质脑细胞死亡,常呈对称性分布,以后可发生以两下肢受累为主的瘫痪。四是脑室周围室管膜下/脑室内出血:主要见于早产儿,室管膜下生发组织出血,伴脑室内出血。

二、临床表现与诊断

(一)临床表现

围生期缺氧缺血性脑病损伤根据缺氧程度不同,临床表现有很大差别。新生儿缺氧缺血性脑病的主要表现如下。

1. 意识障碍

如过度兴奋(易激惹、肢体颤抖、睁眼时间长、凝视等)、过度抑制(嗜睡,失去正常的醒觉睡眠周期,大部分时间在睡眠中,饥饿时不会自然醒来,甚至昏迷)。

2. 肌张力异常

如增强:常表现为肢体过度屈曲,被动活动阻力增高,下肢往往重于上肢,严重时表现为过伸;减弱:头竖立差,围巾征肘过中线,腘窝角 $>90°$,甚至四肢松软。

3. 原始反射异常

主要是吸吮、拥抱反射,轻时表现为活跃,重时减弱、消失。

病情严重时,随着脑水肿加重,可有颅内高压表现,如前囟张力增高、颅缝分离,常伴不同形式的惊厥,以微小型、阵挛型多见,可间断发作或频繁发作;脑损伤更重者,可出现持续强直发作。重度脑病多出现脑干症状,如中枢性呼吸衰竭、呼吸节律不齐、呼吸暂停,以及眼球震颤、瞳孔改变等。HIE 的临床症状以意识状态、肌张力变化和惊厥最重要,这是区别脑病严重程度和后遗症的主要指标。根据病情不同分轻、中、重 3 度。

(二)诊断

新生儿 HIE 的诊断主要依据病史和临床表现,但同时要做影像学和其他检查,对病情严重程度及预后进行评价。

(1)有明确的可导致胎儿宫内窘迫的异常产科病史,以及严重的胎儿宫内窘迫表现,即胎心 <100 次/分钟,持续 5 min 以上;和(或)羊水Ⅲ度污染,或者在分娩过程中有明显的窒息史。

(2)出生时有重度窒息,指 Apgar 评分 1 min <3 分,并延续至 5 min 时仍 <5 分,和(或)出生时脐动脉血气 pH <7.0。

(3)出生后不久出现神经系统症状,并持续至 24 h 以上。如意识改变(过度兴奋、嗜睡、昏迷)、肌张力改变(增高或减弱)、原始反射异常(吸吮、拥抱反射减弱或消失)、惊厥、脑干征(呼吸节律改变、瞳孔改变、对光反应迟钝或消失)和前囟张力增高。

(4)辅助检查:颅脑 CT 及颅脑 B 超检查对诊断、分度、估计预后及鉴别诊断有一定意义。

(5)排除电解质紊乱、非窒息所致的颅内出血和产伤等原因引起的抽搐,以及宫内感染、遗传代谢性疾病和其他先天性疾病所引起的脑损伤。

三、治疗原则与策略

治疗原则:治疗的目的在于尽可能改善已经受损害神经元的代谢功能,维持体内环境的稳定,同时应予以控制惊厥、减轻脑水肿、改善脑血流和脑细胞代谢等特殊治疗。

(一)一般治疗

(1)纠正低氧血症和高碳酸血症,必要时使用人工呼吸器。

(2)纠正低血压,保证充分的脑血流灌注,常用多巴胺每分钟 $5\sim10\ \mu g/kg$,静脉滴注。

(3)供给足够的葡萄糖以满足脑组织能量代谢需要,可按每分钟 $6\sim8\ mg/kg$ 给予。

(4)纠正代谢性酸中毒,使用碳酸氢钠 $2\sim3\ mmol/kg$,用 10% 葡萄糖溶液稀释后缓慢静脉滴注。

(5)血钙低于 $1.9\ mmol/L$ 时可静脉注射葡萄糖酸钙。

(6)适当限制液体入量,每日量 $50\sim60\ mL/kg$。输液速度在 $4\ mL/(kg\cdot h)$ 以内。

(二)控制惊厥

首选苯巴比妥钠,首次剂量给 $15\sim20\ mg/kg$,如未止惊可按每次 $5\ mg/kg$ 追加 $1\sim2$ 次,间隔 $5\sim10\ min$,总负荷量为 $25\sim30\ mg/kg$。第 2 天开始维持量每日 $4\sim5\ mg/kg$(1 次或分两次静脉注射)。最好能监测血药浓度,惊厥停止后 1 周停用。如惊厥频繁发作可加用地西泮或水合氯醛。

(三)控制颅内压增高

选用地塞米松 $0.5\ mg/kg$、呋塞米 $1\ mg/kg$ 静脉注射,$4\sim6\ h$ 后重复应用。连用 $2\sim3$ 次后若颅内压仍高,改用甘露醇 $0.25\sim0.5\ g/kg$ 静脉注射,间歇 $4\sim6\ h$。力争在 $48\sim72\ h$ 内使颅内压明显下降。

(四)中枢神经系统兴奋药

可用细胞色素 C、三磷酸腺苷、辅酶 A 等,每日静脉滴注,直至症状明显好转;也可使用胞磷胆碱 $100\sim125\ mg/d$,稀释后静脉滴注,出生后第 2 天开始每日 1 次静脉滴注;1,6-二磷酸果糖 $2.5\ mL/kg$ 静脉滴注;脑活素 $5\ mL$ 以生理盐水稀释后静脉滴注,均可改善脑组织代谢。治疗必须持续至症状完全消失。中度 HIE 应治疗 $10\sim14\ d$,重度 HIE 应治疗 $14\sim21\ d$ 或更长。治疗开始的愈早愈好,一般应在出生后 $24\ h$ 内即开始治疗。尽量避免出生后各种病理因素加重脑损伤。

(王雅娟)

第九节 新生儿黄疸

新生儿黄疸是新生儿期的常见症状之一,尤其是 1 周内的新生儿,既可以是生理现象,也可是多种疾病的主要表现。胆红素重度升高或虽然不很高,但同时存在缺氧、酸中毒、感染等高危因素时,可引起胆红素脑病,病死率高,幸存者多存在远期神经系统后遗症。因此,需及时正确判断黄疸的性质,早期诊断和早期治疗。

一、病因与发病机制

(一)新生儿黄疸的分类

新生儿黄疸分为生理性黄疸和病理性黄疸。

1. 生理性黄疸

新生儿的胆红素代谢特点(即出生后胆红素的生成过多而代谢和排泄能力低下)致使血液中的胆红素水平升高,50%～60%的足月儿和80%的早产儿出现暂时性的、轻度的黄疸过程,称为生理性黄疸。其特点为足月儿生理性黄疸多于生后2～3 d出现,4～5 d达高峰,黄疸程度轻重不一,轻者仅限于面颈部,重者可延及躯干、四肢,粪便色黄,尿色不黄,一般无不适症状,也可有轻度嗜睡或食欲缺乏,黄疸持续7～10 d消退;早产儿多于生后3～5 d出现黄疸,5～7 d达高峰。早产儿由于血浆白蛋白偏低,肝脏代谢功能更不成熟,黄疸程度较重,消退也较慢,可延长到2～4周。

2. 病理性黄疸

新生儿黄疸出现下列情况之一时需考虑为病理性黄疸。①黄疸出现早:生后24 h内出现;②程度重:足月儿血清胆红素浓度>220.6 μmol/L(12.9 mg/dL),早产儿>256.5 μmol/L(15 mg/dL);③血清结合胆红素增高>26 μmol/L(1.5 mg/dL);④进展快:血清胆红素每天上升>85 μmol/L(5 mg/dL);⑤黄疸持续时间较长:足月儿超过2周,早产儿超过4周,或进行性加重或退而复现。生理性黄疸存在个体差异,也因种族、地区、遗传和喂养方式的不同而有较大的差别,如东方人比西方人高,母乳喂养儿较人工喂养儿高。临床在鉴别生理性和病理性黄疸时,除血清胆红素为重要诊断依据外,必须结合病因和临床表现。早产儿在缺氧、酸中毒、低体温、喂养过迟等情况下血清胆红素虽在正常范围内,但已有发生核黄疸的危险,应视为病理性黄疸,应早期干预。另有部分新生儿血胆红素已达高胆红素血症,却找不出任何病因,有可能仍属生理性黄疸。因此,对血胆红素>6～10 mg/dL的婴儿,均应仔细认真分析查明原因,以免贻误诊断和治疗。

(二)病因与发病机制

新生儿病理性黄疸的病因较多,并常有多种病因同时存在。

1. 胆红素生成过多

正常情况下新生儿期胆红素主要是由衰老的红细胞破坏后经一系列代谢产生的。新生儿期由于各种病因使红细胞破坏增多,胆红素生成过多,引起非结合胆红素增高。

(1)同族免疫性溶血:如Rh血型不合、ABO血型不合、其他血型不合。

(2)红细胞酶缺陷:如葡萄糖-6-磷酸脱氢酶(G-6-PD)缺陷等。

(3)红细胞形态异常:如遗传性球形红细胞增多症、遗传性椭圆形红细胞增多症、遗传性口形红细胞增多症、婴儿固缩红细胞增多症。

(4)血红蛋白病:如地中海贫血等。

(5)红细胞增多症:如母儿-胎盘、双胎之间输血、宫内发育迟缓、糖尿病母亲的婴儿等,可致红细胞增多,破坏也增多。

(6)体内出血:如头颅血肿、皮下血肿、颅内出血等。

(7)感染细菌和病毒:感染皆可致溶血,常见的宫内感染如巨细胞病毒、EB病毒、微小病毒B19等均可引起溶血。细菌感染如金黄色葡萄球菌、大肠埃希菌等引起的败血症、肺炎、脑膜炎等重症感染。

(8)药物:可诱发红细胞膜的缺陷而发生溶血性贫血,如磺胺、呋喃妥因、呋喃唑酮、水杨酸盐、维生素 K_3、樟脑、黄连等,可使有G-6-PD缺陷的新生儿诱发溶血。孕母分娩前静脉滴注缩宫素和葡萄糖溶液量较多时可使胎儿处于低渗状态,导致红细胞膜通透性及脆性增加而致溶血。

2.肝细胞摄取和结合胆红素能力低下

(1)感染:感染毒素可致溶血,同时又可抑制肝酶活力,致使肝细胞结合胆红素的能力下降,而致高非结合胆红素血症。

(2)窒息、缺氧、酸中毒:缺氧使肝酶活力受抑制。酸中毒可影响非结合胆红素与白蛋白的结合而加重黄疸。

(3)低体温、低血糖、低蛋白血症:为早产儿或极低出生体重儿常易发生的并发症。体温不升、低血糖可影响肝酶活性,低蛋白血症可减少胆红素的结合,而使黄疸加重。

(4)先天性非溶血性高胆红素血症:如先天性葡萄糖醛酸转移酶缺乏即 Crigler-Najjar 综合征 I 型、II 型和 Gilbert 综合征。

(5)家族性暂时性新生儿高胆红素血症即 Lucey-Driscoll 综合征。

(6)其他:甲状腺功能低下、脑垂体功能低下、唐氏综合征、幽门狭窄和肠梗阻患儿常伴有血胆红素升高或黄疸消退延迟。

3.胆红素排泄异常

肝细胞排泄功能障碍或胆管受阻,可发生胆汁淤积性黄疸,使结合胆红素增高。如果同时有肝细胞功能障碍,也可伴有非结合胆红素增高,而致混合性高胆红素血症。

(1)肝细胞对胆红素的排泄功能障碍:新生儿肝炎综合征多数由病毒引起,常见有乙型肝炎病毒、巨细胞病毒、肠道病毒、EB 病毒等,多为宫内感染。细菌感染如 B 族链球菌、金黄色葡萄球菌、大肠埃希菌等引起的肝炎称中毒性肝炎。先天性代谢缺陷病,如 α_1-抗胰蛋白酶缺乏症、半乳糖血症、果糖不耐受症、酪氨酸血症、糖原累积病 IV 型、脂质累积病(尼曼匹克病、戈谢病)。

(2)胆管排泄胆红素障碍:①先天性胆道闭锁:可发生在肝外(胆总管、肝总管)或肝内胆管;②先天性胆总管囊肿;③胆汁黏稠综合征:可由新生儿溶血病、新生儿肝炎、肝内小胆管发育不全和药物等原因引起,胆汁淤积在小胆管中;④其他肝和胆道肿瘤、胆道周围淋巴结病等。

4.肠肝循环增加

先天性肠道闭锁、幽门肥厚、巨结肠、胎粪性肠梗阻、饥饿、喂养延迟、药物所致肠麻痹等均可使胎粪排出延迟,增加胆红素的重吸收;母乳喂养儿可能由于肠道内 β-葡萄糖醛酸苷酶含量及活性增高,促使胆红素肠肝循环增加,导致高胆红素血症。

二、临床表现与诊断

新生儿高胆红素血症除皮肤不同程度的黄疸外,还因发病病因的不同而伴有相应的临床表现。

三、常见病因的临床特点

1.新生儿溶血病

新生儿溶血病包括 Rh 和 ABO 溶血病。特点是黄疸常于生后 24 h 内出现,进展较快,血清胆红素 256.5~342 μmol/L(15~20 mg/dL),严重者可伴有贫血、肝脾大,甚至胎儿水肿、胆红素脑病等。

2.感染

重症感染(如败血症、化脑、重症肺炎等)可导致黄疸加重。宫内感染黄疸出现早,出生后感染略晚,同时伴有感染的各种表现。

3.围产因素

主要包括病理分娩、围生期缺氧、母亲和新生儿用药。黄疸 2～3 d 出现,5～6 d 高峰,中等程度。

4.母乳性黄疸

母乳性黄疸分为早发型和迟发型。前者又称母乳喂养性黄疸,认为与母乳喂养量不足有关,摄入少使肠蠕动减少,胎粪排出延迟而致肠肝循环增加;后者可能与母乳中 β-葡萄糖醛酸苷酶活性高有关,使肠道内的结合胆红素水解后重吸收,增加肠肝循环。早发型母乳性黄疸于生后 3～4 d 出现黄疸,5～7 d 达高峰,2～3 周消退;迟发型于生后 6～8 d 出现黄疸,2～3 周达高峰,可迟至生后 6～12 周消退。母乳性黄疸的诊断需在排除了其他病理因素后才可作出。

5.高结合胆红素血症

临床以阻塞性黄疸为特征,即皮肤、巩膜黄染,大便色变淡或灰白,尿色深黄,肝脾大和肝功能损害。新生儿黄疸的严重并发症为胆红素脑病,胆红素脑病患儿黄疸多较严重,全身皮肤黏膜呈重度黄染,血清胆红素常在 342 μmol/L(20 mg/dL)以上,早产儿在胆红素水平较低时也可发生胆红素脑病,尤其胎龄极低或生后伴有多种疾病的早产儿更高危。根据胆红素脑病的典型症状,以前将胆红素脑病分为 4 期:警告期、痉挛期、恢复期和后遗症期,现多将前 3 期称为急性胆红素脑病,第 4 期称为慢性胆红素脑病。

四、诊断要点

1.病史

详细询问妊娠史、胎次、分娩史、输血史、父母血型、感染史、用药、家族史、喂养方式、尿便颜色等情况,问清黄疸发生情况有助于鉴别诊断。24 h 内黄疸多为 Rh、ABO 溶血病,宫内感染。2～3 d 黄疸多为生理性,如黄疸重、持续时间长,考虑病理性因素。4～5 d 出现或加深,考虑败血症、胎粪排泄延迟。消退延迟或持续加深,考虑母乳性、感染性、红细胞形态异常等。尿黄、便白,考虑胆道梗阻、肝炎、遗传代谢病和各种原因引起溶血导致的胆汁黏稠综合征。

2.体检

(1)黄疸程度:新生儿血红蛋白水平高而皮肤又薄,故肤色红,常掩盖黄疸,用指压皮肤(额头、前胸、腹部、手足心)易于观察程度。根据黄疸的分布,估计黄疸的程度。黄疸位于面部、躯干多为生理性黄疸;若四肢及手、足心均黄,胆红素常＞256.5 μmol/L(15 mg/dL),为病理性黄疸。

(2)黄疸颜色:以非结合胆红素升高为主,呈橘黄色或金黄色;以结合胆红素升高为主,呈暗绿色或阴黄。

(3)伴随表现:溶血性黄疸多伴有贫血、肝脾大、出血点、水肿、心力衰竭;感染性黄疸多伴发热、感染中毒症状及体征;梗阻性黄疸多伴肝大、大便色发白、尿色黄。

(4)胆红素脑病:重症黄疸时可发生,表现为反应差、精神萎靡、畏食、肌张力低,继而易激惹、高声尖叫、呼吸困难、惊厥或角弓反张、肌张力增高等。

(5)黄疸消退时间:母乳性黄疸多延迟,经 3～12 周黄疸才能消退。

3.辅助检查

(1)胆红素检测:是新生儿黄疸诊断的重要指标,可采取静脉血或微量血方法测血清胆红素浓度(TSB)。经皮测胆红素为无创的检测方法,操作便捷,经皮胆红素值(TcB)与微量血胆红素值相关性良好,由于此法受测定部位皮肤厚薄与肤色的影响,可能会误导黄疸情况。此法可作为筛查用,一旦达到一定的界限值,需检测血清血胆红素。

(2)红细胞、血红蛋白、网织红细胞、有核红细胞在新生儿黄疸时必须作为常规检查,有助于新生儿溶血病的筛查。

(3)血型:包括父母及新生儿的血型(ABO 和 Rh 系统),特别是可疑新生儿溶血病时,该检查非常重要。必要时进一步做血清特异型抗体检查以助确诊。

(4)测血总胆红素和结合胆红素,丙氨酸氨基转移酶是反映肝细胞损害较为敏感的指标,碱性磷酸酶在肝内胆道梗阻或有炎症时均可升高。

(5)红细胞脆性试验:怀疑黄疸由于溶血引起,但又排除血型不合溶血病时,可做本试验。若脆性增高,考虑遗传性球形红细胞增多症、自身免疫性溶血症等。红细胞脆性降低可见于地中海贫血等血红蛋白病。

(6)高铁血红蛋白还原率:正常$>75\%$,G-6-PD 缺陷者此值减低,须进一步进行 G-6-PD 活性测定,以明确诊断。

(7)疑为感染所致黄疸应做血、尿、脑脊液培养,血清特异性抗体、C 反应蛋白及红细胞沉降率(血沉)检查。血常规显示白细胞增高或降低,有中毒颗粒及核左移。

(8)超声:腹部 B 超为无损伤性诊断技术,特别适用于新生儿。患儿存在胆道系统疾病(如胆管囊肿、胆管扩张、胆结石、胆道闭锁、胆囊缺如等)时,超声检查可显示病变情况。

(9)听力:包括脑干听觉诱发电位(BAEP),可用于评价听觉传导神经通道功能状态,早期预测胆红素毒性所致的脑损伤,有助于暂时性或亚临床胆红素神经性中毒症的诊断。

五、治疗原则与策略

(一)光照疗法

光照疗法是一种降低血清非结合胆红素的简单易行的方法。光疗通过转变胆红素产生异构体,使胆红素从脂溶性转变为水溶性,不经过肝脏的结合,经胆汁或尿排出体外。

胆红素能吸收光线,以波长 450~460 nm 的光线作用最强,由于蓝光的波长主峰在 425~475 nm,故认为是人工照射的最好光源。绿光波长主峰在 510~530 nm 之间,由于皮肤的光学特性,波长较长的光易于穿透皮肤,绿光较蓝光更易穿透皮肤。有研究报道光疗最有效的光源是波长较长的蓝绿光(490~510 nm),能对胆红素转变成光红素起到联合效应。光疗方法有双面和单面光疗。①单面光疗:单面光疗仪有固定于暖箱和移动式两种,多用于不宜双面光疗的患儿,例如在开放辐射台或闭式暖箱中的患儿。对于胆红素水平较高又不宜接受双面光疗者,除上方单面光疗外,可在患儿两侧增加单面光疗加强疗效。②双面光疗:光疗箱内上、下各设置 1 组蓝光灯,婴儿位于上、下光源当中。目前多数采用双面光疗,因被照射面积大,疗效优于单面光疗。现国内普遍采用的是双面光疗箱,箱温可根据需要设定,保证相对恒定的温度,箱温过高或过低可报警。光疗时应注意保护眼睛及生殖器。光疗时不显性失水增加,故光疗时注意补充生理维持液体。光疗期间定期监测血清胆红素浓度,光疗后胆红素值复升达干预标准时再进行光疗,直至胆红素水平下降并稳定在安全水平。

(二)交换输血

换血是治疗高胆红素血症最迅速的方法。主要用于重症母婴血型不合的溶血病,可及时换出抗体和致敏红细胞,减轻溶血;降低血清胆红素浓度,防止胆红素脑病;同时纠正贫血,防止心力衰竭。换血偶有心脏停搏等危险,并有继发感染可能,所以必须严格掌握指征。除上述特殊情况外,换血还用于 G-6-PD 缺乏或其他原因导致的严重高胆红素血症。

(三)药物治疗

根据黄疸的原因不同可用一些药物配合治疗。常用的药有肝酶诱导剂苯巴比妥、中药茵栀黄、白蛋白。对于结合胆红素增高的可用复方甘草酸苷(美能)、熊去氧胆酸、丁二磺酸腺苷蛋氨酸(思美泰)等。

(王雅娟)

第十节　新生儿败血症

新生儿败血症指新生儿期细菌侵入血液循环,并在其中繁殖和产生毒素所造成的全身性感染,有时还在体内产生迁移病灶。是目前新生儿期很重要的疾病,其发生率占活产婴儿的1‰～10‰,早产婴儿中发病率更高。菌血症指细菌侵入人体循环后迅速被清除,无毒血症,不发生任何症状。

一、病因与发病机制

(一)病原学

新生儿败血症的发病率在最近几十年改变虽不明显,但致病菌随着抗生素的应用不断发生变化,欧美国家 40 年代以 A 组 β 溶血性链球菌占优势,50 年代以耐青霉素的金黄色葡萄球菌为主,60 年代以大肠埃希菌占优势,70 年代以后 B 组溶血性链球菌(GBS)成为最多见的细菌,大肠埃希菌次之,克雷伯杆菌、铜绿假单胞菌、沙门菌也颇重要,其他常见的还有李斯特菌。近年来表皮葡萄球菌成为美国医院内获得性感染最常见的细菌,D 组链球菌(包括肠球菌及非肠球菌)也有所增加。我国仍以金黄色葡萄球菌和大肠埃希菌(多具有 K1 抗原)最常见,克雷伯杆菌、铜绿假单胞菌和李斯特细菌感染常有报道,表皮葡萄球菌感染不断增加,GBS 虽有报道但不多。以上细菌在产前或产后发生感染,但以产后为主,产后感染多从新生儿皮肤损伤、脐带污染、口腔、呼吸道或消化道黏膜侵入。

(二)感染途径

1.宫内感染

母亲孕期有感染(如败血症等)时,细菌可经胎盘血行感染胎儿。

2.产时感染

产程延长、难产、胎膜早破时,细菌可由产道上行进入羊膜腔,胎儿可因吸入或吞下污染的羊水而患肺炎、胃肠炎、中耳炎等,进一步发展成为败血症;也可因消毒不严、助产不当、复苏损伤等使细菌直接从皮肤、黏膜破损处进入血中。

3.产后感染

产后感染最常见,细菌可从皮肤、黏膜、呼吸道、消化道、泌尿道等途径侵入血液循环,脐部是细菌最易侵入的门户。

4.院内感染

易发生于下列情况：①新生儿监护病区（NICU）治疗的患儿；②有侵入式治疗的患儿，如气管插管、脐静脉插管等；③住院天数长；④接受手术治疗的患儿；⑤病房拥挤；⑥长期应用广谱抗生素治疗等。

二、临床表现与诊断

（一）临床表现

新生儿常表现为非特异性的症状。

1.黄疸

黄疸可为败血症的唯一表现。生理性黄疸消退延迟，黄疸迅速加重或退而复现，均应怀疑本病。

2.呼吸窘迫

呼吸窘迫最常见，在败血症婴儿中占90%，严重程度可有不同，可表现为轻微的呼吸急促、鼻翼扇动、呼吸三凹征、呼吸暂停，甚至出现呼吸衰竭，需要机械通气。

3.休克

休克表现面色苍白，皮肤出现大理石样花纹，脉细而速，尿少，尿闭，毛细血管再充盈时间延长，血压降低。

4.出血倾向

可有皮肤瘀点、瘀斑，甚至弥散性血管内凝血（抽血针孔处渗血、呕血、便血、尿血或肺出血等）。

5.其他

食欲缺乏，呕吐，腹胀，腹泻，精神反应差，哭声低弱，青紫，体温不稳定等。

（二）诊断

（1）母亲多有产前或临产感染、胎膜早破、羊水污染、产程延长等病史。患儿常有脐部感染或皮肤黏膜破损史。

（2）症状常不典型，可见拒奶、吐奶、苍白、呼吸不规则、腹胀或腹泻、精神萎靡等。如有黄疸、肝脾大、出血倾向和局部感染灶，即应考虑本病。

（3）外周血液分析：白细胞计数$<5\times10^9/L$，出生3 d后$>20\times10^9/L$；未成熟白细胞和中性粒细胞比例>0.2；血小板计数$<100\times10^9/L$提示新生儿败血症的可能。

（4）急相蛋白（C反应蛋白）>15 mg/L（15 μg/mL）提示有细菌感染。

（5）血培养检查：疑有感染的患儿均需在入院后用抗生素前取周围血做培养，并应严格遵守无菌操作，防止污染。血培养2次或2~3个标本均有同一细菌，且与药物敏感试验一致，血培养阳性可确立病因诊断。如患儿用过作用于细胞壁的抗生素，如青霉素、头孢菌素，可用高渗培养基做L形细菌培养；怀疑有厌氧菌感染时，可做厌氧菌培养。

（6）脐血IgM>20 mg/L，提示为宫内感染可能。

（7）其他部位培养：脐部、尿液、大便或其他局部感染灶的培养。

（8）放射学检查：对有呼吸系统症状的患儿均应进行胸部X线检查。

（9）其他病原菌抗原检测：如直接涂片找细菌、对流免疫电泳、乳胶凝集试验、血凝抑制试验等方法。

(10)部分黄疸患儿其血清总胆红素、结合胆红素等可升高。

三、治疗原则与策略

(一)治疗原则

(1)新生儿败血症在未获得血培养结果之前即要选用抗生素治疗,根据临床表现选择相对敏感的抗生素,对病原不明的患儿一般可选用联合应用 1 种青霉素类和 1 种氨基糖苷类抗生素作为初选药物。因为这两种抗生素的配伍具有较广泛的抗菌谱并能产生协同作用。但由于氨基糖苷类对耳、肾有毒性,不易透过血脑屏障,故趋向于改用第三代代头孢菌素。对重症患儿或院内感染者常用耐酶青霉素,如苯唑西林、氯唑西林、双氯西林,或用万古霉素加第三代头孢菌素。同时应尽早进行病原学检测并做药敏试验,如脐部分泌物涂片检菌、血培养等。

(2)尽可能静脉用药,而且最好用杀菌药,疗程一般不少于 7~14 d。

(3)注意保暖,维持水、电解质平衡及补充热量,及时纠正酸中毒及缺氧,有局限性化脓病灶时必须手术排脓引流,脓气胸时应闭合引流,骨髓炎患肢应予固定等。

(4)加强支持和免疫治疗:如少量多次输血或输血浆、丙种球蛋白,交换输血,白细胞输入等以增加机体的抵抗力。

(二)不同病原败血症的治疗

1.金黄色葡萄球菌败血症

新生儿皮肤、黏膜有化脓性感染,以及医院出生且住院较长者常常以金黄色葡萄球菌感染为主。治疗可选用青霉素,但金黄色葡萄球菌大多数对青霉素耐药,故常用耐酶青霉素,如苯唑西林、氯唑西林、双氯西林,或用万古霉素加上述耐酶青霉素。亦可用第二代头孢菌素如头孢呋辛,剂量为 50~100 mg/(kg·d),分 2 次静脉给药。另外,由于万古霉素的肝、肾不良反应较大,且耐药菌也逐渐增多,可应用利奈唑胺。

2.大肠埃希菌败血症

一般认为胎膜早破、产程延长、产时感染以及生后 3 d 内发病的以大肠埃希菌感染为主,可选用氨苄西林加用庆大霉素或阿米卡星。氨苄西林为新生儿期细菌感染的常用药物,不仅对球菌具有强大的抗菌作用,对新生儿感染常见病原菌如大肠埃希菌、流感杆菌等革兰阴性杆菌具有较高的抗菌活性。由于庆大霉素有耳毒性,使用时应进行血药浓度的监测。因大肠埃希菌各菌株的药敏差别较大,应以药敏试验结合临床选用抗生素。对上述抗生素耐药或临床疗效不佳时,可改用第三代头孢菌素。第三代头孢菌素治疗各种革兰阴性和阳性需氧菌所致的败血症疗效满意,尤其是对革兰阴性细菌,疗效更为突出,有效率达84%~97%。如头孢噻肟和头孢曲松除有明显的杀菌作用外,还能透过有炎症的血脑屏障。疗程为 2~3 周。

3.链球菌败血症

B组链球菌败血症早期的临床表现和新生儿呼吸窘迫综合征相类似,不易区别,治疗上用大剂量青霉素 20 万~40 万 U/(kg·d),分 2~3 次静脉给药。

4.厌氧菌败血症

近年来新生儿厌氧菌感染在逐渐增多,常见于胎膜早破后或手术后并发症。治疗上以甲硝唑(灭滴灵)为首选药物,疗程为 7~10 d。

5.院内感染所致败血症

住院后有侵入式治疗(脐静脉插管、气管插管等)、长期应用广谱抗生素、病房拥挤等都易发生院内感染。凝固酶阴性葡萄球菌引起的院内感染败血症应选用万古霉素,剂量同上所述,疗程为 7~10 d。

6.革兰阳性细菌引起的院内感染

败血症选用氨基糖苷类抗生素,如庆大霉素,剂量同上。但庆大霉素的耐药性很普遍,而阿米卡星的耐药性较低,常选用后者。由于氨基糖苷类抗生素有耳毒性和肾毒性,因此需监测血清药物浓度。但由于一般较难做到,故目前已很少应用,多选用疗效确切、不良反应较少的利奈唑胺。

(王雅娟)

第十一节　新生儿坏死性小肠结肠炎

新生儿坏死性小肠结肠炎(necrotizing enterocolitis of newborn,NEC)是一种获得性疾病,肠黏膜甚至肠深层因多种原因缺血缺氧导致坏死。主要在早产儿或患病的新生儿中发生,以腹胀、便血为主要症状,最常发生在回肠远端和结肠近端,小肠很少受累。腹部 X 线片示部分肠壁囊样积气为其特点,是新生儿消化系统极为严重的疾病。

一、病因与发病机制

(一)病因

引起坏死性小肠结肠炎的原因尚未完全阐明,但一般认为是由多种原因联合所致,其中以早产和感染最为重要。近年来国内外医学工作者多数认为,NEC 的发生主要与消化道的缺血缺氧、不当饮食喂养及细菌感染有关。发生病变的肠道可能只有几厘米,也可能很广泛,有可能从食管到肛门的整个消化道都可发生坏死,最常受到损害的部位是回肠和结肠,表现为肠壁充血、水肿、僵硬、斑点状淤血、出血及坏死;病变多呈节段性。

1.早产

早产是 NEC 的重要发病因素,因免疫功能差、肠蠕动差,加之出生时易发生窒息,造成肠壁缺氧损伤,使细菌侵入。

2.缺氧与缺血

在存在新生儿窒息、呼吸疾病、休克等情况时,均可使心搏出量减少,机体应急需先满足心、脑等重要器官的需要,而减少肠道、皮肤和肾脏等处的供血,出现肠道缺氧缺血,导致肠黏膜缺血缺氧,发生坏死;随着氧供恢复,血管扩张充血,扩张时的再灌注会增加组织损伤。在呼吸暂停、心动过缓、青紫或苍白窒息时,可伴有肠鸣音消失。新生儿红细胞增多症患者中,血液黏稠度增加,低血压及循环障碍等均引起肠黏膜分泌物减少,肠黏膜失去了保护层,直接暴露于消化道细菌和消化酶中,而造成损伤和细菌的入侵。

3.感染

感染是 NEC 的主要原因之一,大多为克雷伯杆菌、大肠埃希菌、铜绿假单胞菌等肠道细菌。

4.其他

脐动脉或静脉插管、换血疗法、红细胞增多症、动脉导管开放、低体温等情况时,NEC 的发生率较高。

（二）发病机制

在发生坏死性小肠结肠炎的患儿中，小肠中通常有 3 个因素出现：持续的肠缺血损害、细菌定植、肠腔内底物（如经肠喂养）。NEC 可累及整个小肠和结肠，但好发部位多在回肠远端和升结肠近端，轻症时坏死肠段只有数厘米，重症时可伸延至空肠和结肠部位，但一般不影响十二指肠。细菌可渗透过肠壁，产生氢气并积聚，产生 X 线上特征性的肠壁积气。气体可进入门静脉，通过腹部 X 线片或肝脏 B 超可见到肝脏上面的门静脉积气，随着病变的进展，可导致整层肠壁的坏死、穿孔、腹膜炎、败血症和死亡。早期病变主要为肠黏膜及黏膜下层充血、水肿、出血、坏死；进展期病变范围扩大，累及肌层，严重者肠壁全层坏死，可并发肠穿孔和腹膜炎。

二、临床表现与诊断

（一）临床表现

男婴多于女婴，以散发病例为主，无明显季节性。出生后胎粪正常，常在生后 2～3 周内发病，以 2～10 d 为高峰。初起时常有体温不稳、呼吸暂停、心动过缓、嗜睡等全身表现，同时或相继出现不同程度的胃潴留、腹胀、呕吐、腹泻及血便，查体可见肠型、腹壁发红、腹部压痛、右下腹包块、肠鸣音减弱或消失，严重者常并发败血症、肠穿孔和腹膜炎等。在新生儿腹泻流行时 NEC 也可呈小流行，流行时无性别、年龄和季节的差别。

1.病史和临床表现

对有高危因素的早产儿，要密切观察腹胀和肠鸣音变化，出现腹胀、呕吐、腹泻和血便等表现时，应立即拍摄腹部 X 线片和大便潜血试验。

2.腹胀和肠鸣音

减弱患儿先有胃排空延迟、胃潴留，随后出现腹胀。轻者仅有腹胀；严重病例症状迅速加重，腹胀如鼓，肠鸣音减弱，甚至消失。早产儿 NEC 腹胀不典型。腹胀和肠鸣音减弱是 NEC 较早出现的症状，对高危患儿要随时观察腹胀和肠鸣音次数的变化。

3.呕吐

患儿常出现呕吐，呕吐物可呈咖啡样或带胆汁。部分患儿无呕吐，但胃内可抽出含咖啡或胆汁样胃内容物。

4.腹泻和血便

开始为水样便，每天 5～6 次至 10 余次不等，1～2 d 后为血样便，可为鲜血、果酱样或黑便。有些病例可无腹泻和肉眼血便，仅有大便隐血阳性。

5.全身症状

NEC 患儿常有反应差、精神萎靡、拒食，严重病例可出现面色苍白或青灰、四肢厥冷、休克、酸中毒、黄疸加重。早产儿易发生反复呼吸暂停、心率减慢。体温正常或有低热，或体温不升。

（二）实验室诊断

1.血液检查

（1）周围血常规：白细胞总数增高，分类核左移，血小板减少。

（2）血气分析和电解质测定：可了解电解质紊乱和酸中毒程度，指导液体和静脉营养液的治疗。

2.粪便检查

对早产儿(已开始喂养)的大便做隐血筛查或还原物检查,可帮助早期诊断坏死性小肠结肠炎。大便外观色深,隐血阳性,镜检下有数量不等的白细胞和红细胞,细菌培养有和血培养一致的细菌,以大肠埃希菌、克雷伯杆菌和铜绿假单胞菌多见。

3.细菌培养

(1)血培养:如培养出的细菌与粪培养一致,对诊断 NEC 的病因有意义。

(2)腹腔穿刺液涂片及培养大多为杆菌,手术时所取腹腔液做细菌培养,阳性率高。

4.腹部 X 线片检查

腹部 X 线片检查是诊断 NEC 的主要手段,对怀疑 NEC 者要及时行腹部 X 线正侧位平片检查,并随访和观察动态变化。存在引起本病危险因素的小儿,一旦出现相关的临床表现及 X 线检查改变,即可作出较肯定的诊断。要多次随访检查,观察动态变化。对有些腹胀、呕吐的小儿,X 线检查仅有胃肠道动力性肠梗阻改变,并无肠壁积气,此时并不能除外本症的轻型早期,应严密随访,重复 X 线检查。位置固定的扩张肠段提示坏死性小肠结肠炎的存在,坏死性小肠结肠炎的 X 线诊断为肠壁积气和门静脉积气,气腹提示肠穿孔,需要急诊外科手术治疗。最重要的是需要不断(如至少每 6 h 1 次)重新评估婴儿和连续的腹部 X 线检查、全血细胞计数、血小板计数和血气分析。

5.腹部 B 超

腹部 B 超可见肝实质及门脉内间歇出现微小气泡。

三、治疗原则与策略

1.禁食

严格禁食 7~14 d,重症可延长至第 3 周。恢复喂养应从水开始,再用稀释奶逐渐过渡到正常。

2.胃肠减压

可用胃管定期抽吸减压。

3.抗生素

采用青霉素类联合氨基糖苷类药物,也可用万古霉素及第三代头孢菌素。怀疑厌氧菌感染时可用甲硝唑,严重感染者 100 mg/kg,分 3~4 次静脉滴注。

4.支持疗法

(1)维持水、电解质平衡,纠正酸中毒。

(2)输注血浆、全血或白蛋白,保证肠道外静脉营养的实施。

(3)静脉滴注肠上皮生长因子(EGF),促进肠上皮再生及肠黏膜修复,目前尚处于研究论证阶段。

(4)防治休克、弥散性血管内凝血(DIC)、溶血等。

(5)经常有疼痛及处于严重应激状态的患儿,国外应用鸦片类止痛剂,而不用担心其呼吸抑制作用。

(王雅娟)

第十八章　儿科疾病

第一节　急性感染性喉炎

急性感染性喉炎为喉部黏膜急性弥散性炎症,可发生于任何季节,以冬春季为多,常见于婴幼儿,多为急性上呼吸道病毒或细菌感染的一部分,或为麻疹、猩红热及肺炎等的前驱症或并发症。病原多为病毒感染,细菌感染常为继发。多见于 6 个月至 4 岁小儿。由于小儿喉腔狭小,软骨支架柔软,会厌软骨窄而卷曲,黏膜血管丰富,黏膜下组织疏松等解剖特点,因此炎症时局部易充血水肿,易引起不同程度的喉梗阻;部分患儿因神经敏感,可因喉炎刺激出现喉痉挛。严重喉梗阻如处理不当,可造成窒息死亡,故医生及家长必须对小儿喉炎引起重视。

一、诊断

(一)病史要点

有无发热,咳嗽是否有犬吠样声音,有无声音嘶哑,有无吸气性喉鸣、呼吸困难及青紫等。有无异物吸入。有无佝偻病史,有无反复咳喘病史,有无支气管异物史。有无先天性喉喘鸣(喉软骨软化病),询问生长发育情况,是否接种过白喉疫苗。父母有无急慢性传染病史,有无过敏性疾病家族史。

(二)查体要点

检查咽喉部是否有明显充血,有无白膜覆盖。注意呼吸情况,有无吸气性呼吸困难、三凹征、鼻翼扇动、发绀,有无心率加快。肺部听诊可闻及吸气性喉鸣声,但重度梗阻时呼吸音几乎消失。检查有无先天性喉喘鸣的表现,先天性喉喘鸣的患儿吸气时喉软骨下陷,导致吸气性呼吸困难及喉鸣声,在感染时症状加重,可伴有颅骨软化等佝偻病的表现。

(三)辅助检查

1.常规检查

血常规中白细胞计数可正常或偏低,CRP 正常。细菌感染者血白细胞升高,中性粒细胞比例升高,CRP 升高。咽拭子或喉气管吸出物做细菌培养可阳性。

2.其他检查

间接喉镜检查可见声带肿胀,声门下黏膜呈梭形肿胀。

(四)诊断标准

(1)发热、声嘶、犬吠样咳嗽,重者可致失音和吸气时喉鸣。体检可见咽喉部充血,严重者有面色苍白、发绀、烦躁不安或嗜睡、鼻翼扇动、心率加快、三凹征,呈吸气性呼吸困难,咳出喉部分泌物后可稍见缓解。

(2)排除白喉、喉痉挛、急性喉气管支气管炎、支气管异物等所致的喉梗阻。

(3)间接喉镜下可见声带肿胀,声门下黏膜呈梭形肿胀。

(4)细菌感染者咽拭子或喉气管吸出物做细菌培养可阳性。

具有上述第(1)(2)项可临床诊断为急性感染性喉炎,如同时具有第(3)项可确诊,如同时具有第(4)项可做病原学诊断。

(5)喉梗阻分度诊断标准

Ⅰ度:患者安静时无症状体征,仅于活动后才出现吸气性喉鸣及呼吸困难,肺呼吸音清晰,心率无改变。三凹征可不明显。

Ⅱ度:患儿在安静时出现喉鸣及吸气性呼吸困难,肺部听诊可闻喉传导音或管状呼吸音,心率较快120～140次/分钟。三凹征明显。

Ⅲ度:除Ⅱ度喉梗阻症状外,患儿因缺氧而出现阵发性烦躁不安、口周和指端发绀或苍白、双眼圆睁、惊恐万状、头面出汗。肺部听诊呼吸音明显降低或听不到,心音较钝,心率加快至140～160次/分钟,三凹征显著。血气分析有低氧血症、二氧化碳潴留。

Ⅳ度:经过对呼吸困难的挣扎后,患儿极度衰弱,呈昏睡状或进入昏迷。由于无力呼吸,表现呼吸浅促、暂时安静、三凹征反而不明显,面色苍白或青灰,肺部听诊呼吸音几乎消失,仅有气管传导音。心音微弱、心率或快或慢或不规律。血气分析有低氧血症、二氧化碳潴留。

(五)鉴别诊断

根据病史、体征排除白喉、喉痉挛、急性喉气管支气管炎、支气管异物等所致的喉梗阻。

二、治疗

1.一般治疗

保持安静及呼吸道通畅,轻者进半流质或流质饮食,严重者可暂停饮食。缺氧者吸氧。保证足量液体和营养,注意水、电解质平衡,保护心功能,避免发生急性心力衰竭。

2.药物治疗

(1)对症治疗:每2～4 h做1次雾化吸入,雾化液中加入1%麻黄碱10 mL、庆大霉素4万U、地塞米松2～5 mg、盐酸氨溴索15 mg;也可雾化吸入布地奈德2～4 mg、肾上腺素4 mg。痰黏稠者可服用或静脉滴注化痰药物如沐舒坦,高热者予以降温,烦躁不安者宜用镇静剂如苯巴比妥、水合氯醛、地西泮、异丙嗪等。异丙嗪不仅有镇静作用,还有减轻喉头水肿的作用;氯丙嗪则使喉肌松弛,加重呼吸困难,不宜使用。

(2)控制感染:对起病急,病情进展快,难以判断系病毒感染或细菌感染者,一般给予全身抗生素治疗,如青霉素类、头孢菌素类、大环内酯类抗生素等。

(3)糖皮质激素:宜与抗生素联合使用。Ⅰ度喉梗阻可口服泼尼松,每次1～2 mg/kg,每4～6 h 1次,呼吸困难缓解即可停药。大于Ⅱ度喉梗阻用地塞米松,起初每次2～5 mg,静脉推注,继之按每日1 mg/kg静脉滴注,2～3 d后症状缓解即停用。也可用氢化可的松,每次5～10 mg/kg静脉滴注。

3.手术治疗

对经上述处理仍有严重缺氧征象,有Ⅲ度以上喉梗阻者,应及时做气管切开术。

(王兰芳)

第二节　急性上呼吸道感染

急性上呼吸道感染即普通感冒,是指喉部以上呼吸道的鼻和咽部的急性感染,国际上通称急性鼻咽炎,俗称伤风或感冒,是小儿时期最常见的疾病,有一定的传染性,主要是鼻咽部黏膜炎的局部症状及全身感染症状。婴幼儿患感冒后,往往全身症状重而局部症状轻,炎症易向邻近器官扩散而引起中耳炎、肺炎等并发症,故需及早诊治。

一、病因

1.常见病原体

各种病毒和细菌均可引起,但 90％以上为病毒,主要有鼻病毒、呼吸道合胞病毒(RSV)、流感病毒、副流感病毒、腺病毒(ADV)等。病毒感染后易继发溶血性链球菌、肺炎链球菌、流感杆菌等细菌感染。近年来肺炎支原体(MP)亦不少见。

2.诱因

过敏体质、先天性免疫缺陷或后天性免疫功能低下及受凉、过度疲劳、居室拥挤、大气污染、直接或间接吸入烟雾、呼吸道黏膜的局部防御能力降低时容易发病。婴幼儿时期由于上呼吸道的解剖和免疫特点而易患本病。营养不良性疾病,如维生素 D 缺乏性佝偻病、亚临床维生素 A、锌或铁缺乏症等,或护理不当,气候改变和环境不良等因素则易发生反复上呼吸道感染或使病程迁延。

二、临床表现

由于年龄大小、体质强弱及病变部位的不同,病情的缓急、轻重程度也不同。一般年长儿症状较轻,婴幼儿重症较多。轻者只有鼻部症状,如流涕、鼻塞、喷嚏等,也可有流泪、轻咳、咽部不适,可在 3～4 d 内自然痊愈。如炎症涉及鼻咽部,常有发热(持续 3～7 d),咽部肿痛,扁桃体、颌下或颈部淋巴结肿大,恶心、呕吐、腹泻等。重者可突然高热达 39 ℃～40 ℃或以上,发冷、头痛、全身乏力、精神不振、食欲减退、睡眠不安、咳嗽频繁、咽部红肿或有疱疹及溃疡。有的扁桃体肿大,出现滤泡和脓性渗出,咽痛和全身症状均加重,鼻咽分泌物由稀薄变黏稠。热重者可出现惊厥等。临床上可见两种特殊类型:①疱疹性咽峡炎,病原体为柯萨奇 A 组病毒,好发于夏秋季,起病急骤,临床表现为高热、咽痛、流涎、厌食、呕吐等。体检可发现咽部充血,在咽腭弓、软腭、腭垂的黏膜上可见数个至十数个 2～4 mm 大小灰白色的疱疹,周围有红晕,1～2 d 后破溃形成小溃疡。疱疹也可发生于口腔的其他部位。病程为 1 周左右。②结合膜热:以发热、咽炎、结膜炎为特征,病原体为腺病毒 3、7 型,好发于春夏季,散发或发生小流行,临床表现为高热、咽痛、流泪、眼部刺痛,有时伴消化道症状。体检发现咽部充血,可见白色点块状分泌物,周边无红晕,易于剥离。一侧或双侧滤泡性眼结合膜炎,可伴球结合膜出血,颈及耳后淋巴结增大。病程 1～2 周。

三、实验室检查

病毒感染者血白细胞计数正常或减少,中性粒细胞减少,淋巴细胞计数相对增多。病毒分离和血清学检查可明确病因,近年来免疫荧光、免疫酶学及分子生物学技术可做出早期诊断。细菌感染者血白细胞总数、中性粒细胞增多,CRP 阳性。在使用抗菌药物前行咽拭子培养可发现致病菌。链球菌引起者于 2～3 周后 ASO 效价可增高。

四、鉴别诊断

根据临床表现一般不难诊断,但应尽量判明是病毒性或细菌性,以便指导治疗。常需与以下疾病鉴别。

1.流行性感冒

由流感病毒、副流感病毒引起,有明显的流行病史,局部症状较轻,全身症状较重,常有高热、头痛、四肢肌肉酸痛等,病程较长,并发症较多。

2.急性传染病早期

上感常为各种传染病的前驱表现,如麻疹、流脑、百日咳、猩红热等。应结合流行病史、临床表现及实验室资料等综合分析,并观察病情演变加以鉴别。

3.消化道疾病

婴幼儿感冒往往有呕吐、腹痛、腹泻等消化系统症状,可误诊为胃肠道疾病,必须慎重鉴别。伴腹痛者应注意与急性阑尾炎鉴别。后者腹痛常先于发热,腹痛部位以右下腹为主,呈持续性,有固定压痛点、反跳痛及腹肌紧张、腰大肌试验阳性等,血白细胞及中性粒细胞增多。

4.过敏性鼻炎

常打喷嚏、流清涕,但不发热,咽常痒而不痛,鼻黏膜苍白水肿,鼻腔分泌物涂片示嗜酸性粒细胞增多,支持过敏性鼻炎的诊断。

五、治疗

1.一般治疗

病毒性上感,应告诉患者该病的自限性和治疗的目的,防止交叉感染及并发症。注意休息,给予有营养而易消化的食物,多饮水和补充大量维生素 C,保持室内空气新鲜和适当的温度与湿度等。

2.抗炎治疗

①抗病毒药物:大多数上呼吸道感染由病毒引起,可试用利巴韦林(病毒唑)1.0～1.5 mg/(kg·d),口服或静脉滴注;或 20 mg 含服,每 2 h 1 次,3～5 d 为一疗程;亦可试用双嘧达莫5 mg/(kg·d),分 2～3 次口服,3 d 为一疗程,或用麻甘颗粒、金振口服液、清热解毒软胶囊、黄栀花口服液或正柴胡饮等治疗。②抗生素类药物:细菌性上感或病毒性上感继发细菌感染者可选用抗生素治疗,小婴儿、持续高热、中毒症状明显者指征可以放宽,常选用青霉素类、第1、第2代头孢,复方甲基异恶唑及大环内酯类抗生素等。咽拭子培养阳性结果有助于指导抗菌治疗。若证实为链球菌感染,或既往有风湿热、肾炎病史者,青霉素疗程应为 10～14 d。

3.对症治疗

①发热:体温 38 ℃以内,一般可不处理。高热或有热惊厥史者应积极降温。可以乙醇擦浴,头部冷敷,冷水灌肠,推拿按摩。高热时可口服泰诺、托恩、巴米尔或来比林等注射,安乃近滴鼻,小儿解热栓肛门塞人,均有良好的降温作用。一般不常规用激素类药物治疗。②镇静止痉:发生高热惊厥者可予以镇静、止惊等处理;烦躁时苯巴比妥每次 2～3 mg/kg,口服,或异丙嗪每次 0.5～1 mg/kg,口服或肌内注射;抽搐时可用 10% 水合氯醛每次 40～60 mg/kg 灌肠,或苯巴比妥钠每次 5～8 mg/kg,肌内注射。③鼻塞:轻者不必处理,影响哺乳时,可于授乳前用稀释后 0.5% 麻黄碱 1～2 滴滴鼻。④止咳化痰:可用小儿伤风止咳糖浆、复方甘草合剂、金

振口服液、消积止咳口服液、肺热咳喘口服液、强力枇杷露、百部止咳糖浆、止咳桃花散、蛇胆川贝液、急支糖浆、鲜竹沥、枇杷露等口服,咽痛可含服银黄含片、含碘喉片等。

六、预防

①加强体育锻炼,多做户外活动,保持室内空气新鲜,增强身体抵抗力,防止病原体入侵;②根据气候适当增减衣服,加强护理,合理喂养,积极治疗佝偻病和营养不良;③感冒流行时不带孩子去公共场所,托儿所或家中可用食醋 $5\sim10$ mL/m^3 加水 $1\sim2$ 倍,加热熏蒸至全部气化,每日一次,连续 $5\sim7$ d;④药物:感冒流行期或接触感冒患者后可用病毒唑滴鼻或(和)口服大青叶合剂、返魂草、犀羚解毒片等预防。平时应用免疫调节剂提高机体抗病能力。

(马 丁)

第三节 支气管哮喘

支气管哮喘(简称哮喘)是一种常见的全球性小儿呼吸道变态反应性疾病,近年来对其病因、发病机制、病理改变及防治等方面的研究,都取得了较大进展,尤其全球哮喘防治策略(GINA)的制订和推广,使哮喘防治进一步规范化,并已见显著成效。但发病率仍呈上升趋势,全球已有 3 亿人患哮喘,病死率徘徊不降,给儿童健康和社会造成严重危害和负担,成为全球威胁人类健康最常见的慢性肺部疾患之一,已引起社会各界关注。

一、病因

哮喘的病因复杂,发病机制迄今未全阐明,不同病因引起哮喘的机制不尽一致,现介绍如下。

(一)内因

哮喘患者多属过敏性体质(旧称泥膏样或渗出性素质),即特应性体质,存在气道高反应性,其特点是:体态肥胖,易患湿疹、过敏性皮炎和药物、食物过敏,婴儿期 IgA 较低,易患呼吸道感染或顽固性腹泻。血清 IgE 升高,嗜酸性粒细胞等有较多 IgE 受体。机体免疫功能,尤其是细胞免疫障碍,Ts 细胞减少,Th 细胞增多,尤其 Th_2 类细胞因子亢进。抗体水平失衡。微量元素失调,主要是 Zn 降低,使免疫功能下降。A 型血哮喘患儿明显高于其他血型者,乃由于其气道含较多 ABH 血型物质,易发生Ⅰ型变态反应。此外,哮喘患儿内分泌失调,雌二醇升高,皮质醇、孕酮水平下降。有较高的阳性家族过敏史和变应原皮试阳性率,迷走神经功能亢进,β_2 受体反应性下降,数量减少,β/α 比例紊乱等,这些内因是可以遗传的,其遗传因素在第 6 对染色体的 HLA 附近。近年研究发现尚与其他多种染色体有关。这是发生哮喘的先决条件。

(二)外因

外因也是哮喘发生的必备条件。

1.变应原

变态反应学说认为,哮喘是由 IgE 介导的Ⅰ型变态反应性疾病。变应原作用于机体后,使机体致敏,并产生 IgE,当再次接触相应抗原后,便与肥大细胞上的 IgE 结合,通过"桥联作用",Ca^{2+} 流入细胞内,激活细胞内的酶,溶酶体膜溶解,使其脱颗粒,释放出组胺等过敏介质,发生哮喘。

引起哮喘的变应原种类繁多,大体可分为吸入性、食物性和药物性等三类,如屋尘、螨、花粉、真菌、塑料、羽毛等吸入性变应原和奶、鱼、肉、蛋、瓜果、蔬菜等食物性变应原及阿司匹林类解热镇痛药、青霉素类等药物,此外 SO_2、DDV、油漆、烟雾、环氧树脂等亦可诱发哮喘。近年房屋装修,甲醛、油漆等有害物质致空气污染,已成为哮喘发生的又一常见原因。饮食结构的变化、工业污染、汽车废气及生态环境的变化等与哮喘患病率增加也均有关系。

2.呼吸道感染

其是哮喘的又一重要原因,其发病机制复杂,病原体本身就是一种变应原,并且感染可以因为气道黏膜损伤、免疫功能低下、气道反复感染,形成恶性循环,导致气道反应性增高。

3.其他运动

约 90% 的哮喘患儿由运动而激发,这可能系气道冷却或纤毛周围呈现暂时性高渗状态,促使炎症细胞产生并释放过敏性介质所致。大哭、大笑等剧烈情绪波动,精神过度紧张(如考试)或创伤及冷空气刺激、气候骤变、气压降低等及咸、甜饮食均可诱发哮喘。胃-食管反流是夜间哮喘发作的主要原因之一。

二、临床表现

临床表现轻重悬殊。夜间或晨起发作较多或加重。轻者仅咳嗽、打喷嚏、流流涕,年长儿可诉胸闷。重者则喘息,严重呼气性呼吸困难(婴幼儿呼气相延长可不明显)和哮鸣音。有的只有顽固性咳嗽,久治不愈。并发感染时可有发热,肺部水泡音(但咳黄痰不一定都是细菌感染)。喘息程度与气道梗阻程度并不平行,当严重气道狭窄时,因气流量减少,喘鸣及呼吸音反减弱,此乃危笃征兆,有时易被误认为减轻。哮喘可分为急性发作期、慢性持续期(指虽无急性发作,但在较长时间内总是不同频度和程度地反复出现喘息、咳嗽、胸闷等症状的状态)和缓解期(即症状体征消失,肺功能正常并维持 4 周以上)。

典型哮喘其可分为三期。第一期为发作性刺激性干咳,颇似异物所致的咳嗽,但气道内已有黏液分泌物,可闻少量哮鸣音;第二期可见咳出白色胶状黏痰(亦可略稀带泡沫),患儿烦躁不安,面色苍白,大汗淋漓,可有发绀,气喘加重,呼气延长,哮鸣音多,可掩盖心音,远处可闻,三凹征(+),婴儿喜伏于家长肩头,儿童多喜端坐,胸廓膨满,叩诊过清音,膈肌下降,心浊音界不清;第三期呼吸困难更严重,呼吸运动弱,有奇脉,肝大、水肿,终致急性呼吸衰竭或窒息,甚至猝死,但绝大多数患儿上述三期表现是可逆的。

三、辅助检查

(1)血液:外源性哮喘血嗜酸性粒细胞数升高,常 $>0.3 \times 10^9/L$,嗜碱性粒细胞 $>3.3 \times 10^7/L$,嗜碱性粒细胞脱颗粒试验阳性,合并感染时可见中性粒细胞数升高。血电解质一般无异常。

(2)痰液及鼻分泌物:多呈白色泡沫状稀黏痰或胶冻状痰,嗜酸性粒细胞明显增多,并发感染时痰成黄或绿色,中性粒细胞为主,大量嗜酸性粒细胞可使痰变棕黄色。显微镜下可见库什曼螺旋体和夏科-雷登晶体。

（3）胸部 X 线片检查：少数可正常，多有肺纹理粗乱，肺门阴影紊乱、模糊，发作期可有肺不张、肺气肿，右心肥大等表现。感染时可有点片状阴影。

（4）肺功能：缓解期以小气道病变常见，发作期可见阻塞性通气功能障碍。肺活量降低，残气量增加等。峰流速仪测定呼气峰值流速（PEER）简单易行，实用价值大，可估计病情，判定疗效，自我监测，诊断轻型和不典型哮喘。正常或轻症的最大呼气流量（PEF）应＞预计值或本人最佳值的 80%，24 h 变异率＜20%；其 PEF 为预计值的 60%～80%，变异率为 20%～30% 为中症；PEF 和 FEV_1 有高度相关性，可代替后者。

（5）血气分析：对估计气道梗阻程度及病情、指导治疗均有重大意义。轻度哮喘：血气正常，每分通气量稍增加（Ⅰ级），或 $PaCO_2$ 轻度下降，血 pH 轻度升高，每分通气量增加（Ⅱ级）；中度哮喘（Ⅲ级）：V/Q 比例失调，PaO_2 下降，$PaCO_2$ 仍略低；严重哮喘（Ⅳ级）：PaO_2 进一步下降，$PaCO_2$"正常或略升高"，提示气道阻塞严重，易误认为病情好转；晚期哮喘（Ⅴ级）：出现Ⅱ型呼吸衰竭的血气表现和酸中毒。pH＜7.25 表示病情危笃，预后不良。

（6）支气管激发或扩张试验或运动激发试验的测定。

（7）变应原测定。

（8）免疫功能检查示总 IgE 升高或特异性 IgE 升高。

（9）其他：还可根据条件及病情测嗜酸细胞阳离子蛋白（ECP）等炎性介质及 CKs、IL-4、IL-5、β_2 受体功能、内分泌功能、血清前列腺素水平、微量元素及 cAMP/cGMP 等。

四、诊断标准

1. 儿童哮喘

①反复发作喘息、气促、胸闷或咳嗽，多与接触变应原、冷空气、物理或化学刺激、呼吸道感染、运动及甜、咸食物等有关；②发作时双肺闻及弥散或散在哮鸣音，呼气多延长；③支气管扩张剂有显著疗效；④除外其他引起喘息、胸闷和咳嗽的疾病。

需要说明的是：①喘息是婴幼儿期的一个常见症状，故婴幼儿期是哮喘诊治的重点。但并非婴幼儿喘息都是哮喘。有特应质（如湿疹、过敏性鼻炎等）及家族过敏史阳性的高危喘息儿童，气道已出现变应性炎症，其喘息常持续至整个儿童期，甚至延续到成年后。但是无高危因素者其喘息多与急性呼吸道感染（ARI）有关，且多在学龄前期消失。②不能确诊的可行：哮喘药物的试验性治疗，这是最可靠的方法；可用运动激发试验，如阳性，支持哮喘诊断；对于无其他健康方面问题的儿童出现夜间反复咳嗽或患儿感冒"反复发展到肺"或持续 10 d 以上或按哮喘药物治疗有效者应考虑哮喘的诊断，而不用其他术语，这种可能的"过度"治疗远比反复或长期应用抗生素好；更要注意病史和 X 线排除其他原因的喘息，如异物、先天畸形、冠心病（CHD）、囊性纤维性变、先天免疫缺陷、反复牛奶吸入等。

2. 咳嗽变异性哮喘

即没有喘鸣的哮喘：①咳嗽持续或反复发作＞1 月，常于夜间或清晨发作，运动、遇冷空气或特殊气味后加重，痰少；临床无感染征象或经较长期抗炎治疗无效。②平喘药可使咳嗽缓解。③有个人或家族过敏史或变应原试验阳性。④气道有高反应性（激发试验阳性）。⑤排除其他引起慢性咳嗽的疾病。

五、鉴别诊断

与毛细支气管炎、喘息性支气管炎、心源性哮喘、支气管狭窄或软化、先天性喉喘鸣等疾病相鉴别。

六、治疗

(一)急性发作期的治疗

其主要是抗炎治疗和控制症状。

1.治疗目标

①尽快缓解气道阻塞;②纠正低氧血症;③合适的通气量;④恢复肺功能,达到完全缓解;⑤预防进一步恶化和再次发作;⑥防止并发症;⑦制订长期系统的治疗方案,达到长期控制。

2.治疗措施

(1)一般措施:①保持气道通畅,湿化气道,吸氧使 SaO_2 达92%以上,纠正低氧血症;②补液:糖皮质激素和 β_2 受体激动剂均可致使低钾,不能进食可致酸中毒、脱水等,是哮喘发作不缓解的重要原因,必须及时补充和纠正。

(2)迅速缓解气道痉挛:①首选氧或压缩空气驱动的雾化吸入,0.5%万托林每次 0.5~1 mL/kg(特布他林每次 300 μg/kg),每次最高量可达 5 mg 和 10 mg。加生理盐水至 3 mL,初 30 min 至 1 h 1 次,病情改善后改为每 6 h 1 次。无此条件的可用定量气雾剂加储雾罐代替,每次 2 喷,每日 3~4 次。亦可用呼吸机的雾化装置。无储雾罐时可用一次性纸杯代替。②当病情危重,呼吸浅慢,甚至昏迷,呼吸心跳微弱或骤停时或雾化吸入足量 β_2 受体激动剂+抗胆碱能药物+全身用皮质激素未控制喘息时,可静脉滴注沙丁胺醇[0.1~0.2 μg/(kg·min)],或用异丙肾静脉滴注代替。③全身用激素:应用指征是中、重度哮喘发作,对吸入 β_2 激动剂反应欠佳;长期吸激素患者病情恶化或有因哮喘发作致呼吸衰竭或为口服激素者,应及时、足量、短期用,一般 3~4 d,不超过 7 d,至病情稳定后以吸入激素维持。④中重度哮喘:用 β_2 激动剂+0.025%的异丙托品(每次<4 岁 0.5 mL,≥4 岁 1.0 mL),每 4~6 h 1 次。⑤氨茶碱,3~4 mg/kg,不大于每次 250 mg,加入 10%葡萄糖中缓慢静脉注射(不小于 20 min),以 0.5~1 mg/(kg·h)的速度维持,每天不大于 24 mg/kg,亦可将总量分 4 次,每 6 h 1 次,静脉注射,应注意既往用药史,最好检测血药浓度,以策安全。⑥还可用 $MgSO_4$、维生素 K、雾化吸入呋塞米、利多卡因、普鲁卡因、硝普钠等治疗。

(3)人工通气。

(4)其他:①抗炎药仅在有感染证据时用;②及时发现和治疗呼吸衰竭、心力衰竭等并发症;③慎用或禁用镇静剂;④抗组胺药及祛痰药无确切疗效。

(二)慢性持续期的治疗

按 GINA 治疗方案进行。①首先根据病情判定患者所处的级别,选用哪级治疗;②各级均应按需吸入速效 β_2 受体激动剂;③吸入性糖皮质激素(ICS)量为每日二丙酸倍氯米松(BDP)量,与其他 ICS 的等效剂量为:BDP 250 μg≈布地奈德(BUD)200 μg≈丙酸氯替卡松(FP) 125 μg;④起始 ICS 剂量宜偏大些;⑤每级、每期都要重视避免变应原等诱因。

1.升级

如按某级治疗中遇变应原或呼吸道感染等原因,病情加重或恶化,经积极治疗病因,仍不见轻时,应立即升级至相应级别治疗。

2.降级

如按某级治疗后病情减轻达到轻的一级时要经至少 3 个月维持并评估后(一般 4~6 个

月),再降为轻一级的治疗。

(三)缓解期的防治(预防发作)

1. 避免接触变应原和刺激因素

对空气和食物中的变应原和刺激因素,一旦明确应尽力避免接触,如对屋尘过敏时可认真清理环境,避开有尘土的环境,忌食某些过敏的食物。对螨过敏者除注意卫生清扫外,可用杀螨剂、防螨床罩或威他霉素喷洒居室;阿司匹林等药物过敏者可用其他药物代替;对猫、狗、鸟等宠物或花草、家具过敏的,可将其移开或异地治疗。

2. 保护性措施

患儿应生活有规律,避免过劳、精神紧张和剧烈活动,进行三浴锻炼,尤其耐寒锻炼,积极防治呼吸道感染,游泳、哮喘体操、跳绳、散步等运动有利于增强体质和哮喘的康复,但运动量以不引起咳、喘为限,循序渐进,持之以恒。

3. 提高机体免疫力

根据免疫功能检查结果选用增强细胞、体液和非特异性免疫功能的药物,如普利莫(即万适宁)、斯奇康、乌体林斯、气管炎菌苗片、静脉注射用丙种球蛋白、转移因子、胸腺肽、核酪、多抗甲素、复合蛋白锌等锌剂、胎盘脂多糖及玉屏风颗粒、黄芪颗粒、还尔金、儿康宁、固本咳喘片、组胺球蛋白(亦称抗过敏球蛋白)等。

4. 减敏疗法

(1)特异减敏疗法:旧称脱敏疗法,通过小剂量抗原反复注射而使机体对变应原的敏感性降低。需先进行皮试,根据阳性抗原种类及强度确定减敏液起始浓度。该疗法疗效肯定,但影响因素较多,且疗效长,痛苦大,有时难以坚持到底。目前已有进口皮试抗原和脱敏液,安全、有效可应用,但价格较贵。从国外引进百康生物共振变应原检测治疗仪,对哮喘等过敏性疾病有良好疗效。

(2)非特异减敏疗法:所用方法不针对某些具体抗原,但起到抗炎和改善过敏体质作用,常用的如细胞膜稳定剂色甘酸钠、尼多酸钠、曲尼斯特及抗组胺药氯雷他定(开瑞坦)、西替利嗪(仙特明)、阿伐斯汀(新敏乐)等及酮替芬、赛庚啶、特非那定等。甲氨蝶呤、雷公藤多苷、环胞素 A 对防治哮喘亦有较好效果,但因不良反应大,不常规应用。最重要和最常用的药物当属肾上腺皮质激素,主要是吸入给药。

(马　丁)

第四节　闭塞性细支气管炎

闭塞性细支气管炎(bronchiolitis obliterans,BO)是临床上较少见的与小气道炎症性损伤相关的慢性气流阻塞综合征。其病理类型主要分为缩窄性细支气管炎和增殖性细支气管炎两种。

一、病因

BO 可由多种原因引起,包括感染、异体骨髓或心肺移植、吸入有毒气体、自身免疫性疾病和药物不良反应等,也有部分 BO 为特发性。目前认为致 BO 病原体的靶点为呼吸道纤毛细胞,由于免疫反应介导,上皮细胞在修复过程中发生炎症反应和纤维化,从而导致 BO。已有研究发现,BO 与患儿年龄、性别、被动吸烟等因素无关。

1. 感染

BO 通常继发于下呼吸道感染,病毒感染最多见。腺病毒是 BO 的主要病原,病毒(腺病毒3、7、21 型,呼吸道合胞病毒,副流感染病毒 2 和 3 型,流感病毒 A 和 B 型及麻疹病毒等),细菌(如百日咳杆菌、B 族链球菌和流感嗜血杆菌),支原体均有报道,病毒感染多见,其中腺病毒最常见。

2. 组织器官移植

BO 的发生与异体骨髓、心肺移植有很强相关性。急性移植物抗宿主反应是移植后 BO 发生的高危因素。免疫抑制剂的应用也参与 BO 的形成。

3. 吸入有毒气体

吸入有毒气体(包括氨、氯、氟化氢、硫化氢、二氧化硫等)、异物、胃食管反流等均可损伤气道黏膜,导致慢性气道阻塞性损伤,发展成 BO。

4. 结缔组织疾病

类风湿性关节炎、渗出性多形性红斑(stevens-johnson 综合征,SJS)、系统性红斑狼疮、皮肌炎等也与 BO 有关。有研究发现,1/3 的 SJS 患儿有气道上皮受损,可进一步发展成 BO。

二、临床表现

BO 为亚急性或慢性起病,进展可迅速,依据细支气管及肺损伤的严重度、广泛度和疾病病程表现各异,病情轻重不一,临床症状和体征呈非特异性,临床表现可从轻微哮喘样症状到快速进行性恶化、死亡。患儿常在急性感染后持续出现慢性咳嗽、喘息和运动不耐受,达数月或数年,逐渐进展,并可因其后的呼吸道感染而加重,重者可在 1~2 年内死于呼吸衰竭。

三、影像学及其他实验室检查

1. 胸部 X 线

胸部 X 线片表现无特异性,对诊断 BO 不敏感,40％BO 患儿胸部 X 线片正常。部分患儿胸部 X 线片表现有肺透亮度增加,磨玻璃样改变,可有弥漫的结节状或网状结节状阴影,无浸润影。胸部 X 线片表现常与临床不符。

2. 高分辨率 CT(HRCT)

HRCT 的应用提高了儿童 BO 诊断的能力。HRCT 在各种原因引起的 BO 诊断中均有非常重要意义,具有特征性改变,可显示直接征象和间接征象。直接征象为外周细支气管壁增厚,细支气管扩张伴分泌物滞留,表现为小叶中心性支气管结节影;间接征象为外周细支气管扩张、肺膨胀不全、肺密度明显不均匀,高通气与低通气区混合(称马赛克灌注征)、气体滞留征。这些改变主要在双下肺和胸膜下。

马赛克征(mosaic 征),即肺密度降低区与密度增高区镶嵌分布,是小气道损伤的最重要征象。马赛克征的出现高度提示 BO 的可能,但马赛克灌注并无特异性,在多种完全不同的弥漫肺部疾病中都是首要的异常征象。CT 呼气相上的气体滞留征诊断 BO 的敏感性及准确率最高,文献报道几乎 100％BO 患者有此征象。有报道,儿童患者可采用侧卧等方式代替动态CT 扫描。

3.支气管激发试验

BO 与哮喘一样存在气道高反应性,但二者对醋甲胆碱和腺苷—磷酸(AMP)支气管激发试验的反应不同。哮喘对直接刺激剂醋甲胆碱、间接刺激剂 AMP 均阳性,而 BO 对醋甲胆碱只有部分阳性,而且是短暂的,对 AMP 呈阴性反应。

4.肺通气灌注扫描

BO 患儿肺通气灌注扫描显示斑块状分布的通气、血流灌注减少。王维等对 11 例患儿进行肺通气灌注扫描显示,双肺多发性通气血流灌注受限,以通气功能受限为著,其结果与患儿肺 CT 的马赛克灌注征相对应,且较 CT 敏感,认为该测定是一项对 BO 诊断及病情评估有帮助的检查。

5.纤维支气管镜及肺泡灌洗液细胞学分析

可利用纤维支气管镜检查除外气道发育畸形,也可进行支气管黏膜活检。有研究提示,BO 与肺泡灌洗液中性粒细胞升高相关,也有学者认为灌洗液中性粒细胞的增加为 BO 的早期标志,但还不能用于诊断 BO。

6.肺活检

这是 BO 诊断金标准,但由于病变呈斑片状分布,肺活检不但有创而且不一定取到病变部位,故其儿科应用受到限制。

四、鉴别诊断

1.哮喘 BO 和哮喘

均有喘息表现,且 BO 胸部 X 线片多无明显异常,易误诊为哮喘。哮喘患儿胸部 HRCT 可出现轻微的磨玻璃样影或马赛克征,易误诊为 BO,故可根据喘息对支气管扩张剂和激素的治疗反应、过敏性疾病史或家族史、HRCT 的表现等对这两种疾病进行综合判断鉴别。

2.弥漫性泛细支气管炎

绝大多数该病患儿有鼻窦炎,胸部 HRCT 显示双肺弥漫性小叶中心性结节状和支气管扩张,而非马赛克征和气体闭陷征。

3.特发性肺纤维化

特发性肺纤维化又称 Hamman-Rich 综合征。起病隐匿,多呈慢性经过,临床以呼吸困难、发绀、干咳较为常见,多有杵状指(趾)。胸部 X 线片呈广泛的颗粒或网点状阴影改变,肺功能为限制性通气障碍伴肺容量减少。

五、治疗

目前还没有公认的 BO 治疗准则,缺乏特效治疗,主要是对症支持。

1.糖皮质激素

对激素应用剂量、疗程和方式仍然存在争议。未及时使用激素的 BO 病例几乎均遗留肺过度充气、肺膨胀不全和支气管扩张,并且肺功能逐渐恶化。吸入激素可降低气道高反应,避免全身用药的不良反应,但实际上如果出现了严重呼吸道阻塞,则气溶胶无法到达肺周围组织,故有人提议加大吸入剂量(二丙酸倍氯米松>1 500 μg),但缺乏安全性依据。针对严重 BO 患儿,有研究静脉应用甲泼尼龙 30 mg/(kg•d),连用 3 d,每月 1 次,可减少长期全身用药的不良反应。9 例骨髓移植后 BO 患儿接受大剂量甲泼尼龙冲击治疗 10 mg/(kg•d),连用 3 d,每月 1 次(平均 4 个月),辅以吸入激素治疗,临床症状消失,肺功能稳定。有学者建议口服泼尼松1～2 mg/(kg·d)，1～3 个月后逐渐减量，以最小有效量维持治疗；病情较重者在治疗初期予甲泼尼龙 1～2 mg/(kg·d)静脉滴注，3～5 d 后改为口服；同时采用布地奈德雾化液 0.5～1.0 mg/次，每日 2 次，或布地奈德气雾剂 200～400 μg/d 吸入治疗。

2.支气管扩张剂

随 BO 病情进展，肺功能可由阻塞性通气功能障碍变为限制性或混合性通气功能障碍，对合并限制性通气功能障碍患儿，支气管扩张剂可部分减少阻塞症状，对肺功能试验有反应和(或)临床评估有反应患儿可应用。长效 β_2 受体激动剂可作为减少吸入或全身激素用量的联合用药，不单独使用。文献提出，对支气管扩张剂有反应是长期应用激素的指标。

3.其他

(1)抗生素：BO 患儿易合并呼吸道细菌感染，应针对病原选择抗生素。对于伴广泛支气管扩张的 BO 患儿更需要抗生素治疗。大环内酯类抗生素，特别是阿奇霉素在抗菌活性之外，还有抗炎特性，对部分 BO 患者有效，可改善肺功能。

(2)氧疗：吸氧浓度要使氧饱和度维持在 0.94 以上。

(3)纤支镜灌洗：有研究观察了 8 例 BO 患儿纤支镜灌洗效果，提出纤支镜灌洗对 BO 病情的恢复无帮助。

(4)肺部理疗：主要适应证是支气管扩张和肺不张，可降低支气管扩张相关问题的发生率，避免反复细菌感染。

(5)外科治疗：①肺或肺叶切除：对于伴局部支气管扩张或慢性肺叶萎陷的 BO 患儿，受累肺叶切除可避免肺部感染的频发和加重。文献报道 1 例累及单侧肺的 BO 患儿，在保守治疗无效后行单侧肺切除后效果较好。②肺移植：肺移植为处于终末阶段的 BO 患儿提供了长期存活的机会。持续存在的严重气流阻塞，伴有肺功能降低和越来越需要氧气支持的 BO 患儿可考虑肺移植。

(6)营养支持：提供足够热量和能量的支持疗法，尽可能让患儿身高、体重达到同年龄儿童的水平。

（李　辉）

第五节　沙眼衣原体肺炎

沙眼衣原体肺炎是由沙眼衣原体(CT)引起的肺部炎症。沙眼衣原体主要是人类沙眼和生殖系统感染的病原，偶可引起新生儿和成人免疫抑制者的肺部感染。发病率以 18～30 岁多发。新生儿肺炎主要见于 2～12 周新生儿及婴儿，大多数无发热，起始症状通常是鼻炎、伴鼻腔黏液性分泌物和鼻塞。成人免疫抑制患者可见咽炎、支气管炎和肺炎等呼吸道感染，可有干咳、发热、肌痛、寒战、咯血和胸痛。

一、发病机制

所有沙眼衣原体感染均可趋向于持续性、慢性和不显性的形式。CT 主要是人类沙眼和生殖系统感染的病原，偶可引起新生儿、小婴儿和成人免疫抑制者的肺部感染。分娩时胎儿通过 CT 感染的宫颈可出现新生儿包涵体性结膜炎和新生儿肺炎。CT 主要经直接接触感染，使易感的无纤毛立方柱状或移行的上皮细胞(如结膜、后鼻咽部、尿道、子宫内膜和直肠黏膜)发生感染。常引起上皮细胞下的淋巴细胞浸润性急性炎症反应。一次感染不能产生防止再感染的免疫力。

二、临床表现

活动性 CT 感染妇女分娩的婴儿有 10%～20% 出现肺炎。出生时 CT 可直接感染鼻咽部,以后下行至肺引起肺炎,也可由感染结膜的 CT 经鼻泪管下行到鼻咽部,再到下呼吸道。大多数 CT 感染表现为轻度上呼吸道症状,而症状类似流行性感冒,而肺炎症状相对较轻,某些患者表现为急性起病伴一过性的肺炎症状和体征,但大多数起病缓慢。上呼吸道症状可自行消退,咳嗽伴下呼吸道感染症状体征可在首发症状后数日或数周出现,使本病有一个双病程的表现。CT 肺炎有非常特征性的表现,常见于 6 个月以内的婴儿,往往发生在 1～3 个月龄,通常在生后 2～4 周发病。但目前已经发现有生后 2 周即发病者。常起病隐匿,大多数无发热,起始症状通常是鼻炎,伴鼻腔黏液分泌物和鼻塞。随后发展为断续的咳嗽、也可表现为持续性咳嗽、呼吸急促,听诊可闻及湿啰音,喘息较少见。一些 CT 肺炎病例主要表现为呼吸增快和阵发性单声咳嗽。有时呼吸增快为唯一线索,约半数患儿可有急性包涵体结膜炎,可同时有中耳炎、心肌炎和胸腔积液。

与成熟儿比较,极低出生体质量儿的 CT 肺炎更严重,甚至是致死性的,需要长期辅以机械通气,易产生慢性肺部疾病,从免疫力低下的 CT 下呼吸道感染患者体内,可在感染后相当一段时间仍能分离到 CT,现发现毛细支气管炎患者 CT 感染比例较多,CT 是启动抑或加重了毛细支气管炎症状尚待研究。已发现新生儿 CT 感染后,在学龄期发展为哮喘。对婴幼儿 CT 感染 7～8 年再进行肺功能测试,发现大多数表现为阻塞性肺功能异常。CT 与慢性肺部疾病间的关系有待阐明。

三、辅助检查

CT 肺炎患儿外周血的白细胞总数正常或升高,嗜酸性粒细胞计数增多。CT 感染的诊断为从结膜或鼻咽部等病损部位取材涂片或刮片(取材要带柱状上皮细胞,而不是分泌物)发现 CT 或通过血清学检查确诊。新生儿沙眼衣原体肺炎可同时取眼结膜刮屑物培养和(或)涂片直接荧光法检测沙眼衣原体。经吉姆萨染色能确定患者有否特殊的胞质内包涵体,其阳性率分别为婴儿中可高达 90%,成人包涵体结膜炎为 50%,但在活动性沙眼患者中仅有 10%～30%。对轻症患者做细胞检查无帮助。

早在 20 世纪 60 年代已经开展了 CT 的组织细胞培养,采用组织培养进行病原分离是衣原体感染诊断的金标准。一般都是将传代细胞悬液接种在底部放有玻片的培养瓶中,待细胞长成单层后,将待分离的标本种入。经在 CO_2 温箱中孵育并进行适当干预后再用异硫氰酸荧光素标记的 CT 特异性单克隆抗体进行鉴定。常用来观察细胞内形成特异的包涵体及其数目、CT 感染细胞占细胞总数的百分率或折算成使 50% 的组织细胞出现感染病变的 CT 量(TCID50)等指标。研究发现,因为取材木杆中的可溶性物质可能对细胞培养有毒性作用。

用以取样的拭子应该是塑料或金属杆,如果在 24 h 内不可能将标本接种在细胞上,应保存在 4 ℃或置−70 ℃储存待用。用有抗生素的培养基作为衣原体转运培养基能最大限度地提高衣原体的阳性率和减少其他细菌过度生长。培养 CT 最常用的细胞为用亚胺环己酮处理的 Mc-Coy 或 Hela 细胞。离心法能促进衣原体吸附到细胞上。培养 48～72 h 用 CT 种特异性免疫荧光单克隆抗体和姬姆萨或碘染色可查到胞浆内包涵体。

血清抗体水平的测定是目前应用最广泛的诊断衣原体感染的依据。

1. 衣原体微量免疫荧光法

衣原体微量免疫荧光法是衣原体最敏感的血清学检测方法,最常作为回顾性诊断。该试验先用鸡胚或组织细胞培养衣原体,并进一步纯化抗原,将浓缩的抗原悬液加在一块载玻片上,按特定模式用抗原进行微量滴样。将患者的血清进行系列倍比稀释后加在抗原上,然后用间接免疫荧光方法测定每一种衣原体的特异抗原抗体反应。通用的诊断标准是:①急性期和恢复期的两次血清抗体滴度相差 4 倍,或单次血清标本的 IgM 抗体滴度≥1:16 和(或)单次血清标本的 IgG 抗体滴度>1:512 为急性衣原体感染;②IgM 滴度>1:16 且 1:16<IgG<1:512 为既往有衣原体感染;③单次或双次血清抗体滴度<1:16 为从未感染过衣原体。

2. 补体结合试验

补体结合试验可检测患者血清中的衣原体补体结合抗体,恢复期血清抗体效价较急性期增高 4 倍以上有确诊意义。

3. 酶联免疫吸附法(ELISA)

酶联免疫吸附法可用于血清中 CT 抗体的检测,由于衣原体种间有交叉反应,不主张单独应用该方法检测血清标本。

微量免疫荧光法(microimmuno fluorescence test,MIF)检查衣原体类抗体是目前国际上标准的且最常用的衣原体血清学诊断方法,由于可检测出患儿血清中存在的高水平的非母体 IgM 抗体,尤其适用于新生儿和婴儿沙眼衣原体肺炎的诊断。由于不同的衣原体种间可能存在着血清学交叉反应,血清标本应同时检测三种衣原体的抗体并比较抗体滴度,以滴度最高的作为感染的衣原体种,但是不能广泛采用这种检查法。新生儿肺炎患者 IgM 增高,而结膜炎患儿则无 IgM 抗体增高。

分子生物学方法正成为诊断 CT 感染的主要技术手段之一,采用荧光定量聚合酶链反应技术和巢式聚合酶链反应技术(nested-PCR)是诊断 CT 感染的新途径,可早期快速、特异地检测出标本中的 CT 核酸。

四、辅助检查

1. 衣原体培养

衣原体培养最可靠的方法是进行沙眼衣原体的培养。取鼻咽部或咽后壁拭子、气管和支气管吸出物、肺泡灌洗液等标本培养,新生儿沙眼衣原体肺炎可同时取眼结膜刮屑物培养和(或)涂片直接荧光法(DFA)检测沙眼衣原体。

2. 胸部 X 线片和肺 CT

表现为肺气肿伴间质或肺泡浸润影,多为间质浸润和肺过度充气,也可见支气管肺炎或网状、结节样阴影,偶见肺不张。

五、诊断

根据患儿的年龄、相对特异的临床症状以及 X 线非特异性征象,并有赖于从结膜或鼻咽部等分离到 CT 或通过血清学检查等实验室手段确定诊断。

六、鉴别诊断

1. RSV 肺炎

多见于婴幼儿,大多数病例伴有中高热,持续 4～10 d,初期咳嗽、鼻塞,常出现气促、呼吸困难和喘憋,肺部听诊多有细小或粗、中啰音。少数重症病例可并发心力衰竭。胸部 X 线片多数有小点片状阴影,可有不同程度的肺气肿。

粟粒性肺结核:多见于婴幼儿初染后 6 个月内,特别是 3 个月内,起病可急可缓,缓者只有低热和结核中毒症状,多数急性起病,症状以高热和严重中毒症状为主,常无明显的呼吸道症状,肺部缺乏阳性体征,但 X 线检查变化明显,可见在浓密的网状阴影上密度均匀一致的粟粒结节,婴幼儿病灶周围反应显著及易于融合,点状阴影边缘模糊,大小不一而呈雪花状,病变急剧进展可形成空洞。

2. 白色念珠菌肺炎

多发生在早产儿、新生儿、营养不良儿童、先天性免疫功能缺陷及长期应用抗生素、激素以及静脉高营养患者,常表现为低热、咳嗽、气促、发绀、精神萎靡或烦躁不安,胸部体征包括叩诊浊音和听诊呼吸音增强,可有管音和中小水泡音。X 线检查有点状阴影、大片实变,少数有胸腔积液和心包积液,同时有口腔鹅口疮,皮肤或消化道等部位的真菌病。可同时与大肠埃希菌、葡萄球菌等共同致病。

七、治疗

治疗药物主要为红霉素,新生儿和婴儿的用量为红霉素每日 40 mg/kg,疗程 2～3 周,或琥乙红霉素每日 40～50 mg/kg,分 4 次口服,连续 14 d;如果对红霉素不能耐受,度过新生儿期的小婴儿应立即口服磺胺类药物,可用磺胺异噁唑每日 100 mg/kg,疗程 2～3 周;有报道应用阿莫西林、多西环素治疗,疗程 1～2 周;或有报道用氧氟沙星,疗程 1 周。但国内目前不主张此类药物用于小儿。现发现,红霉素疗程太短或剂量太小,常使全身不适、咳嗽等症状持续数日。单用红霉素治疗的失败率是 10%～20%,一些婴儿需要第 2 个疗程的治疗。有研究发现阿奇霉素短疗程 20 mg/(kg·d),每日顿服连续 3 d 与红霉素连续应用 14 d 的疗效是相同的。此外,要强调呼吸道管理和对症支持治疗也很重要。

由于局部治疗不能消灭鼻咽部的衣原体,不主张对包涵体结膜炎进行局部治疗,这种婴儿仍有发生肺炎或反复发生结膜炎的危险。对 CT 引起的小婴儿结膜炎或肺炎均可用红霉素治疗 10～14 d,红霉素用量为每日 50 mg/kg,分 4 次口服。对确诊为衣原体感染患儿的母亲(及其性伴)也应进行确定诊断和治疗。

八、预防

为了防止孕妇产后并发症和胎儿感染应在妊娠后 3 个月做衣原体感染筛查,以便在分娩前完成治疗。对孕妇 CT 生殖道感染应进行治疗。产前进行治疗是预防新生儿感染的最佳方法。红霉素对胎儿无毒性,可用于治疗。新生儿出生后,立即涂红霉素眼膏,可有效预防结膜炎。美国 CDC 推荐对于 CT 感染孕妇可阿奇霉素 1 次 1 g 或阿莫西林 500 mg,每日三次,连续 7 d,作为一线用药,也可红霉素 250 mg,每日三次,连续 14 d,或乙酰红霉素 800 mg,每日三次,连续 14 d 是一种可行的治疗手段。

(李　辉)

第六节 肺炎衣原体肺炎

肺炎衣原体(chlamydia pneumoniae,CP)仅有一个血清型,称 TWAR 型,是 1986 年从患急性呼吸道疾病的大学生呼吸道中分离到的。目前认为 CP 是一个主要的呼吸道病原,CP 感染与哮喘及冠心病的发生存在着一定的关系。CP 在体内的代谢与 CT 相同,在微生物学特征上与 CT 不同的是,其原体为梨形,原体内没有糖原,主要外膜蛋白上没有种特异抗原。

CP 可感染各年龄组人群,不同地区 CP 感染社区获得性肺炎(CAP)的比例是不同的,在 2%～19% 波动,与不同人群和选用的检测方法不同有关。大多数研究选用的是血清学方法,儿童下呼吸道感染率的报道波动在 0～18%,一个对 3～12 岁采用培养方法的 CAP 多中心研究发现的 CP 感染率为 14%,而 MP 感染率是 22%,其中小于 6 岁组 CP 感染率是 15%。大于 6 岁组 CP 感染率是 18%,有 20% 的儿童同时存在 CP 和 MP 感染,有报道 CP 感染镰状细胞贫血患者 10%～20% 出现急性胸部综合征,10% 支气管炎症和 5%～10% 儿童出现咽炎。

一、发病机制

CP 广泛存在于自然界,但迄今感染仅见于人类。这种微生物能在外界环境生存 20～30 h,动物实验证明要直接植入才能传播,空气飞沫传播不是 CP 有效的传播方式。临床研究报道发现,呼吸道分泌物传播是其主要的感染途径,无症状携带者和长期排菌状态可能促进这种传播。其潜伏期较长,传播比较缓慢,平均潜伏期为 30 d,最长可达 3 个月。感染没有明显的季节性,儿童时期其感染的性别差异不明显。现已发现,在军队、养老院等同一居住环境中出现人之间的 CP 传播和 CP 感染暴发流行。在某些家庭内 CP 的暴发流行中,婴幼儿往往首先发病,并占发病患者数中的多数,甚至有时感染仅在幼儿间传播。初次感染多见于 5～12 岁小儿,但从抗体检查证明整个青少年期和成人期可以又有新的或反复感染,老年期达到顶峰,其中 70%～80% 血清为阳性反应。血清学流行病学调查显示学龄儿童抗体阳性率开始增加,青少年达 30%～45%,提示存在无症状感染。大约在 15 岁前感染率无性别差异。15 岁以后男性多于女性。流行周期为 6 个月到 2～3 年,有少数地方性流行报道。大概成年期感染多数是再感染,同时可能有多种感染。也有研究发现,多数家庭或集体成员中仅有一人出现 CP 感染,这说明不易发生传播。

在 CP 感染的症状期及无症状期均可由呼吸道检出 CP。已经证明在症状性感染后培养阳性的时间可长达 1 年,无症状性感染时常见抗体反应阳性。尚不清楚症状的存在是否会影响病原的传播。

与 CT 仅侵犯黏膜上皮细胞不同,CP 可感染包括巨噬细胞、外周血细胞、动脉血管壁内皮细胞及平滑肌在内的几种不同的细胞。CP 可在外周血细胞中存活并可通过血液循环及淋巴循环到达全身各部位。CP 感染后,细胞中有关炎细胞因子 IL-1、IL-8、IFN-α 等以及黏附因子 ICAM-1 表达增多,并可诱导白细胞向炎症部位趋化,既可有利于炎症反应的局部清除,同时也会造成组织的损伤。

二、临床表现

青少年和年轻成人 CP 感染可以为流行性,也可为散发性,CP 以肺炎最常见。青少年中约 10% 的肺炎、5% 的支气管炎、5% 的鼻窦炎和 1% 的喉炎和 CP 感染有关。Saikku 等在菲律宾 318 名 5 岁以下的急性下呼吸道感染患者中,发现 6.4% 为急性 CP 感染,3.2% 为既往感染。Hammerschlag 等对下呼吸道感染的患者,经培养确定 5 岁以下小儿 CP 感染率为 24%,5~18 岁为 41%,最小的培养阳性者仅为 14 个月大。CP 感染起病较缓慢,早期多为上呼吸道感染症状,类似流行性感冒,常合并咽喉炎、声音嘶哑和鼻窦炎,无特异性临床表现。1~2 周后,上感症状逐渐减轻而咳嗽逐渐加重,并出现下呼吸道感染征象,肺炎患者症状轻到中等,包括发热、不适、头痛、咳嗽,常有咽炎,多数表现为咽痛、发热、咳嗽,以干咳为主,可出现胸痛、头痛、不适和疲劳。听诊可闻及湿啰音并常有喘鸣音。CP 肺炎临床表现相差悬殊,可从无症状到致死性肺炎。儿童和青少年感染大部分为轻型病例,多表现为上呼吸道感染和支气管炎,肺炎患者较少。而成人则肺炎较多,尤其是在已有慢性疾病或 CP(TWAR)重复感染的老年患者。CP 在免疫力低下的人群可引起重症感染,甚至呼吸衰竭。

CP 感染的潜伏期为 15~23 d,再感染的患者呼吸道症状往往较轻,且较少发展为肺炎。与支原体感染一样,CP 感染也可引起肺外的表现,如结节性红斑、甲状腺炎、脑炎和 Gul-lain-Barre 综合征等。CP 可激发哮喘患者喘息发作,囊性纤维化患者病情加重,有报道从急性中耳炎患者的渗液中分离出 CP,CP 往往与细菌同时致病。有 2%~5% 的儿童和成人可表现为无症状呼吸道感染,持续 1 年或 1 年以上。

三、辅助检查

CP 感染的特异性诊断依据组织培养的病原分离和血清学检查。CP 在经亚胺环己酮处理的 HEP-2 和 HL 细胞培养基上生长最佳。标本的最佳取材部位为鼻咽后部,如检查 CT 那样用金属丝从胸腔积液中也分离到该病原。有报道经胰酶和(或)乙二胺四乙酸钠(EDTA)处理后的标本 CP 培养的阳性率高。已有从胸腔积液中分离到 CP 的报道。

用荧光抗体染色可能直接查出临床标本中的衣原体,但不是非常敏感和特异。用 EIA 法可检测一些临床标本中的衣原体抗原,因 EIAs 采用的是多克隆抗体或属特异单克隆抗体,可同时检测 CP 和 CT。而微量免疫荧光法(MIF),可使用 CP 单一抗原,而不出现同时检测其他衣原体种。急性 CP 感染的血清学诊断标准:患者 MIF 法双份血清 IgG 滴度 4 倍或 4 倍以上升高或单份血清 IgG 滴度≥1:512;和(或)IgM 滴度≥1:16 或以上,在排除类风湿因子所致的假阳性后可诊断为近期感染;如果 IgG≥1:16 但≤1:512 提示曾经感染。这一标准主要根据成人资料而定。肺炎和哮喘患者的 CP 感染研究显示有 50% 测不到 MIF 抗体。不主张单独应用 IgG 进行诊断。IgG 滴度 1:16 或以上仅提示既往感染。IgA 或其他抗体水平需双份血清进行回顾分析才能进行诊断,不能提示既往持续感染。

MIF 和补体结合试验方法敏感性在各种方法不一致,CDC 建议应严格掌握诊断标准。由于与培养的结果不一致,不主张血清酶联免疫方法进行 CP 感染诊断,有关 CP 儿童肺炎和哮喘儿童 CP 感染的研究发现,有 50% 儿童培养证实为 CP 感染,而并无血清学抗体发现。而且,单纯应用血清学方法不能进行临床微生物评价。

采用各种聚合酶链反应技术(PCR)如荧光定量 PCR 和 Nested PCR 等可早期快速并特异地进行 CP 感染的诊断,已有不少关于其应用并与培养和血清学方法进行对比的研究,有研究报道以 16 Sr RNA 特异靶序列为目的基因的荧光定量 PCR 方法诊断 CP 感染具有较好的特异性,操作较为简单,且能将标本中的病原体核酸量化,但目前尚无此 PCR 商品药盒。

影像学表现:开始主要表现为单侧肺泡浸润,位于肺段和亚段,可见于两肺的任何部位,下叶及肺的周边部多见。以后可进展为双侧间质和肺泡浸润。胸部 X 线表现多较临床症状重。胸部 X 线片示肺叶浸润影,并可有胸腔积液。

四、诊断及鉴别诊断

临床表现上不能与 MP 等引起的非典型肺炎区分开来,听诊可发现啰音和喘鸣音,胸部影像常较患儿的临床表现重,可表现为轻度、广泛的或小叶浸润,可出现胸腔积液,可出现血白细胞数稍高和核左移,也可无明显的变化。培养是诊断 CP 感染的特异方法,最佳的取材部位是咽后壁标本,也可从痰、咽拭子、支气管灌洗液、胸腔积液等标本中取材进行培养。

CP 感染的表现与 MP 不好区分,CP 肺炎患者常表现为轻到中度的全身症状,如发热、乏力、头痛、咳嗽、持续咽炎,也可出现胸腔积液和肺气肿,重症患者常出现肺气肿。

MP 肺炎:多见于学龄儿童及青少年,婴幼儿也不少见,潜伏期 2～3 周,症状轻重不等,主要特点是持续剧烈咳嗽,婴幼儿可出现喘息,全身中毒症状相对较轻,可伴发多系统、多器官损害,X 线所见远较体征显著,外周血白细胞数大多数正常或增高,红细胞沉降率增快,血清特异性抗体测定有诊断价值。

五、治疗

与肺炎支原体肺炎相似,但不同之处在于治疗的时间要长,以防止复发和清除存在于呼吸道的病原体。体外药物敏感试验显示四环素、红霉素及一些新的大环丙酯类(阿奇霉素和克拉红霉素)和喹诺酮类(氟嗪酸)抗生素有活性。对磺胺类耐药。首选治疗为红霉素,新生儿和婴儿的用量为红霉素每日 40 mg/kg,疗程 2～3 周,一般用药 24～48 h 体温下降,症状开始缓解。有报道单纯应用一个疗程,部分病例仍可复发,如果无禁忌,可进行第二疗程治疗。

也可采用克拉霉素和阿奇霉素治疗,其中阿奇霉素的疗效要优于克拉霉素,用法为克拉霉素疗程 21 d,阿奇霉素疗程 5 d,也可应用利福平、罗红霉素、多西环素进行治疗。

有研究发现,选用红霉素治疗 2 周,甚至四环素或多西环素治疗 30 d 者仍有复发病例。

可能需要 2 周以上长期的治疗,初步资料显示 CP 肺炎患儿服用红霉素悬液 40～50 mg/(kg·24 h),连续 10～14 d,可清除鼻咽部病原的有效率达 80% 以上。克拉霉素每日 10 mg/kg,分 2 次口服,连续 10 d;或阿奇霉素每日 10 mg/kg,口服 1 d,第 2～5 d 阿奇霉素每日 5 mg/kg,对肺炎患者的鼻咽部病原的清除率达 80% 以上。

(王 宁)

第七节 重症肺炎

肺炎是常见的儿童疾病之一,也是导致婴幼儿死亡的主要疾病。重症肺炎除了有严重的呼吸功能障碍以外,由于缺氧、病原毒素或坏死组织释放及全身性炎症反应,导致其他脏器的结构和功能异常。临床上除了严重的呼吸困难外,还伴有呼吸衰竭、心力衰竭、中毒性肠麻痹、中毒性脑病、休克及弥漫性血管内凝血等多脏器多系统功能障碍以及全身中毒症状。

一、临床表现

(一)一般临床表现

多起病急,骤起高热,但新生儿、重度营养不良患儿可以不发热,甚至体温不升。此外,还可有精神萎靡,面色苍白、纳差等表现。

(二)呼吸系统的临床表现

1.气促与呼吸困难

患儿有明显的气促和呼吸困难,呼吸频率加快,并可伴有鼻翼扇动、三凹症、唇周发绀等表现。不同年龄段有不同表现:①新生儿与小婴儿突出表现为点头状呼吸、呻吟、口吐白沫和呼吸暂停;②婴幼儿易出现气促、呼吸困难,这与肺代偿功能差、气道较为狭窄有关,不能完全反映肺实质的炎症程度;但大龄儿童如出现明显的气促与呼吸困难,除非为哮喘样发作,否则提示有广泛的肺部病变或严重的并发症。肺部体征因感染的病原类型、病变性质和部位不同有所差别,可以有局限性吸气末细湿啰音;如有肺大片实变或不张,局部叩诊呈浊音、语颤增强、呼吸音减弱或出现支气管呼吸音,但在小婴儿由于哭吵、不配合、潮气量小等原因,有时很难发现,需要仔细、反复的检查。

2.呼吸衰竭

呼吸衰竭是由于广泛肺泡病变或严重的气道阻塞,不能进行有效的气体交换,吸入氧气和呼出二氧化碳能力不能满足机体代谢需要,从而引起机体各脏器的一系列生理功能和代谢紊乱。呼吸困难持续恶化,出现呼吸节律紊乱,严重时可出现呼吸暂停,并伴有嗜睡或躁动等精神症状。根据发病机制及临床表现,可以把呼吸衰竭分为 2 种类型。

(1)呼吸道梗阻为主。这类患儿肺部病变并不一定很严重,由于分泌物、黏膜炎性肿胀造成小气道广泛阻塞,以及气道阻塞的不均一性引起的通气血流比例失调;缺氧明显的同时合并有较重的二氧化碳潴留,易伴发脑组织水肿,比较早出现中枢性呼吸功能异常,如呼吸节律改变或暂停,多见于小婴儿,血气改变属于 II 型呼吸衰竭:$PaO_2 \leqslant 6.67$ kPa(50 mmHg),$PaCO_2 \geqslant 6.67$ kPa(50 mmHg)。

(2)肺实质病变为主。肺内广泛实质病变,影响肺的弥散功能,缺氧症状比二氧化碳潴留明显,有时由于缺氧引起的每分钟通气量增加,反而导致二氧化碳分压降低。血气改变符合 I 型呼吸衰竭:$PaO_2 \leqslant 6.67$ kPa(50 mmHg),$PaCO_2 < 6.67$ kPa(50 mmHg)。

3.呼吸窘迫综合征(ARDS)

ARDS 又称成人型呼吸窘迫综合征,重症肺炎是 ARDS 发生的主要原因之一。肺部感染时,肺泡萎陷、肺透明膜及肺微血栓形成,导致肺弥散功能障碍和通气血流比例失调;表现出进行性呼吸困难,难以纠正的低氧血症,肺部 X 线片显示磨玻璃样改变,甚至白肺样改变。血气分析呈持续性低氧血症,$PaO_2 \leqslant 6.67$ kPa(50 mmHg),$P_{(A-a)}DO_2 > 26.7$ kPa(200 mmHg),$PaO_2/FiO_2 \leqslant 26.7$ kPa(200 mmHg)。

4.肺炎并发症

常见肺炎并发症为肺大泡、脓胸和脓气胸。多见于肺部葡萄球菌感染,感染与炎症破坏毛细支气管上皮组织,造成不完全性阻塞和气体呼出障碍,产生肺大泡;肺大泡破裂入胸腔,导致气胸与脓气胸。肺炎患儿在治疗观察期间,如果出现呼吸困难加重,应考虑到出现并发症的可能,可作体检及胸部 X 线检查。

(三)肺外脏器的临床表现

1.循环系统

常见心肌炎和急性充血性心力衰竭,缺氧、病原毒素可引起心肌炎;而缺氧引起的肺小动脉收缩、肺动脉高压则是引起急性充血性心力衰竭的主要因素,尤其见于有心脏疾患的患儿(如先天性心脏病)。急性充血性心力衰竭主要表现为:①呼吸困难突然加重,呼吸频率超过60次/分钟,而不能以肺炎或其他原因解释;②心率突然加快,160~180次/分钟,不能以发热、呼吸困难等原因解释,部分患儿可出现心音低钝或奔马律;③肝脏进行性增大,排除肺气肿引起的膈肌下移所致,在大龄儿童可见颈静脉怒张;④骤发极度烦躁不安、面色发灰、发绀加重;⑤少尿或无尿,颜面眼睑或双下肢浮肿。

2.神经系统

缺氧、二氧化碳潴留、毒素和各种炎症因子作用于脑组织与细胞,脑血管痉挛、脑组织与细胞水肿,颅内压增高,可引起精神萎靡、嗜睡或烦躁不安,严重者有中毒性脑病表现,如昏睡或昏迷、抽搐、一过性失语、视力障碍,甚至呼吸不规则、瞳孔对光反射迟钝或消失。患儿可有脑膜刺激症状、前囟隆起、眼底视神经乳头水肿,脑脊液检查除了压力和蛋白增高外,其他均正常。

3.消化系统

低氧血症、病原毒素以及应激反应导致胃肠道血液供应减少,易使胃肠黏膜受损。轻者表现为胃肠道功能紊乱、食欲缺乏、呕吐、腹泻及轻度腹胀,肠鸣音减弱;重者可有中毒性肠麻痹,多在呼吸衰竭没有及时纠正、并出现心力衰竭和休克的基础上,腹胀进行性加重、呕吐咖啡样物、肠鸣音消失。由于膈肌上抬,影响呼吸运动,进一步加重呼吸困难。

4.休克及弥漫性血管内凝血

细菌感染,特别是革兰阴性菌感染,一些细菌毒素,全身性炎症反应及缺氧等因素,导致微循环功能障碍。在原发肺部疾病恶化的基础上,表现出四肢冰凉、皮肤花纹、脉搏细速、血压降低、尿量减少,眼底动脉痉挛、静脉迂曲扩张;如未经及时处理可引起弥漫性血管内凝血,皮肤黏膜出现瘀点瘀斑,以及便血呕血等消化道出血。终末期可以出现肺出血。血小板进行性下降、外周血涂片有大量破碎的红细胞、异型红细胞超过2%、凝血酶原时间延长、纤维蛋白原含量下降、3P试验和血D-二聚体阳性。

二、诊断与鉴别诊断

肺炎患儿,如同时合并有全身中毒症状、呼吸衰竭及肺外各脏器功能异常,可以诊断为重症肺炎。临床上应排除其他疾病引起的肺部炎性改变,以及治疗肺炎时药物对各脏器的不良反应;同时为了及时有效地进行临床治疗,应根据患儿的临床特点,初步实验室检查,需要进行肺炎的病原学诊断。

(一)金黄色葡萄球菌肺炎

本病为支气管肺组织的化脓性炎症,多见于婴幼儿。起病急,进展快,有弛张高热或稽留热,以及精神萎靡、面色苍白等全身中毒症状,皮肤常见猩红热样或荨麻疹样皮疹。肺部体征出现较早,易发生循环、神经及消化系统功能障碍;并发症以肺大泡、气胸、脓气胸及肺脓肿比较常见。外周血白细胞数明显增高($>15\times10^9$/L),以中性粒细胞增高为主,可见中毒颗粒;部分患儿外周血白细胞数偏低($<5\times10^9$/L),提示预后不良。进一步痰液、胸腔液及血液细

菌培养可以明确诊断。

(二)肺炎双球菌肺炎

重症患儿多为大叶性或节段性肺炎,大龄儿童常见,起病急,突发高热、寒战、胸痛,以及咳嗽、气急,少数患儿咳铁锈色痰,胸部体检有肺实变体征。胸部 X 线检查显示大叶性或节段性实变阴影。

(三)支原体肺炎

支原体肺炎是由肺炎支原体引起,重症患儿多见于 5 岁以上儿童,以高热及刺激性剧咳为主要表现;但由于肺炎支原体与人体某些组织存在部分共同抗原,感染后可引起相应组织的自身抗体,导致多系统的免疫损害,如溶血性贫血、血小板减少、格林-巴利综合征及肝脏、肾脏的损害。胸部 X 线显示节段性实变阴影或游走性淡片状渗出影,可伴有少量胸膜渗出,外周血白细胞数及分类均正常,冷凝集试验阳性有助于诊断,但确诊需要双份血清特异性抗体或胸腔积液特异性抗体检查,以及鼻咽部分泌物、胸腔积液、支原体抗原或 DNA 检查。

(四)腺病毒肺炎

多由 3、7 两型腺病毒引起,其次为 11、21 型腺病毒。为支气管肺实质出血坏死改变,支气管上皮广泛坏死,管腔闭塞及肺实质严重炎性改变,往往有明显的中毒症状及喘憋表现。多见于 6 个月到 2 岁的儿童,骤起时稽留高热、剧咳,伴有明显的感染中毒症状,如面色苍白、精神萎靡、嗜睡,剧烈咳嗽伴喘憋、气急、发绀。易并发中毒性心肌炎和心力衰竭,但肺部体征出现较晚,发热 3～5 d 出现肺部湿啰音,胸部 X 线较早显示片状或大片状阴影,密度不均,可有胸膜反应。外周血白细胞数降低,鼻咽分泌物病毒分离或抗原测定,以及双份血清特异性抗体检查有助于病原学诊断。

(五)呼吸道合胞病毒性肺炎

由呼吸道合胞病毒引起,炎症主要波及毛细支气管,导致不同程度的小气道阻塞,引起弥漫性肺气肿及部分肺不张,肺部渗出性改变较轻。多见于 6 个月以下患儿、早产儿、支气管肺发育不良、先天性心脏病患儿病情重。中毒症状轻,但有明显喘憋及呼气性呼吸困难,双肺广泛哮鸣音,喘息缓解后可闻较多湿啰音。胸部 X 线片显示高度肺气肿及少许斑片状渗出影。外周血白细胞数降低,鼻咽分泌物病毒分离或抗原测定,以及双份血清特异性抗体检查有助于病原学诊断。

(六)革兰阴性杆菌肺炎

常见大肠埃希菌、肺炎克雷伯杆菌、铜绿假单孢菌等,多见于新生儿、婴儿以及气管插管或切开、大量使用抗生素的患儿,起病相对较缓,但细菌耐药性强,治疗不当会导致疾病进行性恶化。

三、处理措施

(一)呼吸支持与护理

近年来,由于广泛肺实质病变的重症肺炎患儿已经减少,而低龄儿童因呼吸道阻塞、呼吸肌疲劳引起的通气功能障碍逐渐增多,及时有效的呼吸支持和护理尤为重要。

1.保持呼吸道通畅

气道分泌物黏稠、黏膜水肿及支气管痉挛导致气道梗阻,分泌物排泄不通畅,会加重呼吸肌疲劳,促进呼吸衰竭的发生与发展。尽可能避免气道分泌的干结,促进分泌物的排泄,缓解气道黏膜肿胀与痉挛，维护气道有效的功能状态。

(1)保持环境合适的温度(室温 20 ℃)与湿度(相对湿度 50%～60%)。

(2)保证液体摄入，液体的摄入量应考虑当时的脱水情况，是否存在心功能异常、发热等因素，过多的液体摄入会加重心脏的负担，并促进肺水肿的发生，反而会加重病情。一般重症肺炎的患儿的静脉液体按每天 60～80 mL/kg 给予。

(3)给予超声雾化或祛痰药物，反复叩背吸痰以及体位引流，能够减少痰液黏稠度，促进痰液排出。

(4)对有喘憋、肺气肿比较明显的患儿可以吸入支气管扩张药物，解除气道痉挛和黏膜水肿。

2.氧疗

重症肺炎患儿应给氧，以减缓呼吸肌疲劳、减轻心脏负荷及肺动脉高压。可以鼻导管给氧，氧流量 0.75～1.5 L/min，维持动脉血氧分压在 8.0～12.0 kPa(60～90 mmHg)或血氧饱和度在 92% 以上；缺氧明显的可以面罩或头罩给氧，若出现呼吸衰竭或病情进行性恶化可考虑机械通气。

3.气管插管与机械通气

对于明显呼吸肌疲劳、呼吸衰减进行加重的患儿，可及时给予气管插管与机械通气，以去除由于呼吸肌疲劳、分泌物堵塞造成的通气功能障碍，同时也可以改善气体的肺内分布，减少通气血流比例失调，促进气体的弥散，缓解机体的缺氧和二氧化碳潴留。

(二)抗炎治疗

重症肺炎细菌感染多见，应积极尽早抗炎治疗。根据患儿的年龄、临床表现和胸部 X 线特点，结合本地区病原流行病学资料、是否有基础疾病、社区抑或院内感染，立即进行经验性药物选择；同时进行必要的病原学检查，根据治疗效果、病原学检查结果和药物敏感试验调整药物。

(三)血管活性药物的应用

重症肺炎对机体的影响除了缺氧和二氧化碳潴留外，病原毒素及炎症因子造成的局部或全身微循环障碍，是肺炎并发中毒性脑病、中度性肠麻痹、休克及 DIC 的重要因素，因此积极改善机体的微循环状态是治疗重症肺炎的重要环节。常用的药物包括多巴胺、酚妥拉明和山莨菪碱。

(四)糖皮质激素的应用

对于全身炎症反应强烈，中毒症状明显，伴有严重喘憋、中毒性脑病、休克的患儿应使用糖皮质激素抑制炎症反应，改善机体各脏器的功能状态，减轻全身中毒症状。可以选用甲泼尼龙、地塞米松和氢化可的松。

(五)对症处理

1.急性充血性心力衰竭

(1)强心：强心药首选地高辛，口服饱和量为小于 2 岁者 0.04～0.06 mg/kg，大于 2 岁者 0.03～0.04 mg/kg；多选择静脉给药，剂量为 3/4 口服量。首剂为 1/2 饱和量，以后每 6～8 h 1 次，每次给 1/4 饱和量。维持量为 1/5 饱和量，每日分 2 次给药，于洋地黄化后 12 h 给予。

(2)扩张血管：可选用酚妥拉明、多巴胺及血管紧张素转换酶抑制剂(卡托普利、依那普利)。

(3)利尿：可以减少充血性心力衰竭导致的水钠潴留，减轻心脏的负荷量。对于洋地黄药物治疗效果不满意或伴有明显水肿的患儿，宜加用快速强效利尿药，如呋噻米或依他尼酸。

(4)镇静：休息，尽可能避免患儿哭吵，以降低耗氧量；必要时可适当使用镇静药，如苯巴比妥、异丙嗪、水合氯醛等。

2.中毒性肠麻痹

应禁食、胃肠减压，加用多巴胺、山莨菪碱或酚妥拉明，改善肠道循环和功能。

3.中毒性脑病

用甘露醇或甘油果糖减轻颅内压，减少液体量，每日 30～60 mL/kg，必要时可以加用利尿药物。

（李晓安）

第八节　特发性间质性肺炎

特发性间质性肺炎(idiopathic interstitial pneumonia，IIP)是指不明原因的间质性肺炎，是弥漫性间质性肺疾病中的一组疾病，包括特发性肺纤维化(idiopathic pulmonary fibrosis，IPF)、特发性非特异性间质性肺炎、隐源性机化性肺炎、急性间质性肺炎、呼吸性细支气管炎-间质性肺疾病、脱屑性间质性肺炎、特发性淋巴细胞性间质性肺炎、特发性胸膜肺实质弹力纤维增生症。主要病变为弥漫性的肺泡炎，最终可导致肺的纤维化，临床主要表现为进行性的呼吸困难、干咳，肺内可闻及 Velcro 啰音，常有杵状指(趾)，胸部 X 线示双肺弥漫性的网点状阴影，肺功能为限制性的通气功能障碍。

一、病因

病因不明，可能与病毒和细菌感染、吸入的粉尘或气体、药物过敏、自身免疫性疾病有关。但均未得到证实。近年认为系自身免疫性疾病，可能与遗传因素有关，因有些病例有明显的家族史。

二、临床表现

间质性肺炎往往起病不易被发现，自有症状到明确诊断往往需数月到数年。临床表现主要为呼吸困难、呼吸快及咳嗽。呼吸快很常见，尤其是婴儿，可表现为三凹征、喂养困难。而年长儿主要表现为不能耐受运动。咳嗽多为干咳，也是常见的症状，有时可以是小儿间质性肺疾病的唯一表现。其他症状包括咯血、喘息，年长儿可诉胸痛。还有全身的表现如生长发育停止、食欲缺乏、乏力、体质量减少。感染者可有发热、咳嗽、咳痰的表现。急性间质性肺炎起病可快，很快出现呼吸衰竭。

深吸气时肺底部和肩胛区部可闻细小清脆的捻发音，又称 Velcro 啰音。很快出现杵状指(趾)。合并肺动脉高压的病例可有右心肥厚的表现如第二心音亢进和分裂。

三、诊断

间质性肺炎的临床无特异的表现，主要靠呼吸困难、呼吸快、运动不耐受引起注视，影像学检查提供诊断线索。可结合病原学检查排除感染因素，如 HIV、CMV、EBV 的感染。可结合血清学检查排除结缔组织病、血管炎、免疫缺陷病。确诊主要靠肺活检。

辅助检查（非侵入性）红细胞沉降率（血沉）、细菌培养、病毒抗体检查等病原检查、自身抗体、24 h 食管 pH 监测，以排除其他原因引起的弥漫性肺疾病。

侵入性的检查如纤维支气管镜的支气管肺泡灌洗液（BALF）的获取、肺组织病理检查。侵入性检查可分为非外科性（如 BALF、TBLB、经皮肺活检）和外科性的肺活检（如 VATS 和开胸肺活检）。

肺活检为确诊的依据，肺活检可提供病理分型。根据病变的部位、分布范围，选取活检的方法。最后得到病理诊断。根据 2002 年的 ATS/ERS 的要求，所有的病例诊断由病理医师和呼吸医师、放射科医师共同完成其临床影像病理诊断（CRP 诊断）。

四、鉴别诊断

（一）继发性的间质性肺疾病

病毒感染如 CMV、EBV、腺病毒感染均可导致间质性肺炎，但病毒感染均有感染的症状和体征，如发热、肝脾淋巴结的肿大，以及血清病毒学的证据。结缔组织疾病也可导致间质性肺炎的表现，但多根据其全身表现如多个脏器受累、关节的症状，以及自身抗体和 ANCA 阳性可协助鉴别诊断。

（二）组织细胞增生症

可有咳嗽、呼吸困难、肺部湿性啰音的表现，影像学肺内有弥漫的结节影和囊泡影。但同时多有发热、肝脾大及皮疹。多根据皮肤活检见大量的朗汉斯巨细胞确诊。

（三）闭塞性细支气管炎

为小儿时期较常见的小气道阻塞性疾病。多有急性肺损伤的病史如严重的肺炎。重症的渗出性多形红斑等，之后持续咳嗽、喘息为主要表现，肺内可闻及喘鸣音。肺高分辨 CT 可见马赛克灌注、过度通气、支气管扩张等表现。肺功能为阻塞性的通气功能障碍。

五、治疗

无特异治疗方法。

(1)常用肾上腺糖皮质激素，在早期病例疗效较好，晚期病例则疗效较差。①一般泼尼松开始每日用 1～2 mg/kg，症状缓解后可逐渐减量，小量维持，可治疗 1～2 年。如疗效不佳，可加用免疫抑制剂。②也有应用甲泼尼龙每日 10～30 mg/kg，连用 3 d，每月 1 次，连用 3 次。

(2)其他免疫抑制剂：对激素治疗效果不好的病例，可考虑选用免疫抑制剂如羟氯喹、硫唑嘌呤、环孢素、环磷酰胺等。① 羟氯喹 10 mg/(kg·d) 口服，硫酸盐羟氯喹不要超过 400 mg/d；②硫唑嘌呤按 2～3 mg/(kg·d)给药，起始量 1 mg/(kg·d)，每周增加 0.5 mg，直至 2.5 mg/(kg·d)出现治疗反应，成人最大量 150 mg；③环磷酰胺 5～10 mg/kg 静脉注射，每 2～3 周 1 次。不超过成人用量范围 500～1 800 mg/次。

(3)N-乙酰半胱氨酸（NAC）：IPF 的上皮损伤可能是氧自由基介导，因此推测抗氧化剂可能有效。欧洲多中心、大样本随机的研究发现 NAC 可延缓特发性肺纤维化患者的肺功能下降的速度。

其他还有干扰素、细胞因子抑制剂治疗特发性肺纤维化取得满意的报道。其他对症及支持疗法,可适当给氧治疗。有呼吸道感染时,可给抗生素。

(李晓安)

第九节　吸入性肺炎

吸入性肺炎(aspiration pneumonia)是指呼吸道直接吸入有机或无机物质造成的肺部炎性病变。大多见于早产、弱小婴儿、重度营养不良或有腭裂的婴儿,如平卧喂奶或小儿哭叫时强迫服药易造成吸入;也见于用麻醉剂、中枢神经系统疾病等导致咽部反射或咳嗽反射失灵的患儿。少数可由于意外而引起,如工业事故、溺水等。

吸入物进入呼吸道后可产生物理或化学刺激,初期多为细支气管和毛细支气管痉挛,导致肺气肿或不张,以后可发生肺实质、肺间质、支气管的炎性病变。因吸入量的大小和吸入物的性质不同,临床症状及演变过程可能有较大的差异。

一、类脂性肺炎

类脂性肺炎(lipoid pneumonia)系鱼肝油、石蜡油、油性滴鼻剂等油脂性物质吸入造成的一种肺炎,病理特征为慢性间质性肺炎。

多数患儿除咳嗽及轻度呼吸困难外,缺乏一般症状。重者可出现阵发性呼吸暂停及发绀。一般无发热。急性期外周血白细胞数增高。肺部可闻湿啰音、痰鸣音,亦可有肺实变体征。胸部X线检查常见肺门阴影增大、变浓,重症可见两肺气肿、肺门旁及肺野内有片絮状密度增深阴影,也可有条索状间质性浸润。

根据年龄及病史,病变不易吸收,痰中找到含油滴的巨噬细胞即可以确诊。

急性期应进行体位引流及气管吸引,排出油剂。必要时进行纤维支气管镜下吸引。注意防治感染。婴幼儿慎用油类口服药物,尤其勿强制灌药。半昏迷时更应避免,并禁止油剂滴鼻。

二、爽身粉吸入

婴幼儿使用爽身粉、痱子粉时误吸所致。多含有矽酸镁或其他矽酸盐。吸入肺部后造成细支气管阻塞。长期吸入可引起间质性肺炎、肺纤维变性。

主要症状为咳嗽伴气急。开始为干咳,以后有痰。可有低热。有的表现反复呼吸道感染。两肺听诊可闻及干湿啰音。大量吸入者可立即出现呛咳、气喘、进行性呼吸困难、发绀等,未经处理可在1~2 d内死亡。胸部X线表现中下肺野有条索状、小片状、斑点状或网状阴影。病程长、出现纤维化时,表现两下肺野细小网状影。合并感染时可有片絮状阴影。

以对症处理为主,急性大量吸入者可采用支气管镜下冲洗,立即在高湿度下吸氧。早期使用肾上腺皮质激素可减轻炎症反应。合并感染时应给予适当抗生素治疗。

三、食物和呕吐物吸入

除食物本身的刺激外,反流的胃酸亦是肺损伤的重要决定因素。

吸入后可有短暂的无症状期,但 90% 以上患儿在吸入后 1 h 内出现症状,主要表现咳嗽、气急、发热,重者发绀和休克。肺部可闻广泛湿啰音和哮鸣音。受累呼吸道黏膜易继发细菌感染。胸部 X 线片多为两侧广泛肺泡性或网状浸润阴影,部分可伴局灶性实变。

应立即清理呼吸道,给氧。严重者气管内吸引和机械通气。继发感染者给予抗生素治疗。既往健康者常继发口腔寄生菌(尤其是厌氧菌)感染,可选用克林霉素或青霉素治疗;住院儿童则易发生大肠埃希菌、肺炎克雷伯杆菌等革兰阴性菌感染,需加用第三代头孢菌素或复合 β-内酰胺类等抗生素。

(李晓安)

第十节　急性毛细支气管炎

急性毛细支气管炎是 2 岁以下婴幼儿特有的一种呼吸道感染性疾病,尤其以 6 个月内的婴儿最为多见,是此年龄最常见的一种严重的急性下呼吸道感染。以呼吸急促、三凹征和喘鸣为主要临床表现。主要为病毒感染,50% 以上为呼吸道合胞病毒(RSV),其他副流感病毒、腺病毒亦可引起,RSV 是本病流行时唯一的病原。寒冷季节发病率较高,多为散发性,也可成为流行性。发病率男女相似,但男婴重症较多。早产儿、慢性肺疾病及先天性心脏病患儿为高危人群。

一、诊断

(一)表现

1.症状

(1)2 岁以内婴幼儿,急性发病。

(2)上呼吸道感染后 2～3 d 出现持续性干咳和发作性喘憋,咳嗽和喘憋同时发生,症状轻重不等。

(3)无热、低热、中度发热,少见高热。

2.体征

(1)呼吸浅快,60～80 次/分钟,甚至 100 次/分钟以上;脉搏快而细,常达 160～200 次/分钟。

(2)鼻翼煽动明显,有三凹征;重症面色苍白或发绀。

(3)胸廓饱满呈桶状胸,叩诊过清音,听诊呼气相呼吸音延长,呼气性喘鸣。毛细支气管梗阻严重时,呼吸音明显减低或消失,喘憋稍缓解时,可闻及弥漫性中、细湿啰音。

(4)因肺气肿的存在,肝脾被推向下方,肋缘下可触及,合并心力衰竭时肝脏可进行性增大。

(5)因不显性失水量增加和液体摄入量不足,部分患儿可出现脱水症状。

(二)辅助检查

1.胸部 X 线检查

可见不同程度的梗阻性肺气肿(肺野清晰,透亮度增加),约 1/3 的患儿有肺纹理增粗及散在的小点片状实变影(肺不张或肺泡炎症)。

2.病原学检查

可取鼻咽部洗液做病毒分离检查,呼吸道病毒抗原的特异性快速诊断,呼吸道合胞病毒感染的血清学诊断,都可对临床诊断提供有力佐证。

二、鉴别诊断

患儿年龄偏小,在发病初期即出现明显的发作性喘憋,体检及 X 线检查在初期即出现明显肺气肿,故与其他急性肺炎较易区别。但本病还需与以下疾病鉴别。

(一)婴幼儿哮喘

婴儿的第一次感染性喘息发作,多数是毛细支气管炎。毛细支气管炎当喘憋严重时,毛细支气管接近于完全梗阻,呼吸音明显降低,此时湿啰音也不易听到,不应误认为是婴幼儿哮喘发作。

如有反复多次喘息发作,亲属有变态反应史,则有婴幼儿哮喘的可能。婴幼儿哮喘一般不发热,表现为突发突止的喘憋,可闻及大量哮鸣音,对支气管扩张药及皮下注射小剂量肾上腺素效果明显。

(二)喘息性支气管炎

发病年龄多见于 1～3 岁幼儿,常继发于上感之后,多为低至中等度发热,肺部可闻及较多不固定的中等湿啰音、喘鸣音。病情多不重,呼吸困难、缺氧不明显。

(三)粟粒性肺结核

有时呈发作性喘憋,发绀明显,多无啰音。有结核接触史或家庭病史,结核中毒症状,PPD 试验阳性,可与急性毛细支气管炎鉴别。

(四)可发生喘憋的其他疾病

如百日咳、充血性心力衰竭、心内膜弹力纤维增生症,吸入异物等。

①因肺脏过度充气,肝脏被推向下方,可在肋缘下触及,且患儿的心率与呼吸频率均较快,应与充血性心力衰竭鉴别;②急性毛细支气管炎一般多以上呼吸道感染症状开始,此点可与充血性心力衰竭、心内膜弹力纤维增生症、吸入异物等鉴别;③百日咳为百日咳鲍特杆菌引起的急性呼吸道传染病,人群对百日咳普遍易感。目前我国百日咳疫苗为计划免疫接种,发病率明显下降。百日咳典型表现为阵发、痉挛性咳嗽,痉咳后伴 1 次深长吸气,发出特殊的高调鸡鸣样吸气性吼声,俗称"回勾"。咳嗽一般持续 2～6 周。发病早期外周血白细胞计数增高,以淋巴细胞为主。采用鼻咽拭子法培养阳性率较高,第 1 周可达 90%。

百日咳发生喘憋时需与急性毛细支气管炎鉴别,典型的痉咳、鸡鸣样吸气性吼声、血白细胞计数增高以淋巴细胞为主、细菌培养百日咳鲍特杆菌阳性可鉴别。

三、治疗

该病最危险的时期是咳嗽及呼吸困难发生后的 48～72 h。主要死因是过长的呼吸暂停、严重的失代偿性呼吸性酸中毒、严重脱水。病死率为 1%～3%。

（一）对症治疗

吸氧、补液、湿化气道、镇静、控制喘憋。

（二）抗生素

考虑有继发细菌感染时，应想到金黄色葡萄球菌、大肠杆菌或其他院内感染病菌的可能。对继发细菌感染的重症患儿，应根据细菌培养结果选用敏感抗生素。

（三）并发症的治疗

及时发现和处理代谢性酸中毒、呼吸性酸中毒、心力衰竭及呼吸衰竭。并发心力衰竭时应及时采用快速洋地黄药物，如毛花苷 C。对疑似心力衰竭的患儿，也可及早试用洋地黄药物观察病情变化。

（1）监测心电图、呼吸和血氧饱和度，通过监测及时发现低氧血症、呼吸暂停及呼吸衰竭的发生。

一般吸入氧气浓度在 40% 以上即可纠正大多数低氧血症。当患儿出现吸气时呼吸音消失，严重三凹征，吸入氧气浓度在 40% 仍有发绀，对刺激反应减弱或消失，血二氧化碳分压升高，应考虑做辅助通气治疗。病情较重的小婴儿可有代谢性酸中毒，需做血气分析。约1/10的患者有呼吸性酸中毒。

（2）毛细支气管炎患儿因缺氧、烦躁而导致呼吸、心跳增快，需特别注意观察肝脏有无在短期内进行性增大，从而判断有无心力衰竭的发生。小婴儿和有先天性心脏病的患儿发生心力衰竭的机会较多。

（3）过度换气及液体摄入量不足的患儿要考虑脱水的可能。观察患儿哭时有无眼泪，皮肤及口唇黏膜是否干燥，皮肤弹性及尿量多少等，以判断脱水程度。

（四）抗病毒治疗

利巴韦林、中药双黄连。

1.利巴韦林

常用剂量为每日 10～15 mg/kg，分 3～4 次。利巴韦林是于 1972 年首次合成的核苷类广谱抗病毒药，最初的研究认为，它在体外有抗 RSV 作用，但进一步的试验却未能得到证实。目前美国儿科协会不再推荐常规应用这种药物，但强调对某些高危、病情严重患儿可以用利巴韦林治疗。

2.中药双黄连

研究表明，双黄连雾化吸入治疗 RSV 引起的下呼吸道感染是安全有效的方法。

（五）呼吸道合胞病毒(RSV)特异治疗

1.静脉用呼吸道合胞病毒免疫球蛋白(RSV-IVIG)

在治疗 RSV 感染时，RSV-IVIG 有两种用法：① 一次性静脉滴注 RSV-IVIG 1 500 mg/kg；②吸入疗法，只在住院第 1 天给予 RSV-IVIG 制剂吸入，共 2 次，每次 50 mg/kg，约20 min，间隔 30～60 min。两种用法均能有效改善临床症状，明显降低鼻咽分泌物中的病毒含量。

2.RSV 单克隆抗体

用法为每月肌内注射 1 次，每次 15 mg/kg，用于整个 RSV 感染季节，在 RSV 感染开始的季节提前应用效果更佳。

(六)支气管扩张药及肾上腺糖皮质激素

1.支气管扩张药

过去认为支气管扩张药对毛细支气管炎无效,目前多数学者认为,用β受体兴奋药治疗毛细支气管炎有一定的效果。综合多个研究表明,肾上腺素为支气管扩张药中的首选药。

2.肾上腺糖皮质激素

长期以来对糖皮质激素治疗急性毛细支气管炎的争议仍然存在,目前尚无定论。但有研究表明,糖皮质激素对毛细支气管炎的复发有一定的抑制作用。

四、疗效分析

1.病程

一般为 5~15 d。恰当的治疗可缩短病程。

2.病情加重

如果经过合理治疗病情无明显缓解,应考虑以下方面:①有无并发症出现,如合并心力衰竭者病程可延长;②有无先天性免疫缺陷或使用免疫抑制剂;③小婴儿是否输液过多,加重喘憋症状。

五、预后

预后大多良好。婴儿期患毛细支气管炎的患儿易于在病后半年内反复咳喘,随访 2~7 年有 20%~50%发生哮喘。其危险因素为过敏体质、哮喘家族史、先天小气道等。

(李晓安)

第十一节　肺脓肿

肺脓肿是肺实质由于炎性病变坏死、液化形成脓肿之谓。可见于任何年龄。

一、临床表现

起病多隐匿,发热无定型,有持续或弛张型高热,可伴寒战。咳嗽可为阵发性。有时出现呼吸增快或喘憋,胸痛或腹痛,常见盗汗、乏力、体质量下降,婴幼儿多伴呕吐与腹泻。如脓肿与呼吸道相通,咳出臭味脓痰,则与厌氧菌感染有关,可咯血痰,甚至大咯血。如脓肿破溃,与胸腔相通,则成脓胸及支气管胸膜瘘。

痰量多时,收集起来静置后可分 3 层:上层为黏液或泡沫,中层为浆液,下层为脓块或坏死组织。个别可伴有血痰或咯血。婴儿不会吐痰,常导致呕吐、腹泻,症状可随大量脓痰排出而减轻。肺部体征因病变部位、范围和周围炎症程度而异,一般局部叩诊浊音,呼吸音减低。如脓腔较大,并与支气管相通,咯出较多痰液后,局部叩诊可呈空嗡音,并可闻管状呼吸音或干湿啰音,语音传导增强。严重者可有呼吸困难及发绀,数周后有的还可出现杵状指(趾)。

二、分型

临床上常分为吸入性肺脓肿、血原性肺脓肿与继发性肺脓肿 3 类。

三、诊断

(1)有原发病病史。

(2)发病急剧,寒战、高热、胸痛、咳嗽,伴全身乏力、食欲减退,1～2周后当脓肿破溃与支气管相通后痰量突然增多,为脓痰或脓血痰。若为厌氧菌感染,则痰有恶臭味。

(3)如病变范围小且位于肺的深处,离胸部表面较远,体检时可无异常体征。如病变范围较大且距胸部表面较近,相应局部叩诊浊音,语颤增强,呼吸音减低,或可闻及湿啰音。

(4)血白细胞计数增多,中性粒细胞增高。病程较长可出现贫血,脓痰可多至数百毫升。镜检时见弹力纤维,证明肺组织有破坏,脓痰或气管吸取分泌物培养可得病原菌。

(5)胸部 X 线检查:早期可见大片浓密模糊的炎性浸润阴影,脓腔形成后出现圆形透亮区,内有液平面,其周围有浓密的炎性浸润阴影,脓肿可单发或多发。病变好发于上叶后段,下叶背段及后基底段,右肺多于左肺。

异物吸入引起者,以两肺下叶多见。金黄色葡萄球菌败血症引起者,常见两肺多发性小脓肿及泡性肺气肿。治疗后可残留少许纤维素条阴影。慢性肺脓肿腔壁增厚,周围有纤维组织增生,可伴支气管扩张、胸膜增厚。

(6)痰涂片或痰培养可检出致病菌。

(7)纤维支气管镜检查:对病因诊断不能肯定的肺脓肿,纤维支气管镜检查是鉴别单纯肺脓肿和肺结核的重要方法。可获取与病因诊断有关的细菌学和细胞学证据,又可吸出痰液,对帮助引流起一定的治疗作用。

四、鉴别诊断

(一)肺大泡

在胸部 X 线片上肺大泡壁薄,形成迅速,并可在短时间内自然消失。

(二)支气管扩张继发感染

根据既往严重肺炎或结核病等病史,典型的清晨起床后大量咳痰,以及胸部 X 线片、CT 检查及支气管造影所见,可以鉴别。

(三)肺结核

肺脓肿可与结核瘤、空洞型肺结核和干酪性肺炎相混。应做结核菌素试验、痰液涂片或培养寻找结核菌。在胸部 X 线片上,肺结核空洞周围有浸润影,一般无液平面,常有同侧或对侧结核播散病灶。

(四)先天性肺囊肿

其周围肺组织无浸润,液性囊肿呈界限清晰的圆形或椭圆形阴影。

(五)肺隔离症

叶内型与支气管相通的囊肿型肺隔离症继发感染时,胸部 X 线片上可显示带有液平面的类似肺脓肿征象。病灶常位于左下叶后段,胸部 CT、纤维支气管镜检查、主动脉造影可证实。

(六)肺包虫囊肿

肺包虫病多见于牧区,患者常有犬、牛、羊密切接触史,临床症状较轻。胸部 X 线片上可见单个或多个圆形囊肿,边缘清楚,密度均匀,多位于肺下部,典型者可呈现双弓征、半月征、水上浮莲征等。

(七)肺吸虫病

肺吸虫病是以肺部病变为主要改变的全身性疾病,早期表现为低热、乏力、盗汗、消瘦。肺型患者咳黏稠腥臭痰,反复咯血,伴胸痛或沉重感。胸部 X 线片开始表现为边缘模糊的云雾状浸润影,内部密度不均,形成脓肿时呈圆形、椭圆形阴影,密度较高,多位于中下肺野。囊肿成熟期表现为大小不等的片状、结节状阴影,边缘清楚,内部有多发性蜂窝状透光区,痰中可查到虫卵。此外,还可进行皮肤试验和补体结合试验。

(八)阿米巴肺脓肿

可有肠道、肝脏阿米巴病病史。本病主要表现为发热、乏力、盗汗、纳差、胸痛,咳少量黏液痰或脓性痰、血痰、脓血痰。肝原性阿米巴肺脓肿患者典型痰为巧克力样脓痰。胸部 X 线片上显示右肺中、下野中心区密度浓厚,而周围呈云雾状浸润阴影。如与支气管相通,内容物被排出则会出现液平面。

五、治疗

(一)抗生素治疗

在一般抗细菌感染经验用药基础上,根据痰液细菌培养及敏感试验选用抗生素。对革兰阳性菌选用半合成青霉素、一或二代头孢菌素类、大环内酯类及万古霉素等;对阴性杆菌则选用氨基糖苷类及广谱青霉素、第二或第三代头孢菌素。甲硝唑(灭滴灵)对各种专性厌氧菌有强大的杀菌作用,但对需氧菌、兼性厌氧菌及微量需氧菌无作用。甲硝唑常用剂量为 20~50 mg/(kg·d),分 3~4 次口服。对重症或不能口服者,应静脉滴注,10~15 mg/(kg·d),分 2 次静脉滴注。一般疗程较长,4~6 周。停药要根据临床症状、体温、胸部 X 线检查,待脓腔关闭、周围炎症吸收好转,应逐渐减药至停药。

(二)痰液引流

保证引流通畅,是治疗成败的关键。

常用以下方法。①体位引流:根据脓肿部位和支气管位置采用不同体位,每次 20 min,每日 2~3 次。引流前可先作雾化吸入,再协助拍背,使痰液易于排出。但对脓痰量极多,而体格衰弱的患儿宜慎重,以免大量脓痰涌出,窒息气道。②抗生素治疗:效果不佳或引流不畅者,可进行支气管镜检查,吸出痰液和腔内注入药物。③脓腔较大,与胸腔壁有粘连,亦可经胸壁穿刺排脓。④通过支气管肺泡灌洗法排脓,术前充分给氧。可在内镜下将吸引管插入支气管镜,直达需灌洗的支气管或脓腔;也可直接将吸引管经气管插管插入,将吸引管前端缓缓推进到目的支气管。⑤鼓励咳嗽和加用祛痰剂。

(三)镇静剂和镇咳剂

原则上不使用镇静剂和镇咳剂,以免妨碍痰液的排出。对咯血者应酌情给予镇静剂,如苯巴比妥钠或水合氯醛等,并给予止血药物。此外,给予支气管扩张剂、气道湿化、肺部理疗等均有利于痰液排出。

(四)支持疗法

注意高蛋白、高维生素饮食,少量多次输血及氨基酸或脂肪乳等。

(五)外科手术治疗

在经内科治疗 2 个月以上无效者,可考虑外科手术治疗。但术前后仍需用抗生素治疗。

(六)局部治疗

对急性肺脓肿,采用气管穿刺或留置肺导管滴入抗生素进行局部治疗,可望脓腔愈合而避免手术治疗。一般采用环甲膜穿刺法,穿刺部位在环状软骨与甲状软骨之间,常规消毒及局麻后,用 7 号血浆抽取针以垂直方向刺入气管,先滴入 4% 普鲁卡因 1～2 mL 麻醉气管黏膜,在 X 线透视下将聚乙烯塑料导管经针孔插至病变部位,其外端口部用消毒纱布包好,胶布固定,滴药前先取适当体位排出脓液,然后缓慢滴入药液,再静卧 1～2 h。通过留置导管,每日可注药 3～4 次。除婴儿外,2 岁以上小儿均可作为治疗对象。

六、预后

一般预后良好。吸入异物所致者,在取出异物后迅速痊愈。有时脓肿经支气管排脓,偶可自愈。并发支气管扩张症、迁徙性脓肿或脓胸时预后较差。

(李晓安)

第十二节　肺水肿

肺水肿是一种肺血管外液体增多的病理状态,浆液从肺循环中漏出或渗出,当超过淋巴引流时,多余的液体即进入肺间质或肺泡腔内,形成肺水肿。

一、临床表现

起病或急或缓。胸部不适,或有局部痛感。呼吸困难和咳嗽为主要症状。常见苍白、青紫及惶恐神情,咳嗽时往往吐出泡沫性痰液,并可见少量血液。初起时,胸部物理征主要见于后下胸,如叩诊轻度浊音及听诊多数粗大水泡音,逐渐发展到全肺。心音一般微弱,脉搏速而微弱,当病变进展可出现倒气样呼吸,呼吸暂停,周围血管收缩,心搏过缓。

二、病理生理

基本原因是肺毛细血管及间质的静水压力差(跨壁压力差)和胶体渗透压差间的平衡遭到破坏所致。

肺水肿常见病因如下。

(1)肺毛细血管静水压升高,即血液动力性肺水肿:①血容量过多;②左心室功能不全排血不足,致左房舒张压增高;③肺毛细管跨壁压力梯度增加。

(2)血浆蛋白渗透压降低。

(3)肺毛细血管通透性增加,亦称中毒性肺水肿或非心源性肺水肿。

(4)淋巴管阻塞,淋巴回流障碍也是肺水肿的原因之一。

(5)肺泡毛细血管膜气液界面表面张力增高。

(6)其他原因形成肺水肿:①神经原性肺水肿;②高原性肺水肿;③革兰氏阴性菌败血症;④呼吸道梗阻,如毛细支气管炎和哮喘。

间质性肺水肿及肺泡角新月状积液时,多不影响气体交换,但可能引起轻度肺顺应性下降。肺泡大量积液时可出现下列变化:①肺容量包括肺总量、肺活量及残气量减少;②肺顺应性下降,气道阻力及呼吸功能增加;③弥散功能障碍;④气体交换障碍导致动静脉分流,结果动脉血氧分压减低。气道出现泡沫状液体时,上述通气障碍及换气障碍更进一步加重,大量肺内分流出现,低氧血症加剧。当通气严重不足时,动脉血二氧化碳分压升高,血液氢离子浓度增加,出现呼吸性酸中毒。若缺氧严重,心排血量减低,组织血灌注不足,无氧代谢造成乳酸蓄积,可并发代谢性酸中毒。

三、诊断

间质性肺水肿多无临床症状及体征。肺泡水肿时,肺顺应性减低,首先出现症状为呼吸增快,动脉血氧降低,PCO_2 由于通气过度可下降,表现为呼吸性碱中毒。肺泡水肿极期时,上述症状及体征进展,缺氧加重,如抢救不及时可因呼吸循环衰竭而死亡。

X 线检查间质性肺水肿可见索条阴影;淋巴管扩张和小叶间隔积液各表现为肺门区斜直线条和肺底水平条状的 Kerley A 和 B 线影。肺泡水肿则可见小斑片状阴影。随病程进展,阴影多融合在肺门附近及肺底部,形成典型的蝴蝶状阴影或双侧弥漫片絮状阴影,致心影模糊不清。可伴叶间及胸腔积液。

四、鉴别诊断

肺水肿需与急性肺炎、肺不张及成人呼吸窘迫综合征等相鉴别。

五、治疗

治疗的目的是改善气体交换,迅速减少液体蓄积和去除病因。

(一)改善肺脏通气及换气功能、缓解缺氧

首先抽吸痰液保持气道通畅,对轻度肺水肿缺氧不严重者可给鼻导管低流量氧。如肺水肿严重,缺氧显著,可相应提高吸氧浓度,甚至开始时用 100% 氧吸入。在下列情况用机械通气治疗:①有大量泡沫痰、呼吸窘迫;②动静脉分流增多时,当吸氧浓度虽增至 50%～60% 而动脉血氧分压仍低于 8.0 kPa(60 mmHg)时,表示肺内动静脉分流量超过 30%;③动脉血二氧化碳分压升高。应用人工通气前,应尽量将泡沫吸干净。如间歇正压通气用 50% 氧气吸入而动脉氧分压仍低于 60 mmHg(8 kPa)时,则应用呼气末正压呼吸。

(二)采取措施,将水肿液驱回血循环

(1)快速作用的利尿剂如呋噻米对肺水肿有良效,在利尿前症状即可有好转,这是由于肾外效应,血液重新分布,血从肺循环到体循环去。注射呋噻米 5～15 min 后,肺毛细血管压可降低,然后较慢出现肾效应:利尿及排出钠、钾,大量利尿后,肺血量减少。

(2)终末正压通气,提高了平均肺泡压,使肺毛细血管跨壁压力差减少,使水肿液回流入毛细血管。

(3)肢体缚止血带及头高位以减少静脉回心血量,可将增多的肺血量重新分布到周身。

(4)吗啡引起周围血管扩张,减少静脉回心血量,降低前负荷。又可减少焦虑,降低基础代谢。

(三)针对病因治疗

如针对高血容量采取脱水疗法;针对左心衰竭应用强心剂,用 α 受体阻滞剂如苄胺唑啉 5 mg 静脉注射,使血管扩张,减少周围循环阻力及肺血容量,效果很好。近年来有用静脉点滴硝普钠以减轻心脏前后负荷,加强心肌收缩能力,降低高血压。

(四)降低肺毛细血管通透性

激素对毛细血管通透性增加所致的非心源性肺水肿,如吸入化学气体、呼吸窘迫综合征及感染性休克的肺水肿有良效。可用氢化可的松 5～10 mg/(kg·d)静脉点滴。病情好转后及早停用。使用抗生素对因感染中毒引起的肺毛细血管通透性增高所致肺水肿有效。

(五)其他治疗

严重酸中毒若适当给予碳酸氢钠或三羟甲基氨基甲烷(THAM)等碱性药物,酸中毒纠正后收缩的肺血管可舒张,肺毛细血管静水压降低,肺水肿减轻。

当肺损伤可能因有毒性的氧自由基引起时可用抗氧化剂治疗,以清除氧自由基,减轻肺水肿。

(李晓安)

第十三节　肺不张

一侧一叶或一段肺内气体减少和体积缩小,称肺不张。肺不张不是一个独立疾病,而是一种病理表现。

一、临床表现

临床症状取决于病因或肺不张的程度。轻者可无自觉症状或咳嗽经久不愈。急性大叶性肺不张或一侧肺不张,可出现呼吸困难、发绀等严重气体交换障碍。

二、病理生理

气道阻塞是肺不张最常见原因。小儿由于支气管柔软,呼吸道感染机会多,淋巴系统反应明显,故胸腔内淋巴结容易肿大。这些原因可使支气管受到管内阻塞或管外压迫,其结果是气体不能通过,其远端肺泡内气体被吸收,使肺的体积缩小引起肺不张。此外,如大量胸腔积液、气胸或胸腔内肿物的压迫,均可产生压迫性肺不张。由肺部纤维化所致局限性或普遍性肺组织体积缩小,亦可由于表面活性物质缺乏而致弥漫性点状肺不张。

三、诊断

诊断根据临床表现。实验室检查无特异,如由于细菌感染,可有血白细胞及中性粒细胞增加。有肺不张的年长儿,可做肺功能测定,可表现为肺容量降低。大部分有明显肺不张患者,特别有气道高反应性疾病如哮喘,有最大呼吸流速(MEFR)下降和经胸壁压(PW)下降。

X线检查:胸部 X 线片是诊断肺不张唯一可靠的方法。其表现有不张肺叶容积缩小,密度增加,与不张相邻的叶间胸膜向不张肺叶移位,在不张肺叶内肺纹理和支气管呈聚拢现象。上叶肺不张常有气管向患侧移位,下叶肺不张常伴有同侧横膈升高。其他肺叶则可出现代偿性过度膨胀,另外大叶或一侧全肺不张还可见到肋间隙变窄。

(一)一侧肺不张

常见于一侧主支气管阻塞或由于大量气胸或胸腔积液引起。在儿科引起支气管阻塞而致一侧肺不张主要为异物及结核,后者由于结节型肿大淋巴结或支气管内膜结核所致。胸腔内特别是纵隔占位性病变,可压迫左右主支气管而引起。

(二)上叶肺不张

多见于感染,如有慢性迁延性肺不张,应考虑结核或肿物。

(三)右中叶肺不张

正位胸部 X 线片显示右侧肺门下部和心缘旁有一片密度增高的三角形阴影,又称右肺中叶综合征。由于右肺中叶支气管较短,管径较小,且与上右主支气管成锐角关系,加之其周围有一组引流上叶、下叶的淋巴结,因此很容易引起管腔阻塞而致肺不张。小儿多因结核性或非特异性淋巴结炎引起,有时还可反复继发肺部感染。

(四)下叶肺不张

多见于感染。特别要注意左下叶肺不张可完全隐蔽在心影之后,很容易漏诊,应注意是否有肺门下移、心影移位、横裂下移或消失、横膈抬高和膈影模糊等 X 线征象。

四、治疗

(一)去除病因

根据发病原因选用敏感抗生素或抗结核治疗。怀疑有异物或分泌物黏稠堵塞或肺不张部位长期不能复张,应作纤维支气管镜检查,取出异物或吸出分泌物,或取分泌物培养和作活体组织检查。

(二)分泌物引流

在肺部感染或哮喘持续状态而致黏液栓塞时,可口服祛痰剂,使痰液稀释,利于排出。要鼓励咳嗽,经常变换或采用体位引流,有的患者还可定期拍背吸痰促使痰液排出,使肺迅速复张。

(三)外科治疗

如内科积极治疗,包括支气管镜检查,而肺不张仍持续 12～18 个月以上,应进一步作支气管碘油造影明确诊断。如有局部支气管扩张,应考虑肺叶切除;如肿瘤引起肺不张,应尽早手术切除。

(李晓安)

第十四节　胸膜炎

胸膜炎(pleurisy)分为三种:干性胸膜炎、浆液性胸膜炎和化脓性胸膜炎。

一、干性胸膜炎

干性胸膜炎(dry or plastic pleurisy)又称纤维素性胸膜炎,常与肺部细菌感染有关,亦可发生于急性上呼吸道疾病过程中。结缔组织疾病如风湿热患儿亦可发生。病变多局限于脏层胸膜,胸膜面粗糙而无光泽,一般无渗出液或很少渗出液,迅速吸收后留存纤维素层,形成粘连,可能逐渐吸收。

主要症状为胸痛,可牵涉到腹部、肩部和背部。深呼吸及咳嗽时疼痛加剧。患儿喜患侧卧位,患侧呼吸运动受限制、听诊呼吸音减弱。病程早期可闻胸膜摩擦音,在全部呼吸期间均可听到。胸部 X 线片可见患侧膈呼吸运动减弱,肋膈角变钝。

诊断本病时,要注意与流行性胸痛和带状疱疹前驱期的胸痛及肋骨骨折相鉴别。腹痛明显者,尚须排除急性肠系膜淋巴结炎、阑尾炎。同时应分析胸膜炎的原因,注意肺部有无炎症,并进行必要的检查,尤其注意排除结核病。

主要针对原发病进行治疗。可适当给镇痛剂止痛。如非肺炎病例,宜用宽大胶布条紧缠患部以减少其呼吸动作或给镇咳剂抑制咳嗽。肺炎患儿则不宜采用。

二、浆液性胸膜炎

浆液性胸膜炎,又称渗出性胸膜炎或浆液纤维素性胸膜炎或浆液血性胸膜炎,大多与肺部非化脓性细菌感染,如结核、病毒性肺炎(如腺病毒肺炎)、真菌性肺炎及支原体肺炎有关,亦可发生于腹部或纵隔炎症过程中,少数与肿瘤、结缔组织疾病等有关。

早期症状与干性胸膜炎相仿。随着胸腔内液体的积聚,胸痛症状逐渐消失。如液体量不大,可保持无症状。当大量积液时,可出现咳嗽、呼吸困难、端坐呼吸或发绀。胸部体征依渗出量多少而定。可见患侧肋间隙饱满、呼吸运动减弱、气管、纵隔及心脏向对侧移位、触诊语音震颤降低、叩诊有浊音或实音、听诊呼吸音减低或消失,积液如在右侧,可使肝脏向下移位。病变多限于一侧。如无包裹,上述体征随体位变化而改变。婴儿患本病时体征可不太明显,有时听到支气管呼吸音,如伴肺炎可闻干湿啰音。

胸部 X 线检查可见密度均匀的阴影,上界呈弧形曲线,外侧高于内侧,只有在空气进入胸腔后才会出现液平面。大量积液者见一侧肺呈致密暗影,患侧肋间隙增宽,纵隔向健侧移位,横膈下降。少量积液时仅见肋膈角或心膈角消失,叶间隙增宽。超声波检查对诊断有较大帮助。CT 检查还有助于观察患侧肺部病变。

如有上述典型症状和体征,结合胸部 X 线检查,不难做出诊断,但进一步明确胸膜炎的性质,则要通过胸腔穿刺抽出积液,进行实验室检查,后者有助于与化脓性胸膜炎、漏出性胸腔积液、血胸、乳糜胸的鉴别。

渗出液特点为外观淡黄色,清或略混浊,较黏稠,易凝固,比重多大于 1.016,细胞数多大于 $500×10^6/L$,蛋白定量常高于 25 g/L,胸腔积液蛋白与血清蛋白之比多大于 0.5,糖定量低于血糖,乳酸脱氢酶(LDH)常超过 200 单位,胸腔积液 LDH 与血 LDH 之比常大于 0.6,胸腔积液黏蛋白定性试验(Rivalta test)阳性,溶菌酶水平常高于 20 μg/mL。pH 低于 7.20 常提示渗出性。漏出性胸腔积液常为外观淡黄色,清,稀薄,不凝固,比重<1.016,细胞数<$100×10^6/L$,蛋白定量<25 g/L,胸腔积液蛋白与血清蛋白之比<0.5,糖定量与血糖相近,LDH 常低于 200 单位,胸腔积液 LDH 与血 LDH 之比<0.6,Rivalta 试验阴性。漏出液多见于心力衰竭、心包炎、上腔静脉综合征、肾病综合征、营养不良等所致低蛋白血症者,常为双侧性,且伴全身性水肿和或腹腔积液。

主要针对原发病治疗。积液过多而发生压迫症状时,可穿刺排液。对结核性胸膜炎,在抗结核治疗同时可加用肾上腺皮质激素,以减轻中毒症状,促进胸腔积液吸收,减少胸膜增厚和粘连的发生。加强营养,给予富有维生素及蛋白质的饮食。

三、化脓性胸膜炎

化脓性胸膜炎(purulent pleurisy)又称脓胸(empyema),是指胸膜腔内有脓液积聚。本病多见于婴儿和学龄前儿童。多与肺部细菌感染有关,尤其是葡萄球菌感染,其次为肺炎链球菌和流感嗜血杆菌感染。

CaksenH 等报道 32 例金黄色葡萄球菌肺炎中 37.5% 发生脓胸。少数可由于肺脓疡破裂、胸膜穿刺或外科创伤、纵隔感染、膈下感染等引起。近年来由于抗生素的广泛应用,本病发生率已明显降低。

早期表现与细菌性肺炎相似。经抗生素治疗后可有数天的间隔期,随后出现急性中毒症状,如面色灰白、食欲缺乏、精神萎靡、高热、频咳、胸痛、呼吸困难,有时发绀。婴儿可仅表现为呼吸症状的恶化,病程长者可伴贫血。消瘦、杵状指(趾)等。积脓多时,患侧肋间隙饱满、呼吸运动减弱、听诊肺呼吸音消失,心脏及支气管受压而移向对侧。积脓量不多时,可在肺底部一定范围听到湿啰音,或在脓液面上方听到管状呼吸音。少量积脓时可无明显体征,仅叩诊浊音、听诊呼吸音减低。

葡萄球菌所致脓胸常并发支气管胸膜瘘和脓气胸,亦可发生化脓性心包炎、肺脓疡、肋骨骨髓炎或脑膜炎、败血症等,后者在肺炎链球菌和流感嗜血杆菌感染者更为多见。

胸部 X 线检查与渗出性胸膜炎相似。体位改变后胸部 X 线片无变化常提示包裹性脓胸。胸腔积液检查对诊断及鉴别诊断至关重要。脓液的性质与病原菌有关。金黄色葡萄球菌引起者,脓液极为黏稠,呈黄色或黄绿色。肺炎链球菌引起者亦较稠厚,呈黄色。链球菌引起者脓液稀薄,呈米汤样。在胸腔积液常规基础上均应进行胸腔积液培养和涂片革兰染色找细菌,同时送血培养。乳胶凝集试验可能有助于病原诊断。外周血白细胞计数和中性粒细胞比例常增高,红细胞沉降率(血沉)加快。

治疗原则是控制全身和局部感染,排除胸腔中的脓液。

(一)一般疗法

卧床休息,给予高热量、富含蛋白质、维生素的饮食,补充损失的蛋白质,纠正水、电解质紊乱,必要时少量多次输血。

(二)抗生素治疗

最好根据体外药物敏感试验结果选用对致病菌敏感的抗生素。葡萄球菌感染首选耐酶青霉素,如苯甲异噁唑青霉素,乙氧萘青霉素或万古霉素;肺炎链球菌感染可选用青霉素,但近年来青霉素耐药率明显增高,对重症或青霉素治疗无效者应使用头孢噻肟、头孢曲松或万古霉素;流感嗜血杆菌可选用头孢呋辛、头孢噻肟、头孢曲松或阿奇霉素。抗生素疗程至少 3～4 周。

(三)胸腔闭式引流

脓液稀薄者,可每日或隔日用粗针穿刺抽脓。若效果不明显,可安置肋间硅胶管或导尿管,行水封式引流。但目前多数学者认为,如胸穿抽出脓液,应立即放管通过水封式或负压引流,而不应该通过反复穿刺抽吸排脓。引流管内径应尽可能大。多房性包裹性脓胸可能需数根引流管。引流时间一般为 1 周左右。局部注入抗生素并不能提高疗效,并有局部不良反应。有文献报道局部注入溶纤维性药物如尿激酶等可促进胸腔积液引流排出。

(四)手术治疗

小儿脓胸发病后 3～5 周,胸膜即可形成厚的纤维板,影响肺的膨胀,因此有人主张早期施行纤维板剥离术。对经静脉抗生素治疗和胸腔闭式引流 72 h 后仍发热不退伴呼吸困难者,通过胸腔镜或开胸手术可促进恢复。在手术引流的同时,应及时采用体位引流,提高疗效,缩短病程。

(李晓安)

第十五节　支气管肺泡灌洗

支气管肺泡灌洗(bronchoalveolar lavage,BAL)是通过纤维支气管镜(简称纤支镜)或气管插管对目的肺段进行灌洗并回收灌洗液的一种检查方法,通过对支气管肺泡灌洗液(broncho alveolar lavage fluid,BALF)成分的分析,探讨肺疾病的局部免疫病理过程和发病机制,也可以通过注入药物直接起治疗作用。

一、BAL 的方法学

大多数患儿的 BAL 可在镇静加局麻下完成。选择病变肺段进行灌洗,弥漫性肺疾病则一般选中叶或舌叶,首选右肺中叶,因为回收率较高,婴儿的右肺下叶较容易进行灌洗。操作过程中应常规监测血氧饱和度。BAL 一般通过纤支镜进行,麻醉后经鼻或口插入纤支镜,嵌于目的肺段后,注入温(37 ℃)无菌生理盐水。儿童的灌注总量一般为 1~3 mL/kg,分 3 次灌洗;体质量＞20 kg 的年长儿可如成人一样 20 mL/次,2~4 次/日;亦可调整 BAL 量,使其适应于患儿的功能残气量,然后以 3.33~13.3 kPa 的压力用注射器回抽或机械吸引入无菌容器中。另一种途径是非纤支镜 BAL,适用于气管插管的患儿。导管从插管中进入,方便易行。但无法预测标本取自肺的哪个部位。患儿头向左偏有助于导管插入右肺下叶,操作中维持氧饱和度＞90%。1 mL/kg 滴入温生理盐水,以 5~10 kPa 的压力回收,灌洗 1~2 次,丢弃肉眼可见血的标本。通常要求 BALF 每次回收率应大于 40%,且几乎不含有上皮细胞(第一管除外)。阻塞性肺疾病患儿的回收率可较低。BAL 标本在送检前于 4 ℃下保存。

二、BAL 的安全性

30 年的经验已证明通过纤支镜进行 BAL 和非纤支镜 BAL 大多安全有效。有报道 BAL 能够在极危重机械通气患儿中安全地完成,也曾在血小板＜$20×10^9$/L 的儿童中完成,没有出现并发症。BAL 主要的并发症有短暂性心动过缓、一过性低氧血症、轻微鼻出血和气道出血、发热、声嘶、咳嗽、气管支气管痉挛、一过性肺浸润等。心动过缓可能系迷走反射造成,发热和一过性肺浸润可能与促进感染扩散有关。并发症大多为一过性的,但少数患儿较严重。Morrow 等报道了 4 例机械通气的患儿行 BAL 并发持续的低氧血症;Gauvin 等报道了 2 例并发气胸和显著颅内压升高的病例,说明对机械通气患儿进行 BAL 的风险较大。

对严重低氧血症(PaO_2＜50 mmHg)、出血素质、大量咯血、血流动力学不稳定及心律失常者应禁用 BAL;为避免严重并发症的发生,在操作过程中应保证通气良好;监测血氧饱和度、血压等;建立静脉通道、准备给氧和复苏的设备及镇静药拮抗剂等;注意无菌操作,预防交叉感染。

三、BAL 的组分分析

第一管回收液的细胞数量少,含有较多的中性粒细胞和较少的淋巴细胞,能更好地代表支气管液体,常用于微生物培养和检测,不做过滤。BALF 后两管混在一起用于细胞学分析和 BALF 可溶性成分分析,先用一层无菌纱布过滤除去黏液(新生儿无必要),然后 4 ℃下常用 250~500 g 离心 5~10 min,分离细胞和上清液,在－70 ℃保存。细胞总数可用血球仪测定。细胞分类计数可采用涂片或流式细胞仪,涂片记数时至少数 300 个细胞,记录各种细胞的百分比。

BALF 中正常细胞包括:肺泡巨噬细胞、淋巴细胞、中性粒细胞和嗜酸性粒细胞,有时可见到浆细胞、嗜碱性粒细胞、肥大细胞、肺泡 Ⅱ 型上皮细胞和支气管上皮细胞等。不同年龄组的正常值不尽相同,但巨噬细胞均占主导地位,其次是淋巴细胞。小于 12 个月婴儿 BALF 中的中性粒细胞含量较高。淋巴细胞亚群测定可采用间接免疫荧光法,成人与儿童的主要区别在于 CD4/CD8 比值儿童较低。

BALF 离心后的上清液可用于检测各种细胞因子、蛋白、磷脂和核酸等。

四、BALF 的临床应用

1.感染性疾病

BAL 在诊断和治疗呼吸道感染方面已发展成为比较成熟的手段,同时拓宽了对肺部感染和炎症的认识,用药物直接对感染的肺叶进行 BAL 更是起到了非常好的治疗作用。

通过 BALF 培养、细胞学检查或分子技术进行病原学检测,敏感度可达 70%,但主要问题是污染,需要定量培养来解释结果或直接鉴定细胞内菌。病毒鉴定可用直接荧光抗体技术完成,对病情严重或在 PICU 行气管插管的婴幼儿可行病毒培养来证实。有原发性免疫缺陷或化疗后、骨髓移植、非肺器官移植后免疫抑制的患儿都易发生肺炎,最常见的病原是卡氏肺囊虫和巨细胞病毒,其他包括支原体、军团杆菌等。BALF 在这些患儿中的微生物学诊断率为 28%~86%。

对人类免疫缺陷病毒阳性合并急性肺炎的患儿 BALF 中常可检出一种或多种病原体。对免疫减弱的患儿来说,BALF 中检出某些共生菌如单纯疱疹病毒、巨细胞病毒、曲霉菌、非典型性分枝杆菌、细菌、假丝酵母对感染的诊断是非特异的。BAL 在肺移植患者常配合活检。

对免疫减弱儿童的肺炎,如果系统性抗生素治疗效果差,可用抗菌药进行 BAL,往往取得显著的疗效。

2.喘息性疾病

利用 BAL 进行哮喘发病机制的研究很有价值,但纤支镜用于支气管哮喘患儿应谨慎从事,因纤支镜可增加哮喘患儿的气道高反应性。研究哮喘患儿的 BALF 发现,CD_8^+ T 细胞在气道高反应性和气道炎症的发展过程中是必需的;可溶性细胞间黏附分子可能会成为哮喘的警报器和治疗的靶目标;干扰素(IFN-7)有望成为哮喘的保护因子。巨噬细胞产生的 15-羟二十碳四烯酸在哮喘中起抗炎剂作用。

通过研究 BALF 发现,支原体、病毒感染可使哮喘恶化。支原体感染患儿 BALF 上清液中 IL-4/IFN-7 比值、IL-4 和 IL-2 的水平显著升高,IL-4 引起 B 细胞产生 IgE,而 IFN-7 是 IgE 合成的抑制子,故 IgE 增多可诱导短暂或持续性的气道高反应性。嗜酸性粒细胞激活后分泌嗜酸性粒细胞阳离子蛋白(ECP)诱发气道炎症,BALF 中 ECP 的水平能直接反映哮喘的严重程度,可作为喘息复发的预测指标。实验证明,哮喘患儿 BALF 中 ECP 水平不仅在发病期而且在静止期也升高,说明细胞活化是个慢性增加的过程。

3. 新生儿疾病

BAL 可用于多种新生儿疾病的研究及药物疗效观察。通过 BAL 可以研究急性呼吸窘迫综合征的发病机制、预后及评价药物的治疗作用。研究发现，BALF 中有显著的细胞毒性，含有高水平的 TNF-α 和血管抑素（angiostatin），引起内皮细胞死亡，加重急性肺损伤。发展成支气管肺发育不良的呼吸窘迫综合征患儿 BALF 中Ⅳ型胶原水平持续显著升高，反映了肺基底膜的损伤。研究发现，急性呼吸窘迫综合征的预后与 BALF 中一系列胶原合成的生物化学标记有关，如原胶原Ⅲ水平升高预示着高病死率；BALF 中表面活性蛋白 D（SP-D）水平低下的患儿病死率明显增高。

4. 其他疾病

BAL 可用来诊断肺泡蛋白沉积症（BALF 外观呈乳白色，染色后可以看到嗜碱性粒细胞外物质混杂着泡沫状肺泡巨噬细胞）、肺泡出血（BALF 外观呈血色或桔红色，也有的呈正常色，光镜下可见游离红细胞或有含铁血黄素巨噬细胞）、肺组织细胞增多症、恶性血液病、脂质性肺炎、继发性心脏疾病和肺血管畸形等。BAL 还用于超敏性肺炎、肺含铁血黄素沉着症、胃食管反流症、嗜酸性粒细胞性肺疾病、恶性淋巴瘤和家族性间质肺疾病等少见病的研究。此外，BAL 还可用于治疗脂质性肺炎，通过清理气道的作用提高气体交换效率，减少感染。

（李晓安）

第十六节　口　炎

口炎是指口腔黏膜较广范围的炎症，多由病毒、真菌及细菌等所致，常见的口炎有鹅口疮、疱疹性口炎及溃疡性口炎。

一、鹅口疮

鹅口疮又名口腔念珠菌病，由白色念珠菌感染所致，常见于新生儿及营养不良、体质衰弱、长期使用广谱抗生素或糖皮质激素的婴幼儿。可因哺乳时奶头或乳具污染传播。

（一）诊断

临床特点为口腔黏膜乳白色斑块，似乳块，无疼痛感，不影响进食，不伴有发热等现象。口腔黏膜白色斑膜，不易拭去，强行擦去白斑可见红色创面。患处周围无红肿等炎症反应。多见于颊黏膜，也波及口腔其他部位。

（二）治疗

1. 一般治疗

停止使用不必要的广谱抗生素，补充维生素，加强营养，积极治疗全身性疾病。

2. 药物治疗

①用 2‰～5‰碳酸氢钠溶液清洗口腔、母亲乳头和乳具；②局部涂用 1% 甲紫，1～2 次/天；或制霉菌素混悬液，3～4 次/天。重者可口服制霉菌素。

二、疱疹性口炎

疱疹性口炎是单纯疱疹病毒Ⅰ型（HSV-Ⅰ）引起的急性口腔黏膜感染，好发于 1～4 岁的幼儿。四季均有发生,以冬季为多。

(一)诊断

1. 临床表现

(1)婴儿多见,骤起发热,拒食、流涎、烦躁。

(2)疱疹分布于舌、唇内面、两颊及舌下黏膜。先为红色小点,迅速转为黄色浅溃疡,好转时,溃疡盖以灰白色膜状物(纤维素渗出)。常伴齿龈炎与颌下腺炎。

2. 鉴别诊断

应与疱疹性咽峡炎相鉴别,后者由柯萨奇 A 病毒引起,1~6 岁多见,多发生于夏秋季,疱疹分布在咽部和软腭,不累及齿龈和颊黏膜,颌下淋巴结不肿大。

(二)治疗

1. 一般治疗

对症治疗为主,高热患儿,可予退热,保持口腔清洁,补充维生素,局部止痛,涂用消炎药。进食以微温热流质为宜。预防继发细菌感染。

2. 药物治疗

(1)止痛:进食前可用 0.5％丁卡因或 2％利多卡因涂于患处。

(2)局部可应用冰硼散甘油或锡类散等中药。

(3)可口服阿昔洛韦(无环鸟苷)抗病毒治疗。

三、溃疡性口炎

溃疡性口炎为细菌感染所致,常见的致病菌为链球菌、金黄色葡萄球菌、肺炎链球菌等,多见于儿童。

(一)诊断

临床特点为口腔各部位黏膜均可出现溃疡,局部疼痛明显,流涎增多,拒食,伴有烦躁、发热、体温可高达 39 ℃~40 ℃。体检可见口腔黏膜充血、水肿,舌、唇、颊、齿龈及上腭等处可见大小不等、境界清楚的溃疡,表面有较厚的纤维素性渗出物形成的假膜,呈灰白色或黄色。局部淋巴结肿大。

(二)治疗

1. 一般治疗

加强口腔护理,对症支持治疗;药物或物理降温,补充维生素,注意营养,补足液体;给予微温或凉的流质或半流质饮食。

2. 药物治疗

①抗炎:具体可选用抗链球菌抗生素治疗,如青霉素 70 万~80 万 U/次,肌内注射,每日 2次;②局部用药:清洗口腔后可涂以 1％甲紫或 5％金霉素鱼肝油,局部止痛可用 2％利多卡因或 0.5％丁卡因;也可用冰硼散甘油等中药局部消炎。

(马 丁)

第十七节　消化性溃疡

消化性溃疡主要是指发生在胃和十二指肠的慢性溃疡,即胃溃疡(gastric ulcer,GU)和十二指肠溃疡(duodenal ulcers,DU)。各年龄儿童均可发病,以学龄儿童多见。婴幼儿多为急性、继发性溃疡,常有明确的原发疾病,年长儿多为慢性、原发性溃疡,以 DU 多见,男孩多于女孩,可有明显的家族史。

一、病因

1.胃酸和胃蛋白酶的侵袭力

胃酸和胃蛋白酶是对胃和十二指肠黏膜有侵袭作用的主要因素。DU 患者基础胃酸、壁细胞数量及壁细胞对刺激物质的敏感性均高于正常人,且胃酸分泌的正常反馈抑制机制亦发生缺陷,故酸度增高是形成溃疡的重要原因。

2.胃和十二指肠黏膜的防御功能

决定胃黏膜抵抗损伤能力的因素包括黏膜血流、上皮细胞的再生、黏液分泌和黏膜屏障的完整性。在各种攻击因子的作用下,黏膜血液循环及上皮细胞的分泌与更新受到影响,屏障功能受损,发生黏膜缺血、坏死,形成溃疡。

3.幽门螺杆菌(Hp)感染

有调查表明 80％以上 DU 与 50％以上的 GU 存在 Hp 感染,Hp 被根除后溃疡的复发率即下降,说明 Hp 在溃疡病发病机制中起重要作用。

4.遗传因素

消化性溃疡的发生具有遗传因素的证据,部分患者可以有家族史,GU 和 DU 同胞患病比一般人群分别高 1.8 倍和 2.6 倍。

5.其他

精神创伤、中枢神经系统病变、外伤、手术后、饮食习惯不当,如暴饮暴食、过冷、油炸食品、气候因素、对胃黏膜有刺激性的药物,如非甾体抗炎药、类固醇激素等,均可降低胃黏膜的防御能力,引起胃黏膜损伤。继发性溃疡是由于全身疾病引起的胃、十二指肠黏膜局部损害。

二、临床表现

1.年龄段特点

由于溃疡在各年龄阶段的好发部位、类型和演变过程不同,临床症状和体征也有所不同,不同年龄患者的临床表现有各自的特点。

(1)新生儿期:继发性溃疡多见,常见原发病有早产、出生窒息等缺血缺氧、败血症、低血糖、呼吸窘迫综合征和中枢神经系统疾病等。常表现急性起病,呕血、黑便。生后 2～3 d 亦可发生原发性溃疡。

(2)婴儿期:继发性溃疡多见,发病急,首发症状可为消化道出血和穿孔。原发性以胃溃疡多见,表现为食欲差、呕吐、进食后啼哭、腹胀、生长发育迟缓,也可表现为呕血、黑便。

(3)幼儿期:GU 和 DU 发病率相等,常见进食后呕吐,间歇发作脐周及上腹部疼痛,烧灼感少见,夜间及清晨痛醒,可发生呕血、黑便甚至穿孔。

(4)学龄前及学龄期:以原发性 DU 多见,主要表现为反复发作脐周及上腹部胀痛、烧灼感,饥饿时或夜间多发。严重者可出现呕血、便血、贫血。并发穿孔时疼痛剧烈并放射至背部或左右上腹部。也有仅表现为贫血、粪便潜血试验阳性。

2.并发症

主要为出血、穿孔和幽门梗阻,常可伴发缺铁性贫血。消化道出血常常是小儿消化性溃疡的首发症状,重症可出现失血性休克。如溃疡穿孔至腹腔或邻近器官,可出现腹膜炎、胰腺炎等。如炎症和水肿较广泛,可出现急慢性幽门或十二指肠梗阻。

三、辅助检查

1.实验室检查

出血期外周血白细胞可稍升高,失血性贫血、溃疡活动期有的大便隐血阳性。

2.纤维胃镜检查

对诊断及鉴别诊断有重要价值,可明确溃疡部位、数目、大小、深浅及形态性质,有无出血,同时可直视下黏膜活检和细菌学检查,可进行局部止血治疗,也可进行治疗效果的追踪观察。儿童消化性溃疡以十二指肠球溃疡为多见,发生部位多见于球部前壁,单个发生多见,其次多发性多部位,后壁最少。其中<3 岁患者黏膜急性溃疡出血、前壁单个为主,球腔无变形,慢性溃疡其次。

根据部位分型:①胃溃疡;②十二指肠球部溃疡;③复合性溃疡,即胃溃疡和十二指肠球部溃疡并存。分活动期、愈合期和瘢痕期。

3.X 线钡剂检查

直接征象胃和十二指肠龛影可确诊;有的只见钡剂通过缓慢,十二指肠球部痉挛、充盈欠佳、变形有参考价值。小儿溃疡多浅表,处于急性期时,钡剂不易沉积,常呈假阴性。特别是后壁球后部溃疡,无论钡剂或胃镜检查均不易查见。

4.黏膜活检

送病理检查,行幽门螺杆菌(Hp)培养等。

四、诊断

儿童消化性溃疡的症状和体征不如成人典型,故对出现剑突下有烧灼感或饥饿痛;反复发作、进食后缓解的上腹痛,夜间及清晨症状明显;与饮食有关的呕吐;反复胃肠不适,且有溃疡病,尤其是 DU 家族史;原因不明的呕血、便血;粪便潜血试验阳性的贫血患者等,均应警惕消化性溃疡的可能,及时进行内镜检查,尽早明确诊断。

五、治疗

(一)一般治疗

1.休息

急性期注意休息,改善不良生活习惯,避免过度疲劳及精神紧张。

2.饮食

保持生活规律,饮食定时定量,细嚼慢咽,多吃营养丰富的食物,避免食用刺激性、对胃黏膜有损害的食物和药物,如咖啡、浓茶、糖皮质激素等。

溃疡处于活动期时,患者宜食用清淡、易消化的流食或半流食,少食多餐,待症状缓解后,逐渐恢复正常饮食。

3.对症治疗

急性期合并上消化道出血的患者,应注意血压、心率及末梢循环等重要生命指标的监测,积极治疗以防止失血性休克。注意补充足够血容量,如失血严重时应及时输血,保持电解质和酸碱平衡。

(二)药物治疗

1.抑制胃酸常用药物有以下几种

H_2 受体拮抗剂:①西米替丁(甲氰咪胍),剂量为每天 $10\sim15$ mg/kg,分 4 次于饭前 $10\sim30$ min口服,或加入 $5\%\sim10\%$ 葡萄糖液中,每次 0.2 g 静脉滴注,每天 $1\sim2$ 次;②雷尼替丁(呋喃硝胺),剂量为每天 $4\sim6$ mg/kg,每间隔 12 h 用药 1 次,或每晚 1 次口服,或分 $2\sim3$ 次将以上药量加入 $5\%\sim10\%$ 葡萄糖中稀释后静脉滴注,肾功能不全者应减半应用;③法莫替丁,剂量为 0.9 mg/kg,睡前 1 次口服,或等量药物每天 1 次静脉滴注。治疗时可任选以上药物中的一种,西米替丁、雷尼替丁疗程为 $4\sim8$ 周,法莫替丁为 $2\sim4$ 周,之后改维持治疗。

质子泵抑制剂(PPI):常用奥美拉唑(洛赛克),剂量为每天 $0.6\sim0.8$ mg/kg,清晨顿服,疗程 $2\sim4$ 周。其他尚可选用兰索拉唑、泮托拉唑、雷贝拉唑。

抗酸剂常用氢氧化铝与氢氧化镁按不同比例配制成混合液,每次 $0.5\sim1$ mg/kg,每天 3 次,餐后 $1\sim3$ h 口服。此外,还有复方氢氧化铝片(胃舒平)、铝碳酸镁片(达喜)和复方碳酸钙咀嚼片。

胃泌素受体阻滞剂主要用于溃疡病后期,作为其他抑酸药停药后的维持治疗,以防胃酸反跳。常用丙谷胺,剂量为每次 0.1 g,每天 $3\sim4$ 次,饭前 15 min 口服。

治疗溃疡时,H_2 受体拮抗剂与质子泵抑制剂两者选用一种即可。

2.胃黏膜保护剂常用药物

①硫糖铝:剂量每天 $10\sim25$ mg/kg,分 4 次口服,饭后 2 h 口服,疗程 $4\sim8$ 周;②枸橼酸铋钾:覆盖同时还有抗幽门螺杆菌的作用,剂量每天 $6\sim8$ mg/kg,分 3 次口服,疗程 $4\sim6$ 周,本药有导致神经系统不可逆损害和急性肾衰竭等不良反应,长期大剂量应用时应谨慎,有条件者应监测血铋;③柱状细胞稳定剂:如蒙脱石粉(思密达)3 g,每天 3 次,饭前空腹服用,或麦滋林颗粒剂,每次 $30\sim40$ mg/kg,每天 3 次,餐后口服;④米索前列醇(喜克溃):对正在服用非甾体类抗炎药者有预防和治疗胃溃疡的作用,但不良反应较多,应慎用。

3.抗幽门螺杆菌治疗

临床常用抗幽门螺杆菌药物有枸橼酸铋钾,剂量为 $6\sim8$ mg/(kg·d),羟氨苄西林 50 mg/(kg·d),克拉霉素 $15\sim30$ mg/(kg·d),甲硝唑(灭滴灵)$25\sim30$ mg/(kg·d),呋喃唑酮 $5\sim10$ mg/(kg·d)。每天分 3 次口服。已证明奥美拉唑具有抑制 Hp 生长的作用。

由于 Hp 栖居部位环境的特殊性,不易被根除,治疗初期多主张联合用药。具体治疗方案有以下几种。①以 PPI 为中心的"三联"方案:质子泵抑制剂＋上述抗生素中 2 种,持续 2 周,或质子泵抑制剂＋上述抗生素中 2 种,持续 1 周;②以铋剂为中心的"三联""四联"方案:枸橼酸铋钾(4~6 周)＋上述抗生素中 2 种(羟氨苄西林 4 周、克拉霉素 2 周、甲硝唑 2 周、呋喃唑酮 2 周),或枸橼酸铋钾(4~6 周)＋H_2 受体拮抗剂(4~8 周)＋上述抗生素中 2 种(2 周)。因 10 岁以下儿童不宜使用含水杨酸盐的铋剂,目前奥美拉唑＋克拉霉素＋另一种抗生素,不仅疗程短,国外报道 Hp 根除率达 90%,且不良反应少,患者顺应性好,较为流行,但价格昂贵。

停用抗酸药后可改维持治疗,应用柱状细胞稳定剂和丙谷胺。部分患者还需继续质子泵

抑制剂或 H_2 受体拮抗剂维持治疗,如溃疡多次复发、症状持续不缓解、有并发症,合并危险因素如胃酸高分泌、持续服非甾体类抗炎药、幽门螺杆菌感染未根治等。

停药 1 个月以上进行复查,上述诊断标准中的各项阳性指标转阴为根治。

(三)手术治疗

消化性溃疡一般不需手术治疗。但如出现以下情况时,应酌情考虑手术治疗:①溃疡合并穿孔;②难以控制的出血,失血量大,48 h 内失血量超过血容量的 30%;③幽门完全梗阻,经胃肠减压等保守治疗 72 h 仍无改善;④慢性难治性疼痛,应根据个体情况制订治疗方案。

(马 丁)

第十八节 慢性胃炎

慢性胃炎为各种有害因子长期或反复作用于胃黏膜而引起的慢性炎症。可能的病因有幽门螺杆菌(Hp)感染、胆汁反流、长期不良的饮食习惯、反复服用对胃黏膜有刺激的药物(尤其是非甾体类消炎药、糖皮质激素)、精神紧张或压力、遗传因素及某些慢性病影响等。根据病理改变分为慢性浅表性胃炎和慢性萎缩性胃炎,儿童以前者为多(占 95% 以上),萎缩性胃炎很少见。

慢性胃炎是儿童时期常见的上消化道器质性疾病,也是反复腹痛的常见原因之一。因症状和体征缺乏特异性,单凭临床诊断较困难,主要依靠胃镜及病理学检查;因 Hp 感染是常见原因,故应常规做 Hp 感染的检查,以便确定是否给予 Hp 根除治疗。

一、病史要点

(1)询问腹痛的病程、发作时间、有无发作间歇、发作诱因;记录腹痛与饮食的关系;腹痛的部位、性质。

(2)询问有无恶心、呕吐、食欲不振、反酸、嗳气、上腹饱胀。

(3)询问排便频率、大便性状、有无腹痛发作即感便意、排便后即腹痛缓解。

(4)有无黑便、呕血。

(5)了解有无胃病家族史和幽门螺杆菌感染者,有无长期服用非甾体类消炎药、糖皮质激素史,有无饮食不良习惯。

二、体检要点

(1)腹部检查,腹部有无固定的压痛部位(常代表病变部位)、有无包块、腹腔积液征等。

(2)评估生长发育状况、有无贫血。

三、辅助检查

1.胃镜检查

首选检查方法。能直接观察胃黏膜病变并可取病变部位组织进行组织学检查及幽门螺杆菌检测。内镜下表现为充血、水肿、糜烂、新鲜或陈旧性出血、黏液斑或(和)胆汁反流。患 Hp 相关胃炎时,还可见胃窦黏膜微小结节形成。

2.钡餐检查

钡餐检查为非创伤性检查,但病变检出率不高、准确性差,可作为胃镜的补充检查手段。可见胃窦部激惹征,黏膜纹理增粗、迂回或锯齿状,幽门前区半收缩状态等。

3.病理学检查

胃镜下钳取胃黏膜做病理学检查,可明确有无炎症、区分急性与慢性、炎症是否活动、炎症分度(轻、中、重)。

4.Hp 感染的检查

Hp 是儿童慢性胃炎常见原因,因此,慢性胃炎患儿均应做 Hp 感染的检查。检查方法有以下几种。

(1)细菌培养。

(2)组织切片染色法:找到较多典型形态幽门螺杆菌即可诊断。

(3)快呋塞米素酶试验:初筛试验,简单、快速,临床运用最多的方法。

(4)^{13}C 尿素呼气试验:非创伤性检查,最适宜于治疗后的随访。

(5)血清 Hp 抗体:阳性提示既往感染,主要用于流行病学调查。

四、诊断及鉴别诊断

1.诊断要点

(1)有下列表现或病史者应考虑慢性胃炎诊断:①反复腹痛、尤其伴中上腹压痛者;②消化不良症状如反酸、嗳气、上腹饱胀、食欲不振;③不明原因消瘦、贫血而大便潜血阳性;④有胃病家族史或长期不良饮食习惯或长期服用非甾体类消炎药、糖皮质激素者。

(2)辅助检查:胃镜和病理学检查,并同时做 Hp 感染的检测。

2.鉴别诊断

应与可引起反复腹痛的其他器质性和功能性疾病相鉴别,如肠蛔虫症、肠痉挛、偏头痛、肠易激综合征、功能性消化不良等。

五、治疗

(一)去除病因

积极治疗原发病。

(1)Hp 感染者:Hp 相关性胃炎需给予 Hp 根除治疗,其方案有:①奥美拉唑＋羟氨苄青霉素＋克拉霉素,疗程 2 周;②奥美拉唑＋克拉霉素＋甲硝唑,疗程 2 周;③次枸橼酸铋钾＋羟氨苄青霉素＋克拉霉素,疗程 4 周;④次枸橼酸铋钾＋羟氨苄青霉素＋甲硝唑,疗程 4 周。其中以第一个方案的 Hp 根除率最高,可达 90％以上。

相关药物剂量及用法:奥美拉唑 0.7～1 mg/(kg·d)清晨顿服;次枸橼酸铋钾 6～8 mg/(kg·d),分三次口服;羟氨苄青霉素 20～30 mg/(kg·d),分三次口服;克拉霉素 15～20 mg/(kg·d),分三次口服;甲硝唑 20～30 mg/(kg·d),分三次口服。

(2)慢性胃炎伴胆汁反流者:给予促进胃排空的药物,多潘立酮(吗丁啉)每次 0.2～0.3 mg/kg,每日三次(餐前 15～30 min 口服),疗程 2～4 周。

(3)停用对胃黏膜有刺激的药物:如非甾体类消炎药、糖皮质激素等。

(4)创造良好的生活环境、避免长时间的精神压力。

（二）饮食疗法

①养成良好饮食习惯；②避免进食生冷及刺激性食物，少量多餐。

（三）药物治疗

1.制酸剂或抗酸剂

①H_2受体拮抗药：西咪替丁 $10\sim15$ mg/(kg·d)，每 12 h 一次，疗程 $2\sim4$ 周；或雷尼替丁 $3\sim5$ mg/(kg·d)，每 12 h 一次（早晚），疗程 $2\sim4$ 周。②质子泵抑制药：奥美拉唑 $0.7\sim1$ mg/(kg·d)，清晨顿服，疗程 2 周。③抗酸剂：碳酸钙口服液、氢氧化铝、氢氧化镁等；碳酸钙口服液：$2\sim5$ 岁 5 mL/次，>5 岁 10 mL/次，每日三次，餐后 1 h 服用。

2.胃黏膜保护剂

①次枸橼酸铋（CBS）$6\sim8$ mg/(kg·d)，分三次口服，疗程 4 周；②硫糖铝 $10\sim25$ mg/(kg·d)，分四次口服，疗程 4 周；③麦滋林-S 每次 $30\sim40$ mg/kg，每日三次口服，疗程 4 周。

（马　丁）

第十九节　急性腹泻

一、概述

肠黏膜的分泌旺盛与吸收障碍、肠蠕动过快，致排便频率增加，粪质稀薄，含有异常成分者，称为腹泻（diarrhea）。急性腹泻起病急骤，每天排便可达 10 次以上，粪便量多而稀薄，排便时常伴肠鸣、肠绞痛或里急后重。感染是腹泻最常见的原因。是一组由多病原、多因素引起的以大便次数增多和大便性状改变为特点的消化道综合征，是我国婴幼儿最常见的疾病之一，其中以小儿急性腹泻病最为常见。急性腹泻病起病急，大便每天 3 次或 3 次以上，或次数比平时增多，呈稀便、水样便、黏液便或脓血便，病程不超过 2 周。

二、临床表现

（一）腹泻的共同临床表现

1.轻型

轻型常由饮食因素及肠道外感染引起。起病可急可缓，以胃肠道症状为主，食欲缺乏，偶有溢乳或呕吐，大便次数增多，但每次大便量不多，稀薄或带水，呈黄色或黄绿色，有酸味，常见白色或黄白色奶瓣和泡沫。无脱水及全身中毒症状，多在数日内痊愈。

2.重型

重型多由肠道内感染引起。常急性起病，也可由轻型逐渐加重转变而来，除有较重的胃肠道症状外，还有较明显的脱水、电解质紊乱和全身感染中毒症状，如发热、精神烦躁或萎靡、嗜睡，甚至昏迷、休克。

（1）胃肠道症状：食欲缺乏，常有呕吐，严重者可吐咖啡色液体；腹泻频繁，大便每日十余次至数十次，多为黄色水样或蛋花汤样便含有少量黏液，少数患儿也可有少量血便。

（2）水、电解质及酸碱平衡紊乱：由于吐泻丢失体液和摄入量不足，使体液总量尤其是细胞外液量减少,导致不同程度(轻、中、重)脱水。由于腹泻患儿丧失的水和电解质的比例不尽相同,可造成等渗、低渗或高渗性脱水,以前两者多见。出现眼窝、囟门凹陷,尿少泪少,皮肤黏膜干燥、弹性下降,甚至血容量不足引起末梢循环的改变,如四肢末梢发凉、发花、毛细血管再充盈时间延长>2 s。

(二)几种常见类型腹泻的临床特点

1. 轮状病毒肠炎

轮状病毒肠炎是秋、冬季婴幼儿腹泻最常见的病原,故曾被称为秋季腹泻。呈散发或小流行,经粪—口传播,也可通过气溶胶形式经呼吸道感染而致病。

潜伏期1~3 d,多发生在6~24个月婴幼儿,4岁以上者少见。起病急,常伴发热和上呼吸道感染症状,无明显感染中毒症状。病初1~2 d常发生呕吐,随后出现腹泻;大便次数多、量多、水分多,黄色水样或蛋花汤样便带少量黏液,无腥臭味。常并发脱水、酸中毒及电解质紊乱。近年报道,轮状病毒感染亦可侵犯多个脏器,可产生神经系统症状,如惊厥等;有的患儿表现为血清心肌酶谱异常,提示心肌受累。本病为自限性疾病,数日后呕吐渐停,腹泻减轻,不喂乳类的患儿恢复更快,自然病程3~8 d,少数较长。大便显微镜检查偶有少量白细胞,感染后1~3 d即有大量病毒自大便中排出,最长可达6 d。血清抗体一般在感染后3周上升。病毒较难分离,有条件可直接用电镜检测病毒,或用ELISA法检测病毒抗原和抗体,或PCR及核酸探针技术检测病毒抗原。

2. 诺沃克病毒性肠炎

主要发病季节为9月至次年4月,多见于年长儿和成人。潜伏期1~2 d,起病急慢不一。可有发热、呼吸道症状。腹泻和呕吐轻重不等,大便量中等,为稀便或水样便,伴有腹痛。病情重者体温较高,伴有乏力、头痛、肌肉痛等。本病为自限性疾病,症状持续1~3 d。粪便及周围血象检查一般无特殊发现。

3. 产毒性细菌引起的肠炎

多发生在夏季。潜伏期1~2 d,起病较急。轻症仅大便次数稍增,性状轻微改变;重症腹泻频繁,量多,呈水样或蛋花汤样混有黏液,镜检无白细胞。伴呕吐,常发生脱水、电解质和酸碱平衡紊乱。自限性疾病,自然病程3~7 d,亦可较长。

4. 侵袭性细菌

侵袭性细菌包括侵袭性大肠埃希菌、空肠弯曲菌、耶尔森菌、鼠伤寒杆菌等引起的肠炎:全年均可发病,多见于夏季。潜伏期长短不等。常引起志贺杆菌性痢疾样病变。起病急,高热甚至可以发生热惊厥。腹泻频繁,大便呈黏液状,带脓血,有腥臭味。常伴恶心、呕吐、腹痛和里急后重,可出现严重的中毒症状如高热、意识改变,甚至感染性休克。大便显微镜检查有大量白细胞及数量不等的红细胞。

粪便细菌培养可找到相应的致病菌。其中空肠弯曲菌常侵犯空肠和回肠,且有脓血便,腹痛甚剧烈,易误诊为阑尾炎,亦可并发严重的小肠结肠炎、败血症、肺炎、脑膜炎、心内膜炎和心包炎等。另有研究表明吉兰巴雷(格林-巴利)综合征与空肠弯曲菌感染有关。耶尔森菌小肠结肠炎,多发生在冬季和早春,可引起淋巴结肿大,亦可产生肠系膜淋巴结炎,症状可与阑尾炎相似,也可引起咽痛和颈淋巴结炎。鼠伤寒沙门菌小肠结肠炎,有胃肠炎型和败血症型,新生儿和<1岁婴儿尤易感染,新生儿多为败血症型,常引起暴发流行,可排深绿色黏液脓便或白色胶冻样便。

5.出血性大肠埃希菌肠炎

大便次数增多,开始为黄色水样便,后转为血水便,有特殊臭味。粪便显微镜检查有大量红细胞,常无白细胞。伴腹痛,个别病例可伴发溶血尿毒综合征和血小板减少性紫癜。

6.抗生素诱发的肠炎

(1)金黄色葡萄球菌肠炎,多继发于使用大量抗生素后,病程与症状常与菌群失调的程度有关,有时继发于慢性疾病的基础上。表现为发热、呕吐、腹泻、不同程度中毒症状、脱水和电解质紊乱,甚至发生休克。典型大便为暗绿色,量多带黏液,少数为血便。大便显微镜检查有大量脓细胞和成簇的革兰阳性球菌,培养有葡萄球菌生长,凝固酶阳性。

(2)伪膜性小肠结肠炎,由难辨梭状芽胞杆菌引起。除万古霉素和胃肠道外用的氨基糖苷类抗生素外,几乎各种抗生素均可诱发本病。可在用药1周内或迟至停药后4~6周发病。亦见于外科手术后或患有肠梗阻、肠套叠、巨结肠等病的体弱患者。此菌大量繁殖,产生毒素A(肠毒素)和毒素B(细胞毒素)致病。表现为腹泻,轻症大便每日数次,停用抗生素后很快痊愈;重症频泻,黄绿色水样便,可有假膜排出,为坏死毒素致肠黏膜坏死所形成的假膜。黏膜下出血可引起粪便带血,可出现脱水、电解质紊乱和酸中毒,伴有腹痛、腹胀和全身中毒症状,甚至发生休克。对可疑病例可行结肠镜检查。大便厌氧菌培养、组织培养法检测细胞毒素可协助确诊。

(3)真菌性肠炎,多为白色念珠菌所致,2岁以下婴儿多见。常并发于其他感染或肠道菌群失调时。病程迁延,常伴鹅口疮。大便次数增多,黄色稀便,泡沫较多带黏液,有时可见豆腐渣样细块(菌落)。大便显微镜检查有真菌孢子和菌丝,如芽胞数量不多,应进一步以沙氏培养基作真菌培养确诊。

三、诊断

1.病史

在急性腹泻中,特别是在感染性腹泻中,详细准确的病史对明确诊断帮助很大。如在肠道感染性腹泻中,若患者有食用不洁食物的病史,且同食者有多数人发病,即可初步判断为食物中毒。

2.年龄和性别

细菌性痢疾发生于各种年龄,但以儿童及青壮年多见,阿米巴痢疾以成年男性多见,轮状病毒性胃肠炎和致病性大肠埃希菌肠炎则多见于婴幼儿,双糖酶缺乏症、肠结核、肠道寄生虫病、克罗恩病和溃疡性结肠炎多见于青壮年,结肠癌和胰头癌则主要见于中老年。血管硬化所致大肠缺血性腹泻主要见于老年,肠易激综合征则以中年女性为主。

3.粪便性状

小肠源性腹泻大便量多,次数较少,大肠源性腹泻则次数频繁,大便量少,常伴黏液或血液。急性菌痢先为稀便后呈脓血便,伴里急后重;空肠弯曲菌、小肠结肠耶尔森菌、侵袭性大肠埃希菌等所引起的肠炎,亦可有同样表现。此外,还应除外急性阿米巴痢疾、血吸虫病和胃肠型恶性疟疾。典型阿米巴痢疾大便为深红色果酱样。粪便稀薄如水,伴明显恶臭、呕吐者,多见于食物中毒性感染,食后2~5h发生者,多为金黄色葡萄球菌、蜡样芽胞杆菌食物中毒;食后6~24h发病,则以沙门菌、变形杆菌、A型产气荚膜梭状芽胞杆菌引起者可能性大。腹泻、呕吐物呈米泔水样,失水严重,应考虑霍乱。急性出血坏死性肠炎的大便带有恶臭,呈紫红色血便。尿毒症时亦可有血便发生。

腹泻以便血为主者应考虑小肠淋巴瘤、肠结核、结肠癌、恶性组织细胞病和缺血性肠病。脂肪性腹泻者，因其脂肪酸及羟基脂肪酸对肠黏膜刺激，水电解质分泌增加表现为水泻，大便油腻，量多，气味难闻，不易从便池冲洗，如胰腺病变、乳糜泻等。糖吸收不良者常有肠鸣、腹胀、大便有泡沫及酸臭味，除见于脂肪泻外，大便恶臭者，尚提示未吸收的氨基酸由细菌腐败分解，见于小肠淋巴管扩张所致的蛋白丢失性胃肠疾病。大便量多而水样，提示分泌性腹泻，如结合胆酸缺乏、VIP瘤、促胃液素瘤或肠瘘、小肠切除等引起。粪便中仅见黏液无脓血者，常为肠易激综合征。有大量黏液者，提示结肠绒毛状腺瘤。

四、治疗

腹泻病的治疗原则：预防脱水、纠正脱水、继续饮食、合理用药。

1. 饮食疗法

腹泻时进食和吸收减少，而肠黏膜损伤的恢复，发热时代谢旺盛，侵袭性肠炎丢失蛋白等因素使得营养需要量增加，如限制饮食过严或禁食过久常造成营养不良，并发酸中毒，以致病情迁延不愈影响生长发育。故应强调继续饮食，满足生理需要，补充疾病消耗，以缩短腹泻后的康复时间。有严重呕吐者可暂时禁食4～6 h(不禁水)，好转后继续喂食，由少到多，由稀到稠。病毒性肠炎多有继发性双糖酶(主要是乳糖酶)缺乏，对疑似病例可暂停乳类喂养，改为豆奶、发酵奶或免乳糖配方奶粉以减轻腹泻，缩短病程。腹泻停止后逐渐恢复营养丰富的饮食，并每日加餐1次，共2周。

2. 纠正水、电解质紊乱及酸碱失衡

(1)口服补液：口服补液盐(ORS)可用于腹泻时预防脱水及纠正轻、中度脱水。轻度脱水口服液量50～80 mL/kg，中度脱水80～100 mL/kg，于8～12 h内将累积损失量补足。脱水纠正后，可将ORS用等量水稀释按病情需要随意口服。新生儿和有明显呕吐、腹胀、休克、心肾功能不全或其他严重并发症的患儿不宜采用口服补液。

(2)静脉补液：适用于中度以上脱水、吐泻严重或腹胀的患儿。输入溶液的成分、量和滴注持续时间必须根据不同的脱水程度和性质决定，同时要注意个体化，结合年龄、营养状况、自身调节功能而灵活掌握。第1天补液：①总量，包括补充累积损失量、继续损失量和生理需要量，一般轻度脱水为90～120 mL/kg、中度脱水为120～150 mL/kg、重度脱水为150～180 mL/kg，对少数合并营养不良，肺炎，心、肾功能不全的患儿应根据具体病情分别做较详细的计算。②溶液种类，溶液中电解质溶液与非电解质溶液的比例应根据脱水性质(等渗性、低渗性、高渗性)分别选用，一般等渗性脱水用1/2张含钠液，低渗性脱水用2/3张含钠液，高渗性脱水用1/3张含钠液。若临床判断脱水性质有困难时，可先按等渗性脱水处理。③输液速度，主要取决于脱水程度和继续损失的量和速度，对重度脱水有明显周围循环障碍者应先快速扩容，先给20 mL/kg等渗含钠液，30～60 min内快速输入。累积损失量(扣除扩容液量)一般在8～12 h内补完，每小时8～10 mL/kg。脱水纠正后，补充继续损失量和生理需要量时速度宜减慢，于12～16 h内补完，约每小时5 mL/kg。若吐泻缓解，可酌情减少补液量或改为口服补液。④纠正酸中毒，因输入的混合溶液中已含有一部分碱性溶液，输液后循环和肾功能改善，酸中毒即可纠正。也可根据临床症状结合血气测定结果，另加碱性液纠正。对重度酸中毒可用1.4%碳酸氢钠扩容，兼有扩充血容量及纠正酸中毒的作用。⑤纠正低血钾，有尿或来院前6 h

内有尿即应及时补钾;浓度不应超过 0.3%;每日静脉补钾时间,不应少于 8 h;切忌将钾盐静脉推入,否则导致高钾血症,危及生命。细胞内的钾浓度恢复正常要有一个过程,因此纠正低钾血症需要有一定时间,一般静脉补钾要持续 4~6 d。能口服时可改为口服补充。⑥纠正低血钙、低血镁:出现低钙症状时可用 10% 葡萄糖酸钙(每次 1~2 mL/kg,最大量≤10 mL)加葡萄糖稀释后静脉注射。低血镁者用 25% 硫酸镁按每次 0.2 mL/kg 深部肌内注射,每 6 h 1 次,每日 3~4 次,症状缓解后停用。

第 2 天及以后的补液:经第 1 天补液后,脱水和电解质紊乱已基本纠正,第 2 天及以后主要是补充继续损失量(防止发生新的累积损失)和生理需要量,继续补钾,供给热量。一般可改为口服补液。若腹泻仍频繁或口服量不足者,仍需静脉补液。补液量需根据吐泻和进食情况估算,并供给足够的生理需要量,用 1/3~1/5 张含钠液补充。继续损失量按"丢多少补多少""随时丢随时补"的原则,用 1/2~1/3 张含钠溶液补充。将这两部分相加于 12~24 h 内均匀静脉滴注。仍要注意继续补钾和纠正酸中毒的问题。

3.药物治疗

(1)控制感染:①水样便腹泻患者(约占 70%)多为病毒及非侵袭性细菌所致,一般不用抗生素,应合理使用液体疗法,选用微生态制剂和黏膜保护剂。如伴有明显中毒症状不能用脱水解释者,尤其是对重症患儿、新生儿、小婴儿和衰弱患儿(免疫功能低下)应选用抗生素治疗。②黏液、脓血便患者(约占 30%)多为侵袭性细菌感染,应根据临床特点,针对病原经验性选用抗菌药物,再根据大便细菌培养和药敏试验结果进行调整。大肠埃希菌、空肠弯曲菌、耶尔森菌、鼠伤寒沙门菌所致感染常选用抗革兰阴性杆菌抗生素,如头孢菌素。金黄色葡萄球菌肠炎、假膜性肠炎、真菌性肠炎应立即停用原使用的抗生素,根据症状可选用新青霉素、万古霉素、利福平、甲硝唑或抗真菌药物治疗。

(2)肠道微生态疗法:有助于恢复肠道正常菌群的生态平衡,抑制病原菌定植和侵袭,控制腹泻。常用双歧杆菌、嗜酸乳杆菌、粪链球菌、需氧芽胞杆菌、蜡样芽胞杆菌等制剂。

(3)肠黏膜保护剂:能吸附病原体和毒素,维持肠细胞的吸收和分泌功能,与肠道黏液糖蛋白相互作用可增强其屏障功能,阻止病原微生物的攻击,如蒙脱石散。

(4)避免用止泻剂,如洛哌丁醇,因为它有抑制胃肠动力的作用,增加细菌繁殖和毒素的吸收,对于感染性腹泻有时是很危险的。

(5)补锌治疗:世界卫生组织(WHO)/联合国儿童基金会最近建议,对于急性腹泻患儿(>6 个月),应每日给予元素锌 20 mg,疗程 10~14 d,6 个月以下婴儿每日 10 mg,可缩短病程。锌有以下作用:有利于缩短病程、能减轻疾病严重程度、能防止腹泻愈后复发、改善食欲、促进生长。

(李　辉)

第二十节　急性阑尾炎

一、概述

急性阑尾炎发病率虽较成人低,但仍是小儿外科急腹症中最常见的疾病。新生儿罕见,5

岁以后随年龄增长为发病高峰。小儿急性阑尾炎病情发展快,症状不典型,容易误诊和发生穿孔,文献报道高达40%,因而早期诊断和治疗极为重要。

二、临床表现

1.全身反应

(1)精神异常:病变初期多表现为烦躁和哭闹,继而由于炎症和疼痛的刺激引起大脑皮质的抑制可出现精神不振、无力、活动减少、嗜睡等。

(2)发热:婴幼儿一般均有发热,体温可高达39 ℃~40 ℃,少数营养差并发阑尾穿孔腹膜炎的患儿可能出现体温下降,提示病情危重。

2.腹部及消化道症状

(1)腹痛:较大儿童的典型病例,可与成人一样诉说有转移性右下腹痛的病史。初期上腹部有轻度疼痛,逐渐阵发性加重,数小时后炎症累及阑尾壁浆膜时,疼痛由上腹、脐周转入右下腹阑尾部位。年龄越小,症状愈不典型。婴幼儿仅表现为阵发性哭闹、呻吟、拒食或静卧不动,触摸腹部时哭闹明显,易被误诊。

(2)恶心、呕吐:早期呕吐多是胃肠反射性反应,呕吐物多为食物。较晚期患儿出现呕吐为腹膜炎所致,呕吐物可含胆汁、胃肠液,呕吐量多。婴幼儿阑尾炎时,呕吐往往出现于腹痛前。

(3)腹泻、便秘:小儿阑尾炎常发生稀便或腹泻,这可能与盆腔阑尾炎或盆腔内积脓刺激肠道及直肠,或合并肠炎等因素有关。个别患儿可因发热、呕吐及体液丢失而出现便秘。

3.体征

(1)固定的体位:由于盲肠转动或下垂可加剧疼痛,因此患儿选择某一疼痛最轻的体位很少改变,如侧屈髋位。

(2)腹部体征:①腹部压痛,小儿由于盲肠移动性较大,阑尾位置不固定,有时压痛可在右中腹、脐部附近、下腹中部,穿孔腹膜炎时全腹压痛。②反跳痛,炎症刺激腹膜后可出现反跳痛。③腹肌紧张,阑尾炎症弥漫形成周围炎及腹膜炎时,腹肌反射性收缩引起肌紧张。婴幼儿腹肌发育不完善肌紧张不如年长儿明显。阑尾穿孔腹膜炎可出现全腹性肌紧张。小儿不合作、哭闹可干扰腹肌紧张的检查,因此需分散小儿注意力,反复检查,必要时可使用适量镇静剂待小儿安静后进行检查,以确定腹肌紧张程度。④皮肤过敏,有些阑尾炎早期患儿并发阑尾腔梗阻,右下腹皮肤可出现感觉过敏,蛲虫性阑尾炎患儿更明显,这是内脏、躯干神经相互反射的表现。⑤多数患儿可有腹胀,听诊肠鸣音减弱,年龄越小越明显。⑥阑尾周围出现脓肿时右下腹可扪及包块,较大包块可触及波动感。

(3)其他体征:①直肠指诊可有右前方触痛,甚至可触及肿胀的条索状阑尾;②腰大肌试验,患儿左侧卧位,右髋过伸,腰大肌受到刺激疼痛,盲肠后位阑尾更明显;③闭孔肌试验,患儿仰卧,屈曲并内旋右髋关节后出现右下腹疼痛,是由于较长阑尾尖端刺激闭孔内肌所引起的疼痛;④Rovsing征在小儿诊断上帮助不大。

三、辅助检查

1.血常规

白细胞数往往>10×10^9/L,中性粒细胞可高达0.80以上。

2.尿常规

一般无特殊,但有时阑尾炎刺激输尿管或膀胱后尿常规可见少量红细胞和白细胞。

3.X 线检查

X 线检查有利于排除肠穿孔、肠梗阻。

4.B 超

B 超可发现肿大变形的阑尾及阑尾脓肿。

5.血清 C 反应蛋白(CRP)

CRP 增高有助于坏疽及穿孔性阑尾炎的诊断。

四、诊断

根据典型的转移性右下腹痛史及压痛、反跳痛、腹肌紧张体征,结合实验室检查血白细胞升高等情况,一般可以做出诊断。婴幼儿或临床表现体征不典型者需反复、耐心、多次检查,有时需根据动态观察结果才能诊断。

在检查时需注意:能说话的患儿要在家属的配合下尽量争取合作,正面回答医生的询问,了解发病的时间,疼痛的性质。检查时注意手和听诊器都不要太凉。观察患儿的精神状态,如精神愉快,嬉笑自然、活动多而灵巧,触诊腹部时压痛位置不固定或不能肯定有肌紧张时不急于手术。

采用对比检查腹部方法:①检查者两手分别按压左、右下腹,并交替加重用力,观察患儿哭闹反应,如重压哭闹明显加剧,则以同样方法按压右上或右下腹进行对比;②患儿母亲握住患儿一手(一般握右手),允许另一手自由活动,同上述方法交替按左、右下腹,如患儿用自由手抵抗检查右侧按压说明右侧有压痛;③检查者一手重压右下腹痛点,患儿全力抵抗右侧按压之手,检查者另一手乘机按压全腹其他各处,如患儿均置之不理,则可知除右下腹外它处无压痛。为了明确压痛紧张的固定性,检查至少反复三次,第一次常选择在就诊时,第二次在血常规检查后,第三次在初步处理后(处方或收入院)。三次检查中最好有一次检查是在安静或安睡时,必要时可在使用镇静剂后进行检查。睡眠后皮肤痛觉过敏消失,对深压痛与肿块检查较重要。小儿骨盆小,直肠触诊与检查下腹比成人便利,可了解阑尾肿胀浸润的程度与范围。

诊断仍困难时,可考虑腹腔穿刺检查与 X 线检查。右下腹抽出液为血性、臭脓性或涂片有大量的细菌者为坏疽性阑尾炎。脓稀无臭味,有脓球而无细菌者无须急诊手术。穿刺未得渗液时,可注入 50 mL 生理盐水再吸出检查。X 线检查对鉴别诊断肠梗阻、坏死性肠炎、胃肠穿孔有帮助。

五、鉴别诊断

1.肠痉挛性腹痛

病因不明,好发于学龄儿,常突然发生腹痛,呈剧烈绞痛,持续时间不长,多为10～20 min,很少超过 2 h。体检腹软,偶有压痛但不固定,也无发热或血白细胞数升高。此症发生率比阑尾炎高,不需手术,无须特殊治疗,一般均可自愈,但可反复发作。

2.肠系膜淋巴结炎

肠系膜淋巴结炎多与上呼吸道感染同时存在,腹痛较阑尾炎轻,多无阵发性加重,病程发展较慢,压痛不固定,主要在脐周,无明显腹肌紧张,反复腹部检查可确诊。本症不需手术,因此对鉴别困难、体征较轻的患儿,可暂用抗生素治疗观察数小时。

3.急性胃肠炎

急性胃肠炎常有不洁生凉饮食史,腹痛呈阵发性、痉挛性,多位于脐周、上腹或下腹,无固定压痛点及腹肌紧张,有腹泻。

4.梅克尔憩室炎

症状体征与阑尾炎相似,如病情允许,可作放射性核素扫描,如显示有异位黏膜的梅克尔憩室影可确诊。鉴别确有困难需手术时应作探查切口,术中如发现阑尾正常,应常规探查末端回肠 100 cm 范围,找到憩室后予以切除。

六、治疗

1.治疗原则

阑尾炎诊断明确,尽可能早期手术。但就诊 3 d 以上症状无恶化以及家属拒绝手术或其他特殊原因时,可用药物治疗。阑尾脓肿以药物治疗为主。在药物治疗中需密切观察发热、疼痛、压痛范围等是否趋向好转,病情加重应手术引流,并发肠梗阻者引流脓肿后可得到缓解。患儿观察 3 d 以上症状稳定好转,显示腹膜炎已局限,双合诊又能摸到浸润块,应避免手术,以免感染扩散。待自然吸收或脓肿形成后再酌情引流或延期进行阑尾切除术。

2.抗生素治疗

常选针对球菌和革兰阴性杆菌及厌氧菌的药物。临床上目前小儿多用青霉素及氨苄西林、头孢菌素类和甲硝唑静脉滴注。如有药敏试验结果则根据药敏情况选用抗生素。

3.手术方法

(1)尽量选麦氏切口:切除阑尾后应清除腹腔脓液,阑尾病变不明显者需探查回肠末端 100 cm(防止梅克尔憩室炎被遗漏)及盆腔器官。

(2)放置腹腔引流适应证:①阑尾穿孔、腹腔积脓、坏疽性阑尾炎;②阑尾残端处理不满意而影响愈合者;③切除阑尾或分离阑尾粘连后渗血不止可放置香烟引流或纱布填压引流;④已局限的阑尾脓肿。

4.腹腔镜阑尾切除

小儿腹腔镜阑尾切除术在国内、国外均有大宗病例报道,目前大多数医院腹腔镜阑尾切除术已成常规手术。腹腔镜阑尾切除具有创伤小、患儿痛苦少、术后肠功能恢复快、住院时间短、腹部创口瘢痕小等优点。小儿腹腔镜多选用穿刺 Trocar,直径 5～10 mm,手术操作时气腹内压保持在 1.07～1.33 kPa(8～10 mmHg),手术时间在 30 min 左右。

(李　辉)

第二十一节　功能性消化不良

一、概述

功能性消化不良(functional dyspepsia,FD)是指有持续存在或反复发作的上腹痛、腹胀、早饱、暖气、厌食、胃灼热、泛酸、恶心及呕吐等消化功能障碍症状,经各项检查排除器质性疾病的一组小儿消化内科最常见的临床综合征。功能性消化不良的患儿主诉各异,又缺乏肯定的特异病理生理基础,因此,对这一部分患者,曾有许多命名,主要有功能性消化不良、非溃疡性消化不良(non ulcer dyspepsia,NUD)、特发性消化不良(idiopathic dyspepsia)、原发性消化不良(essential dyspepsia)、胀气性消化不良(flatulent dyspepsia)以及上腹不适综合征(epigastric distress syndrome)等。目前国际上多采用前三种命名,而"功能性消化不良"尤为大多数学者所接受。

二、病因

FD的病因不明,其发病机制亦不清楚。目前认为是多种因素综合作用的结果。这些因素包括了饮食和环境、胃酸分泌、幽门螺旋杆菌感染、消化道运动功能异常、心理因素以及一些其他胃肠功能紊乱性疾病,如胃食管反流性疾病(GERD)、吞气症及肠易激综合征等。

1. 饮食与环境因素

FD患者的症状往往与饮食有关,许多患者常常主诉一些含气饮料、咖啡、柠檬或其他水果以及油炸类食物会加重消化不良。虽然双盲法食物诱发试验对食物诱因的意义提出了质疑,但许多患儿仍在避免上述食物并平衡了膳食结构后感到症状有所减轻。

2. 胃酸

部分FD的患者会出现溃疡样症状,如饥饿痛,在进食后渐缓解,腹部有指点压痛,当给予制酸剂或抑酸药物症状可在短期内缓解。这些都提示这类患者的发病与胃酸有关。然而绝大多数研究证实FD患者基础胃酸和最大胃酸分泌量没有增加,胃酸分泌与溃疡样症状无关,症状程度与最大胃酸分泌也无相关性。所以,胃酸在功能性消化不良发病中的作用仍需进一步研究。

3. 慢性胃炎与十二指肠炎功能性消化不良

患者中有30%～50%经组织学检查证实为胃窦炎,欧洲不少国家将慢性胃炎视为功能性消化不良,认为慢性胃炎可能通过神经及体液因素影响胃的运动功能,也有作者认为非糜烂性十二指肠炎也属于功能性消化不良。应当指出的是,功能性消化不良症状的轻重并不与胃黏膜炎症病变相互平行。

4. 幽门螺杆菌感染

幽门螺杆菌是一种革兰阴性细菌,一般定植于胃的黏液层表面。幽门螺杆菌感染与功能性消化不良关系的研究结果差异很大,有些研究认为幽门螺杆菌感染是FD的病理生理因素之一,因为在成人中,功能性消化不良患者的胃黏膜内常可发现幽门螺杆菌,检出率在40%～70%之间。

但大量的研究却表明,FD患者的幽门螺杆菌感染率并不高于正常健康人,阳性幽门螺杆菌和阴性幽门螺杆菌者的胃肠运动和胃排空功能无明显差异,且幽门螺杆菌阳性的FD患者经根除幽门螺杆菌治疗后其消化不良症状并不一定随之消失,进一步研究证实幽门螺杆菌特异性抗原与FD无相关性,甚至其特异血清型CagA与任何消化不良症状或任何原发性功能性上腹不适症状均无关系。目前国内学者的共识意见为幽门螺杆菌感染为慢性活动性胃炎的主要病因,有消化不良症状的幽门螺杆菌感染者可归属于FD范畴。

5. 胃肠运动功能障碍

许多的研究都认为FD其实是胃肠道功能紊乱的一种。它与其他胃肠功能紊乱性疾病有着相似的发病机制。近年来随着对胃肠功能疾病在生理学(运动-感觉)、基础学(脑-肠作用)及精神社会学等方面的进一步了解,并基于其所表现的症状及解剖位置,罗马委员会制定了新的标准,即罗马标准。罗马Ⅱ标准不仅包括诊断标准,亦对胃肠功能紊乱的基础生理、病理、神经支配及胃肠激素、免疫系统做了详尽的叙述,同时在治疗方面也提出了指导性意见。因此罗马Ⅱ标准是目前世界各国用于功能性胃肠疾病诊断、治疗的一个共识文件。

三、临床表现

临床症状主要包括上腹痛、腹胀、早饱、嗳气、厌食、胃灼热、泛酸、恶心和呕吐。病程多在2年内,症状可反复发作,也可在相当一段时间内无症状。可以某一症状为主,也可有多个症状的叠加。多数难以明确引起或加重病情的诱因。

1989 年,美国芝加哥 FD 专题会议将功能性消化不良分为 5 个亚型:反流样消化不良(re-fluxlikedyspepsia)、运动障碍样消化不良(dysmotilitylikedyspepsia)、溃疡样消化不良(ulcer-likedyspepsia)、吞气症(aerophagia)及特发性消化不良(idiopathie dyspepsia)。目前采用较多的是 4 型分类:①运动障碍样型;②反流样型;③溃疡样型;④非特异型。

1.运动障碍样消化不良

此型患者的表现以腹胀、早饱及嗳气为主。症状多在进食后加重。过饱时会出现腹痛、恶心,甚至呕吐。动力学检查 50%～60% 患者存在胃近端和远端收缩和舒张功能障碍。

2.反流样消化不良

突出的表现是胸骨后痛、胃灼热、反流。内镜检查未发现食管炎,但 24 h pH 监测可发现部分患者有胃食管酸反流。对于无酸反流者出现此类症状,认为与食管对酸敏感性增加有关。

3.溃疡样消化不良

主要表现与十二指肠溃疡特点相同,夜间痛,饥饿痛,进食或服抗酸剂能缓解,可伴有反酸,少数患者伴胃灼热,症状呈慢性周期性。内镜检查未发现溃疡和糜烂性炎症。

4.非特异型消化不良

消化不良表现不能归入上述类型者。常并发肠易激综合征。但是,2006 年颁布的罗马Ⅲ标准对 FD 的诊断更加明确及细化:指经排除器质性疾病、反复发生上腹痛、烧灼感、餐后饱胀或早饱半年以上且近 3 个月有症状,成人根据主要症状的不同还将 FD 分为餐后不适综合征(postprandial distress syndrome, PDS),表现为餐后饱胀或早饱和腹痛综合征(epigastric pain syndrome,EPS),表现为上腹痛或烧灼感两个亚型。

四、诊断及鉴别诊断

(一)诊断

对于功能性消化不良的诊断,首先应排除器质性消化不良。除了仔细询问病史及全面体检,应进行以下的器械及实验室检查:①血常规;②粪隐血试验;③上消化道内镜;④肝胆胰超声;⑤肝肾功能;⑥血糖;⑦甲状腺功能;⑧胸部 X 检查。其中①～④为第一线检查,⑤～⑧为可选择性检查,多数根据第一线检查即可基本确定功能性消化不良的诊断。此外,近年来开展的胃食管 24 h pH 监测、超声或放射性核素胃排空检查以及胃肠道压力测定等多种胃肠道动力检查手段,在 FD 的诊断与鉴别诊断上也起到了十分重要的作用。许多原因不明的腹痛、恶心及呕吐患者往往经胃肠道压力检查找到了病因,这些检查也逐渐开始应用于儿科患者。

(二)功能性消化不良通用的诊断标准

(1)慢性上腹痛、腹胀、早饱、嗳气、泛酸、胃灼热、恶心、呕吐、喂养困难等上消化道症状,持续至少 4 周。

（2）内镜检查未发现胃及十二指肠溃疡、糜烂和肿瘤等器质性病变，未发现食管炎，也无上述疾病史。

（3）实验室、B 超及 X 线检查排除肝、胆、胰疾病。

（4）无糖尿病、结缔组织病、肾脏疾病及精神病史。

（5）无腹部手术史。

（三）儿童功能性消化不良的罗马Ⅱ诊断标准

（1）持续或反复发作的上腹部（脐上）疼痛或不适。

（2）排便后不能缓解，或症状发作与排便频率或粪便性状的改变无关（即除外肠易激综合征）。

（3）无炎症性、解剖学、代谢性或肿瘤性疾病的证据可以解释患儿的症状。诊断前至少 2 个月内，症状出现至少每周 1 次，符合上述标准。

（四）鉴别诊断

1.胃食管反流

胃食管反流性疾病功能性消化不良中的反流亚型与其鉴别困难。胃食管反流性疾病具有典型或不典型反流症状，内镜证实有不同程度的食管炎性改变，24 h 食管 pH 监测有酸反应，无内镜下食管炎表现的患者属于反流样消化不良或胃食管反流性疾病不易确定，但两者在治疗上是相同的。

2.具有溃疡样症状的器质性消化不良

包括十二指肠溃疡、十二指肠炎、幽门管溃疡、幽门前区溃疡、糜烂性胃窦炎。在诊断功能性消化不良溃疡亚型前，必须进行内镜检查以排除以上器质性病变。

3.胃轻瘫

许多全身性的或消化道疾病均可引起胃排空功能的障碍，造成胃轻瘫。较常见的原因有糖尿病、尿毒症及结缔组织病。在诊断功能性消化不良运动障碍亚型时，应仔细排除其他原因所致的胃轻瘫。

4.慢性难治性腹痛（CIPA）

CIPA 患者 70% 为女性，多有身体或心理创伤史。患者常常主诉有长期腹痛（超过 6 个月），且腹痛弥漫，多伴有腹部以外的症状。大多数患者经过广泛的检查而结果均为阴性。这类患者多数有严重的潜在的心理疾患，包括抑郁、焦虑和躯体形态的紊乱。他们常坚持自己有严重的疾病并要求进一步检查。对这类患者应提供多种方式的心理、行为和药物联合治疗。

五、治疗

（一）一般治疗

一般说来，治疗中最重要的是在医生和患者之间建立一种牢固的信任关系。医生应通过详细询问病史和全面细致的体格检查取得患者的信赖。经过初步检查之后，应与患者讨论鉴别诊断，包括功能性消化不良的可能。应向患者推荐合理的诊断和检查步骤，并向患者解释他们所关心的问题。经过诊断性检查之后，应告诉患者功能性消化不良的诊断，同时向他们进行宣教、消除疑虑，抑制"过分检查"的趋势，将重点从寻找症状的原因转移到帮助患者克服这些症状。

医生应该探究患者的生活应激情况，包括患者与家庭、学校、人际关系及生活环境有关的事物。改变他们的生活环境是不太可能的,应指导患者减轻应激反应的措施,如体育锻炼和良好的饮食睡眠习惯。还应了解患者近期的饮食或用药的改变。要仔细了解可能使患者症状加重的食物和药物,并停止使用。

(二)药物治疗

对于功能性消化不良,药物治疗的效果不太令人满意。目前为止没有任何一种特效的药物可以使症状完全缓解。而且,症状的改善也可能与自然病程中症状的时轻时重有关,或者是安慰剂的作用。所以治疗的重点应放在生活习惯的改变和采取积极的克服策略上,而非一味地依赖于药物。在症状加重时,药物治疗可能会有帮助,但应尽量减少用量,只有在有明确益处时才可长期使用。

下面介绍一下治疗功能性消化不良的常用药物。

1.抗酸剂和制酸剂

(1)抗酸剂:在消化不良的治疗用药中,抗酸剂是应用最广泛的一种。在西方国家这是一种非处方药,部分患者服用抗酸剂后症状缓解,但也有报告抗酸剂与安慰剂在治疗功能性消化不良方面疗效相近。

抗酸剂(碳酸氢钠、氢氧化铝、氧化镁、三硅酸镁):在我国常用的有碳酸钙口服液、复方氢氧化铝片及达喜。这类药物对于缓解饥饿痛、反酸及胃灼热等症状有较明显效果。但药物作用时间短,须多次服用,而长期服用易引起不良反应。

(2)抑酸剂:抑酸剂主要指 H_2 受体拮抗剂和质子泵抑制剂。H_2 受体拮抗剂治疗功能性消化不良的报道很多,药物的疗效在统计学上显著优于安慰剂。主要有西咪替丁、雷尼替丁及法莫替丁等。它们抑制胃酸的分泌,无论对溃疡亚型和反流亚型都有明显的效果。

质子泵抑制剂奥美拉唑,可抑制壁细胞 H^+-K^+-ATP 酶,抑制酸分泌作用强,持续时间长,适用于 H_2 受体拮抗剂治疗无效的患者。

2.促动力药物

根据有对照组的临床验证,现已肯定甲氧氯普胺(胃复安)、多潘立酮(吗丁啉)及西沙比利对消除功能性消化不良诸症状确有疗效。儿科多潘立酮应用较多。

(1)甲氧氯普胺:有抗中枢和外周多巴胺作用,同时兴奋 $5-HT_4$ 受体,促进内源性乙酰胆碱释放,增加胃-十二指肠协调运动,促进胃排空。儿童剂量每次 0.2 mg/kg,3～4 次/日,餐前 15～20 min 服用。因不良反应较多,故临床应用逐渐减少。

(2)多潘立酮:为外周多巴胺受体阻抗剂,可促进固体和液体胃排空,抑制胃容纳舒张,协调胃窦-十二指肠运动,松弛幽门,从而缓解消化不良症状。

儿童剂量每次 0.3 mg/kg,3～4 次/日,餐前 15～30 min 服用。1 岁以下儿童由于血脑屏障功能发育尚未完全,故不宜服用。

(3)西沙比利:通过促进胃肠道肌层神经丛副交感神经节后纤维末梢乙酰胆碱的释放,增强食管下端括约肌张力,加强食管、胃、小肠和结肠的推进性运动。对胃的作用主要有增加胃窦收缩,改善胃窦-十二指肠协调运动。降低幽门时相性收缩频率,使胃电活动趋于正常,从而加速胃排空。儿童剂量每次 0.2 mg/kg,3～4 次/日,餐前 15～30 min 服用。临床研究发现该药能明显改善消化不良症状,但因心脏的不良反应,故应用受到限制。

(4)红霉素:虽为抗生素,也是胃动素激动剂,可增加胃近端和远端收缩活力,促进胃推进性蠕动,加速空腹和餐后胃排空,可用于 FD 小儿。

3.胃黏膜保护剂

这类药物主要有硫糖铝、米索前列醇、恩前列素及蒙脱石散等。临床上这类药物的应用主要是由于功能性消化不良的发病可能与慢性胃炎有关,患者可能存在胃黏膜屏障功能的减弱。

5.抗焦虑药

国内有人使用小剂量多塞平和多潘立酮结合心理疏导治疗功能性消化不良患者,发现对上腹痛及嗳气等症状有明显的缓解作用,较之不使用多塞平的患者有明显提高。因此,在对FD 的治疗中,利用药物对心理障碍进行治疗有一定的临床意义。

(李　辉)

第二十二节　病毒性心肌炎

病毒性心肌炎是病毒侵犯心脏所致的以心肌炎性病变为主要表现的疾病,可伴有心包或心内膜炎性改变。近年来国内发病有增多趋势,是小儿常见的心脏疾患。本病临床表现轻重不一,预后大多良好,少数可发生心力衰竭、心源性休克,甚至猝死。

一、病因

近年来动物实验及临床观察表明,可引起心肌炎的病毒有 20 余种,其中以柯萨奇 B 组病毒(1~6 型)最常见。另外,柯萨奇 A 组病毒、埃可病毒、脊髓灰质炎病毒、腺病毒、传染性肝炎病毒、流感和副流感病毒、麻疹病毒、单纯疱疹病毒及流行性腮腺炎病毒等也可引起本病。

二、临床表现

发病前 1~3 周常有呼吸道或消化道病毒感染史,患者多有轻重不等的前驱症状,如发热、咽痛、肌痛等。临床表现轻重不一,轻型患儿一般无明显自觉症状,仅表现心电图异常,可见早搏或 ST-T 改变。心肌受累明显时,可有心前区不适、胸闷、气短、心悸、头晕及乏力等症状,心脏有轻度扩大,伴心动过速、心音低钝或奔马律,心电图可出现频发早搏、阵发性心动过速或 Ⅱ度以上房室传导阻滞,可导致心力衰竭及昏厥等。

反复心力衰竭者,心脏明显扩大,可并发严重心律失常。重症患儿可突然发生心源性休克,表现为烦躁不安、面色苍白、皮肤发花、四肢湿冷、末梢发绀、脉搏细弱、血压下降、闻及奔马律等,可在数小时或数天内死亡。

体征主要为心尖区第一音低钝,心动过速,部分有奔马律,一般无明显器质性杂音,伴心包炎者可听到心包摩擦音,心界扩大。危重病例可有脉搏微弱、血压下降、两肺出现啰音及肝大,提示循环衰竭。

三、辅助检查

(一)心电图检查

常有以下几种改变:①ST 段偏移,T 波低平、双向或倒置;②QRS 低电压;③房室传导阻滞或窦房阻滞、束支传导阻滞;④各种早搏,以室性早搏最常见,也可见阵发性心动过速、房性扑动等。

(二)X 线检查

轻者心脏大小正常,重者心脏向两侧扩大,以左侧为主,搏动减弱,可有肺淤血或肺水肿。

(三)心肌酶测定

血清肌酸磷酸激酶(CK)早期多有增高,其中以来自心肌的同工酶(CK-MB)特异性强,且较敏感。血清谷草转氨酶(AST),α-羟丁酸脱氢酶(α-HBDH)、乳酸脱氢酶(LDH)在急性期也可升高,但恢复较快,其中乳酸脱氢酶特异性较差。

(四)病原学诊断

疾病早期可从咽拭子、咽冲洗液、粪便、血液、心包液中分离出病毒,但需结合血清抗体测定才有意义。恢复期血清抗体滴度比急性期增高 4 倍以上或病程早期血中特异性 IgM 抗体滴度在 1∶128 以上均有诊断意义。应用聚合酶链反应(PCR)或病毒核酸探针原位杂交法自血液中查到病毒核酸可作为某一型病毒存在的依据。

四、治疗

本病目前尚无特效疗法,可结合病情选择下列处理措施。

(一)休息

急性期至少应休息到热退后 3~4 周,有心功能不全及心脏扩大者应绝对卧床休息,以减轻心脏负担。

(二)营养心肌及改善心肌代谢药物

1. 大剂量维生素 C 和能量合剂

维生素 C 能清除氧自由基,增加冠状动脉血流量,增加心肌对葡萄糖的利用及糖原合成,改善心肌代谢,有利于心肌炎恢复,一般每次 100~150 mg/kg 加入 10%葡萄糖液静脉滴注,1次/天,连用 15 d。能量合剂有加强心肌营养、改善心肌功能的作用,常用三磷酸腺苷(ATP)、辅酶 A、维生素 B_6 与维生素 C 加入 10%葡萄糖液中一同静脉滴注。因 ATP 能抑制窦房结的自律性,抑制房室传导,故心动过缓、房室传导阻滞时禁用。

2. 泛癸利酮(辅酶 Q_{10})

有保护心肌作用,每次 10 mg,3 岁以下 1 次/天,3 岁以上 2 次/天,肥胖年长儿 3 次/天,疗程 3 个月。部分患者长期服用可致皮疹,停药后可消失。

3. 1,6-二磷酸果糖(FDP)

FDP 是一种有效的心肌代谢酶活性剂,有明显保护心肌代谢作用。150~250 mg/(kg·d)静脉滴注,1 次/天,10~15 d 为 1 个疗程。

(三)维生素 E

维生素 E 为抗氧化剂,小剂量短疗程应用,每次 5 mg,3 岁以下 1 次/天,3 岁以上 2 次/天,疗程 1 个月。

(四)抗生素

急性期应用青霉素清除体内潜在细菌感染病灶,20 万 U/(kg·d)静脉滴注,疗程 7~10 d。

(五)肾上腺皮质激素

在病程早期(2 周内),一般病例及轻型病例不主张应用,因其可抑制体内干扰素的合成,促进病毒增殖及病变加剧。对合并心源性休克、心功能不全、心脏明显扩大、严重心律失常（高度房室传导阻滞、室性心动过速）等重症病例仍需应用，有抗炎、抗休克作用，可用地塞米松 0.2～1 mg/kg 或氢化可的松 15～20 mg/kg 静脉滴注，症状减轻后改用泼尼松口服，1～1.5 mg/(kg·d)，逐渐减量停药，疗程 3～4 周。

对常规治疗后心肌酶持续不降的病例可试用小剂量泼尼松治疗，0.5～1 mg/(kg·d)，每 2 周减量 1 次，共 6 周。

(六)积极控制心力衰竭

由于心肌炎患者对洋地黄制剂极为敏感，易出现中毒现象，故多选用快速或中速制剂，如毛花苷 C 或地高辛等，剂量应偏小，饱和量一般用常规量的 1/2～2/3，洋地黄化量时间不能短于 24 h，并需注意补充氯化钾，因低钾时易发生洋地黄中毒和心律失常。

(七)抢救心源性休克

静脉推注大剂量地塞米松 0.5～1 mg/kg 或大剂量维生素 C 200～300 mg/kg 常可获得较好效果。

及时应用血管活性药物，如多巴胺[1 mg/kg 加入葡萄糖液中用微泵 3～4 h 内输完，相当于 5～8 μg/(kg·min)]、间羟胺等可加强心肌收缩力、维持血压及改善微循环。持续氧气吸入，烦躁者给予苯巴比妥、地西泮或水合氯醛等镇静剂。适当输液，维持血液循环。

(八)纠正心律失常

对严重心律失常除上述治疗外，应针对不同情况及时处理。①房性或室性早搏：可口服普罗帕酮每次 5～7 mg/kg，每隔 6～8 h 服用 1 次，足量用 2～4 周；无效者可选用乙胺碘呋酮（可达龙），5～10 mg/(kg·d)，分 3 次口服。②室上性心动过速：普罗帕酮每次 1～1.5 mg/kg 加入葡萄糖液中缓慢静脉推注，无效者 10～15 min 后可重复应用，总量不超过 5 mg/kg。③室性心动过速：多采用利多卡因静脉滴注或推注，每次 0.5～1.0 mg/kg，10～30 min 后可重复使用，总量不超过 5 mg/kg，对病情危重，药物治疗无效者，可采用同步直流电击复律。④房室传导阻滞：可应用肾上腺皮质激素消除局部水肿，改善传导功能，地塞米松 0.2～0.5 mg/kg，静脉注射或静脉滴注；心率慢者口服山莨菪碱、阿托品或静脉注射异丙肾上腺素。

（马　丁）

第二十三节　先天性心脏病

心脏发育是在胚胎的第 2～8 周完成，在此期间某种因素导致心脏或大血管的发育异常称为先天性心脏病。

一、室间隔缺损

室间隔缺损是先天性心脏病最常见的类型，约占先天性心脏病的 25%～50%。

1.诊断要点

(1)症状：小型缺损可无症状，活动后稍感疲乏，生长发育一般不受影响。大型缺损在婴儿期即表现喂养困难，吃奶间歇，易呛奶，哭闹时口周发绀，呼吸急促，多汗，反复的呼吸道感染，如扩大的左心房或肺动脉压迫喉返神经,则出现声音嘶哑的症状,随年龄增长表现乏力,活动受限,生长发育落后于同龄儿童。

(2)体征:心前区隆起,心尖搏动弥散,胸骨左缘 3～4 肋间可触及收缩期细震颤,心界扩大,胸骨左缘 3～4 肋间可闻及Ⅲ～Ⅳ级、粗糙的全收缩期杂音,向心前区、腋下及背部广泛传导,伴有明显的肺动脉高压者肺动脉第二音亢进,当肺动脉压力增高、右室压力亦显著增高时,出现右向左分流,患儿出现发绀,心脏杂音减弱或消失。

(3)X 线检查:小型缺损心肺 X 线检查无改变,大型缺损 X 线显示左心室增大,肺动脉段突出,肺纹理增多、紊乱,严重的肺动脉高压者右心室亦增大。

(4)心电图检查:小型缺损心电图可显示正常或轻度左心室增大的征象;大型缺损伴肺动脉高压时左、右心室均增大。

(5)超声心动图检查:左心房和左心室内径增宽,肺动脉高压显著者右心室内径亦增宽,室间隔回声连续中断,通过多普勒在右心室可发现湍流信号,彩色多普勒显示五彩缤纷的现象。

(6)心导管检查:右心室血氧含量高于右心房 0.009 vol,右心室和肺动脉压力增高,小型缺损改变不明显。导管通过缺损自右心室进入左心室的机会极少。选择性的左心室造影有助于室间隔缺损的诊断。

2.治疗要点

(1)内科治疗:预防和积极控制感染,防止呼吸道感染、感染性心内膜炎的发生;婴儿有心力衰竭者口服地高辛,维持量 0.01 mg/(kg·d),连续 1 周可达饱和。危重病例用毛花苷 C 总量 0.03～0.04 mg/kg 或地高辛总量 0.02～0.04 mg/kg 静脉分次注入,先给总量的 1/2,余量分 2 次,每 6 h 静脉注入,12 h 达饱和,饱和后 12 h 开始给维持量,每天 1 次,保证患儿安全到达手术年龄。部分小型缺损可自愈。

(2)介入治疗:室间隔缺损的介入性治疗效果目前尚不肯定。近年来,有采用蘑菇伞、蚌状伞等装置封堵缺损的报道。

(3)手术治疗:大型缺损需手术治疗,通常手术年龄为 5 岁,必要时可提前。

二、房间隔缺损

房间隔缺损占先天性心脏病发病总数的 20%～30%。女性多见。

1.诊断要点

(1)症状:随缺损的大小表现程度不同,轻者可以全无症状,重者表现与室间隔缺损相似。

(2)体征:轻者仅在体检时偶然发现心脏杂音。分流量大者心前区隆起,心尖搏动弥散,心前区无细震颤,心界扩大,胸骨左缘 2～3 肋间可闻及Ⅱ～Ⅲ级、较柔和的收缩期杂音,一般无传导,肺动脉第二音稍亢进,伴固定性宽分裂(分裂不受呼吸影响)。当肺动脉压力增高,右房、右室压力亦显著增高时,出现右向左分流,患儿出现发绀。

(3)X 线检查:小型缺损心肺 X 线检查无改变,大型缺损 X 线显示右房、右心室增大,肺动脉段突出,肺纹理增多、紊乱。

(4)心电图检查:小型缺损心电图可显示正常,分流量大者电轴右偏,不完全性或完全性右室束支传导阻滞,右心室增大。

(5)超声心动图检查:右心房和右心室内径增宽,室间隔与左室后壁呈矛盾运动,房间隔回声连续中断,通过多普勒在右心房可发现湍流信号。

(6)右心导管检查:右心房血氧含量高于上、下腔静脉平均血氧含量 0.019 vol,导管可通过缺损自右心房进入左心房。

2.治疗要点

(1)内科治疗与室间隔缺损相同。

(2)介入治疗可应用扣式双盘堵塞装置、蚌状伞或蘑菇伞关闭缺损,适应证为:体质量>8 kg,缺损直径<3.5 cm,缺损周围有房间隔边缘,没有梗阻性肺动脉高压者。

(3)手术治疗:无条件介入治疗的患儿可选择手术治疗,手术年龄 1~5 岁,缺损较大者,症状较明显,多次患肺炎或有心力衰竭者应尽早介入或手术治疗。

三、动脉导管未闭

动脉导管未闭亦为小儿先天性心脏病常见的类型之一,约占先天性心脏病发病总数的 15%~20%。女性多见。

1.诊断要点

(1)症状:导管内径粗细不同,表现程度不同。较细者可以无症状,粗大者表现与室间隔缺损相似。

(2)体征:分流量大者心前区隆起,心尖搏动弥散,胸骨左缘第 2 肋间可触及细震颤,以收缩期为主,心界扩大,胸骨左缘第 2 肋间可闻及Ⅲ~Ⅳ级、粗糙的、连续性机器样杂音,占据整个收缩期和舒张期,向锁骨下、颈部及背部传导,肺动脉第二音亢进,但多被杂音淹没。由于脉压增宽,出现周围血管征、毛细血管搏动征、水冲脉、股动脉枪击音。当肺动脉压力增高、右室压力亦显著增高时,出现右向左分流,患儿出现下半身发绀,称差异性发绀。

(3)X 线检查:导管较细者 X 线检查无改变,粗大者 X 线显示左心室、左心房增大,肺动脉段突出,肺纹理增多、紊乱。

(4)心电图检查:导管较细者心电图可显示正常,粗大者左心室增大,肺动脉高压时左、右心室均增大。

(5)超声心动图检查:左心房和左心室内径增宽,主动脉内径增宽,可直接探查到未闭动脉导管的位置和内径,通过多普勒在肺动脉内可发现湍流信号。

(6)右心导管检查:肺动脉血氧含量高于右心室血氧含量 0.005 vol,心导管可通过未闭的动脉导管自肺动脉进入降主动脉。

2.治疗要点

(1)内科治疗:早产儿有症状者可试用吲哚美辛口服促其闭合,用量 0.2 mg/kg,无效时,间隔 8~12 h 重复使用 1~2 次,总量不超过 0.6 mg/kg。余治疗与室间隔缺损相同。

(2)介入治疗:可采用弹簧、蘑菇伞、蚌壳型堵塞装置或双伞、双盘闭合法封堵未闭的动脉导管。

(3)手术治疗:无条件介入治疗的患儿可选择手术治疗,手术年龄 1~5 岁,导管粗大者,症状较明显,多次患肺炎或有心力衰竭者应尽早介入或手术治疗。

四、肺动脉狭窄

肺动脉狭窄的发病率占先天性心脏病总数的 10%~20%。

1.诊断要点

(1)症状:狭窄的程度不同,表现轻重亦不同,狭窄轻者可以无症状,狭窄程度重者表现劳累后心悸、气短、乏力,个别发生水肿、晕厥。

(2)体征:心前区隆起,胸骨左缘下方搏动较强,胸骨左缘第2肋间可触及细震颤,心界扩大,胸骨左缘第2肋间可闻及Ⅲ～Ⅳ级、喷射性收缩期杂音,向颈部传导,肺动脉第二音减弱或消失。如右心功能代偿失调可有颈静脉怒张、肝大、下肢水肿等心力衰竭的表现。

(3)X线检查:狭窄轻者X线检查无改变,重者X线显示右心室、右心房增大,肺动脉段可有窄后扩张,肺纹理减少,肺野清晰。

(4)心电图检查:轻者心电图可显示正常,重者电轴右偏,右心室、右心房肥大,也可有不完全性右束支传导阻滞。

(5)超声心动图检查:右心房和右心室内径增宽,右心室前壁及室间隔增厚,可直接探查到肺动脉狭窄的部位及程度,通过多普勒在肺动脉内可发现收缩期湍流信号,并估测跨瓣压差。

(6)心导管检查:右心室收缩压增高,肺动脉收缩压降低。将导管自肺动脉缓慢撤回右心室,同时连续测压,可记录到肺动脉与右心室之间的压力阶差,一般超过1.33～2 kPa(10～15 mmHg)。右心室造影可显示狭窄的部位和程度。

2.治疗要点

(1)内科治疗:预防和治疗心力衰竭,积极控制感染,防止感染性心内膜炎发生,治疗方法同室间隔缺损。

(2)介入治疗:可采用经皮球囊瓣膜成形术治疗。

(3)手术治疗:无条件介入治疗的患儿可选择手术治疗,压力阶差超过5.33 kPa(40 mmHg)者应手术切开肺动脉瓣。

五、法洛四联症

法洛四联症是存活婴儿中最常见的发绀型先天性心脏病,发病率占先天性心脏病总数的10%～15%。

1.诊断要点

(1)症状:主要表现为皮肤、黏膜发绀,口唇、指(趾)甲床等部位明显,哭闹时加重。

婴儿有时在哭闹、吃奶或排便时突然发绀加重,甚至抽搐、晕厥。年长儿多有蹲踞现象,即行走时常主动下蹲,并有头痛、头昏的症状。由于血液黏度高,故易引起脑血栓;若为细菌性栓子,则易形成脑脓肿。

(2)体征:心前区可稍隆起,胸骨左缘第2～4肋间可触及细震颤,心界可扩大,胸骨左缘第2～4肋间可闻及Ⅱ～Ⅲ级、喷射性收缩期杂音,肺动脉第二音减弱或消失。有长期乏氧引起的杵状指(趾)。

(3)X线检查:X线显示心脏大小正常或稍增大,心尖圆钝上翘,肺动脉段凹陷,心影呈"靴形"改变。肺纹理减少,肺野清晰。

(4)电图检查:电轴右偏,右心室肥大。

(5)超声心动图:检查右心室内径增宽,右室流出道狭窄,主动脉根部增宽、骑跨于室间隔之上,主动脉前壁与室间隔连续中断,通过多普勒血流可发现右心室血流直接进入骑跨主动脉。

(6)右心导管检查:右心室收缩压增高,肺动脉收缩压降低,将导管自肺动脉缓慢撤回右心室,同时连续测压,可记录到肺动脉与右心室之间的压力阶差。导管易从右心室进入主动脉和左心室,不易从右心室进入肺动脉。股动脉血氧饱和度低于正常。右心室造影时主动脉和肺动脉同时显影。

2.治疗要点

(1)内科治疗:预防脱水,一旦发生应积极纠正,防止血栓形成;积极控制感染,防止脑脓肿或感染性心内膜炎的发生。

(2)手术治疗:学龄前期即可在体外循环下直视修补室间隔缺损,切除部分肥厚的漏斗部肌肉。近年来,根治手术的成功率已有显著提高。

(马　丁)

第二十四节　病毒性脑炎

病毒性脑炎是指由多种病毒引起的颅内急性炎症,临床表现因病原体和患者反应不同而不同,常常急性起病,有发热、头痛、呕吐、惊厥或意识障碍的症状。当病毒感染累及脑实质和脑膜且症状明显时,又称为病毒性脑膜脑炎。本病夏秋季多见,多在2～6岁儿童中发生。

一、病因

本病病原体种类很多,以肠道病毒多见,其他还有虫媒病毒、疱疹病毒、副黏病毒等。目前,临床上仅能在1/4～1/3的中枢神经病毒感染患者中确定其致病病毒。其中80%为肠道病毒,其次为虫媒病毒、腺病毒、单纯疱疹病毒、腮腺炎病毒和其他病毒等。病毒入侵中枢神经系统主要通过血源和神经入侵两种途径。

二、临床表现

与脑膜炎或脑膜脑炎有相似的临床表现,如发热、头痛、疲乏等。典型脑炎具有脑实质受累的明显症候,常见者如意识障碍、行为异常、惊厥发作,早期即可出现严重的高颅内压表现;部分患儿精神异常,行为紊乱,记忆及定向异常、幻错觉,也可有情感障碍、兴奋躁动或思维紊乱。因病毒多数同时累及脑膜,故可出现脑膜刺激征,但不如细菌性脑膜炎明显。

三、辅助检查

1.脑电图

以弥散性或局限性异常慢波背景活动为特征,少数伴有棘波、棘-慢复合波。慢波背景活动只能提示异常脑功能,不能证实病毒感染性质;某些患者脑电图也可正常。

2.脑脊液检查

外观清亮,压力正常或增加。白细胞数正常或轻度增多,分类计数早期可为中性粒细胞为主,之后逐渐转为淋巴细胞为主,蛋白含量大多正常或轻度增高,糖含量正常。涂片和培养无细菌发现。

3.病毒学检查

部分患者脑脊液病毒培养及特异性抗体检测阳性。恢复期血清特异性抗体滴度高于急性期4倍以上有诊断价值。可通过PCR检测脑脊液病毒DNA或RNA,帮助明确病原。

4.神经影像学检查

磁共振对显示病变比 CT 更有优势。可发现弥散性脑水肿,皮质、基底节、脑桥、小脑的局灶性异常。病变部位 T_2 信号延长,弥散加权时可显示高信号的水分子弥散受限等改变。

四、诊断

大多数病毒性脑炎的诊断有赖于排除颅内其他非病毒性感染、Reye 综合征等急性脑部疾病后确立。少数患者若明确地并发于某种病毒性传染病,或脑脊液检查证实特异性病毒抗体阳性者,可支持颅内病毒性感染的诊断。

1.颅内其他病原感染

主要根据脑脊液外观、常规、生化和病原学检查,与化脓性、结核性、隐球菌性脑膜炎鉴别。此外,合并硬膜下积液者支持婴儿化脓性脑膜炎。发现颅外结核病灶和皮肤 PPD 阳性有助于结核性脑膜炎的诊断。

2.Reye 综合征

因急性脑病表现和脑脊液无明显异常使两病易相混淆,但依据 Reye 综合征无黄疸而肝功能明显异常、起病后 3～5 d 病情不再进展、有的患者血糖降低等特点,可与病毒性脑炎鉴别。

3.其他

可以借助头颅磁共振检查、脑脊液检查、血液免疫学检查等,与急性播散性脑脊髓炎、脑血管病变、脑肿瘤、线粒体脑病、全身性疾病脑内表现(如系统性红斑狼疮)鉴别。

五、治疗

1.一般治疗

注意休息,加强护理,充分供给营养,保持水、电解质平衡,昏迷患者可鼻饲或静脉营养,纠正酸碱代谢紊乱。保持呼吸道通畅,维持呼吸、循环功能;必要时插管、机械通气。并积极降低颅内压。不能排除细菌性脑膜炎时,应给予经验性抗生素治疗。

2.对症治疗

高热给予物理或药物降温;控制惊厥,发作时可予地西泮(安定)每次静脉注射 0.1～0.5 mg/kg;维持量用苯巴比妥每天 5 mg/kg,每天 2～3 次,疗程控制在 1 周内;控制脑水肿和颅内高压。恢复期可用神经营养药物如脑活素、胞磷胆碱、弥可保、1,6-二磷酸果糖、ATP、辅酶 A、维生素 C、神经生长因子、神经节苷脂等。

3.抗病毒治疗

(1)利巴韦林(病毒唑):适用于肠道病毒所致的中枢神经系统感染者,剂量每天 15 mg/kg,静脉滴注。

(2)阿昔洛韦:适用于单纯性疱疹病毒、水痘-带状疱疹病毒感染者,每天 30 mg/kg,分 3 次静脉输入,疗程为 1～2 周。该药输入过快时可对肾功能有损害,故每次滴入时间应控制在 1 h 以上。对已有肾功能损害的患者需调整剂量,延长用药间隔时间。

(3)更昔洛韦:适用于单纯疱疹病毒、EB 病毒感染者,每天 6～8 mg/kg,分 2 次静脉滴注,疗程 2 周。若为巨细胞病毒,更昔洛韦应加量为每天 10 mg/kg,分 2 次静脉滴注,行诱导治疗。14 d 后改维持治疗,每天 5 mg/kg,每天 1 次静脉滴注,连用 6 周。更昔洛韦可引起粒细胞减少或血小板减少,一旦发生需减少剂量甚或停用。对有肾功能损害的患者,需要调整剂量。

(4)膦甲酸钠:适用于严重中枢神经系统巨细胞病毒感染者,初始剂量每天 180 mg/kg,每 8 h 用药 1 次,连用 14～21 d 后改维持治疗,剂量每天 90 mg/kg,每天用药 1 次,连用 6 周。用药期间可出现肾损害,但停药后可恢复,另有约 15%的患者可出现血清钙、镁、钾减少,应适当补充。

(5)其他药物:抗病毒药物还有干扰素或阿糖腺苷剂量 15 mg/kg,静脉输入 12 h,或更长时间,疗程至少 10 d。病情严重的患者还可同时应用免疫球蛋白,每天 400 mg/kg 静脉滴注,连用 3～5 d。

本病病程大多 2～3 周多数患者完全恢复。不良预后与病变严重程度、病毒种类(单纯疱疹病毒感染)、患儿年龄(<2 岁幼儿)相关。临床病情重、全脑弥散性病变者预后差。往往遗留惊厥及智力、运动、心理行为、视力或听力残疾。

(田茂强)

第二十五节　小儿癫痫

癫痫是一组反复发作的神经元异常放电(paradoxical discharge)所致的暂时性中枢神经系统功能失常的慢性疾病。癫痫的患病率,发达国家为 5.0‰(4‰～8‰),发展中国家为 7.2‰,不发达国家为 11.2‰,估计全球约有 5 千万癫痫患者,中国在 3.6‰～7.0‰。儿童是癫痫的发病高峰年龄,其中男性最为明显,9 岁以前发病者接近 50%,以后发病率随年龄升高而下降。癫痫的发病率与性别有关,男性的患病率与发病率均明显高于女性。我国 6 城市调查表明,男女发病率和患病率之比均为 1.3：1。

癫痫的病死率明显高于非癫痫患者,多死于并发症肺炎;由癫痫发作直接导致死亡的占 6%～9%;死于意外事故,特别是溺水占 10%～20%;原因不明的突然死亡,约占 10%。国内报道癫痫的病死率为(2.42～7.82)/10 万,真正因癫痫死亡(死于癫痫持续状态)的只占所有死因的 20%,40.2%因意外事件死亡,死于自杀者占 5.51%,不明原因死亡为 4.13%。癫痫的发病率,城市略高于农村。不同地区之间患病率存在明显差异,不同种族之间的患病率也存在差异。

一、概述

癫痫发作是大脑神经元异常放电引起的发作性脑功能异常。发作大多短暂并有自限性、重复性。由于异常放电所累及的脑功能区不同,临床可有多种发作表现,包括局灶性或全身性的运动、感觉异常,或行为认知、自主神经功能障碍。全身性发作时涉及较大范围皮层功能障碍,往往伴有程度不同的意识障碍。结合发作时的临床表现和相伴随的脑电图特征,国际抗癫痫联盟于 1981 年提出对发作类型的国际分类,迄今仍是临床工作的重要指南。

二、病因

根据病因,可粗略地将癫痫分为三大类。

(1)特发性癫痫又称原发性癫痫。是指由遗传因素决定的长期反复癫痫发作,不存在症状性癫痫可能性者。

（2）症状性癫痫又称继发性癫痫。痫性发作与脑内器质性病变密切关联。

（3）隐源性癫痫虽未能证实有肯定的脑内病变，但很可能为症状性者。随着脑的影像学和功能影像学技术发展，近年对癫痫的病因有了重新认识。与遗传因素相关者约占癫痫总病例数的 20%～30%，故多数（70%～80%）患儿为症状性或隐原性癫痫，其癫痫发作与脑内存在或可能存在的结构异常有关。国内有报道 0～9 岁小儿症状性癫痫的病因是：围产期损伤21.0%，脑发育不良 18.9%，颅内感染 10.5%，脑外伤 9.1%，颅内软化灶 8.4%，海马病变4.9%，脑肿瘤 2.8%，脑血管病 2.1%，其他 22.4%。

1. 脑内结构异常

先天或后天性脑损伤可产生异常放电的致痫灶或降低了痫性发作阈值，如各种脑发育畸形、染色体病和先天性代谢病引起的脑发育障碍、脑变性和脱髓鞘性疾病、宫内感染、肿瘤、颅内感染、产伤或脑外伤后遗症等。

2. 遗传因素

包括单基因遗传、多基因遗传、染色体异常伴癫痫发作、线粒体脑病等。过去主要依赖连锁分析和家族史来认定其遗传学病因。近年依靠分子生物学技术，至少有 10 种特发性癫痫或癫痫综合征的致病基因得到克隆确定，其中大多数为单基因遗传，系病理基因致神经细胞膜的离子通道功能异常，降低了痫性发作阈值而患病。

3. 诱发因素

许多体内、外因素可促发癫痫的临床发作，如遗传性癫痫常好发于某一特定年龄阶段，有的癫痫则主要发生在睡眠或初醒时；女性患儿青春期来临时节易有癫痫发作或加重等。此外，饥饿、疲劳、睡眠不足、过度换气、预防接种等均可能成为某些癫痫的诱发因素。

三、临床表现

（一）局灶性（部分性、局限性）发作

1. 单纯局灶性发作

发作中无意识丧失，也无发作后不适现象。持续时间平均 10～20 s，其中以局灶性运动性发作最常见，表现为面、颈或四肢某部分的强直或阵挛性抽动，特别易见头、眼持续性同侧偏斜的旋转性发作。年长儿可能会诉说发作初期有头痛、胸部不适等先兆。

有的患儿于局限性运动发作后出现抽搐后肢体短暂麻痹，持续数分钟至数小时后消失，称为 Todd 麻痹。

局灶性感觉发作（躯体或特殊感觉异常）、自主神经性发作和局灶性精神症状发作在小儿时期少见，部分与其年幼无法表达有关。

2. 复杂局灶性发作

见于颞叶和部分额叶癫痫发作。可从单纯局灶性发作发展而来，或一开始即有意识部分丧失伴精神行为异常。50%～75%的儿科病例表现为意识浑浊情况下自动症，如吞咽、咀嚼、解衣扣、摸索行为或自言自语等。少数患者表现为发作性视物过大或过小、听觉异常、冲动行为等。

3. 局灶性发作演变为全部性发作

由单纯局灶性或复杂局灶性发作扩展为全部性发作。

(二)全部性发作

指发作中两侧半球同步放电,均伴有程度不等的意识丧失。

1.强直-阵挛发作

强直-阵挛发作是临床常见的发作类型。包括原发性以及从局灶性扩展而来的继发性全面性强直-阵挛发作。发作主要分为两期:①开始为全身骨骼肌伸肌或屈肌强直性收缩伴意识丧失、呼吸暂停与发绀,即强直期;②紧接着全身反复、短促的猛烈屈曲性抽动,即阵挛期。常有头痛、嗜睡、疲乏等发作后现象。发作中 EEG 呈全脑棘波或棘慢复合波放电,继发性者从局灶放电扩散到全脑。部分年长儿能回忆发作前先有眼前闪光、胸中一股气向上冲等先兆,直接提示继发性全面性癫痫的可能性。

2.失神发作

发作时突然停止正在进行的活动,意识丧失但不摔倒,手中物品不落地,两眼凝视前方,持续数秒钟后意识恢复,对刚才的发作不能回忆,过度换气往往可以诱发其发作。EEG 有典型的全脑同步 3 Hz 棘-慢复合波。

3.非典型失神发作

与典型失神发作表现类似,但开始及恢复速度均较典型失神发作慢,EEG 为1.5~2.5 Hz 的全脑慢-棘慢复合波。多见于伴有广泛性脑损害的患儿。

4.肌阵挛发作

为突发的全身或部分骨骼肌触电样短暂(<0.35 s)收缩,常表现为突然点头、前倾或后仰,而两臂快速抬起。重症者致跌倒,轻症者感到患儿"抖"了一下。发作中通常伴有全脑棘-慢或多棘-慢波爆发。大多见于有广泛性脑损伤的患儿。

5.阵挛性发作

仅有肢体、躯干或面部肌肉节律性抽动而无强直发作成分。

6.强直性发作

突发的全身肌肉强直收缩伴意识丧失,使患儿固定于某种姿势,但持续时间较肌阵挛长,为5~60 s。常见到角弓反张、伸颈、头仰起、头躯体旋转或强制性张嘴、睁眼等姿势。通常有跌倒和发作后症状。发作间期 EEG 背景活动异常,伴多灶性棘-慢或多棘-慢波爆发。

7.失张力性发作

全身或躯体某部分的肌肉张力突然短暂性丧失伴意识障碍。全身性失张力发作者表现为患儿突然跌倒、头着地甚至头部碰伤。部分性失张力发作者表现为点头样或肢体突然下垂动作。EEG 见节律性或不规则、多灶性棘慢复合波。

8.痉挛性发作

最常见于婴儿痉挛,表现为同时出现点头、伸臂(或屈肘)、弯腰、踢腿(或屈腿)或过伸样等动作,其肌肉收缩的整个过程 1~3 s,肌收缩速度比肌阵挛发作慢,持续时间较长,但比强直性发作短。

四、诊断

确立癫痫诊断,应力求弄清以下 3 个问题:①其发作究竟是否为痫性发作;②若系痫性发作,进一步弄清是什么发作类型,抑或属于某一特殊的癫痫综合征;③尽可能明确或推测癫痫发作的病因。

（一）相关病史

1.发作史

癫痫患儿可无明显异常体征，详细而准确的发作史对诊断特别重要。癫痫发作应具有发作性和重复性这一基本特征。问清楚从先兆、发作起始到发作全过程，有无意识障碍，是局限性还是全身性发作，发作次数及持续时间，有无任何诱因，以及与睡眠的关系等。

2.脑损伤病史

有无与脑损伤相关的个人与过去史，如围产期异常、运动及智力发育落后、颅脑疾病与外伤史等。

3.家族病史

癫痫、精神病及遗传代谢病家族史。

（二）体格检查

尤其是与脑部疾患相关的阳性体征，如头围、智力低下、瘫痪、锥体束征或各种神经皮肤综合征等。

（三）辅助检查

癫痫定位检查的方法分为 3 大类，即：①脑电生理检查，如各种 EEG；②脑形态学检查，如 CT、MRI 等；③脑功能显像，如 MAR、DSA、脑代谢显像及脑神经受体显像。

1.脑电图（EEG）

EEG 是诊断癫痫最重要的实验室检查，不仅对癫痫的确诊，而且对临床发作分型和转归分析均有重要价值。EEG 中出现棘波、尖波、棘-慢复合波等痫样放电者，有利于癫痫的诊断。多数痫样波的发放是间歇性的，EEG 描记时间越长，异常图形发现率越高。若仅做常规清醒描记，EEG 阳性率不到 40%，加上睡眠等各种诱发试验可增至 70%。

故一次常规 EEG 检查正常不能排除癫痫的诊断。必要时可进一步做动态脑电图（AEEG）或录像脑电图（VEEG），连续做 24 h 或更长时程记录，可使阳性率提高至 80%～85%。若在长时程记录中出现"临床发作"，不仅能获得发作期痫性发放图形，还可弄清楚癫痫波发放的皮层起源区，区分原发与继发性癫痫。实时的观察"临床发作"录像，能更好确认发作类型。若"临床发作"中无癫痫发作 EEG 伴随，癫痫发作的可能性就很小了。

2.影像学检查

当临床表现或脑电图提示为局灶性发作或局灶－继发全身性发作的患儿，应做颅脑影像学包括 CT、MRI 甚至功能影像学检查。

五、鉴别诊断

（一）婴幼儿擦腿综合征

发作时婴儿双腿用劲内收，或相互摩擦，神情贯注，目不转睛，有时两上肢同时用劲，伴出汗。本病发作中神志始终清楚，面红而无苍白青紫，可随时被人为中断，发作期和发作间期 EEG 正常，可与癫痫区别。

（二）婴幼儿屏气发作

多发生于 6～18 个月婴儿。典型表现是当遇到不愉快而引起啼哭时，立即出现呼吸停止，青紫和全身肌张力低下，可有短暂意识障碍，一般不超过 1 min。再现自主呼吸后随即一切恢复正常。与癫痫的区别在于本病明显以啼哭为诱因，意识丧失前先有呼吸暂停及青紫，EEG

无异常,随年龄增大发作逐渐减少,5 岁以后不再发作。

(三)睡眠障碍

1. 夜惊

常见于 4～7 岁儿童,属非动眼睡眠期(NREM)的睡眠障碍。深睡中患儿突然坐起哭叫,表情惊恐,伴有瞳孔散大、出汗、呼吸急促等交感神经兴奋表现,不易唤醒。数分钟后即再度安静入睡。次日对发作无记忆。根据其发作的自限性,EEG 正常,可与癫痫区别。

2. 梦魇

以学龄前或学龄期儿童居多。常发生在后半夜和动眼睡眠期(REM),患儿因噩梦而引起惊恐状发作。与夜惊不同,梦魇中患儿易被唤醒,醒后对刚才梦境能清楚回忆,并因此心情惶恐无法立即再睡。根据其 EEG 正常,对发作中梦境的清楚回忆,可与癫痫鉴别。

3. 梦游症

梦游症也是 NREM 深睡期障碍。患儿从睡中突然起身,从事一些无目的的活动,如穿衣搜寻、进食甚至开门窗等。发作中表情呆滞,自言自语地说一些听不懂的言词。醒后对发作无记忆。与精神运动性癫痫发作的区别在于各次发作中梦游症的异常行为缺少一致性,发作中 EEG 正常,患儿易被劝导回床,也无发作后意识恍惚或乏力等表现。

(四)偏头痛

本病是小儿时期反复头痛发作的主要病因。典型偏头痛主要表现为视觉先兆、偏侧性头痛、呕吐、腹痛和嗜睡等。儿童以普通型偏头痛多见,无先兆,头痛部位也不固定。常有偏头痛家族史,易伴恶心、呕吐等胃肠道症状。实际上临床极少有单纯的头痛性或腹痛性癫痫者,偏头痛决不会合并惊厥性发作或自动症,EEG 中也不会有局灶性痫性波放电。

(五)抽动性疾患

抽动是指突发性不规则肌群重复而间断的异常收缩(即所谓运动性抽动)或发声(即声音性抽动)。大多原因不明,精神因素可致发作加剧。主要表现为以下 3 种形式。①简单性抽动:仅涉及一组肌肉的短暂抽动如眨眼、头部抽动或耸肩等,或突然爆发出含糊不清的单音,如吸气、清喉、吸吮、吹气甚至尖叫声。②复杂性抽动:多组肌群的协同动作,如触摸、撞击、踢腿、跳跃等,缺乏目的性,成为不适时机的异常突发动作,或模仿性姿势。③Tourette 综合征:是指多种运动性和语声性抽动症状持续 1 年以上的 21 岁以下儿童及青少年患者。可能与遗传因素有关。发作程度时轻时重,形式常有变化。5～10 岁之间发病,男孩更多见。初期可能仅为简单性抽动,以后发展为复杂性抽动,病情波动,并反复迁延不愈,甚至持续到成年。

(六)晕厥

晕厥是暂时性脑血流灌注不足引起的一过性意识障碍。年长儿多见,尤其青春期。常发生在患儿持久站立,或从蹲位骤然起立以及剧痛、劳累、阵发性心律不齐、家族性 QT 间期延长等情况中。晕厥前,患儿常有眼前发黑、头晕、苍白、出汗、无力等先兆,继而短暂意识丧失,偶有肢体强直或抽动,清醒后对发作情况不能回忆,并有疲乏感。与癫痫不同,晕厥患者意识丧失和倒地均逐渐发生,发作中少有躯体损伤,EEG 正常,头竖直-平卧倾斜试验呈阳性反应。

(七)癔病性发作

可与多种癫痫发作类型混淆。但癔病发作并无真正意识丧失,发作时慢慢倒下不会有躯体受伤,无大小便失禁或舌咬伤。抽搐动作杂乱无规律,瞳孔散大,深、浅反射存在,发作中面色正常,无神经系统阳性体征,无发作后嗜睡,常有夸张色彩。发作期与发作间期 EEG 正常,暗示治疗有效,与癫痫鉴别不难。

六、治疗

早期合理的治疗,能使 90% 以上癫痫患儿的发作得到完全或大部分控制,多数患儿可不再复发。家长、学校及社会应树立信心,批驳"癫痫是不治之症"这一错误观念。在帮助患儿接受正规治疗同时,应安排规律的生活、学习、作息,并注意其安全。

(一)药物治疗

合理使用抗癫痫药物是当前治疗癫痫的主要手段。

1. 早期治疗

反复的癫痫发作将导致新的脑损伤,早期规则治疗者成功率高。但对首次发作轻微,且无其他脑损伤伴随表现者,也可待第二次发作后再用药。

2. 根据发作类型选药

常用药物中,丙戊酸(VPA)与氯硝基安定(CZP)是对大多数发作类型均有效的广谱抗癫痫药;而抗癫痫新药中,主要是妥泰(托吡酯,TPM)和拉莫三嗪(LTG),这两种药物具有较广谱抗癫痫作用。

3. 单药或联合用药的选择

近 3/4 的病例仅用一种抗癫痫药物即能控制其发作。对于应用一种药物不能控制者,应考虑选择 2～3 种作用机理互补的药物联合治疗。

4. 用药剂量 个体化

从小剂量开始,依据疗效、患者依从性和药物血浓度逐渐增加并调整剂量,达最大疗效或最大血浓度时为止。一般经 5 个半衰期服药时间可达该药的稳态血浓度。

5. 长期规则服药

以保证稳定血药浓度一般应在服药后完全不发作 2～4 年,又经 3～6 月逐渐减量过程才能停药。婴幼儿期发病、不规则服药、EEG 持续异常以及同时合并大脑功能障碍者,停药后复发率高。青春期来临易致癫痫复发、加重,故要避免在这个年龄期减量与停药。

6. 定期复查

密切观察疗效与药物不良反应。除争取持续无临床发作外,至少每年应复查一次常规EEG 检查。针对所用药物主要副作用,定期监测血常规、血小板计数或肝肾功能。在用药初期,联合用药、病情反复或更换新药时,均应监测药物血浓度。

(二)手术治疗

有 20%～30% 的患儿对各种抗癫痫药物(AEDS)治疗无效而被称为难治性癫痫,对其中有明确局灶性癫痫发作起源的难治性癫痫,可考虑手术治疗。手术适应证:①难治性癫痫,有缓慢发展的认知障碍及神经功能受损表现;②病灶切除后不致引起难于接受的新病灶;③证实无代谢性疾病;④体检发现有定位及定侧的皮质功能障碍;⑤MRI 定位在一个半球的局部病变;⑥三大常规检查(MRI、PET、VEEG)有一致性定侧及定位表现。

近年对儿童难治性癫痫的手术治疗有增多趋势,其中 2/3 因颞叶病灶致癫痫难治而行病灶切除,术后约 60% 发作缓解,36% 有不同程度改善。其他手术方式包括非颞叶皮层区病灶切除术、病变半球切除术以及不切除癫痫灶的替代手术(如胼胝体切断术、软脑膜下皮层横切术)。

手术禁忌证包括:伴有进行性大脑疾病、严重精神智能障碍(IQ<70),或活动性精神病,或术后会导致更严重脑功能障碍的难治性癫痫患者。

(三)癫痫持续状态(ES)的急救处理

1.尽快控制

ES 发作立即静脉注射有效而足量的抗癫痫药物,通常首选地西泮,大多在 1~2 min 内止惊,每次剂量 0.3~0.5 mg/kg,一次总量不超过 10 mg。原液可不稀释直接静脉推注,速度不超过 1~2 mg/min(新生儿 0.2 mg/min)。必要时 0.5~1 h 后可重复一次,24 h 内可用 2~4 次。静脉注射困难时同样剂量经直肠注入比肌注见效快,5~10 min 可望止惊。静脉推注中要密切观察有无呼吸抑制。与地西泮同类的有效药物还有劳拉西泮或氯硝西泮。

此外,苯妥英钠、苯巴比妥都属于抢救 ES 的第一线药物,其作用各有特色,可单独或联合应用。

2.支持治疗

主要包括:①生命体征监测,重点注意呼吸循环衰竭或脑疝体征;②保持呼吸道通畅,吸氧,必要时人工机械通气;③监测与治疗血气、血糖、血渗透压及血电解质异常;④防治颅内压增高。

(四)其他

1.干细胞移植

人类额叶癫痫的主要病理改变是海马硬化,即选择性神经细胞丢失和胶质细胞增生。用移植细胞替代丢失的神经元,可修复损伤的神经系统,阻断颞部癫痫的发生与发展,并克服药物治疗和手术治疗的缺点,从根本上治愈癫痫。供体细胞主要是胚胎细胞,如将绿色荧光蛋白(GFP)转基因骨髓基质干细胞(BMSCS)移植至致痫鼠后能够存活、迁移,并能够改善癫痫鼠的脑细胞功能。这可成为一种有效的癫痫治疗手段。

2.神经肽 Y(NPY)

在中枢神经系统中,有相当数量的不同类型的中间神经元以它们各自所表达的一系列神经肽的不同而被区分,而中间神经元在调节中枢神经兴奋性的过程中,神经肽起着非常关键的作用。神经肽 Y(NPY)能够强有力地抑制人类齿状回的兴奋性突触传递,在动物模型中具有强大的抗痫作用。

(王 宁)

第二十六节　急性肾小球肾炎

一、概述

急性肾小球肾炎(AGN),简称急性肾炎,是一种与感染有关的以两侧肾小球弥漫性免疫性炎性病变为主的急性肾小球疾患。临床表现为血尿、水肿、高血压、不同程度的蛋白尿或肾功能不全。本病绝大多数由链球菌感染后引起,故又称急性链球菌感染后肾小球肾炎。其他病原体如葡萄球菌、肺炎链球菌、柯萨奇病毒、埃可病毒、流感病毒及腮腺炎病毒等也可引起肾炎，但较少见。急性肾炎是小儿时期常见的一种肾脏疾病，好发于儿童和青少年，以 6～12 岁多见，2 岁以下极少见，男性多于女性，男女之比为 2∶1。绝大多数预后良好。

二、临床表现

1.前驱感染

发病前 1～3 周有链球菌前驱感染史。以急性扁桃体炎、急性咽炎或皮肤感染为主。

2.血尿

多为肉眼血尿。可为"洗肉水样"、茶色或烟灰样，血尿常为首次就诊的原因，为全程无痛性血尿，无血凝块，偶伴尿频、尿急。肉眼血尿持续 1～2 周即转为显微镜下血尿。

3.蛋白尿

程度不等，一般为＋～＋＋，很少超过＋＋＋。

4.水肿及少尿

多数病例有水肿，水肿性质为非凹陷性。尿量明显减少，严重者可出现无尿甚至肾功能不全，或出现严重循环淤血表现，如呼吸困难、端坐呼吸、颈静脉怒张、咳嗽、咯粉红色泡沫痰、两肺湿啰音、心脏扩大、肝大等。

5.高血压

1/3～2/3 患儿有轻或中度血压增高。严重者可发生高血压脑病，血压可达（150～160）/（100～110）mmHg 以上。表现为剧烈头痛、呕吐、复视或一过性失明，甚至突然出现惊厥、昏迷。

三、诊断

1.诊断依据

根据 2000 年中华医学会儿科学会肾脏病学组方案而定。

（1）急性起病，1～3 周前有前驱感染，如咽炎、扁桃体炎、脓皮病等。

（2）尿常规检查以血尿为主，伴不同程度的蛋白尿。离心尿沉淀红细胞＞5 个/高倍视野，不离心尿红细胞＞2 个/高倍视野，白细胞＜10 个/高倍视野，蛋白＋～＋＋＋、一般＜1 g/d。

（3）可有水肿、高血压（学龄前儿童＞120/80 mmHg，学龄儿童＞130/90 mmHg）和（或）肾功能不全。

（4）起病 6～8 周内血清补体降低。有链球菌感染的血清学证据，如抗链球菌溶血素 O（ASO）升高。

具有上述 4 项可确诊为急性链球菌感染后肾小球肾炎。

2.肾功能的诊断

2001 年中华医学会儿科学会肾脏病学组制订。

（1）肾功能正常期：血 BUN、Cr 及肌酐清除率（Ccr）正常。

（2）肾功能不全代偿期：血 BUN、Cr 正常，内生肌酐清除率（Ccr）为 50～80 mL/(min·1.73 m^2)。

（3）肾功能不全失代偿期：血 BUN 增高≥10.7 mmol/L，血 Cr 增高≥176 μmol/L，Ccr 为 30～50 mL/(min·1.73 m^2)。

(4)肾衰竭期(尿毒症期):Ccr 为 $10\sim30$ mL/(min·1.73 m²),血 BUN>21.4 mmol/L,血 Cr>353.6 μmol/L,并出现临床症状,如疲乏、不安、胃肠道症状、贫血、酸中毒等。

(5)终末期:Ccr<10 mL/(min·1.73 m²),如无肾功能替代治疗则难以生存。

四、鉴别诊断

1.其他病原体感染后引起的肾炎

已知多种病原体感染可引起肾炎,其致病原可为细菌(葡萄球菌、肺炎球菌等)和病毒(乙肝病毒、流感病毒、EB 病毒、水痘病毒和腮腺炎病毒等),也可为肺炎支原体及原虫所致。临床表现与急性肾炎相似,应根据病史、先驱感染、前驱期长短及各自的临床特点进行鉴别。如病毒性肾炎,一般前驱期短($3\sim5$ d),临床症状轻,无明显水肿及高血压,以血尿为主,补体 C_3 不降低,ASO 不升高。

2.其他原发性肾小球疾病

如 IgA 肾病,起病与急性肾炎相同,但多于上呼吸道感染后 $1\sim2$ d 内即以血尿起病,血尿反复发作,通常不伴有水肿和高血压,血清补体正常,鉴别主要依靠肾活检。

3.慢性肾炎急性发作

此类患儿有肾脏病史,急性发作多于感染后 $1\sim2$ d 内即出现症状,无明显的前驱期;且常有严重贫血、持续性高血压和肾功能不全,尿比重低而固定。

五、治疗

以休息、对症治疗为主,防治感染及致死性并发症,保护肾功能,以利恢复。

(一)一般治疗

1.休息

急性期应卧床休息至肉眼血尿消失、水肿消退、血压恢复正常,儿童患者一般在发病 $4\sim6$ 周后可恢复上学,持续尿检异常(镜下血尿或蛋白尿)时应定期门诊随访。

2.饮食

高血压、水肿及少尿明显者应限制每日液体入量,每日液体入量应控制为:前一日尿量+不显性失水量+显性失水量-内生水。低盐饮食,食盐以 60 mg/(kg·d)为宜。氮质血症者应限蛋白,进食优质动物蛋白 0.5 g/(kg·d)。

(二)药物治疗

1.控制感染灶

(1)抗生素应用目的:急性肾小球肾炎属免疫性疾病,并非由病原菌直接感染肾脏造成,而是病原菌入侵机体其他部位(呼吸道、皮肤)引起的一种免疫反应性疾病,尤其是以溶血性链球菌感染后导致的急性肾炎为多见。用抗生素的目的是消除上述部位的残存病灶。

(2)常用药物:选用的抗生素首先应针对溶血性链球菌。如青霉素,是治疗 A 组溶血性链球菌感染的首选药物,常用剂量为 10 万~20 万单位/(kg·d),分 $2\sim4$ 次肌内注射或静脉滴注。对青霉素过敏的患儿,可选用大环内酯类抗生素,如红霉素、罗红霉素等,或改用头孢菌素类抗生素,如头孢拉啶、头孢唑啉等。禁忌用磺胺类药物。对病程 $3\sim6$ 个月以上,尿仍异常且考虑与扁桃体病灶有关者,可于病情稳定时作扁桃体摘除术。

肾功能轻度减退(GFR>50 mL/min)时,青霉素仍按常用剂量使用;中度减退(GFR 为

10～50 mL/min)时,给予常用剂量的 75%;重度减退(GFR＜10 mL/min)时,减量为常用剂量的 20%～50%。

2.消除水肿

对经限水、限盐、卧床休息治疗后仍存在明显水肿者,应使用利尿药治疗。如氢氯噻嗪,剂量为 1～2 mg/(kg·d),分 2～3 次口服;肾功能受损及噻嗪类效果不明显者,可应用利尿药,如呋塞米,口服剂量 2～5 mg/(kg·d),注射剂量每次 1～2 mg/kg,每日 1～2 次,静脉注射剂量过大可有一过性耳聋。禁止使用渗透性利尿药和保钾利尿药,如螺内酯。

3.控制血压

(1)理想的血压:即尿蛋白＜1 g/d 时,血压应在 130/80 mmHg 以下;尿蛋白≥1 g/d 时,血压应在 125/75 mmHg 以下。

(2)降压治疗:如经休息、控制饮食及利尿后血压仍高者,均应给予降压治疗。①硝苯地平:为降压首选药物,属钙通道阻滞药。开始剂量为 0.25 mg/(kg·d),最大剂量为 1 mg/(kg·d),分 3～4 次口服或舌下含服。②肼屈嗪:剂量为 1～2 mg/(kg·d),分 3～4 次口服;③利血平:适用于严重高血压者,剂量为每次 0.07 mg/kg,一次最大量不超过 1.5 mg/kg 肌内注射,血压控制后按 0.02～0.03 mg/(kg·d),分 3 次口服维持治疗。此药可致鼻塞、嗜睡及心动过缓,可与肼屈嗪合用,彼此可起协同作用,并互相校正其对心率的影响。

(3)严重表现时的治疗:①高血压脑病的治疗:降压首选硝普钠,剂量为 5～20 mg 溶于 5%葡萄糖液 100 mL 中以 1 μg/(kg·min)的速度持续静脉滴注或用输液泵泵入,在监测血压的基础上可适当加快滴速,但一般不应超过 8 μg/(kg·min),以防发生低血压。滴注时针筒、输液瓶、输液器等应避光,以免药物遇光分解。同时应用呋塞米,每次 2 mg/kg 静脉推注。高血压脑病出现抽搐时,可给予地西泮,每次 0.3～0.5 mg/kg,静脉缓慢推注,并给予吸氧辅助治疗。脑水肿明显者,可选用 20%甘露醇,快速静脉滴注,每 4～6 h 1 次以降低颅内压。②严重循环充血的治疗:严格限制水和钠盐的摄入,治疗的重点是应用利尿剂等药物,如呋塞米,每次 2 mg/kg 静脉推注;酚妥拉明,剂量为 0.2～0.3 mg/kg(每次用量不应超过 5 mg)加入 5%葡萄糖溶液中缓慢持续地静脉滴注。洋地黄类药物一般不用。可加用硝普钠(剂量及用法同上)治疗。难治性病例可采用透析或血液滤过治疗。③急性肾功能不全的治疗:严格控制液体入量,每日液体入量＝前 1 日尿量＋不显性失水(每日 300 mL/m²)＋吐泻丢失量－内生水量(每日 250～350 mL/m²)。保持水、酸碱度和电解质的平衡,监测血钾变化,浓度较高时应积极纠正,达到透析指标时尽早透析。

(三)其他治疗

1.手术治疗

对于反复发作的扁桃体炎,可考虑做扁桃体切除术。手术时机以病情稳定、无临床症状及体征,尿蛋白低于＋,尿沉渣红细胞＜10 个/高倍视野,且扁桃体无急性炎症为宜,手术前后需应用青霉素 2 周。

2.血液净化

对于较长时间无尿或少尿伴急性肾衰竭,或急性肾衰竭合并肺水肿、脑水肿、高血钾、严重代谢性酸中毒的患儿,应紧急行血液透析、血液滤过或腹膜透析治疗,以帮助患儿渡过急性期。由于本病具有自限性,肾功能多可恢复,一般不需要长期维持透析。

(李　辉)

第二十七节　肾病综合征

一、概述

小儿肾病综合征(nephrotic syndrome,NS)是一组由多种原因引起的肾小球滤过膜对血浆蛋白通透性增加,导致血浆内大量蛋白质从尿中丢失而引起一系列病理生理改变的一种临床综合征。临床有以下四大特点:①大量蛋白尿;②低白蛋白血症;③高脂血症;④明显水肿。

NS为儿科常见的肾小球疾病,在小儿肾脏疾病中发病率仅次于急性肾炎,且病程中常有反复或复发,严重影响患儿健康。

NS按病因可分为原发性、继发性和先天性三种类型。原发性肾病综合征约占小儿时期NS总数的90%。本节主要叙述原发性NS。

二、临床表现

肾病综合征可发生于各年龄组,3～5岁儿童为发病高峰。一般起病隐匿,常无明显诱因。大约30%有病毒感染或细菌感染史,70%肾病复发与病毒感染有关。

1.水肿

水肿最常见,常为主诉。始自眼睑颜面,以后逐渐波及四肢全身,呈凹陷性。男孩常有阴囊水肿,病情重者可有腹腔积液或胸腔积液。重症水肿者于大腿、上臂、腹壁皮肤可见白色或紫色花纹。

2.尿量减少

尿少且颜色变深,肾炎型肾病可有镜下血尿。

3.血压变化

大多数血压正常,肾炎型肾病可有程度不等的高血压,严重的高血压通常少见。

4.肾功能改变

一般肾功能正常。约30%病例因血容量减少而出现短暂肌酐清除率下降,部分病例晚期可有肾小管功能障碍,出现低血磷性佝偻病、肾性糖尿、氨基酸尿和酸中毒等。

5.营养不良

由于长期蛋白从尿中丢失,患儿可有蛋白质营养不良。表现为精神萎靡、疲倦乏力、食欲减退、面色苍白、皮肤干燥、毛发干枯。长期应用皮质激素可导致生长发育落后。

三、合并症

1.感染

感染是最常见的合并症,也是本症死亡的主要原因,而且是病情反复、加重的诱因。常见的感染为呼吸道、皮肤、泌尿道感染和原发性腹膜炎等,其中尤以上呼吸道感染最多见,占50%以上。呼吸道感染中病毒感染常见;细菌感染中以肺炎链球菌为主,近年杆菌感染有所增加。

2.高凝状态及血栓形成

NS时由于肝脏合成有关凝血的物质增加、抗凝血酶自尿中丢失、血浆纤溶酶原活性下降、血小板聚集加强、激素及利尿药的应用等因素,患儿处于高凝状态。高凝状态易致各种动、静脉血栓形成。

（1）肾静脉血栓形成：最常见，表现为突发腰痛、出现血尿或血尿加重，少尿甚至发生肾衰竭。

（2）下肢深静脉血栓形成：表现为两侧肢体水肿程度差别固定，不随体位改变而变化。

（3）下肢动脉血栓形成：表现为皮肤突发紫斑并迅速扩大，阴囊水肿呈紫色，顽固性腹腔积液，下肢疼痛伴足背动脉搏动消失等。

（4）肺栓塞：不明原因的咳嗽、咯血或呼吸困难而无肺部阳性体征时要警惕肺栓塞。

（5）脑栓塞：突发的偏瘫、面瘫、失语，或神志改变等神经系统症状在排除高血压脑病、颅内感染性疾病时要考虑脑栓塞。

3.电解质紊乱

常见的电解质紊乱有低钠、低钾。患儿可因不恰当长期禁盐或长期食用不含钠的食盐代用品、过多使用利尿药以及感染、呕吐、腹泻等因素均可致低钠血症。临床表现可有厌食、乏力、懒言、嗜睡、血压下降甚至出现休克、抽搐等。

4.低血容量

由于低蛋白血症，血浆胶体渗透压下降、显著水肿等，故常有血容量不足，严重出现低血容量性休克。

5.钙及维生素 D 代谢紊乱

NS 时由于血浆白蛋白下降可致血总钙水平下降，且由于维生素 D 结合蛋白自尿中漏出，体内维生素 D 不足，影响肠钙吸收，使血钙下降，再加上长期应用皮质激素，加剧了钙及维生素 D 代谢紊乱。临床表现有低钙血症、手足搐搦等。

6.肾小管功能障碍

除原有肾小球的基础病可引起肾小管功能损害外，由于大量尿蛋白的重吸收，可导致肾小管（主要是近曲小管）功能损害。可出现肾性糖尿或氨基酸尿，严重者呈范科尼综合征。

四、实验室检查

1.尿液分析

（1）常规检查：尿蛋白定性多在＋＋＋，少数有短暂镜下血尿，可见透明管型、颗粒管型和卵圆脂肪小体。

（2）蛋白定量：24 h 尿蛋白定量检查超过 50 mg/kg。尿蛋白/尿肌酐（mg/mg），正常儿童上限为 0.2，肾病综合征时＞3.5。

2.血清蛋白、胆固醇和肾功能测定

血清白蛋白浓度低于 30 g/L（或更少）。血清胆固醇＞5.7 mmol/L。BUN、Cr 多正常，肾炎性肾病时可升高。

3.血清补体测定

单纯性 NS 血清补体水平正常，肾炎性 NS 患儿补体可下降。

4.高凝状态和血栓形成的检查

对疑及血栓形成者可行彩色多普勒超声以明确诊断，有条件者可行数字减影血管造影。

5.经皮肾穿刺组织病理学检查

多数儿童 NS 不需要进行诊断性肾活检。NS 肾活检指征：①对糖皮质激素治疗耐药或频繁复发者;②有临床或实验室证据支持肾炎性肾病或慢性肾小球肾炎者。

五、诊断

①大量蛋白尿(尿蛋白＋＋～＋＋＋);②1周内3次,24 h尿蛋白定量≥50 mg/kg;③血浆白蛋白低于30g/L;④血浆胆固醇高于5.7 mmol/L;⑤不同程度的水肿。以上五项中以大量蛋白尿和低白蛋白血症为必要条件。

临床上根据有无血尿、高血压、氮质血症和低补体血症,将原发性肾病综合征分为单纯性和肾炎性NS。凡具有以下四项之一或多项者属于肾炎型肾病:①2周内分别3次以上离心尿检查RBC≥10 个/HPF,并证实为肾小球源性血尿者;②反复或持续高血压,学龄儿童≥130/90 mmHg,学龄前儿童≥120/80 mmHg,并除外糖皮质激素等原因所致;③肾功能不全,并排除由于血容量不足等所致;④持续低补体血症。

六、鉴别诊断

原发性肾病综合征还需与继发于全身性疾病的肾病综合征鉴别。如系统性红斑狼疮性肾炎、过敏性紫癜性肾炎、乙型肝炎病毒相关性肾炎及药源性肾炎等。临床上须排除继发性NS后方可诊断原发性肾病综合征。

七、治疗

目前儿童NS主要以肾上腺皮质激素治疗为主,辅以对症治疗。

(一)一般治疗

1.休息

一般不需卧床休息。水肿显著或并发感染,或严重高血压除外。病情缓解后逐渐增加活动量。注意预防感染。病程中一般不接受疫苗接种。

2.饮食

水肿和高血压患儿应短期限制水钠摄入,病情缓解后不必继续限盐。

活动期病例供盐1～2 g/d。蛋白质摄入1.5～2 g/(kg•d),以含优质蛋白的动物蛋白(乳、鱼、蛋、禽、牛肉等)为宜。在应用糖皮质激素过程中每日供给足够的维生素D及钙剂。应每日给予维生素D 400 U及适量钙剂。

3.防治感染

有感染存在时要抗炎治疗。

4.利尿

有水肿及高血压患儿需使用利尿药。可用氢氯噻嗪,剂量为1～2 mg/(kg•d),分2～3次口服;无效者则用强有力的襻利尿药,如呋塞米口服剂量2～5 mg/(kg•d),注射剂量每次1～2 mg/kg,每日1～2次。但需密切观察出入水量、体重变化及电解质紊乱。利尿药无效可用利尿合药,即低分子右旋糖酐、血管活性药物、呋塞米联合应用。重度水肿可连用5～10 d。

(二)糖皮质激素治疗

糖皮质激素是诱导肾病缓解的主要药物。应用糖皮质激素要遵循以下三个原则:尽快诱导缓解、防止复发、尽可能减轻药物不良反应。

1.初治病例诊断确定后应尽早选用泼尼松治疗

(1)短程疗法:泼尼松2 mg/(kg•d)(按身高标准体质量,以下同),最大量60 mg/d,分次服用,共 4 周。4 周后改为泼尼松 1.5 mg/kg 隔日晨顿服,共 4 周,全疗程共 8 周,然后骤然停药。短程疗法易于复发,国内少用。

(2)中、长期疗法:可用于各种类型的 NS。先以泼尼松 2 mg/(kg·d),最大量 60 mg/d,分次服用。若 4 周内尿蛋白转阴,则自转阴后至少巩固 2 周方始减量,以后改为隔日 2 mg/kg 早餐后顿服,继用 4 周,以后每 2~4 周减总量 2.5~5 mg,直至停药。疗程必须达 6 个月(中程疗法)。开始治疗后 4 周尿蛋白未转阴者可继服至尿蛋白阴转后 2 周,一般不超过 8 周。以后再改为隔日 2 mg/kg 早餐后顿服,继用 4 周,以后每 2~4 周减量一次,直至停药,疗程 9 个月(长程疗法)。

2.复发和糖皮质激素依赖性肾病的激素治疗

(1)调整糖皮质激素的剂量和疗程:糖皮质激素治疗后或在减量过程中复发者,原则上再次恢复到初始疗效剂量或上一个疗效剂量;或改隔日疗法为每日疗法,或将激素减量的速度放慢,延长疗程。同时注意查找患儿有无感染或影响糖皮质激素疗效的其他因素存在。

(2)更换糖皮质激素制剂:对泼尼松疗效较差的病例,可换用其他糖皮质激素制剂,如地塞米松、曲安西龙(阿赛松)、曲安奈德(康宁克通 A,KenacortA)等。

(3)甲基泼尼松龙冲击治疗:慎用,宜在肾脏病理基础上,选择适应证。

3.激素治疗的不良反应

长期超生理剂量使用糖皮质激素可见以下不良反应:①代谢紊乱,可出现明显库欣貌、肌肉萎缩无力、伤口愈合不良、蛋白质营养不良、高血糖、尿糖、水钠潴留、高血压、尿中失钾,高尿钙和骨质疏松;②消化性溃疡和精神欣快感、兴奋、失眠甚至呈精神病、癫痫发作等,还可发生白内障、无菌性股骨头坏死、高凝状态、生长停滞等;③易发生感染或诱发结核灶的活动;④急性肾上腺皮质功能不全,戒断综合征。

(三)免疫抑制剂

此类药物主要用于 NS 频繁复发,糖皮质激素依赖、耐药或出现严重不良反应者。在小剂量糖皮质激素隔日使用的同时可选用下列免疫抑制剂。

1.环磷酰胺

一般剂量 2.0~2.5 mg/(kg·d),分 3 次口服,疗程 8~12 周,总量不超过 200 mg/kg。或用环磷酰胺冲击治疗,剂量 10~12 mg/(kg·d),加入 5% 葡萄糖盐水 100~200 mL 内静脉滴注 1~2 h,连续 2 d 为 1 个疗程,用药日嘱多饮水,每 2 周重复 1 个疗程,累积量不超过 150~200 mg/kg。不良反应有白细胞减少、秃发、肝功能损害、出血性膀胱炎等,少数可发生肺纤维化。最令人瞩目的是其远期性腺损害。病情需要者可小剂量、短疗程,间断用药,避免青春期前和青春期用药。

2.其他免疫抑制剂

可根据病情需要选用苯丁酸氮芥、环孢素 A、硫唑嘌呤、霉酚酸酯及雷公藤多苷片等。

(四)其他药物治疗

1.抗凝血药

肝素 1 mg/(kg·d),加入 10% 葡萄糖液 50~100 mL 中静脉滴注,每日 1 次,2~4 周为 1 个疗程。亦可选用低分子肝素皮下注射。病情好转后改口服抗凝血药,如双嘧达莫维持治疗。

2.免疫调节药

一般作为肾病综合征的辅助治疗,适用于常伴感染、频繁复发或糖皮质激素依赖者。可选左旋咪唑 2.5 mg/kg,隔日用药,疗程 6 个月。不良反应可有胃肠不适,流感样症状、皮疹、中性粒细胞下降,停药即可恢复。

3.血管紧张素转换酶抑制药(ACEI)

对改善肾小球局部血流动力学,减少尿蛋白,延缓肾小球硬化有良好作用。尤其适用于伴有高血压的 NS。常用制剂有卡托普利、依那普利、福辛普利等。

八、预后

肾病综合征的预后转归与其病理变化关系密切。微小病变型预后最好,灶性肾小球硬化和系膜毛细血管性肾小球肾炎预后最差。

微小病变型 90%～95%的患儿对首次应用糖皮质激素有效。其中 85%可有复发,复发在第一年比以后更常见。3～4 年未复发者,其后有 95%的机会不复发。微小病变型发展成尿毒症者极少,可死于感染或糖皮质激素严重不良反应。

(李　辉)

第二十八节　先天性甲状腺功能减退症

先天性甲状腺功能减退症是由于先天性甲状腺激素合成不足或其受体缺陷所致的先天性疾病。

一、病因

先天性甲减按病变部位可分为原发性和继发性。

1.原发性甲减

原发性甲减即甲状腺本身的疾病所致。甲状腺先天性发育异常(甲状腺不发育、发育不全或异位)是最主要病因,约占 90%;其他病因有甲状腺激素合成障碍、甲状腺或靶器官反应低下,前者为甲状腺对垂体促甲状腺激素(TSH)无反应,后者是因甲状腺激素受体功能缺陷所致,均较罕见。

2.继发性甲减

继发性甲减(又称中枢性甲减)较为少见,病变部位在下丘脑和垂体,是因垂体分泌 TSH 障碍所致,常见于特发性垂体功能低下或下丘脑、垂体发育缺陷,其中因促甲状腺激素释放激素(TRH)不足所致者较为多见。

3.母亲因素

母亲服用抗甲状腺药物或母亲患自身免疫性疾病,存在抗 TSH 受体抗体,均可通过胎盘而影响胎儿,致使出生时甲状腺激素分泌暂时性缺乏,通常在 3 个月后甲状腺功能可恢复正常,故亦称为暂时性甲减。

4.地方性先天性甲状腺功能减退症

多因孕妇饮食缺碘,使胎儿在胚胎期因碘缺乏而导致甲状腺功能减退。

二、临床表现

1.新生儿期症状

患儿常为过期产，出生体重超过正常新生儿，生理性黄疸期延长，一般自出生后即有腹胀、便秘，易被误诊为巨结肠。患儿常处于睡眠状态，对外界反应迟钝、喂养困难、哭声低、声音嘶哑、体温低、末梢循环差、皮肤出现斑纹或有硬肿现象。以上症状和体征均无特异性，极易被误诊为其他疾病。

2.典型症状

(1)特殊面容和体态：头大、颈短，皮肤苍黄、干燥，毛发稀少、面部黏液性水肿、眼睑水肿、眼距宽、鼻梁宽平、舌大而宽厚、常伸出口外。腹部膨隆，常有脐疝。患儿身材短小，躯干长而四肢短小，上部量/下部量＞1.5。

(2)神经系统：患儿动作发育迟缓，智能发育低下，表情呆板、淡漠，神经反射迟钝。

(3)生理功能低下：精神、食欲缺乏，不善活动，体温低而怕冷，安静少哭，对周围事物反应少，嗜睡，声音低哑。脉搏及呼吸均缓慢，心音低钝，心电图呈低电压、PR间期延长、T波平坦等改变。全身肌张力较低，肠蠕动减慢，腹胀和便秘多见。

3.地方性甲状腺功能减退症

(1)"神经性"综合征：以共济失调、痉挛性瘫痪、聋哑和智能低下为特征，但身体正常且甲状腺功能正常或仅轻度减低。

(2)"黏液水肿性"综合征：以显著的生长发育和性发育落后、黏液性水肿、智能低下为特征，血清甲状腺素(T_4)降低，TSH升高。约25％患儿有甲状腺肿大，这两组症状有时会交叉重叠。

三、辅助检查

1.新生儿筛查

足月新生儿出生72 h后，7 d之内，并充分哺乳，足跟采血，滴于专用滤纸片上测定干血滤纸片TSH值，TSH＞20 mU/L时，再采集血清标本检测T_4和TSH以确诊。

2.血清甲状腺激素和TSH测定

血清游离甲状腺素(FT_4)浓度不受甲状腺结合球蛋白(TBG)水平影响。若血TSH增高、FT_4降低者，诊断为先天性甲减。

3.骨龄测定

多数患儿骨龄延迟。

4.甲状腺B超

可评估甲状腺发育情况，但对异位甲状腺判断不如放射性核素显像敏感，甲状腺肿大常提示甲状腺激素合成障碍或缺碘。

5.放射性核素检查

采用静脉注射[99m]Tc后，以单光子发射计算机体层摄影术(SPECT)检查患儿甲状腺有无异位、结节及其发育情况等。

四、诊断标准

根据典型的临床症状和体征，若血TSH增高、FT_4降低者，诊断为先天性甲状腺功能减退症。若 TSH 正常或降低,FT$_4$ 降低,诊断为继发性或者中枢性甲减。若 TSH 增高、FT$_4$ 正常,可诊断为高 TSH 血症。高 TSH 血症的临床转归可能为 TSH 恢复正常、高 TSH 血症持续以及 TSH 进一步升高,FT$_4$ 水平下降,发展到甲减状态。

五、治疗

1.一般治疗

饮食需富含热能、蛋白质、维生素及微量元素,加强训练和教育。

2.特异性治疗

无论是原发性或者继发性先天性甲减,一旦确定诊断应该立即治疗。

(1)对于新生儿筛查初次结果显示干血滤纸片 TSH 值超过 40 mU/L,同时 B 超显示甲状腺缺如或发育不良者,或伴有先天性甲减临床症状与体征者,可不必等静脉血检查结果立即开始左旋甲状腺素钠(L-T$_4$ 治疗)。不满足上述条件的筛查阳性新生儿应等待静脉血检查结果后再决定是否给予治疗。

(2)治疗首选 L-T$_4$,新生儿期先天性甲减初始治疗剂量 10～15 μg/(kg·d),每天 1 次口服,尽早使 FT$_4$、TSH 恢复正常,FT$_4$ 最好在治疗 2 周内,TSH 在治疗后 4 周内达到正常。对于伴有严重先天性心脏病患儿,初始治疗剂量应减少。治疗后 2 周抽血复查,根据血 FT、TSH 浓度调整治疗剂量。在血清 FT$_4$、TSH 正常后,可改为每 3 个月 1 次;服药 1～2 年后可减为每 6 个月 1 次。随访中监测血清 FT$_4$、TSH 变化和发育情况,随时调整剂量。

(3)在随后的随访中,甲状腺激素维持剂量需个体化。血 FT$_4$ 应维持在平均值至正常上限范围之内,TSH 应维持在正常范围内。L-T$_4$ 治疗剂量应随静脉血 FT$_4$、TSH 值调整,婴儿期一般在 5～10 μg/(kg·d),1～5 岁 5～6 μg/(kg·d),5～12 岁 4～5 μg/(kg·d)。药物过量患儿可有颅缝早闭和甲状腺功能亢进临床表现,如烦躁、多汗等,需及时减量,4 周后再次复查。

(4)对于 TSH>10 mU/L,而 FT$_4$ 正常的高 TSH 血症,复查后 TSH 仍然增高者应予治疗,L-T$_4$ 起始治疗剂量可酌情减量,4 周后根据 TSH 水平调整。

(5)对于 TSH 始终维持在 6～10 mU/L 的婴儿的处理方案目前仍存在争议,在出生头几个月内 TSH 可有生理性升高。对这种情况的婴儿,需密切随访甲状腺功能。

(6)对于 FT$_4$ 和 TSH 测定结果正常,而总 T$_4$ 降低者,一般不需治疗。多见于 TBG 缺乏、早产儿或者新生儿有感染时。

(7)对于幼儿及年长儿下丘脑-垂体性甲减,L-T$_4$ 治疗需从小剂量开始。

(林 杰)

第二十九节　生长激素缺乏症

生长激素缺乏症(growth hormone deficiency,GHD)是由于腺垂体合成和分泌生长激素(growth hormone,GH)部分或完全缺乏,或由于 GH 分子结构异常等所致的生长发育障碍性疾病。患者身高处于同年龄、同性别正常健康儿童生长曲线第 3 百分位以下或低于其平均身高减两个标准差。

一、病因

1.原发性

（1）下丘脑-垂体功能障碍：垂体发育异常，如不发育、发育不良或空蝶鞍，其中有些伴有视中隔发育不全、唇裂、腭裂等畸形。

（2）遗传性生长激素缺乏：基因缺陷引起单纯性生长激素缺乏（IGHD），而垂体 Pit-1 转录因子缺陷导致多种垂体激素缺乏症（MPHD）。此外，还有少数是由于 GH 分子结构异常、GH 受体缺陷（Larom 综合征）或胰岛素样生长因子（IGF）受体缺陷所致。

2.继发性

多为器质性，常继发于下丘脑、垂体或其他颅内肿瘤、感染、细胞浸润、放射线性损伤和头颅创伤等。

3.暂时性

体质性生长及青春期延迟、社会心理性生长抑制等可造成暂时性 GH 分泌功能低下。

二、临床表现

新生儿出生时身长、体质量正常，一般 2～3 岁后发现生长落后，自幼食欲缺乏，身材矮小、体形匀称，各部位比例正常，头围与身高比例适应，面容与年龄相比显幼稚，呈娃娃脸，皮下脂肪较丰满，特别在躯干部位，声音尖高，即使已达青春期，有的也无明显声调改变，男孩小阴茎、隐睾、小睾丸及阴囊发育不全，青春期明显延迟或无青春期，出牙换牙延迟，牙齿发育不全，骨龄延迟，比实际年龄落后 2～4 岁以上。智力常正常，有头晕及出汗等低血糖症状。

三、辅助检查

1.结果判断

GH 峰值<5 μg/L 即为完全性缺乏，5～10 μg/L 为部分性缺乏，>10 μg/L，则属正常。必须在两项刺激试验都异常时方能确诊 GHD。

2.血清 IGF-1、IGFBP-3 测定

目前一般作为 5 岁到青春发育期前儿童 GHD 筛查项目。

3.血总 T_3、总 T_4、TSH 测定

水平一般正常；若伴有重度垂体功能减退时，TT_3、TT_4 水平降低，TSH 下降。

4.促性腺激素

主要检测促黄体生成激素（LH）、卵泡刺激素（FSH）。到青春期不出现第二性征，尿中促性腺激素很低者，可做黄体生成素释放激素（LHRH）刺激试验。

四、诊断标准

根据身高低于同龄儿第 3 百分位数或低于两个标准差，临床表现特点，两种生长激素激发试验的峰值均<10 μg/L，诊断便可成立。

五、治疗

1.一般治疗

加强运动、合理的营养和充足的睡眠。

2.特异性治疗

包括 GH 的补充治疗,有明显周围腺体功能减退者补充相应的激素治疗。

(1)GH 补充治疗

1)适应证:确诊为 GHD 同时骨干骺端没闭合的,或有部分 GH 缺乏均可应用 GH 治疗,开始治疗年龄愈小效果愈好。

2)用法:基因重组人生长激素(rhGH)0.1~0.15 IU/kg,每晚睡前 1 h 皮下注射 1 次,每周 6~7 次,可持续至骨骺融合为止。

3)注意:治疗 1~3 个月应查血 T_3、T_4 水平,此时 T_4 向 T_3 转换增多,血中 T_4 下降,T_3 上升,在 T_4 一过性下降期间,身高发育进展顺利,不需补充甲状腺素。如治疗前 T_3 低下,应同时补充甲状腺素。

(2)肾上腺皮质激素:当伴有明显肾上腺皮质功能低下时才应用,氢化可的松 12.5~25 mg/d,口服。

(3)性激素:同时伴有性腺功能轴障碍的 GHD 患儿在骨龄达 12 岁时即可开始用性激素治疗,以促使第二性征发育。男孩可用长效庚酸睾酮,每月肌内注射 1 次,25 mg,每 3 个月增加剂量 25 mg,直至每月 100 mg;女孩可用妊马雌酮,剂量自每天 0.3 mg 起,根据情况逐渐增加。

(汪　彩)

第三十节　儿童精神发育迟缓

精神发育迟缓(mental retardation,MR)是以生物、心理、社会多种因素引起的智力发育明显落后于正常水平和适应生活能力缺陷为主要特征的发育障碍性疾病。其特征主要包括:智力发育明显低于正常水平(IQ<70~75);影响下述互为相关的两项或更多的适应性技能,如沟通、自我照顾、居家生活、社会交往、使用社区设施、自我引导、健康卫生与安全、学业、娱乐与工作;其年龄发生在 18 岁以前。

一、临床表现

世界卫生组织将 MR 分为四级,即极重度(IQ 0~20)、重度(IQ 20~35)、中度(IQ 35~50)和轻度(IQ 50~70 或 75)。不同程度的 MR,其临床表现如下。

1.极重度

极重度约占 MR 的 1%~5%,有明显的神经系统功能障碍,没有语言或仅能偶尔说简单的单词,感知觉明显减退,缺乏自卫和防御能力,不知躲避危险,生活不能自理,有的运动功能受阻而不会行走。

2.重度

重度占 MR 的 8%。患儿在生后不久即被发现发育延迟,诸如运动功能发育落后,语言理解差。言语含糊不清,难与正常同龄儿童交往,情感幼稚,易冲动,在训练下能学会自己吃饭及基本的卫生习惯,但生活上仍需他人照顾,长大后,可有部分自我照顾能力及防卫能力,在监护下从事最简单的劳动。

3. 中度

中度占 MR 的 12%。早年发育落后,说话发音不正确,词汇贫乏,无抽象性思维。对周围环境辨别能力差,只能认识事物的表面和片断现象,经过训练后可学会自我生活照顾,但仍需监护,能学会一些社交及职业技能,学习可达小学 2 年级水平,长大后可作非技术性劳动维持生活。

4. 轻度

轻度占 MR 的 75%。这类儿童早年发育与正常儿童相差无几,直至入小学后才发现智力问题造成的学习困难,患儿分析综合能力差,言语发育较好,但理解能力仍差,抽象词汇极少,情感较丰富,但缺乏主动性和积极性,有基本的社交能力,经过强化辅导,能够达到小学 6 年级水平,长大后能做简单的机械性工作。

二、诊断

1. 标准

历年来,智能发育迟缓的诊断标准一直在发生改变,根据国际上 WHO 的 ICD-10、美国的 DSM-Ⅳ 和我国的分类,现已统一为三条,即智力水平、适应性技能的程度和发生的生理年龄。

(1)智力水平:智力比一般水平显著低下,智商低于 70 以下(婴儿只作发育延迟的诊断)。

(2)适应性技能:MR 至少有下列两项缺陷。

1)沟通:此项技能包括不能用说话、文字、图画、手势、面部表情、姿势等理解和表达信息。

2)自我照顾:包括进食、穿衣、个人卫生与仪容等技能方面的问题。

3)居家生活:包括不能自己作衣物整理、食物准备与烹饪、购物与预算、不懂得住家安全与日常家务等。

4)社会交往:指与他人交往时无主动和互动能力,不能接受并应答特定的情境提示,不会识别感情、规范自己的行为、控制冲动、发展与他人的友谊等。

5)使用社区设施:不会去商店或市场购物、使用社区中的公共设施如学校、图书馆、公园。不能从邻近社区获得服务如修理店、医院等。

6)自我引导:无所选择,不能学习并遵守时间,不会根据场所、时间与个人兴趣而发起活动,不能完成必要的任务和寻找适当的帮助,不会解决熟悉或不熟悉的困难。

7)健康卫生与安全:不具有维持个人健康的饮食习惯,不懂得生病、治疗与预防,不懂守法和基本的安全规则,不能保护自己免受侵犯。

8)学业:学习困难,在写字、阅读、运算等方面,均较同龄儿童明显落后。

9)娱乐:缺乏娱乐兴趣,和他人不能进行社交游戏,兴趣狭窄,缺乏注意,举止不当。

10)工作:缺乏工作技能如不能完成任务、注意时间短、不能接受劝告,自我管理差等。

(3)年龄:MR 发生于 18 岁之前。

2. 评定

(1)智力测定:MR 的智力评定是要求采取标准化的智力测验方法以获得智商。我国自 20 世纪 70 年代末期,陆续引进多种筛查和诊断性的智力测验,并进行了标准化,获得了我国的常模,如丹佛发育量表、图片词汇浏览、入学准备测验、画人试验、贝莉婴儿发育量表、学龄前期和学龄初期的韦氏智力量表(WPPSI)、儿童期的韦氏智力量表(WISC-R)等。不过,在我国使用最普遍的诊断性智力量表还是韦氏智力量表中的 WPPSI 和 WISC-R。

该量表属于一般能力测验,特点是采用项目分类,获得语言和操作两大能力的分数和总的智商,智商的均数定为 100,标准差为 15,MR 是指智商低于均数减两个标准差,即 70 以下。

(2)社会适应测定:MR 的适应性能力评定在我国常用的是 Vineland 社会适应量表,多年来,该量表一直是适应性行为的标准化测验。在诊断 MR 中,通常将智力测验和社会适应量表的结果进行综合分析。而这两种测试仅仅是评定过程中的一部分,不是全部。

(3)其他:详细地采集病史,从患儿父母和直接照顾者获得生长发育的情况,在自然环境中直接观察患儿认知或适应技能,在游戏或交往中,了解儿童的活动能力和社会交往能力,为诊断和干预提供依据。

三、鉴别诊断

1.儿童孤独症

孤独症儿童大部分有不同程度的智能迟缓,但还伴有刻板和重复动作、强迫地坚持同一方式的怪异行为、与周围环境没有沟通、与他人无眼神交往、与父母无情感表示、起病于 36 个月内、活动和兴趣范围十分狭窄等特征,这些在智能迟缓儿童中常缺如或不明显。

2.语言障碍

儿童明显地表现为语言功能低下,如开口迟、词汇贫乏、词不达意,在生活环境中因不能与他人进行有效沟通而不合群,甚至出现行为问题,如易发脾气、有进攻性行为等。在智力测验中,语言智商明显低于操作智商,通常在一个标准差以上,而操作智商在正常范围中。智能迟缓儿童是全面能力的落后,不仅仅表现在语言功能上,这是两者之间明显的差别。

四、治疗和康复

MR 的治疗原则是早期发现、早期诊断、早期干预。WHO 提出对 MR 的康复应采用医学、社会、教育和职业训练的综合措施,使患儿的潜力和技能得到发展,帮助他们成为家庭和社会残而不废的成员。

1.病因治疗

MR 大部分不能进行病因治疗,只有一部分遗传代谢性疾病如苯丙酮尿症可尽早开始低苯丙氨酸饮食治疗;先天性甲状腺功能减退症可用甲状腺素治疗;半乳糖血症患儿及早停止乳类食品,而以米粉、面粉等淀粉类代替。

2.对症治疗

MR 儿童常常兴奋、冲动、自伤、伤人。据报道大约有 20%～35% 的患者兼有精神性症状,临床上常因过于强调其智力低而忽视了其精神性症状,被称之为"诊断阴影"。为此,可适当应用一些抗精神病药物,如氯丙嗪、奋乃静、氟哌啶醇、可乐亭、维思通等降低患儿的警觉症状,如烦躁、激惹、注意涣散;改善情感症状,如呆滞或易变的情感、焦虑、社交退缩和抑郁;改善行为症状,如重复刻板的动作;改善注意缺陷症状,如多动、注意困难、冲动等。

3.康复治疗

重度和极重度 MR 往往有身体畸形和神经系统功能障碍,在大运动和精细运动方面不仅明显功能受阻,而且因不良姿势造成骨骼畸形。目前已主张 MR 的早期诊断和早期干预,针对个体特点,康复治疗包括以下内容。

(1)物理治疗:针对大肌肉、大关节运动的训练,使 MR 患儿在抬头、坐、站、走、跑、跳等大运动方面获得正确的技能,避免或纠正因神经功能障碍,不良姿势的形成和代偿而造成畸形,改善生活技能。

(2)作业治疗:针对精细运动,特别是手的功能训练,对改善患儿的生活技能如自喂、穿衣、画图、写字、劳动有很大的帮助。目前我国已开展了儿童感觉统合训练,这属于作业治疗中的一部分内容,在训练中着重于前庭、本体和触觉的刺激,促进 MR 儿童的适应性行为。

(3)言语和语言治疗:针对儿童说话含混不清、不开口说话、说话不流利等进行治疗。这是一种寓教于乐的训练,基于 MR 的认知水平及其行为特征,制定相应的治疗目标,改善儿童的交流能力。

(4)中医治疗:祖国医学中的针灸、推拿、按摩等对 MR 肌肉神经的刺激及功能的改善能起到一定的作用。在康复治疗中,我国采用物理治疗、作业治疗和中医治疗三结合的方式,以促进 MR 儿童大运动和精细运动能力的改善。

4.教育训练

我国对 MR 儿童同样实行义务教育,在学前期,MR 儿童即可进行综合性的教育和训练,一些大都市如上海已开始将 MR 儿童与正常儿童在一起学习,称为"一体化"的教育,对 MR 儿童来说,特别有益。当这些儿童进入小学后,有的进入正常小学的特殊班级,有的则进入特殊教育学校,目前提出 MR 的教育训练包括 6 个领域。

(1)运动能力:大运动和精细运动。

(2)感知能力:视觉、听觉、触觉、味觉、嗅觉。

(3)认知能力:分类、配对、数概念、时间概念、基本常识。

(4)语言交流:基本沟通能力、简单指令、语言理解、表达等。

(5)生活自理:吃、穿、如厕、个人卫生等。

(6)社会适应:认识自己与家庭、交往、参与、安全等。

五、预防

禁止近亲婚配和加强计划生育指导,提高经济和文化水平,改善生活环境,防止环境污染,加强公共卫生、妇幼卫生和围生期的保健。广泛开展医学遗传咨询和婚前健康检查,有遗传性疾病、家族史,特别影响儿童神经系统发育,引起残疾的父母应实行避孕或绝育。对已怀孕的母亲,或高龄孕母应及早作产前诊断。而对已出生的婴儿普遍开展一些筛查,如苯丙酮尿症、先天性甲状腺功能低下、先天性听力障碍等疾病的筛查,以利于及早期诊断和治疗。

(龙聪颖)

第三十一节　儿童孤独症

1943 年,美国约翰斯·霍普金斯大学医院儿童精神病学医师 Kanner 对有以下一些特征的儿童命名为"早期婴儿孤独症",即:①极度孤僻,不能与他人交往;②言语发育迟缓,失去语言交流能力;③游戏活动简单并重复;④缺乏对物体的想象和运用的能力。自此以后,对这一疾病的命名和定义不断地进行了修正。

目前,在命名上,已用"儿童孤独症"代替了原来的"早期婴儿孤独症"。在定义上,行为特征主要包括三个方面:①社会交往障碍;②语言交流障碍;③兴趣狭窄和重复刻板的行为。年龄特征为发病一般在 3 岁以下。

一、临床表现

1.起病情况

孤独症一般在 30～36 个月内起病。大约 1/3～1/2 的家长在患儿 1 岁以内未注意到任何异常,到 18 个月时,大多数父母虑及患儿的语言和社会交往问题,前者主要是表达性语言的延迟或偏离;后者主要是目光注视差,缺乏交流兴趣。

2.临床特征

孤独症以缺乏社会交往、语言交流和游戏兴趣,刻板重复动作,强迫保持生活环境和方式为特征。

(1)社会交往障碍:许多孤独症患儿在婴儿时期就与父母没有任何的依恋,当母亲抱着患儿喂奶时,他们不会将身体与母亲贴近,无眼神交往,父母回家时没有愉快的表情和迎接的姿势,对人态度冷漠,对别人的呼唤无应答,当别人抚摸他时,出现躲避的方式。当他害怕时,不会寻求保护,与周围小朋友缺乏相互交往,显得极其孤僻。

(2)语言交流障碍:这一障碍在孤独症儿童中表现较为显著,具体表现如下。

1)非语言交流障碍:患儿以尖叫或哭吵表示不适或需要,拉着大人的手走向他们想要的东西,一旦拿到后不再理人。面部缺乏表情,也不用身体语言如点头、摇头、摆手等表示意思和喜怒哀乐。

2)语言发育延迟或障碍:突出表现为不开口说话,默默无语。即使有些患儿已经会说话,但词汇贫乏,明显落后于同龄儿。有些患儿则表现为自言自语或哼哼唧唧,别人完全不解其意。

另外,有一些孤独症儿童,尽管有语言,但语言的内容和形式异常,不能正确使用语言进行交流,不会与别人保持同一话题,有的只是刻板重复性或模仿性的语言,而且其语音、语调、语速等方面可出现异常,也不会使用代词,经常"你""我""他"分不清。

(3)兴趣狭窄,行为刻板

1)兴趣狭窄和异常的依恋行为:患儿对一般儿童所喜爱的玩具和游戏缺乏兴趣,而对那些不是玩具的物品如车轮、瓶盖等圆的可旋转的东西却特别感兴趣,有些患儿还对手机、毛巾等其他物品产生依恋行为。

2)日常生活习惯不愿被改变:患儿固执地要求环境一成不变,总是以同一方式去做某件事情,例如只吃固定的食物,吃饭时坐固定的位置,总是把玩具或物品排列成行,出门走同一路线,倘若打破他们的"同一规律",就会尖叫,大发脾气或拒绝执行。

3)强迫性行为:患儿常沉湎于独特的行为中,如摸弄或嗅闻一些物品,不停转圈走,不断敲打东西,反复问同一个问题,这些刻板、古怪行为构成患儿日常生活的一部分,也可能在烦躁或兴奋时才表现出来。

(4)感觉障碍:孤独的患儿存在感觉过敏和感觉迟钝现象。感觉过敏是指对外界一般的刺激出现感觉增强的现象,例如听到突然的声音就会吓一跳或捂上耳朵;看到光线突然变化时惊恐或烦躁不安;感觉迟钝是指对疼痛或刺激若无其事,冬天穿单衣不觉冷、打针时不觉得疼、摔倒时擦破皮肤也无任何反应。有些患儿同时存在这两种异常感觉。

(5)认知和智能障碍：孤独症患儿的智能约有50%处于中度和重度低下水平(IQ低于49)，约25%为轻度低下水平(IQ为50～75)，还有25%可能在正常范围，不论患儿的智商是高还是低，临床表现的主要症状均相似，但智商低的患儿在社会交往、刻板行为和语言障碍的程度上更为严重。

孤独症患儿有一些特定的认知特征，他们的机械记忆和视觉信息处理相对较好。在非言语智能测验中表现出计算、即刻记忆和视觉空间技能比其他方面好得多，称此为"高功能"或"孤独性才能"。例如，这些患儿约2～3岁时就能认字母或数数，2～4岁认识各种标记，各类汽车名称，还有少数5岁的患儿阅读较好。一般来说，智商较好(>100)的患儿在认知功能上有一些相对的优势。

二、诊断

孤独症主要根据临床症状进行诊断。

1. 病史

详细地采集病史，包括患儿为第几胎，母亲孕期有无病毒性感染，出生时有无窒息、脑损伤、胆红素脑病，既往有无中枢神经系统感染、外伤、中毒等病史，家族中有无孤独症、认知缺陷等。

2. 临床观察

直接对患儿的观察是十分重要的。不同年龄的患儿，孤独症表现的特征有所不同。3岁以下的患儿，主要是说话明显延迟，有回声样的语言，躲避与他人身体接触，无假扮性游戏，对外界无兴趣，无共同注意。3～6岁患儿，除了有回声样语言外，还不能用语言进行交流，在诊室中可用一些简单的玩具观察其在游戏中所出现的模仿技能差、游戏水平低下等。6岁以上的患儿观察语言应用和交流的能力，并将其他类似于孤独特征的障碍如广泛发育障碍、Asperger障碍与之区分开来。

3. 体格和神经系统检查

应当仔细作体格检查，发现先天性异常，如脆性X综合征常有耳和面部的特征；皮肤检查以发现神经皮肤综合征如结节性硬化引起的色素沉着。神经学检查寻找有无潜在的异常。

4. 实验室或其他检查

根据病史和临床观察，有所选择地做染色体分析，特别是脆性X综合征，因为这是孤独症最常见的一个原因。其他还有脑电图、脑CT或脑磁共振成像、智力测验等等。

三、鉴别诊断

1. 智能迟缓

其主要表现为智力明显低于同龄儿童，伴有社会适应缺陷，但无人际交往障碍和刻板重复的行为。孤独症患儿约25%智力正常，其余的可有不同程度的智能迟缓。

此外，孤独症较智能迟缓明显不同的是男孩多于女孩。而且某些孤独症在计算机和机械性记忆方面有特异的能力。

2. 语言障碍

尽管语言障碍儿童也可有社会交往障碍和兴趣狭窄的表现，但程度较孤独症患儿轻。而且孤独症儿童在语言发展上常见回声样语言、对物品的机械性记忆和代词的颠倒。

3.广泛发育障碍

该障碍也涉及儿童认知、交流和社会技能三个方面，临床上易与孤独症相混淆，但与孤独症比较，这三方面的影响程度较轻。有些研究表明广泛发育障碍儿童的社会交往及与他人的关系较孤独症儿童好，表现一种较主动的社会兴趣、一定程度的情感和较好地维持与他人的相互交往。

4.强迫症功能孤独症

儿童常出现刻板重复动作，如个别手指动作、身体旋转等，其症状类似于强迫症，但后者无社会交流障碍和语言障碍的表现。

四、治疗

1.行为治疗

无论在家或在学校，对孤独症儿童最重要的治疗是进行有效的行为训练。在选择训练的目标行为时，要考虑孤独症的严重程度和患儿的功能水平。常用的是行为矫正中的一些方法，如用特定地强化鼓励所期望产生的行为，取消强化以减少不期望的行为；较少使用的方法是轻度的惩罚如暂时隔离法或口头的指责等。行为矫正应及早用于患儿，而且要对患儿父母和老师进行特别训练，让他们学会应用，旨在改善患儿社会交往和语言功能，减少适应不良行为。

2.教育治疗

儿科医生应当使教师更好地理解孤独症儿童的临床表现，使学校对患儿提供适当的教学措施。在教学上，治疗的主要目标应强调社会技能的发展和语言的交流。而学习目标则根据患儿的功能水平决定之。

在教学中，一个仔细的、有结构的环境对孤独症儿童来说十分重要。当患儿知道生活常规或作息时间安排后，他们会做得很好。在教学中要帮助患儿逐渐学会适应变化。由于孤独症儿童视觉功能优于语言功能，所以我们要给患儿更多的视觉信息。在促进患儿学习时，将所教的内容分成简单的、清楚的步骤。

3.药物治疗

(1)氟哌啶醇：此药能改善活动过度、攻击性行为、减少刻板行为和自伤行为。合适剂量为每日 0.5～4.0 mg，分 2 次服。其不良反应为迟发性运动障碍(不自主运动)。目前主张在其他干预无效时应用此药，用药时间不宜过长，且剂量偏小。

(2)中枢神经兴奋剂(哌甲酯，即利他林)：减少多动和注意缺陷。用药剂量 0.3～0.5 mg/(kg·d)。现认为大多数孤独症儿童用此药无明显效果，有的甚至使症状加重，例如患儿更为激惹，刻板行为增加。

(3)三环类抗抑郁药：较为常用的是丙米嗪。对孤独症伴有抑郁症者可见效。如患儿伴有遗尿，可在睡前服 12.5～25 mg。近年来，5-羟色胺阻滞剂氟西汀用于减少孤独症患儿的强迫症状或仪式动作。

(4)利培酮：应用此药可改善活动过度、攻击行为和刻板动作，且不良反应较其他抗精神病药物为轻，较安全。此药从小剂量 0.25 mg/d 开始，每 2 周增加 0.25 mg/d，直至 1.5 mg，不良反应为体质量增加、便秘等。

(5)抗癫痫药：25%孤独症儿童有癫痫，可发生在儿童早期，也可出现在青春期。一般用卡马西平或丙戊酸镁或丙戊酸钠作为首选，而苯巴比妥常引起行为问题，故不用，卡马西平的剂量为 10～20 mg/(kg·d),丙戊酸钠或镁为 20～40 mg/(kg·d)。

4.家庭支持和教育

在对患儿评价和诊断之后,应当给予家庭支持。儿科医生能够帮助家庭更现实地认识这一障碍的性质,澄清对此病的错误想法,提供治疗或干预的资源或设施,并组织孤独症父母小组,使这些患儿的父母能够相互交流,探讨家庭对患儿支持的策略和方法。

孤独症儿童的父母常有焦虑、内疚和绝望,而且对患儿的态度或期望上有不切实际的行为表现,这对治疗带来严重的妨碍。所以,要给予父母支持性的咨询,消除他们不良的情绪,客观地认识问题,积极地参与患儿的治疗和教育,持之以恒。

五、预后

虽然孤独症的长期预后一般较差,但仍然有较大的差异。最近的研究报道有些患儿的预后较好。过去曾估计为 2/3 患儿在社会适应性、工作能力和独立性方面较差。所以即使患儿进入成人期后,仍需要某种程度的支持性服务。然而,约 10% 的患儿可能有较好的独立性,甚至如同"正常"人。

有 2 个重要的因素与预后有关。一是 IQ(非言语测试结果 IQ>70),二是 5 岁左右存在有意义性的言语。相反,如果 IQ<50,5 岁左右无言语,则可预示其预后较差。如果患儿同时伴有智能迟缓,则其功能相对智能水平落后 1 个等级,例如从轻度下降至中度或从中度下降至重度。

(龙聪颖)

第三十二节　儿童言语和语言障碍

语言是学习、社会交往、个性发育中一个重要的能力。从广义上来说,儿童言语和语言障碍又称沟通障碍。在学龄前儿童中,沟通障碍是最为多见的一个发育问题,约 7%～10% 的儿童在言语和语言的发育上低于正常标准,而 3%～6% 的儿童有语言感受或表达障碍,并影响日后的阅读和书写。因此,早期发现、早期诊断和及时的治疗尤为重要。我国近年来已开展了儿童言语和语言障碍的临床诊治。

儿童语言发育:语言包括言语和非言语两种成分,这两者是动态的和相互作用的过程,这个过程起始于儿童早年的发育。语言发育由于受生物因素和环境的影响,个体差异很大。

语言发育及有关语言的大脑功能存在着性别差异。最近使用功能性磁共振对语言的研究表明在语言信息处理中,女性较男性在神经系统中有更多的激活;男性大脑的激活具有一侧优势,主要在左脑下额叶角回区,而女性则两侧大脑的相应区域均较活跃。这可解释为什么在儿童早期,男孩的语言问题多于女性。

一、临床表现

1.构音异常

即说话不清晰,有的小儿是个别发音的错误,有的则是很多的错误,以致他人听不懂。常见的构音异常有以下几种。

（1）舌根音化：即以舌根音如 g、k、h 代替大多数语音，例如把"耳朵"说成"耳郭"，"草莓"说成"考莓"，"头发太长"说成"头发盖扛"。这些儿童常常用舌根磨擦音代替舌前位的发音。

（2）舌前音化：即以舌前音 d、t 代替某些语音，例如"乌龟"说成"乌堆"，"公园"说成"东园"，"裤子"说成"兔子"。

（3）不送气音化：汉语中有许多音如 p、t、k、c、s 等是送气音。当儿童把送气音用不送气的音作替代，即为错误。如"婆婆"说成"跛跛"，"泡泡"说成"抱抱"，说明儿童气流与语音协调的问题。

（4）省略音化：即省略语音的某些部分。例如，"飞机"省略辅音后变"飞一"；或把复韵母 ao、ie、iu、ang 等省略或简单化，如把"蚊子"说成"无子"，"汪汪"说成"娃娃"。

2.嗓音问题

嗓音问题可以是功能性的，也可以是器质性的，表现为音调、响度、音质共鸣的异常。这些异常可以单独存在，但常同时存在言语或语言的问题，从而形成复合的沟通障碍。最常见的音质问题是声音嘶哑，持久的或进行性的声音嘶哑，特别是伴有喘鸣或可听得见的呼吸音，需要进一步用纤维镜检查，以发现咽乳头状瘤、先天性声门蹼或声带结节。儿童声带结节常常因为大声说话或不停地说话所致。声带瘫痪表现为嗓音柔软或缺如、弱的、喘息样的哭声。

共鸣异常表现为鼻音过重或过轻，儿童腭裂、黏膜下腭裂、神经功能障碍影响声门关闭问题造成鼻音过重；而严重上呼吸道感染或鼻炎可造成鼻音过轻。儿童腺样增殖体肥大可出现慢性的无鼻音的发声。

3.流利性问题

儿童说话流利性问题表现为说话中有停顿、重复、延长和阻塞现象。常始于 2 岁半至 4 岁的儿童。

（1）重复：小儿在言语和语言发展过程中，重复可看作是正常现象，但是当重复过于频繁，每 1 000 个词语中超过 50 次重复，需要干预。

（2）延长：在说某词语时拖长某一声音。

（3）联带动作：当小儿说话不流利时，伴随一些动作如面部扭曲、张大嘴、伸舌、瞪眼、下颌抽搐等。

（4）语言问题：儿童语言问题常用语言迟缓和语言障碍的术语。语言迟缓指儿童语言发育遵循正常儿童的顺序，但速度较慢，语言障碍指儿童语言发育偏离了正常的顺序，语言学习方式常有差异。临床上明显的表现为语言表达问题。有些儿童迟迟不说话，有的说话明显少于同龄儿童。一般将儿童语言问题分为三种类型。

1)语言表达障碍：小儿语言的理解正常，但表达特别困难，无生理性缺陷所致的发音困难。

2)语言感受和表达的混合性障碍：小儿能听到声音，但不解其意；能理解手势或姿势，能学习阅读但不会表达。

3)语言信息处理问题：小儿说话流利，但内容非常肤浅，而且在语言交流中，难以保持话题，小儿只关注自已所选择的话题上。

二、诊断

1.病史

主要由父母和抚养者提供信息，了解目前小儿的语言情况、说话清晰度、发声状况、表达的流利性等,还应了解小儿认知、社交和行为表现。以往的情况包括出生史、发育史、疾病史、家庭史等。

2.体格检查

一般的体格检查,并注意口腔器官的异常,如畸齿、腭裂、舌系带问题等,口腔运动功能的检查包括下颌的位置是否居中、嘴唇的运动、舌的位置和运动、口的轮替运动、发声情况等。

3.行为观察

行为观察常常在与小儿的游戏中获得信息,观察内容包括游戏的技巧、眼手协调、大运动、注意力、自发语言和沟通技能等,了解儿童认知水平及言语语言能力。

4.听力测试

儿童构音异常,说话不清晰、迟迟不开口说话均应常规作听力测试,可用声阻抗测听法、耳声发射、脑干诱发电位以排除听力障碍对儿童言语和语言的影响。

三、治疗

(一)构音异常的治疗

1.构音程序

大多数发音错误的儿童并不能意识到自己的问题,因此治疗开始时,需要夸大儿童的错误发音,并与正确音作比较,让儿童听录音机中正确的和错误的声音,要求其辨别,一旦儿童能完全辨别,而且意识到自己错误发音时,则进入下述各水平的治疗。

音素水平的治疗:当儿童出现数个错误发音时,治疗总是选择正常儿童最早出现的音(也即最容易的音)入手,这个音称为目标音,首先帮助儿童认识正确发目标音的口形及其他特征,其次进行听觉训练,即区分目标音和另外一个声音,接着让儿童比较自己发目标音和正确目标音之间的差别,建立正确的感知,最后用语音定位法,让儿童看着发目标音时,治疗人员的唇、舌、下颌的运动和口形,让儿童对着镜子模仿发音。有的儿童在这过程中并不能立即学会发目标音,于是,治疗人员要寻找与目标音接近,而且儿童又会发的过渡音,从过渡音的模仿学习逐渐延伸到目标音,其间要求儿童以镜子为视觉反馈,观察自己的唇、舌、下颌位置,有的发音甚至要用手体会声带振动情况。当儿童学会发目标音后,则继续下一步治疗。

音节水平的治疗:一个新的目标音在初学时往往是脆弱而不稳定的,如果不放在音节及其以后水平的治疗中进行强化,就很容易丢失或仍旧回到原来的错误发音。音节水平治疗即把目标音与其他的元音或辅音组成无意义的音节,让儿童在学习发音节时巩固目标音,只有在完全正确地发出音节后,才可顺延至下一级水平的治疗。

单词水平的治疗:治疗人员在这时把目标音应用到有意义的单词中。这个新的发音可以放在单词的开始、中间或末尾,单词的水平要符合儿童的认知水平,而且是日常生活中经常出现的。治疗中可将单词与相对应的图片结合起来,增加趣味性。

句子水平的治疗:治疗人员选择一些符合儿童的句子,采用放慢说话速度、重复说、模仿说、与儿童一起说等方式。在重复说时,儿童必须跟随治疗人员说话的音调、强度和节奏。治疗人员有意在说话时发出儿童以往不正确的发音,训练儿童能否善于发现并自行纠正。

2.口功能训练

口腔运动功能问题会影响说话的清晰度。因此,临床上发现这类问题的儿童必须进行口功能训练,包括增强口腔黏膜的本体感,即要求每天按压或轻柔快速地弹击儿童的面颊、下颌、唇部;用软硬适中的牙刷或硅胶棒刺激口腔内的舌、牙龈、颊黏膜和硬腭;改善食物质地,从软向硬;改善口腔协调运动如教吹泡泡、喇叭、用吸管吸食,模仿动物叫声、口腔快速轮替运动等。

(二)语言异常的治疗

语言治疗包括四个方面,即制定目标、方法、策略和家庭的配合。

1.制定目标

在制定语言治疗的目标时,维果斯基(Vygotsky)的"最接近发育水平"理论是主导原则,即所定的目标应略高于个体儿童的发育水平,但又能使儿童在帮助下能够达到的。例如,当儿童只会讲一个字时,在治疗时可用叠词,然后向两个字的词语发展;当儿童只会说短语不会成句时,治疗中略为扩展词语,让儿童模仿,使他建立一个模式,逐渐向句子过渡。

2.治疗方法

语言治疗应在有意义的情景中进行,并伴随着玩具和游戏活动,语言治疗方法有两种。一种是以治疗人员为中心的方法,主要采用练习、游戏中操练和塑造三种形式:①练习,即给儿童任务,告诉他给予应答,如学说字或单词这种形式比较单调,儿童常缺乏动力;②游戏中操练,即先给儿童一个游戏活动,要求儿童按要求学习所定的语言目标,当目标完成后,给予儿童感兴趣的游戏活动强化目标的应答;③塑造,是给儿童听觉刺激,逐步诱导儿童产生接近目标的反应。这三种形式均在治疗人员有结构的安排下进行的,适用于年幼儿童或严重语言异常的儿童。另一种是以儿童为中心的方法。治疗人员将制定的目标作为游戏中的一个部分,跟儿童边说边玩,有意引导儿童,一旦儿童达到所定的目标,治疗人员立即给予反馈,与其交流。治疗人员与儿童互动过程中,不断地应用模仿、组词、扩展的技能作为示范,该方法适用于固执、怕羞的儿童,也适用于有一定语言能力的学前儿童。

3.治疗策略

对尚未开口,只有理解的儿童,治疗采用前语言阶段的干预。干预的内容包括对声音、物品的注意,与他人共同玩耍,可玩一些轮流性和想象性的游戏。在干预中所用的策略如下。
①用单词或叠词作语言刺激,反复应用于环境中,称为"听力轰炸";②将儿童感兴趣的物品和玩具与单词相匹配;③鼓励儿童用姿势、发声作交流,不必理会其发音不佳;④用最简单的语言与儿童交流;⑤纠正哭叫、发怒、扔物等不良的交流;⑥创造情景,促使儿童与他人交流,并迅速给予应答。

对已经有语言,但内容少、形式简单的儿童,要求其模仿治疗人员的说话,诱导自发性的表达,并应用在生活中。干预中用的策略是在想象性游戏中,使儿童模仿。治疗人员在示范性语言中用手势和动作加强儿童的感受;激励儿童有意识的交流;创造各种机会与儿童对话;在角色扮演的游戏中教儿童生活用语,如去商店购物、接待来访朋友、礼仪等。

4.家庭配合

父母和抚养者在儿童语言发育和语言治疗中起着非常重要的作用。父母需要积极地参与,在生活中应用语言治疗的方法和策略,向着治疗的既定目标努力。如今临床的语言治疗模式就是治疗人员与家庭之间的协作和配合,在实践中已证实是富有成效的。

(三)嗓音问题的治疗

在儿科领域中,嗓音治疗主要用于对听力障碍和智能迟缓儿童的发声训练,包括音调、响度、清浊音、起音和声时的训练。目前国内已利用电脑的多媒体功能,采用临床医学软件作为一种治疗手段,结合个体治疗中的其他方法如改变响度、喉部按摩、半吞咽、改变舌位、减少硬起音、放松、呼吸训练等,达到治疗效果。

(四)语言不流利的治疗

年幼儿童的语言不流利与口吃难以区分,当这种不流利现象十分频繁时,常常采用非直接的治疗,如采用儿童的游戏、父母的指导、改变父母与儿童的交往方式、调整环境等。之所以采用间接的治疗方法是为避免让儿童因刻意矫治语言不流利而引起的紧张。治疗人员要劝告家人不要指正孩子的不流利说话,让他重说和复诵。可设计一些游戏性情境如故事接龙、儿歌、童谣等促进语言的流利性。

四、预防

小儿自出生后,应生活在丰富的语言环境中,并且定期进行听力筛查和发育监测,一旦发现异常,立即进行干预。在临床中,及早识别语言发育异常的警告信号是非常重要的,以进一步证实问题的存在,及早干预。

五、口吃

我们平常所说的"口吃",又称语言障碍,指说话急促不清。主要表现为说话时语流的中断,比如节奏或速率上的异常,对声音、音节、短语的重复等。

有语畅障碍的幼儿有一个共同的、突出的问题,就是他们往往有恐惧、紧张情绪,尤其是遇到比较困难的发音时更是如此。他们说话时还常常伴有面部扭曲、嘴唇颤动,以及皱眉、闭眼、甩头、耸肩、拍大腿等习惯性的身体动作甚至急得团团转。

(一)口吃形成的因素

一般是由心理因素、家庭因素和环境等因素引起的。

1.心理因素

(1)情绪过度紧张、激动:有些幼儿由于从小没有受过锻炼,在遇到生人,或人多或在重大场面时,就特别紧张、激动,以致于无法顺畅地表达自己的意思。这种过度紧张的心理多是由于缺乏人际交往的经验所造成的。

(2)敏感多疑、恐惧焦虑的心理:有些幼儿由于种种原因变得非常敏感和多疑,生怕别人笑话自己,看到两个人在叽叽咕咕地议论什么,就以为一定是在说自己,结果越敏感就越恐惧,越焦虑,导致说话吃力、结结巴巴。

(3)自卑心理:事实上,自卑心理可以说是口吃产生的最主要原因。一些孩子觉得自己长相不好、成绩不好,或家庭经济条件不富裕,这些自以为不足的心理就会在幼儿内心产生一种自卑的情绪。自卑的幼儿常常害怕别人讥笑、嘲讽,因而紧张得语言不流利。

2.家庭因素

家庭中若发生亲子关系失谐,父母对幼儿要求过高,孩子情绪受到压抑;父母的教养方式不当,会导致幼儿心理压力过大等,都很容易造成孩子口吃或完全不讲话。

父母对子女言语能力的形成要求过急。当孩子学话时,做过多的矫正,或采取恐吓手段逼迫孩子学话,进行斥责、嘲笑,使幼儿紧张,害怕说错话,说话时压力很大,失去信心而发生口吃。孩子的语言发展有快有慢,有的未满周岁就能说出简单的语言,也有的两岁后还不能找到适当表达方式。有些爸爸妈妈过于心急和敏感,把孩子学话时犹豫不决或轻度顿挫看作是口吃。当孩子学话时,做过多的矫正,或进行斥责、嘲笑。爸爸妈妈的这些表现会对孩子产生极大的副作用,使他们对自已说话也产生不满和紧张感,从而回避一些普通的交谈和某些特殊的场合,口吃现象也逐渐加重,形成恶性循环。

3.环境因素

社会环境为幼儿语言实践与发展提供机会与条件,环境中缺乏适当的语言刺激,包括刺激不足、刺激不当,严重的也会造成幼儿语言发展障碍。

(1)在周围成人或同伴中有口吃者,幼儿会模仿他人口吃。大部分口吃的幼儿都是在幼年时模仿他人的口吃而学习得来的。

口吃的感染性很强,幼儿又具有强烈的好奇心,他们与口吃者经常接触,觉得口吃的人说话好玩而模仿,久而久之就容易养成口吃的习惯。还有一种情况是幼儿常年与口吃者一起生活或一起玩耍,时间长了也会不知不觉中染上口吃。

(2)突然的精神刺激,如受惊吓、过分地受罚、环境突然改变,亦可导致口吃。幼儿时期由于惊吓而口吃的不在少数。有的父母过于严厉,孩子太顽皮或做错了某件事时,就对他们厉声地呵责。尤其是在孩子说错了某些话时,突然地大声呵斥使他们受到惊吓,从而变得口吃起来。另外,环境的惊吓刺激也可能导致口吃,如父母间的吵闹、发脾气都能使幼儿在语言上突然发生口吃。

孩子到了两岁多,说话能力比以前有很大改善,能把简单的意思表达清楚,有时还时不时用个成语,引得你哈哈大笑,这时每个父母都觉得自己孩子"好玩"了。但此时有些孩子开始出现口吃的问题,说一句话中有几处字(词)重复,或者说话时吞吞吐吐。起初孩子自己并未介意,做父母的却很烦恼。于是有的父母开始让孩子矫正、训斥孩子,从而挫伤了孩子说话的欲望。大家都知道,这个年龄是孩子语言发展的关键时期,并且愿意和父母交流,并事事问个"为什么",此时如父母过于严厉,孩子会张不开嘴,如果想说又不能说出来时,孩子就会更加烦恼,甚至摔东西、打滚等等。

(二)口吃的临床表现

(1)难发性口吃:第一个字发不出。

(2)连发性口吃:第一个字重复。

(3)中阻性口吃:说话途中一个字发不出。

(4)重复性口吃:无意义重复发声,重复发出与词句无关的音。

(三)口吃对幼儿发展的影响

口吃极大地影响着幼儿的生活,正如有人形容的那样,语言障碍就像一棵大树倒在公路上,让汽车无法通行。语畅障碍对幼儿的影响不仅仅表现在语言发展方面,语畅问题还可能给幼儿带来种种心理障碍。

有口吃的幼儿上学后,常常不能很好地回答老师提问,不能很好地与同学交谈,由此可能受到同学们的嘲笑,给患儿带来很大的精神压力。幼儿因讲话时怕被人嘲笑,情绪紧张口吃更严重,时间久了,幼儿不愿参加集体活动,变得孤独、自卑、情绪不稳、焦虑,重者食欲减退、失眠,这些都直接影响到幼儿的学习和社会交往。由于不能广泛地获取知识,就会间接地影响智力的发展。学龄前幼儿,不良情绪本身就可能影响到大脑的正常发育,导致智力障碍。

(四)矫治措施

早期口吃矫治的重点是防止孩子认识到自己说话有些与众不同,引起他的特别注意。矫正的关键是改变成人对孩子口吃的反应。

1.家长在矫正幼儿口吃时,应坚持五个"不要"

(1)不要打击责骂孩子,让孩子在轻松、被鼓励的情况下畅所欲言,提高自信心。家长要学会耐心倾听,细心地多与孩子交谈,当孩子有一点进步时,就应给予鼓励和奖励。不要逼孩子多说话,不要强迫他去做各种练习。

当孩子的口吃有继续发展的趋势时,家长要尽量避免孩子受到刺激,顺其自然,不但不能训斥,甚至要减少他在公众面前说话的机会。

(2)不要在孩子说话时督促说:"快一点""慢一点","先想想再说","重新说一次";或者不要表现出使孩子终止说话及意识到自己言语不好的任何举止。

(3)不要在孩子说话流利时表现出如释重负的样子,也不要在幼儿说话时用眼瞪他们或者是表现出不耐烦的样子。

口吃的本质是对说话的恐惧而形成的心理障碍,训斥的作用正是加重孩子说话的恐惧,让口吃的孩子每次说话都要承受越来越大的心理负担,以至脑部活动过于剧烈,正在发育的语言区经常处于混乱状态,最终对大脑的发育造成严重影响。因此,爸爸妈妈不宜对孩子偶尔的口吃现象过于敏感。当孩子开始口吃时,应采取忽视的原则,不要给予特别的提醒,更不能嘲笑他。对他说话要慢、轻,句子可以短一些,并认真地听孩子表达的内容,给予孩子足够的信心。

(4)不要在容易口吃的情境中要求孩子说话。

(5)不要让孩子听到用"口吃"这个词谈论其言语,包括口吃的同义语或别的什么委婉说法。

2.治疗

幼儿口吃越早越好,在幼儿园里,教师也应该用正确的方法来纠正孩子的口吃。首先,教师要给予有口吃的幼儿一个宽松的心理氛围。在孩子讲话时,以和蔼可亲的态度耐心听完,明确表示自己已听懂,赞扬孩子表达出了自己的想法。当孩子在鼓励中心情平静后,再提醒他以后说话要慢些或想好了再说。不要在孩子说话中插话,不过多矫正孩子的表达错误。平时应有意识地培养孩子勇敢、胆略和自信;多让孩子在众人前露面,使他不再感到怯生;训练孩子不慌不忙,做事有条理,表达从容不迫。

其次,认真分析孩子口吃的原因,搞清楚孩子口吃究竟是什么因素造成的,并设法消除。比如,如果孩子口吃与其内向、怯懦的性格有关,就要从优化孩子的性格入手;同时要注意当孩子表现出言语不清时,不要显得太在意,更不要挖苦、讽刺。如果孩子口吃是通过模仿习得,要告诉他们口吃是不能学的,但不可训斥;可以更多地表扬孩子流利的言语表达。

再次,还要仔细观察、分析孩子的情况,看看孩子究竟在什么情形下讲话流利些,在什么情形下讲话不够流利。尽量避免在容易口吃的情境中要求孩子说话。如果孩子由于紧张、害怕而一时语塞,应该想办法缓和一下气氛,等孩子较为平静以后,再让他(她)讲话。

最后,对口吃的孩子也可用语言矫治法,如:可经常采取简单的一问一答方式,减慢言语速度,使孩子说话时呼吸逐渐正常,以减轻口吃。教师在与孩子交谈时,尽量放慢速度,发音清楚,使孩子养成平静的说话习惯。还可让孩子练习朗诵诗词,说得越流利则语言停顿越少,自信心越强。教孩子学唱歌也是一种好的方法,孩子越唱越熟练,在这种状态下精神完全放松,态度自然从容,表达愈流畅,则口吃症状将逐步减轻,乃至消失。

还可以让孩子多听声音优美、表达流畅、内容合适的朗诵录音。如幼儿故事、幼儿诗歌等,听熟后,让孩子跟着一起讲,一起念。注意事项是要保持轻松愉快的心情,不能有任何急躁表现,更不能让孩子觉察到你是在矫正他的口吃。如果爸爸妈妈参与其中,与孩子一起进行,那会取得更好的效果。

(龙聪颖)

第三十三节　儿童注意缺陷多动障碍

注意缺陷多动障碍(ADHD)在国际疾病分类(ICD-10)中称为多动性障碍,我国的中国精神疾病诊断标准(CCMD-Ⅱ-R)中称为儿童多动症,1995年我国自然科学名词审定委员会又定名为注意缺陷障碍伴多动(ADHD),目前常用美国精神疾患诊断标准(DSM-Ⅳ)中的命名,即注意缺陷多动障碍。该症以注意不集中、活动过度和冲动行为为特征,属于行为障碍,患儿常有不同程度的学习困难,但智能正常或接近正常,有时出现动作不协调、性格或其他行为的异常。

一、流行病学

本症男童发病率明显高于女童,比例为(4～9)∶1。其差异的原因之一是男童更具有冲动和攻击行为,并且容易伴随品行方面的问题,故更容易引起注意。

二、临床表现

1.活动过度

与年龄发育不相称的活动过多是该症的特征表现之一。患儿上课时做小动作,坐不住,口中自言自语,东摸西碰,常常影响他人学习。在其他多种场合,患儿也表现为好动,且带有唐突、冒失、不顾危险、过分做恶作剧等,具有一定的破坏性,因此,该症的动作过多与正常儿童相比,不仅是量的增加,还有质的改变。

2.注意力不集中

患儿根据外界的需要对注意进行调节的功能减弱,有意注意并集中于某一目标的能力较差,表现为主动注意明显减弱,而被动注意亢进,上课时注意力分散,不专心听讲,做事虎头蛇尾,家庭作业拖拉。但在强大动机的驱动下,或对特别感兴趣的情境,注意集中的时间可能会延长。

3.行为冲动

患儿由于自制能力不足,表现为任性,感情冲动,平时贪玩,个性倔强,情绪变化莫测。常为一些事一时高兴一时哭闹。为了达到某一目的,可以说谎、逃学、打架、偷窃等。其冲动任性常具有事先不审慎思虑,不顾后果,带有破坏性、伤害他人或自己的特点,似乎"失去自控能力"。

三、诊断

1.病史

注意缺陷多动障碍的病史必须由与患儿关系密切的家长提供,且正确、完整。而且要注意询问母孕期有无有害物质的接触史、有无嗜好烟酒史;围生期有无窒息史;家庭中有无多动病史；患儿发育史及健康史等。

2.体格检查

注意患儿的生长发育，营养状况，视、听觉情况，有无贫血等，神经系统检查包括肌张力、生理反射、协调和共济运动、病理反射等。

3.心理测评

(1)智力测验：常用韦氏学龄儿童智力量表（WISC-R），患儿多表现为智力正常或处于边缘水平。

(2)学习成绩和语言功能测定：国外常使用广泛成绩测验（WRAT）。患儿常有学习成绩低下。

(3)注意测定：目前国内常用小儿多动注意测试仪，因注意缺陷多动障碍、智力低下、情绪和行为障碍儿童均可出现注意持续短暂，易分散，故无特异性。

四、鉴别诊断

1.正常儿童的多动

一般发生在 3～6 岁，以男孩为多，也表现有好动和注意集中时间短暂，但这些小儿的多动常因为外界无关刺激过多、疲劳、学习目的不明确，注意缺乏训练，行为不规范，平时未养成有规律的生活习惯等。

2.不伴注意缺陷

多动障碍的特定学习困难这类儿童由于某种原因对上学学习感到厌烦，且因学习上屡屡受挫，而显得坐立不安，注意涣散。这是对不适宜的学校处境的反应。

3.不伴有注意缺陷

多动障碍的品行障碍这类儿童表现出明显违反与年龄相应的社会规范或道德准则的行为，损害个人或公共利益，但无注意缺陷多动障碍行为特征，神经发育不迟缓，智力正常，未发现注意缺陷，且用中枢神经兴奋剂治疗无效。

4.适应障碍

特别是发生在男孩的多动症需与适应障碍相鉴别。适应障碍的患儿通常少于 6 个月，且常发生于 6 岁以后。

5.智能发育迟缓

需鉴别的主要是重度。上课时对教师讲的课不理解，听不进，在家时对大人的吩咐和教育同样如此，因而出现坐立不安、多动和注意涣散、易冲动等，如详细了解患儿的生长发育史，可发现语言和感知、运动等发育迟缓，智力测验查得 IQ 在 70 以下，且社会适应能力普遍低下。

6.抽动-秽语综合征

常伴注意缺陷多动障碍，但主要表现为不自主、间歇性、多次重复的抽动，包括发音器官的抽动，症状奇特，不难鉴别。

7.儿童少年精神分裂症

发病初期常有注意缺陷多动障碍表现，但一般起病较晚（6 岁以后），且有精神分裂症特征，如情感淡漠、人格改变、思维障碍、妄想和幻觉等，依此加以鉴别。

五、治疗

注意缺陷多动障碍是由生物、心理、社会等因素引起，因此，必须进行综合治疗。

（一）药物治疗

1.中枢神经兴奋剂

（1）哌甲酯（利他林）：药物剂量要个体化，每天自 5 mg 开始，无效时逐渐增加剂量，每天总量不超过 60 mg。每晨上课前半小时服药，早餐前、后均可。药物持续时间约 4～6 h，必要时中午再服上午的药量的 1/2。下午 4 时后不再服药，否则引起晚上失眠。治疗有效者症状明显改善。药物的不良反应以食欲减退、皮肤苍白（血管收缩）、头晕、腹部不适为最常见，服药1～2 周后逐渐减轻，其他还可出现心率加速、精神紧张、失眠等。

（2）哌甲酯缓释片（专注达）：药物剂量也需要个体化，此药与利他林区别在于疗效持续10～12 h。每天剂量自 18 mg 开始，每天早晨 1 次，在随访中调整剂量。其不良反应与利他林相同。

2.托莫西汀

为选择性去甲肾上腺素再摄取抑制剂，日剂量 0.5～1.2 mg/kg 体质量，初始剂量 10 mg/d，1～2 周后逐渐按体质量计算日剂量，每天 1 次，疗效持续 24 h。药物的不良反应以食欲减退、腹部不适为最常见，其他还可出现激惹、嗜睡等。

3.三环类抗抑郁药

丙米嗪治疗本症有一定的疗效。剂量每日早晚各 12.5 mg，每日最大剂量为 50 mg。有癫痫或脑部器质性疾病者，不宜应用。

4.α-受体拮抗剂

常用可乐定。尤适用于注意缺陷多动障碍伴抽动-秽语综合征患儿。

开始剂量为 0.05 mg，以后缓慢增加至每日 0.15～0.5 mg，分 3 次服用，可乐定可降低血压，服用时需监测血压。

（二）非药物治疗

1.行为治疗

①阳性强化：即给予赞扬或物质奖励，巩固良好的行为；②惩罚：出现多动、注意难集中等不良行为后，家长表示不满或取消阳性强化方法中所给的奖励，或采取暂时隔离法，使患儿明白不良行为的后果，有意改正。

2.家庭咨询

帮助家长认识该症是一种疾病，不能将患儿当成坏孩子，并纠正单纯惩罚的教育方法，既可使他们学到一些有关该症的知识和治疗方法，又可使家长之间相互交流，宣泄心中的郁闷，改变教养态度，学一点行为矫正的方法，并能够改善与儿童之间的关系，提供良好的家庭环境。这对学龄前儿童的 ADHD 尤为有效。

3.学校干预

应当从学校教师方面了解 ADHD 儿童的学习情况及在学校的行为表现。特别当 ADHD 儿童使用药物治疗后，教师的信息反馈是很重要的，因为常常只有教师才能观察到明显的疗效，如学习成绩和行为的改善等，因此，教师的信息对治疗很有帮助。同时，教师的鼓励和表扬对正在进步的患儿来说更为重要。

六、预防

防止母亲孕期不利因素对胎儿发育的影响，加强围生期保健，防止颅脑损伤和窒息，对高危儿需要长期的发育监测,防止铅中毒。减少来自家庭和学校的压力、对儿童有适当的期望,提供良好的生活和学习环境。

(龙聪颖)

第三十四节　儿童重复性行为问题

在儿童时期,重复性或刻板性行为问题是常见的。所谓重复性行为是指有节律的、反复、无目的性的行为。重复性行为常常发生在正在成长的正常儿童中,它可以自我限制。但是,当儿童在发育、情绪或生理方面有障碍时,重复性行为的频率增加,应当引起关注,特别是这些重复性行为本身可引起组织的损害,环境中不予接受,或个体的不适时,更应给予评价和治疗。

对婴儿的研究发现重复性行为代表神经系统在发育中,身体内在的运动方式,它是不协调运动向较成熟的定向行为之间的一种过渡。对于成长中的婴儿,吸吮手的现象89%发生于出生2h内,踢腿始于2～3个月,撞击躯体某部位和身体摇摆约6个月左右,拍手则在7～8个月。

某些研究表明一些生物因素可致重复性行为。动物实验研究表明大剂量苯丙胺摄入后可引起重复性行为;儿童用兴奋剂治疗时可产生抽动症或重复性的挖鼻子或耳朵的行为。在幼鼠实验中,将多巴胺输入尾核可产生口腔重复性行为。切除动物的额叶、人的神经性疾病伴额叶变性均可致重复性行为。大脑的多种损伤和神经递质改变所产生的重复性行为是由于某些系统之间有一定的联系,例如,额叶是通过基底神经节调节运动系统的激活,而基底神经节内的多巴胺是一种调节性的神经递质。

环境因素在重复性行为中也起着重要的作用。高水平和低水平的警觉可增加重复性行为的频率。动物实验和人的研究表明严重感觉剥夺会产生重复性行为,而丰富的环境刺激会减少福利院中智能迟缓儿童的重复性行为。有学者发现在生命的第一年,重复性行为与刺激改变或改变状态有关。年长儿童中,重复性行为大多出现于低警觉状态如疲倦、无聊时,或高警觉状态如高度注意、发怒或挫败时。重复性行为的保持也有环境的作用。临床证实那些发育障碍儿童的重复性行为或者受到照顾者的注意,或者满足其要求,或者允许其不做不想做的事而得到强化。在幼儿中,也正是环境中的这些因素强化了撞头的行为,使其在发怒时撞头的频率增加。因此,在正常发育的小儿和障碍儿童中,环境因素在重复性行为的频率上起着决定的作用。

一、吸吮

小儿吸吮手指或拇指的行为最早可发生在子宫内第29孕周的时候。这一行为被看作是健康新生儿一个普遍的现象。吸吮是一种生物性行为,在某些小儿中发展成为一种习惯,在许多婴幼儿中,当他们处于低水平刺激时或乏味的环境中,吸吮给予婴幼儿一种刺激,使他们在疲乏、不适或烦躁时起到抚慰的作用。

吸吮拇指或手指在婴幼儿中是一种无害的行为,但是,如果该行为持久存在,特别是在4～6岁后仍存在,频率不断增加,则是个有问题的行为,并出现许多后遗症,如牙齿排列不整齐,黏膜损伤,面部骨骼生长的改变,手指甲沟炎或畸形。这些儿童因为吸吮行为而经常受到父母的责备或批评,导致情绪不愉快或严重不安全感。

该行为是否反映情绪应激、焦虑,或其他行为问题尚有争论。有些研究将一组有吸吮行为的儿童与无吸吮行为的另一组儿童比较,前者行为问题的发生率较高,但另一组研究则无此结论。对一个儿童来说,应评价该儿童吸吮时的环境或事件,以分析该行为与情绪应激或焦虑的关系,如果该儿童仅仅有吸吮拇指的行为,这不一定表明他有情绪问题。

4岁以下的小儿无需对其吸吮行为进行治疗。年长儿童中,如果吸吮并非经常发生,或只是对明显的应激因素出现暂时的吸吮行为,也无需对此做治疗。但是,吸吮拇指或手指造成口腔的问题、手指的畸形或该儿童的痛苦时,则应给予治疗。4岁以上的儿童,如果在多种场合下,无论是白天或晚上睡觉时均出现该行为,而且很可能产生生理和心理的后遗症,则必须给予治疗。

治疗中,如果父母过多地责备儿童这一行为,则先要解除父母与孩子之间的紧张,当父母能改变指责的方法,缓和与孩子的关系时,则吸吮拇指的行为就会减少。如果发现该行为与应激或焦虑有关,则应先帮助儿童应付情绪问题。治疗通常采用多种强化,当患儿没有吸吮行为时,给予表现和奖励;而当这一行为出现时,使用厌恶疗法和手指上蘸苦味的物质、戴手套等。一般常将强化与厌恶方法结合起来,用于患儿易出现该吸吮行为的时候,如早上、睡觉前等,往往可获得成功。

二、撞头

撞头是指小儿头部有节律地撞击较硬的表面如小床的靠垫等。当小儿撞头时,往往镇静下来,而且很放松。5%～19%的婴幼儿有撞头行为。大多数发生在小儿疲倦或上床睡觉前,但也可发生在独自1人或不安时,许多有撞头的小儿在婴儿早期也有其他节律性的行为,如摇身体、摇头等。小儿一次撞头持续的时间一般少于15 min,但也有持续数小时的。虽然18个月的小儿撞头现象明显减少,但3岁后仍有1%～3%的小儿持续有此行为。有报道3岁时有撞头的小儿,其中9%在7岁时仍有撞头现象。

虽然大多数撞头的小儿并无病理性疾病,但某些小儿的撞头与中耳炎或出牙有关。而撞头起着缓解疼痛的作用。

父母常忧虑撞头引起脑的损伤,或认为这是发育或情绪障碍。然而,有一些研究提示有撞头行为的婴儿,某些大运动的发育实际上比无撞头的婴儿快一些。有一个研究,对3岁小儿有持久撞头行为的追踪观察,发现8岁时,这些小儿的情绪易怒和烦躁。但是,临床上大多数有撞头行为的小儿并无情绪问题。撞头可导致被撞部位形成皮肤硬化、擦伤和撞伤。有严重发育障碍的小儿,特别是孤独症儿童,撞头可致出血,但一般不会造成颅内损伤。

撞头的治疗包括让父母确信该行为并非是情绪问题或发育障碍的一个症状,不会造成损伤。如果小儿将头撞击坚硬物体的表面,父母应将该物体表面包垫起来,以免擦伤或撞伤。应指导父母,当小儿撞头时不予理会,特别当小儿在发火时,更不应关注此行为,因为父母不适当的注意或惩罚这一行为只会起强化的作用。当小儿的撞头主要发生在发脾气时,则应当分析是否小儿在撞头时,父母满足了他的要求或迁就他逃避应该完成的事,使撞头得到了强化。对于严重发育障碍的儿童,应注意保护其头部免受外伤,必要时需戴头盔。

三、摆动身体

大多数婴儿在第一年有摆动身体的行为。该行为通常约在 6 个月时出现,当婴儿听到音乐或独自 1 人在小床里时会产生身体的摆动。表现为躯干部位有节律的前后摇摆,常常是坐位姿势时产生。这种摆动有轻有重,重者会晃动或移动小床。该行为的高峰年龄在 6～18 个月,18 个月后迅速减少。大多数 1 次身体摆动不超过 15 min,但是 12% 的父母报告其孩子 1 次摆动可达 15 至 30 min。3% 的正常小儿在 2 岁后仍有该行为。这种摆动行为有一些假设,认为这是小儿的自我刺激和减少紧张。有发育障碍和视觉损害的儿童,身体摆动与环境中缺乏刺激有关联。

大多数小儿的身体摆动不会引起明显的功能损害或伤害。然而,小儿如果整天摆动,干扰其日常功能性活动,如学习、游戏、交往等,则应给予治疗。

四、咬指甲

咬指甲多见于学龄期儿童,30%～60% 的 10 岁儿童有该行为,青少年期,咬指甲可减少至 20%,成人期为 10%。儿童时期的咬指甲,男女无性别差异,但青少年和成人中,男性多于女性。咬指甲常被认为是紧张或焦虑。在某些儿童中,该行为习惯引起家庭的紧张关系。此外,双胎的研究表明单卵双胎的咬指甲是双卵双胎的 2 倍,提示该行为可能有遗传性。

咬指甲不局限于某一手指,通常累及 10 个手指,仅少数人会选择咬特定的手指,也有人会咬脚趾。被咬的手指甲显得短而不规则,有时可咬指甲边缘甲根部的皮肤而导致甲沟炎、口腔疱疹,或发展成化脓性指头炎。严重者可损害牙齿,使前齿边缘折断和发生牙龈炎。

如果咬手指与特定的应激因素有关,则治疗应帮助儿童处理好应激因素,对小儿要给予支持;而惩罚、唠叨和嘲笑只会加重小儿咬指甲的行为,而且与父母的关系紧张起来。应指导小儿有良好的指甲卫生,因为毛糙的指甲边缘刺激小儿,引起小儿的关注,以致出现更多的咬指甲行为。

(龙聪颖)

第三十五节　儿童肥胖

一、概述

WHO 定义肥胖为慢性病,儿童肥胖在发达国家或发展中国家呈现流行趋势,中国儿童肥胖人数位列全球第二。肥胖导致一系列的代谢异常,严重损害儿童青少年(简称"儿童")身心健康,增加成年后罹患糖尿病、心血管病和某些肿瘤等慢性病的风险。肥胖是全身脂肪组织普遍过度增生和堆积的慢性病。

二、定义

肥胖(obesity)是长期能量摄入超过消耗,导致体内过多能量以脂肪形式贮存,使增加的脂肪组织达到损害人体健康的程度。"超重"则是指体质量相对于身高的增加,或超过某一标准或参照值。肥胖是指身体出现多余的脂肪组织,一个超重的个体可以是肌肉或骨量的增加,也可能是脂肪的增加,因此,准确诊断肥胖及程度需要对体脂肪精准的测量。

三、常用测量方法及评价指标

(一)直接测量

体脂肪含量(BF%)为人体脂肪组织占体质量的百分比,是判断肥胖的直接测量指标,以此作为诊断肥胖的检测指标,符合肥胖的定义。直接测量技术包括双能 X 线(DXA)、气体置换、计算机断层扫描(CT)、核磁共振(MRI)、水下称重、双标水和生物电阻抗(BIA)。其中前六个是测量和诊断体脂肪含量的"金标准",DXA 是"金标准"诊断技术中最经济、易操作和无创的诊断技术,不仅测量全身脂肪量,也可以区分身体不同部位(躯干、四肢)的脂肪量。特别是近年新的 DXA 技术还实现了区分内脏与皮下脂肪量,实现对个体心血管代谢异常发生风险的预测。

(二)间接测量

实际上,该类技术测量的是体格或体质量而非脂肪量。多用于人群流行病学调查,反映人群营养状况,可初步判断超重和肥胖状况。由于儿童处于生长发育的持续过程中,并非所有发育阶段的体质量变化均等同于体脂肪量的变化,因此,以体质量为代表的间接测量技术和指标的应用优势是从群体中筛查肥胖的高危个体,而无法准确真实地评估个体的肥胖程度。

1.体质量/身长(高)

WHO 规定 2 岁以下儿童测量身长,2 岁以上测量身高,故该指标的表示方式为体质量/身长(W/L)或体质量/身高(W/H),通常用于评估 10 岁以下儿童的体格状态。具体评估标准多采用如下两种:①超过理想体质量的比率[(个体体质量-理想体质量)/理想体质量]×100%,以>20%为肥胖切点,以 10%～20%为超重切点;②标准正态离差(Z 值)=(个体体质量-参照人群的体质量平均值)/参照人群体质量的标准差。当 Z 值=0 时,表示个体体质量水平相当于参照人群的 P50 分位;Z 值=2 时,处于参照人群的 P98 分位。

2.体质量指数(BMI)

体质量指数是目前全球应用最广泛的评价成人和儿童超重与肥胖状态的间接测量指标。因为身高和体质量的测量方法可靠、易操作、成本低,受试者依从性好,被认为是一较好的评价肥胖指标。BMI 的局限是:①不同种族人群的体成分存在差异,同样 BMI 水平但体脂肪量及比例的不同;②肌肉型个体体质量较重易被误诊,如运动员;③BMI 与体脂含量及比例的关联性存在性别间的差异,如青春期前后男童 BMI 的变化与肌肉和骨骼等非脂肪组织关联;④尚缺乏儿童 BMI 与远期以疾病作为结局指标关联的循证依据,因此目前儿童 BMI 判定标准基本属于"统计学标准"。

3.腰围、腰臀围比与腰围身高比

腰围(WC)、腰臀围比(WHR)、腰围身高比(WHtR)测量方法简单,成本低,结果可靠,是间接测量腹部脂肪、评价腹型肥胖的指标。

四、病因病理

现已认识肥胖是一种慢性病,但发生肥胖的原因多可预防。多因素作用导致儿童肥胖,遗传与环境因素有协同作用。

（一）遗传

父母肥胖是儿童发生肥胖的危险因素。研究已证实多基因遗传在肥胖发生发展过程中的作用，增加个体儿童对肥胖易感性。目前已发现有超过 600 种基因、标记和染色体条带与人类肥胖有关，包括 FTO 基因、INSIG2 突变、瘦素缺乏和阿片-黑色素-皮质素前体缺乏等。

（二）宫内营养

胎儿期营养代谢与孕妇营养及健康状况密切相关，母亲妊娠期营养不良或营养过剩与儿童期及以后的肥胖发生风险关联，如母亲妊娠期体质量增加过多与妊娠期糖尿病，新生儿出生体质量过重等。研究提示宫内生长迟缓和早期婴儿的追赶生长是发生向心性肥胖和心血管疾病的危险因素。有学者以出生体质量作为胎儿环境的代表性指标研究学龄期、青春期、成年期肥胖发生率，结果二者呈"U"形关系，即出生体质量过高与过低均增加以后肥胖的发生风险。

（三）不良生活行为习惯

1.膳食因素

高能量食物和含糖饮料增加儿童额外的能量摄入，营养价值低；不健康食物充斥市场，糖、盐、脂肪较高，影响儿童选择健康食物的能力。同时，家庭环境和父母的行为是一个重要的驱动因素，父母的不良饮食行为及生活习惯直接影响儿童的行为。

2.活动量少

是儿童发生肥胖的危险因素之一。发生肥胖的关键是能量失衡，如每日摄入量高于消耗量的 1%～2% 即可致肥胖。除基础代谢和产热消耗外，活动量决定能量消耗。因环境的不安全性儿童静坐时间增加（电视、电脑、上课），体力活动减少（车代步、游戏、体育运动少）。

（四）病理生理

由于脂肪细胞数量增加和（或）体积增大所致，若肥胖发生在脂肪细胞数量增多的三个阶段（出生前 3 个月、生后第 1 年和 11～13 岁），治疗较困难且易复发，若因脂肪细胞体积增大所致肥胖治疗效果则较好。

五、发病机制

肥胖是能量摄入与消耗之间的不平衡导致的结果，作为复杂的慢性病，肥胖的发生机制涉及饮食、代谢、遗传和中枢神经系统、内分泌激素等多个环节、多条通路和多个机制，这些因素互相影响作用，使身体的能量平衡产生紊乱。至今，肥胖的发生机制尚未阐明，但某些通路或机制的研究有所突破，如神经内分泌机制。研究发现，胃肠道激素与中枢神经系统之间形成的神经内分泌反馈环通过连接脂肪组织监测"储存燃料"感受，并实现对食物摄取包括食欲和满足感的短期控制。迷走神经元反馈，胃肠道（GI）激素包括胆囊收缩素、类胰高血糖素肽-I、YY 肽（缩氨酸）可以提升对食物饱足感。感受饥饿的激素则刺激食欲，启动进食行为。脂肪组织通过分泌一系列脂肪细胞因子（如瘦素）及多种激素释放提供有关能量储存水平信息并反馈到大脑，在下丘脑的弓形状和脑干的孤束核发挥作用，并轮流地激活特殊的神经元网络。脂肪细胞分泌脂肪细胞因子进入血液后，降低食欲，并强化禁食的意识。脂联素水平减低与胰岛素敏感性下降和不良心血管结局密切相关。动物实验和对人类志愿者的研究证实，下丘脑瘦素水平升高使身体产生饱足感，瘦素水平降低则刺激食物摄入，高瘦素水平抑制饥饿感。脑神经肽，包括神经肽 Y、豚鼠相关神经肽以及阿立新（苯基二氢喹唑啉）对食欲有刺激作用，反之，黑皮质素和黑皮质素刺激激素与满足感有关。但儿童和成人的肥胖与血清瘦素水平的相关性方向效应尚不清楚。

六、临床表现

(一)临床表现

肥胖的好发年龄为小于 1 岁、5～8 岁及 10～13 岁的青春发育早期 3 个阶段。明显肥胖者常有疲劳感,用力时气短或腿痛。严重肥胖者由于脂肪堆积限制了胸廓和膈肌运动,可出现肥胖-换气不良综合征。单纯性肥胖患儿往往有行为偏差(如不爱运动等)。由于肥胖受到"嫌弃""取笑"等,可引起各种心理异常,如自卑、胆怯、沉默、孤独、抑郁等,甚至影响学习成绩和交往能力。

(二)体格检查

常规体检可见全身皮下脂肪普遍增加,分布均匀。女孩胸部脂肪堆积应与乳房发育鉴别,后者可触及乳腺组织硬结,男孩大腿内侧和会阴部脂肪聚集,阴茎可隐匿在阴阜脂肪垫中而被误诊为阴茎发育不良。应注意测定血压。

七、诊断与鉴别诊断

(一)临床诊断与评估

参照 BMI 的判定标准确定儿童超重/肥胖,临床诊断依据腰围(WC)、腰高比(WHtR)、体脂肪率(BF%)标准。

(二)鉴别诊断

需鉴别产生肥胖症状的原发性病因,如内分泌和遗传疾病,以及某些药物的作用。

尽管继发性的肥胖很少,仍需排除继发性疾病所致的肥胖,继发性肥胖多有如下特点:①伴有智力发育异常;②伴有明显的身材匀称度的异常;③伴有明显的特殊面容;④伴有生殖器官的发育异常;⑤向心性或是周围性肥胖等。应与遗传性、代谢性、内分泌疾病、中枢神经系统疾病等导致的继发性肥胖和药物诱发的肥胖鉴别。

八、治疗

治疗原则应辨证施治,既要控制体质量,又要保证生长发育所需营养。目前主张"运动处方、行为矫正、生活方式及饮食控制"的综合治疗。

肥胖儿童、家长、教师、医务人员应共同参与。注意儿童期不使用"减肥"或"减重"的观念,只使用"控制增重"作为指导思想。一般不主张用减肥药,也不赞成"禁食"疗法。具体措施可参照《儿童期单纯肥胖症防治常规》。

(1)饮食调整:不仅对摄入热量严格计算和控制,有选择地进食或避免进食某些食物,还包括对摄食行为、食物烹调方式的调整。多食含纤维素的或非精细加工食物,少食或不食高热量、高脂、能量密度高的食物,如油炸食物、软饮料、西式快餐、甜食、奶油制品等,减慢进食速度,但吃饭时间不宜过长。

(2)运动疗法:增加能量的消耗,减小脂肪细胞体积。应重视体质量移动的运动,距离比速度更重要。运动形式包括有氧运动、有氧运动与无氧运动交替、技巧运动等,增加日常活动(如散步、做家务、步行上学、爬楼梯、打球、游泳等)。运动强度以平均强度为主,一般为最大氧消耗的 50%(为最大心率的 60%～65%),运动频率以每周 3～5 次,运动时间每日 1～2 h 为宜。

（3）行为矫正：通过与肥胖儿童、家长、教师交谈和观察分析，找出主要危险因素，让儿童和家长认识到肥胖对健康的近期和远期影响，配合治疗，制订详细的行为矫正方案，记录行为日记（包括饮食行为和生活行为）。

（4）药物、手术治疗：在儿童时期一般不采用。

九、预后

肥胖降低儿童体能和抵抗力，增加罹患疾病的易感性，降低个人生活质量，形成疾病负担。肥胖引起负面的社会心理效应——儿童生存竞争力和社会适应性降低，加重家庭和社会经济损失。

（一）心血管系统

1.高血压

肥胖是成人原发性高血压的一个重要危险因素，儿童肥胖不仅是儿童高血压的危险因素，也会增加成年期发生高血压的风险。

2.血脂紊乱

肥胖儿童易出现血脂紊乱，血清总胆固醇、低密度脂蛋白胆固醇（LDL-C）和甘油三酯（TG）水平升高，而高密度脂蛋白胆固醇（HDL-C）水平下降。

3.心脏功能受损

超声检查发现肥胖儿童心室各腔径、心室肌厚度和心肌重量明显大于同龄正常体质量儿童，原因在于肥胖儿童心脏每搏输出量明显增高，持续性心输出量增高导致心血管系统永久性损害。

4.早期动脉粥样硬化

肥胖对动脉粥样硬化的影响在儿童期就已出现。研究发现，在校正其他致动脉粥样硬化危险因素后，BMI与冠脉脂纹沉积的密集程度呈正相关，肥胖如合并血压和血脂异常、主动脉粥样硬化则进一步加重。

5.代谢综合征（MS）

流行病学资料证明肥胖与代谢综合征（MS）的发生发展关系密切，肥胖儿童更容易聚集MS的其他组分。2004年北京市北京儿童青少年代谢综合征（BCAMS）调查数据显示采用美国国家胆固醇教育计划标准，超重/肥胖儿童中MS检出率分别为7.6%和29.8%，远高于正常对照儿童（0.9%）。

（二）内分泌系统

1.胰岛素抵抗和2型糖尿病

高胰岛素血症和糖耐量损伤与儿童肥胖有关。研究显示2型糖尿病的发病率年龄下降趋势与儿童肥胖增加有关。肥胖儿童有糖耐量反应迟缓现象，胰岛素分泌绝对值明显高于对照组。进食过多可刺激胰岛β-细胞释放胰岛素，导致肥胖儿童的糖代谢障碍。肥胖儿童可伴高胰岛素血症和胰岛β细胞分泌功能亢进。

2.性发育

肥胖儿童体内性激素水平较正常儿童高，性成熟较早。如肥胖女童可出现初潮提前和月经周期异常；经量少或闭经与肥胖、胰岛素抵抗、多毛症、痤疮和黑棘皮征为多囊卵巢综合征的表现。

(三)呼吸系统

1.哮喘

研究显示儿童期超重与哮喘有关。美国国家健康及营养调查(NHANESI)数据显示美国儿童中哮喘的发生率随 BMI 四分位值的升高相关(8.7%vs9.3%vs10.3%vs14.9%,$P=0.0001$)。BMI 增加对哮喘的作用可能是由于肥胖改变了呼吸系统的机械特性,也可能与炎症机制的代偿调节有关。

2.睡眠呼吸障碍

阻塞性睡眠呼吸暂停症(OSA)是一种以睡眠时反复发作的咽部塌陷为特征,导致低氧血症和睡眠结构改变的临床病症,肥胖是 OSA 发生的重要因素之一,尤其是严重肥胖儿童。

(四)消化系统

研究显示儿童肥胖程度与脂肪肝患病率呈现线性关系,中重度肥胖儿童可出现糖脂代谢紊乱,血清瘦素、C 肽、空腹血糖、血脂(甘油三酯)明显升高,近 1/3 肥胖儿童并发脂肪肝,或肝功能异常。

脂肪肝是脂质代谢紊乱的一种表现,肥胖儿童的总胆固醇(TC)和甘油三酯水平升高,增加肝脏负荷,大量的甘油三酯会在肝细胞中蓄积形成脂肪肝。

(五)心理行为与认知

肥胖儿童因担心身体形象被别人取笑和排斥,缺乏自信,心理负担较大;同时防备心理也增强,过分关注自己举动、言行是否符合常规;或不愿外出,过度保护自己。心理行为障碍使肥胖儿童失去社交机会,二者的恶性循环使儿童社会适应能力降低。综合测试发现肥胖儿童的智商、数学、语文成绩与学习积极性可低于正常同龄儿童,与肥胖程度有关。

(六)其他

国外报道肥胖儿童易发生骨科并发症,如股骺畸形和 Blount 综合征(负重所致的胫骨变形疾病)。肥胖儿童中发现血清超敏 C-反应蛋白水平升高,提示肥胖儿童中可能存在血管内皮的炎性反应,超敏 C-反应蛋白水平与胰岛素抵抗和血管内皮的损伤存在密切的联系。

十、预防

儿童肥胖防治措施需保证儿童正常发育,制定与年龄及严重程度有关个体化方案,使肥胖儿童的体质量恢复理想状态,维持至成人期。

(一)原则

1.维持正常生长发育

保证儿童体格生长正常发展水平。维持正常体质量增长速率,尤其是脂肪组织,与身体其他组织的增长比例适宜。

2.促进有氧代谢能力

加强运动和体质健康。

3.控制体质量

建立良好的生活行为习惯,树立正确的健康观念,使肥胖不出现反弹。

4.临床处理

一般不主张超重/肥胖儿童采用节食的饥饿疗法,也不主张用药治疗。因肥胖致器官损害的儿童可用药物或手术治疗,但必须在专业医生指导下进行。

（二）肥胖控制关键时期

儿童可能发展成肥胖的关键时期是胎儿期、婴儿期、学龄前期（5～7岁）和青春期四个时期。

1. 胎儿期

从孕期开始监测胎儿生长,注意孕期母亲营养平衡,尤其妊娠晚期,保证母亲与胎儿营养供应正常,避免胎儿体质量增长过快或胎儿营养不良。

2. 婴儿期

婴儿期是生后脂肪集聚的第一个关键时期,尤其是0～6月龄。科学喂养方式,提倡母亲乳汁喂养,合理适时地添加辅食,人乳对婴儿期肥胖有一定预防作用。

3. 学龄前期

学龄前期是体内脂肪增长的第二个高峰,控制体质量增长过快可有效与培养良好的饮食习惯和生活行为有助降低儿童肥胖。

4. 青春期

生长发育的第二个高峰,也是形成成人肥胖的关键时期。既要保证青少年的正常生长发育,也要避免体质量增长过快;加强运动,养成良好的生活习惯。加强对青春期儿童,尤其是女孩的青春期健康教育,加强对营养知识、膳食安排和运动处方训练的指导,提高对肥胖及相关知识的认知。

（三）预防措施

1. 定期筛查

定期筛查是儿童保健的基本工作内容之一。2013年美国临床系统改进研究所（ICSI）公布《预防与处理儿童、青少年肥胖健康指南》提出预防肥胖的目标人群是所有家庭和儿童。因此,所有儿童需定期体检,筛查超重/肥胖,尽早干预。

（1）计算BMI:从儿童保健定期体格测量记录数据计算所有＞2岁儿童的BMI,按判断标准确定超重/肥胖儿童,但＜2岁婴幼儿不诊断"肥胖"。

（2）测量血压:所有＞3岁儿童需每年测量一次血压。

（3）血脂筛查:9～11岁儿童每年检测一次血脂。

（4）危险因素评估:每年评估一次儿童健康危险因素,包括父母肥胖、家族中三代人肥胖、高血压、动脉粥样硬化、高血脂、2型糖尿病以及癌症等发生情况。随访的重点是有肥胖发生高危因素的儿童。

（5）实验室检查:据儿童BMI、体格检查与高危因素判断结果进一步检查,包括筛查2型糖尿病和糖调节异常、血脂,肝、肾功能,肝脏B超等。

（6）转诊:实验室检查结果（包括血压）异常者需转专科治疗。

2. 健康教育

以改进家庭饮食和行为习惯为目标,不良生活方式的逐渐改变和长期保持是干预有效的标志。

（1）营养教育。①家庭:教育家庭选择低脂低热量的食物,多吃新鲜蔬菜和水果,不宜过分强求体质量减轻;②学校:应为学生提供营养配餐,儿童保健医生定期进行膳食分析。

（2）体育运动。①家庭:鼓励家长和儿童一起锻炼,保证儿童每天有至少30 min至1 h运动时间。避免2岁以下儿童看电视,减少静态活动时间,儿童看电视时间＜2 h/d。②学校:有良好的活动场地,保证所有儿童有体育运动的时间和足够运动量。

(3)健康生活方式教育:包括营养知识、良好的饮食习惯和健康的生活方式。

家庭:家长学习营养科普知识,选择健康的食物;创造健康的家庭环境,鼓励家长模范作用,帮助儿童早期形成健康的生活方式。建议家长限制儿童喝含糖饮料、按推荐量摄入水果与蔬菜。>2岁儿童喝脱脂奶、每日有早餐、尽可能在家与家人就餐、限制儿童在外就餐(特别是快餐)、适当进食量、保证充足睡眠。

学校:是儿童进行健康教育最直接、最有效的场所,如在学校开展减肥计划,如"营养课堂"和"快乐十分钟"身体活动为主要干预措施。

社区:控制儿童肥胖需社区与社会支持。社区进行健康教育和开展肥胖的防治计划,带动社区建立健康观念和行为,互相影响形成良性循环,使社会风气向有利于健康促进的方向发展,有利于儿童与成人肥胖发病率的控制。

初级卫生保健:WHO提出以初级卫生保健为基础的策略,卫生保健人员参与、促进家长和儿童形成健康的生活习惯;家长定期与健康保健医生或专家联系咨询,获得改善健康状况的建议和保健知识。儿童保健医生应将每年定期评估儿童膳食体育活动量情况告知家长。

(龙聪颖)

第三十六节　维生素缺乏

一、维生素 A 缺乏

维生素 A 缺乏(VAD),因体内缺乏维生素 A 所引起的全身性疾病。

(一)诊断

1.诊断标准

(1)维生素 A 缺乏:眼部有明显症状,血清维生素 A 减少至 $<0.7~\mu mol/L(200~\mu g/L)$ 以下。

(2)亚临床状态缺乏:血清维生素 A 测定 $<0.699~\mu mol/L(200~\mu g/L)$,和 $>0.349~\mu mol/L(100~\mu g/L)$,或相对剂量反应试验率 $>20\%$。

(3)可疑亚临床状态:膳食调查维生素 A 摄入量 $<59\%$ 膳食供给量标准,血清维生素 A 测定值为 $0.699\sim1.046~\mu mol/L(200\sim299.9~\mu g/L)$。

2.临床表现

(1)临床型维生素 A 缺乏:典型的维生素 A 缺乏有以下表现。①眼部症状:首先是暗光下视力减退,随后暗适应时间延长逐渐发展成夜盲症;数周后,球结膜及角膜干燥,失去光泽,称为干眼症。结膜颞侧角膜边缘处干燥起皱褶,角化上皮细胞堆积,形成大小不等、形状似泡沫样的三角形白斑,称毕脱斑。继而出现角膜软化,畏光、眼痛、有异物感,常用手揉眼,易合并感染。严重者角膜溃疡,坏死、穿孔,虹膜和晶状体脱出而致盲。②皮肤黏膜改变:皮肤干燥、粗糙、脱屑,毛囊腔内被角化物充填而呈棘状丘疹,抚摸之有"鸡皮疙瘩"感,以四肢伸侧及肩部多见。毛发干枯、易脱落,指甲脆薄,失去光泽,易折裂。③其他非特异表现:易患呼吸道、消化道及泌尿道感染,常迁延不愈;贫血,常伴营养不良。

(2)亚临床型和可疑亚临床型缺乏:流行地区,膳食维生素 A 摄入量<59%RNI,出现反复呼吸道、消化道及泌尿道感染和贫血等非特异维生素 A 缺乏症状要予以考虑。

3.个人史

详细询问孩子的喂养和患病史可提示是否存在缺乏可能,对来自维生素 A 缺乏流行地区,采用膳食回顾调查可发现富含维生素 A 及 β-胡萝卜素食物摄入量不足,而早产儿、低体质量儿和双胎易出现缺乏。患各种消化道疾病或慢性消耗性疾病史等应高度警惕维生素 A 缺乏可能。

4.实验室检查

(1)血清视黄醇浓度:是评价维生素 A 营养状况常用指标,正常水平为 0.7~2.56 $\mu mol/L$,可疑亚临床型缺乏(或边缘型缺乏)为 0.7~1.05 $\mu mol/L$,亚临床型缺乏为 0.35~0.70 $\mu mol/L$,而临床型缺乏则为≤0.35 $\mu mol/L$,伴眼部和皮肤的临床表现。

(2)相对剂量反应(RDR)试验:可反映肝维生素 A 储备状况,在高度怀疑时可用此进一步确定。测定前先测空腹血清维生素 A 浓度为(A_0),然后口服维生素 A 450 μg,早餐低维生素 A 饮食,5 h 后午餐前复查血清维生素 A 浓度(A_5),按公式 RDR=(A_5-A_0)/A_5×100% 计算。若 RDR 值大于 20% 为阳性,提示肝维生素 A 储存不足。

(3)血浆视黄醇结合蛋白(RBP)浓度:此与血清维生素 A 有比较好的相关性,若低于 23.1 mg/L 则有维生素 A 缺乏可能,但在感染、蛋白质能量营养不良时亦可降低,应同时检查 C 反应蛋白(CRP)。

(4)尿液脱落细胞检查:取新鲜中段尿 10 mL,在其内加入 1%甲紫液数滴,摇匀后计数上皮细胞,如无泌尿道感染,大于 3 个/mm^2 为异常,可考虑有维生素 A 缺乏,若找到角化上皮细胞则具有诊断意义。

(5)暗适应测定:可用于评估早期的维生素 A 缺乏,需排除其他疾病影响因素,此方法不适用于婴幼儿。

(6)眼结合膜印迹细胞学方法:经采样、固定、染色,显微镜下区分细胞种类、大小、形态,以判定维生素 A 营养状况,结果与血清维生素 A 浓度量正相关,可用于检测亚临床维生素 A 缺乏。

(二)基本理论

1.流行病学

妇女和儿童是最容易受维生素 A 缺乏影响的人群。维生素 A 缺乏仍是导致至少每年 65 万早期儿童因患腹泻、麻疹、疟疾和其他感染性疾病致死的主要原因。

维生素 A 缺乏的重点对象为婴儿,尤其是 6 个月以内的小婴儿。

2.代谢

维生素 A 是指一组紧密相关的化合物,包括视黄醇、视黄醛、视黄酯及视黄酸(RA),而视黄醇是维生素 A 最基本的形式。类胡萝卜素是视黄醇的前体物,在肠道可转变为视黄醇。RA 是维生素 A 在体内最重要的活性代谢产物,发挥调节基因表达作用。维生素 A 对维持正常视力、保持上皮细胞的完整性、预防感染、免疫应答、造血、骨骼生长、生殖功能、胚胎发育等具有重要作用。

(1)来源:动物性食物和植物性食物,类视黄醇来源于动物性食物,如肝、鱼肝油、蛋黄、奶油、母乳、牛奶。母乳中含维生素 A 185~265 U/dL,其中视黄酯占总量的 94%~96%,初乳中含量更高。营养良好母亲的母乳所含维生素 A 能满足 6 月以下婴儿生长。

视黄醇从母体运至胎儿体内主要是在妊娠最后 3 个月。类胡萝卜素来源于植物性食物的各种胡萝卜素,在深红黄绿蔬菜和水果中含量较多,是维生素 A 的主要来源。

(2)用量:维生素 A 的膳食营养素每天参考摄入量,婴幼儿为 400 μg,4 岁以上儿童为 750 μg,青少年为 800 μg,孕妇为 1 000 μg,乳母为 1 200 μg。

维生素 A 和 β-胡萝卜素皆为脂溶性,每餐 5~10 g 的脂肪就能保证维生素 A 的吸收。

经人体摄入后,与其他脂类聚合,在小肠经胆汁和胰脂酶的作用,通过小肠黏膜上皮细胞被吸收。在肠黏膜酯化成棕榈酸视黄酯后与乳糜微粒结合通过淋巴系统入血后转运并储存于肝。需要时再水解成视黄醇,与视黄醇结合蛋白和前白蛋白结合,转运至全身,此转运需要锌的辅助。50%~80%的维生素 A 储存于肝脏,β-胡萝卜素则储于所有脂肪组织,肝储量较少。

3.高危因素

(1)先天储存不足:早产儿、双胎儿、低出生体质量儿等,体内维生素 A 储量不足,生长发育迅速,易发生维生素 A 缺乏。

(2)摄入不足和需求增加:如婴儿母乳不足或无母乳长期给予单纯淀粉类食物喂养,或断母乳后,给予脱脂乳、炼乳,辅食品种贫乏,动物性食物及富含 β-胡萝卜素的蔬菜、水果摄入少。另外,患慢性感染性疾病、肿瘤等,使维生素 A 的消耗增多。

(3)吸收不良:各种消化系统疾病,如慢性痢疾、慢性肝炎、肠炎、先天性胆道梗阻等或膳食脂肪过低影响维生素 A 及 β-胡萝卜素的吸收。

(4)代谢障碍:肝病、甲状腺功能低下、蛋白质营养不良导致视黄醇结合蛋白合成不足、锌缺乏等,可使维生素 A 从肝脏转运产生障碍,导致血浆维生素 A 降低。

(三)防治措施

1.预防

(1)一级预防:每日膳食中的维生素 A 摄入量应达到膳食营养素参考摄入量,提倡母乳喂养,并应该在孩子出生后 15 d 及时添加维生素 A 和维生素 D,对母乳不足或者没有母乳的孩子指导其食用配方奶粉。在高危地区,6 个月以下婴儿的母亲应在产后 6 周内补充 40 万 U 的维生素 A 以提高母乳中的维生素 A 浓度。早产儿吸收脂肪及维生素 A 的能力较差,生后宜给予水溶性维生素 A 制剂。在维生素 A 缺乏的流行地区,可采取每隔半年给予一次维生素 A 口服的方法来预防。对患慢性感染性疾病、慢性消耗性疾病的患者应控制传染病,及早补充维生素 A 制剂。适量食用富含维生素 A 与 β-胡萝卜素的食物。

(2)二级预防:针对早期可疑病例,应进一步进行相对剂量反应试验、暗适应检测等。对亚临床状态及边缘型维生素 A 缺乏者,除了增加膳食中维生素 A 及 β-胡萝卜素的摄入,积极治疗原有营养缺乏病及其他慢性疾病外,可每天服用维生素 A 450~600 μg(1 500~2 000 IU)。

2.治疗

一旦诊断临床型维生素 A 缺乏后,应立即给予维生素 A 口服补充,包括急诊时,减少后遗症发生。首次补充剂量根据年龄而定。加强眼部护理,可用油剂维生素 A 滴眼以保护角膜与结膜,用抗生素眼药如红霉素眼膏等控制感染,并用 1%阿托品扩瞳,以防虹膜脱出及粘连。

二、维生素 K 缺乏

维生素 K 缺乏因维生素 K 依赖因子活性下降,可引起内源性和外源性凝血系统障碍,临床上出现出血倾向。

(一)诊断

1.判定标准

(1)主要指标:①突然出现的出血,如颅内出血、消化道出血、肺出血、皮下出血、出血部位出血不止等;②实验室检查:血小板、出血时间正常,而凝血酶原时间(PT)或部分凝血活酶时间(PTT)延长,或维生素 K 缺乏诱导蛋白(PIVKA-Ⅱ)阳性,或血清维生素 K 浓度低下或测不到;③给予维生素 K 后出血停止,临床症状得以改善。

(2)次要指标:①3 个月以内小婴儿;②母乳喂养;③母亲妊娠期有抗惊厥、抗凝血、抗结核及化疗用药史;④肝胆疾病史;⑤长期服用抗生素史;⑥反复腹泻史。

凡具备 3 项主要指标或 2 项主要指标及 3 项次要指标者可诊断为维生素 K 缺乏出血病例。

2.临床表现

根据发病时间分为三型。

(1)早发型:多与母孕期服用干扰维生素 K 代谢的药物有关,其新生儿生后 1 d 内发病。临床出血程度轻重不一,可从皮肤出血、脐部渗血到消化道、颅内及腹腔等多器官出血,颅内出血常是致命的。

(2)经典型:生后 2~5 d 的新生儿发生脐部、胃肠道或弥漫性皮下出血,早产儿可晚至第 2 周。婴儿一般情况好,若能度过危险期,一般于生后 10 d 自然痊愈(早产儿可迟至 2~3 周)。除外严重感染、消化道畸形及溃疡、坏死性小肠炎后要拟诊该病。应用维生素 K 或输入凝血酶原复合物、新鲜血浆后出血停止,临床可诊断该症。

(3)晚发型:生后 1~3 个月发病。以颅内出血最常见,其次是皮下、胃肠道和黏膜下出血。多见于纯母乳喂养儿,伴轻度肝功能异常。其他诱因,如营养不良、低蛋白血症或氨基酸维生素吸收不良;先天性胆道闭锁,胆总管囊肿、肝病、慢性腹泻、病毒性肠炎及长期口服抗生素等。

3.实验室检查

可见贫血、血小板数正常,白细胞增加,凝血酶原时间延长,凝血时间正常或轻度延长。维生素 K 依赖因子缺乏的诊断多以临床诊断为主,有条件者可作特异性检查以确诊:①维生素 K 浓度;②活性Ⅱ因子/Ⅱ因子总量比值小于 1,表明血中存在无活性的凝血酶原,则存在维生素 K 缺乏;③维生素 K 缺乏诱导蛋白(PIVKA)阳性,提示维生素 K 缺乏,是敏感的诊断指标。

(二)基本理论

1.流行病学

新生儿期和婴儿期是维生素 K 需要的特殊时期,母乳喂养儿的婴儿维生素 K 缺乏仍是世界范围内婴儿发病和死亡的主要原因。随着母乳喂养的增多,其报道逐渐增多。

2.代谢

维生素 K 基本不经胎盘转运,即使母体血浆中含量正常,脐带血也检测不到维生素 K,组织中的维生素 K 正常时来源于肠道菌群。摄入的维生素 K 首先与其他物质共同形成可溶于肠道含水腔的混合微团,再通过淋巴系统与乳糜蛋白结合后转运至肝脏。在肝脏内维生素 K 激活羧基酶,在肝细胞微粒体环氧化酶作用下,维生素 K 依赖因子(Ⅱ、Ⅶ、Ⅸ、Ⅹ)的羧基与谷氨酸结合成羧基谷氨酸后,形成能与钙离子螯合的具有活性的凝血因子。在肝脏内的半衰期约 17 h,再被带入血浆中。其吸收取决于正常的胰腺和胆道功能,吸收率变化在低于 10% 至高于 80%。新生儿对维生素 K 的每天需要量估计为 5 μg,中国营养学会推荐青少年的膳食适宜摄入量可据每天 2 μg/kg 计算。

3.高危因素

孕母服用影响维生素 K 代谢的药物如乙内酰抗惊厥药、头孢类抗生素或香豆素抗凝剂;人乳中维生素 K 的含量为 1~2 μg/L,初乳中几乎不含维生素 K,而单纯母乳喂养;新生儿的肝功能尚未发育完善,胆汁中胆酸含量低下;肝、胆、胰疾病引起的吸收利用障碍及长期广谱抗生素可导致肠道菌群失调等使维生素 K 合成减少,均可增加这种类型出血性疾病的危险性。

(三)防治措施

1.预防

(1)一级预防:新生儿每日维生素 K 需要量约为 1~5 μg/kg,生后常规 1 次肌注维生素 K 1 mg(早产儿连用 3 d)。若母孕期使用干扰维生素 K 代谢的药物,应在妊娠最后 3 个月内及分娩前各肌内注射 1 次维生素 K 10 mg。纯母乳喂养的乳母应口服维生素 K 每次 20 mg,每周 2 次。

(2)二级预防:早产儿、有肝胆疾病、慢性腹泻、长期全静脉营养等高危儿应每周静脉注射 1 次维生素 K_1 0.5~1 mg。应用广谱抗生素或急性腹泻者应补充维生素 K_1,每月一次至生后 10 个月。

2.治疗

出现临床表现的新生儿,应采用维生素 K_1 治疗,每次 1~5 mg 缓慢静脉注射(1 mg/min),不宜过快,静脉注射奏效最快,一般在注射后 4 h 内凝血酶原时间可趋于正常。也可采用皮下注射,注射后可采用压迫止血。遇出血较多的患儿,应根据出血量每次输注新鲜血 10~30 mL/kg。轻者可输库存血浆补充凝血因子,或输注凝血酶原复合物,能加速止血及纠正贫血。早产儿因肝功能不成熟,经维生素 K_1 治疗常不能迅速奏效,最好同时输新鲜血治疗。

三、维生素 D 缺乏

(一)营养性维生素 D 缺乏性佝偻病

由于儿童体内维生素 D 不足使钙、磷代谢异常,导致生长着的长骨干骺端和骨组织矿化不全,产生的一种以骨骼病变为特征的全身慢性营养性疾病。

1.诊断

(1)诊断标准。诊断的金标准是血生化、骨骼 X 线检查,其中 25-$(OH)D_3$ 最可靠,出现变化最早。

1)早期:①血生化改变,血清 25-$(OH)D_3$ 降低,血钙、血磷正常或稍低,甲状旁腺素(PTH)升高,碱性磷酸酶(AKP)正常或稍高;②骨骼 X 线,长骨干骺端可正常或钙化线稍模糊。

2)活动期:①血生化改变,25-$(OH)D_3$、血磷明显降低,PTH、碱性磷酸酶明显升高,血钙稍低或正常;②骨骼 X 线,长骨干骺端增宽,临时钙化带消失,呈毛刷状、杯口状改变;骨骺软骨盘增宽>2 mm;骨质疏松,骨皮质变薄;可有骨干弯曲畸形或青枝骨折。

3)恢复期:①血生化改变,血清 25-$(OH)D_3$、血钙、血磷、PTH 逐渐恢复正常,碱性磷酸酶需 1~2 个月降至正常水平;②骨骼 X 线,2~3 周后有所改善,长骨干骺端临时钙化带重现、增宽、密度增加,骨骺软骨盘增宽<2 mm。

（2）神经精神症状

1）多汗：经常在哺乳、睡眠、哭闹时头部多汗，每睡浸湿枕头而与衣着、室温、气候、季节无关。

2）夜惊啼哭：经常于睡时惊跳或外界轻微刺激而突然惊醒、哭闹。

3）烦躁不安：脾气乖张，失去小儿活泼性。

上述症状多见于佝偻病活动期，尤以小婴儿期为著，如能除外其他引起以上症状的因素，并有轻度骨骼改变的体征，可作为早期诊断参考。

（3）骨质软化

1）头部：①颅骨软化，多发生于3～9个月的婴儿，轻者前囟边缘变软，重者颞枕部呈乒乓球样软化；②方颅，额骨和顶骨中心因骨样组织增生而呈对称性隆起，变成"方盒样"头型；③乳牙迟出，12个月以上未出牙；④前囟闭合延迟，指26个月尚未闭合者。

2）胸部：①肋串珠，顺着肋骨方向于肋骨与肋软骨交界处可扪及圆形隆起，从上至下如串珠样突起，以第7～10肋骨最明显；②肋软沟，因肋骨变软，膈肌附着处牵引致小儿肋下缘形成一水平凹陷，检查时以仰卧位为准，正常小儿两侧肋缘稍高，应甄别；③鸡胸，卧位时可见胸骨下1/3和邻近的软骨向前突起。

3）脊柱后凸或侧弯：检查时应注意体位以免误诊。

4）四肢：①手、足镯，各骨骺膨大，以手腕、足踝最明显，形成钝圆形环状隆起；②下肢畸形，O形或X形腿。

O形腿：1岁以上已能稳步行走的小儿，取立位，两足跟靠拢，两膝关节间相距3 cm（约两横指）以下者为轻度，3～6 cm者为中度，6 cm以上者为重度。此外，股骨颈、股骨及小腿的弯曲，呈军刀腿、马蹄内翻等，可视其影响运动功能的轻重而定其严重度。

X形腿：检查方法与检查O形腿相同，两膝关节靠拢，测两踝间距离，3 cm以下为轻度，3～6 cm为中度，6 cm以上为重度。

正常1岁以内小儿可有生理性弯曲和正常的姿势变化，如足尖向内、足尖向外等，3～4岁后自然矫正。

（4）临床表现：主要表现为生长最快部位的骨骼改变，并可影响肌肉发育及神经兴奋性的改变。本病在临床表现上分期如下。

1）早期：多见于6个月以内（特别是3个月以内）的婴儿。可有多汗、枕凸、易激惹、烦闹、夜惊等非特异性的神经兴奋性增高的表现，此期常无骨骼病变。

2）活动期（激期）：<6个月的婴儿可见颅骨软化体征，前囟边软、乒乓头（双手固定婴儿头部，指尖稍用力压迫枕骨或顶骨后部，可有压乒乓球样的感觉）。

7月龄以后，颅骨软化消失，若病情仍在进展，骨样组织堆积可形成临床上的方颅、肋串珠、鸡胸、郝氏沟、手足镯、O形腿、X形腿或K形腿等。

此外，活动性佝偻病亦可有肢体疼痛、骨盆畸形，并易骨折等表现。婴儿会坐与站后，因韧带松弛可致脊柱后弯或侧弯。严重低血磷使肌肉糖代谢障碍，使全身肌肉肌张力降低和肌力减弱，若腹肌张力低下，腹部可膨隆呈蛙腹。重症者可伴有营养不良、贫血及肝脾肿大。

3）恢复期：早期或激期患儿经日光照射或治疗后，临床症状和体征逐渐减轻或消失。血生化改变，血清25-(OH)D$_3$、血钙、血磷，PTH逐渐恢复正常，碱性磷酸酶需1～2个月降至正常水平。骨骼X线：2～3周后有所改善，长骨干骺端临时钙化带重现、增宽、密度增加，骨骺软骨盘增宽<2 mm。

4)后遗症期：多见于 2 岁以后的儿童。因婴幼儿期严重佝偻病，可遗留不同程度的骨骼畸形。一般无临床症状，血生化检查正常，X 线检查骨骼干骺端病变消失。

(5)鉴别诊断：与佝偻病的体征鉴别。①头围大与脑积水鉴别。②骨骼畸形与黏多糖病、软骨营养不良等鉴别。黏多糖病是由于黏多糖在各种组织中沉积，多器官受累的一组疾病，多以骨骼的病变为主，可出现多发性骨发育不全，如头大、头型异常、脊柱畸形、胸廓扁平等体征。临床主要根据其临床表现、X 线骨片的特点和尿中排出不同的黏多糖增多诊断。软骨营养不良为遗传性软骨发育障碍，本病头大，前额突出，长骨骺端膨出，胸部串珠，腹大等与佝偻病相似，但患儿四肢及手指短粗，腰椎前突、臀部后突。

骨骼 X 线可见特征性改变，如长骨粗短弯曲，干骺端变宽，呈喇叭口状，但轮廓完整。

2.基本理论

(1)流行病学：本病主要见于婴幼儿，特别是小于 6 月的小婴儿是高危人群。近年来发病率逐渐降低，主要是轻、中度佝偻病多见。

(2)发病机制：维生素 D 是具有生物活性的脂溶性类固醇衍生物，主要以 25-(OH)D$_3$ 及 1,25-(OH)$_2$D$_3$ 两种化学形式存在，其中 1,25-(OH)$_2$D$_3$ 是维持钙、磷代谢平衡的主要激素之一。维生素 D 缺乏佝偻病的本质是机体为维持血钙水平，甲状旁腺功能代偿性亢进对骨骼造成损害。

长期严重维生素 D 缺乏造成小肠吸收钙、磷减少，低血钙症致甲状旁腺功能代偿性亢进，PTH 分泌增加以动员骨钙释出使血清钙浓度维持在正常或接近正常的水平，以维持正常生理功能；但 PTH 分泌增加的同时也抑制肾小管磷的重吸收，继发机体严重钙、磷代谢失调，特别是严重低血磷的结果。血磷和血钙降低使细胞外液的钙磷浓度不足，破坏了软骨细胞正常增殖、分化和凋亡的程序；排列成行的软骨细胞增殖过度，凋亡减少，钙化管（由退化的软骨细胞坏死形成的管道）排列不规则、稀少或消失，所以钙化线模糊或消失；成骨细胞代偿性增殖过度，碱性磷酸酶分泌增加，分泌的骨基质也增多，但却不能矿化，因此造成骨样组织的堆积和负重后产生畸形。维生素 D 缺乏除对骨骼生长和发育的不良影响外，还对全身多系统有重要作用，包括免疫系统。

3.高危因素

(1)胎儿期维生素 D 储备不足：母孕期，尤其是母孕后期缺乏维生素 D，以及早产儿或双胎儿均可使婴儿体内维生素 D 储存不足。

(2)日光照射不足：北方、冬季、衣着多、多雾多雨地区、户外活动少及工业区污染严重处紫外线照射少，均可造成内源性维生素 D 合成不足。

(3)维生素 D 摄入不足：天然食物及母乳中含维生素 D 少，也易患佝偻病。

(4)生长速度过快，需要增加：早产儿及双胎婴儿生后生长发育快；婴儿早期生长速度也较快，也易发生佝偻病。

(5)疾病影响：胃肠道或肝、肾疾病可影响维生素 D 吸收。

(6)药物影响：如长期服用抗惊厥药物及糖皮质激素，治疗癫痫的药物苯妥英钠、苯巴比妥等可使维生素 D 在体内的代谢加快，需要量增加，易导致佝偻病。

4.防治措施

(1)预防

1)一级预防:①健康教育户外照射皮肤是维生素 D 的主要获得途径,宣传维生素 D 缺乏的正确防治知识,广泛开展保健工作,通过建立健康档案对孕妇、新生儿开展健康管理,定期随访,并按计划进行佝偻病预防。②围生期孕母应多户外活动,食用富含钙、磷、维生素 D 以及其他营养素的食物。妊娠后期适量补充维生素 D(每日 800 U)有益于胎儿储存充足维生素 D,以满足生后一段时间生长发育的需要,但使用维生素 A、维生素 D 制剂时应避免维生素 A、维生素 D 中毒。③婴幼儿期预防关键是日光浴与适量维生素 D 的补充。④高危人群的补充:早产儿、低出生体质量儿、双胎儿生后开始补充维生素 D(每日 800 U),3 个月后改为预防量至 2 岁;夏季阳光充足,可在上午和傍晚户外活动,暂停或减量服用维生素 D。

户外活动:是最简单易行、经济、安全的方法。出生 2～3 周后逐渐坚持户外活动,即使是冬季也要注意保证每日 1～2 h 户外活动时间。

维生素 D 的预防性补充:纯母乳喂养婴儿建议生后 2 周摄入维生素 D 每日 400 U,混合喂养婴儿可延长至满月后摄取维生素 D 每日 200～400 U 至 2 岁。替代喂养婴儿每日摄入 500 mL 配方奶,可摄入维生素 D 每日 200 U,加之适当的户外活动,进食富含维生素 D 的辅食,可酌情减少维生素 D 滴剂的补充量,甚至可不添加。

2)二级预防:6 月以内小婴儿出现神经兴奋性增高的表现,如易激惹、烦闹、汗多刺激头皮而摇头、枕秃,应及时就诊,若有维生素 D 缺乏的高危因素,应查血 25-(OH)D_3、血钙、血磷、PTH、AKP 及骨骼 X 线检查,早期发现、早期诊断、早期治疗。

(2)治疗若确诊为维生素 D 缺乏性佝偻病活动期,则需要积极治疗:儿童每日获得维生素 D 400 U 是治疗和预防的关键。治疗的目的在于控制活动期,防止骨骼畸形。治疗原则应以一般剂量口服为主。

1)一般疗法:一般维生素 D 的口服剂量每天为 2 000～4 000 U(50～100 μg),或 1,25-(OH)$_2$D$_3$ 0.5～2.0 μg,疗程为 1 个月,1 个月后改预防剂量,每天为 400 U(10 μg)。

2)突击疗法:当重症佝偻病有并发症或无法口服者可大剂量肌内注射维生素 D 200 000～300 000 U(5 000～7 500 μg)一次,3 个月后改预防剂量。治疗 1 个月后应复查治疗效果,如临床表现、血生化与骨骼 X 线改变无恢复征象,应与抗维生素 D 佝偻病鉴别。

除采用维生素 D 治疗外,应注意加强营养,保证足够奶量,及时添加转乳期食品,每日坚持户外活动。

(二)维生素 D 缺乏性手足搐搦症

此症又称佝偻病型低钙惊厥,是维生素 D 缺乏性佝偻病的伴随症状之一,由于维生素 D 缺乏而甲状旁腺不能代偿,以致血清钙降低,引起中枢及周围神经兴奋性增高所致。

1.诊断

(1)诊断标准:根据反复发作的无热惊厥,手足搐搦或喉痉挛,佝偻病体征,神经兴奋性增高而无其他神经系统体征,血清总钙<1.88 mmol/L,离子钙<1.0 mmol/L,即可确诊。此外,使用钙剂后抽搐停止,痉挛很快停止亦有助于诊断。

(2)临床表现

1)典型发作:血清钙低于 1.75 mmol/L 时可出现惊厥、喉痉挛和手足搐搦,并有程度不等的活动期佝偻病的表现,以无热惊厥最为常见。

惊厥是婴儿期最常见的症状,其特点是患儿没有发热,也无其他明显诱因,而突然发生四肢抽动、两眼上窜、面肌颤动、神志不清,发作时间为数秒至半小时左右,每日发作的次数 1～

20 次不等。不发作时,患儿神情几乎正常。

手足搐搦多见于 6 个月以上的婴幼儿,发作时神志清楚,手足痉挛呈弓状,双手腕屈曲,手指伸直,拇指紧贴掌心,双下肢伸直内收,足趾向下弯曲成弓状。

喉痉挛多见于婴儿,由于声门及喉部肌肉痉挛而引起吸气困难,严重时可突然窒息死亡。

其他症状中往往有睡眠不安、易惊哭、出汗等神经兴奋现象,其他先发或并发的疾病可致发热。

2)隐匿型:血清钙多在 1.75~1.88 mmol/L,患儿无上述症状,但当局部暂时缺血或对运动神经给予机械、电刺激时,患儿可出现特殊的运动反应。其包括:①面神经征,用手指尖或叩诊锤轻叩颧弓与口角间的面颊部(第 7 脑神经孔处),如果出现眼睑及口角抽动即为阳性,新生儿可呈假阳性;②腓反射,用叩诊锤击腓骨小头处的腓神经,足向外侧收缩为阳性;③陶瑟征,用血压计袖带包裹上臂,使血压维持在收缩压与舒张压之间,若在 5 min 内出现手痉挛者为阳性。

(3)鉴别诊断:手足搐搦及惊厥的鉴别诊断。

1)中枢神经系统疾病:在新生儿时期,鉴别时须特别注意生产性损伤、先天性脑部发育不全及败血症等。若为较大的婴儿,需特别注意各种急性病(如肺炎、上呼吸道感染)起病时的脑症状、脑炎、热度不高的脑膜炎(如结核性脑膜炎,偶遇流行性脑脊髓膜炎亦可暂时缺乏高热),体弱年幼儿反应差,有时可不发热。有颅内压增高体征及脑脊液改变。

2)低血糖症:常发生于清晨空腹时,有进食不足或腹泻史。

3)低镁血症:常见于新生儿或年幼婴儿,有触觉、听觉过敏,肌肉颤动,惊厥,手足搐搦,血镁<0.58 mmol/L,常合并低钙血症,但补钙无效。

4)原发性甲状旁腺功能减退:表现为间歇性惊厥或手足搐搦,间隔几天或数周发作 1 次,血钙<1.75 mmol/L,血磷>3.2 mmol/L,碱性磷酸酶正常或稍低,血 PTH 低于正常值(0.4~2.0 ng/L,或 2.5~4.6 mU/mL),颅骨 X 线可见基底核钙化灶。

5)婴儿痉挛症:1 岁内起病,呈突然发作,发作呈点头哈腰状抽搐和意识障碍:头及躯干、上肢均屈曲,手握拳,下肢弯曲至腹部,发作数秒至数十秒后自停,伴智力异常,脑电图有特征性的高幅异常节律波出现。

喉痉挛的鉴别诊断:急性喉炎,大多伴有上呼吸道感染症状,表现为声音嘶哑伴犬吠样咳嗽,吸气性呼吸困难,常夜间发作,伴发热,无其他低钙症状和体征,血钙正常,钙剂治疗无效。

2. 防治措施

(1)预防:一级预防和二级预防与佝偻病相同,对于婴幼儿腹泻应及时治疗,以防发生电解质紊乱。

(2)治疗:首先是急救,使惊厥或喉痉挛等危险症状停止。其次是补充钙质,使血钙迅速上升,惊厥等症状不再出现。然后给予大量维生素 D,使钙、磷代谢恢复正常,本病得以根治。

1)紧急处理:①氧气吸入,惊厥能使患儿呼吸停止,喉痉挛更属危险,必须保持呼吸道通畅。惊厥期应立即吸氧,喉痉挛者须立即将舌头拉出口外,并进行口对口呼吸或加压给氧,必要时做气管插管以保证呼吸道通畅。②迅速控制惊厥或喉痉挛,可用地西泮每次 0.1~0.3 mg/kg 肌内或缓慢静脉注射,或用 10%水合氯醛 0.3~0.5 mL/kg 保留灌肠。

2)钙剂治疗:尽快给予 10%葡萄糖酸钙 5~10 mL 加入 10%葡萄糖液 10~20 mL 中,缓慢静脉注射或滴注(10 min 以上),迅速提高血钙浓度,反复抽搐时可每日静脉滴注 1~2 次。

惊厥停止后可口服钙剂,每日元素钙 200~500 mg,但不可皮下或肌内注射钙剂以免造成局部坏死。

3)维生素 D 治疗:急诊情况控制后,按维生素 D 缺乏性佝偻病给予维生素 D 治疗。

(龙聪颖)

第三十七节　微量营养素缺乏

一、铁缺乏

铁缺乏(IDD),由于体内缺铁导致血红蛋白合成减少所致的一种全身性营养缺乏疾病。

(一)诊断

1.诊断标准

铁缺乏症可分为 3 个阶段,即组织铁减少期(ID)、红细胞生成缺铁期(IDE)和缺铁性贫血期(IDA)。实验室指标如下,凡是下列实验室检查出现一项,即可诊断为铁缺乏症。

(1)血清铁:检测机体铁储存总量,<15 μg/L 意味着储存铁减少,常用静脉血、毛细血管血或干血点(DBS),感染和炎症可导致该值升高。

(2)转铁蛋白饱和度:检测转铁蛋白,<15% 意味着缺铁性红细胞生成减少,常用静脉血由血清铁及总铁结合力(TIBC)计算,数值受感染和炎症影响。

(3)可溶性转铁蛋白受体(sTfR):检测表达于吸收铁的细胞表面,高(10 g/L)意味着缺铁性红细胞生成减少,常用静脉血、干血点酶联免疫吸附法(ELISA),受其他营养素如 Vit B_{12}、叶酸缺乏的影响;尤其是急性疟疾感染。

(4)游离原卟啉:检测血红蛋白合成前体,>0.9 μmol/L(500 μg/dL)意味着红细胞缺铁,常用全血(滴)检测,铅中毒、慢性炎症及先天性原卟啉增多症可导致该值升高。

(5)血红蛋白:检测血液血红蛋白浓度,儿童<110 g/L 则贫血;15 岁以上女性<120 g/L 则贫血,常用 HemoCue 或氰化高铁血红蛋白法,受某些寄生虫感染和其他微量营养素缺乏的影响,对不同地区需调整界值点。

(6)血细胞比容:检测压缩的红细胞体积,15 岁以上女性<0.36 则贫血,常用全血检测,不同地区的标准化相对困难。

(7)红细胞:检测红细胞的颜色和形态,小细胞或低色素意味着贫血,常用全血、显微镜法检测。

外周血液学自动分析仪检测指标中在血红蛋白浓度出现变化之前,红细胞分布宽度和红细胞体积可作较敏感的早期指标。

贫血的诊断标准:在海平面地区,6 月~5 岁血红蛋白<110 g/L;5~11 岁血红蛋白<115 g/L;12~13 岁血红蛋白<120 g/L,可诊断为贫血。

2.治疗性诊断

对怀疑缺铁或缺铁性贫血的儿童,可采用元素铁每日 1~2 mg/kg 口服,连续治疗 1 个月后若血红蛋白上升 10 g/L 或铁缺乏的前 2 个阶段(组织铁减少期、红细胞生成缺铁期)血清铁指标发生相应变化,则可诊断。

3.临床表现

在组织铁减少期和红细胞生成缺铁期临床上无特异改变,表现为细胞免疫功能降低,容易并发感染,注意力不集中、记忆力减退、认知功能障碍。婴儿缺铁达到 3 个月以上不予纠正即可造成神经系统不可逆损害。缺铁性贫血患儿皮肤黏膜苍白,以唇、口腔黏膜及甲床较明显,疲乏,不爱活动。年长儿可诉头晕、眼前发黑、耳鸣等。

肝、脾可轻度肿大。除此之外,伴有生长发育障碍,如神经系统发育及行为异常。食欲、消化吸收功能下降,异食癖(如嗜食泥土、橡皮、煤渣等),口腔炎、舌炎或舌乳头萎缩等。

4.鉴别诊断

缺铁往往伴有多种微量营养素缺乏,最常见的有维生素 A、叶酸、维生素 B_{12} 等的缺乏,叶酸和维生素 B_{12} 缺乏引起大细胞贫血,伴神经系统改变;维生素 A 缺乏引起高储存铁和外周血与缺铁性贫血相同的表现。

(二)基本理论

1.流行病学

铁缺乏是世界范围内最常见的营养缺乏性疾病,全球大约有 20 亿人受到影响。其发病高峰一般为 6 月龄至 3 岁,但是其他各年龄阶段尤其是孕妇和哺乳期妇女均为易患人群。2004 年 WHO 公布的数据显示发展中国家 53% 的学龄期儿童存在贫血。我国 2002 年 6 月龄至 6 岁儿童贫血患病率为 14%~36.6%。

2.铁的代谢

(1)来源:孕期营养良好的母亲供给胎儿的铁能满足婴儿出生后 3~4 月龄的需要。

体内红细胞衰老或破坏所释放的血红蛋白铁几乎全部被再利用。食物是铁的主要来源,根据含铁量多少,可分为:①丰富来源,动物血、肝脏、鸡胗、牛肾、黑木耳、芝麻;②良好来源,瘦肉、红糖、蛋黄、猪肾、羊肾、干果;③一般来源,鱼、谷类、菠菜、扁豆、豌豆、芥菜叶;④微量来源,奶制品、蔬菜和水果。人乳与牛乳含铁量均低,但人乳的铁吸收率比牛乳高 5~6 倍。

(2)铁的吸收和代谢:铁的吸收是一种耗能的主动过程,主要有两种形式,即以游离铁和血红素铁的形式。植物中的铁以铁盐形式存在,在胃蛋白酶和游离盐酸的作用下,食物中的铁释放出来,变成二价铁吸收。动物食品中的血红蛋白和肌红蛋白在蛋白酶的作用下,血红素与珠蛋白分离,可被肠黏膜细胞直接吸收,在肠黏膜上皮细胞内经血红素分解酶将铁释放出来。

儿童从食物中吸收铁的量取决于食物中的铁含量、铁的类型(肉和鱼中的铁比植物和蛋中的铁容易吸收),一餐中其他食物的种类(某些食物促进铁吸收,而有些食物则抑制铁吸收)和儿童是否贫血(贫血的儿童吸收更多的铁)。

铁的吸收主要在十二指肠,与机体铁营养状况、膳食铁的含量及存在形式以及膳食中影响铁吸收的因素有关,靠小肠黏膜细胞调节。小肠黏膜细胞生存周期为 5~6 d,起到暂时保存铁的作用。若体内铁过多,就以铁蛋白的形式大量储存在肠黏膜细胞中,少量进入血浆中,随肠黏膜细胞的脱落而排出;在体内缺铁的情况下铁从黏膜细胞大量进入血液,很少从肠道排出。其调节机制主要决定于食物的性质和铁的含量以及体内铁储存的情况和造血功能。体内储存铁越少,吸收的铁越多。造血旺盛时,吸收的铁增加。

铁的吸收率因食物的种类而异,植物类食物中铁为铁盐,吸收率低为 1%,豆类例外,吸收率为 7%,而肉类食品中铁为血红素铁吸收率较高,为 10%~25%,牛奶因含钙高影响铁的吸收,吸收率为10%,100g蛋黄含铁6.5 mg,但为络合铁,吸收率仅为2%,所以蛋黄不是补铁的好食品。抑制铁吸收的因素有喝茶或咖啡和高纤维食物。

吸收后的铁与运铁蛋白结合以后转运到骨髓、肝、脾等,以铁蛋白和含铁血红素两种形式储存在肝脾,在机体需要时约1/3由运铁蛋白运送到靶器官。正常情况下,每天只有少量铁排出体外,小儿每天排出量为15 μg/kg左右,约2/3随着脱落的肠黏膜细胞、胆汁和红细胞由肠道排出,其他经肾脏和汗腺排出。

3.高危因素

早产儿、低出生体质量儿、双胎、先天储存不足,生长速度越快,血容量增加越快,易发生贫血。铁的吸收障碍如长期慢性腹泻患儿,和(或)丢失过多,如年长儿可因患钩虫病引起肠道出血,渗透压升高也可引起婴儿肠道出血。维生素A缺乏时,运铁蛋白合成障碍,导致肝脾等网状内皮系统储存铁不能释放到外周血,引起类似于缺铁性贫血的表现。

(三)防治措施

1.预防

(1)一级预防:加强孕期保健,指导孕母摄入含铁丰富的食物。监测和评估孕妇、乳母铁营养状况,每天常规补铁60 mg,预防早产、低出生体质量婴儿的出生。通过与产科合作,适当延迟分娩时脐带结扎时间,使婴儿获得更多的铁。科学喂养,在食物转换期及时给婴儿添加富含铁的食物。

(2)二级预防:婴幼儿常规补铁,正常出生体质量儿在6~12月龄或低出生体质量(<2 500 g)在2~24月龄中应每天补充铁剂1~2 mg/kg和叶酸50 μg。对使用强化铁的配方奶婴儿,一般不需另外补铁。

2.治疗

贫血的患儿,每天提供元素铁3~6 mg/kg,两餐之间服用,每日2~3次,同时口服维生素C可促进铁的吸收。复查血红蛋白,如血红蛋白上升超过20 g/L,说明铁剂治疗有效,继续6~8周增加体内储存铁。

二、锌缺乏

锌缺乏由于锌摄入不足或代谢障碍所致。

(一)诊断

1.诊断标准

(1)血浆锌:清晨空腹血浆锌<10.7 μmol/L(<70 μg/dL),或非空腹血浆锌<9.95 μmol/L(65 μg/dL)为锌缺乏。

(2)餐后血清锌浓度反应试验(PICR):若PICR>15%提示缺锌。测定方法为,先测空腹血清锌浓度(A_0)作为基础水平,然后给予标准饮食(按全天总热量的20%计算,其中蛋白质为10%~15%,脂肪为30%~35%,糖类为50%~60%),2 h后复查血清锌(A_2),按公式PICR=(A_0-A_2)/A_0×100%计算。

(3)其他:如发锌检测、红细胞锌含量、白细胞锌、评估儿童的味觉迟钝状态,但这些方法易受多种因素影响。

2.临床表现

(1)消化功能减退:缺锌影响味蕾细胞更新和唾液磷酸酶的活性,使舌黏膜增生、角化不全,以致味觉敏感度下降,发生食欲不振、厌食、异嗜癖等症状。

(2)生长发育落后:缺锌直接影响核酸和蛋白质合成和细胞分裂,并妨碍生长激素轴功能以及性腺轴的成熟,故常表现为生长发育停滞,体格矮小,性发育延迟。

(3)免疫功能降低:缺锌会严重损害细胞免疫功能而容易发生感染。

(4)智能发育延迟:缺锌可使脑 DNA 和蛋白质合成障碍,脑内谷氨酸浓度降低,从而引起智能迟缓。

(5)其他:如地图舌、反复口腔溃疡、创伤愈合迟缓、视黄醛结合蛋白减少出现视敏度降低等。

(二)基本理论

1.来源

食物中固有的锌含量变化很大,红肉和贝壳类食物是锌的最好来源。除了谷物的胚芽部分外,植物来源食物的含锌量一般都很低,植物中存在的植酸限制锌生物利用。

2.吸收和代谢

成年男性机体总的锌含量为 2.5 g,女性为 1.5 g,新生儿体内锌含量为 60 mg。其中骨骼肌中锌含量占机体的 60%,骨骼中含量为 1.5~3 mmol/g(100~200 mg/g),占机体的 20%,5%在血液和肝脏,3%在皮肤和胃肠道。血清锌含量仅为机体锌含量的 0.1%。脉络膜中锌含量为 4.2 mmol/g 或 274 mg/g,前列腺液中锌含量为 4.6~7.7 mmo/L 或 300~500 mg/L,为全身组织中最高。食物中的锌主要在十二指肠和近端小肠吸收。在门静脉与白蛋白结合,约 30%~40%被肝脏摄取,后释放回血液。血液中 80%的锌在红细胞中。代谢后的锌 90% 通过粪便排泄,小部分通过尿液和汗液排出。

3.高危因素

(1)锌摄入量不足:动物性食物不仅含锌丰富而且易于吸收,植物性食物含锌少,素食者或不喜食动物性食物者容易缺锌。全胃肠道外营养如未加锌也可致严重缺锌。

(2)锌吸收障碍:谷类食物中的植酸和粗纤维与锌结合而妨碍其吸收。牛乳含锌量与母乳相似,约 45.9~53.5 μmol/L(300~350 μg/dL),但牛乳锌的吸收率(39%)远低于母乳锌(65%),长期纯牛乳喂养可致缺锌。

(3)需要量增加:婴儿期、青春期生长发育迅速,妊娠期需要量增加,或组织修复过程中,以及营养不良恢复期等可因锌需要量增多,而发生相对的锌缺乏。

(4)丢失过多:如反复出血、溶血,长期多汗,大面积灼伤,蛋白尿以及应用金属螯合剂(如青霉胺)等均可因锌丢失过多而导致锌缺乏。疾病影响如腹泻可妨碍锌的吸收。

(三)防治措施

1.预防

(1)一级预防:提倡母乳喂养,纯母乳喂养 6 个月对预防婴儿锌缺乏有利。

食物转换期科学喂养,随年龄增加及时添加富含锌的食物,如蛋类、瘦肉、鱼、动物内脏、坚果等。

(2)二级预防:增加乳母、孕妇食物中锌含量高的食物的摄入量。

2.治疗

对有临床症状的患儿,可补充锌剂。常用葡萄糖酸锌,每日剂量为锌元素 0.5~1.0 mg/kg,相当于葡萄糖酸锌 3.5~7 mg/kg,疗程一般为 2~3 个月。其他制剂如硫酸锌、甘草酸锌、醋酸锌均较少应用。长期静脉输入高能量者,每日锌用量:早产儿 0.3 mg/kg;足月儿~5 岁 0.1 mg/kg;>5 岁则为每天 2.5~4 mg。WHO 和 UNICEF 于 2006 年要求在治疗儿童腹泻时同时每天补充元素锌 0.5~1.5 mg/kg,持续 10~14 d,<6 月龄每天 10 mg,年长儿每天 20 mg。

三、碘缺乏

碘缺乏(IDD)是由于自然环境碘缺乏造成机体碘营养不良所表现的一组有关联疾病的总称。

(一)诊断

1. 诊断标准

(1)必备条件:①流行病和个人史,出生、居住在碘缺乏病病区;②临床表现有不同程度的精神发育迟缓,主要表现为不同程度的智力障碍(智力低下),地方性克汀病的智商为 54 或 54 以下,地方性亚临床克汀病的智商为 55~69。

(2)辅助条件

1)神经系统障碍:①运动神经障碍,包括不同程度的痉挛性瘫痪、步态和姿势的异常。亚临床克汀病患者不存在这些典型的临床体征,可有轻度神经系统损伤,表现为精神运动障碍和(或)运动技能障碍。②听力障碍,亚临床克汀病患者可有极轻度的听力障碍。③言语障碍(哑或说话障碍),亚临床克汀病患者呈极轻度言语障碍或正常。

2)甲状腺功能障碍:①体格发育障碍,表现为非匀称性的矮小,亚临床克汀病患者可无或有轻度体格发育障碍。②克汀病形象(精神发育迟缓外貌),如傻相、傻笑、眼距宽、鼻梁塌、耳软、腹膨隆、脐疝等,而亚临床者几乎无上述表现,但可出现程度不同的骨龄发育落后以及骨骺愈合不良。③甲状腺功能低下表现,如黏液性水肿、皮肤干燥、毛发干粗;血清 T_3 正常、代偿性增高或下降、T_4/FT_4 低于正常、TSH 高于正常。亚临床克汀病患者一般无临床甲低表现,但可出现激素性甲低,即血清 T_3 正常,T_4/FT_4 在正常下限值或降低,TSH 可增高或在正常上限值。

凡具备上述必备条件和辅助条件中的任何一项或一项以上者,在排除由碘缺乏以外原因所造成的疾病,如分娩损伤、脑炎、脑膜炎及药物中毒等,可诊断为地方性克汀病或地方性亚临床克汀病。

2. 实验室检查

(1)尿碘浓度:是评估人群碘营养状态的很好的指标,正常范围为 100~199 $\mu g/L$。轻度碘缺乏为 50~99 $\mu g/L$,中度碘缺乏为 20~49 $\mu g/L$,重度碘缺乏为 <20 $\mu g/L$。而 200~299 $\mu g/L$ 为大于正常值,≥300 $\mu g/L$ 则为碘过量。

(2)全血 TSH:可作为评价碘营养状态的间接指标,并被用于筛查新生儿甲状腺功能低下症,全血 TSH 正常值为 0.17~2.90 mU/L(0.17~2.90 $\mu U/mL$)。

(3)甲状腺肿:其判定可用触诊法和 B 超法进行诊断,当两者诊断结果不一致时,以 B 超法的诊断结果为准。用于群体碘营养状态的评估方法有甲状腺肿率、尿碘、血浆 TSH 等。

(二)基本理论

1. 流行病学

全世界约 20 亿人碘摄入不足,其中有 2.85 亿学龄儿童,患病率约 36.5%。中国是受碘缺乏严重威胁的国家之一,约有 4 亿多人口生活在碘缺乏地区。

2.来源

大部分食物和饮料中天然含碘量较低。海产品含碘丰富。在美国和瑞士,膳食碘的主要来源是面包和牛奶。在许多国家,食盐中加碘可增加膳食中碘的摄入量。

食物以外碘的来源包括净化水的药品,药物如胺碘酮、皮肤消毒剂如聚维酮碘。

3.吸收与代谢

膳食中无机化形式的碘通过胃和小肠上段迅速而完全吸收入血,多数有机碘在肠道内需经降解、释放出碘化物后被吸收。碘不与血液中蛋白质结合,被甲状腺和肾脏迅速摄取。甲状腺是唯一的存储碘化物的组织,含碘量为体内其他组织的千倍以上,用于合成甲状腺素。碘主要通过肾脏排泄,少量碘通过唾液分泌、乳汁分泌、胃腺分泌及肠肝循环等方式从血浆中清除。

4.高危因素

出生或居住在缺碘地区,饮水和土壤中缺碘。植物性膳食和高钙、高氟、低蛋白低热量饮食均可影响甲状腺对碘的吸收和利用。

部分药物,如硫脲类抗甲状腺药物抑制碘的有机化和偶联过程;治疗精神病的碳酸锂能抑制甲状腺激素的分泌。育龄期妇女、孕妇和幼儿是碘缺乏的高危人群。在学龄期儿童中,女孩比男孩患甲状腺肿的风险更高。

(三)防治措施

1.预防

(1)一级预防:食盐加碘是全世界防治碘缺乏病的简单易行、有效的措施,在难以获得碘盐的高危人群中,可定期口服碘油强化碘。推荐成人每年 460 mg,儿童每年 240 mg,特别适用于育龄期妇女和孕妇。

(2)二级预防:育龄期妇女、孕妇补碘可防止胚胎期碘缺乏病(克汀病、亚临床克汀病、新生儿甲状腺功能低下、新生儿甲状腺肿以及胎儿早产、流产、死产和先天畸形)的发生。

通过普查、筛查及早发现亚临床型克汀病和亚临床型甲低患者,早期干预治疗。①监测碘盐含碘量。②监测碘化油的口服:防止出现并发症。③疾病区监测:定期调查和比较食用碘盐前后人群甲状腺肿发病率动态变化。④实验室检查:加碘后尿碘明显增加,群体尿碘测定有意义;甲状腺吸碘率测定(24 h)低于加碘前;血清 T_3、T_4 随补碘升高;血清 TSH 低于补碘前。⑤儿童智商的测试:不低于 70。此外,补碘应适度,补碘过量可引发高碘相关性疾病,如高碘性甲状腺肿、甲状腺功能亢进症、甲状腺功能减退症和自身免疫性甲状腺炎等。

2.治疗

对于缺碘所引起的弥漫型重度甲状腺肿大,且病程短者可每天用复方碘溶液 1~2 滴(约含碘 3.5 mg)或每天用碘化钾(钠)10~15 mg,连服 2 周为 1 疗程,两个疗程之间停药 3 个月。如此反复治疗 1 年。治疗时需警惕甲亢的发生。发生甲状腺功能减退症时需口服甲状腺素制剂治疗。

(龙聪颖)

第三十八节　蛋白质-能量营养不良

合理营养是满足小儿正常生理需要、保证小儿健康成长的重要因素。营养素分为八大类：蛋白质、脂类、碳水化合物（糖类）、无机盐（矿物质）、维生素、益生菌、水和膳食纤维等。任何一种营养素过多或不足均可引起营养过剩或营养不良。蛋白质-能量营养不良（PEM）是由于缺乏能量和（或）蛋白质所致的一种营养缺乏症，主要见于 3 岁以下婴幼儿。

一、病因

1. 摄入不足

小儿处于生长发育的阶段，对营养素尤其是蛋白质的需要相对较多，喂养不当是导致营养不良的重要原因，如母乳不足而未及时添加其他富含蛋白质的食品；奶粉配制过稀；突然停奶而未及时添加辅食；长期以淀粉类食品（粥、米粉、奶糕）喂养等。较大小儿的营养不良多为婴儿期营养不良的继续，或因不良的饮食习惯如偏食、挑食、吃零食过多、不吃早餐等引起。

2. 消化吸收不良

消化吸收障碍，如消化系统解剖或功能上的异常如唇裂、腭裂、幽门梗阻、迁延性腹泻、过敏性肠炎、肠吸收不良综合征等均可影响食物的消化和吸收。

3. 需要量增加

急、慢性传染病（如麻疹、伤寒、肝炎、结核）的恢复期、生长发育快速阶段等均可因需要量增多而造成营养相对缺乏；糖尿病、大量蛋白尿、发热性疾病、甲状腺功能亢进、恶性肿瘤等均可使营养素的消耗量增多而导致营养不足。先天不足和生理功能低下如早产、双胎因追赶生长致需要量增加，亦容易引起营养不良。

二、临床表现

生长指标的测量是进行评价的基础。体质量不增是营养不良的早期表现。随营养失调日久加重，体质量逐渐下降，患儿主要表现为消瘦，皮下脂肪逐渐减少以至消失，皮肤干燥、苍白，皮肤逐渐失去弹性，额部出现皱纹如老人状，肌张力逐渐降低、肌肉松弛直至肌肉萎缩呈"皮包骨"，四肢可有挛缩。皮下脂肪层消耗的顺序首先是腹部，其次为躯干、臀部、四肢，最后为面颊。皮下脂肪层厚度是判断营养不良程度的重要指标之一。营养不良初期，身高并无影响，但随着病情加重，骨骼生长减慢，身高亦低于正常。轻度营养不良，精神状态正常，但重度可有精神萎靡，反应差，体温偏低，脉细无力，无食欲，腹泻、便秘交替等。合并血浆清蛋白明显下降时，可有凹陷性水肿、皮肤发亮，严重时可破溃、感染形成慢性溃疡。重度营养不良可有重要脏器功能损害，如心脏功能下降，可有心音低钝、血压偏低、脉搏变缓、呼吸浅表等。

常见的并发症有营养性贫血，以小细胞低色素性贫血最为常见，贫血与缺乏铁、叶酸、维生素 B_{12}、蛋白质等造血原料有关。营养不良可有多种维生素缺乏，尤以脂溶性维生素 A、D 缺乏常见。在营养不良时，维生素 D 缺乏的症状不明显，在恢复期生长发育加快时症状比较突出。约有 3/4 的患儿伴有锌缺乏，由于免疫功能低下，故易患各种感染，如反复呼吸道感染、鹅口疮、肺炎、结核病、中耳炎、尿路感染等；婴儿腹泻常迁延不愈加重营养不良，形成恶性循环。

营养不良可并发自发性低血糖，患儿可突然表现为面色灰白、神志不清、脉搏减慢、呼吸暂停、体温不升，但无抽搐，若不及时诊治，可致死亡。

三、治疗

营养不良的治疗原则是积极处理各种危及生命的并发症、去除病因、调整饮食、促进消化功能。

1. 处理危及生命的并发症

严重营养不良常发生危及生命的并发症，如腹泻时的严重脱水和电解质紊乱、酸中毒、休克、肾衰竭、自发性低血糖、继发感染及维生素 A 缺乏所致的眼部损害等。营养不良的患儿多伴随有感染，最常见的是胃肠道、呼吸道和皮肤感染，败血症也很常见。均需要用适当的抗生素治疗。有真菌感染的患儿，除积极给予支持治疗外，要及时进行抗真菌治疗及其他相应的处理。严重贫血可输血，一般为 10 mL/kg，水肿型除因贫血出现虚脱或心力衰竭外，一般不输血。输血速度应慢。轻、中度贫血可用铁剂治疗，2～3 mg/(kg·d)，疗程 3 个月。

2. 去除病因

在查明病因的基础上，积极治疗原发病，如纠正消化道畸形，控制感染性疾病；治疗腹泻和消耗性疾病如结核和心、肝、肾疾病；改进喂养方法，向家长宣传科学喂养知识，鼓励母乳喂养，适当添加辅食。改变不良饮食习惯如挑食、偏食等。

3. 调整饮食

营养不良患儿的消化道因长期摄入过少，已适应低营养的摄入，过快增加摄食量易出现消化不良、腹泻，故饮食调整的量和内容应个体化，根据实际的消化能力和病情逐步增加，切忌操之过急。在计算能量和蛋白质需要量时应按相应年龄的平均体质量（或 P50），而不是小儿的实际体质量。轻度营养不良可从每天 250～330 kJ/kg(60～80 kcal/kg)开始，中、重度可参考原来的饮食情况，从每天 165～230 kJ/kg(40～55 kcal/kg)开始，逐步少量增加；若消化吸收能力较好，可逐渐增加到每天 500～711 kJ/kg(120～170 kcal/kg)，体质量恢复到接近正常时可根据生理需要量计算。蛋白质从 1.5～2.0 g/(kg·d)开始逐渐增加至 3.0～4.5 g/(kg·d)。母乳喂养儿按需哺乳；人工喂养儿从稀释奶开始逐渐过渡到正常。除乳制品外，可添加蛋类、肝泥、肉末、鱼粉等高蛋白食物，必要时可使用酪蛋白水解物、氨基酸混合液或要素饮食。食物中应含有丰富的维生素和微量元素。

4. 促进消化功能，改善代谢

(1)药物：可给予 B 族维生素和胃蛋白酶、胰酶等以助消化。在足够的能量和蛋白质供应下，适当使用蛋白同化类固醇制剂如苯丙酸诺龙，每次肌内注射 0.5～1 mg/kg，每周 1～2 次，连续 2～3 周，可促进机体蛋白质合成，增进食欲。对食欲差患儿可给予胰岛素，2～3 U/d，皮下注射，2～3 周为一疗程。为避免发生低血糖，注射前可先口服葡萄糖 20～30 g。锌剂能提高味觉敏感度，促进食欲，可口服元素锌 0.5～1 mg/(kg·d)。

(2)中医治疗：中药参苓白术散能调整脾胃功能，改善食欲；针灸、推拿、抚触、捏脊等也有一定疗效。

5. 其他

病情严重、伴明显低蛋白血症或严重贫血者，可考虑成分输血。静脉滴注高能量脂肪乳剂、多种氨基酸、葡萄糖等也可酌情选用。此外，充足的睡眠、适当的户外活动、纠正不良的饮食习惯和良好的护理亦极为重要。

（崔海静）

参 考 文 献

[1] 张学兰. 现代临床妇产科学与儿科学[M]. 北京:科学技术文献出版社,2014.

[2] 程翠云. 妇产科与儿科常见疾病诊疗[M]. 天津:天津科学技术出版社,2010.

[3] 王沂峰. 妇产科危急重症救治[M]. 北京:人民卫生出版社,2011.

[4] 王淑梅. 妇产科疾病用药手册[M]. 北京:人民军医出版社,2011.

[5] 刘晔,刘旸,王晓梅. 现代临床妇产科与儿科学[M]. 哈尔滨:黑龙江科学技术出版社,2012.

[6] 谢荣兰,冯德军,徐秀珍,等. 妇产科与儿科疾病诊疗学[M]. 天津:天津科学技术出版社,2011.

[7] 李秋波. 临床妇产与儿科学[M]. 北京:科学技术文献出版社,2012.

[8] 吴曙粤. 现代临床儿科、妇科[M]. 北京:科学技术文献出版社,2013.

[9] 关郁,张丽文. 妇产科学、儿科学临床实习指南[M]. 北京:科学出版社,2012.

[10] 兰丽坤,王雪莉. 妇产科学[M]. 4 版. 北京:科学出版社,2016.

[11] 曹泽毅. 中华妇产科学[M]. 北京:人民卫生出版社,2014.

[12] 郑勤田,刘慧姝. 妇产科手册[M]. 北京:人民卫生出版社,2015.

[13] 华克勤,丰有吉. 实用妇产科学[M]. 北京:人民卫生出版社,2013.

[14] 李力,乔杰. 实用生殖医学[M]. 北京:人民卫生出版社,2012.

[15] 林莉,李爱芝,赵金华,等. 现代临床妇产与儿科学[M]. 天津:天津科学技术出版社,2011.

[16] 魏丽惠. 妇产科诊疗常规[M]. 北京:中国医药科技出版社,2012.

[17] 黄艳仪. 妇产科危急重症救治[M]. 北京:人民卫生出版社,2011.